酒精医学
理论与临床应用

主　审　于　欣

主　编　陈华昌　王丽华

副主编　李学奇　张黎明　郝　伟　李　冰

学术秘书　孙林琳（兼）　夏　炎（兼）　张荟雪（兼）

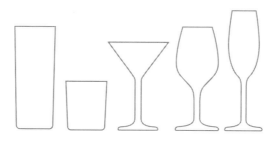

·北　京·

图书在版编目（CIP）数据

酒精医学理论与临床应用/陈华昌，王丽华主编
.—北京：人民卫生出版社，2021.1
ISBN 978-7-117-29524-6

Ⅰ.①酒…　Ⅱ.①陈…②王…　Ⅲ.①醇中毒—诊疗
Ⅳ.①R595.6

中国版本图书馆CIP数据核字（2020）第264573号

| 人卫智网 | www.ipmph.com | 医学教育、学术、考试、健康，购书智慧智能综合服务平台 |
| 人卫官网 | www.pmph.com | 人卫官方资讯发布平台 |

酒精医学理论与临床应用

Jiujing Yixue Lilun yu Linchuang Yingyong

主　　编：陈华昌　王丽华
出版发行：人民卫生出版社（中继线 010-59780011）
地　　址：北京市朝阳区潘家园南里 19 号
邮　　编：100021
E - mail：pmph @ pmph.com
购书热线：010-59787592　010-59787584　010-65264830
印　　刷：保定市中画美凯印刷有限公司
经　　销：新华书店
开　　本：787×1092　1/16　印张：42
字　　数：1022 千字
版　　次：2021 年 1 月第 1 版
印　　次：2021 年 2 月第 1 次印刷
标准书号：ISBN 978-7-117-29524-6
定　　价：169.00 元
打击盗版举报电话：010-59787491　E-mail：WQ @ pmph.com
质量问题联系电话：010-59787234　E-mail：zhiliang @ pmph.com

编 者

（以姓氏笔画为序）

王 巍	哈尔滨医科大学附属第二医院	吴德全	哈尔滨医科大学附属第二医院
王丽华	哈尔滨医科大学附属第二医院	谷佳傲	哈尔滨医科大学附属第一医院
尹新华	南方科技大学医院	张 薇	哈尔滨医科大学附属第一医院
朱 刚	中国医科大学附属第一医院	张广美	哈尔滨医科大学附属第一医院
朱雨岚	哈尔滨医科大学附属第二医院	张荟雪	哈尔滨医科大学附属第二医院
邬素萍	哈尔滨医科大学附属第一医院	张聪沛	哈尔滨市第一专科医院
刘晓民	哈尔滨医科大学附属第一医院	张黎明	哈尔滨医科大学附属第一医院
刘鹏飞	哈尔滨医科大学附属第一医院	陈华昌	哈尔滨医科大学附属第一医院
孙林琳	哈尔滨医科大学附属第一医院	金凤奎	江西省赣州市第三人民医院
孙宝贵	上海交通大学附属第一人民医院	周 晋	哈尔滨医科大学附属第一医院
孙洪强	北京大学第六医院	郑泰吉	吉林省延边脑科医院
苏中华	济宁市精神病防治院	郝 伟	中南大学湘雅二医院
杜万君	首都医科大学附属北京安定医院	胡 建	哈尔滨医科大学附属第一医院
李 冰	北京大学第六医院	侯晓华	哈尔滨医科大学附属第一医院
李 明	黑龙江中医药大学附属第一医院	施 梅	哈尔滨医科大学附属第一医院
李 勇	南方医科大学深圳医院	夏 炎	哈尔滨医科大学附属第一医院
李佩玲	哈尔滨医科大学附属第二医院	戚基萍	哈尔滨医科大学附属第一医院
李学奇	哈尔滨医科大学附属第四医院	龚冬梅	哈尔滨医科大学药学院
杨子超	哈尔滨医科大学附属第四医院	康凤英	黑龙江大学法学院
杨幼林	哈尔滨医科大学附属第一医院	韩海英	首都医科大学附属北京安定医院
杨秀华	哈尔滨医科大学附属第一医院	蔡 巍	树兰（杭州）医院
杨松林	哈尔滨医科大学附属第一医院	潘永惠	哈尔滨医科大学附属第一医院
肖喜刚	哈尔滨医科大学附属第一医院	潘洪志	上海健康医学院

参编人员

（以姓氏笔画为序）

于红梅	哈尔滨医科大学附属第二医院	张士保	黑龙江省绥化市第一医院
马　慧	燕山大学心理健康教育服务中心	陆秦双	哈尔滨市第四医院
马志斌	哈尔滨医科大学附属第一医院	陈　伟	哈尔滨医科大学附属第一医院
王　晶	哈尔滨医科大学附属第一医院	陈丽霞	哈尔滨医科大学附属第二医院
王红丽	哈尔滨医科大学附属第二医院	金永华	哈尔滨医科大学附属第二医院
王丽娜	哈尔滨医科大学附属第一医院	周一楠	哈尔滨医科大学附属第一医院
王夏珍	山西省长治市人民医院	周晓旭	哈尔滨医科大学附属第一医院
代大伟	哈尔滨医科大学附属第一医院	郑　敏	哈尔滨医科大学附属第一医院
冯磊光	哈尔滨医科大学附属第一医院	郑淑云	哈尔滨医科大学附属第一医院
吕　鸥	哈尔滨医科大学附属第二医院	赵　娜	哈尔滨医科大学附属第一医院
朱　凯	哈尔滨医科大学附属第一医院	赵　蕊	哈尔滨医科大学附属第一医院
任梓齐	首都医科大学附属北京天坛医院	赵知明	哈尔滨医科大学附属第一医院
刘　蕾	哈尔滨医科大学附属第一医院	荣胜忠	牡丹江医学院
刘　薇	哈尔滨医科大学附属第一医院	胡彦华	哈尔滨医科大学附属第二医院
刘明娜	哈尔滨医科大学附属第二医院	南　东	哈尔滨医科大学附属第一医院
刘梅梅	哈尔滨医科大学附属第二医院	钟　镝	哈尔滨医科大学附属第一医院
闫晓波	哈尔滨医科大学附属第二医院	段淑荣	哈尔滨医科大学附属第一医院
关国发	哈尔滨医科大学附属第一医院	姜　杰	哈尔滨医科大学附属第一医院
许　军	哈尔滨医科大学附属第二医院	姚丽芬	哈尔滨医科大学附属第一医院
孙艺红	北京大学人民医院	贾　坤	黑龙江省鸡西鸡矿医院
孙远征	黑龙江中医大学附属第二医院	铁常乐	首都医科大学附属北京安定医院
阴长晴	大连医科大学附属第二医院	高　静	哈尔滨医科大学附属第一医院
李　强	广州医科大学附属脑科医院	高善玲	哈尔滨医科大学附属第二医院
李子卓	哈尔滨医科大学附属第一医院	唐春玲	哈尔滨医科大学附属第一医院
李志勇	哈尔滨市第一专科医院	曹　迪	香港中文大学医学院
李春熔	吉林省延边脑科医院	韩明子	哈尔滨医科大学附属第二医院
吴　铮	哈尔滨医科大学附属第一医院	蔡本志	哈尔滨医科大学附属第二医院
吴　鹤	哈尔滨医科大学附属第一医院	谭云飞	浙江省人民医院
吴长君	哈尔滨医科大学附属第一医院	谭秀丽	哈尔滨医科大学附属第一医院
辛　风	哈尔滨医科大学附属第一医院	熊亚敏	哈尔滨医科大学附属第一医院
张　欣	哈尔滨医科大学附属第一医院	戴亚美	哈尔滨医科大学附属第一医院
张　献	黑龙江中医药大学基础医学院		

序 言

在世界各地，饮用含酒精饮料是社交聚会的共同习惯。然而，据世界卫生组织报道，有害使用酒精与200多种疾病和损伤相关，包括一系列精神和行为障碍、非传染性急慢性疾病、意外创伤等。在许多国家，年轻人和妇女饮酒的概率大幅增加，从而引起了广泛的社会关注。与此同时，因饮酒引发的犯罪对公众人身和财产安全造成严重危害，破坏了社会管理秩序。因此，有害使用酒精不仅仅是一个单纯的医学问题，还是一个社会、公共卫生问题。

我国作为世界第二大经济体，经济增长和现代化建设虽然与健康的改善相互促进，但也出现了民众对酒精产品的消费增加，与酒精相关的疾病和损伤逐年增加。国内外有关专业学者针对有害使用酒精的问题也发表了诸多论文及学术报告，但目前与酒精相关的医学文献多从单一学科或自身专业角度撰写，论文发表在不同专业杂志上，还缺乏一个系统性的分类及整合，不同专业间对有害使用酒精的问题交流及合作还需进一步加强。

从2011年开始，在哈尔滨医科大学附属第一医院陈华昌教授的倡导下，国内几十名有关专家、学者开始了本书的编撰，历经九载终于成书。本书注重基础与临床相结合，基础部分从酒精相关疾病的流行病学、代谢、作用机制、病理、生理及生化学研究等方面入手，系统介绍了酒精以及酒精消费的基础知识及趋势，并对酒精相关的基础医学问题进行了较为详尽的论述。临床部分以人体各系统为框架，详细介绍了与酒精相关的急慢性疾病的发病机制、临床表现及治疗。在本书最后一部分，概括性地将与酒精相关的健康及社会热点问题分别进行了论述及总结。全书布局合理、内容严谨，可以使广大临床医生及有关专业人士对酒精医学有一个较为全面系统的认识；在章节设计及编纂内容上具有创新性，是一部重要的酒精医学相关的工具书。

中国工程院院士

2020年7月

前　言

目前，随着经济发展，我国饮酒人数和酒精消耗量迅速攀升，酒精带来的社会问题和医学问题日益突出。广大医务、科研工作者和社会、司法等学者，需要一本全面酒精科学知识的专著，帮助解决实际工作中的问题。

我们用九年时间，从世界各地收集几十本国外相关酒精医学专著，邀请国内酒精医学研究相关专业的几十名正、副教授和几十名博士、硕士研究生，检索和引用大量国内外最新酒精医学研究成果，撰写本专著。本书的内容和特点主要包括：①将目前国内外最新研究成果和科学信息汇集书中；②从酒精医学问题到社会问题，影响范围广泛；③纳入了酒精医学问题的基础以及临床和治疗；④包括了酒精对人躯体的影响以及对人心理的影响；⑤简述了酒精对身体的益处以及对身体的损害；⑥阐述了中、西医对酒精的医学研究。

本书能够顺利出版感谢所有的编者，九年中他们在百忙中抽出宝贵的时间，辛勤耕耘，撰写相关章节的内容及修改。感谢各位审稿者，他（她）们都是各学科的领军人物或国内知名专家，其临床、教学、科研、学术活动等工作特别繁忙，但仍坚持利用业余时间及节假日对审阅内容进行逐字校对。第一至七章由郝伟教授审阅，第八至十四章、二十章由周晋教授、王巍教授审阅，第十五章及附录由李冰教授审阅，第十六章由张黎明教授、潘永惠教授、钟镝教授审阅，第十七章、第二十一至二十五章由李学奇教授审阅，第十八章由韩明子教授审阅，第十九章由李佩玲教授审阅，第二十六至三十七章由王丽华教授审阅。感谢杨宝峰院士，在百忙之中为本书撰写序言，起到画龙点睛的效果；感谢于欣教授作为主审，为本书付出了大量时间和精力进行了严谨且细致的审核。

特别要感谢从本书开始编写到最后出版的过程中做了大量默默无闻的工作、却没有在书中留下姓名的好朋友。

由于本书是在同一主题（酒精医学）下，由几十位专家、学者从不同的角度进行深入研究讨论，每位撰写者观点和写作风格各有所不同，不同章节、部分内容有交叉和重复的地方在所难免，望各位读者见谅。为了进一步提高本书的质量，以供再版时修改，因而诚恳地希望各位读者、专家提出宝贵意见。

陈华昌　王丽华

2020年7月

目 录

第一篇 基础理论

第二篇　酒精相关检查

—◇—

第三篇　酒精相关性疾病

—◇—

第四篇　酒精相关性疾病的综合治疗

——◇——

第五篇　饮酒与酒精依赖

—— ◇ ——

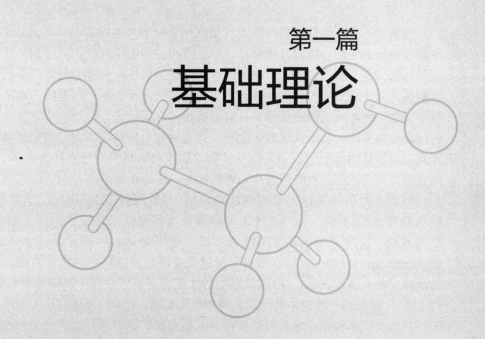

第一篇
基础理论

第一章

酒精相关性疾病的流行病学

　　酒精是一种社会性成瘾物质，过量饮用会导致严重的社会、心理和/或躯体问题。近年随着酒精的生产、消费日益增加，与饮酒相关的健康问题和社会问题丛生，酒瘾已成为一种社会公害，不仅仅是一个单纯的医学问题，更是一个社会公共卫生问题，引起人们的普遍关注。从历史上看，世界各地工业化、城市化发展到一定程度，均不可避免地会出现这个问题。制定适当的酒精政策，对酒精相关性疾病进行治疗、康复和社区防治日益受到各国政府的关注。从公共健康角度看，饮酒行为流行病学调查是制定酒精政策的一个重要工具，可以提供重要的饮酒人口学信息，描述酒精相关问题在社会水平上的流行和分布，而且定期调查能够监测酒精消费和酒精相关问题的发展趋势。

　　当前，大多数发达国家的酒精消费量下降，而发展中国家的消费量增加是全球酒精消费的发展趋势。至 2000 年，大多数发达国家已建立了饮酒模式及相关问题调查和监测系统，而发展中国家（墨西哥除外）还不常见。尽管世界卫生组织（World Health Organization，WHO）可以获得每个国家商业性酒精饮料［酒精饮料指含乙醇、用于饮用的液体。在大多数国家，"酒精饮料"的法定定义是将饮料中酒精含量的阈值定为 ≥ 0.5% 或 1.0%，最普遍的酒精饮料类别是啤酒、葡萄酒和烈酒（即白酒）］生产、销售及酒精相关性疾病发病率和死亡率的可靠资料，但在发展中国家进行饮酒行为和饮酒问题的调查仍有必要，理由如下：①尽管饮酒调查的方法还不完善，但它提供了衡量一个国家酒精消费状况的方法，此数据在政府统计中没有记录；②调查资料能够描述一个国家或社会的饮酒概况、酒精相关问题在社会人群中的分布、探讨其与饮酒方式的关系；③饮酒调查能够提供一个直接衡量酒精相关问题的方法，诸如家庭问题、工作问题，这难以在酒精政策或健康统计中体现；④调查资料的分析能够直接探讨饮酒方式、饮酒背景与饮酒相关的社会、健康问题之间的关系；⑤多次饮酒调查能够监测一个国家的酒精消费发展趋势，评估酒精政策的成效。

第一节　饮酒行为流行病学调查的内容和方法

一、饮酒行为流行病学调查的必要性和目的

　　流行病学是一门研究人群中疾病分布及其决定因素的学科，也就是研究群体中疾病的

形式、频率以及影响分布的因素，进而研究如何通过对这些因素的干预策略和措施来预防和减少疾病、促进健康。流行病学的应用范围是：①研究疾病的病因和流行因素，找出"高危"人群，为干预提供依据；②研究疾病的自然史和预后，为疾病的三级预防提供依据；③进行社区诊断，确定社区卫生服务工作的重点或优先考虑问题，为制订社区卫生服务计划提供依据；④制定疾病控制的策略和公共政策；⑤评价疾病防治措施和卫生服务的效果。

现代研究表明，饮酒与许多躯体疾病、精神疾病和社会损害密切相关，大多数医学专业人士一致认为，对于长期饮酒者，没有任何一个器官可免于酒精的危害。许多疾病被证实系由饮酒所致，如酒精性精神疾病、酒精依赖综合征、酒精滥用、酒精性心肌病（alcoholic cardiomyopathy，ACM）、酒精相关性胃炎、酒精性脂肪肝（alcoholic fatty liver，AFL）和甲醇、酒精中毒等；另一些疾病或事件亦被证实部分与饮酒相关，如食管静脉曲张、非特异性肝硬化、慢性胰腺炎、交通事故、坠落伤、火灾、溺死、凶杀和自杀等。随着人类酒精消费量的增加，过量饮酒所致的社会、心理、躯体问题已严重影响着人类健康，正成为继心脑血管疾病、肿瘤之后处于第三位的社会公共卫生问题。因此，将饮酒所带来的上述问题称为有害饮酒。有害饮酒除与上述躯体疾病的发生相关外，其造成的疾病负担很大一部分源自无意或有意伤害，包括道路交通事故和暴力所致伤害，以及自杀。酒精消费引起的致命伤害多发生于年轻群体中。据统计，2012 年，全球酒精消费造成约 330 万例死亡，占全球死亡总数的 5.9%。在 2004 年中，有害使用酒精造成的死亡占世界总死亡的 3.8%，并且占全球疾病负担的 4.5%（按照丧失的残疾调整生命年衡量）。

因此，饮酒行为流行病学调查就是对各种酒精相关问题所进行的流行病学调查，目的是了解酒精相关危害的严重程度，分析酒精相关危害在时间、空间和人群中的三态分布，找出酒精相关危害的高危人群，寻找酒精危害的多方面决定因素，从而为制定旨在减少和防止有害使用酒精的公共卫生政策、实施有效干预措施提供参考依据；其次，评估关于防止和减少酒精相关危害战略和干预措施的效力及成本效益。饮酒行为流行病学的调查内容包括急性酒精中毒相关问题和饮酒相关的远期问题。前者主要是暴力、犯罪、经济问题、家庭问题和交通事故等，后者主要是酒精所致的躯体问题和精神问题。

二、饮酒行为流行病学的调查方法

根据调查样本的来源，饮酒行为流行病学调查可分为临床流行病学调查和社会流行病学调查两种。前者的调查样本为就诊于各医疗卫生服务机构的患者，调查现场一般为各医疗卫生服务机构；后者的调查样本来自社区人群，调查现场为居民的居住地，即社区或乡村。

（一）临床流行病学调查

虽然精神病专科或医院所服务患者的酒精问题主要是酒精所致精神障碍，但仍可部分反映酒精相关问题的严重程度。资料显示，我国二十世纪后二十年酒精所致精神障碍的住院患者在精神病院住院患者中的比例急剧增加，南京脑科医院 25 年间的增幅达 10 倍之多，住院构成比由 0.2% 上升到 2.2%。来自山东省的一家大型精神卫生机构的数据显示，1985—1990 年该院共收治慢性酒精中毒性精神障碍患者 63 例，占同期首次住院患者的 0.93%；1991—1996 年因慢性酒精中毒性精神障碍住院治疗者 213 例，占同期首次住院患者的 2.62%；2000—2007 年间共收治酒精所致精神障碍住院患者 973 人次，占所有精神病住院患者人次的 2.04%（各年度所占比例为 1.62% ~ 2.33%），趋势检验并没有发现逐年增加的趋势，提示在山东农村地区酒精所致精神障碍住院患者的剧增发生于 20 世纪 90 年代初，进入 21 世纪后因酒精所致精神障碍住院患者的构成比相对稳定，处于较高水平。进一步的统计分析显示，在 973 例酒精所致精神障碍住院患者中以酒精所致精神障碍多见（804 例，82.6%），其次是酒精依赖（158 例，16.2%），而酒精所致人格改变、酒精所致痴呆、急性醉酒、酒精所致遗忘综合征和酒精所致残留性情感障碍分别仅有 4 例、3 例、2 例、1 例和 1 例，与 2001 年在全国 5 地区进行的以社区为基础的普通人群饮酒相关问题调查结果显著不同。在调查地区，根据美国精神医学学会（American Psychiatric Association，APA）《精神疾病诊断与统计手册》（The Diagnostic and Statistical Manual of Mental Disorders，DSM）第 4 版（DSM-Ⅳ）诊断标准，普通人群中酒精所致精神障碍的时点患病率为 5.1%，其中居前两位的是酒精依赖（3.8%）和酒精滥用（1.1%），而酒精所致戒断反应、震颤谵妄、痴呆、遗忘、人格障碍仅为 0.02% ~ 0.2%，酒精所致幻觉妄想症为 0.03%。数据的巨大差异，提示社区未就诊或应就诊但未就诊的酒精所致精神障碍患者的数量巨大，因此加强酒精相关问题的宣传和教育任务重大，应尽快制定和实施以人群为基础的酒精相关政策（population-based alcohol policy），提高人们对饮酒危害的认识，提高酒精所致精神障碍的识别和就诊率，以减少酒精相关危害，稳定酒精的消耗量。

　　造成上述两类研究资料间巨大差异的可能原因有：①酒精依赖及其危害尚未被充分认识，多数患者不认为是病，视为寻常，无需诊治或戒酒；②轻度酒精依赖急性戒断症状 1 ~ 2 周即可缓解，如未出现严重或危及生命的状况多能在社区中平稳度过；社区调查中普通人群 3 个月内急性醉酒率高达 8.3%，而在精神病医院住院治疗者仅有 2 例，亦为同一道理；③酒精所致精神障碍多表现明显的行为异常，社会危害严重，难以管理，易于识别，所以诊治率高，成为精神病专科机构诊治酒精所致精神障碍的主体。

（二）社区流行病学调查

　　饮酒行为流行病学调查多采用横断面调查研究的方法，以社区普通居民为研究对象，应用描述性分析的方法来探讨酒精消费在群体中的水平、方式，以及酒精相关问题的危害程度。如果是横断面调查，可将是否饮酒作为因变量，各种可能的影响因素作为自变量，进行单因素和多因素回归分析，进而找出影响居民酒精消费和危害的主要因素，将有利于确定高危人群，并针对性地提出重点防治措施，为开展防治工作提供科学依据。如果是随访研究，还可进行比例风险回归模型（COX 模型）分析，确定防治工作的重点。

三、饮酒行为流行病学调查的相关术语

　　长期饮酒可以导致多种神经精神问题，因此酒精所致精神障碍被列入精神病学的描述性诊断体系中。然而，在该体系中酒精相关问题的术语却相当混乱，甚至称之为"最为混乱"也不为过。慢性酒精中毒（chronic alcoholism）、酒精滥用（alcohol abuse）、酒精依赖

（alcohol dependence）、酒精成瘾（alcohol addiction）、有害性饮酒（harmful drinking）、高危饮酒（hazardous drinking）、酒精重度使用（heavy alcohol use）、问题饮酒者（problem drinker）、酒精相关问题（alcohol related problems）等，不一而足。这些名词含义互有交叉，或者彼此难以区分。在饮酒行为流行病学调查研究中，不同的研究者可能使用了不同的名词，因此我们有必要作一些解释，以利于其后内容的阅读和理解。

（一）慢性酒精中毒

过去"慢性酒精中毒"通常应用于医学著作中，在日常生活中也被广泛使用。因为其含义不只一个，即可根据一些模糊的标准判断某个人日常过多饮酒的习惯，也可以表示由于过量饮酒所致的精神、躯体或社会功能方面的危害，在某些特殊场合下，还可以指一种被认为需要治疗的特殊疾病实体，通常带有贬义色彩，认为是一种道德败坏的行为，因此作为一个专业术语来说，它已不能满足需求，当前已很少使用。

（二）酒精滥用

"酒精滥用"意指尽管已经认识到饮酒对身体有害，而且饮酒已经持续或反复引起社交、职业、心理和躯体的问题并使之恶化，仍继续使用。酒精依赖的概念则是反复饮酒引起的一种特殊心理状态，表现为对酒的渴求和经常需要饮酒的强迫性体验，可连续或间断性出现。停止饮酒后常感到心中难受、坐立不安，或出现肢体震颤、恶心、呕吐、出汗等戒断症状，恢复饮酒则这类症状迅速消失。尽管酒精依赖和酒精滥用均是DSM-Ⅳ诊断系统的诊断术语，但在临床实践中两者很难区分。一些心理测量研究结果显示，两者临床表现存在较大程度的重叠，其区别仅是严重程度的差异，但在临床实践中很难将酒精依赖和酒精滥用的严重程度作出明确的区分。

（三）过量饮酒

"过量饮酒"是指每周或每日的酒精摄入量超过了某个特定的饮酒数量或个体的安全饮酒水平。WHO规定成年男性每日饮酒超过4个标准杯或成年女性每日饮酒超过2个标准杯就属于过量饮酒（1标准杯约等于9.8g纯酒精）。

（四）问题性饮酒

"问题性饮酒"是指因过度饮酒造成了躯体或精神损害，并带来了不良的社会后果，亦称为有害性饮酒。此术语的基本含义与酒精滥用类似，但亦可包括酒精依赖。滥用因其口头上的贬义而未被广泛接受，酒精误用是酒精滥用的代名词。

第二节　全球酒精生产和消费的模式和趋势

近年来，俄罗斯男性公民预期寿命的急剧下降警示饮酒严重危害健康。WHO在全球饮酒消费的控制中起着重要作用，为检测饮酒对世界健康的危害、制定有效政策控制和减少酒精消费及酒精相关问题，自 1980 年开始，WHO 搜集了 175 个成员国酒精使用、酒精相关问题和酒精政策的资料，建立了全球酒精消费数据库。2018 年，WHO 发布了全球饮酒与健康状况报告（"Global status report on alcohol and health 2018"），报告指出，2016 年约有 300 万人因饮酒死亡，占全球所有死亡人数的 5.3%，其中大多数为男性；对全球公共卫生造成了巨大负担。

一、全球酒精消费变化

酒的易获得性是指一个国家酒的生产量加上进口量和储存量减去出口量，可粗略地反映人均年饮酒量。全球酒的易获得性在 1983 年达到峰值后出现下降，原因是全球人口的增加和世界富裕国家酒精消费的下降。啤酒、葡萄酒和蒸馏酒（即白酒）是全球三种主要的酒类，啤酒的生产量从 1970—1996 年间一直保持稳定，葡萄酒持续下降，蒸馏酒持续上升。全球酒精消费量的下降掩盖了区域间差异，发达国家酒精的消费减少，而经济落后国家、发展中国家和经济转型国家由于经济的不稳定和变化，酒精消费水平上升。

经济发展水平和宗教信仰是影响国家酒精消费的最重要的因素。中东地区国家的酒精消费就反映了宗教在酒精消费和消费模式上的作用，在这些国家酒精消耗很少，主要是外国工人和游客在饮酒，而受欧美文化影响较重的摩洛哥和苏丹的酒精消费数量则很大。另外，人均年饮酒量也并不能总是非常精确地反映饮酒对健康的影响，例如南非人均年饮酒量在全球列第 47 位，但绝大多数黑人都不饮酒，因此饮酒者的人均年饮酒量超过 20L 纯酒精，远高于统计数值。再者，大多数国家男性饮酒多于女性。

二、全球饮酒状况

在全球范围内，饮酒是一个普遍行为，从偶尔有害饮酒到每日大量饮酒等一系列酒精消费模式在几乎所有国家都造成严重的公共卫生和安全问题。据 WHO 2018 年估计，全球饮酒者约 23 亿人，有 2.37 亿男性和 4 600 万女性存在酒精使用障碍（AUD）。在社区普通成年群体中，酒精消费模式存在较大差异，多数人在多数时间内均处于低危险水平的饮酒或非饮酒状态。然而，几乎在全球所有国家都存在不同危险程度饮酒方式的人群，从天天重度饮酒到偶尔的危险性饮酒，从而带来严重的公共健康和安全问题。大量饮酒系指每日饮用 60g 或以上纯酒精的饮酒行为，是有害饮酒模式的一个主要特点。

酒精消费对疾病影响和造成的伤害主要取决于两个单独但又相关的因素：饮酒总量和饮酒方式（或称为饮酒模式）。成人人均酒精消费（adult per capita alcohol consumption，APC）系指某个特定地域 15 岁或以上人群年平均消费的纯酒精数量，用"纯酒精数量（L）/（年·人）"表示，可以衡量一个国家或地区酒精消费的总体水平，间接评估或预测其酒精危害的程度。有关酒精生产、消费和相关问题的权威报告多来自 WHO，数据显示，2005 年全球人均酒精消费数量为 6.13L 纯酒精。不同国家间，成人人均酒精消费水平差异很大。全球最高酒精消费的国家是经济发达国家，多数位于北半球、少数位于南半球（如阿根廷、澳大利亚和新西兰）；中等消费水平的国家则多处于南部非洲（纳米比亚和南非也具有很高的酒精消费水平）、北美和南美；低消费水平国家则在北非、撒哈拉以南非洲地区、中东地区、南亚和印度洋地区，这些地区汇聚了大多数信奉伊斯兰教义的群体，他们具有很高的戒酒率。WHO 的数据早期依据的是各国食品工业部或统计局酒精生产、出口和进口的统计结果，然而这些资料存在一个重大缺陷，即饮酒者酿造用来自己消费的酒、私人酿造后卖给他人或用来招待客人的酒、免税酒、走私酒、外国公民在统计国的酒精消费、统计国公民在国外的酒精消费并未纳入此统计范围，难以准确地反映一个国家乃至全球的酒精消费状况。非正规生产的酒精系指家庭或地方上通过将水果、谷物、蔬菜等发酵和蒸馏而生产出的酒精饮料（如高粱酒、用甘蔗、谷物或其他农产品自酿而成的烈酒等），往往与当地的文化习俗和传统密切相关，多为自产自销，称之为未登记酒饮料（unrecorded alcoholic beverages）。消费非法或非正规生产的酒精可能会因为酒精含量较高以及甲醇等有害物质的潜在污染而造成其他不良健康和社会后果，还可能妨碍政府对合法生产的酒精进行征税和控制，因而应当根据非法和/或非正规酒精消费的流行情况及相关危害，采取行动减少其不良后果，WHO 后期的资料包括了相关数据。在 2005 年人均纯酒精消费中，有 28.6% 的酒精［或 1.76L/（年·人）］来自非法家庭酿造，即未经政府登记注册，见表 1-2-1。平均年人均酒精消费水平越低，未登记酒消费所占比例越高，即在酒精消费水平越低的国家，自家酿造或非法生产酒的比例越高，东地中海地区和东南亚地区，家庭酿造或非法生产酒精消费比例高达 56.2% 和 69%。

表 1-2-1　全球未登记酒消费占全部酒精消费的比例

WHO 分区	APC 总量 / L	未登记 APC / L	未登记酒所占比例 / %
非洲区域（AFR）	6.15	1.93	31.4
美洲区域（AMR）	8.67	2.01	23.1
东地中海区域（EMR）	0.65	0.36	56.2
欧洲区域（EUR）	12.18	2.67	21.9
东南亚区域（SEAR）	2.20	1.52	69.0
西太平洋区域（WPR）	6.23	1.63	26.2
全球	6.13	1.76	28.7

从全球来看，酒精消费较高的地区均为发达国家，其中欧洲是人均消费最高的地区，特别是东欧地区和俄罗斯。2010 年，俄罗斯男性的年人均纯酒精消费量为 32L，女性为 12L。美洲和非洲在过去 5 年中的酒精消费量保持稳定，而东南亚和西太平洋地区则呈现上升趋势。其中，中国 2010 年的纯酒精消费情况如下：69% 为烈性酒，28% 为啤酒，3% 为葡萄酒；男性年人均消费量为 18L，女性 7L。WHO 物质滥用管理处官员表示，根据报告提供的数字，至 2025 年，南亚和西太平洋地区的人均酒精消费将出现显著增长，这主要是受到该地区两个人口大国的驱动，即印度和中国。

表 1-2-2 显示的是国家收入水平与总体酒精消费水平和未登记酒精消费水平之间的关系。由此不难发现，国家经济收入水平越高，总体酒精消费水平也越高；国家经济收入水平越低，未登记酒精消费水平在全部酒精消费数量中所占的比例也越高。

表 1-2-2　不同经济收入水平国家的 APC、未登记 APC 及其所占比例表

WHO 分区	APC 总量 /L	未登记 APC/L	未登记酒所占比例 / %
低经济收入国家	2.97	1.42	47.9
中下经济收入国家	4.41	1.71	38.9
中上经济收入国家	9.46	2.88	30.5
高经济收入国家	10.55	1.18	11.2
全球	6.13	1.76	28.7

三、酒精消费种类

酒精的种类很多，包括白酒、啤酒、葡萄酒以及其他酒精性饮料，本文中白酒包括所有的蒸馏酒。全球范围内，酒精消费存在明显的区域性种类差异。由表 1-2-3 得知，按照消费的纯酒精数量计算，白酒是亚洲和东欧洲国家消费最多的酒类。在某些欧洲国家和南美洲国家（如阿根廷、智利），葡萄酒消费数量所占比例最大。在欧洲，传统上欧洲北部国家的国民喜爱饮用啤酒，欧洲南部国家的国民喜爱饮用葡萄酒，然而近年该种饮酒喜好差异正在逐渐消失。时至今日，葡萄牙纯酒精消费数量最多的酒类是啤酒，而瑞典则是葡萄酒。除啤酒、葡萄酒、白酒外的其他酒类是撒哈拉以南非洲地区消费数量最多的酒类。在全球其他地区，包括多数西半球国家、欧洲北部和许多非洲国家以及澳大利亚，纯酒精消费数量最多的酒类是啤酒。总体上看，全球消费纯酒精数量超过 45% 的登记注册酒类是白酒。纯酒精消费数量最多，这在东南亚地区和西太平洋地区占有绝对优势。约 36% 的酒精消费是啤酒，在美洲消费所占比例最高，可达 54.7%。一般来说，独联体国家白酒类的消费水平最高。

表 1-2-3　WHO 不同地区登记注册酒类消费状况表

WHO 分区	白酒 / %	啤酒 / %	葡萄酒 / %	其他 / %
非洲区域（AFR）	12.0	34.1	5.6	48.2
美洲区域（AMR）	32.9	54.7	12.0	0.6
东地中海区域（EMR）	25.2	37.8	5.7	31.3
欧洲区域（EUR）	34.6	37.1	26.4	2.5
东南亚区域（SEAR）	71.0	25.5	2.5	1.0
西太平洋区域（WPR）	54.0	35.5	3.6	6.9
全球	45.7	36.3	8.6	10.5

四、人均年饮酒量和不同酒类消费的时间变化

酒精消费数量随着时间的进展而发生的变化可以反映全球酒精消费的概况，可用两种方法表示：APC 和最近 5 年 APC 的变化估计。对于全球酒精消费来说，两者反映的状况基本一致，后者可以不受较小酒精消费水平变化的影响。自 1990 年以来，全球范围登记在册的 APC 基本稳定，保持在 4.3 ~ 4.7L/（年·人）之间。在美洲地区，人均年饮酒量自 1990 年开始持续下降，到 2000 年降低至 6.7L 左右；在西太平洋地区，该数据到二十世纪末期持续增加，但登记在册的 APC 维持在 4.7L 左右。在 2001—2005 年间，全球 3/4 的人口登记在册酒类消费数量维持稳定，多数地区均呈稳定消费的态势，而美洲地区和东南亚地区则呈增加的趋势。

五、饮酒模式

对于评估酒精对个体健康的影响，饮酒模式比人均年饮酒量更为准确。不同的饮酒模式会导致不同的急性或慢性健康结果，重度饮酒则会产生有害的健康结果。过去 30 年的研究发现，适度饮酒者能够降低冠心病和其他心血管疾病、2 型糖尿病的罹患风险，是上述疾病的保护因素，同时还对预防缺血性脑卒中、动脉末梢疾病等血管疾病具有保护作用；与不饮酒者相比，适度饮酒者具有较低的全死因死亡率；与饮酒频率较低的适度饮酒者比较，饮酒频率较高的适度饮酒者，包括每日饮酒者，其发生多种疾病的风险较低，特别是饮酒伴随进食时，该关联性更强。有害饮酒模式包括长期和偶尔的重度饮酒，如"狂饮（binge drinking）"或极度饮酒。重度饮酒模式会对饮酒者造成长期的危害，与出血性脑卒中、心房颤动（房颤）、充血性心力衰竭等血管疾病的发生有关；随着饮酒量的上升，脂肪肝、肝硬化的罹患风险随之增大，甚至对于某些肝硬化患者，即使是适度饮酒，也可能影响其病情发展或病程。

（一）戒酒率

饮酒模式主要用于描述饮酒行为的几个不同方面，如怎么喝酒、喝什么酒、喝多少酒，以及喝酒的频率、在哪里喝酒、和谁一起喝酒等，常用指标有戒酒率和重度发作性饮酒。前者与饮酒模式和酒精消费数量等指标同等重要，从另外一个方面描述了全球酒精消费趋势，戒酒率包括终生戒酒率、过去 1 年戒酒率和既往饮酒者。终生戒酒率是指从未饮酒者在 15 岁或以上人群中所占比例。过去 1 年戒酒率是在过去 1 年内未饮过任何酒类者在 15 岁或以上人群中所占比例。既往饮酒者是指过去曾饮酒，但在过去 12 个月内没有饮酒者在全部 15 岁或以上人群中所占比例。表 1-2-4 表示了全球和 WHO 各地区男女戒酒率，总体可见全球 45% 的人群从未饮过酒，其中男性 35%，女性 55%。另外，13.1% 的人群（男性 13.8%，女性 12.5%）在过去 1 年内从未饮酒。总之，全球近一半的男性和 2/3 的女性在过去 1 年内没有饮酒。

表 1-2-4　2004 年全球和 WHO 各地区男女戒酒率

WHO 分区	性别	终生戒酒率 / %	既往饮酒者 / %	既往 1 年戒酒率 / %	既往 1 年戒酒者的前饮酒者 / %
非洲区域（AFR）	女	65.2	12.9	78.1	16.5
	男	49.1	14.1	63.1	22.3
	总计	57.3	13.5	70.8	19.1
美洲区域（AMR）	女	27.4	22.4	49.8	45.0
	男	15.2	17.8	33.0	54.0
	总计	21.5	20.2	41.7	48.4
东地中海区域（EMR）	女	93.4	4.8	98.2	4.9
	男	82.4	12.3	94.7	13.0
	总计	87.8	8.7	96.5	9.0
欧洲区域（EUR）	女	24.6	13.5	38.1	35.5
	男	12.6	11.0	23.5	46.5
	总计	18.9	12.3	31.2	39.4
东南亚区域（SEAR）	女	92.8	4.2	97.1	4.4
	男	68.4	13.5	81.9	16.5
	总计	80.4	8.9	89.3	10.0
西太平洋区域（WPR）	女	44.5	15.1	59.5	25.3
	男	14.3	139.0	28.2	49.2
	总计	29.2	15.5	43.7	33.1
全球	女	55.0	12.5	67.5	18.5
	男	34.9	13.8	48.7	28.4
	总计	45.0	13.1	58.2	22.6

（二）饮酒模式评分

　　精确地测量饮酒模式对酒精消费的影响比单纯地计量酒精消费量更为复杂。2000 年，全球疾病负担综合性危险因素评估研究中编制了一个综合性的饮酒模式评估工具——饮酒模式评估问卷，用于测量人们是如何饮酒，而非单单饮用了多少酒。该问卷评分从 1（最小的危险饮酒模式）到 5（最高的危险饮酒模式），评分越高，饮酒所致的疾病负担越重。特别是在同等酒精消费水平情况，不同饮酒模式可以导致不同的健康危害结局。饮酒模式评估问卷的具体项目评分如表 1-2-5。

表 1-2-5　饮酒模式评估问卷具体项目评分

项目	评分
通常每次饮酒量	1　2　3　4　5
节日饮酒	1　2　3　4　5
醉酒在饮酒次数中所占比例	1　2　3　4　5
每日饮酒或几乎每日饮酒所占比例	1　2　3　4　5
饮酒时进食	1　2　3　4　5
公共场合下饮酒	1　2　3　4　5

在全球，当前仅有少数国家属于低危险度的饮酒模式。虽然，欧洲南部和西部的国家具有较高的人均年酒精消费量，但从饮酒模式上看，仍属于低危险度饮酒模式的国家。综合性饮酒模式评估（PDS）评分较高的国家，意味着具有较多的高危险饮酒模式，包括哈萨克斯坦、墨西哥、俄罗斯、南非和乌克兰。南美洲（阿根廷因饮用葡萄酒除外）和许多非洲、东南亚国家则处于中等危险程度水平。我国属于低危险程度的饮酒模式。

（三）重度发作性饮酒

重度发作性饮酒（heavy episodic drinking，HED）简称为重度饮酒，是另外一种评估酒精消费危险模式的方法，是急性饮酒危害（如外伤）最重要的预测因素，其定义为在过去 7 天内至少有一次饮酒的数量超过 60g 纯酒精。在全球许多人均酒精消费中等或高等水平的国家，诸如巴西、南非，均具有相当高的重度饮酒率。然而，在成年人均年饮酒量较高的国家间，重度饮酒率亦有差异。在某些低水平酒精消费的国家，如印度、马拉维、巴基斯坦和赞比亚，在单次饮酒中重度饮酒具有很高的比例，提示这些国家的饮酒者存在着"全或无"的行为模式，即要么不饮酒，要么就喝醉。在欧洲一些国家，如法国具有较高的人均年饮酒量，但重度饮酒率却很低，提示其人均年饮酒量被更多的规律性但并不大量的饮酒者所均摊。从全球来看，约 11.5% 的饮酒者属于重度饮酒者，男性显著多于女性（男∶女为 4∶1）（表 1-2-6）。在所有的国家和地区，男性危险性饮酒的比例均远高于女性。

表 1-2-6　2005 年 WHO 不同地区既往 12 个月内每周重度饮酒率

WHO 分区	女性 / %	男性 / %	总计 / %
非洲区域（AFR）	16.2	30.5	25.1
美洲区域（AMR）	4.5	17.9	12.0
东地中海区域（EMR）	17.9	24.9	24.7
欧洲区域（EUR）	4.6	16.8	11.0
东南亚区域（SEAR）	12.9	23.0	21.7
西太平洋区域（WPR）	1.3	11.6	8.0
全球	4.2	16.1	11.5

然而，国家经济收入水平与重度饮酒之间的关系并无一致观点。经济收入较高的国家其重度饮酒的比率可能更高。在一些发达国家如欧洲和美洲国家，重度饮酒相较某些发展中国家或地区如非洲或东南亚更常见。

澳大利亚全国药物与酒精研究委员会最新公布的一项调查显示，许多澳大利亚人承认在日常生活中经常喝得酩酊大醉。58%的受试者承认，自己经常饮酒过量，54%的受试者在未满法定饮酒年龄（18岁）时，便已完成了与酒精的"第一次亲密接触"，其中那些年龄不超过30岁者表示，他们初次饮酒年龄在10~12岁之间。在英国，过度饮酒的人有820万人，其中710万人是"有危险和有害的酗酒者"。

六、饮酒导致的其他问题

饮酒除对饮酒者产生直接影响外，也对其他人群的健康和安全产生影响，诸如交通事故损伤、暴力犯罪、造成配偶或子女的酒精滥用。酒精对公众健康的影响在发展中国家和发达国家都很重要。文献报道饮酒与抢劫、强奸、暴力行为等某些形式的犯罪均有关系。酒精相关交通事故是最严重的急性饮酒后果，酒精会影响严重影响一个人的判断力、协调性和其他运动功能。在美国，交通事故是25岁以下人死亡的主要原因。交通事故致死的20~24岁者中70%与饮酒有关。非致死性交通事故中，15%的司机饮酒。在这些事故中95%的司机血液酒精浓度超过0.1%；交通事故致死者中37%~43%的男性和18%~43%的女性由于饮酒所致。联合国的资料显示，致死性交通事故与啤酒的销售关系密切，白酒次之，与葡萄酒没有关系，这可粗略地反映年轻司机的饮酒模式。

不同国家大量的研究发现酒精消费与自杀关系密切，酒精依赖者的自杀风险是普通人群的6~12倍，瑞典长期的追踪调查发现大量饮酒者自杀的危险是非饮酒者的5.1倍。整个人群的研究发现自杀与酒精的整体销售关系密切。大量的二次分析资料估计16%~41%的自杀与饮酒有关。这种比例通常男性高于女性。匈牙利和葡萄牙的研究说明人均年饮酒量与自杀率关系密切。酒精和自杀的关系并非局限于发达国家：巴西圣保罗36.4%的自杀者血液酒精浓度超过80mg/ml；1980年墨西哥38%的自杀者酒精血液浓度超过100mg/ml；智利1981—1983年38.6%自杀者与饮酒有关。研究者还发现相当大的一部分人符合酒精依赖的临床定义。在挪威，酒精滥用者自杀的危险性是普通人群的6.9倍。1993年埃塞俄比亚的研究者发现，青少年自杀未遂与饮酒呈线性关系。

酒精与凶杀和暴力犯罪的侵犯者和被害者也有关系。时间序列研究发现，在法国、瑞典、挪威和芬兰，42%的凶杀、36%的性侵犯、41%的犯罪、33%的抢劫与饮酒有关。同居者的调查资料估计18%的凶杀、15%的性侵犯和性虐待、17%的暴力攻击和儿童虐待、14%的抢劫与饮酒有关。酒精供应与暴力犯罪的关系更能说明这个问题。例如有报道，挪威酒精生产下降22%，暴力犯罪亦下降15%。联合国的两个研究提示啤酒高税收伴随着暴力犯罪率的下降，这也说明了酒精供应量与凶杀犯罪率的关系。

第三节　我国酒精生产消费与饮酒相关问题

当前，全球酒精消费的发展趋势是大多数西方发达国家的酒精消费量下降，发展中国家的酒精消费量增加。由于文化、种族和经济等多方面的原因，20世纪80年代以前，我国饮酒所致的各种问题尚不突出，对公共卫生的影响基本可以忽略。改革开放后，随着我国经济的快速发展和人民生活水平的不断提高，酒精生产和消费逐年增加，酒精所致躯体问题、精神障碍的患病率亦急剧增加，相关损害层出不穷，酒精相关问题逐渐引人关注。近10年来，我国过量饮酒及酒精依赖问题日益严重，2018年我国饮酒者已超过6亿，人均酒精饮料消费每年递增13%，每年由于酒后驾车引发的交通事故有数十万起，其中半数以上死亡事故都与酒后驾车有关，可见饮酒相关问题也已成为影响我国人民生活的严重公共卫生问题。

一、我国酒精的生产和消费

我国是世界上最早掌握酿酒技术的国家之一。据考证，我国的酿酒技术始于7000年前的新石器时代。在18世纪末、19世纪初，啤酒、白兰地、威士忌、伏特加等陆续登陆中国。近年来，我国酒的生产和消费均呈稳步增长势头，并已成为世界上最大的啤酒生产国。"限制高度白酒，鼓励发展低度白酒及发酵酒（啤酒或葡萄酒），果酒及其他非粮食制造的酒业维持现状"是我国酒工业制造的指导原则。在此原则的指导下，1998年国家提高了白酒税率，限制白酒类企业生产许可证发放，限制白酒生产总量，导致我国白酒生产量急剧下降，啤酒生产量大幅上升（表1-3-1）。

表 1-3-1　中国酒类消费品生产统计　　　　单位：百万吨

酒类	1995年	1996年	1997年	1998年	1999年	2000年	2001年	2002年	2003年	2004年	2005年
啤酒	15.69	16.82	18.89	19.88	20.99	22.31	22.89	24.03	25.41	29.10	30.61
白酒	7.91	8.01	7.82	5.73	5.02	4.76	8.17	7.40	6.48	3.23	3.49
葡萄酒	0.23	0.17	0.19	0.22	0.25	0.20	0.25	0.29	0.34	0.37	0.43

国家统计局（1995—2005年）

当前，我国的酒类繁多，大致可分为以下几类：高度酒（酒精含量≥45%）、低度酒（酒精含量32%～44%）、米酒（酒精含量12%～18%）及啤酒（酒精含量4%～6%）。1995年，我国进口酒的税率从150%降至80%，其消费量也翻了一倍，但在酒类消费市场中仍不属于主流消费品，国产酒仍占主导地位。

如今，我国不同种类酒的消耗量也有差异。2001年全国五个地区的饮酒专项调查显示，虽然超过一半的饮酒者首选啤酒，但距调查最近3个月饮酒者的纯酒精消费状况评估各种酒类在酒精总消费中的比例，却发现高度白酒最高，所占比例为35.6%，其后依次是啤酒（24.4%）、低度白酒（20.5%），这样白酒消费比例达 56.1%，提示尽管在生产量上啤酒超过了白酒，但在纯酒精消费方面白酒仍是我国酒类消费的主流。据武汉市有关部门统计，2004 年武汉人白酒消耗量为 6 万吨，啤酒 27 万吨。以含流动人口的广州城市人口约 1 000 万计算，年人均饮白酒 7kg，啤酒 27kg，合计 34kg。2006 年，武汉市人均年饮酒量已经增加到约 45kg，其中增加最快的是啤酒。

有关酒精生产、消费和相关问题的权威报告多来自 WHO，依据的是各国食品工业部或统计局酒精生产、出口和进口的统计结果。这些资料存在一个重大缺陷，非正规生产的酒精即家庭或地方通过将水果、谷物、蔬菜等发酵和蒸馏而生产出的酒精饮料，多为自产自销，未被纳入统计。因为，我们的研究增加了未统计酒饮料的内容，结果显示，在调查地区未统计酒饮料主要是米酒和谷酒，其 3 个月使用率为 7.1%，消耗量占样本年酒精消耗总量的 14.9%；衡阳和成都两地使用率和消耗量均明显高于其他地区，说明我国未统计酒饮料的消费具有区域性，主要分布于南方地区，再次证实非正规生产的酒饮料与文化传统习俗密切相关。

二、我国饮酒行为流行病学调查

（一）饮酒率

2001 年全国五个地区（四川成都、吉林延吉、安徽阜阳、山东济南和湖南衡阳）进行了大样本饮酒专项流行病学调查，其目的是通过较小的社区样本框架，调查酒精在全国的消费现状和趋势，了解我国当前酒精消费的类型和方式、饮酒者的人口学特征，评估饮酒对饮酒者的心理、生理和社会功能所带来的影响，从而为制定我国社会预防、控制酒精消费政策和措施提供科学依据。本调查的研究对象是现场内 15 岁或以上的常住人口，共调查 25 002 名社会居民，主要指标是调查时点前 3 个月饮酒率和年饮酒率，结果调查地区 3 个月总饮酒率和男性、女性 3 个月饮酒率分别为 43.8%、63.8% 和 18.3%；年饮酒率分别为 59.0%、74.9% 和 38.8%，均是男性显著高于女性。且饮酒率随年龄增加而上升，41 ~ 50 岁年龄段最高，然后随年龄的增加而下降；但 26 ~ 30 岁、31 ~ 35 岁、36 ~ 40 岁各年龄段的饮酒率与 41 ~ 50 岁年龄段相差不大，提示在调查地区饮酒是一种普遍的社会行为，饮酒者在各年龄段上的分布比较一致。如果以平均每日饮酒 50ml 纯酒精为界，将饮酒者分为"适度"饮酒者（moderate drinker，< 50ml/d）和"重度"饮酒者（heavy drinker，≥ 50ml/d）。整个样本筛查出重度饮酒者 1 674 例（男 1 627 例，女 47 例），即 11.4% 饮酒者是重度饮酒者，88.6% 的为适度饮酒者。整个样本中，重度饮酒率是 6.7%（男性 11.6%，女性 0.4%），男性重度饮酒者的发生率明显高于女性。整个样本年消耗 111 754L 纯酒精，其中 61 763L 为重度饮酒者饮用，即占整个样本 6.7% 的重度饮酒者饮用了整个样本饮酒量的 55.3%，提示重度饮酒者是预防酒精相关损害的重点人群。

2011 年，杨晓丽等采用多阶段分层整群随机抽样的方法，以复合性国际诊断交谈检查量表对辽宁省 3 市 3 县的 13 358 名 18 ~ 65 岁城乡居民进行了入户调查，结果显示辽宁省城乡居民饮酒率为 32.8%，其中经常饮酒者 21%，偶尔饮酒者 10.9%，不饮酒者 67.2%；男性饮酒率为 41.5%，女性为 2.9%。饮酒者平均饮酒量为纯酒精 29.9g/d；男性饮酒者饮酒量为纯酒精 31.0g/d，女性饮酒者为 23.3g/d；平均饮酒年限为 12.6 年，其中男性饮酒年限 14 年，女性 4.6 年。男性饮酒频度为 3.5d/ 周，女性 1.9d/ 周。吸烟者饮酒率为 40.4%，不吸烟者饮酒率为 12.9%；吸烟并饮酒者饮酒量 32.2g/d，不吸烟饮酒者为 28.9g/d；吸烟并饮酒者饮酒年限为 15.4 年，不吸烟饮酒者饮酒年限为 11.8 年；吸烟并饮酒者饮酒频率为 3.7d/ 周，不吸烟饮酒者为 2.7d/ 周。江苏省城市每周饮酒次数 3 次或以上的人群（8.97%）明显少于农村地区（14.51%）。男性经常饮酒频率（24.54%）高于女性（1.68%），农村女性经常饮酒率（1.66%）低于城市女性（1.73%）。在全省 15 ~ 24 岁青少年群组中，女性（1.33%）饮酒频次高于男性（0.50%）；在不同教育层次人群中，小学和初中文化人群经常饮酒率较高，本科及以上人群经常饮酒率最低。2009 年，我国香港地区根据性别调查饮酒者近 1 个月内的饮酒模式，结果显示，男性 1 个月饮酒率为 48.7%，女性为 25.8%。在这些研究者中，每周饮酒天数少于 1d 的男性为 18.7%，女性为 16.9%；每周饮酒 1 ~ 3d 的男性为 19.0%，女性为 7.2%；每周饮酒 4 ~ 6d 的男性为 3.6%，女性为 0.4%；每日都饮酒的男性为 6.7%，女性为 0.8%，可见男性饮酒率明显高于女性。

（二）饮酒模式

过去二十年的研究发现，酒精问题与酒精总体消费（人均年饮酒量）和饮酒方式有关，因此，饮酒频度、平均每次纯酒精饮用量、平均年纯酒精饮用量、饮酒类型是饮酒行为流行病学调查的另外一些评估酒精对健康影响的重要指标。自 20 世纪 80 年代初期，我国的饮酒模式发生迅速变化，不少饮酒行为流行病学方面的资料结果显示，整个样本人均年饮酒量为 4.47L 纯酒精，其中男性 7.55L，女性 0.56L，男：女为 13：4；饮酒者人均年饮酒量为 7.58L 纯酒精，其中男性 10.07L，女性 1.45L，男：女为 6.9：1；所有年饮酒者中 22.2% 的男性饮酒者和 2.5% 的女性饮酒者每日皆饮，每周饮酒次数为 1 次或以下的女性饮酒者为 89.0%，男性饮酒者为 43.6%；所有饮酒者平均每次饮酒量折合成纯酒精为 46.1ml，其中男性饮酒者为 49.2ml，女性饮酒者为 28.4ml。性别间比较，男性饮酒者平均饮酒频度和平均每次饮酒量明显高于女性。对于饮酒的类型，55.3% 的年饮酒者和 56.9% 的 3 个月饮酒者选饮啤酒，其次是高度白酒和低度白酒，提示啤酒已成为我国部分地区饮酒者的首选。女性 3 个月饮用啤酒人数的比例（60.9%）超过男性（56.1%），男性次选高度白酒和低度白酒，女性次选葡萄酒。

（三）饮酒者的人口学特征

1. 性别　饮酒所产生的健康结果存在个体差异，受年龄、性别、基因结构、健康状况及其他因素的影响。对某些个体而言，无论饮酒多少均可导致健康问题，而不可能从中获益。一般来说，女性饮用较少的酒就会出现与男性同等程度的反应。世界范围内，男性饮酒率和酒精相关问题的发生率均高于女性，亚洲地区男女差别更为悬殊，国内外研究者一致认为男性是过度饮酒的易感人群。上海的一项调查显示，79% 的饮酒女性喜欢喝葡萄酒，在果酒、鸡尾酒的喜欢程度上高于男性。这可能与中国的传统文化有关：一方面，中国人普遍认为女性在社交场合下大量饮酒有失大雅，导致女性的饮酒率与饮酒有关问题的发生率明显低于男性；另一方面，由于男性在社会中仍处于主导地位，面对来自家庭和社会各方面的原因，他们可能会通过饮酒来减轻压力，缓解心情。此外，男权社会中男性经济收入和经济自主权都比女性高，参加社会活动的机会也比女性多，男性酒精使用率和酒精依赖患病率高于女性也就不足为奇了，故要针对男性开展必要的限酒教育。

2. 年龄　年龄是影响饮酒行为发生一个重要因素。我国多项饮酒行为流行病学调查发现，普通人群中饮酒频率和酒精依赖患病率随年龄增加而增加，50 ~ 60 岁最高。其原因可能是：我国传统文化对年轻人饮酒多持否定态度，且青少年经济独立性差，饮酒获得性较成年人亦差，因而中国饮酒者的首次饮酒年龄高于国外饮酒者，发展到酒精依赖的年龄也高于国外酒精依赖者的年龄。五个地区的调查显示，15 岁或以前首次饮酒者占全部饮酒者的 4.5%，16 ~ 18 岁首次饮酒者占 18.7%，提示我国饮酒者多数（76.8%）成年后才开始饮酒。60 岁以上群体中酒精依赖患病率下降的原因可能是：① 60 岁以上饮酒者中适量饮酒者所占比例可能较大；②随年龄增加，身体对酒精的耐受性下降，各器官受酒精损害随之增加，因此酒精依赖的症状较重，对控制饮酒行为的警觉性增加，从而饮酒危害得以减轻。

另外，首次饮酒年龄还是酒精相关危害潜在的强有力预测因子，这可能通过酒精使用障碍终生患病率与饮酒频率和饮酒量之间存在的剂量-效应关系而实现的。辽宁省的调查发现，饮酒 10 年以上发生酒精使用障碍的风险增加 2 倍。青少年酒精使用的病因学研究发现，青少年首次饮酒年龄越早，将来出现酒精滥用和严重酒精危害的危险性越大。在美国进行的一项流行病学调查显示 14 岁前饮酒者超过 40% 的人会发展成酒精依赖，此比例是 20 岁后才开始饮酒者的 4 倍。因此从社会预防的角度看，有效地预防或推延首次饮酒年龄，将能大大降低酒精依赖或滥用发生的可能性。

3. 职业和文化　职业和文化是两个综合性社会人口学指标，与年龄、性别、婚姻状况、经济收入、社会生活环境、生活方式等关系密切。多数研究显示，小学及小学以下受试者饮酒率和酒精使用障碍患病率均为最高，大学及以上人群最低，说明文化是酒精相关问题的保护因子，文化程度越高发生酒精依赖的风险性越小。因此，提高国民文化素养，加强"健康饮酒、科学饮酒"的宣传教育能够预防或减少饮酒问题的发生。

既往研究还发现，劳动强度是影响饮酒及相关问题的重要因素，重体力劳动者较轻体力劳动者、脑力劳动者酒精问题发生率高。某些职业群体酒精滥用的风险非常高，如容易接触到酒精的官员、商人，以及演员、娱乐明星、记者等。医生是另一个饮酒问题风险增加的重要职业群体，而且通常难以给予帮助。

4. 婚姻状况　婚姻状况影响着饮酒行为及酒精相关问题的发生。稳定的婚姻关系可以约束酒精依赖者的行为，改善饮酒方式，减少对个人、家庭和社会的危害；不稳定的婚姻关系，则可能经受较多的压力，社会支持性差，容易放纵酒精依赖者的饮酒行为。

（四）青少年的饮酒行为

青年饮酒行为的纵向研究中有越来越多的证据表明，在各种形式的酒精推销影响下，年轻人可能开始饮酒并且可能以更危险的方式饮酒。在我国，青少年的饮酒行为是一个值得关注的新问题。一项北京地区中学生的调查显示，男女初中学生饮酒行为发生率分别为 48.3% 和 37.0%，男女高中学生分别为 72.8% 和 56.3%，12.2% 的承认过去 1 年中有醉酒经历。在上海 115 所初中、高中及职业中学调查发现（$n = 9\,308$），45.7% 的学生曾有饮酒行为，17.8% 在调查前 30d 曾有饮酒行为，5.2% 曾有醉酒经历。厦门 2007 年对 4 所中学、2 所小学 18 岁以下的在读学生进行的调查显示，75.4% 的未成年人喝过酒。他们第一次喝酒的地点主要在家中（74%）。这些被调查者最喜欢喝啤酒（40%），选择白酒的比例较少（1.6%）。本次调查还显示，33% 的未成年人饮酒是为了助兴分享快乐，17% 的是出于好奇而饮酒。劝酒现象是促成未成年人饮酒的另一个重要原因。其中，有 26% 的人表示饮酒是因为受到劝酒所以不得不喝，还有 13% 的人是为了体现对亲朋好友的尊重而饮酒。调查结果也表明，多数未成年人并没有认识到饮酒的危害。其中，48% 的受调查者认为"喝点酒，无伤大雅"，19% 的人表示"根本不了解酒的危害"，认为"饮酒无益健康，妨碍读书，并坚决不喝"的人数仅仅占到 33%。

（五）老年人的饮酒行为

在我国，老年人饮酒并非少见，2002 年贵阳市城区老年人饮酒模式及相关因素研究显示，1 707 例 60 岁以上老年人中，24.2% 的人饮酒，其中男性饮酒率为 41.9%，高于女性的 10.1%，且吸烟者的饮酒率高于非吸烟者，有慢性病和慢性病数量较多者有较高的饮酒比例。全部饮酒者平均每周和每日酒精摄入量分别是 12.2 单位（1 单位 = 8.0g 纯酒精）和 14.0g。适量饮酒者每周和每日酒精摄入量分别为 5.3 单位和 6.0g，过量饮酒者分别达到 30 单位和 34.7g。开始饮酒的平均年龄是 36 岁，平均饮酒年数是 33.4 年。与适量饮酒者相比，过量饮酒者开始饮酒年龄较早，饮酒年数更长。男性开始饮酒的年龄早于女性，持续时间长于女性。同是饮酒者，15.6% 的人每周饮酒 1 ~ 2 次，38.0% 的人每日饮酒，其中男性每日饮酒者占男性饮酒者的 40.2%，女性则为 30.5%。在我国，文化对老年人的饮酒行为有很强的影响。老年人在家庭内适量饮酒符合家庭和社会的规范，而且饮酒通常在就餐时间进行，限制了饮酒量，因而我国的老年人饮酒量较低，没有超过平均每周 12.2 单位饮酒量的推荐限度。本研究结果提示老年人的饮酒量和饮酒行为受到某些社会人口学及健康相关特征的较强影响。另有研究显示，在年逾 65 岁的老年人中，"过量"饮酒的人占 3% ~ 9%。酒精滥用或依赖的老年人在所有老年人中大约占 2% ~ 4%，其中男女比例约为 5∶1。因饮酒而到门诊或病房接受诊治的人非常多。初次就诊的老年人中，因酒精滥用或依赖的患者占 4% ~ 13%，其病程为其寿命的 33%。按目前的诊断标准，在病房接受药物治疗或外科手术的患者中，存在酒精滥用或酒精依赖的人占有 5% ~ 43%。

三、饮酒所致精神障碍患病率

饮酒所致精神障碍已成为最常见的精神障碍，在德国、英国、瑞士、丹麦和瑞典等国家中，男性慢性酒精中毒的终生患病率为 3% ~ 5%，女性也接近 1%。据报道，美国一般人群中慢性酒精中毒的终生患病率高达 16%，其中男性为 29%，女性为 6%。调查资料还提示西方国家酒精所致精神障碍的发病年龄逐年下降，男性平均为 22 岁，女性为 25 岁。

在我国，自 1984 年饮酒所致精神障碍被列入精神疾病的诊断分类体系之中。当时重新修订的《中国精神疾病分类方案与诊断标准（第二版）》（the second edition of the Chinese Classification of Mental Disorders，CCMD-2-R）将"中毒性精神障碍"扩充为"中毒所致精神障碍及药物、酒精依赖"。1994 年公布执行的《中国精神疾病分类方案与诊断标准（第三版）》（CCMD-3）进一步向国际上通用的诊断标准靠拢，将酒精、药物依赖归入"Ⅰ精神活性物质与非依赖性物质所致障碍"，其第一类即为酒精所致精神障碍。我国最早一份精神疾病患病率的调查报告在 20 世纪 80 年代初期完成，对我国 12 个地区 12 000 个家庭、年满 15 岁的 38 136 人进行调查分析，其中仅 6 例符合国际疾病分类（International Classification of Diseases，ICD）第 10 次修订本（ICD-10）酒精依赖的诊断标准。我国人群饮酒的地区差异也相当明显，东北、华北、华中地区的饮酒人群酒量比较大，酒量最大的是西北人，每次饮酒量超过 150ml 白酒。调查显示，在某些少数民族聚集地区，如吉林省延边朝鲜族自治州慢性酒精中毒的患病率高达 8.35%，远高于其他地区汉族人群。与发达国家相比，我国人均饮酒量、酒精相关问题发生率相对较低，但我国酒类消耗量及与之相关疾病患者数量却呈增加趋势，我国每年死于酒精中毒的人数超过 11 万，占总死亡率的 1.3%。因此对酒精相关问题应引起充分重视。1982 年全国 12 个地区精神疾病流行病学调查显示，酒精依赖的患病率为 0.16%；1992 年调查则上升到 0.68%；2005 年浙江全省精神疾病流行病学调查酒精使用障碍率为 3.9%；2008 年保定市酒精依赖性与滥用性障碍终生患病率为 3.9%，时点患病率为 2.0%，亦说明我国酒精所致精神障碍患者剧增于 20 世纪后 20 年，近 10 年趋于稳定，社区中酒精所致精神障碍患病率亦处于较高水平。2001 年曾全国 5 个地区社区居民饮酒精相关问题调查结果显示，在 24 992 名 15 岁以上成人中，平均年酒精消耗量为 4.5L，酒精所致精神障碍（DSM-Ⅳ）的时点患病率为 5.1%，其中居前两位的是酒精依赖（3.8%）和酒精滥用（1.1%），而酒精所致戒断反应、震颤谵妄、痴呆、遗忘、人格障碍仅为 0.02% ~ 0.2%，酒精所致幻觉妄想症为 0.03%。河北省 2004 年的调查结果显示，全省城乡酒精滥用和依赖性障碍时点患病率为 1.9%，终生患病率为 3.9%，时点患病率城市 1.8%，农村 2.0%；女性为 0.08%，男性为 3.9%，男性明显高于女性。酒精滥用和酒精依赖性障碍以 30 ~ 39 岁、50 ~ 59 岁患病率最高，分别为 2.5%、2.7%。辽宁省城乡居民的酒精使用障碍终生患病率则为 4.24%，占饮酒者 16.17%。在台湾地区，酒精依赖是自杀者两种最常见的慢性精神障碍之一。

（郝　伟　苏中华）

参考文献

1. 黄敬，栗克清，刘德芳，等. 河北省酒精滥用和依赖性障碍流行病学调查. 中国药物滥用防治杂志，2008，14(1):33-34

2. 杨晓丽，姜潮，富增国，等. 辽宁省居民酒精使用障碍及影响因素分析. 中国公共卫生，2011，27(7):935-937

3. 黄文勇，宋沈超，杨敬源. 贵阳市城区老年人饮酒模式及相关因素研究. 贵阳医学院学报，2002，27(5):392-396

4. 杨续兵，刘晓强，王德斌，等. 江苏省城乡居民饮酒频率流行趋势及影响因素分析. 中华疾病控制杂志，2011，5(6):503-506

5. Clausen T, I Rossow, N Naidoo, et al. Diverse alcohol drinking patterns in 20 African countries. Addiction, 2009, 104(7):1147-1154

6. Eaton DK, Kann L, Kinchen S, et al. Youth risk behavior surveillance-United States. Morbidity

and Mortality Weekly Report. Mmwr Supplements, 2010, 59 (SS05):1-142

7. Kraus L, Metzner C, Piontek D. Alcopopsalcohol consumption and alcohol related problems in a sample of German adolescents: is there an alcopop-specific effect Drug and Alcohol Dependence, Drug and Alcohol Dependence, 2010, 110(2010):15-20

8. Rehm J, D Baliunas, GLG Borges, et al. The relation between different dimensions of alcohol consumption and burden of disease–an overview Addiction, Addiction. 2010, 105(5):817-843

9. Clausen T, I Rossow, N Naidoo, et al. Diverse alcohol drinking patterns in 20 African countries. Addiction, 2009, 104(7):1147-1154

10. Eaton DK, Kann L, Kinchen S, et al. Youth risk behavior surveillance – United States. Morbidity and Mortality Weekly Report. Mmwr Supplements, 2010, 59 (SS05):1-142

11. Diako Charles, McMahon Kenneth, Mattinson Scott, et. al. Alcohol, Tannins, and Mannoprotein and their Interactions Influence the Sensory Properties of Selected Commercial Merlot Wines: A Preliminary Study. Journal of food science, 2016, Vol.81 (8):S2039-S2048

12. Zhang Y, Wei G, Di Z, et al. miR-339-5p inhibits alcohol-induced brain inflammation through regulating NF-κB pathway. Biochem Biophys Res Commun, 2014, 452(3):450-456

13. Zhao B, Wang Y, Li Y, et al. Differential phosphorylation of NMDAR1-CaMKII-MAPKs in the rat nucleus accumbens following chronic ethanol exposure. Neurosci Lett, 2015, 597:60-65

14. Zou J, Crews F. Induction of innate immune gene expression cascades in brain slice cultures by ethanol: key role of NF-κB and proinflammatory cytokines. Alcohol Clin Exp Res, 2010, 34(5):777-789

15. Song HJ, Kim TH, Lee HH, et al. Cell Therapy Products in Alzheimer Disease. J Menopausal Med, 2017, 23(1):1-4

第二章

酒精依赖的遗传学研究

酒精依赖是长期反复饮酒而引起的对酒精渴求的一种心理状态。酒精所致精神障碍，尤其是慢性酒精中毒的病因和发病机制非常复杂，一般认为是遗传因素、心理因素、社会环境因素等多种因素相互作用的结果。许多研究都提示遗传因素在酒精依赖的发生和发展中起着重要的作用，关于酒精依赖的遗传学研究主要包括分子遗传学和表观遗传学两部分。

第一节　酒精依赖的分子遗传学研究

一、家系研究

从古希腊时期开始，人们就注意到酒精依赖患者的家庭聚集性，近期研究更是证实，嗜酒有明显的家族聚集现象，嗜酒者的后代酒精中毒的发病率增高。家系研究发现，与酒精依赖患者有血缘关系的家庭成员中酒精依赖的患病率高于一般人群，其一级亲属发展成酒精依赖的危险性较无家族史个体高 4 ～ 7 倍。这除共同生活的环境因素影响外，主要是遗传因素的作用。Goodwin 等研究发现，家族性嗜酒者起病年龄越早，发展越快越重，并且伴有躯体症状的酒精中毒患者遗传较明显。有趣的是，嗜酒者女儿的酒精中毒患病率与非嗜酒者女儿酒精中毒患病率并无显著差别。有的学者认为，不同种族之间的酒精中毒发生率存在差异也与遗传因素有关。Pitts 等报告，嗜酒者的父亲嗜酒危险率为 16%，同胞为 7%，而对照组分别为 1.6% 和 0.5%。对近年来 39 项回顾性研究的总结发现，6 251 例酒精依赖和 4 083 例非酒精依赖者的家系中，父或母为酒精依赖者的子女，其酒精依赖的发生率分别为 27% 和 4.9%；30.8% 的酒精依赖患者，至少双亲中有一位是酒精依赖者。而患其他精神障碍父母的子女则无此现象；在对照组中，仅有 5.2% 的父亲或 1.2% 的母亲为酒精依赖者。Goodwin 等研究提示，家族性嗜酒者发生酒精依赖的年龄较一般人群早，其症状及与酒精中毒相关的问题较严重，较早出现躯体症状，治疗效果也较差。Schuckit 对嗜酒者的后代与非嗜酒者的后代同时接受一标准剂量的酒精之后进行比较，发现嗜酒者的子女较非嗜酒者的子女欣快症状的发生率高，酒精中毒导致的客观指征发生率低，两组间脑电图、事件相关电位和血浆肾上腺皮质激素水平均存在明显差异。有关研究更是发现，嗜酒父母的子女较对照组的子女发生酒精依赖的概率高，且与随后酒精中毒的发生有关。

二、寄养子研究

将幼儿与亲生父母分开，寄养于无血缘关系的养父养母家中，如果这些幼儿本身携带有对酒精依赖易感的基因，则成年后出现酒精滥用或酒精依赖的倾向将更大，从而可以分开研究遗传和环境因素的相互作用。父母嗜酒其子女（即使被寄养）嗜酒的危险性也大为增加。对在1930—1949年出生于瑞典斯德哥尔摩的2 324例寄养子的调查，发现生父为酒精滥用者的男性被寄养者酒精滥用的发生率为39.4%，较非酒精滥用生父的被寄养者（13.6%）高。Schuckit等进行的寄养子研究表明，后代的嗜酒与生身父母的嗜酒密切相关，而与寄养父母的嗜酒无关。丹麦的一项研究中对生父患有和未患有酒精依赖的寄养男孩（分别为55例和78例）进行比较，寄养子从出生后6周开始送到养父母家，随访时年龄为22 ~ 45岁，结果发现，生父患有酒精依赖的寄养子中18%患酒精依赖，而在78例生父未患有酒精依赖的寄养子中，酒精依赖的发生率仅为5%（$p < 0.02$）；在患酒精依赖生父自己抚养的儿子和被寄养的儿子之间，酒精依赖的发生率没有显著差异。其他寄养子研究也得到了类似的结果，生身父母为酒精依赖者的子女，无论其生活环境如何，患酒精依赖危险性都增加约2.5倍。寄养子离开嗜酒生身父母越早，其嗜酒发生率越低。这说明遗传因素在嗜酒的发生中较环境因素更为重要。Cloninger的研究表明，酒精依赖的遗传易感性存在Ⅰ型和Ⅱ型两种类型。Ⅰ型酒精依赖：一般程度较轻，有神经质性人格特征，男女均可罹患，多在25岁后发病，对饮酒常有担心失控、恐惧和自责的心理，与父母成年后患轻度酒精依赖有关，由于有遗传易感性的个体是否发生酒精依赖及其严重程度受出生后环境因素的影响，Ⅰ型被认为受环境因素的限制，仅具有中等程度的遗传（遗传度低于40%）。Ⅱ型酒精依赖：程度较严重，明显受遗传因素的影响（遗传度高达90%），相对不受环境因素的影响，通常只见于男性，起病较早，常于25岁前发病，难于戒除，常有冲动、攻击、违法等反社会行为，对饮酒很少有担心失控、害怕或内疚的心理，其生身父亲也有类似的特征。最近有人又提出了第三种类型的酒精依赖，这一类型与Ⅱ型类似，明显受遗传因素影响，但与反社会行为无关。运用上述分型标准对前述的瑞典斯德哥尔摩的寄养子进行再分析显示，在生父和养父均是酒精依赖者的寄养子（具有遗传和环境两种风险因素）中，Ⅰ型酒精依赖的发生率最高。Ⅰ型是酒精依赖最普通的类型，在无风险因素的对照组中发生率为4.3%。在存在遗传风险因素的寄养子中，Ⅱ型酒精依赖的发生率是16.9% ~ 17.9%，而对照组仅是1.9%。但是，环境危险因素（养父患酒精依赖）对寄养者酒精依赖的发生率无明显影响。

三、双生子研究

双生子是人类性状和疾病遗传学研究的极好对象，同卵双生子有完全相同的遗传物质，异卵双生子有1/2的遗传物质相同。方法是将单卵双生子（monozygotic twin，MZ）患酒精依赖的一致性与双卵双生子进行比较。由于单卵双生子的遗传素质完全相同，可以认为双生子之间的差异是由环境因素造成的。而双卵双生子之间的差异则是受遗传、环境两方面共同影响的。若酒精依赖存在遗传基础，在环境因素相同的情况下，单卵双生子的遗传一致性将高于双卵双生子。

早期的双生子研究显示，无论是男性还是女性单卵双生子，酒精依赖同病率较双卵双生子高 10 倍；另一些研究考虑到饮酒的继发症状与成瘾症状，发现单卵双生子和双卵双生子的同病率并无明显差异。Hrubec 等对 15 924 对双生子（51 ~ 61 岁）研究发现，单卵双生子酒精中毒的同病率较双卵双生子高 2.21 倍，单卵双生子酒精中毒性精神障碍同病率较双卵双生子高 3.42 倍，嗜酒的同病率单卵双生子为 26%，双卵双生子为 12%。而 Gurling 等的研究发现，嗜酒者单卵双生子与双卵双生子的同病率（分别为 29% 和 33%）几乎无差异。Caboret 总结过去的研究认为，单卵双生子饮酒行为和酒精依赖的同病率高于双卵双生子。瑞典的一项研究发现，单卵双生子的同病率为 47.9%，明显高于双卵双生子（32.9%），而共享的家庭环境因素在酒精依赖发生中的变异占 14%。最近，一项对 205 对双生子的研究发现，单卵双生子酒精依赖的同病率为 54.2%，双卵双生子为 31.5%（$p < 0.01$）。美国弗吉尼亚州一项纳入 1 033 对女性双生子的研究显示，单卵双生子酒精依赖的同病率为 26% ~ 47%，双卵双生子为 12% ~ 32%，总计遗传度为 50% ~ 61%，提示遗传因素在女性酒精依赖的患病中也起着重要作用。McGue 等在双生子研究中考虑了性别和年龄的影响，结果发现，男性起病年龄早的酒精依赖明显受遗传因素影响，男性起病年龄晚的酒精依赖及女性饮酒者受遗传因素的影响较小。以上大量的家系研究、寄养子研究和双生子研究资料均证明，酒精依赖的发生受遗传因素的影响。

四、连锁研究

目前尚未证实酒精依赖和酒精滥用存在遗传连锁现象，但有报道提出在第 1、2、7 号染色体可能存在易患性位点，在第 4 号染色体上可能有保护性位点。也有学者进行连锁分析后发现，染色体 1p12、4p、染色体 5 中心区域可能是酒精依赖的连锁区域。

五、乙醇脱氢酶和乙醛脱氢酶基因

关于酒精代谢相关酶的研究，国内外学者亦早已开展。酒精在人体内 95% 通过肝脏代谢，先经乙醇脱氢酶（alcohol dehydrogenase，ADH）氧化为乙醛，再经乙醛脱氢酶（acetaldehyde dehydrogenase，ALDH）氧化为乙酸，最终分解为二氧化碳和水。ADH 和 ALDH 是参与体内酒精代谢的主要酶，与酒精依赖的发生有密切关系，酒精代谢过程在不同个体和不同种族间都存在遗传差异。在代谢中，ADH 活性增强可使酒精向乙醛转化的速度加快，ALDH 活性降低或缺少可使乙醛向乙酸转化的过程受阻，两者均可导致乙醛在体内蓄积。血中的乙醛浓度升高，可产生面红、心悸、眩晕、头痛、恶心等不良反应。这种"脸红反应"会使饮酒者感到厌恶，对酒精的耐受性降低。这些反应对酒精滥用和酒精依赖的发生具有被动性的保护作用，避免了酒精滥用和酒精依赖的发生。编码 ADH 和 ALDH 的基因分别位于第 12 号和第 9 号染色体上。*ADH* 基因型包括 *ADH1*、*ADH2*、*ADH3*、*ADH4* 和 *ADH5* 五种亚型，*ALDH* 基因型有 *ALDH1* 和 *ALDH2* 两种亚型。其中 *ADH2*、*ADH3* 和 *ALDH2* 亚型具有基因多态性。欧美等白种人 *ALDH1* 和 *ALDH2* 均有活性，而中国、日本等黄种人中约半数 *ALDH2* 缺乏活性，故后者体内乙醛清除缓慢，从而诱导产生厌恶反应，饮酒量通常较小，而前者往往饮酒量较大。据认为，*ALDH2* 活性状态可能是酒精依赖和酒精中毒的基础。已知 *ADH2*2* 基因表达产物的生物活性是 *ADH2*1* 的 40 倍；*ADH3*1* 表达产物的生物活性是 *ADH3*2* 的 2 倍。*ALDH2*1* 的表达产物具有生物活性，*ALDH2*2* 的表达产物没有生物活性。这样，无活性的 *ALDH2*（*ALDH2*2*）和高活性的 *ADH2*（*ADH2*2*）与 *ADH3*（*ADH3*1*）均可加速体内乙醛浓度升高，使乙醛蓄积而产生厌恶反应，故携带 *ALDH2*2* 和 *ADH2*2*、*ADH3*1*（乙醇清除乙醛蓄积型）基因的个体饮酒后，血液中乙醛的浓度峰值及持续时间均大于携带 *ALDH2*1* 和 *ADH2*1*、*ADH3*2*（乙醇蓄积乙醛清除型）基因的个体，从而对酒精依赖起被动保护作用。我国不同民族中酒精依赖的发病率差别很大。沈渔邨等、范建华等和韦丰等研究 *ADH*、*ALDH* 基因多态性与酒精依赖发病的相互关系，发现酒精依赖的发生在汉族和朝鲜族与 *ALDH2* 基因有关，而蒙古族与 *ADH2* 基因有关，鄂伦春族则与 *ALDH2* 和 *ADH3* 基因的共同影响有关。例如，在汉族酒精依赖家系全部 49 名成员中，无论患病与否均为 *ALDH2*1* 等位基因纯合子个体，而在对照家系 45 名成员中尚有 14 人携带有 *ALDH2*2* 基因（包括 *ALDH2*1/*2* 杂合子和 *ALDH2*2/*2* 纯合子），具有非常显著的统计学差异（$p < 0.01$），*ADH2* 和 *ADH3* 等位基因的频率则无显著差异；蒙古族酒精依赖组同对照组比较，*ADH2*2* 等位基因频率明显为低，而 *ALDH2* 和 *ALDH3* 等位基因的频率则无显著差异。

六、单胺氧化酶基因

单胺氧化酶（monoamine oxidase，MAO）是分解体内去甲肾上腺素（NE）、5-羟色胺和多巴胺等单胺类物质的重要酶，可以对体内酒精代谢产生一定影响。研究发现，酒精滥用者体内 MAO 水平较低，且仅与 II 型酒精依赖有关。人体内 MAO 存在两种形式：MAO-A 和 MAO-B。国外研究显示，欧美人酒精依赖与正常对照之间 *MAO-A* 等位基因多态性存在差异。国内调查在酒精依赖高发家系与对照家系之间 *MAO-A* 等位基因频率也有显著差异，而且这种差异在酒精依赖高发家系中的正常男性和对照家系中男性成员之间仍具有显著性。但是，在酒精依赖高发家系中的酒精依赖男性与非酒精依赖男性之间 *MAO-A* 等位基因频率却无明显区别，只有当限定了 *ADH* 和 *ALDH* 基因型的条件后才可见到具有显著性差异，这提示 *MAO-A* 对酒精依赖的产生可能有一定作用，但不是酒精依赖发病与否的主要影响因素。女性酒精依赖者与正常对照相比，MAO 活性降低不如男性明显。前述国内调查的酒精依赖高发家系中的女性（包括酒精依赖与非酒精依赖者）与对照家系中的女性相比，*MAO-A* 等位基因频率无显著差异。这可能反映了后天环境因素对酒精依赖高发家系形成的影响，女性较少参加社交活动而不常饮酒，故 *MAO-A* 基因对女性的影响作用不如男性明显。

七、多巴胺能相关基因

多巴胺（dopamine，DA）在探索行为和食欲（包括寻酒行为）的神经调节中起着重要作用。DA 递质通过 DA 受体（DR）、阿片样肽受体的介导，在尾状核、豆核、伏隔核（nucleus accumbens，NAc）区黑质及边缘系统中，产生生理状态的"自我奖赏"的驱动效应，如进食、性爱等需求满足的驱动，这是机体生存必须的神经生理调控系统。海洛因、酒精、尼古丁等外源性精神活性物质通过同样的路径及机制产生非生理性的"自我奖赏"效应，从而导致依赖及成瘾。大量的研究表明，中脑边缘 DA 系统几乎参与了所有成瘾药物的奖赏效应，一切天然的奖赏性刺激基本都是通过作用于该系统，最终引起伏隔核内 DA 释放增多，从而产生奖赏效应。饮酒可直接或间接地通过 DA 系统介导奖赏效应，而中脑腹侧被盖区及其主要投射区伏隔核是介导奖赏效应的关键部位，有研究者推测中脑边缘 DA 系统，特别是伏隔核中 DA 的变化是产生饮酒渴望的根源。因此，DA 受体基因成为精神活性物质依赖与成瘾的遗传候选基因。动物和人类研究已经提示 DA 能系统参与酒精相关的行为障碍，在伏隔核处 DA 神经传送的激活被认为参与了酒精与其他滥用的药物的激动和奖赏的效应。在对酒精中毒鼠模型的大量特征性位点的研究中发现了 DA 受体基因与嗜酒存在着关联性，提示了这种行为的遗传学基础，并且从基因上对小鼠进行控制的研究进一步支持了 DA 能系统在酒精和药物滥用中的作用。如 Phllips 等在 1998 年发现缺乏多巴胺 D_2（DAD_2）受体的变异小鼠与野生型嗜酒小鼠相比，对酒精的喜好和敏感性下降。此外，缺乏 DAD_2 受体的小鼠缺乏鸦片奖赏效应。DA 能神经元主要分布在脑内，可分为 $A_8 \sim A_{16}$ 细胞群，其中 $A_8 \sim A_{10}$ 细胞群为中脑 DA 能神经元，比较集中地分布于中脑腹侧被盖区（VTA）；$A_{11} \sim A_{15}$ 细胞群为间脑 DA 能神经元，分布于下丘脑；A_{16} 细胞群位于端脑嗅球，属于中间神经元，另外脊髓中也有 DA 阳性细胞。脑内 DA 能神经元发出纤维组成三大神经束，形成三条主要的 DA 通路：黑质-纹状体通路、中脑-边缘叶通路和中脑-皮质通路。其中后两条通路与精神、情绪及行为活动有关。以始于 VTA 的 DA 神经纤维上行路径内侧前脑束、投射至伏隔核（NAS）、纹状体、杏仁核、嗅结构、隔区等构成的中脑边缘 DA 系统最引人注目，它几乎参加了所有药物依赖的奖赏效应，是奖赏效应产生的神经解剖基础。目前发现的 DA 受体可分为 5 种亚型，即 D_1、D_2、D_3、D_4、D_5。酒精依赖与 DA 受体功能改变密切相关，DA 受体功能改变包括两个方面：受体数目增加或减少；受体与 DA 亲和力发生改变。Mobre 发现，已形成的慢性自身给药的猴子，其纹状体、伏隔核处 D_1 受体基因的密度提高。聚合酶链式反应（PCR）技术发现在酒精中毒的早期，DAD_2 基因表达增加。Cohen 发现，大鼠低酒精浓度（$2 \sim 3g/kg$）所诱发的酒精强化效应可被 D_1 受体拮抗剂、D_2 受体拮抗剂及 D_3 受体拮抗剂所阻断，而非选择性 DA 受体拮抗剂仅能使行为反应的频率减少。用 D_2/D_3 受体激动剂预先处理大鼠，也能使酒精诱导的行为频率减少。Bono 也发现 DA 受体部分激动剂能降低大鼠在酒精和水之间选择时酒精的摄入量，推测其机制可能是 D_2/D_3 受体激动剂作用突触前膜受体，引起 DA 释放减少所致。将 DA 受体拮抗剂直接注入伏隔核能在酒精依赖的早期抑制大鼠对酒精的渴求行为。但 D_1 受体激动剂对酒精诱导的强化效应无影响，D_2 和 D_3 受体拮抗剂可以用于酒精依赖的临床治疗。结果提示，D_1、D_2 和 D_3 受体活性可能与酒精的强化效应有关，但也有不同的意见，如 Higuchis 用限制性片段长度多态性聚合酶链反应（PCR-RFLP）方法测定日本人的 D_3 受体基因发现，D_3 受体和酒精中毒无关，而高浓度酒精所诱导的镇静作用可能是其他机制参与的结果。

迄今为止，已经报道 D_2R、D_3R、D_4R 基因上存在着精神活性物质依赖的脆性（易感性）基因。动物试验表明，DA 拮抗剂可增加嗜酒，化学损毁 DA 神经元也能强化动物的觅酒行为，推测调节 DA 系统的基因可能与酒精依赖的发生有关。研究较多的是 DA 受体 D_2（DRD_2）和 DA 转运体（DAT）。编码 DA 受体 D_2（DRD_2）的基因位于第 11 号染色体长臂 11q22 ~ 23，有 A_1 和 A_2 两个等位基因。Blum 等对 35 例酒精依赖者脑组织的 DRD_2 基因进行了研究，结果发现携带 A_1 等位基因的酒精依赖组是 24 例（69%），而 35 例对照组中仅有 7 例（20%）携带 A_1 等位基因。Hietala 等应用限制性片段长度多态性（RFLP）对芬兰 70 例男性酒精中毒患者的 DRD_2 基因进行研究，发现 A_1 等位基因频率明显高于同种族的正常对照组。Noble 等将嗜酒者按严重程度分为轻、中、重三组进行比较发现，DRD_2 的 A_1 等位基因频率与嗜酒的严重程度呈正相关，表明 DRD_2 的 A_1 等位基因频率越高，嗜酒越严重。Conneally 指出，虽然表明嗜酒与 DRD_2 的 A_1 等位基因有关，但未能证实 DRD_2 的 A_1 等位基因与嗜酒基因有连锁，DRD_2 的 A_1 等位基因可能是酒精依赖的高风险因素之一。但是，对这一相关现象尚有争议，因为在有一些研究中很难排除人种因素的影响。1990 年，Blum 等在一项尸检的研究中发现，酒精中毒患者 DRD_2 基因的 $TaqIA$ 系统中，较小的等位基因 A_1 的发生频率要明显高于对照组，该等位基因在两组中的频率分别为 0.37% 和 0.13%，具有显著性差异。因此，他第一次提出 $TaqIA_1$ 等位基因与酒精中毒存在关联性的假说。自此以后，许多学者都对 DAD_2 基因产生了兴趣。Noble 亦讲到 $TaqIA_1$ 和 $TaqIB_1$ 等位基因与酒精中毒存在相关性。但是他们的结论并未得到广泛的支持，如 Edenbeig 等的研究结果显示，$TaqIA_1$ 等位基因与酒精中毒没有相关性。虽然对于 DRD_2 基因多态性的研究结果的相互矛盾层出不穷，但这并没有阻碍各国学者的研究热情。Ponce 等于 2003 年的研究显示，$TaqIA$ 基因多态性与酒精依赖患者反社会人格有关。有学者在研究墨西哥人基因与酒精中毒关系时指出，DRD_2 $TaqIA$ 和 $TaqIB$ 等位基因与饮酒起始年龄早密切相关，认为酒精中毒与 $TaqIA$ 和 $TaqIB$ 没有相关性。近年来的研究还显示，$TaqIA_1$ 与社会人格障碍综合征有关。

随着对 DA 受体基因与严重酒精中毒相关研究的深入，研究者又把视线转移到 DRD_2 基因的启动子区域。一项在日本人中进行的研究发现：酒精中毒组 -141C Ins 等位基因频率比对照组高，这些研究者也倾向于 $TaqIA_1$ 等位基因与 -141C Ins/Del 多态性之间的关联研究，却没有发现两者在日本人中存在关联性。另外一项对墨西哥人 DRD_2 基因多态性研究中发现，酒精中毒组多 DRD_2 基因 -141C Ins/Del 等位基因的基因型频率比对照组明显高，而且当把吸烟者从酒精中毒组和对照组剔除，此结果亦不变。虽然对 DRD_2 启动子区域的研究进行较晚，但已确知 -141C Ins/Del 多态性为酒精中毒基因水平上的一大危险因子。民族 / 种族的差异也可能成为关联性研究的差异结果的重要原因。有学者认为，存在关联性的结果也许是错误的，这种错误可由于等位基因频率在民族不匹配的病例和对照样本中产生差异的结果，在跨民族 / 种族群体中，$TaqIA_1$ 等位基因频率在一个极端的范围里，约为 10% ~ 80%。在对照组中，A_1 等位基因的频率在不同民族间的变化范围从 3.3% ~ 87.5%，这样大范围的频率变化会对样本造成人群分层偏倚，使 $TaqIA_1$ 与酒精依赖的关联性研究产生影响，比如，美国是一个移民国家，而在美国酒精依赖的问题比较严重，终生患病率在 14% ~ 23%，在美国的人群中进行的 DAD_2 基因多态性与酒精依赖的研究则产生了不同的结果。欧裔美国人（EA）中，物质依赖 / 多种物质滥用（伴或不伴酒精依赖）与 $TaqIA_1$ 和 $TaqIB_1$ 等位基因间存在关联性，而在非裔美国人中（AA）则没有发现这种关联性的存在。Goldman 等 1997 年对南美洲印第安人的研究中没有发现 DRD_2 基因上的变异与酒精中毒有关，而 Claiton 2000 年对巴西人的研究结论却与此相反。那么，在美洲以外的人群中的研究结果是怎样的呢？一些学者为了控制分层偏倚带来的影响，分别在几个相同的人群中进行研究，发现民族 / 种族不同，所得的结果也各不相同，如 Amadeo 等于 1993 年对法国人的研究，Hietala 等于 1997 年对苏兰人的研究，都认为 DRD_2 基因上的 $TaqIA_1$ 等位基因与酒精中毒有关。在 DRD_2 与酒精依赖的关联研究中，没有评价酒精依赖的严重程度及没有对对照组进行筛查以排除其他疾病和物质滥用，是导致结论相互矛盾的主要原因。"净化"对照组即使用不存在酒精或其他物质使用相关问题的个体组成对照组在 DRD_2 相关性的研究中非常重要。Noble 等指出，未评估的对照组（即酒精和其他药物问题未被排除）中 DRD_2 $TaqIA_1$ 等位基因的频率是评估组的两倍，而且，较严重的酒精依赖个体中 $TaqIA_1$ 等位基因的分布率是评估组的三倍。Blum 等和 lawford 等分别在 1995 年和 1997 年提出相同的观点，认为大多数阴性结果是由于对照组没有对酒精依赖 / 物质滥用进行评估及酒精依赖样本的严重程度不够。但是事实是否像他们所说的那样呢？有研究者在 1998 年发表的文章提到，并未发现 DRD_2 基因多态性与酒精依赖存在关联性的证据，而该研究所选取的样本已是重度酒精依赖组和按《精神疾病诊断与统计手册》第 3 版修订版（DSM-Ⅲ-R）的诊断标准将情感障碍、酒精中毒，精神异常或药物使用障碍的个体排除在外的对照组。而 Goldman 等认为，选用严重的酒精依赖组和 / 或过于正常的对照组也许会导致样本在年龄及随后的民族上的差异。如果从经验上进行分类，Cloninger 将酒精依赖个体描述为较严重的 Ⅱ 型，即遗传型，在 25 岁之前出现酒精相关问题；以及较轻的 Ⅰ 型，即环境型，在 25 岁以后出现酒精相关问题。Babor 等用另一种分类方法描述了较严重的 B 型，在 25 岁以前出现酒精相关问题；A 型较轻，在 25 岁以后出现酒精相关问题。那么，这种酒精中毒 / 依赖分类方法也许从另一个角度说明了上面那个问题所在。遗传和环境因素在酒精中毒 / 依赖这种疾病的发生发展上是相互作用的，而这种作用也许是个相对复杂的过程，两者相辅相成的，缺一不可。

DA 转运体（DAT）能够阻止突触末端的神经传递，其基因的改变可引起一些成瘾行为的发生。编码 DAT 的基因位于第 5 号染色体短臂 5p15.3，其 DAT_1 基因 3′ 末端非编码区的一个 40bp 片段可出现不同倍数的重复序列，形成可变数串联重复多态性。Sander 等研究发现，伴有戒断症状的酒精依赖和表现为谵妄的酒精中毒患者，该多态性的等位基因频数显著高于对照组，提示 DAT_1 基因对重度酒精依赖或酒精中毒的发生有一定关联。

八、5-羟色胺能相关基因

5-羟色胺（5-hydroxy tryptamine，5-HT）是中枢重要的神经递质，它的发现可追溯到 20 世纪 40 年代，Rapport 等从血清中分离出一种缩血管物质，命名为血清素（serotonin），之后确定其结构为 5-HT。它广泛参与动物及人的情绪、睡眠、性功能、疼痛、食欲、记忆以及内分泌等生理功能。近年来许多研究发现，5-HT 与饮酒行为有着密切关系，5-HT 能低下对酒精依赖形成起到了某种中介作用。中枢 5-HT 缺乏（脑脊液中低浓度的 5-HT 代谢产物和血小板 5-HT 含量低）被认为涉及酒精偏爱和依赖的发病机制。5-HT 的前体是色氨酸（tryptophane，TP），TP 在神经元内经色氨酸羟化酶（TPH）的作用，生成 5-羟色氨酸（5-hydroxytryptophane，5-HTP），再经 5-羟色氨酸脱羧酶的作用生成 5-HT。TPH 是 5-HT 合成过程中的限速酶，TPH 水平和活性的高低直接影响中枢 5-HT 的水平。5-HT 能被 5-羟色胺转运体（5-HTT）这种单一蛋白质转运入突触前神经元。5-HTT 通过从突触间隙中移除 5-HT 而决定突触后受体介导信号的量和作用持续时间，从而在 5-HT 神经递质的微调中起关键作用。

5-HT 有多种突触前后受体亚型，迄今为止，在人类的中枢神经系统至少发现了 14 种 5-HT 受体亚型，分别是 5-HT1A、5-HT1B、5-HT1D、5-HT1E、5-HT1F、5-HT2A、5-HT2B、5-HT2C、5-HT3、5-HT4、5-HT5A、5-HT5B、5-HT6，以及 5-HT7，可分为 7 个亚家族，即 5-HT1 ～ 5-HT7。5-HT 与这些受体结合后发挥生物学作用。近年来，酒精依赖的遗传学研究很多集中在这些 5-HT 相关的基因上。*TPH* 基因定位于 11 号染色体短臂 14 ～ 15.3 区（11p14 ～ p15.3），长约 29kb，至少包括 11 个外显子，一个 5′端非转录区。在内含子 7 中存在两种多态性，在 218 和 779 位核苷酸处出现 A/C 置换，即 A218C、A779C。有学者发现 *TPH* 基因与脑脊液内 5-HT 代谢产物（5-羟吲哚乙酸）浓度有关，与有暴力冲动行为的患者的自杀企图有关。还有人发现 *TPH*（A779C）多态性与自杀、严重的自杀企图以及酒精依赖有关联。相反的，有学者研究发现，*TPH* 基因多态性与酒精依赖的自杀企图无关联，*TPH*（A779C）多态性与通过气质性格量表（TCI）所检查出的冲动行为没有关系。1987 年 Cloninger 提出将酒精依赖分为两型：Ⅰ型，发病较晚，男女均可发病，且反社会行为不显著；Ⅱ型，发病较早，只见于男性，明显受到遗传因素的影响，特征是有攻击及违法行为。有学者研究Ⅱ型酒精依赖者与 *TPH* 基因的相关性，结果未发现有关联。

编码 5-HTT 的基因位于第 17 号染色体长臂 17q11 ～ 12，共有 3 种多态性。其中启动子区域的 *SLC6A4* 基因是酒精依赖遗传病因学研究中的热门基因，有两个等位基因，*S* 和 *L*。由跨度约为 35kb 的 14 个外显子组成，有保守的外显子 / 内含子结构及相对较少的 5′端非编码区和调节序列。许多研究者认为，该基因的启动子区的 44bp 的插入 / 缺失多态（*5-HTTLPR*）以及第 2 内含子区的可变数目串联重复（*5-HTTVNTR*）多态性可能与酒精依赖的发生有关。学者们根据启动子区多态性将 *5-HTT* 基因分为 *L/L*、*L/S*、*S/S* 等基因型，有些学者认为酒依赖（alcoholic dependence）与 *L/L* 型有关系。*L/L* 型的男性在 20 岁时对酒的反应水平很低，认为是发生酒精依赖的因素。还有学者研究了 47 个父亲嗜酒家庭中 62 名儿童，其中 *L/L* 基因型的 16 名儿童比 46 名 *S/S* 或 *S/L* 基因型儿童表现出显著的失控行为和负性情绪。更多的报道是 *S* 型等位基因与酒精依赖的关联。有人研究 92 名酒精依赖者和他们父母的 *5-HTTLPR* 基因型，发现 *S* 型等位基因有优先传递，从 102 个杂合子父母中 65 次传递给后代，因而认为 *S* 型等位基因与酒精依赖风险相关。对法国人 104 个酒精依赖患者和 38 个对照者的研究发现，*S* 型等位基因频率的患者明显高于对照组。有研究发现 *S* 型等位基因与并发抑郁的酒精依赖并无相关性，但是与该患者的自杀倾向显著相关。*S/S* 基因型患者的自杀愿望更强烈、次数更多。对芬兰人的研究也发现，*S* 型等位基因与合并有反社会人格特征及冲动性、习惯性暴力行为的早发型酒精依赖患者（Ⅱ型酒精依赖）相关。Hammoumi 等研究显示，酒精依赖者 *S* 等位基因频率明显高于正常对照组。Lichterman 等用传递 / 不平衡检验方法分析，也得出类似的结果。相反的报道亦很多，有学者对酒精依赖者及其父母、同胞的研究未发现 *5-HTT* 基因与之有关。学者在日本人群中的研究也未能证明 *S* 型等位基因与严重酒精依赖患者戒断症状及反社会行为有相关性。*5-HTTVNTR* 多态性包括 10（STin2.10）、12（STin2.12）个重复的常见序列和 9（STin2.9）个重复的罕见序列。目前对于酒精依赖与 *5-HTT* 基因第二内含子多态性关系的研究较少，有学者发现该多态性与抑郁障碍和强迫症有关联，而很多研究显示酒精依赖与两者的发病机制存在许多相似性。所以，对 *5-HTTVNTR* 多态性与酒精依赖关系的研究就很重要了。5-HT2A 受体在中枢主要分布于皮质，以新皮质的密度最高，其功能为控制食欲、调节体温、睡眠及心血管的功能。各种抗精神病药和抗抑郁药对 5-HT2A 受体有不同程度的亲和力。5-HT2A 受体功能及表达水平的不同是由 5-HT2A 受体基因多态性所决定的，5-HT2A 受体基因有 5 种多态性。5-HT2A 受体基因定位于第 13 号染色体 q14 ~ q21 区。较活跃的两个基因多态性为 T102C 和 A1438G。俄罗斯学者对俄罗斯民族的酒精依赖者的 A1438G 多态性进行了分析，结论是俄罗斯民族的男性患者 *G/G* 基因型与发病较早的酒精依赖有关系；35 岁以上的俄罗斯男性更易患病。在德国，有学者研究了 135 名酒精依赖患者 A1438G 多态性，同时测评了其冲动攻击行为，具有的反社会型人格或边缘型人格障碍（borderline personality disorder，BPD），结果发现，具有更多冲动行为的酒精依赖者与 *5-HT2*A1438A 有关系，在排除反社会型人格或边缘型人格障碍外，此种关系仍然存在。他们发现酒精依赖是独立于人格障碍之外而与 5-HT2A 有关的。276 名法国肥胖者中发现低能量饮食和酒精摄入与 5-HT2A A1438G 的 *A* 等位基因有关。Makamura 等研究一组日本酒精依赖患者的 5-HT2A 受体基因 A1438G 基因多态性，发现具有 *ALDH2*2* 等位基因的酒精依赖者 *G* 等位基因频率显著高于正常对照组，他们认为 5-HT2A 在酒精依赖中起作用但较弱。也有研究显示酒精依赖及酒精依赖的自杀行为与 5-HT2A，T102C 多态性无关系。

此外，5-HT1B 受体和 5-HT2C 受体基因多态性研究也较多。5-HT1B 受体位于 5-HT 神经元和非 5-HT 神经元的神经末梢的突触前膜，其抑制神经递质的释放，与攻击行为有关。有学者发现基因敲除的小鼠表现出酒精饮料的摄入明显增加，对酒精的耐受性亦增强，同时表现出更强的冲动和攻击性。有学者对芬兰和美国西南部部分人群 *5-HT1B* 基因的两个多态位点 G861C 和 D6S284 进行研究，结果发现这两个基因位点都与反社会型酒精依赖（Ⅱ型酒精依赖）有关联。5-HT2C 受体主要分布于边缘系统、基底神经节、下丘脑以及脑室脉络丛。体外电生理学研究表明，5-HT2C 通过对 5-HT2C 受体起作用而使大脑腹侧被盖区（VTA）内的含多巴胺的神经元去极化，还可以通过刺激 γ-氨基丁酸（gamma-aminobutyric acid，GABA）能中间神经元而间接影响多巴胺神经元的活性。5-HT2C 受体亚型的激活可以对 VTA 内的多巴胺系统发挥很强的抑制作用，使多巴胺的量大大减少而减少对依赖性药物的渴求。

九、谷氨酸能相关基因

谷氨酸是中枢神经系统中重要的兴奋性氨基酸，在脑内分布广泛，几乎所有神经元兴奋都与谷氨酸有关，因此谷氨酸系统对调控大脑功能至关重要。近年来一些研究表明，酒精可引起谷氨酸及其受体 N-甲基-D-天冬氨酸（NMDA）功能变化，而该系统功能异常又可促使饮酒者对酒的渴望，导致戒断后复发。研究发现酒精对谷氨酸及受体的直接作用是抑制。小剂量的酒精即可抑制 NMDA 受体，减弱兴奋电信号，使突触后神经元递质（如多巴胺、去甲肾上腺素、乙酰胆碱等）释放减少。在很多脑区的 NMDA 受体对酒精的抑制作用均敏感，包括大脑皮层、伏隔核、间脑、杏仁核、海马、蓝斑、VTA 以及小脑。

研究发现，NMDA 受体（NR）2B 亚基对酒精的抑制作用尤其敏感，而 NR2C 和 NR3 亚基对酒精的敏感性稍差。酒精通过非竞争机制以及对 NR2 亚基的磷酸化作用而抑制 NMDA 受体。由于酒精对 NMDA 受体功能的抑制，反复饮酒能够引起各种 NMDA 受体亚基的功能上调，包括大脑皮层和海马的 NR1、NR2A 以及 NR2B 亚基。由于 NR1 亚基存在很多的剪接变体，因此酒精对其的作用没有 NR2A 和 NR2B 那样持久。NR2B 表达的变化与 *NR2B* 基因的甲基化有关。酒精使 VTA 和杏仁核内的 NR1 表达上调，而这些区域是酒精强化作用的关键区域。缺少 NR2A 亚基的小鼠对高剂量酒精的抑制作用不能够发生耐受现象，也不能够形成酒精相关的条件性位置偏爱。长期酒精接触后，中枢神经系统 NMDA 受体对 NMDA 敏感性增强，结合增多，称为 NMDA 受体的超兴奋性，这是酒精戒断症状（尤其是戒断期癫痫样发作）和神经兴奋毒性作用的主要原因之一。放射配体结合法研究显示，酒精依赖大鼠纹状体与伏隔核 NMDA 受体功能增强；蛋白印迹法检测 NMDA 受体亚基结果显示：大脑皮层和海马的 NMDA 亚基 NR1、NR2A 和 NR2B 的 mRNA 和蛋白水平增高；嗜酒鼠伏隔核中谷氨酸释放较非嗜酒鼠增加。这些研究表明谷氨酸系统功能改变在酒精依赖的发病机制中发挥重要作用。Zhu 等研究发现，中央杏仁核区域的 α-氨基-3-羟基-5-甲基-4-异噁唑-丙酸（AMPA）/KA 受体对于酒精的奖赏效应起到很重要的作用。Bachteler 等研究发现在对条件性觅酒行为的反应中 NMDA 受体所起作用较小，而非 NMDA 的离子型谷氨酸受体，特别是 AMPA 受体与此行为有关。Sanchis-Segura 等用 AMPA 受体 *Glu RC* 亚基敲除的小鼠证实了这个亚基在信号诱导的觅酒行为中的特殊作用。酒精也能够改变 I 组代谢型谷氨酸受体（mGluR）功能。酒精能够抑制 mGluR 介导的磷脂酶 C 活性，并且使海马中的 mGluR1、mGluR3、mGluR5 和 mGluR7 等各种 *mGluR* 基因的表达减少。Worst 等发现遗传性嗜酒大鼠品系 alko 酒精（alko alcohol，AA）与非嗜酒鼠品系和 alko 非酒精（alko nonalcohol，ANA）相比，代谢型谷氨酸受体（*MGR*）3 的 mRNA 水平明显下调。Preuss 等研究了德国酒精依赖人群戒断期抽搐发作和震颤性谵妄与 *GRM7*、*GRM8* 基因多态性的关系，但未发现明显的相关性。

十、遗传相关障碍

有研究显示，酒精依赖者的女性亲属中抑郁症的患病率高，相当于其男性亲属中酒精依赖的患病率；酒精依赖合并情感性疾病亦具有家族性。另有调查提示，Ⅱ型酒精依赖患者的女儿被寄养，酒精依赖的发生率不高，但躯体化障碍的发生率较高。各种行为障碍也常见于酒精依赖个体或其后代中，如本人的反社会行为，子女中的注意缺陷多动障碍、对立违抗性障碍、品行障碍和其他物质滥用等。

（邬素萍　高　静）

第二节　酒精依赖的表观遗传学研究

分子遗传控制个体对疾病的易感性，而表观遗传则最终决定疾病的发生和表型，因而表观遗传学在酒精依赖的病理生理学中起重要作用。酒精可通过表观遗传学机制干扰个

体体内一些化学过程。研究提示表观遗传学机制，如组蛋白乙酰化、磷酸化、甲基化及
DNA 甲基化，参与包括成瘾行为在内的脑损害的病理生理学。除此之外，研究者还针对
胎儿酒精综合征和酒精性肝病等表观遗传学机制进行了研究。

一、酒精依赖与 DNA 甲基化的研究进展

大量饮酒可能导致人类精液中 DNA 超甲基化区域甲基化程度降低。1991 年，研究
者针对酒精及其代谢产物乙醛对幼鼠 DNA 甲基化的影响进行了研究，发现孕鼠被灌酒精
后，幼鼠 DNA 呈现低甲基化状态，甲基化转移酶的活性也降低，体外试验也发现乙醛可
抑制 DNA 甲基化转移酶的活性，见图 2-2-1。虽然研究提示酒精依赖患者的整体（基因
组）DNA 超甲基化，但并不是所有的基因都呈现超甲基化，如早老素 1 基因。研究显示
酒精依赖患者某些候选基因启动子特异性 DNA 甲基化发生改变，具体如下：

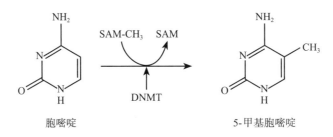

图 2-2-1　DNA 甲基化修饰

1. α 突触核蛋白　　α 突触核蛋白在多巴胺神经递质传递中起重要作用，可调节突触间
多巴胺平衡，影响多巴胺合成基因的表达，因此多巴胺神经递质循环是调节酒精依赖戒断
和渴求的重要机制。α 突触核蛋白启动子区 DNA 甲基化增高，α 突触核蛋白低表达，导
致多巴胺神经递质传递紊乱，提示表观遗传修饰也许能解释为什么酒精依赖患者在饮酒状
态下会对酒精的渴求度下降。但有研究却显示酒精依赖大鼠模型不同脑区 α 突触核蛋白表
达增高，酒精依赖患者 α 突触核蛋白 mRNA 表达也同样增加。

2. 同型半胱氨酸诱导的内质网蛋白（homocysteine-induced endoplasmic reticulum
protein，HERP）　表观遗传学研究揭示的另一个机制是酒精依赖与内质网应激的连接。
HERP 是一种内质网固有膜蛋白质，主要存在于发育的神经元和成人脑组织中，可调节
Ca^{2+} 平衡，保护内皮和神经元细胞完整性，对抗氧化性应激，在内质网应激状况下起神经
保护作用。酒精依赖患者同型半胱氨酸（homocysteine，HCY）升高，导致内质网应激，
与此同时血中 HERP 启动子区甲基化增高，HERP mRNA 表达降低，HERP 低表达可能导
致动脉事件、痉挛发作和其他神经学损伤。

3. 加压素和心房钠尿肽（atrial natriuretic peptide，ANP）　加压素和 ANP 等激素水平
变化可影响酒精依赖患者对酒精的渴求度，这种影响受表观遗传学修饰。加压素有致焦虑
的作用，与饮食调节和强迫行为有关；ANP 有抗焦虑作用，与酒精戒断有关系。酒精依赖
患者白细胞（white blood cell，WBC）中加压素和 ANP 基因表达与表观遗传修饰有关，研
究显示与健康者相比，酒精依赖患者加压素基因启动子区超甲基化，但其 mRNA 表达未

见统计学意义，而 ANP 启动子区甲基化程度降低，其 mRNA 表达增高。

4. 多巴胺转运体（dopamine transporter，DAT）　多巴胺神经递质在酒精依赖产生和维持中起重要作用。DAT 促进突触间隙多巴胺的重摄取，增加患者对酒精的渴求度。研究提示，酒精依赖患者多巴胺受体的活性降低，但戒酒后其又恢复正常。酒精依赖患者 DAT 启动子区特异性甲基化可能影响多巴胺神经传递，与健康者相比，酒精依赖患者 DAT 启动子区超甲基化，且在戒酒过程中 DAT 启动子也发生表观遗传改变，提示 DAT 启动子超甲基化可能在多巴胺神经传递中起重要作用，与酒精依赖患者渴求度增加有关。以上研究提示酒精依赖患者 DAT 启动子区超甲基化，降低了 DAT mRNA 的表达水平，致使突触间隙多巴胺聚集，进而降低了酒精依赖患者对酒精的渴求。

5. NR2B 受体　最近的研究显示表观遗传学修饰是小鼠皮质神经元 NR2B 基因转录的重要调控机制。酒精可增加成人皮质和胎儿皮层神经元中 NR2B 基因表达，提示 NR2B 表达受 DNA 低甲基化调控。慢性酒精暴露可引起 NR2B 基因内含子 1 和内含子 2 区呈现低甲基化，NR2B 亚型表达上调与 NR2B 基因 CpG 岛甲基化降低有关，然而急性酒精中毒时，既不影响 DNA 甲基化也不改变 NR2B 基因表达。虽然慢性酒精中毒可上调 NR2B 基因表达，但是酒精戒断 48h 后 NR2B 水平又恢复正常。

6. 前阿片黑素细胞皮质激素（pro-opiomelanocortin，POMC）　最近一项关于 145 例酒精依赖患者和 37 名健康者 POMC 基因 5′ 端启动子区甲基化的研究显示，POMC 基因启动子甲基化与酒精依赖患者的渴求度有关。因为 POMC 基因编码一种激素前体，在下丘脑-垂体-肾上腺（the hypothalamic-pituitary-adrenal axis，HPA）轴中起重要作用，提示酒精摄入可引起表观遗传改变，可能导致 HPA 轴功能失调引起患者对酒精渴求。

7. 同型半胱氨酸（HCY）　外周血中 HCY 浓度增高可影响基因组 DNA 的甲基化状态。研究表明酒精依赖患者基因组 DNA 甲基化增高（10%），与 HCY 浓度增高关系密切。非戒断期酒精依赖患者血浆 HCY 浓度与血液中酒精浓度密切关系，而戒酒期间 HCY 水平会持续下降。

另外，一些研究者证实表观遗传学机制，特别是 DNA 甲基化模式的改变可调控胆碱对学习和记忆的作用。一项对 191 例美国艾奥瓦州寄养子受试者 MAOA 启动子区甲基化状态的研究发现，MAOA 甲基化状态与女性酒精依赖、烟草滥用有关，而与男性无关。另外一项针对韩国男性酒精依赖患者与健康者 5-HTT 启动子区甲基化状态的研究显示，两组甲基化水平无差异。与健康组相比，酒精依赖患者 DNA 甲基化基因（DNMT）——DNMT3a 和 DNMT3b mRNA 表达降低。这一降低与血中酒精浓度和 DNA 甲基化增高呈正比，提示 DNMT mRNA 表达降低导致 DNA 甲基化，进而影响基因表达。不同基因甲基化状态的改变可解释酒精诱发疾病或症状的发病机制。

二、酒精依赖与组蛋白修饰的研究进展

酒精不仅影响 DNA 甲基化，而且也可影响组蛋白修饰。一项关于肝脏星形细胞中酒精对组蛋白乙酰化作用的研究提示，酒精可使 H3L9、H3L23 乙酰化增加。一项研究提示酒精可引起组蛋白某些位点选择性乙酰化、甲基化和磷酸化。

1. 组蛋白乙酰化与酒精依赖　酒精可增加组蛋白乙酰转移酶（HATs）的活性。酒

精可引起小鼠肝脏原代培养中 *H3K9* 乙酰化，这种现象在肝脏星形细胞和用大量酒精处理后的小鼠组织中（例如肺、脾、睾丸等）也被观察到。大鼠酒精灌胃 1 个月后，其肝脏中有多于 1 300 种基因表达发生改变。酒精导致肝脏缺氧，增加了核苷酸信号转录因子 HIF-1α-β，反过来增强了 P300 的活性，也增强了 H3K9 乙酰化和基因转录活性。乙醛和乙酸盐是酒精的代谢产物，能引起 H3K9 乙酰化。但是在这个阶段，酒精或乙酸盐诱导组蛋白乙酰化可能是由不同途径导致的，因为酒精的作用可被促分裂原活化蛋白（mitogen-activated protein kinase，MAP）激酶抑制剂抑制。如果说酒精和 / 或乙醛增强了组蛋白乙酰化，导致 *ADH1* 基因表达增强，反过来，*ADH1* 基因表达增强也将增加酒精的代谢产物。

　　研究提示摄入酒精所致的抗焦虑作用以及戒断引起的焦虑症状都可由表观遗传现象触发。在这个机制中，与环腺苷酸反应结合蛋白（cAMP response element-binding protein，CREB）有关的神经肽 Y（neuropeptide Y，NPY），可作为内源性抗焦虑成分。大量摄入酒精时，产生抗焦虑作用，原因是组蛋白去乙酰化酶（histone deacetylase，HDAC）抑制剂致使 H3 和 H4 乙酰化增加，CREB 水平增加，大鼠杏仁核区 NPY 表达增高。另一方面，戒断引起的焦虑与组蛋白 H3 和 H4 乙酰化降低有关，组蛋白 H3 和 H4 乙酰化降低是由 HDAC 活性增加、CREB 水平和 NPY 表达降低引起的。用 HDAC 抑制剂、制滴菌素 A（trichostatin A，TAS）治疗大鼠戒酒症状，增加了 NPY 的表达，大鼠的焦虑样行为减少。以上研究不仅为酒精依赖和戒断症状提供了一个可能机制，还提示 HDAC 抑制剂可能是治疗酒精依赖的新方向。

　　2. 组蛋白甲基化与酒精依赖　　研究发现大鼠肝脏原代培养中，酒精可降低 H3K9 甲基化和基因表达，例如 Lsdh 和细胞色素 P4502c11，同时增加 H3K4 甲基化，上调 *ADH* 和 *GST-yc2* 等基因表达，提示表观遗传修饰可改变基因表达，继续饮酒可导致脂肪肝、炎症和肝硬化等发生。另一项关于肝脏内质网应激通路的表观遗传调控酒精性脂肪肝发病机制的研究报告显示，酒精降低 *GRP78*、*SREBP-1C*、*GADD153* 等基因启动子区的 H3K9 甲基化水平，进而上调内质网应激信号。

　　组蛋白乙酰化与甲基化错综复杂，有时调控作用甚至相反。肝细胞 H3K4 甲基化与基因表达上调有关，H3K9 甲基化与基因表达下调有关。一方面，酒精可引起 H3K9 乙酰化增高，降低 H3K9 甲基化，同时也可引起 H3K4 甲基化增高。实验证实酒精引起的 H3K4 甲基化与基因表达（谷胱甘肽-S-转移酶-yc2）上调有关，而 H3K9 甲基化与基因表达（L-丝氨酸脱水酶，cytP450 2c11）下调有关。因此，组蛋白 H3 不同赖氨酸残基甲基化导致的转录反应可能不同。

　　3. 组蛋白磷酸化与酒精依赖　　组蛋白磷酸化在酒精依赖中也被涉及。研究者发现酒精诱导的肝毒性是通过有丝分裂原活化蛋白激酶信号通路调节发生的。组蛋白 H3 磷酸化作为这种调节机制可能带来后果的相关研究显示，大鼠肝细胞原代培养中，酒精及其代谢产物乙醛增加了 H3 丝氨酸的磷酸化，p38 促分裂原活化蛋白激酶磷酸化和蛋白水平增高，导致 H3 磷酸化增高。

三、酒精依赖与微 RNA 的研究进展

　　除了上述定义的表观遗传学机制之外，微 RNA（miRNA）通过对基因表达转录后调

节来传达表观遗传样特征。miRNA 通过靶向降解 mRNA 或特异性抑制 mRNA 转录来快速调节基因表达。研究证实酒精可调控钙离子激活的 K^+ 通道（BK 通道）表达，导致患者酒精耐受性增加。最近关于酒精耐受性的研究涉及 mRNA 在酒精诱导 BK 通路功能改变中的作用。一项研究提示急性酒精中毒会使 BK 通路表达急剧下调，同时 miRNA-9 表达上调。有趣的是，miRNA-9 转录后调控 BK mRNA 剪接体编码 BK 通道亚型，使其显示不同的酒精依赖易感性。这些研究提示 miRNA 在内的转录后表观遗传学修饰可引起酒精耐受增加。另外，研究发现酒精可抑制四种 miRNA，即 miRNA-21、miRNA-335、miRNA-9、miRNA-153，它们可能与酒精所致胎儿畸形有关。

四、胎儿酒精综合征的表观遗传学研究进展

近年来研究者针对胎儿酒精综合征（fetal alcohol syndrome，FAS）的表观遗传学机制进行了研究，表明胎儿酒精谱系障碍（FASD）潜在的表观遗传学机制包括酒精诱导的甲基代谢修饰，导致发育过程中 DNA 甲基化模式和基因表达发生改变。早期神经胚形成过程中，酒精暴露诱导的 DNA 甲基化变化与基因表达改变、FASD 发病有关。研究显示酒精可阻止重要的神经干细胞的 DNA 甲基化编程，阻止神经干细胞分化。在 FASD 的动物模型中，胚胎植入阶段酒精暴露可改变胎盘特异区域的甲基化状态，但不能改变胚胎的甲基化状态。

五、酒精性肝病的表观遗传学研究进展

表观遗传机制在酒精性肝病（alcoholic liver disease，ALD）的进展中起重要作用。过去几十年，一些研究证实酒精性肝病肝脏中的表观遗传修饰发生改变，包括 DNA 甲基化、组蛋白甲基化、miRNA 及甲基化转移酶（DNMTs）、HATs、组蛋白去乙酰化酶（HDACs）。腺苷蛋氨酸（SAMe）是体内重要的甲基供体。酒精性肝病患者肝脏中 SAMe 耗竭，导致高同型半胱氨酸血症，影响 DNA 甲基化。用酒精灌胃 9 周后，大鼠肝脏中甲硫氨酸、SAMe、谷胱甘肽含量降低，DNA 甲基化也减少 40%；酒精除了对 DNA 低甲基化有直接影响外，其代谢产物乙醛对 DNMTs 和甲硫氨酸合成酶也有直接影响；与基因转录和/或沉默有关的疾病发展过程中，DNA 甲基化与组蛋白乙酰化相互作用。例如靶基因启动子区 CpG 岛超甲基化导致局部染色体去乙酰化，反之，组蛋白乙酰化水平降低可能对 DNA 甲基化敏感。慢性酒精中毒的肝脏中 H3K9 超乙酰化、H3K9 低甲基化和 H3K4 超甲基化相互存在；miRNA 在类似酒精性脂肪肝等肝脏疾病中起重要作用。研究提示酒精性肝病中，酒精暴露可调控 miRNA，进而控制转录后调控，影响基因表达。慢性酒精暴露可改变 miRNA，进而影响肠的通透性。随着表观遗传学及其研究技术的飞速发展，人们对酒精依赖的发病机制有了更深刻的认识，为酒精依赖的诊断、预防和治疗提供了新的方向。

（施　梅）

参考文献

1. 郝伟，于欣. 精神病学. 7 版. 北京：人民卫生出版社，2013

2. 沈渔邨. 精神病学. 5 版. 北京：人民卫生出版社，2009

3. 范建华，沈渔邨，周朝凤，等. 汉族酒依赖高发家系单胺氧化酶 A 基因多态性的对照研究. 中华精神科杂志，1999，32(3):160-163

4. Wang J, Carnicella S, Phamluong K, et al. Ethanol induces long-term facilitation of NR2B-NMDA receptor activity in the dorsal striatum: implications for alcohol drinking behavior. Neurosci 2007 27:3593-3602

5. Sheela Rani CS, Ticku MK. Comparison of chronic ethanol and chronic intermittent ethanol treatments on the expression of GABA（A）and NMDA receptor subunits. Alcohol 2006, 38:89-97

6. Boyce-Rustay JM, Holmes A. Ethanol-related behaviors in mice lacking the NMDA receptor NR2A subunit. Psychopharmacology, 2006, 187:455-466

7. Sato Y, Seo N, Kobayashi E. Ethanol-induced hypnotic tolerance is absent in N-methyl-D-aspartate receptor ε1 subunit knockout mice. Anesth Analg, 2006, 103:117-120

8. Yin HH, Park BS, Adermark L, et al. Ethanol reverses the direction of long-term synaptic plASTicity in the dorsomedial striatum. Eur J Neurosci, 2007, 25:3226-3232

9. Wang J, Carnicella S, Phamluong K, et al. Ethanol induces long-term facilitation of NR2B-NMDA receptor activity in the dorsal striatum: implications for alcohol drinking behavior. Neurosci, 2007, 27:3593-3602

10. Szumlinski KK, Diab ME, Friedman R, et al. Accumbens neurochemical adaptations produced by binge-like alcohol consumption. Psychopharmacology, 2007, 190(3):415-431

11. Zuo GC, Yang JY, Hao Y, et al. Ethanol and acetaldehyde induce similar changes in extracellular levels of glutamate, taurine and GABA in rat anterior cingulate cortex. Toxicol Lett, 2007, 169:253-258

12. Zhu W, Bie B, Pan ZZ. Involvement of non-NMDA glutamate receptors in central amygdala in synaptic actions of ethanol and ethanol-induced reward behavior. Neurosci, 2007, 27:289-298

13. Bönsch D, Lenz B, Fiszer R, et al. Lowered DNA methyltransferase（DNMT-3b）mRNA expression is associated with genomic DNA hypermethylation in patients with chronic alcoholism. Neural Transm, 2006, 113:1299-1304

14. Bleich S, Lenz B, Ziegenbein M, et al. Epigenetic DNA hypermethylation of the HERP gene promoter induces down-regulation of its mRNA expression in patients with alcohol dependence. Alcohol Clin Exp Res, 2006, 30:587-591

15. Bardag-Gorce F, French BA, Joyce M, et al. Histone acetyltransferase p300 modulates gene expression in an epigenetic manner at high blood alcohol levels. Exp Mol Pathol, 2007, 82:197-202

16. Bardag-Gorce F, Oliva J, Dedes J, et al. Chronic ethanol feeding alters hepatocyte memory which is not altered by acute feeding. Alcohol Clin Exp Res, 2009, 33:684-692

17. Biermann T, Reulbach U, Lenz B, et al. N-methyl-D-aspartate 2b receptor subtype（NR2B）promoter methylation in patients during alcohol withdrawal. J Neural Transm, 2009, 116:615-622

18. Bleich S, Hillemacher T. Homocysteine，alcoholism and its molecular networks. Pharmacopsychiatry, 2009, S102-109

19. Balae S, Marcos M, Szabo G. Emerging role of microRNAs in liver diseases. World J GASTroenterol, 2009, 15:5633-5640

20. Cowmeadow RB, Krishnan HR, Atkinson NS. The slowpoke gene is necessary for rapid ethanol tolerance in Drosophila. Alcohol Clin Exp Res, 2005, 29:1777-1786

21. Delcuve GP, RASTegar M, Davie JR. Epigenetic Control J Cell Physiol, 2009, 219-243

22. Dolganiuc A, Petrasek J, Kodys K, et al. MicroRNA expression profile in Lieber-DeCarli diet-induced alcoholic and methionine choline deficient diet-induced nonalcoholic steatohepatitis models in mice. Alcohol Clin Exp Res, 2009, 33:1704-1710

23. Esfandiari F, Medici V, Wong DH, et al. Epigenetic regulation of hepatic endoplasmic reticulum stress pathways in the ethanol-fed cystathionine beta synthase-deficient mouse. Hepatology, 2010, 51(3):932-941

24. Feng J, Fan G. The role of DNA methylation in the central nervous system and neuropsychiatric disorders. Int Rev Neurobiol, 2009, 89:67-84

25. Goll MG, Kirpekar F, Maggert KA, et al. Methylation of tRNA Asp by the DNA methyltransferase homolog Dnmt2. Science, 2006, 311:395-398

26. Grayson DR, Kundakovic M, Sharma RP. Is there a future for histone deacetylase inhibitors in the pharmacotherapy of psychiatric disorders? Mol Pharmacol, 2010, 77:126-135

27. Hillemacher T, Frieling H, Luber K, et al. Epigenetic regulation and gene expression of vasopressin and atrial natriuretic peptide in alcohol withdrawal. Psychoneuro-endocrinology, 2009, 34:555-560

28. Hillemacher T, Frieling H, Hartl T, et al. Promoter specific methylation of the dopamine transporter gene is altered in alcohol dependence and associated with craving. J Psychiatr Res, 2009, 43(4):388-392

29. Haycock PC, Ramsay M. Exposure of mouse embryos to ethanol during preimplantation development: effect on DNA methylation in the h19 imprinting control region. Biol Reprod, 2009, 81(4):618-627

30. Haycock PC. Fetal alcohol spectrum disorders: the epigenetic perspective. Biol Reprod, 2009, 81(4):607-617

31. Liu J, Asuncion-Chin M, Liu P, et al. CaM kinase II phosphorylation of slo Thr107 regulates activity and ethanol responses of BK channels. Nat Neurosci, 2006, 9:41-49

32. Lee YJ, Shukla SD. Histone H3 phosphorylation at serine 10 and serine 28 is mediated by p38 MAPK in rat hepatocytes exposed to ethanol and acetaldehyde. Eur J Pharmacol, 2007, 573:29-38

33. Liu Y, Balaraman Y, Wang G, et al. Alcohol exposure alters DNA methylation profiles in mouse embryos at early neurulation. Epigenetics, 2009, 4:500-511

34. Lambert MP, Paliwal A, Vaissière T, et al. Aberrant DNA methylation distinguishes hepatocellular

carcinoma associated with HBV and HCV infection and alcohol intake. J Hepatol, 2011, 54:705-715

35. Miranda TB, Jones PA. DNA methylation:the nuts and bolts of repression. J Cell Physiol, 2007, 213:384-390

36. Muschler MA, Hillemacher T, Kraus C, et al. DNA methylation of the POMC gene promoter is associated with craving in alcohol dependence. J Neural Transm, 2010, 117:513-519

37. Mandrekar P. Epigenetic regulation in alcoholic liver disease. World J GASTroenterol, 2011, 17(20):2456-2464

38. Ouko LA, Shantikumar K, Knezovich J, et al. Effect of alcohol consumption on CpG methylation in the differentially methylated regions of H19 and IG-DMR in male gametes-implications for fetal alcohol spectrum disorders. Alcohol Clin Exp Res, 2009, 33(9):1615-1627

39. Philibert RA, Gunter TD, Beach SR, et al. MAOA methylation is associated with nicotine and alcohol dependence in women. Am J Med Genet B Neuropsychiatr Genet, 2008, 147B:565-570

40. Pandey SC, Ugale R, Zhang H, et al. Brain chromatin remodeling: a novel mechanism of alcoholism. Neurosci, 2008, 28:3729-3737

41. Pietrzykowski AZ, Friesen RM, Martin GE, et al. Posttran-scriptional regulation 30. of BK channel splice variant stability by miR-9 underlies neuroadaptation to alcohol. Neuron, 2008, 59:274-287

42. Ponting CP, Oliver PL, Reik W. Evolution and functions of long noncoding RNAs. Cell, 2009, 136(4):629-641

43. Park BY, Lee BC, Jung KH, et al. Epigenetic changes of serotonin transporter in the patients with alcohol dependence: methylation of an serotonin transporter promoter CpG island. Psychiatry Investig, 2011, 8(2):130-133

44. Sathyan P, Golden HB, Miranda RC. Competing interactions between micro-RNAs determine neural progenitor survival and proliferation after ethanol exposure: evidence from an ex vivo model of the fetal cerebral cortical neuroepithelium. J Neurosci, 2007, 27:8546-8557

45. Shukla SD, Lee YJ, Park PH, et al. Acetaldehyde alters MAP kinase signalling and epigenetic histone modifications in hepatocytes. Novartis Found Symp, 2007, 285:217-228

46. Shukla SD, Velazquez J, French SW, et al. Emerging role of epigenetics in the actions of alcohol. Alcohol Clin Exp Res, 2008, 32(9):1525-1534

47. Tang Y, Banan A, Forsyth CB, et al. Effect of alcohol on miR-212 expression in intestinal epithelial cells and its potential role in alcoholic liver disease. Alcohol Clin Exp Res, 2008, 32:355-364

48. Vaissière T, Sawan C, Herceg Z. Epigenetic interplay between histone modifications and DNA methylation in gene silencing. Mutat Res, 2008, 659:40-48

49. Wang Y, Ghezzi A, Yin JC, et al. CREB regulation of BK channel gene expression underlies rapid drug tolerance. Genes Brain Behav, 2009, 8:369-376

50. Zhou FC, Balaraman Y, Teng M, et al. Alcohol alters DNA methylation patterns and inhibits neural stem cell differentiation. Alcohol Clin Exp Res, 2011, 35(4):735-746

51. Diako Charles, McMahon Kenneth, Mattinson Scott, et. al. Alcohol, Tannins, and Mannoprotein and their Interactions Influence the Sensory Properties of Selected Commercial Merlot Wines: A Preliminary Study. Journal of food science, 2016, Vol.81 (8):S2039-S2048

52. María-Pilar Sáenz-Navajas, Campo E, José Miguel Avizcuri, et al. Contribution of nonvolatile and aroma fractions to in-mouth sensory properties of red wines: wine reconstitution strategies and sensory sorting task. Anal Chim Acta, 2012. Jun 30; 732:64-72

53. Buch S, Stickel F, Trepo E, et al. A genome-wide association study confirms PNPLA3 and identifies TM6SF2 and MBOAT7 as risk loci for alcohol-related cirrhosis. Nature Genetics. 2015 Dec; 47(12):1443-1448

54. Manchiero C, Nunes AKDS, Magri MC, et al. The rs738409 polymorphism of the PNPLA3 gene is associated with hepatic steatosis and fibrosis in Brazilian patients with chronic hepatitis C. BMC Infect Dis. 2017 Dec 19; 17(1):780

55. Rodrigues A, Ricardo-Da-Silva J M, Lucas C, et al. Effect of commercial mannoproteins on wine colour and tannins stability. Food Chemistry, 2012, 131(3):907-914

第三章

酒精的药理学研究

　　乙醇（ethanol，alcohol）又称酒精，是饮用酒的主要成分，其属于醇类有机物，是带有一个羟基的饱和一元醇，化学式为 CH_3CH_2OH，与甲醚是同分异构体。常温常压下是无色透明液体，易燃、易挥发。其水溶液有酒香和刺激性的辛辣气味。乙醇与水可以任意比例互溶，并能与甘油、氯仿、乙醚、甲醇、丙酮等多种有机溶剂混溶。其用途广泛，可制造醋酸、香精、染料、燃料等，医疗中常用 70% ~ 75% 的乙醇水溶液进行消毒。

第一节　体内过程

一、吸收

　　酒精可通过消化道和呼吸道进入人体。口服后 10min 左右即可吸收入血，约 30 ~ 90min 达到血浆浓度峰值。酒精主要在消化道吸收，约 20% 由胃吸收而约 80% 由十二指肠和空肠吸收。单次饮酒后约 2h 摄入的酒精可被全部吸收。空腹状态时酒精吸收最快，而小肠比胃吸收快。酒精浓度和胃状态均可影响酒精在胃中的吸收。酒品中酒精浓度为 10% 及以下者在胃中吸收较少，15% ~ 30% 者在胃中吸收较快，而 30% 以上者可引起胃黏膜出血和糜烂。不同品种的酒精吸收速度亦不同，如白酒中含有的微量有机酸等可抑制胃运动而减慢酒精吸收，而啤酒中含有的二氧化碳气体则会刺激胃运动、促进胃排空而加速酒精吸收。空胃状态时酒精吸收量及吸收速度都会增加；进食混合性食物可降低胃内酒精浓度，减少酒精与胃黏膜的接触，可减慢酒精吸收；与牛奶混用或进食固态食物，胃排空延迟，亦可使酒精吸收减慢。

　　酒精吸收后会被胃及肝脏的乙醇脱氢酶（alcohol dehydrogenase，ADH）首关代谢，导致口服时酒精的生物利用度低于静脉注射途径。女性的酒精胃代谢量低于男性，故女性对酒精更敏感。阿司匹林（aspirin）抑制胃乙醇脱氢酶，可增加酒精的生物利用度。

二、分布

　　进入血液的酒精可分布于全身体液中，人体液含量约（0.5 ~ 0.7）L/kg，包括脑和肺泡气，并能通过血脑屏障和胎盘屏障。血液酒精浓度可直接反映其全身浓度。

三、代谢及排泄

酒精吸收入血后首先经肝。酒精主要在肝脏被氧化代谢，少量原型可迅速由肾脏、肺脏及汗腺清除。酒精的肝脏氧化代谢主要分两步：首先被乙醇脱氢酶代谢，约90% ~ 98% 的乙醇被氧化为乙醛；随后乙醛主要被乙醛脱氢酶（aldehyde dehydrogenase，ALDH）氧化成乙酸，乙酸再转化为乙酰辅酶 A 进入三羧酸循环，参与机体多种代谢后，最终分解成 CO_2 和水排出体外（图 3-1-1）。

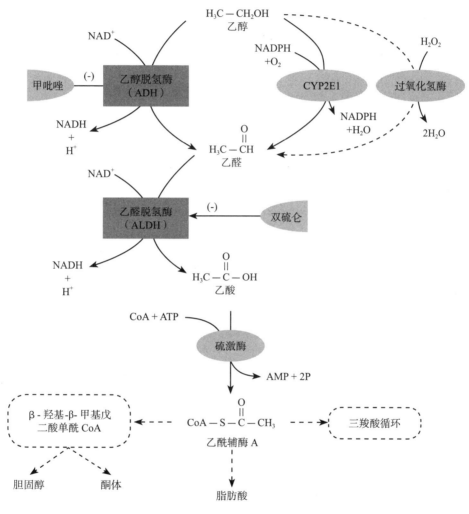

图 3-1-1 酒精代谢过程

酒精氧化成乙酸的两步反应中均需要尼克酰胺腺嘌呤二核苷酸（NAD^+，辅酶Ⅰ，CoⅠ）的参与，1mol 乙醇（46g）氧化成乙酸需要 2mol 的 CoⅠ参与。反应中所需 NAD^+ 远超过肝脏能提供的量，故肝脏 NAD^+ 的实际量将体重约 70kg 成人酒精的代谢速度限制到约 8g/h。一般亚洲人的乙醇清除率约为 100mg/（kg·h），即 70kg 成人每小时可清除乙醇约 7g（100% 乙醇约 9ml）。当血液乙醇浓度很高尤其是酒精中毒时，肝脏细胞色素

P450 酶系（CYP2E1）功能可被诱导，从而加快酒精代谢。本途径虽不是酒精代谢的主要途径，却是酒精与其他药物相互作用的重要部位。CYP2E1 可被长期饮酒诱导，导致其底物清除加快，也使特定毒性物质如四氯化碳（CCl_4）的活化增强。服用某些药物时若急性饮酒，可因酒精与之竞争同一代谢酶系而使药物的清除减少，如苯妥英钠（phenytoin）和华法林（warfarin）等。此外，过氧化氢酶（catalase）也能将乙醇氧化成乙醛，但肝脏过氧化氢浓度过低以致此途径不显著。

酒精代谢时间受遗传因素、吸收及排泄率、酒精摄入量和饮酒者的习惯等影响。经常饮酒可诱导肝微粒体酶活性增强，酒精代谢加快，酒量会增大。乙醛脱氢酶在酒精代谢过程中很关键，肝脏乙醛脱氢酶活性高，酒量相对较大。人群中乙醇脱氢酶数量、活性相近，但乙醛脱氢酶的数量及活性存在明显人种及个体差异。约 40% 的亚洲人乙醛脱氢酶呈无活性或低活性状态，酒精摄入后代谢慢，血浆乙醛浓度升高快，出现颜面及全身潮红、心悸、波动性头痛、呕吐等症状，即醉酒现象。饮酒后颜面及全身潮红，主要是乙醛扩张毛细血管所致。ADH 活性增强或 ALDH 活性减弱都更易出现醉酒及酒精中毒。大多数女性的 ADH 和 ALDH 数量均低于男性，更易醉酒；且女性胃内缺少 ADH，胃内酒精代谢少，使吸收入肝的酒精量明显增加，从而可致比男性更重的机体损害。

酒精的主要氧化过程中肝脏 NADH/NAD（烟酰胺腺嘌呤二核苷酸还原态与氧化态之比）明显升高会带来一系列的严重后果。除酒精代谢率受限外，所有需要 NAD^+ 的酶都受到抑制，引起乳酸盐堆积、三羧酸循环活性下降、源于乙醇的乙酰辅酶 A（acetylCoA，AcCoA）也堆积。NADH 和乙酰辅酶 A 的增多促进脂肪酸的合成及储存，还引起三酰甘油的堆积。酮体积聚，会加重乳酸酸中毒。此外，酒精 CYP2E1 代谢途径产生的 $NADP^+$（辅酶 II，Co II）过多，会限制依赖 NADPH 的还原型谷胱甘肽（glutathione，GSH）再生，促使氧化应激（oxidative stress）加重。重度饮酒所致肝病的机制与多种代谢因素有关，如 CYP2E1 酶系被诱导所致毒素活化加强、H_2O_2 及氧自由基的产生，还有乙醇影响肠道革兰氏阴性菌群引起内毒素释放增加等。重度饮酒对多数器官都有不良影响，组织损害多归因于酗酒者的营养不良状态（吸收不良和维生素 A、D 及硫胺素缺乏）、乙醇对免疫系统的抑制及其他的多种全身效应。

工业酒精中通常含有甲醇（methanol）。甲醇与乙醇结构相近，又称木精或木醇（wood alcohol），是重要的工业试剂和溶剂，脱漆剂、防冻剂、紫胶中均有甲醇。口服、吸入或皮肤接触都可快速吸收甲醇，后两者是工业中毒的主要途径。甲醇也由乙醇脱氢酶和乙醛脱氢酶途径代谢。甲醇中毒危害很大，许多假劣酒中均含有甲醇。酒精竞争性抑制同一代谢酶系（如 ADH 和 CYP2E1）的其他作用底物如甲醇及乙二醇的代谢，减少其毒性代谢产物生成，因此可用于治疗甲醇及乙二醇中毒。许多药物都抑制酒精代谢，如乙醇脱氢酶（ADH）抑制剂甲吡唑（fomepizole，4-methylpyrazole）可用于治疗乙二醇（ethylene glycol）中毒，而乙醛脱氢酶（ALDH）抑制剂双硫仑（disulfiram）可用于治疗酗酒 / 酒精中毒。

四、酒精代谢中的遗传变异

酒精代谢中的主要代谢酶是 ADH 和 ALDH，其次是过氧化氢酶和 CYP2E1。部分酶存在遗传变异，导致不同个体的酒精代谢率及对酒精的敏感性不同。人类的乙醇脱氢酶以多种二聚体形式存在，由至少 7 种不同的基因编码至少 6 种功能略有差异的同工酶。ADH 有五个类别（Class Ⅰ ~ Ⅴ），人的胃及肝脏中主要是 Class Ⅰ。ADH 除可代谢酒精外，还可代谢其他醇类，如甲醇和乙二醇。ADH 的亚型遗传学关系到严重的复发性酒精问题，相关的三个亚型分别是 ADH1A、ADH1B、ADH1C，属于Ⅰ类 ADH，相关基因则位于 4 号染色体长臂 2 区 2 带（4q22）。这些乙醇脱氢酶的米氏常数（Km）< 34mmol（0.15g/dl），血液酒精浓度（BEC）22mmol（0.10g/dl）时承担约 70% 的酒精代谢，是酒精代谢的限速步骤，清除血液酒精速度约为每小时 4 ~ 5mmol（0.015 ~ 0.020g/dl）。

ADH1A 基因没有多态性，不会引起酒精代谢上的差异性。*ADH1B* 基因具有多态性，等位基因 *ADH1B*2* 编码的 ADH（第 47 位是组氨酸，取代原有的精氨酸）比 *ADH1B* 编码的 ADH 的最大酶促反应速度（V_{max}）高 40 倍。这种多态性可见于约 30% ~ 45% 的中、日、韩人群、约 40% ~ 55% 的欧洲人，随之而来的酒精代谢加快可引起短暂而轻微的血液乙醛浓度增加，还可降低重度饮酒及发生酒精性相关问题的风险性。*ADH1B* 的第二个多态性是等位基因 *ADH1B*3*（第 269 位是半胱氨酸，取代原有精氨酸），可见于约 30% 的非洲人，同样可降低重度饮酒及发生酒精性相关问题的风险性。*ADH1C* 基因表现出两个高位连锁不平衡的多态性：γ_1 和 γ_2。γ_1 的 V_{max} 是 γ_2 的 2 倍，等位基因 *ADH1C*1* 编码的 ADH 的代谢率相对较快且可致较高的血液乙醛浓度。等位基因 *ADH1C*1* 和 *ADH1B*2* 的各自的独立效应很难分离。4 号染色体上的 *ADH* 基因簇还包括Ⅱ类 *ADH*，其 Km = 34mmol，血液酒精浓度（BEC）22mmol 时承担约 30% 的酒精代谢，其遗传多态性尚不清楚。

过氧化氢酶也参与酒精代谢。此外，酒精血药浓度较高时，微粒体酒精氧化系统（microsomal ethanol oxidation system，MEOS）在酒精代谢中的作用会变得重要，主要是 CYP2E1 酶系，CYP1A2 和 CYP3A4 酶系也会参与。位于 10 号染色体的 *CYP2E1* 基因变异与脑部对酒精的敏感性或反应性有关。乙醛由酒精氧化代谢生成，随后主要被肝脏细胞线粒体内的乙醛脱氢酶 2（ALDH2）快速代谢成乙酸。ALDH2 的功能很重要，虽然低浓度的乙醛可以带来奖赏及刺激性感觉，但血液乙醛浓度高会引起严重的不良反应如呕吐、腹泻、血压不稳定等。乙醛脱氢酶是随机组合的四聚体，突变型亚基会影响四聚体稳定性，继而影响酶的正常功能。*ALDH2* 基因位于 12 号染色体长臂 2 区 4 带（12q24），野生型等位基因记为 *ALDH2*1*，单碱基突变的等位基因 *ALDH2*2* 的第 487 位是赖氨酸替代了谷氨酸（glu487lys），且是显性遗传，表达有突变型等位基因 *ALDH2*2* 的 ALDH2 功能极低或缺失。*ALDH2*2* 在人群中分布不均，主要出现于亚洲人种，有研究显示其出现频率中国汉族约 15.5%（广东汉族最高约 31%，武汉汉族约 12%）、日本人约 23.8%，白人和黑人基本不表达。*ALDH2*2* 的纯合子基因存在于约 5% ~ 10% 的中、日、韩国人，编码无功能的 ALDH2，这种人群饮少量酒即可出现严重的不良反应，因此发生严重的复发性酒精问题的概率接近为零。服用 ALDH2 抑制剂双硫仑的人饮酒后也会引发相同反应。而多态性中的杂合子基因（*ALDH2*2* 和 *ALDH 2*1*）则存在于 30% ~ 40% 的亚洲人群中，饮酒后会出现颜面潮红、对酒精敏感度增加，但通常不会出现所有的不良反应。与普通人群相比表达杂合子 ALDH2 的人群倾向于饮酒量较低，但反复摄入还是会增加有害的酒精相关器官损害风险，如发生肝癌、食管癌、贲门癌、胃癌、喉癌等，也许还包括胰腺炎，这些可能与患者乙醛水平较高有关。乙醛脱氢酶发生其他突变时，其基因多态性和酒精风险之间的潜在关系尚不清楚。

第二节 药 理 作 用

酒精对神经化学系统有多种直接作用。酒精进入机体后会对多个系统和器官产生作用，影响较大的有中枢神经系统、心血管系统、消化系统、生殖系统，其中对中枢神经系统的作用最重要。

一、中枢神经系统

酒精主要是一种中枢神经系统抑制剂。摄入小剂量酒精可表现出兴奋，扰乱睡眠结构，伴随频繁觉醒。摄入中等量酒精与其他的中枢抑制剂如苯二氮䓬类作用相似，在很宽的剂量范围内表现出焦虑和行为脱抑制。大剂量的酒精影响记忆编码，引起顺行性遗忘症，受累患者无法忆起重度饮酒期间全部或部分的经历。高剂量摄入则伴随精神活跃和后期的睡眠紊乱，源于血液酒精高浓度对快动眼睡眠时相的早期抑制。重度饮酒时的短暂中枢效应可后遗：次日清晨出现头痛、口渴、恶心和认知损害，引起误工和缺课等，与轻度戒酒综合征（alcohol withdrawal syndrome，AWS）相似，还可出现脱水和酸中毒。

一次大量饮酒后可出现急性酒精中毒表现：精神错乱、兴奋夸张、失去控制力，甚至出现攻击行为，是一种暂时性的神经、精神功能障碍，是临床较常见的中毒。根据临床表现，急性酒精中毒可分为兴奋期、共济失调期和抑制期。第一期是兴奋期，此期中毒者有不同程度的欣快感，轻度眩晕，结膜充血，兴奋、情绪不稳定和易激惹、易感情用事，语言增多或沉默不语，可有行为上的失控或攻击行为；第二期是共济失调期，此期中毒者语言随意性强，口齿含糊不清，行为失控，动作笨拙、步态不稳，肢体动作不准确，不能自控，面部潮红，心率增加，血压增高或降低，可有脑电图异常，伴有呕吐和嗜睡；第三期是抑制期，中毒者处于昏睡或昏迷状态，皮肤湿冷，体温降低，呼吸慢，伴有鼾声，瞳孔可散大，心率较快，血压下降，严重者出现抽搐、大小便失禁，呼吸衰竭死亡。有的患者也可出现高热、休克、颅内压增高、低血糖等症状。此期中毒者血中酒精浓度可达到300mg/dl，当血中酒精浓度升高到400～500mg/dl时抑制延髓呼吸中枢，患者因呼吸衰竭而死亡。

重度饮酒超过数天或数周，常伴随一些短暂的酒精性精神综合征。40%的酒精依赖人群会发生严重的酒精性抑郁症状，包括一时性的自杀想法和行为。惊恐发作、广泛性焦虑为特征的焦虑状态，在酒精依赖者的撤药综合征中也较常见。重度酒精中毒期间，约3%的酒精依赖者存在类似精神分裂症初期的暂时性幻听和偏执妄想。所有这些精神症状在戒酒数日或1个月内一般都可能显著改善，轻度的残余症状会在以后逐渐减少。长期重度饮酒使患者可能导致酗酒者发展成持久性认知缺陷和脑白质及灰质减少，以致脑萎缩的可能性增加，常在戒酒数周或数月后逆转。除此之外，长期重度饮酒也降低脑代谢，戒酒时这种低代谢状态会反弹至高代谢状态。重度饮酒使硫胺素耗竭，可促成韦尼克-科尔萨科夫综合征（Wernicke-Korsakoff 综合征），但韦尼克脑病的共济失调及眼麻痹、Wernicke-Korsakoff 综合征的严重的顺行性及逆行性记忆缺失，在慢性酒精依赖者中出现率远低于1%。其他的长期重度饮酒的相关神经症状包括伴随小脑蚓部萎缩的小脑退化（约 1%）和外周神经病（约 10%）。小脑及外周损害的相关机制尚未最后确定。

目前这些酒精性精神症状的发生机制尚未明确，推测酒精所致中枢信号传导通路的变化，如 NE 和 5-HT 水平、GABA 及 NMDA 受体活性间的平衡和 DA 的活性发生变化等，以类似抑郁症、焦虑症和精神分裂症的方式发挥作用。作用机制：

1. 神经递质及信号传导通路的作用　酒精几乎影响所有的脑部系统。横跨各神经化学通路的改变几乎同时发生且可相互影响。酒精可溶于细胞膜脂质，许多主要效应都是通过影响神经递质、配体门控或电压门控性离子通道和 G 蛋白耦联受体（GPCR）系统来完成。与酒精作用关系密切的中枢神经递质包括 γ-氨基丁酸（GABA）、谷氨酸、多巴胺、5-羟色胺（5-HT）和内源性阿片类等。酒精可扰乱脑部兴奋性和抑制性影响之间的平衡，引起抗焦虑、共济失调和镇静作用，这些效应既通过增强抑制性也通过拮抗兴奋性神经传递来完成。酒精的中枢效应可能与同时改变多种能够影响兴奋性的蛋白质的功能有关（表 3-2-1）。

表 3-2-1　酒精对关键的神经化学系统的影响

神经递质系统	中枢作用
GABA	促使 GABA 释放，增加 GABA 受体密度
NMDA	抑制突触后 NMDA 受体；长期应用可上调受体
DA	增加突触的多巴胺，增强腹侧被盖区和伏隔核的奖赏效应
促肾上腺皮质激素（ACTH）	增加 CNS 和血液的 ACTH 水平
阿片类（opioids）	促进 β 内啡肽释放并激活 μ 受体
5-HT	增加突触间隙的 5-HT
大麻素（cannabinoid）	增加 CB1 活性，引起 DA、GABA 和谷氨酸活性改变

（1）γ-氨基丁酸：GABA 是中枢神经系统主要的抑制性神经递质，相应受体是 A 型 GABA（GABA$_A$）受体和 B 型 GABA（GABA$_B$）受体。GABA$_A$ 受体属于配体门控性离子通道受体，主要分布于突触后膜，也可分布于突触前膜，GABA$_B$ 受体属于代谢型受体，主要分布于突触前膜，调节 GABA 的释放。GABA$_A$ 受体是酒精发挥作用的重要靶点，其功能可被许多镇静催眠药和麻醉药增强，如苯二氮䓬类、巴比妥类和挥发性麻醉药等。GABA 与 GABA$_A$ 受体结合后氯通道开放，Cl$^-$ 内流可引起细胞膜超极化，产生突触后或突触前抑制；所有促进 GABA 作用的药物都可通过刺激 GABA$_A$ 受体，引起困倦感、肌肉放松和抗惊厥作用等。酒精急性摄入可引起 GABA 释放，而长期重度饮酒可改变 GABA$_A$ 受体的基因表达模式。酒精中毒可看做是 GABA 富集状态，而撤药反应至少部分与 GABA$_A$ 受体活性缺失有关。某些 GABA$_A$ 受体的基因多态性与重度饮酒及酒精滥用

倾向相关。GABA$_A$ 受体拮抗剂荷包牡丹碱（bicuculline）可减少酒精的消耗量。

（2）烟碱型受体：烟碱型乙酰胆碱受体（ACh N-R）也对酒精作用敏感。急性饮酒可以增加中脑腹侧被盖区的 ACh，随后引起伏隔核的多巴胺（DA）增加。伐伦克林（varenicline）是戒烟药，2006 年在美国和欧洲上市；该药是烟碱型胆碱受体 $\alpha_4\beta_2$ 亚基的部分激动剂，可减少啮齿类酗酒模型动物的酒精觅药行为和酒精消耗量，与该药对尼古丁成瘾的治疗作用相似。因吸烟和饮酒关系密切，酒精对烟碱型受体的作用极为重要，一些研究显示，尼古丁（烟碱）可增加实验动物的酒精摄入量。

（3）谷氨酸：谷氨酸是中枢神经系统主要的兴奋性神经递质，释放后作用于突触后膜的特异性谷氨酸受体，使突触后膜去极化，诱发神经元放电。兴奋性离子通道型谷氨酸受体可分为 N-甲基-D-天冬氨酸（NMDA）受体和非 NMDA 受体，后者包括海人藻酸（kainate，KA）受体和 AMPA 受体亚型。酒精抑制 NMDA 和 KA 受体亚型功能，抑制谷氨酸所致的伏隔核神经元电活动增强，但 AMPA 受体很大程度上对酒精耐药。与 GABA$_A$ 受体一样，谷氨酸受体磷酸化可调节对酒精的敏感性。NMDA 受体与钙通道耦联，对酒精敏感，离体脑片和单细胞实验都证实酒精能抑制 NMDA 受体活性。

（4）多巴胺：所有成瘾性药物都会产生奖赏感觉（如欣快感）和觅药行为，而多巴胺信号系统在其中起核心作用。腹侧被盖及相关区域尤其是伏隔核的 DA 活性改变对欣快感和奖赏感产生尤为重要。急性饮酒引起突触 DA 增加，而反复饮酒则与 D2 和 D4 受体变化有关，该变化对保持饮酒状态和戒酒后复发很重要。

　　酒精对多巴胺通路的影响与压力相关系统的变化密切相关。这些变化据推测会因酒精和其他成瘾性药物而得以强化，同样撤药症状和负面情绪（与多巴胺富集脑区奖赏系统的调节性问题有关）也会因之强化。伏隔核的多巴胺能活性会受多种阿片受体影响，急性饮酒会引起 β 内啡肽释放，随后激活腹侧被盖区和伏隔核的 μ 阿片受体，同时伴随 DA 释放。因此酒精对奖赏系统的作用及中枢系统应答酒精后的变化都与阿片系统的改变有关。酒精与阿片类的作用相似，都可以引起欣快、耐受及成瘾等。

（5）内源性阿片系统：酒精可能通过兴奋内源性阿片受体发挥作用：一是其中间代谢产物乙醛与儿茶酚类形成类阿片物质加合物；二是酒精可以通过多巴胺和 γ- 氨基丁酸等递质系统引起内源性阿片类物质释放，间接兴奋其受体；三是酒精可非特异性地提高内源性阿片受体对阿片类物质的敏感性，产生欣快效应。饮酒后痛觉迟钝及嗜睡可证明上述理论。

（6）5-羟色胺（5-HT）：5-HT 是中枢神经系统重要的神经递质。急性饮酒伴随突触间隙中的 5-HT 明显增加；而连续应用酒精则可引起 5-HT 受体上调。较低的突触 5-HT 水平，可能与 5-HT 转运体更快的重摄取有关，常伴随更高的酒精摄入水平和更低的酒精反应强度。5-HT 系统活性增加能减少饮酒量。DA 系统改变极可能与 5-HT 改变有关。

（7）大麻素受体：大麻素（cannabinoid）受体，特别是 *CNR1* 基因编码的 CB1，也受酒精影响。CB1 是 G 蛋白耦联受体，密集表达于腹侧被盖区、伏隔核和额叶前皮质，急性饮酒可激活 CB1，影响 DA、GABA 及谷氨酸释放和脑部的奖赏回路。CB1 受体的拮抗剂如利莫那班（rimonabant，SR141716A）能阻断酒精对多巴胺能系统的效应。

2. 离子通道　此外一些类型的离子通道也对常规浓度的酒精敏感。酒精可增加神经垂体末端大电导钙激活的钾通道（BK）活性，可能与饮酒后催产素（oxytocin）和加压素

（vasopressin）的释放减少有关。酒精还抑制中枢 N 型及 P/Q 型钙通道，该作用可因蛋白激酶 A（protein kinase A，PKA）磷酸化钙通道而受到拮抗。BK 通道也是酒精作用的靶点。G 蛋白门控内向整流钾通道（GIRK 或 Kir 通道）可被 Gi/Go 家族的 β 及 γ 亚单位激活，还可被 PIP2 或者通过不同机制被酒精激活。小剂量酒精与 GIRK 的疏水区结合，通过使通道稳定于开放状态而激活通道。

3. 蛋白激酶和信号酶　PKC 的 γ 亚基敲除小鼠，表现出酒精的行为学效应减少以及对 GABA 作用的增强效应缺失。细胞内信号转导级联系统，如促分裂原活化蛋白激酶（mitogen-activated protein kinase，MAPK）、酪氨酸激酶和神经营养因子受体，也受酒精影响。亚细胞器间 PKA 和 PKC 的易位也对酒精敏感。

酒精能增强腺苷酸环化酶（adenylyl cyclase）部分亚基的活性，其中 AC7 最敏感。该酶可促进 cAMP 合成增加，继而提高 PKA 活性。酒精的作用是通过 Gs 活化以及促进 Gs 与腺苷酸环化酶之间的相互作用来实现。

二、心血管系统

流行病学研究显示，适量摄入酒精可调节血脂代谢、改善机体胰岛素敏感性、减少胰岛素抵抗、改善前炎症状态（proinflammation）和高凝状态等代谢紊乱，从而减少糖尿病和冠心病等心血管疾病的发病率，有助于防治代谢综合征。

许多不同人群的前瞻性、跨文化的联合研究均表明摄入少量（1～20g/d）至中等量（21～40g/d）酒精者其心绞痛、心肌梗死和外周血管疾病的发生率相对较低。但若每日饮酒量较大，则会增加高血压、心律失常、心肌病、出血性卒中等非冠状血管性疾病的发生率，抵消酒精对冠心病的保护作用。

大多数国家冠心病（CHD）患者死亡的风险性与饮食中大量摄入饱和脂肪酸和血清胆固醇水平增加密切相关。而法国人虽然饮食中有大量的饱和脂肪酸，但其冠心病的死亡率却较低。流行病学调查显示，法国人普遍每日适量饮用葡萄酒（20～30g/d），是对心脏有利的保护性因素，同时年轻妇女或冠心病患病风险低的人群每日适量饮酒产生的心脏保护作用不明显，而处于心肌坏死高风险的人群适量饮酒带来的保护作用相对明显。

适量摄入酒精降低冠心病风险性的机制与其对血脂的影响有关。酒精能改变血浆脂蛋白水平，尤其是增加高密度脂蛋白（HDL），该作用与其保护作用密切相关。HDL 可与胆固醇结合并将其转运至肝脏进行消除或再处理，从而降低组织胆固醇水平，这有助于对抗动脉壁的胆固醇堆积，降低梗死的风险。HDL 有两种亚型：HDL$_2$ 和 HDL$_3$；HDL$_2$ 水平增加与降低心肌梗死发生有关，HDL$_3$ 可能也具有该作用。饮酒后 HDL 两种亚型水平均增加，而停止饮酒后两者水平又都会下降。载脂蛋白 A-Ⅰ和 A-Ⅱ组成 HDL，在每日重度饮酒者中 A-Ⅰ和 A-Ⅱ水平都增高；相反急性酒精摄入后可见血清载脂蛋白（a）水平下降。血清载脂蛋白（a）水平增高与动脉粥样硬化风险增加密切相关。

所有类型的酒精性饮料都具有心脏保护作用。许多酒精性饮料在降低心肌梗死风险的同时提高 HDL 的水平。红酒中含有的类黄酮（flavonoids）可以通过防止低密度脂蛋白（LDL）的氧化损伤产生额外的抗动脉硬化作用。氧化的 LDL 参与了动脉粥样硬化形成的多个步骤。酒精摄入对心脏的保护作用还表现在可以影响凝血过程。酒精摄入可以提高组织纤溶酶原激活物的水平，促进血凝块溶解，抑制血凝块的形成。酒精摄入后血浆纤维蛋白原浓度降低也具有一定的心脏保护作用。少量饮酒即可抑制血小板聚集，中等量摄入酒精还可以抑制血小板活化。目前尚没有随机临床试验检验每日摄入酒精降低冠状血管疾病发生率和死亡率的效能，因此医生不应只为了防治心脏疾病而劝人饮酒。

摄入少量（1 ~ 20g/d）至中等量（21 ~ 40g/d）酒精对血压、心输出量和心肌收缩力影响不大。但在急性、重症酒精中毒时，酒精可引起呼吸抑制和心血管功能抑制。长期过量摄入酒精还可导致心肌不可逆性损伤，是引起心肌病的最重要原因之一。

酒精可直接扩张血管，中等剂量酒精可扩张皮肤血管，表现为皮肤发红和温暖感，但不宜作为御寒剂。寒冷时皮肤血管收缩是机体的保护性反射，可减少体表热量散发。饮酒使血管运动中枢受到抑制，皮肤血管扩张，导致大量热量损失，使人体更易失温。酒精可降低冠状血管的耐缺氧能力，缩短稳定性心绞痛患者诱发心绞痛所需的运动时间，也缩短冠心病患者出现心电图心肌缺血性变化所需的运动时间。饮酒者出现面部血管扩张和轻度醉酒时，酒精一般不引起脑血流或脑血管阻力的改变；但在严重酒精中毒，血液酒精水平达到 300mg/dl 时，酒精可明显增加平均脑血流量，同时降低脑血管阻力，但脑摄取氧气却减少。

大量饮酒可以引起血压升高，有研究显示酒精摄入与高血压之间呈现正性、非线性相关，而且与年龄、教育程度、吸烟程度和使用口服避孕药无关。每日饮酒 30g 以上，舒张压和收缩压升高 1.5 ~ 2.3mmHg（1mmHg = 0.133kPa），且酒后 24h 内升高最多见。

酒精对心脏传导系统有作用，可引起 QT 间期和心室复极延长以及交感兴奋。长期饮酒可引起房性心律失常如室上性心动过速、心房颤动和心房扑动。约有 15% ~ 20% 的原发性房颤患者病因与长期饮酒有关。室性心动过速可能是酒精成瘾者发生无法解释的猝死的主因。对于不戒酒的患者，应用心脏复律、地高辛或者钙通道阻滞剂治疗上述心律失常时更容易发生抵抗性。对于周期性或难治性的房性心律失常患者饮酒更应谨慎。

酒精对心肌和骨骼肌具有剂量相关的毒性。酒精可以抑制心肌的收缩力并导致心肌病。几乎一半的原发性心肌病患者是酒精成瘾者。原发性和酒精性心肌病的体征和症状相似，但酒精性心肌病患者如果戒酒会有更好的治疗预后。女性比男性更容易发生酒精性心肌病。40% ~ 50% 的酒精性心肌病患者若继续饮酒则在 3 ~ 5 年内死亡。

重度饮酒者（超过 40 ~ 60g/d）发生出血性或缺血性卒中的概率明显增加。许多卒中病例都出现在长时间的社交性饮酒集会中，特别是发生在年轻患者的卒中。与之相关的发病因素包括酒精所致的心律失常及血栓形成、慢性饮酒所致的高血压及继发的脑动脉退化、收缩压急剧升高及脑动脉张力改变、颅脑外伤等。

三、骨骼肌

长期每日大量饮酒者会出现骨骼肌张力的下降，大剂量摄入酒精可导致肌肉的不可逆损伤，表现为血浆肌酸磷酸激酶的活性显著升高。重度饮酒者肌肉活检显示糖原储存下降及丙酮酸激酶活性下降。几乎 50% 的长期重度饮酒者 II 型肌纤维萎缩。这些改变与肌肉蛋白质合成减少及血清激肽酶活性降低有关。多数的慢性酒精中毒者表现出肌电图改变。

四、体温调节

酒精可以增加皮肤和胃部的血流量，所以饮酒可使人温暖，发汗量也可增加，随之热量散失更快，机体内部温度下降。大量摄入酒精后，中枢体温调节机制受到抑制，因而体温下降可更明显。当周围环境温度低时，酒精降低体温的作用更明显且更危险，因低温死亡的人群中酒精是主要的危险因素。

五、利尿作用

酒精抑制垂体后叶释放抗利尿激素（血管加压素），排尿会增加。长期饮酒者该作用下降，产生耐受。成瘾者一旦戒断，会出现抗利尿激素释放增多，随之产生水潴留及稀释性低钠血症。

六、胃肠道系统

1. 食管　酒精通常是各种食管功能障碍的首要致病因素或多种致病因素之一。也和食管反流、巴雷特食管、损伤性食管破裂、贲门黏膜撕裂综合征及食管癌有关。与不吸烟不饮酒的人相比，吸烟的酒精成瘾者发生食管癌的风险增加 10 倍。酒精血浓度较低时对食管功能影响很小，但在浓度高时会使食管蠕动减少、远端括约肌张力降低。

2. 胃　低浓度的酒精对胃黏膜可能具有适应性细胞保护作用。适当浓度的酒精刺激可引起胃黏膜干细胞热休克蛋白 70（HSP70）的表达，对于维持胃黏膜细胞的稳定与生存很重要。

重度饮酒可破坏胃黏膜屏障，导致急慢性胃炎。酒精可通过兴奋口腔和胃黏膜的感觉神经以及促进胃泌素、组胺释放来刺激胃的分泌。含有 40% 以上酒精的酒精性饮料会对胃黏膜产生直接毒性。上述反应常出现在长期重度饮酒者中，但在中等量饮酒和短期饮酒者中也可发生。临床症状可表现为急性上腹部疼痛，可用抗酸药或 H_2 受体阻断剂缓解。许多患者胃部内镜检查和胃肠道上部放射线检查可表现为正常，容易造成诊断不明。酒精成瘾者中溃疡并不常见，但酒精能加重溃疡的临床过程和严重程度，和幽门螺杆菌协同可延迟溃疡愈合。酒精引起的胃黏膜急性出血是少见但致命的急症，发生时常伴有食管静脉曲张、食管破裂和凝血异常。

3. 肠　许多酒精成瘾者会因小肠吸收不良而出现慢性腹泻，表现为经常性稀便。重度饮酒者慢性腹泻可出现肛裂和肛门瘙痒。腹泻是小肠的结构和功能改变造成，小肠绒毛变得扁平，消化酶活性下降。戒酒后经过一段时间，这些改变可以逆转。治疗措施主要包括补充必需维生素和电解质、用洛哌丁胺（loperamide）减慢肠道内容物转运时间以及戒酒。伴有严重镁缺乏的患者（血镁低于 0.5mmol/L）需要用镁制剂进行补充治疗。

4. 胰腺　重度饮酒是发生急慢性胰腺炎的主要病因。长期大量饮酒者最易出现，偶见于单次暴饮后。急性酒精性胰腺炎主要表现为突发性腹痛、恶心、呕吐和血清或尿胰蛋白酶增加。CT 可帮助诊断。大多数发作是不致命的，但可发展为出血性胰腺炎，导致休克、肾功衰竭、呼吸衰竭和死亡。治疗包括静脉补液，常与鼻胃吸引合用，同时使用阿片类镇痛药。急性胰腺炎的发生可能与酒精对胰腺腺泡细胞的直接毒性代谢作用有关。反复发作的酒精性胰腺炎（alcoholic pancreatitis）患者约有 2/3 会发展成慢性胰腺炎。慢性胰腺炎的治疗主要是补充因胰腺功能不足而缺少的内分泌和外分泌物质，如高血糖患者常需使用胰岛素控制血糖，胰酶胶囊（含有脂肪酶类、淀粉酶类和蛋白酶类）则用于治疗吸收不良。

5. 肝　酒精对肝脏的损害与摄入剂量有关，主要表现为脂肪浸润、肝炎和肝硬化。酒精也可通过自身毒性损伤肝脏。早期即可出现肝脏脂肪堆积，摄入相对较小剂量酒精的正常人也可发生。脂肪堆积主要是三羧酸循环和脂肪氧化都抑制所致，乙醇脱氢酶和乙醛脱氢酶引起的 NADH 产生过多也是部分原因。通过影响肝脏代谢，酒精使肝细胞膜表面的脂质成分过度氧化，肝细胞膜受损，进一步可破坏肝细胞内的微管和线粒体等结构，使肝细胞肿胀、坏死，脂肪酸的分解和代谢发生障碍，最终引起肝内脂肪沉积并形成脂肪肝。酒精不仅损伤肝细胞，还可损伤肝脏毛细胆管或诱导自身抗体产生，引起肝细胞和毛细胆管炎症，明显增加血中的 γ-谷氨酰转肽酶水平。

引起酒精性肝硬化的主因是组织坏死及慢性炎症导致的肝脏纤维化，纤维化组织替代正常肝组织。慢性酒精摄入直接影响肝脏星形细胞，引起胶原在终端肝小动脉周围沉积。酒精可以使微粒体内对乙酰氨基酚代谢产物增加，因此酒精性肝硬化和对乙酰氨基酚引起的肝毒性相关。肝衰竭可继发于肝硬化，削弱了肝脏对有毒物质如氨的代谢和清除，可引起肝硬化患者出现酒精性肝性脑病。此外肝硬化患者的胃肠道常因门静脉高压而存在黏膜损害和静脉血管曲张，酒精刺激下极易发生上消化道出血。

七、维生素和矿物质

几乎所有的酒精性饮料都不含有蛋白质、维生素和其他的营养性物质，因此大量饮酒的人群可能会营养缺乏。酒精成瘾者出现营养缺乏症与营养物质摄入 / 吸收减少及营养利用障碍有关，如酗酒者出现外周神经病、Wernicke-Korsakoff 综合征（器质性遗忘综合征）、韦尼克脑病（Wernicke 脑病）是维生素 B 族（尤其是硫铵）缺乏所致，当然也不排除酒精的直接毒害作用。长期酗酒使视黄醇类和类胡萝卜素的摄入减少，又可诱导降解酶使视黄醇代谢增加；而视黄醇与酒精竞争乙醇脱氢酶的代谢作用，故酗酒者饮酒同时补充维生素 A 需小心监护，防止出现视黄醇诱导的肝毒性。长期饮酒促使细胞内自由基生成增多，也可加重酒精性肝损伤，抗氧化剂维生素 E 族（α-生育酚）可缓解这类肝损伤。有肌肉病变与无肌肉病变的酗酒者相比，血浆 α-生育酚的水平明显较低。

长期摄入酒精可以造成骨质疏松，成骨细胞活性降低。急性摄入酒精最初可引起血清甲状旁腺素（PTH）和 Ca^{2+} 浓度降低，随后 PTH 水平迅速反弹升高致使 Ca^{2+} 浓度不能恢复至正常水平。戒酒可以使酒精性骨质疏松改善。与钙利用密切相关的维生素 D 需要在肝中羟化以便活化，故酒精诱导的肝损伤可间接影响维生素 D 促进小肠及肾脏吸收 Ca^{2+} 的功能。

八、性功能

酒精通常抑制性功能，但包括酒精在内的许多滥用的药物初始都有脱抑制作用，可引起性欲增强。不论短期还是长期饮酒都可引起男性阳痿。酒精血浓度增加可致性兴奋减弱、射精潜伏期延长、快感降低。长期酗酒者约有 50% 发生阳痿，许多人还会发生睾丸萎缩、受精率下降。酒精性肝病患者常伴有男性乳房增生症，与对雌激素的细胞反应增强和睾酮的代谢加快有关。酗酒妇女的性功能改变尚不清楚，许多女性酒精成瘾者主诉性欲减退、阴道润滑差和月经周期异常；她们卵巢小且无卵泡发育。有数据显示女性酗酒者受精率低，伴发神经性厌食症或暴食症则加重该问题。没有明显肝功衰竭或性腺衰竭的酗酒者戒酒后的预后良好。

九、血液系统与免疫系统

长期饮酒者常伴贫血，慢性失血及缺铁可致小细胞性贫血，巨幼细胞性贫血较常见且可发生在维生素充足条件下。伴有造血系统的慢性病可发生正色素性贫血；而有严重肝病时，则可出现血细胞形态学上的改变如锯齿红细胞、裂红细胞和环形铁粒幼红细胞。维生素 B_6 补充疗法可以用于治疗铁粒幼红细胞性贫血。摄入酒精也可引起可逆的血小板减少症，血细胞计数在 20 000/mm^3 以下者少见。出血不常见，除非维生素 K_1 依赖性凝血因子发生改变。

酒精可引起白细胞减少、淋巴细胞亚型改变、T 细胞有丝分裂减少、免疫球蛋白合成改变。这些改变在酒精性肝病中有作用，某些酒精成瘾者白细胞向炎症部位的趋化能力抑制可能削弱其对某些感染（如结核病、克雷伯杆菌肺炎等）的抵抗能力。饮酒也可使淋巴细胞的分布和功能改变，干扰细胞因子特别是白细胞介素-2（interleukin，IL-2）的调节。酒精在人类免疫缺陷病毒（HIV）的感染发生中有作用，且酗酒者发生高危性行为的概率更高。

第三节　耐受性和依赖性

一、耐受性

一般是指饮酒者对同等剂量的酒精行为和生理上的反应性下降。摄入酒精后会出现明显的急性耐受，可通过血液酒精浓度-时间曲线进行判断，检测曲线上升支（酒精吸收相，饮酒后数分钟出现）和下降支（酒精代谢相，饮酒后约 1h 以上开始）相同酒精浓度时行为削弱程度可确定急性耐受是否发生；相同血液酒精浓度时，中毒所致的行为削弱和主观感觉在上升支时段远较下降支明显，表现出急性耐受。长期重度酗酒者也可出现慢性耐受，与急性耐受相比，慢性耐受者出现的反应性下降中还包括对酒精代谢酶的诱导作用。

二、依赖性

躯体依赖性主要指酗酒者一旦戒酒会出现戒断症状。症状和严重程度决定于饮酒量及持续时间，可表现为睡眠中断，自主神经反应主要是交感神经兴奋、震颤，严重者惊厥。戒断后 2～3d，有些患者可出现震颤性谵妄，表现为幻觉、谵妄、发热和心动过速，可致死。依赖性还可表现为渴求和觅酒行为即精神依赖性。

动物实验已经证实对酒精的耐受性和依赖性不同遗传种系的小鼠反应不同，相关基因和酒精敏感性微小 RNA 研究正在进行。长期酒精摄入后引发的突触和细胞内信号通路的改变可归因于基因表达变化。酒精的慢性效应依赖于谷氨酸与 GABA 受体及下游信号的改变；长期饮酒 NMDA 受体功能增强，与戒断后出现的中枢高兴奋性和神经毒性有关；精氨酸加压素与酒精耐受性的持续有关，实验动物戒酒后仍可因精氨酸加压素作用于 V_1 受体而持续出现耐受性。

饮酒者从意志可控进展到失控成瘾的神经学基础目前还不清楚，可能是因多巴胺激励系统被削弱，需要增加饮酒来恢复该系统活性。额叶前部皮质对滥用酒精所致损害特别敏感，该区受损可影响酒精成瘾者做决定和情绪反应，因此长期饮酒导致的皮质区管理功能削弱可能是某些饮酒者判断力和控制力缺失的原因。长期酗酒者脑容量和功能的削弱在戒酒后可以部分恢复，但若继续饮酒则会进一步加重。酒精成瘾者早期诊断和治疗对减少脑损害很重要，脑损害进展会导致更严重的酒精成瘾。

（龚冬梅　蔡本志）

参考文献

1. Mason BJ, Quello S, Shadan F. Gabapentin for the traetmnt of alcohol use disorder. Expert Opin Invesig Drugs, 2018, 27(1):113-124

2. Lieber CS. Alcohol and the liver: Metabolism of alcohol and itsrole in hepatic and extrahepatic diseases. Mt Sinai J Med, 2000, 67:84-94

3. Husemoen LL, Fenger M, Friedrich N, et al. The association of ADH and ALDH gene variants with alcohol drinking habitsand cardiovascular disease risk factors. Alcohol Clin Exp Res, 2008, 32:1984-1991

4. Steensland P, Simms JA, Holgate J, et al. Varenicline, and α4β2 nicotinic acetylcholine receptor partial agonist, selectivelydecreases ethanol consumption and seeking. Proc Natl AcadSci USA, 2007, 104:12518-12523

5. Hutchison KE, Haughey H, Niculescu M, et al. The incentivesalience of alcohol: Translating the effects of genetic variant in CNR1. Arch Gen Psychiatry, 2008, 65:841-850

6. Sakurai S, Cui R, Tanigawa T, et al. Alcohol consumption beforesleep is associated with severity of sleep-disordered breathingamong professional Japanese truck drivers. Alcohol Clin ExpRes, 2007, 31:2053-2058

7. Stephens R, Ling J, Heffernan TJ, et al. A review of the literatureon the cognitive effects of alcohol hangover. Alcohol Alcohol, 2008, 43:163-170

8. Urbano-Marquez A, Estruch R, Fernandez-Sola J, et al. Thegreater risk of alcoholic

cardiomyopathy and myopathy inwomen compared with men. JAMA, 1995, 274:149-154

9. Lieber CS. Gastric ethanol metabolism and gastritis: Interactionswith other drugs, Helicobacter pylori, and antibiotic therapy（1957~1997）: A review. Alcohol Clin Exp Res, 1997, 21:1360-1366

10. Alvisa-Negrin J, Gonzalez-Reimers E, Santolaria-Fernandez F, et al. Osteopenia in alcoholics: Effect of alcohol abstinence. Alcohol Alcoholism, 2009, 44:468-475

11. Wartenberg AA. Management of common medical problems. In, Principles of Addiction Medicine, 2d ed.（Graham AW andShultz TK, eds.）American Society of Addiction Medicine, Chevy Chase, MD, 1998, 731-740

12. Schuckit MA. An overview of genetic influences in alcoholism. J Substance Abuse Treat, 2009, 36:S5-S14

13. Johnson BA, Ait-Daoud N, Bowden CL, et al. Oral topiramatefor treatment of alcohol dependence: A randomized, controlledtrial. Lancet, 2003, 361:1677-1685

14. Lee YK, Chin YW, Bae JK, et al. Pharmacokinetics of isoliquiritigenin and its metabolites in rats: low bioavailability is primarily due to the hepatic and intestinal metabolism. Planta Med. 2013 Nov; 79(17):1656-1665

15. Peng F, Du Q, Peng C, et al. A Review: The Pharmacology of Isoliquiritigenin. Phytother Res, 2015, 29(7):969-977

16. Hosseinzadeh H, Nassiri-Asl M. Pharmacological Effects of Glycyrrhiza spp. and Its Bioactive Constituents: Update and Review. Phytother Res, 2015, 29(12):1868-1886

17. Li K, Ji S, Song W, et al. Glycybridins A-K, Bioactive Phenolic Compounds from Glycyrrhiza glabra. J Nat Prod, 2017, 80(2):334-346

第四章

酒精相关性疾病的病理学研究

第一节　酒精相关性神经系统疾病的病理变化

一、神经元细胞病理变化

　　酒精可以对任何组织器官造成影响，对神经系统器官和组织的影响是相当显著的。酒精通过不同的机制引起临床症状，慢性酒精中毒后的戒断行为，引起神经系统的营养缺乏和通过胎盘对胎儿大脑的影响均产生对神经元的毒性作用。酒精可引起细胞毒性反应，急慢性酒精的摄入导致磷脂和脂肪酸代谢的紊乱，细胞氧化还原状态的改变，能量分布失调，氧化代谢产物的增加等。磷脂酸合成受干扰使得细胞内信号传递紊乱，蛋白质磷酸化作用减弱和脂质过氧化作用。酒精的滥用造成皮质、皮质下和大脑区域的萎缩。与大脑血流量减少有关的脑缺血，可以导致脑卒中。判断患者急性摄入酒精，还是长期饮用酒精非常重要，它们都能改变大脑不同区域的血流状态。动物模型已经证实酒精摄入可减少正在发育的神经系统的神经元数目。酒精抑制神经细胞数目增生的可能机制是酒精诱导细胞的凋亡。在酒精中毒期间，酒精及其毒性代谢产物可以抑制蛋白质合成，干扰细胞膜中类脂和蛋白质的结构，改变神经细胞膜的流动性和三磷酸腺苷的活性，阻碍钙的运输，引起神经细胞功能障碍，导致神经细胞死亡。

二、神经胶质细胞病理改变

　　酒精依赖患者中，神经系统胶质细胞会丢失，海马存在更为广泛的胶质细胞丢失。酒精依赖患者的蛋白组学数据提示，在海马中的星形胶质细胞可能比神经元对酒精的毒性更加敏感。大量实验证明，每个神经元周围胶质细胞减少33%，神经元胞体和神经元树突周围的胶质细胞都有所减少。目前星形胶质细胞调节中枢神经系统突触的发育、重构及可塑性的概念已充分确立，如星形胶质细胞能分泌多种可溶性因子促进中枢神经系统的突触发生。酒精改变神经元-胶质细胞通讯的正常生理过程，进而导致后续的神经变性可能是慢性酒精暴露后星形胶质细胞数量下降、神经元周围胶质细胞数量减少、神经元突触数量下调的基础，这可以部分解释酒精依赖患者认知功能损害的细胞学机制。

三、酒精引起胎儿大脑组织改变

酒精引起的脑组织改变如下：①酒精使神经元和神经胶质细胞移行紊乱；②神经胶质细胞和神经元异位；③脑发育受阻；④皮质厚薄不均；⑤结构紊乱；⑥大部分皮质第Ⅱ层细胞密度增加，Ⅲ层细胞密度减小，神经元排列紊乱；⑦皮质灰白质混淆，无法区别，各脑区神经元数量减少；⑧室管膜细胞广泛缺失；⑨皮质和软脑膜上长满了一层神经胶质和神经纤维，与神经元成分混淆不清；⑩Golgi 法处理后，神经细胞树状棘突数量和长棘突优势降低，并形成皮质锥体细胞小蒂，皮层第Ⅴ层锥体细胞的树状棘突明显减少。

四、酒精引起小脑变性

（一）病理变化

1. 慢性酒精中毒患者的小脑皮层神经细胞变性。
2. 浦肯野细胞缺失。
3. 树突分支减少。

这些改变在小脑中央部和小脑蚓部的前上端更明显，在小脑半球的凸面比内侧受损更重。

（二）小脑变性分子水平的研究

酒精暴露长时间后，L_1 是参与细胞与细胞之间及细胞与细胞外基质之间相互作用的分子。细胞黏附指细胞间的黏附，是细胞间信息交流的一种形式。信息交流的可溶递质称细胞黏附分子（cell adhesion molecule，CAM）。CAM 是一类独立的分子结构，是通过识别与其黏附的特异性受体而发生相互间的黏附现象，中性粒细胞碱性磷酸酶（NAP）诱导的 L_1 表达却能够补偿酒精性 L_1 黏附力的阻断。最终，有数据得出结论，酒精不能调整 L_1 在成年小脑的表达，同样地，NAP 和 NAP 酒精复合物也不能改变 L_1mRNA 或者蛋白质水平。

第二节　酒精性心肌病的病理变化

一、发病机制

1. 细胞死亡　大量的酒精摄入，使体内的超氧阴离子自由基，过氧化氢羟自由基以及羟乙基自由基等氧自由基生成增加，造成直接或间接心肌细胞包括蛋白质氧化、DNA 突变甚至断裂，脂质过氧化、细胞膜起泡等，这些均是细胞凋亡的特征。
2. 心肌过氧化　心肌是高耗氧组织，酒精会干扰心肌的抗过氧化系统，产生大量 ROS（活性氧）和脂质过氧化物，使心肌发生过氧化损害。
3. 细胞微细结构损伤和功能紊乱。
4. 蛋白合成和心肌重构　心肌肥厚过程包括细胞外基质、胶原、间质蛋白的变化，这些都是心肌重构。研究结果显示心肌重构是大量长期饮酒的一个结果，同时是心肌肥厚的原因。心肌重构早期，心肌细胞和胶原网络结构变化适应变化了的病理生理体内环境。

5. 炎症　炎症经常和 / 或与其他因素结合引发心肌肥厚。

Steinberg 和 Hayden 在 1970 年对因酒精中毒死亡患者的尸检报告的研究发现，许多患者不论是否存在心脏肥大，均呈现与酒精性心肌病一致的大体和微细结构异常，心脏的平均重量及心脏重量与体重的比率明显高于年龄相当的不饮酒组。

二、病理改变

酒精摄入会引起轻度血压升高和脉搏增加，并可增高血浆黏稠度，与冠状动脉疾病发生率有关，少量或中量的酒精摄入对心脏产生有利影响。流行病学研究已经表明，冠状动脉疾病和心肌梗死的危险性与中度酒精摄入量有关。大量长期饮酒会导致细胞损伤，也会导致心衰和高血压。过度饮酒产生的酒精性心肌病是一种特征性疾病。心肌功能障碍和 / 或心肌病发生于三分之一的饮酒者，这并不是因为营养不良造成的，而是心肌受到酒精的直接伤害而产生的。

主要的病理改变是心肌细胞肥大、松弛、苍白、脂肪堆积，心肌纤维排列紊乱，伴有弥漫性退行性变，心肌细胞横纹肌消失，胞核皱缩变小，肌纤维空泡、水肿、透明样变性，心肌间质及血管壁周围组织水肿纤维化，有时可累及冠状动脉，但瓣膜一般正常，室间隔及左心室后壁轻度增厚。细胞及亚细胞水平的研究发现其细胞病变主要在于肌纤维排列错乱，线粒体功能异常以及细胞间隙、内质网扩张等，常见肌肉纤维化和脂肪沉积增加。心肌活检提示心肌细胞中肌酸激酶（CK）、乳酸脱氢酶（LDH）、α-羟丁酸脱氢酶（α-HBDH）等酶活性增高。研究显示，临床前期酒精中毒性心脏病在 40 岁以下的长期饮酒者中少见，一些患者做运动实验才能暴露酒精对心肌的影响。部分患者可能有心功能不全的症状和体征，如脉搏加速、脉压缩小、舒张压轻度上升、颈静脉怒张、舒张期奔马律、双肺底啰音、肝肿大、周围性水肿等，一般无胸痛。

三、心肌细胞的评估

在过去的 20 年，研究证实酒精依赖和弥散性心肌病之间有一定关系，但不清楚是不是所有的酗酒者都能产生心肌损伤。患有心肌病的酗酒者心肌细胞高度凋亡，比无心肌病的试验者的 Ki-67 活动更加活跃，Ki-67 可作为心肌细胞增生的标记物，这种心肌细胞的增生可以一定程度的代偿酒精性心肌病带来的肌细胞损伤（细胞的损伤刺激细胞的重生）。造成心肌损伤的因素有：酒精引起凋亡产生的毒性作用，细胞坏死和损伤。在酒精性心肌病中，Ki-67 的表达比在其他的心肌病中，增殖的程度相对较低。

（戚基萍　吴　鹤）

第三节　酒精相关性消化系统疾病的病理变化

一、酒精性肝病

（一）基本病理改变

酒精肝损伤的过程，不但引起肝实质细胞即肝细胞变性、坏死及炎症反应，同时也有肝非实质细胞［包括肝窦 Kupffer 细胞（库普弗细胞）、窦内皮细胞、肝星状细胞］变化。肝实质细胞与非实质细胞间的相互调节及作用，影响着肝内病变发展及肝纤维化形成。为了更清楚地阐述基本病变，按肝细胞病变、肝窦细胞改变及纤维化三项分述。

1. 肝细胞病变

（1）肝细胞变性

1）脂肪变性：脂肪变性是酒精性肝病最早和最常出现的病变，长期嗜酒者约90%肝穿刺活检可见脂肪变性（脂变）。酒精性肝病主要脂变形式为大泡性脂变，肝细胞包浆内出现孤立大脂滴，细胞核被挤向边缘，程度轻者仅见散在单个肝细胞或小灶状肝细胞脂变，主要分布于肝腺泡Ⅲ带（小叶中央静脉周围），脂变加重可影响Ⅱ带甚至Ⅰ带。当脂变肝细胞达肝细胞总数的30%或以上时，可称为酒精性脂肪肝；无合并症的单纯肝细胞大泡脂变，不引起明显炎症或窦周纤维化，脂泡破裂可引起脂性肉芽肿，其中有巨噬细胞、淋巴细胞聚集，偶见多核巨细胞绕于外溢脂质周围。脂性肉芽肿最常见于中央静脉周围带，但较少见。严重脂变区可出现无细胞性坏死，致局部发生纤维化。脂变是可逆的，一般戒酒 2～6 周脂变可消退。

嗜酒者的另一种脂变形式为小泡性脂变。Uchida 等1983 年从 21 例大量饮酒者（每日至少饮酒精 175g，持续 2.7～44 年）肝内见到这种脂变，因其特点是肝细胞肿大，胞浆内挤满了微小脂泡，因而又称之为酒精性泡沫样变性。小泡脂变主要位于Ⅲ带，有的可同时伴有大泡脂变，严重时小泡脂变可较弥漫，伴肝细胞内淤胆。线粒体损伤并可见肝细胞坏死脱失。

2）水样变性：酒精性肝病时肝细胞水样变性较常见。在酒精性肝损伤中由于乙醛的直接作用，乙醛与微管蛋白结合，损坏微管功能，细胞内蛋白分泌受阻，液体潴留，使细胞呈气球样变，有的肝细胞进一步肿大异常淡染，胞浆部分发空呈蛛网状，胞核居中，较大，核仁明显，称为酒精性透明细胞。肿大肝细胞内含 Mallory 小体，早期多为小叶中心带，呈灶状分布，戒酒后消退较慢，见图 4-3-1。

3）Mallory 小体：Mallory 小体（Mb）常在酒精性肝炎的炎症灶周围肿大的肝细胞内出现，被认为是酒精性肝病的一个标志。Mb 有趋化性，可引起周围中性粒细胞浸润。酒精性肝炎

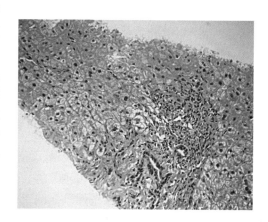

图 4-3-1　酒精性肝病
肝细胞胞浆疏松，浑浊，肿大，汇管区轻度界面炎症，周围可见肝细胞气球样变

及酒精性肝硬化 Mb 出现率分别为 76% 及 95%。有报道 Mb 出现率与平均每日饮酒量有关，日饮酒量 40 ~ 80g/d，Mallory 小体形成增多，但较小；日饮酒量 > 80g/d，Mallory 小体增多；日饮酒量 > 160g/d，Mallory 小体形成特别明显。Mallory 小体虽非酒精性肝病所特有，但与其他细胞变性等共同存在时，对酒精性肝病有诊断意义。

4）巨大线粒体：各类酒精性肝病中巨大线粒体检出率为 8% ~ 22%。有报道：45 例有巨大线粒体者，其中 44 例为轻及中度酒精性肝病，40 例死亡病例均未见巨大线粒体。因此认为巨大线粒体可作为慢性酒精性肝病预后好的标志，如肝损伤极轻微，出现巨大线粒体可作为诊断嗜酒者的标志。

5）细胞内铁颗粒沉积：嗜酒者肝穿标本中，可见不同程度的肝细胞内铁颗粒沉积。肝窦 Kupffer 细胞吞噬铁颗粒轻者，仅在小叶周边及变性的肝细胞或再生结节内见少量铁颗粒沉积，严重时肝细胞内和肝窦 Kuppfer 细胞内含有大量铁颗粒沉积。当嗜酒者肝细胞内铁颗粒沉积与肝内原发性色素沉积病不好鉴别时，可结合酒精性肝病常伴有肝脂变和窦周纤维化等鉴别。

（2）肝细胞坏死：酒精性肝病，凋亡肝细胞明显增多，但仍为单个散在。肝内细胞因子合成增多，氧化损伤加强，通过凋亡的受体通路及线粒体通路，均可引起肝细胞凋亡。经 TUNEL 检测呈阳性标记的凋亡细胞核除散见于肝索、肝窦内（凋亡小体）之外，有时见于 Kupffer 细胞胞浆吞噬空泡。酒精性肝病常见的肝细胞坏死，依据坏死范围的大小、特点有 4 种类型。

1）点灶状坏死：常见于肝小叶中央带，特点为少数肝细胞坏死溶解，坏死灶内可见中性粒细胞及少数淋巴细胞浸润。多形核白细胞（PMN）与酒精性肝病肝内细胞因子合成增多、肿瘤坏死因子-α（TNF-α）使内皮细胞黏附分子表达以及 IL-8 对 PMN 的嗜化学作用有关，见图 4-3-2。

2）界面肝炎和桥接坏死：坏死灶周围常见肿大肝细胞的包浆内含有形态不一的 Mallory 小体（Mb）及 PMN 浸润。

3）弥漫性肝细胞变性坏死：多发生于长期酗酒者。短期大量饮酒，临床表现为重度酒精性肝炎，肝脏肿大。镜下：肝细胞弥漫肿

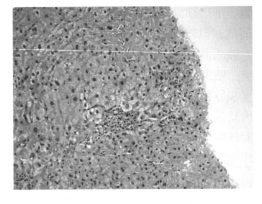

图 4-3-2　酒精性肝病
肝小叶内见点灶状坏死，坏死灶内见中性粒细胞浸润

胀，细胞大小不一，部分呈气球样变或脂变，肿大肝细胞包浆内易见 Mb；并可见散在中性粒细胞及淋巴细胞浸润。

在较大片的肝细胞坏死脱失区，可见大量吞噬细胞聚集，胞浆充满黄褐色素，组织内重度胆汁淤积者，临床多具明显黄疸。

（3）小型肝细胞：酒精性肝病缺乏急、慢性病毒性肝炎常见的肝细胞活跃再生（细胞增大呈多形性、胞核大小不一等），但常见一种小型肝细胞。Ray 研究酒精性肝脏，发现有较正常肝细胞小的细胞，胞核卵圆形，居中，有小核仁，细胞胞浆少。免疫染色这些细胞仅对胆管上皮阳性的单抗，CK 或 CK7、CK19 着色。由于这些细胞与实验性肝癌发生

过程所见的卵圆形细胞形态相似，被称为卵圆细胞。这些细胞除见于汇管区周围，亦见于小叶内远离汇管区的部位。De Vos 及 Desmet 对 13 例肝病（包括 5 例酒精性肝炎、2 例肝硬化）做了详细的电镜观察，所有标本内均可见多少不等的小型肝细胞。1993 年 Ray 发现在各型酒精性肝病中 98% 有小型肝细胞。这些小型肝细胞电镜下可分为 3 型。

1）Ⅰ型：细胞直径 7～10μm，具卵圆形核，圆形小核仁时可见于胞核边缘，胞浆含中等量线粒体，少量溶酶体，稍扩张的粗面内质网及滑面内质网及小束张力原纤维，这些小细胞与邻近肝细胞间可见桥粒连接，且多位于肝细胞的窦侧，其外绕以断续的基底膜。

2）Ⅱ型：与Ⅰ型细胞相似，但具有胆管上皮细胞的顶端微绒毛，侧壁呈指状交错，细胞有连续的基底膜，多于增生胆管周围与细胆管细胞连接。

3）Ⅲ型：似Ⅰ型细胞，但具有更多小细胞的特点，细胞直径约 10～15μm，胞核更明显，胞浆内含更多细胞器及糖原，细胞间可见毛细胆管微绒毛及细胞间连接。小型肝细胞一般为数不多，各型酒精性肝病内或仅为少数细胞，或呈灶状、多灶状分布，现认为是酒精性肝病肝细胞再生受抑制时的细胞再生。

2. 肝窦细胞变化

（1）Kupffer 细胞：长期大量饮酒，可致 Kupffer 细胞活化增生。受损肝细胞分泌细胞因子激活、乙醛直接刺激、肠源性内毒素及其他肠源性抗原物质，均可导致 Kupffer 细胞活化增生。各种酒精性肝病，特别是当肝内炎症或纤维化进展阶段，Kupffer 细胞数目明显增多，胞体也明显增大，形态多样，并常有多数突起伸出，胞核亦增大，偶见双核。应用 Kp-1 免疫组化染色活化 Kupffer 细胞呈弥漫阳性，胞浆内常见大小不等的吞噬空泡、颗粒状物或细胞残骸。炎症坏死区，可见增生并吞噬黄褐色色素的 Kupffer 细胞聚集，如坏死范围较大可见成片增生的 Kupffer 细胞和 / 或巨噬细胞，有时增生的 Kupffer 细胞可形成上皮样细胞或巨细胞。Kupffer 细胞激活后，分泌多种活性因子、趋化因子、黏附分子以及活性氧中间物，进一步影响周围细胞的功能，或引起周围细胞损伤；特别是它所分泌的转化生长因子-β（TGF-β），不但能刺激肝星状细胞大量增生，还能通过抑制基质金属蛋白酶（metalloprotease，MMP）加重纤维生成与降解间的失衡，促进肝纤维化。长期大量饮酒，酒精可抑制 Kupffer 细胞的吞噬功能。在酒精性肝硬化者，Kupffer 细胞数目正常，但细胞内溶酶体减少。Kupffer 细胞功能减低不利于内毒素的清除，导致内毒素血症，加重肝内损伤。

（2）肝窦内皮细胞：在酒精性肝损伤过程中，除窦内皮细胞反应活跃外，短期大量饮用酒精后，可致肝窦内皮细胞窗孔开启，脂质易于通过，故中等量饮酒短时间内即可引起肝脂变；长期酗酒者窗孔数量减少，孔径减小，影响血浆内胆固醇及维生素 A 向肝细胞及星状细胞转运，常致高脂血症。随窦周纤维化加重，窦内皮细胞窗孔进一步减少。

（3）肝星状细胞（HSC）：任何类型肝损伤，HSC 均可被激活。酒精性肝损伤 HSC 激活更为明显。长期大量饮酒，乙醛形成增多，乙醛直接毒性作用不但更加重肝细胞代谢障碍，并直接刺激 Kupffer 细胞活化和 HSC 增生。长期大量饮酒，Kupffer 细胞功能降低，不能有效清除内毒素致内毒素血症，进一步刺激 Kupffer 细胞生成大量细胞因子，两者均可促进 HSC 的增生合成细胞外基质，致酒精性肝病的纤维化较明显，出现较广泛的窦周纤维化、终末静脉纤维化，进而形成小叶中心到小叶中心、小叶中心到汇管区的桥接纤维化，以至发展为小结节性肝硬化。疾病早期活化增生的 HSC，主要见于小叶中央静脉周围区，其后增生逐渐弥漫并伴细胞外基质沉积，引起窦周纤维化。随窦周纤维化的加重，被包绕的肝细胞萎缩消失。新形成的疏松纤维间隔及改建的纤维间隔内，均可见大量活化增生的HSC。随病变静止，肝细胞再生，HSC可减少。这些增生HSC除回到静止状态外，通过细胞凋亡而减少。

3. 肝纤维化　酒精性肝纤维化发生较早且较弥漫，有三大特点。

（1）窦周纤维化：窦周纤维化（PSF）或称细胞周围纤维化（PCF），在酒精性肝病较为弥漫。正常窦周主要为纤细网状纤维（C-Ⅲ），仅在肝窦分叉处有少量C-Ⅰ，均不插入肝细胞间。酒精性肝病时，由于HSC活化增生广泛，引起窦周纤维化（PSF）亦较广泛（图4-3-3）。窦周纤维化按程度分为轻、中、重三度。

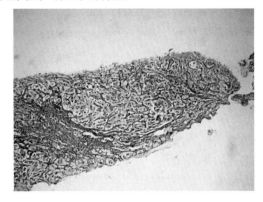

图4-3-3　酒精性肝病
酒精性肝纤维化，广泛窦周纤维化伴纤维间隔形成，部分小叶结构紊乱（网状纤维染色）

1）轻度窦周纤维化：酒精性肝病早期即可出现，首先见于Ⅲ带中央静脉周围。网状纤维染色可见局部窦壁网状纤维增短、变直，插入肝细胞间或细胞间隙，甚至包绕一个或几个肝细胞。

2）中度窦周纤维化：Ⅰ型、Ⅲ型胶原纤维（C-Ⅰ，C-Ⅲ）沿窦周沉积增多，环绕肝细胞呈铁丝网格状或龟壳样，范围多较广泛，可波及小叶2/3，其中C-Ⅰ明显增多。狼红染色偏光镜下：窦周出现较多红黄色的网格，与正常窦壁C-Ⅲ（呈绿色）相比，胶原纤维明显变粗，严重处致窦腔狭窄。

3）重度窦周纤维化：窦周纤维化明显加重，HSC增生，大量细胞外基质形成，包括Ⅰ型、Ⅲ型、Ⅳ型胶原，弹力纤维，纤维粘连蛋白（FN），层粘连蛋白（Ln）等非胶原糖蛋白及多种蛋白多糖（PG），被围绕的肝细胞成片萎缩，甚至消失，形成片状纤维网或纤维间隔（图4-3-4）。重度窦周纤维化常致肝小叶结构紊乱。

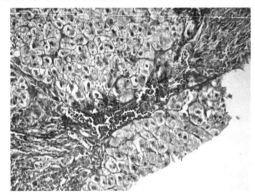

图4-3-4　酒精性肝病
酒精性肝纤维化，广泛肝血窦周围纤维化，纤维间隔形成，小叶结构紊乱（Masson染色）

（2）终末静脉周围纤维化：肝终末静脉包括中央静脉及相连肝小叶静脉。终末静脉周围纤维化为酒精性肝病的常见病变。Bunt等观察了256例酒精性肝病活检和50例尸检，在酒精性肝炎（AH）及酒精性肝硬化（AC）中，100%可见程度不一的终末静脉纤维化，随着肝纤维化程度的加重，终末静脉纤维化程度亦加重。

1）轻度终末静脉纤维化：正常中央静脉周围只有薄层胶原纤维，此时静脉壁周围胶原增多，壁轻度增厚，并常伴有小叶中心带的窦周纤维化。用α-SMA做免疫组化染色，在静脉周围及邻近窦周可见增生的HSC，小叶结构保存。

2）中度终末静脉纤维化：终末静脉壁明显增厚并伴有小叶中心纤维化、Ⅲ带淤血，甚者致纤维化与汇管区（P）及相邻小叶中心（C）相连形成 C-P 或 C-C 桥接纤维化，它是酒精性肝病发展为肝硬化的重要中间环节。有报道 106 例酒精肝炎患者中，68% 在发生肝硬化之前见到此类病变。

3）重度终末静脉纤维化：表现为小叶中心带广泛纤维化，局部静脉壁明显增厚或管腔闭塞，小叶中心带纤维化可与多个汇管区桥接形成宽阔纤维瘢痕，纤维致密，无炎症。多数小胆管可自汇管区沿纤维组织伸向小叶中心带，若不仔细辨认，可能误会是含小胆管的汇管区，将 C-P 间的桥接误为 P-P 间桥接。

（3）汇管区及汇管区周围纤维化

1）汇管区纤维化：ALD 时见汇管区胶原纤维增多，但无明显炎细胞浸润，时常伴小动脉壁增厚。

2）汇管区周围星芒状纤维化：扩大汇管区周围可见增生的胶原纤维自汇管区呈放射状伸向小叶内，形成纤细的不全间隔，使汇管区呈蜘蛛状。

3）界板不整（糜烂）：表现为汇管区周围细胆管增生，沿界板伸向小叶内，同时伴局部 HSC 活化，导致界板不整，应与淋巴细胞性碎屑坏死相区别。常见于酒精性肝炎及酒精性肝炎肝硬化，发生率分别达 79% 及 99%（图 4-3-5）。

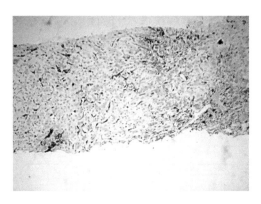

图 4-3-5　酒精性肝病
肝 Kupffer 细胞活化，增生（免疫组化 CD_{68}）

（二）组织学分级、分期与分类原则

酒精性肝病在发展过程中，各类基本病变多有不同程度的组合。为了使病理分类指标明确、客观、更加标准化，更能全面反映病变特点与程度，中华医学会肝病学分会脂肪肝和酒精性肝病学组于 2006 年 2 月修订制定了酒精性肝病诊断标准，确定了酒精性肝病病理分级分期标准。

小叶内病变分成脂变（F）及炎症（H）两项，分别制定 1～4 级的分级标准（表 4-3-1）。对酒精性肝病合并病毒性肝炎感染者，后者所引起的汇管区及小叶内的炎症分级，在 ALD 分级中予以增添，ALD 的纤维化分期标准基本与慢性肝炎一致，只是将窦周纤维化按程度，列入 1 期、2 期、3 期；然后根据脂变（F）、炎症（H）与纤维化（Fb）的分级（分期）按优势原则进行分类，3 项程度并列者则以炎症为主，顺序为 H＞Fb＞F。对 3 项病变程度均为 1 级（期）者定位轻症酒精性肝病，脂变、肝炎及纤维化的 2 级（期）、3 级（期）、4 级（期），分别称为各自的轻型、中型、重型。纤维化重型（Fb4）为早期酒精性肝硬化。

表 4-3-1　酒精性肝病病理组织分级分期标准

分级	脂肪变（F）	炎症（H）	分期	纤维化（Fb）
1	＜30%	灶状水样变	1	汇管区胶原增多或扩大少数小坏死灶，轻度窦周纤维化，轻度静脉周围纤维化

分级	脂肪变（F）	炎症（H）	分期	纤维化（Fb）
2	＞30%	气球样变	2	中度窦周纤维化，多数小坏死灶，小叶内纤维分隔，Mallory小体，中度静脉周围纤维化，局部PMN浸润
3	＞50%	变性坏死重	3	多数纤维间隔形成桥接坏死，小叶结构紊乱
4	＞75%	损伤广泛	4	早期或小结节性肝硬化

中日友好医院通过对136例酒精性肝病肝组织穿刺的验证，肯定了这个方案的可行性。应用时应在分类之后注明分级、分期。

（三）病理诊断标准

临床分型与病理组织分级、分期标准并不一致，它们之间的关系见表4-3-2。

表4-3-2　酒精性肝病的临床分型与组织病理分级、分期的关系

分类	程度	分级及分期
轻症酒精性肝病（AML）	轻	F1H1Fb1
酒精性脂肪肝（AFL）	轻	F2H1Fb1
	中	F3H1-2Fb1-2
	重	F4H1-2Fb1-2
酒精性肝炎（AH）	轻	F0-2H2Fb1-2
	中	F0-3H3Fb1-2
	重	F0-3H4Fb1-3
酒精性肝纤维化（AF）	轻	F0-1H1Fb2
	中	F0-2H1-2Fb3
早期酒精性肝硬化（AC）	重	F0-3H1-3Fb4

F：脂变；H：炎症；Fb：纤维化

1. **轻症酒精性肝病（AML）**　患者临床症状轻微，肝功能正常或轻度异常，诊断主要靠详细询问饮酒史及戒酒史，结合临床。肝穿刺活检有助确诊。轻型酒精性肝病患者肝内可见酒精性肝病的几种基本病变，但程度较轻。此型在中日友好医院136例ALD患者肝穿中占30.2%，较日本的报道所占比例大。AML中可见ALD的基本病变，如大泡脂变、灶状气球样变、坏死灶伴PMN浸润及小叶中心窦周纤维化，但病变程度较轻，均在Ⅰ级范围。AML可以具有上述两项或两项以上的病变。由于病变较轻，肝小叶结构无破坏，戒酒后可恢复。

2. **酒精性脂肪肝（AFL）**　临床症状多较轻，有不同程度肝肿大，肝重量常达2 000～2 500g（正常1 200～1 500g），甚至达3 000g以上。肝脏色黄，边缘钝。镜下大部分患者的脂变为大泡性脂变。主要见于肝腺泡Ⅱ区、Ⅲ区，严重者弥漫分布。依脂变范围分为轻度（脂变肝细胞达30%～50%）、中度（50%～75%）和重度（＞75%）。细胞

脂变本身不致窦周纤维化，但约 31% 合并轻度到中度肝纤维化；如患者坚持戒酒、低脂高蛋白饮食辅以药物治疗，预后良好。有报道，严格戒酒 1 ~ 4 个月后，脂变完全消失。如发生小泡性脂变则病情较严重。1983 年有学者报道了 21 例大量饮酒者，临床出现黄疸、肝大、ALT、AST、AKP 和胆红素显著升高。肝穿刺证实均为小泡性脂变。肝细胞内还有淤胆，肝细胞溶解脱失。此外，还伴有轻度静脉周围纤维化。这 21 例戒酒后，临床症状消退，血清 ALT 很快恢复正常，肝内脂变消失。

1992 年，Rosmordue 等报道 4 例患者，出现黄疸、肝大后继续暴饮，饮食减少，虽未出现明显肝衰竭症状，却突然死亡。4 例的病理检查证明肝内均有大量小泡性脂变。这 4 例弥漫小泡性脂变的死亡，无疑与酒精中毒引起的急性线粒体功能损伤有关。USC 肝病中心 20 世纪 30 年代的 236 例肝穿刺活检中有 ALD147 例，其中 60 例有急性肝损伤，后者中 32 例肝穿刺活检证明有明显的小泡性脂变，小泡性脂变占急性肝损伤住院患者的 50%。32 例中有 20 例为单纯性小泡性脂变，12 例伴有活动性 AH，肝细胞内见 Mb 及中性粒细胞浸润。

以上说明小泡性脂变较大泡性脂变者预后严重，应引起注意，除单独发生外，还可以合并 AH，也可以见于慢性 ALD。

3. 酒精性肝炎（AH） 其特点是病变由肝细胞骨架损伤（气球样变、Mallory 小体形成）、炎症、坏死和纤维化组合。通常有脂变，但入院数周后行肝穿刺多见不到脂变。偶可见巨大线粒体、淤胆、铁颗粒沉积等改变。酒精性肝炎的病变轻重程度不一。

（1）轻度：表现为散在的多数小坏死灶、Mallory 小体形成、中性粒细胞浸润和轻度纤维化，主要见于肝腺泡 3 带。

（2）中度：气球样变、Mallory 小体、中性粒细胞浸润和坏死明显增多，坏死灶可融合或形成 C-P 或 C-C 桥接坏死，伴局部纤维组织增生。1963 年 Edmondson 等提出发生慢性重度嗜酒者的硬化性玻璃样坏死为酒精性肝炎，其特点是广泛的静脉周围肝细胞坏死，伴胶原沉积和终末静脉闭塞，可在没有肝硬化的情况下导致门脉高压。患者有发热、白细胞增高、黄疸、肝肿大并出现腹水。病变初期中央静脉周围肝细胞呈明显的气球样变。Mallory 小体形成，大量的中性粒细胞浸润，其后肝细胞坏死、溶解，残留的 Mallory 小体为白细胞所环绕，消失缓慢。局部胶原沉积，终末静脉闭塞。

（3）重度：常发生于连续、大量饮酒后，患者肝脏明显肿大，镜下可见在慢性 ALD 的基础上发生肝细胞弥漫变性、坏死、胆汁淤积和毛细胞胆管内胆栓形成。Kishi 报道了 18 例死于黄疸、肝衰竭或曲张静脉出血的重度酒精性肝炎患者的尸检结果，镜下见肝内重度终末静脉周纤维化，终末静脉腔闭塞程度与腹水量明显相关，说明为酒精性肝炎阶段发生门静脉高压的重要原因。Sorensen 等的观察结果显示，酒精性肝炎患者如持续饮酒，50% 将在 10 ~ 13 年内发展为肝硬化。

4. 酒精性肝纤维化（AF） 各型慢性酒精性肝病均伴有不同程度的肝纤维化，酒精性肝纤维化作为一个独立类型，是在近十几年才被有些学者所采用。已知慢性酒精中毒时乙醛的直接毒性作用于肝细胞、Kupffer 细胞、肝星状细胞以及通过加重肝细胞代谢障碍，促进 HSC 活化、增生、细胞外基质形成，导致酒精性肝病形成较独特的窦周纤维化、终末静脉纤维化。病变发展可形成桥接纤维化及肝硬化。由于在酒精性肝纤维化可以不伴或仅伴轻度酒精性肝炎的病变，故将其列为酒精性肝病的一个独立类型。

酒精性肝纤维化基本病变包括窦周纤维化、终末静脉纤维化、汇管区及汇管区周围纤维化、桥接纤维化（间隔形成）。根据纤维化的范围及程度不同，酒精性肝纤维化分为轻度、中度、重度。各类中均可伴有脂变及炎症，但后两者的程度均轻于纤维化的程度。轻度酒精性纤维化的镜下特点为明显的窦周纤维化，并有少数纤维间隔形成，但小叶结构保留。中度酒精性肝纤维化：纤维化范围广或出现中度至重度窦周纤维化或静脉周围纤维化，形成纤维间隔，致小叶结构紊乱。此阶段部分患者可以出现门静脉高压体征，包括食管静脉曲张、脾肿大及腹水，继续发展则进入重度酒精性肝纤维化即早期肝硬化。

通过活检可判断预后，下列病变提示有进展为肝硬化的危险性。①肝细胞的坏死及纤维化的广度与程度较重，活动性肝细胞坏死及广泛窦周纤维化，纤维间隔内有弹力纤维沉积，肝结构紊乱；②弥漫性肝实质病变；③终末静脉广泛闭塞；④广泛的 Mb 形成，已有较多证明 Mb 与肝损伤严重度及肝纤维化相关；⑤影响预后的危险因素除初诊时肝穿中组织损伤的严重程度外，持续饮酒是更为重要的危险因素。

5. 酒精性肝硬化　据 210 例法医尸检（嗜酒者）分析，每日饮酒 > 80g 者，肝脏桥接纤维化及酒精性肝硬化发生率明显升高。中日友好医院的资料中，11 例酒精性肝硬化患者 90% 饮酒 > 100g/d，饮酒时间大部分在 10 年以上，仅 1 例为 8 年，与日本的报道一致。

酒精性肝硬化的特点是小结节性肝硬化，肝脏肿大，中日友好医院的尸检资料早期及中期酒精性肝硬化肝脏重量在 1 800g 左右。我国香港的报道与其相似，早期者 1 800g，中期 1 600 ～ 2 000g，晚期重量正常或减少。

（1）早期酒精性肝硬化：结节甚为细小，镜下特点为结节小，平均直径 0.3 ～ 0.4mm（正常小叶直径 1mm），肝细胞再生不显著，汇管区尚保留。纤维化自终末肝静脉周围（后者呈中度、重度静脉周围纤维化）与汇管区之间形成较宽含扩张血窦的血管纤维间隔，沿Ⅲ带将小叶腺泡分隔成微小结节。较大汇管区周围保留腺泡较多，血管纤维间隔内含不规则扩张的肝窦，窦间肝细胞消失，代之以活化增生的 HSC 及大量细胞外基质形成，其中含较多新合成的弹力纤维，Ⅱ型胶原、Ⅲ型胶原、Ⅳ型胶原及蛋白多糖。间隔内血窦毛细血管化，窦内皮细胞转化为血管内皮细胞，失去原有的窗孔，呈现 FⅧRag，并出现基底膜。随小结节内肝细胞的再生、结节增大、变圆，血管纤维间隔不断改建，血窦减少，Ⅰ型胶原及弹力纤维增多，间隔渐变窄。

（2）中期酒精性肝硬化：为典型的小结节性肝硬化，再生结节较圆，结节大小稍有不一。假小叶内仍可见典型的窦周纤维化，如继续饮酒结节可有明显脂变，有的可见铁颗粒沉积和 / 或铜颗粒或铜结合蛋白沉积。结节周围小胆管增生显著，纤维间隔宽窄不一，并可见大片的纤维化区，推测与肝静脉小支纤维化闭塞有关。此期更多患者出现门静脉高压，镜下门静脉扩张、壁增厚、壁内及周围有大量弹力纤维增生，可死于曲张静脉破裂大呕血。

（3）晚期酒精性肝硬化：肝脏体积正常或缩小，再生结节不断改建，大部结节直径 > 4mm，有的更大，界限清楚，结节周围绕以致密纤维组织，炎细胞少。酒精性肝硬化肝脏肿大除与肝细胞因脂质沉积及蛋白代谢障碍肝细胞肿大有关外，还与细胞外基质明显增多有关。中日友好医院曾对 3 例重达 1 800g 的早中期酒精性肝硬化切片进行图像分析，结果显示间质及血管等非实质成分占 60.8%，而正常对照仅占 5.4%，说明在肝硬化过程中有大量间质成分（包括细胞外基质）增多。

二、急性与慢性酒精性胰腺炎

胰腺表面覆有薄层结缔组织被膜，结缔组织伸入腺内将实质分割为许多小叶。胰腺实质由外分泌部和内分泌部（胰岛）组成。胰腺外分泌部为复层泡状腺，具有浆液性腺的结构特征。成人每日分泌 1 500 ~ 3 000ml 胰液。胰液为碱性液体，pH 7.8 ~ 8.4，含多种消化酶和丰富的电解质，是重要的消化液。胰岛是由内分泌细胞组成的球形细胞团，分布于腺泡之间，在 HE 染色中，胰岛细胞着色浅淡，极易鉴别。成人胰腺约有 100 万个胰岛，约占胰腺体积的 1.5%，于胰尾部较多。胰岛细胞聚集成团索状，细胞间有丰富的有孔毛细血管。人胰岛主要有 A、B、D、PP 四种细胞，在 HE 染色切片中不易区分，目前主要用免疫组织化学法进行鉴别。

（一）急性胰腺炎

急性胰腺炎是胰腺可逆的炎症性损伤。西方国家大约每 100 000 人中有 20 人患病。大多数病例是由酗酒或胆道疾病引起。患者出现上腹部痛牵涉至背部，通过血清淀粉酶水平升高来诊断证明。超声检查和 CT 显示腺体弥散性增大。

1. 病理改变　大体胰腺通常增大质软；邻近的脂肪组织有粉白的脂肪坏死灶；严重的病例中，腺体中可见出血。镜下：轻度水肿到炎症细胞扩散，广泛坏死和出血。

2. 鉴别诊断　急性胰腺炎的鉴别诊断范围很窄，包括慢性胰腺炎。胰腺损伤的可逆性用来将慢性胰腺炎与急性胰腺炎区别。在慢性胰腺炎中损伤的胰腺实质组织已经被瘢痕组织取代，并且在炎症性过程减弱之后正常功能不能恢复。

（二）慢性胰腺炎

1. 概述　酒精已成为慢性胰腺炎的第一致病因素。据估计每日摄入酒精大于150g，6 ~ 12 年即可出现胰腺炎的症状，慢性胰腺炎发生的危险性与摄入酒精的量与时间明显相关。关于酒精诱导慢性胰腺炎的发病机制，过去多数学者倾向于蛋白质分泌过度导致梗阻和坏死纤维化的假说，即酒精刺激胰腺分泌，增加胰腺对胆囊收缩素刺激的敏感性，使胰液中胰酶和蛋白质的含量增加，小胰管内蛋白栓形成，引起胰管梗阻并发生钙化，腺泡萎缩、小导管周围炎症浸润，发展至纤维化。目前认为酒精导致慢性胰腺炎的发生主要是通过代谢产物的毒性作用、醇致敏作用、遗传易感性及全身微循环改变等途径，最终导致胰腺水肿、腺泡空泡变性、胰蛋白酶原激活及增加腺泡细胞溶酶体不稳定性。

慢性胰腺炎定义：胰腺炎症性损伤，与内源性或外源性功能不可逆损失相关。在美国大多数病例是由严重使用酒精引起。胰腺中的钙化可以在腹部平片上看到。超声检查证明导管膨胀；CT 显示钙化和小囊肿。

2. 病理改变　慢性胰腺炎特征性病变是炎症细胞浸润，与正常的胰腺实质细胞被纤维结缔组织取代有关。腺泡的丢失与胰腺导管的扩张相关。大体：小叶出现丢失，钙化，胰管扩张。镜下：炎症细胞浸润（主要是慢性炎症），广泛纤维化，胰腺组织和腺泡组织丧失、萎缩，胰岛相关性不足，在一些严重的病例中有内分泌细胞的丢失，浆细胞浸润。

（戚基萍　姜　杰）

参考文献

1. 彭向欣，王泰龄. 肝脏疾病临床病理学. 北京：化学工业出版社，2010

2. 邹仲之. 组织学与胚胎学. 第6版. 北京：人民卫生出版社，2006

3. 陈灏珠. 实用内科学. 第11版. 北京：人民卫生出版社，2002

4. Guo W, Crossey EL, Zhang L, et al. Alcohol Exposure Decreases CREB Binding Protein Expression and Histone Acetylation in the Developing Cerebellum. PLOS ONE, 2011, 6: e19351

5. Maurage P, Callot C, Chang B, et al. Olfactory Impairment Is Correlated with Confabulation in Alcoholism: Towards a Multimodal Testing of Orbitofrontal Cortex. PLOS ONE, 2011, 6: e23190

6. Rosen A, Kuilenburg A, Borkhardt K. Severe Encephalopathy，Lactic Acidosis, Vegetative Instability and Neuropathy with 5-Fluorouracil Treatment~Pyrimidine Degradation Defect or Beriberi. Case Reports in Oncology, 2011, 4: 371-376

7. Du łak E, Lubiński A, Bissinger A, et al. Recurrence of ventricular arrhythmias in patients with non-ischaemic dilated cardiomyopathy: evidence-based predictors. Original article, 2009, 67: 8

8. Fogle RL, Hollenbeak CS, Stanley BA, et al. Functional proteomic analysis reveals sex-dependent differences in structural and energy-producing myocardial prot eins in rat model of alcoholic cardiomyopathy. Articles in Press. Physiol Genomics, 2011, 10: 1152

9. Happel KI, Rudner X, Quinton LJ, et al. Acute alcohol intoxication suppresses the pulmonary ELR-negative CXC chemokine response to lipopolysaccharide. Alcohol, 2007, 41(5):325-333

10. Brown LA, Ping XD, Harris FL, et al. Glutathione availability modulates alveolar macrophage functions in the chronic ethanol-fed rat. Am J Physiol Lung Cell Mol Physiol, 2007. 292(4):L824-L832

11. Polikandriotis JA, Rupnow HL, Elms SC, et al. Chronic ethanol ingestion increases superoxide production and NADPH oxidase expression in the lung. Am J Respir Cell Mol Biol, 2006, 34(3):314-319

12. Das SK, Vasudevan DM. Essential factors associated with hepatic angiogenesis. Life Sciences 2007, 81(23/24):177-187

13. Bumham EL, Halkar, R, Burks M, et al. The effects of alcohol abuse on pulmonary alveolar-capillary barrier function in humans. Alcohol Alcoholism, 2009, 44(1):8-12

14. Joseph H, Siison MD. Alcohol and airways function in health and disease. Alcohol, 2007, 41(5):293-07

15. Heinemann HO. Alcohol and the lung. A brief review. Am J Med, 1977, 63:81-85

16. Happel KI, Nelson S. Alcohol, immunosuppression and the lung. Proc Am Thorac Soc, 2005, 2:428-432

17. Forget MA, Sisson JH, Spurzem JR, et al. Ethanol increases phosphodiesterase 4 activity in bovine bronchial epithelial cells. Alcohol, 2003, 31:31-38

18. Antonicelli L, Micucci C, Bonifazi F. Is ethanol-induced bronchos-pasm an inflammation-driven event. Allergy, 2006, 61(2):270-271

19. Trevisani M, Gazzieri D, Benvenuti F, et al. Ethanol causes inflammation in the airways by a neurogenic and TRPV1-dependent mechanism. J Pharmacol Exp Ther, 2004, 309(3):1167-1173

20. Bechara RI, Brown LAS, Roman J, et al. Transforming growth factor 1 expression and activation is increased in the alcoholic rat lung. Am J Respir Crit Care Med, 2004, 170:188-194

21. Jones SG, Morrisey K, Williams JD, et al. TGF-betal stimulates the release of pre-formed bFGF from renal proximal tubular cells. Kidney Int, 1999, 56(1):83-91

22. Femandez AL, Koval M, Fan X, et al. Chronic alcohol ingestion alters claudin espression in the alveolar epithelium of rats. Alcohol, 2007, 41(5):371-379

23. Burnham EL, Halkar R, Burks M, et al. The effects of alcohol abuse on pulmonary alveolar-capillary barrier function in humans. Alcohol Alcoholism, 2009, 44(1):8-12

24. Francque SM, Verrijken A, Mertens I, et al. Noninvasive assessment of nonalcoholic fatty liver disease in obese or overweight patients. Clin Gastroenterol Hepatol, 2012, 10(10):1162-1168

25. Verma S, Jensen D, Hart J, et al. Predictive value of ALT levels for non-alcoholic steatohepatitis (NASH) and advanced fibrosis in non-alcoholic fatty liver disease (NAFLD). Liver Int, 2013, 33(9):1398-1405

26. Kwok R, Tse YK, Wong GL, et al. Systematic review with meta-analysis: non-invasive assessment of non-alcoholic fatty liver disease-the role of transient elastography and plasma cytokeratin-18 fragments. Aliment Pharmacol Ther, 2014, 39(3):254-269

27. Festi D, Schiumerini R, Marzi L, et al. Review article: the diagnosis of non-alcoholic fatty liver disease-availability and accuracy of non-invasive methods. Aliment Pharmacol Ther, 2013, 37(4):392-400

28. Cusi K, Chang Z, Harrison S, et al. Limited value of plasma cytokeratin-18 as a biomarker for NASH and fibrosis in patients with non-alcoholic fatty liver disease. J Hepatol, 2014, 60(1):167-174

第五章

酒精的神经生理学研究

　　酒精是一种亲神经物质，过度饮酒可导致躯体、心理、社会等多方面损害，特别是对内脏系统和神经系统损害更明显。酗酒患者营养不良最为常见，胃炎、肝硬化、胃十二指肠溃疡的发病率增加，长期饮酒、营养不良、缺乏 B 族维生素可引起末梢神经损害。孕妇大量饮酒可产生胎儿酒精综合征，出现出生儿低体重、低智能，生长和发育受到严重损害。

　　酒精是中枢神经系统抑制剂，酒精中毒时血脑屏障通透性增高，因此酒精中毒所导致的中枢神经系统损害既广泛又严重。酒精及其代谢产物对神经系统具有直接或间接损害。长期大量饮酒不仅造成急性酒精中毒，同时也导致多种营养因子的缺乏，从而继发各种神经系统疾病。

第一节　酒精对神经元和神经胶质细胞的作用

一、酒精对神经元的作用

　　神经元由神经细胞胞体及其突起构成。神经细胞胞体内的高尔基体参与形成多肽类或激素类的神经分泌颗粒，合成某些神经递质如儿茶酚胺以及与神经递质合成有关的酶，然后以囊泡的形式输送到神经末梢。突起包括一个或多个树状突和一个细长的轴状突，神经元是神经系统唯一能传递神经冲动的结构，其中树突和胞体是接受其他神经细胞传来冲动的部分，而轴突则把神经元的冲动传递到末梢。神经元之间的交接点被称为突触，包括前一个神经元的末梢部分，即突触前膜；后一个神经元的细胞膜，即突触后膜；突触前后部之间有 15 ～ 25mm 的裂隙，即为突触间隙。

　　在胚胎发育早期，酒精可能通过影响神经元的分化、迁移而引起脑形态结构发育障碍；在胚胎发育后期，即突触发生阶段，酒精可诱导神经元凋亡而导致脑功能发育异常。人类胚胎从第 7 个月开始到出生后的几年之内，是突触发生的时期，也是对酒精最敏感的时期之一。若在这一阶段受到酒精暴露，可引起大量的神经元发生程序性死亡。在突触发生时期，酒精诱导的神经元凋亡可能是胎儿酒精综合征产生的原因之一。酒精可能通过增加自由基的产生，影响神经递质受体的功能、干扰神经营养因子信号通路、激活内源性的细胞凋亡信号途径等分子机制，促进发育过程中的神经元凋亡。酒精影响发育的另一个重要机制是抑制蛋白质合成。

以下主要阐述酒精诱导的神经元凋亡机制：

1. 氧化损伤与酒精引起的神经元凋亡　氧化应激长期被认为是酒精诱导发育中神经元凋亡的机制之一。摄入体内的酒精经乙醇脱氢酶作用生成乙醛，大部分乙醛需要由乙醛脱氢酶代谢使之变成乙酸。乙醛脱氢酶在氧化过程中可生成大量的超氧阴离子自由基，损伤神经元。酒精还可通过细胞色素 P450 增加超氧阴离子自由基和过氧化氢的生成，使线粒体受损，特别是对呼吸链的部分抑制，导致氧化还原载体，如辅酶 Q 的自氧化，增加氧自由基的产生。大脑是机体线粒体最活跃的部位，在酒精的代谢中必然会产生大量的自由基。此外，酒精能使细胞内 NADH/NAD 增加，从而将三价铁离子催化还原为二价铁离子，生成大量羟自由基，造成脂质过氧化。为了清除这些过量的自由基和过氧化脂质，就不得不动用体内大量抗氧化剂和抗氧化酶，又会导致这些指标的显著降低。

在酒精诱导的神经元凋亡模型中，酒精引起 7 日龄小鼠大脑中反映体内氧化应激程度的硫代巴比妥酸反应物（thiobarbituric acid reactive substance，TBARS）增多，而清除氧自由基的谷胱甘肽过氧化物酶（glutathione peroxidase，GPx）含量下降。促红细胞生成素（erythropoietin，EPO）能有效抑制酒精引起的神经元死亡，同时也降低了脑组织的 TBARS 水平。体外培养的大鼠原代皮层神经元中，酒精能够显著增加活性氧（reactive oxygen species，ROS）的产生，提高线粒体内脂质过氧化产物 4-羟基壬烯醛（4-hydroxynonenal，HNE）和丙二醛（malonaldehyde，MDA）的含量，降低谷胱甘肽（glutathione，GSH）的含量，引起半胱氨酸天冬氨酸蛋白酶-3（cysteine aspartic acid protease，caspase-3）的激活，以及细胞色素 C 的释放和神经元凋亡。使用 N-乙酰半胱氨酸（N-acetylcysteine，NAc）增加细胞内还原性谷胱甘肽的含量，对正常细胞活性没有影响，却能有效抑制酒精诱导的神经元凋亡。

2. 酒精激活细胞凋亡信号通路　细胞凋亡主要包括内源性和外源性两条通路。在外源性凋亡途径中，配体与细胞膜上的死亡受体结合，激活半胱氨酸天冬氨酸蛋白酶-8（cysteine aspartic acid protease，caspase-8），继而激活下游的 caspase-3 等，引起细胞凋亡。在内源性凋亡途径中，线粒体膜上的促凋亡因子和抗凋亡因子比例发生变化，使线粒体膜的通透性发生变化，引起细胞色素 C 的释放，细胞色素 C 与细胞凋亡蛋白酶激活因子-1（apoptosis protease activating factor-1，APAF-1）和 caspase-9 结合，从而激活 caspase-3 及下游因子。B 细胞淋巴瘤/白血病-2 基因（B-cell lymphoma，*Bcl-2*）家族蛋白在内源性细胞凋亡途径中起着重要的调节作用：Bcl-2、Bcl-xL 等是抑制细胞凋亡的因子；而 Bax、Bad 等则起促进细胞凋亡的作用。这些蛋白通过形成同源或异源二聚体发挥作用。当 Bax 形成同源二聚体时，诱导凋亡，随着 Bcl-2 表达量的上升，越来越多的 Bax 二聚体分开，与 Bcl-2 形成更稳定的异源二聚体，从而抑制 Bax 同源二聚体诱导的凋亡作用。细胞内 Bcl-2 家族促凋亡因子和抗凋亡因子间比例的变化调节着细胞凋亡的发生。Young 等以新生 7 日龄的小鼠为模型，证明酒精诱导的神经元凋亡主要是通过线粒体介导的内源性细胞凋亡途径。在 *Bax* 基因敲除小鼠中，酒精不能诱导神经元的凋亡，但 *caspase-3* 基因敲除并不能抑制酒精引起的神经元死亡，提示 Bax 可能是决定细胞命运的关键因素。后续的研究发现，在 *Bax* 基因敲除小鼠中，酒精不能诱导小脑浦肯野细胞的凋亡，但小脑颗粒细胞对酒精的敏感性并没有发生改变。出生 4d 的大鼠小脑中，酒精能诱导胞浆和线粒体膜上 Bad 的表达,同时引起了线粒体膜上 Bad 和 Bcl-xL 复合物的增加。大鼠孕期摄入酒精,能降低后代大脑皮层中 Bcl-2 蛋白的表达水平。

3. 酒精引起双链核苷酸激活的蛋白激酶介导的蛋白合成受阻 蛋白合成停止是细胞凋亡的重要机制之一,真核细胞翻译起始因子-2α(eukaryotic initiation factor,eIF-2α)在该过程中起着关键作用。蛋白翻译起始时,eIF2α 由结合二磷酸鸟苷(guanosine diphosphate,GDP)的形式转换为结合三磷酸鸟苷(guanosine triphosphate,GTP)的形式,使带氨基酰的转运核苷酸(transfer ribonucleic acid,tRNA)与小亚基结合,并为起始复合物的形成提供能量。细胞受到外界刺激时,eIF2α 被磷酸化,减少了 eIF2-GDP 向 eIF2-GTP 的转换,从而抑制蛋白质的合成。双链核苷酸激活的蛋白激酶(double stranded RNA-activated protein kinase,PKR)在哺乳动物中广泛表达,能通过磷酸化其底物 eIF2α,使蛋白翻译受到抑制,在细胞的抗病毒反应中起到重要的调控作用。近年来,关于 PKR 在神经元凋亡和神经退行性疾病中的作用,受到了越来越多的关注。研究表明,在诱导的小鼠癫痫持续状态中,PKR 在皮层和海马组织中被激活,并引起蛋白翻译受到抑制。磷酸化的 PKR 表达水平在帕金森病(Parkinson disease,PD)和亨廷顿舞蹈病(huntington chorea,HD)患者脑组织内明显升高,提示 PKR 在这些疾病的发生中可能具有重要的作用。

除双链核苷酸外,PKR 也可以被其激活物激活。新近的研究显示,在体外培养的原代小脑颗粒细胞中,酒精能够引起 PKR 相关蛋白(RAX)和 PKR 的相互作用,并通过磷酸化其下游的 eIF2α 导致蛋白翻译受阻和神经元死亡。过量表达 RAX 的细胞对酒精的敏感性提高,并增强了酒精引起的蛋白翻译受阻和神经元的死亡。该研究首次揭示了酒精通过抑制蛋白合成引起细胞凋亡的分子机制。酒精可能通过增加自由基产生、影响神经递质受体的功能、干扰神经营养因子信号通路、激活内源性的细胞凋亡信号途径等分子机制促进细胞凋亡。抑制蛋白质合成是酒精影响发育的另一个重要机制。

4. 酒精干扰神经营养因子信号通路 神经营养因子(neurotrophic factors,NTFs)是神经元的存活、增殖、分化等所必需的一大类生长因子。在中枢神经系统的发育过程中,仅接收到足够营养因子信号的细胞才能存活,而缺乏营养支持将导致细胞凋亡。大量研究表明,酒精通过干扰神经营养因子的信号通路引起神经元的死亡。酒精可能通过多种途径干扰神经营养因子的作用,如影响营养因子的表达,影响营养因子受体的水平或影响这些因子激活的下游信号通路。不同类型的细胞,对酒精的敏感程度与它们对生长因子的响应程度相关。脑源性神经生长因子(brain-derived neurotrophic factor,BDNF)是近年来研究较多的一种营养因子,在神经元的存活、突触形成中起着重要的作用。BDNF 的生物学效应通过与受体结合实现,配体与受体结合后,可以激活细胞内不同的信号通路,包括磷脂酰肌醇 3-激酶(phosphatidylinositol 3-kinase,PI3K)通路和细胞外信号调节蛋白激酶(extracellular signal-regulated kinase,ERK)信号通路,这些通路的激活能引起细胞增殖相关的一些转录因子的表达。酒精能降低新生大鼠大脑皮层 BDNF 表达水平并影响其受体的功能。同时,酒精抑制了 BDNF 激活的 PI3K 和 ERK 通路。胰岛素样生长因子-1(insulin like growth factor-1,IGF-1)是一类促进细胞生长、具有胰岛素样代谢效应的神经营养因子。IGF-1 及其受体广泛分布于中枢神经系统,通过下游的促分裂原活化蛋白激酶(mitogen-activated protein kinase,MAPK)和 PI3K 等信号通路抑制细胞凋亡,调节离子通道活性。IGF-1 与细胞膜上的受体结合，激活其胞内段，然后磷酸化并激活胰岛素受体底物 1（insulin receptor substrate-1，IRS-1），IRS-1 可以招募并活化 PI3K，从而激活 PI3K 信号通路，抑制细胞凋亡。酒精能够抑制 IGF-1 对原代小脑颗粒细胞的神经保护作用，诱导细胞凋亡，其途径是抑制 IRS-1 的磷酸化，阻碍 PI3K 的结合。大鼠在孕期摄入酒精，后代出生后神经元的胰岛素信号通路受到抑制。Rubin 等通过详细的结构研究发现，酒精能结合在胰岛素受体和 IGF-1 受体激酶活性区域的疏水部位，并与极性氨基酸残基通过亲水结合稳定下来，从而抑制受体激酶的活性，阻断胰岛素信号通路。众多研究还表明，酒精可能通过以上一种或多种途径干扰 NTF-3、神经生长因子（nerve growth factor，NGF）、表皮生长因子（epidermal growth factor，EGF）等神经营养因子的作用。

二、酒精对神经胶质细胞的作用

神经胶质细胞是中枢神经系统的主要细胞占全脑细胞 50% 以上，是脑的主要组成成分。它广泛分布于中枢神经系统内，具有支持、滋养神经元，吸收和调节某些活性物质的功能。神经胶质细胞具有分裂能力，可以吞噬因损伤而解体破碎的神经元，并能修补填充、形成瘢痕。神经轴突再生过程必须有神经胶质细胞的引导才能成功。

神经胶质细胞作为脑的重要组成部分其发育不仅是神经系统整体发育的一个组成部分，且为神经元的发育提供了不可缺少的环境条件。星形胶质细胞是中枢神经系统最重要的神经胶质细胞之一，对神经元具有营养支持作用，并能引导神经元的定向迁移和分化成熟。酒精对神经元的损害作用是否是通过影响星形胶质细胞功能继而影响神经元功能受到普遍关注。少突胶质细胞的主要功能是在中枢神经系统中包绕轴突、形成绝缘的髓鞘结构、协助神经电信号的跳跃式高效传递，维持和保护神经元的正常功能。少突胶质细胞的异常除导致中枢神经系统脱髓鞘病变之外，还会导致神经元损伤或精神类疾病，甚至可以引发脑肿瘤。酒精及其代谢产物乙醛对星形胶质细胞和少突胶质细胞损伤机制可能与下列因素有关：

1. 酒精对神经胶质细胞膜脂质流动性的影响　以往研究证实，酒精可影响神经元膜脂质和突触体膜脂质流动性，导致膜脂与膜蛋白相互关系发生紊乱。不同神经毒物对细胞损害存在着差异，对同一种神经毒物的敏感性也因细胞类型不同而异。酒精、乙醛对星形胶质细胞和少突胶质细胞膜脂质荧光偏振度、流动度有明显影响。随剂量递增，荧光偏振度显著下降，与剂量呈负相关关系；流动度显著升高，与剂量呈正相关关系。

酒精对膜脂质流动性的改变可能是酒精属亲脂性溶剂，有较高的脂 / 水分配系数，通过影响膜脂合成或降解过程引起膜组分，特别是膜脂质和磷脂的改变影响两种细胞膜脂质的流动性。另一方面进入膜脂中的酒精诱导膜有序结构紊乱或膜蛋白和膜脂相互作用引起膜结合蛋白空间构象改变和脂质双分子层的改变，从而导致两种细胞膜脂质流动性增大。由于细胞膜脂质的流动性与物质转运、信息传递、能量转换和细胞分化有关，从而不难理解酒精导致星形和少突胶质细胞膜脂质流动性严重改变，必然影响这些细胞的生长和发育。

2. 酒精对胶质纤维酸性蛋白和 S_{100} 的影响　胶原纤维酸性蛋白（glial fibrillary acidic protein，GFAP）和 S_{100} 特异性的表达于星形胶质细胞，GFAP 构成星形胶质细胞的基本骨架-中间微丝，S_{100} 蛋白则能通过螯合中间微丝的亚单位，调控 GFAP 的表达，GFAP 和 S_{100} 对星形胶质细胞的分化成熟均具有重要作用。胶质纤维酸性蛋白是星形胶质细胞的标志蛋白，GFAP 表达的高低可以反映反应性胶质化的程度，反应性星形胶质增生是中枢神经系退行性疾病及损伤引起的神经组织损害时一种常见现象。有研究发现，低剂量组海马区免疫细胞化学染色的星形胶质细胞胞体未见肥大，突起也未见粗壮，Morris 水迷宫潜伏期未见延长，提示低剂量酒精对脑结构和功能无损伤作用。高、中剂量组海马区星形胶质细胞肥大增生、突起变得粗壮，面密度也较正常组有显著变化，提示酒精中毒会导致星形胶质细胞的分裂，GFAP 的表达增强。对于星形胶质细胞在损伤后所起的作用有不同的见解，一方面神经胶质化是神经系统自身保护机制之一，它可以通过吞噬损伤处退变的细胞碎屑，改善神经元存活的内环境，分泌大量的促神经生长因子，有利于神经再生，另一方面反应性胶质化产生过度，阻碍髓轴和轴突再生的机械屏障而影响损伤的修复。有些学者发现神经胶质细胞不仅能相互传递信息而且可接受来自神经元的信号，还有传播信号给神经元的可能。神经胶质的细胞膜与神经元一样可携带递质的受体，并具有离子通道作用。胞体萎缩、树突减少等神经元的损害与记忆减退的关系已为大量实验所证明。星形胶质细胞中 GFAP 的表达增强与记忆减退的直接关系尚缺乏证据。有人认为星形胶质细胞的增生和肥大与神经元的丢失有关，星形细胞数的变化可能是继发于神经元的变化。

酒精可影响 GFAP 表达，因 GFAP 是构成星形胶质细胞最突出细胞器-中间丝的亚单位，是星形胶质细胞的标志蛋白，故其阳性表达可反映星形胶质细胞发育成熟状况。中间丝是一类形态上十分相似，化学组成有明显差别的蛋白纤维。它在细胞质内形成网架系统，朝外与细胞和细胞外基质联系，往内与细胞核表面和核基质联系，在中间则与微管、微丝及其他细胞器联系。因此在细胞内和细胞间起着多方面的结构作用，在细胞形态的形成与维持、细胞的移位和铺展、细胞内颗粒的运动、细胞间的连接、细胞器特别是细胞核定位等方面其重要作用。GFAP 表达降低时，可能会影响星形胶质细胞中间微丝的形成和神经胶质的衍生，星形胶质细胞连接支持神经元功能降低，干扰神经元分化成熟，导致神经元功能发育异常。因此，胎儿酒精综合征神经元发育异常的原因之一，很可能是酒精导致星形胶质细胞 GFAP 表达异常。

酒精能明显抑制星形胶质细胞 S_{100} 蛋白表达。S_{100} 蛋白作为钙离子调节蛋白，能够维持机体钙稳态，参与调控钙离子依赖性的蛋白质磷酸化过程，调节信号通路。此外，S_{100} 蛋白对酶活性、炎症反应、细胞骨架、细胞增殖与分化均具有调控作用。S_{100} 蛋白具有调节细胞骨架，调控细胞生长周期与细胞分化，参与氧化磷酸化过程，并具有轴突延伸因子的作用。S_{100} 蛋白表达降低可能会影响星形胶质细胞骨架微丝、微管的聚合、轴突的延伸、磷酸化调节、信号传递，能量代谢等过程，从而影响星形胶质细胞生长、发育和功能的完善，进而影响神经元的功能。

酒精抑制胎鼠脑星形胶质细胞 GFAP 和 S_{100} 蛋白表达可能与酒精干扰 *GFAP* 和 *S_{100}* 基因转录过程有关。先前的体内研究发现，酒精能够引起胎鼠脑 GFAP mRNA 表达下降。另一方面也可能与酒精干扰蛋白转译，影响相应蛋白的表达有关。体外研究表明，酒精能够增强星形胶质细胞热休克蛋白（heat shock protein，HSP）的表达从而抑制维持正常功能蛋白质的表达，导致 GFAP 和 S_{100} 表达下降。酒精引起细胞数量的下降可能与增殖抑制和细胞凋亡有关。研究表明，酒精可抑制某些有丝分裂原诱导的星形胶质细胞的有丝分裂，并能抑制体外培养的星形胶质细胞的增殖，提示酒精对星形胶质细胞具有增殖抑制作用。此外酒精还能够引起星形胶质细胞的细胞膜和线粒体损伤，诱导凋亡和坏死。

综上所见，酒精可能通过多种途径干扰星形胶质细胞的正常发育，既可能通过抑制 GFAP，S_{100} 蛋白表达影响星形胶质细胞的骨架形成，还可能通过影响 S_{100} 蛋白间接干扰磷酸化作用，影响信息传递，引起能量代谢障碍。GFAP 和 S_{100} 蛋白表达异常很可能是酒精引起神经系统发育异常的主要机制之一。

3. 酒精对热休克蛋白 70 表达和细胞超微结构的影响　热休克蛋白是普遍存在于生物细胞中的一类应激反应蛋白，正常细胞非应激状态下其表达水平较低，应激时迅速升高。近年研究发现，脑热休克蛋白表达与神经发育和神经元的功能状态有关，HSP 的持续表达将伴有其他基因持续抑制，导致神经元内大部分维持正常功能的蛋白质合成减少，而神经元发育状况又与星形胶质细胞有关。体外研究表明，酒精能通过增强星形胶质细胞 HSP 表达抑制维持正常功能蛋白质的表达，并可通过损伤星形胶质细胞的细胞膜和线粒体导致凋亡和坏死。机体细胞在受热或其他理化因素作用后可出现应激反应。

第二节　酒精对神经递质、受体及第二信使系统的作用

酒精依赖的神经递质基础及各种递质之间存在极其复杂的相互作用，递质的作用又受到合成、释放、酶解、再摄取、转运以及细胞第二信号系统等因素的影响。

一、酒精对神经递质及受体的作用

（一）多巴胺系统

多巴胺是儿茶酚胺合成过程中第一种神经活性物质，多巴胺在中脑内有两个主要神经核群，一个位于黑质，其纤维主要投射到纹状体，另一个核群位于中脑腹侧被盖区（ventral tegmental area，VTA）即多巴胺 A_{10} 细胞所在地，其纤维主要向伏隔核、前额叶投射，后者可能是成瘾物质奖赏作用的共同通路，其中多巴胺起着允许或闸门作用。

多巴胺能神经细胞主要定位于中脑腹侧被盖区，纤维主要投射至纹状体。其中长纤维投射系统中的"愉快中枢"，是奖赏-强化系统的主要部分，在动物和人类的行为强化及药物依赖行为过程中起关键作用。酒精对 DA 系统有明显的兴奋作用。DA 系统对饮酒行为也有影响，在动物实验中，给予 DA 受体激动剂，可以导致动物伏隔核和黑质 DA 水平下降，自发饮酒行为减少；给予 DA 受体拮抗剂，可导致边缘系统及皮层 DA 水平上升和自发饮酒行为增加。

1. 多巴胺与酒精强化作用　酒精的强化作用是指在使用酒精后人和动物能产生与饮酒相关的行为反应。小剂量饮酒能使大鼠伏隔核多巴胺释放增多。多巴胺受体活性增加时，酒精的强化作用随之增强。海洛因、可卡因稳定自身给药的大鼠，在自身给药行为消退后 VTA 内注射吗啡、苯丙胺等均能恢复大鼠的自身给药行为，苯丙胺、可卡因均能增加多巴胺能神经元的传递。用立体定位技术向大鼠伏隔核微量注射多巴胺受体激动剂右旋

苯丙胺时，大鼠渴求酒精的操作行为反应的总数增加，而阻断剂则使其操作行为的总数减少，且两者的反应模式都发生改变。多巴胺受体阻断剂能使大鼠在开始阶段对酒精渴求行为受到抑制，但是之后则不起作用。用神经毒 6-羟多巴胺（6-hydroxydopamine）大部毁损大鼠中脑边缘系统多巴胺能神经元（伏隔核 93%、嗅结节 85%、杏仁体 98%），发现只是反应的模式发生改变，而未显著影响操作行为反应的总数。研究中还发现了一个有趣的现象，6-羟多巴胺能阻断可卡因但不能阻断海洛因的自身给药行为。以上研究表明，中脑边缘系统的多巴胺在酒精的强化作用中起一定作用，但不是关键作用，且酒精的强化作用机制十分复杂，上述结果也提示，多巴胺在酒精的强化作用中的作用可能存在两种可能：

（1）除中脑边缘系统多巴胺神经元回路以外，另有神经回路介导酒精的强化作用，该回路即和中脑边缘系统多巴胺神经元相互联系、共同作用，也可能单独作用。

（2）边缘系统 DA 神经元大部损毁后，代偿机制增加，使其对酒精的强化效应得以维持，如：①增加未毁损神经元 DA 的释放；②突触后膜 DA 受体亲和力增加；③ DA 重吸收率降低。

2. 多巴胺在戒断症状中的作用 电生理研究表明，酒精戒断时常伴有腹侧被盖核、伏隔核 DA 神经元活性降低，在酒精耐受和依赖阶段由于酒精能使 VTA 到伏隔核的多巴胺释放增多，而过多的多巴胺分泌可使神经元通过双侧突触分泌强啡肽，作用于 VTA 突触前神经元的 κ 阿片受体而抑制多巴胺的释放，起到多巴胺释放的开关作用，κ 受体激动剂可产生厌恶反应，这种酒精慢性处理后强啡肽增加可能是多巴胺过度释放的代偿机制，与酒精戒断反应时焦虑的发生有关。

3. 多巴胺受体与酒精依赖 目前发现的多巴胺受体可分为 5 种亚型，即 D_1、D_2、D_3、D_4、D_5。酒精依赖与多巴胺受体功能改变密切相关，多巴胺受体功能改变包括两个方面，一受体数目增加或减少，二受体与多巴胺亲和力发生改变。多巴胺可激活腺苷酸环化酶，GTP 则可调节多巴胺受体的结构状态。

（1）多巴胺受体在酒精强化效应中的作用：Mobre 发现，已形成慢性自身给药的猴子，其纹状体伏隔核处 D_1 受体的密度提高。PCR 技术发现在酒精中毒的早期，多巴胺 D_2 受体基因表达增加。Cohen 发现：大鼠低酒精浓度（2 ~ 3g/kg）所诱发的酒精强化效应可被 D_1 受体拮抗剂 Sch23390、D_2 受体拮抗剂氟哌啶醇（Haloperide）及 D_{366} 受体拮抗剂泰必利（Tiapride）所阻断，而非选择性 DA 受体拮抗剂仅能使行为反应的频率减少。用 D_2/D_3 受体激动剂喹吡罗（Quinpirole）预先处理大鼠，也能使酒精诱导的行为频率减少。Bono 也发现多巴胺受体部分激动剂特麦角脲（Terguride）和 SO2208-911 均能降低大鼠在酒精和水之间选择时酒精的摄入量。推测其机制可能是 D_2/D_3 受体激动剂作用突触前膜受体，引起 DA 释放减少所致。将多巴胺受体拮抗剂直接注入伏隔核能在酒精依赖的早期抑制大鼠对酒精的渴求行为。但 D_1 受体激动剂 SKF81297 和部分激动剂 SKF38393 对酒精诱导的强化效应无影响，D_2 和 D_3 受体拮抗剂（Tiapride 和 Haloperide）可以用于酒精依赖的临床治疗，还发现它们能抑制对酒精的强化作用。结果提示：D_1、D_2 和 D_3 受体活性可能与酒精的强化效应有关，但也有不同的意见，如 HiguchiS 用 PCR-RFLP 方法测定日本人的 D_3 受体基因时认为 D_3 受体和酒精中毒无关，而高浓度酒精所诱导的镇静作用可能是其他机制参与的结果。

（2）多巴胺受体在酒精戒断中的作用：Eravci 测定了大鼠在酒精戒断 1 个月后 4 个脑区（伏隔核、大脑皮层、海马和纹状体）中 5 种 DA 受体亚型的 mRNA 浓度发现，在水与酒精自由选择 9 个月并已形成行为的大鼠组中，其伏隔核中 D_3 受体 mRNA 的浓度明显降低，而酒作为唯一选择 2 个月大鼠的海马中 DA 的 mRNA 降低，提示伏隔核中 D_3 受体数量的改变可能与酒精戒断症状的出现相关。

（二）5-羟色胺系统

酒精可增加 5-HT 能的神经元放电率，并可增加伏隔核中的细胞外 5-HT 浓度。酒精还可以直接增加 5- 羟色胺受体（5-hydroxytryptamine receptor，5-HTR）相关离子通道中阳离子的流通，同时有报告，5-HTR 拮抗剂可降低鸽子对酒精的辨别能力。5-HT 是中枢重要的神经递质，5-HTR 的功能有第二信使系统的参与，其功能需 G-蛋白介导并有开关变化，由此可以预料酒精可以影响 5-HTR 活性。近年来，许多研究试图发现 5-HT 在酒精对中枢神经系统损伤中的中介作用。5-HTR 至少有 7 种，5-HTR$_1$ 又有 A、B、C、D 4 个亚型，5-HTR 也属于 G-蛋白耦联家族成员，大量研究证实，5-HT 系统广泛参与动物及人的情绪，睡眠及进食活动。相对低剂量的酒精可增加 5-HT 缝核神经元的放电率并增加伏隔核中细胞外 5-HT 浓度。酒精同时还可直接增加 5-HTR 相关离子通道中阳离子的流通。在行为表现方面，5-HTR$_3$ 拮抗剂则通过影响伏隔核多巴胺释放而影响饮酒行为。大量研究说明，增强 5-HT 系统活性能降低酒精摄入量，该系统功能低下，酒精摄入量增加。5-HT 系统差异与饮酒行为密切相关。长期饮酒者脑脊液中 5- 羟吲哚乙酸浓度低于正常对照组，说明 5-HT 代谢水平低下，对酒精的作用更敏感。缺乏其前体色氨酸也可以导致中枢 5-HT 系统功能低下。由于色氨酸羟化酶具有不饱和性，因此 5-HT 的合成明显受到脑中循环的色氨酸水平的影响。而研究发现，长期饮酒有可能抑制肝脏中色氨酸吡咯化酶（又称色氨酸二氧化酶）的活性。

（三）γ-氨基丁酸系统

γ-氨基丁酸（gamma-aminobutyric acid，GABA）是中枢神经系统中很重要的一种抑制性神经递质。人体及动物研究发现，酒精能激活 GABA$_A$ 受体，产生焦虑作用和大脑功能障碍，这与酒精的负性强化作用有关。

GABA$_A$ 受体的突触后激活已被认为是大多数脑区中抑制性突触后电位的基础，具有重要的生理功能。N-甲基-D-天冬氨酸（N methyl D aspartic acid，NMDA）受体是谷氨酸受体的一种，可介导大多数脑区的兴奋性突触传递。在突触发生过程中，对 NMDA 受体的阻断和对 GABA 受体过度激活可造成大量的神经元凋亡。近年来的研究发现，酒精通过阻断 NMDA 受体和过度激活 GABA 受体的双重作用引起神经元的凋亡。给 7 日龄的小鼠皮下注射酒精，维持血液酒精浓度在 200mg/dl 之上 4h，即可引起脑区大面积的神经元凋亡。注射 GABA 受体的激活剂和 NMDA 受体的拮抗剂，可以诱导产生同样的凋亡现象。诸多研究表明，酒精影响发育过程中神经元的 GABA 受体和 NMDA 受体的表达水平。

NMDA 可介导大脑中各区域兴奋性突触传递过程。在神经系统发育的突触生成阶段，当 NMDA 受体拮抗剂阻断 NMDA 受体及 GABA 能物质过度激活 GABA 受体时可造成神经元的广泛凋亡。酒精的作用很大程度上归因于它所具有的 NMDA 受体拮抗剂及 GABA

受体激活剂的特性。酒精通过对 NMDA 及 GABA 受体的作用，触发一个或多个 p53 非依赖性促凋亡分子的上调。给小鼠注射 GABA 受体激活剂和 NMDA 受体拮抗剂可诱导大脑大面积神经元凋亡。

（四）谷氨酸系统

谷氨酸是主要的中枢神经系统兴奋性递质，有作者采用细胞外记录法在伏隔核片制备上研究酒精作用，探讨酒精中毒的细胞机制。发现酒精能抑制谷氨酸所致的伏核神经元电活动增强。谷氨酸通过突触前膜的胞吐作用释放或直接从细胞液中释放，作用于突触后膜的特异性谷氨酸受体，从而使突触后膜去极化，诱发神经元放电。这提示酒精可能通过改变谷氨酸介导的突触传递影响中枢神经系统。谷氨酸按照其受体激动剂的特性，分为 4 种，其中 N-甲基-D-天冬氨酸受体与钙离子通道耦联，对酒精较为敏感。N-甲基-D-天冬氨酸受体是脑内一种重要的兴奋性氨基酸，与谷氨酸和天冬氨酸相比，其兴奋作用极强（可达谷氨酸的 1 000 倍）。离体脑片和单个神经元实验都证实酒精能抑制 N-甲基-D-天冬氨酸受体活性，甚至在单个受体分子实验时也能起到抑制作用，以上研究说明酒精能直接作用于 N-甲基-D-天冬氨酸受体分子。预先给予小鼠以 N-甲基-D-天冬氨酸受体拮抗剂，可以增加饮酒后小鼠的睡眠时间，在 LS 和 SS 小鼠中进行的实验发现，脑室内注射 N-甲基-D-天冬氨酸受体激动剂可以提高鼠对酒精的耐受性，使用拮抗剂则相反，这种反应在 SS 鼠中比 LS 鼠更为明显，说明 N-甲基-D-天冬氨酸受体的遗传差异与鼠的饮酒行为差异密切相关。N-甲基-D-天冬氨酸受体对长期突触电位和学习记忆均起重要作用，酗酒者常发生酒精中毒性"记忆缺失"，是与酒精抑制海马中 N-甲基-D-天冬氨酸受体有关。长期饮酒者脑内 N-甲基-D-天冬氨酸受体密度增加，可能是酒精对谷氨酸系统抑制后出现的代偿反应。

（五）阿片系统

阿片肽作为一种神经递质，具有自身多样性（内啡肽、脑啡肽、强啡肽及孤啡肽等）及受体多型性（μ、κ、δ、ORL$_1$ 受体及其亚型等），在中枢神经系统内广泛分布。大量的动物实验证明，酒精摄入会改变动物一些脑区内阿片肽的释放、含量和基因的表达，进而改变内源性阿片配体的效应。酒精能诱导阿片肽及阿片肽前体 mRNA 水平的变化。急性酒精摄入能刺激下丘脑和伏隔核释放 β-内啡肽，升高细胞内可释放的内源性阿片肽水平，相应引起阿片肽合成的增加。而酒精长期摄入对阿片肽的影响却有诸多不同甚至相反的结论。普遍认为酒精会降低内源性阿片的活性，减少前阿片黑素细胞皮质激素（POMC）（β-内啡肽前体）的基因表达，改变 β-内啡肽释放的昼夜节律和下丘脑的 β-内啡肽水平。还降低 κ 受体配体强啡肽和 α 新内啡肽在下丘脑和海马的表达，但未改变它们在同一品系大鼠纹状体、中脑和垂体内的表达。也有认为长期酒精摄入会增加而不是减少动物脑内 β-内啡肽的释放，提高垂体前叶 β-内啡肽的含量，增加伏隔核内的前强啡肽水平。

酒精改变了脑内阿片受体密度、受体活性、受体亲合力和受体基因的表达，能提高阿片类受体对内源性阿片类物质的敏感性。酒精是一种脂溶性脂肪族化合物，它能增加细胞膜的流动性，改变细胞膜上受体的功能，有些特殊受体对细胞膜的变化十分敏感。酒精对阿片类受体呈现一种剂量依赖式影响，不同的受体对酒精敏感性不同。长期酒精摄入会下调大鼠伏隔核和纹状体内的 μ 阿片受体数量，降低 μ 受体与配体二氢吗啡的亲和力，大鼠反复摄入酒精脑内 δ 受体的配体亮脑啡肽结合位点丧失，因此亮脑啡肽与 δ 阿片受体结合力明显下降。Lindholm 研究发现酒精反复摄入会降低中脑边缘系统内的 κ 阿片受体的 mRNA 水平。酒精改变了阿片肽的生物合成、加工、释放、受体与配体结合的特征，似乎介导了阿片的神经传递，但改变的性质尚无定论，增加、减少、不变均有报道。文献方面的不一致性很可能是因为研究方法学的差异引起的：如酒精摄入的方式（饮用、吸入、液体进食等）、酒精摄入量、处理时间的长短及其动物种系的差异（猴、大鼠或小鼠）。此外还有可能是慢性酒精摄入后阿片受体发生了动力学方面多相性的改变，在不同的时间段检测也可能决定了变化的方向。

酒精与阿片类物质的作用极为相似，使用后都可引起欣快、耐受、精神及身体依赖性，由此提示酒精依赖与内源性阿片系统可能相关。酒精是通过 3 个方式兴奋内源性阿片受体：①其代谢产物乙醛可与儿茶酚胺结合生成阿片受体激动剂，直接兴奋阿片受体；②促进内源性吗啡类物质释放，间接兴奋阿片受体的活动；③直接提高阿片受体对内源性吗啡类物质的敏感性。有研究者调查发现，海洛因对饮酒行为有明显抑制性影响，嗜酒者滥用毒品后酒量明显下降，随毒品滥用时间延长，量增大而最终停止饮酒，戒毒后酒量回弹，再次滥用毒品后酒量再次下降。这一现象提示嗜酒与毒品滥用可能具有共同的神经生物学机制，即涉及内源性阿片系统。

二、酒精对第二信使的作用

环-磷酸腺苷（cAMP）与环磷酸鸟苷（cGMP）是目前公认的调节细胞内代谢的第二信使，它们的含量变化标志着细胞代谢的改变。

1. cAMP 信号通路与酒精引起的神经元凋亡 cAMP 信号通路在成年动物嗜酒及酒精依赖中起着重要作用，近年来得到了广泛的关注。Maas 等发现，该通路在酒精诱导的新生鼠神经元凋亡中也具有重要的调节作用。腺苷酸环化酶 1（adenylate cyclase 1，AC_1）和腺苷酸环化酶 8（adenylate cyclase 8，AC_8）在胞浆钙离子浓度升高的情况下被激活，催化产生 cAMP，激活下游信号通路，调节细胞功能。在 AC_1 和 AC_8 基因双敲除的新生鼠中，酒精引起的 caspase-3 激活和神经元死亡与野生型相比更加明显，提示在神经突触形成时期，cAMP 信号通路可能也是酒精直接或间接作用的靶点之一。

2. 酒精抑制 cAMP 信号通路 cAMP 信号转换系统已被证明对神经细胞的生存及神经再生很重要，并且是对酒精敏感性的重要调节剂。AC_1 和 AC_8 广泛表达于发育中的大脑的许多区域，如海马、皮质及丘脑中。是大脑中唯一的同工酶并在胞浆钙离子浓度升高的情况下被激活，AC 同工酶催化腺嘌呤核苷三磷酸（adenosine-triphosphate，ATP）转化为 cAMP，激活下游信号通路，调节细胞功能。与正常对照组相比，AC_1 及 AC_8 缺失的小鼠暴露于酒精会加剧酒精诱导的神经元凋亡，并伴有如下几种蛋白磷酸化的显著降低：促存活蛋白、IRS-1、蛋白激酶 B（Akt）及细胞外信号调节激酶（ERKs）。研究表明 AC_1 及 AC_8 是急性酒精暴露后细胞生存信号通路的关键激活剂，并且是决定 FAS 相关症状的严重程度的重要分子因素。

第三节 酒精所致神经电生理改变

一、脑电图

据国内研究资料，酒精依赖者脑电图异常的发生率为 35.0% ~ 85.1%，脑电图（EEG）无特征性改变，主要表现为弥漫性 δ、θ 波，散在或阵发性尖波、棘波，波幅降低，调节、调幅差，诱发试验欠敏感；饮酒史越长，酒量越大则异常率越高，但经过治疗和减少酒量可以使脑波异常有所改善。

二、事件相关电位

普通脑电图，定量脑电图和大脑诱发电位虽然有助于大脑功能损害的检测，但是目前对于酒精依赖的诊断和疗效观察尚无多大裨益，因其灵敏性和特异性均不高。近年来随着对酒精依赖遗传因素的重视，神经电生理研究也从早期研究酒精依赖患者转向了尚未发生酒精依赖的高危个体，如患酒精依赖父亲的儿子，众多研究中比较有意义的是对事件相关电位的一些研究。

事件相关电位（enterprise resource planning，ERP）是一种特殊的脑诱发电位，通过有意地赋予刺激仪特殊的心理意义，利用多个或多样的刺激所引起的脑的电位。它反映了认知过程中大脑的神经电生理的变化，也被称为认知电位，也就是指当人们对某任务进行认知加工时，从头颅表面记录到的脑电位。

经典的 ERP 主要成分包括 P_1、N_1、P_2、N_2、P_3（P_{300}），其中前三种称为外源性成分，而后两种称为内源性成分。这几种成分的主要特点是：首先不仅仅是大脑单纯生理活动的体现，而且反映了心理活动的某些方面；其次，它们的引出必须要有特殊的刺激安排，而且是两个以上的刺激或者是刺激的变化。在这些研究的结果中比较有意义的是对事件相关电位 P_{300} 成分的研究，而对 N_1、N_2、P_2、MMN 及 CNV 的研究结果不一且意义待定。因此，在某种程度上，P_{300} 就成了 ERP 的代名词。

研究发现，酒精依赖者的事件相关电位 P_{300} 波幅降低，而且酒精依赖者的年轻后代也有类似的现象。P_{300} 被认为是注意、记忆过程神经生理指标，其波幅随着年龄以及成熟程度而增加。但是 P_{300} 异常特异性较低，在其他精神疾病中也可以出现。Begleiter 等采用 25 名父亲符合 DSM-Ⅲ 酒精依赖诊断标准的 7 ~ 13 名男孩作为被试检查视觉 P_{300}，并与父亲不嗜酒的对照组男孩进行比较，发现酒精依赖高危男孩的 P_{300} 波幅明显降低，因而提出 P_{300} 波幅降低可能是酒精依赖高危男孩以后发展为酒精滥用的易感因素，此后，对于 P_{300} 波幅降低与发生酒精依赖危险性之间的关系，人们采用尚未饮过酒的酒精依赖高危儿童或青少年进行了许多研究，多数结果支持 P_{300} 波幅降低是酒精依赖易感性的生物学标志，这些结果从神经电生理角度支持至少有一种酒精依赖类型受到遗传因素的影响。

关于 P_{300} 成分是酒精依赖易感性标志的观点，Van Der Steh 对有关文献进行了复习，这些文献表明，P_{300} 符合酒精依赖感性生物学标志的 4 条标准：①与酒精依赖或酒精依赖亚型相伴随；②可遗传性；③在酒精依赖发生以前即已存在；④与家庭性酒精依赖相伴随。虽然 P_{300} 看起来是最有希望最有可能的酒精依赖易感性标志，但也可以与酒精依赖以外的其他行为障碍相联结，因而可能缺乏特异性。

三、脑干听觉诱发电位

诱发电位的解剖基础为有髓感觉纤维的周围和中枢通路，主要反映神经纤维脱髓鞘改变。慢性酒精中毒患者脑干听觉诱发电位（brainstem auditory evoked potentials，BAEP）异常主要表现在双耳Ⅲ波、Ⅴ波的潜伏期延长，Ⅲ~Ⅴ、Ⅰ~Ⅴ波峰间潜伏时延长，说明慢性酒精中毒患者存在听觉通路中枢部分的损害。部分伴Ⅰ波潜伏期延长，提示其周围听觉器官虽有损害，但不明显。BAEP 异常率高，进一步证实慢性酒精中毒的病理特征，表明慢性酒精中毒对脑干受累相对较重，神经系统的损害广泛而严重。

酒精依赖者中检查 BAEP，发现有异常，表现为Ⅲ、Ⅳ、Ⅴ波潜伏期延长，Ⅲ~Ⅴ峰间期延长，部分 CT 检查示有脑萎缩。有学者比较了 34 例酒精依赖者戒酒 1 年前后的 BAEP，发现戒酒后 BAEP 有正常化趋势，但并未完全恢复正常。酒精依赖者中检查视觉诱发电位（visual evoked potential），发现视觉诱发电位潜伏期延长，波幅降低，主波群异常，晚成分出现率低，周期性不明显及侧性优势消失。

四、神经传导速度

神经传导速度是用于评定周围神经传导功能的一项诊断技术，通常包括运动神经传导速度（motor nerve conduction velocity，MCV）和感觉神经传导速度（sensory nerve conduction velocity，SCV）的测定。

酒精中毒性周围神经病患者进行肌电图、SCV、MCV 检查，发现三者之一的异常率为 100%，单纯做肌电图检查不能明确病变部位是在周围神经、神经根、还是在脊髓前角细胞，故神经传导速度，即 MCV 和 SCV 的测定十分必要。冯昱等的研究结果表明，肌电图和 NCV 的改变在肢体远端重于近端，下肢明显重于上肢，与临床特点相符，但张虹等提出上下肢肌电图和 NCV 的异常无明显差别，与临床表现不一致。国内外的学者赞同 SCV 异常比 MCV 异常更常见的观点。H 反射（H-reflex）是测定神经传导速度的较为灵敏实验方法，Schott 等的实验研究主张 T 波反应是更为灵敏且简单无痛的诊断酒精性周围神经病的方法。交感神经皮肤反应（sympathetic skin response，SSR）可用于诊断酒精中毒所致的自主神经病变，沈翠茹等对慢性酒精中毒者进行 SSR 检测，发现其潜伏期显著延长，下肢波幅明显降低，并且饮酒年限、饮酒量与 SSR 的异常呈正相关。

有研究发现，慢性酒精中毒患者 NCV 平均值均较正常人群减慢，其中正中神经、尺神经 SCV 及腓总神经 MCV 减慢更加明显。说明酒精中毒的周围神经病变首先累及感觉神经，神经纤维发生节段性髓鞘脱失，严重时伴有轴索变性，感觉神经损害较运动神经损害出现更明显、更早。故神经电生理检测尤其是 SCV 测定是早期诊断慢性酒精中毒性周围神经病周围神经损伤的敏感指标，对临床早期诊治有临床意义。

五、肌电图

多发性周围神经病是长期饮酒者发生神经系统病变中发病率最高的一种，常首先累及最长的周围神经纤维的末端，临床症状是由肢体的远端开始向近端进展，因此得名为"逆返性死亡现象"。有学者对 36 例慢性酒精中毒患者的肌电图（electromyogram，EMG）测定提示四肢肌肉有不同程度的神经源性损害，MCV 及 SCV 测定结果显示四肢周围神经末端存在传导速度减慢及动作电位波幅降低，其中感觉神经纤维的损害较运动神经纤维明显，符合轴索性多发性周围神经病电生理表现。

（胡　建　赵　娜）

参考文献

1. Kumral A, Tugyan K, Gonenc S, et al. Protective effects of erythropoietin against ethanol-induced apoptotic neurodegenaration and oxidative stress in the developing C57BL/6 mouse brain. Dev Brain Res, 2005, 160(2):146-156

2. Murata M, Midorikawa K, Kawanishi S. Oxidative DNA damage and mammary cell proliferation by alcohol-derived salsolinol. Chem Res Toxic, 2013, 26(10):1455-1463

3. Petitpas F1, Sichel F, Hébert B. Effects of alcohol consumption on biomarkers of oxidative damage to DNA and lipids in ethanol-fed pigs. Exp Toxicol Pathol, 2013, 65(3):263-269

4. Boutros N, Der-Avakian A, Kesby JP, et al. Effects of adolescent alcohol exposure on stress-induced reward deficits, brain CRF, monoamines and glutamate in adult rats. Psychopharmacology (Berl), 235(5), 2017

5. Young C, Roth KA, Klocke BJ, et al. Role of caspase-3 in ethanol-induced developmental neurodegeneration. Neurobiol Dis, 2005, 20(2):608-614

6. Carnevalli LS, Pereira CM, Jaqueta CB, et al. Phosphorylation of the lpha subunit of translation initiation factor-2byPKR mediates protein synthesis inhibition in the mouse brain during status epilepticus. Biochem J, 2006, 397(1):187-194

7. Chen G, Ma C, Bower KA, et al. Interaction between RAX and PKR modulates the effect of ethanol on protein synthesis and survival of neurons. J Biol Chem, 2006, 281(23):15909-15915

8. King BR, Hershkowitz D, Eisenhauer PL, et al. A Map of the Arenavirus Nucleoprotein-Host Protein Interactome Reveals that Junín Virus Selectively Impairs the Antiviral Activity of Double-Stranded RNA-Activated Protein Kinase (PKR). J Virol, 2017, 91(15). pii: e00763-17

9. Rubin R, Harrison R, Chen XF, et al. Inhibition of insulinlike growth factor I receptor tyrosine kinase by ethanol. Biochem Pharmacol, 2004, 68(10):2009-2017

10. Ma C, Bower KA, Lin H, et al. The role of epidermal growth factor receptor in ethanol-mediated inhibition of activator protein-1transactivation. BiochemPharmacol, 2005, 69(12):1785-1794

11. Barbey AK, Colom R, Paul E, et al. Preservation of general intelligence following traumatic brain injury: contributions of the Met66 brain-derived neurotrophic factor. PLoS One, 2014, 9(2):e88733

12. Henriques JF, Portugal CC, Canedo T, et al. Microglia and alcohol meet at the crossroads: Microglia as critical modulators of alcohol neurotoxicity. Toxicol Lett, 2017, 283: 21-31

13. Francès F, Portolés O, Castelló A, et al. Association between Opioid Receptor mu 1 (OPRM1) Gene Polymorphisms and Tobacco and Alcohol Consumption in a Spanish Population. Bosn J Basic Med Sci, 2015, 15(2):31-36

14. El Fatimy R, Miozzo F, Le Mouël A, et al. Heat shock factor 2 is a stress-responsive mediator of neuronal migration defects in models of fetal alcohol syndrome. EMBO Mol Med, 2014, 6(8):1043-1061

15. Kang YS, Jung HJ, Oh JS, et al. Use of PEGylated Immunoliposomes to Deliver Dopamine Across the Blood-Brain Barrier in a Rat Model of Parkinson's Disease. CNS Neurosci Ther, 2016, 22(10):817-823

16. Ara I, Bano S. Serotonergic activity and hypothalamic-pituitary-adrenal axis response in alcohol administered and subsequently withdrawn rats. Pak J Pharm Sci, 2015, 28(4):1259-1265

17. Yurtdaş Kırımlıoğlu G, Menceloğlu Y, Erol K, et al. In vitro/in vivo evaluation of gamma-aminobutyric acid-loadedN, N-dimethylacrylamide-based pegylated polymeric nanoparticles for brain delivery to treat epilepsy. J Microencapsul, 2016, 33(7):625-635

18. Yu H, Tang Z, Li M, et al. Cisplatin Loaded Poly(L-glutamic acid)-g-Methoxy Poly(ethylene glycol) Complex Nanoparticles for Potential Cancer Therapy: Preparation, In Vitro and In Vivo Evaluation. J Biomed Nanotechnol, 2016, 12(1):69-78

19. Ghosh AP, W alls KC, K locke BJ, et al. The proapoptotic BH 3-only, Bcl-2 family member, Puma is critical for acute ethanol-induced neuronal apoptosis. J Neuropathol Exp Neurol, 2009, 68(7):747-756

20. Maas JW Jr, Indacochea RA, Muglia LM, et al. Calcium stimulated adenylyl cyclases modulate ethanol-induced neuro degeneration in the neonatal brain. J Neurosci, 2005, 25(9):2376-2385

21. de Rover M, Brown SB, Band GP, et al. Beta receptor-mediated modulation of the oddball P3 but not error-related ERP components in humans. Psychopharmacology, 2015, 232(17):3161-3672

第六章

酒精的神经生物化学研究

　　酒精是一种脂溶性、亲神经物质，对人的大脑有直接神经毒性作用，可使血脑屏障通透性增加，致使中枢神经严重损害，对中枢神经系统有抑制作用。一次大量饮酒，可导致急性神经精神障碍；长期反复大量饮酒，则会引起脑功能减退、酒精依赖和各种酒精中毒性精神障碍，甚至导致不可逆的神经病理损害。

　　酒精所致精神障碍，尤其是酒精依赖和慢性酒精中毒性精神障碍的病因和发病机制比较复杂，一般认为是个体的生物因素与社会环境因素相互影响、共同作用的结果，中枢神经递质因素是个体生物因素中的重要方面。以往的研究资料表明，与酒精代谢和功能作用关系较密切的中枢神经递质主要包括多巴胺（DA）、5-羟色胺（5-HT）、γ-氨基丁酸（GABA）、谷氨酸、内源性阿片类递质以及乙酰胆碱（Ach）和去甲肾上腺素（NE）等。

第一节　多巴胺系统

　　多巴胺系统主要存在于中枢神经系统中，包括黑质-纹状体、中脑-边缘、中脑-皮质和结节-漏斗四个主要通路。脑内的 DA 主要由中脑黑质产生，贮存于纹状体，DA 能神经元的神经纤维主要投射至纹状体、新皮质和广泛的边缘系统。目前已经发现并克隆出的 DA 受体分为 $D_1 \sim D_5$ 五种亚型，均是 G 蛋白耦联受体。

一、酒精摄入对多巴胺神经系统的影响

　　中枢奖赏-强化环路（reward-reinforcement circuitry）或称为脑内奖赏系统（brain reward system）是脑边缘系统的一部分，由中脑腹侧被盖区（ventral tegmental area, VTA）、伏隔核（nucleus accumbens, NAc）、腹侧纹状体（ventral striatum）、终纹床核（bed nucleus of stria terminalis, BNST）、海马和杏仁核等结构组成，其主要的神经递质是 DA。正常的奖赏效应是机体适应外界环境、维持机体摄食及性活动的必要条件。中脑-边缘神经系统和中脑-皮质神经系统是介导奖赏-强化环路的关键结构。奖赏-强化环路不仅参与介导机体赖以生存和延续的生理活动（如摄食、饮水、性等），也是精神活性物质（包括酒精、可卡因、苯丙胺和阿片类物质等）作用的主要靶部位。在此环路中，VTA 和 NAc 是介导奖赏效应和记忆奖赏的核心神经结构。其中，NAc 对来自大脑皮质和边缘系统核团

的神经信号进行整合，并借此控制机体的多种动机活动的启动和终止。当然，这种控制作用还受到机体所处的正性强化或负性强化状态的影响。其中的正性强化作用可能就是给人们带来欣快感和愉悦舒服体验的生理基础。正性强化及其作用已经在动物的操作性行为实验模型上得以证实。在操作性行为实验中，动物可以被训练出压杆行为以得到适宜的刺激（如酒精等）。

20世纪70年代起，人们就开始研究DA神经系统在大脑奖赏机制中的作用。大量研究证明，DA与食物、药物和性行为的奖赏机制均具有相关性。脑微量分析实验也证明，成瘾性药物刺激了人中脑边缘DA系统和NAc释放DA。通过自我给药研究发现，酒精直接作用于大脑的NAc区域。大量的研究一致发现，系统地给予实验大鼠酒精，能够促进大鼠NAc中DA的释放，并且这种释放是剂量依赖型的。同时有实验证明，NAc局部注射酒精也能够引起该区域DA的剂量依赖型释放。那么，酒精是通过何种方式促进DA释放的呢？Yim和Gonzale通过动物实验发现，酒精通过促进突触末梢DA的释放，并非通过抑制DA转运体（DAT）的功能，而增加DA的水平。Cowen和Lawrence还发现，酒精可能是间接通过作用于GABA和阿片肽受体的方式增加DA的水平。Yim等进一步研究了脑内不同浓度的酒精（0 ~ 2.0g/kg）诱导DA释放的情况及其时间进程。他们发现，酒精浓度较高时，细胞外DA浓度变化的时间进程与酒精之间无相关性，也就是说，在90min内虽然酒精浓度仍在升高，但是DA已经恢复到基线水平，这一点提示，一次急性腹膜内注射酒精的时间进程中，酒精诱导的NAc中DA的释放表现出快速耐受性。相反地，酒精戒断可以使NAc中DA的释放减少。电生理学实验发现，酒精的急性作用能够增加黑质和VTA中DA神经元的自发性放电，而这种作用在撤酒时减少，在再次饮酒后又能恢复。同时，有研究发现，脑内的高浓度酒精能够促使纹状体内DA的释放，而脑内低浓度和中浓度水平的酒精则对纹状体产生不了这样的作用效果。Rossetti等还发现，酒精戒断反应与纹状体内DA释放减少有关。Yoshimoto等报告说，腹腔内注射酒精后杏仁核区域细胞外DA水平表现出一种剂量相关性升高，通过微透析膜向杏仁中央核注入酒精后也表现出DA延迟性升高，提示杏仁核很可能在中枢奖赏-强化环路中扮演了重要角色。从上述研究结论可以推测，酒精戒断反应中出现的不良情绪可能与边缘系统中DA神经元活性抑制有关。所以，撤酒动物出现的自饮酒行为可以解释为，这些动物试图通过摄入酒精增加中枢DA释放，从而弥补相应脑区DA的不足，使其达到撤酒前的水平，并给自身带来欣快感受。

研究者已经成功地将多种啮齿类动物选择性饲养成嗜酒倾向性强或弱的动物，包括：酒精偏爱（alcohol-preferring，P）大鼠和非酒精偏爱（alcohol-nonpreferring，NP）大鼠，饮高度酒精（high-alcohol-drinking，HAD）大鼠和饮低度酒精（low-alcohol-drinking，LAD）大鼠，饮大量酒精（high-alcohol-consumer，UChB）大鼠和饮少量酒精（low-alcohol-drinking，UChA）大鼠，alko酒精（alko alcohol，AA）和alko非酒精（alko nonalcohol，ANA）大鼠，N/Nih高嗜酒性和低嗜酒性大鼠以及高嗜酒性和低嗜酒性小鼠等。研究发现，嗜酒P大鼠大脑皮质和NAc以及嗜酒HAD大鼠纹状体和NAc细胞外DA的基线水平较低。Smith和Weiss连续5d对嗜酒P大鼠、非嗜酒NP大鼠和遗传异质性Wistar大鼠进行腹膜内酒精注射，结果发现，嗜酒P大鼠和遗传异质性Wistar大鼠的细胞外DA浓度增加，而非嗜酒NP大鼠未见增加，并且三种大鼠的基线DA水平无明显差异。也有一些实验结果表明，酒精造成的中枢 DA 的变化在先天嗜酒和非嗜酒大鼠之间并无差异。Yoshimoto、Gongwer 和 McBride 等团队的研究均发现，尽管高嗜酒性的 HAD 大鼠和与其对应的低嗜酒性 LAD 大鼠 NAc 细胞外 DA 基线水平存在差异，但是两者在腹膜内注射酒精之后中枢 DA 的释放情况并没有区别。还有研究发现，嗜酒和非嗜酒大鼠在直接饮酒后都表现出中枢 NAc 和嗅结节细胞外 DA 水平的下降，而 DA 的代谢产物 3,4-二羟基苯乙酸（3,4-dihydroxy-phenyl aceticacid，DOPAC）和高香草酸（HVA）的水平则是增加的。上述研究结果不一致的原因可能是实验应用的嗜酒动物模型和实验操作类型的不同。

一些动物实验的结果比较一致，都发现了腹膜内注射酒精引起的 NAc 中 DA 释放在嗜酒大鼠和非嗜酒大鼠之间（HAD vs. LAD，AA vs. ANA）无明显区别，而直接饮酒引起的纹状体、嗅结节和中间的前额叶皮质中 DA 的大幅度翻转只是在嗜酒 P 大鼠上表现，非嗜酒 NP 大鼠无此表现。Katner 和 Weiss 通过选育大鼠 HAD/LAD、AA/ANA 和非选择性 Wistar 大鼠的实验数据分析发现，腹膜内酒精注射引起的细胞外 DA 基线水平升高以及升高的百分比是嗜酒行为的重要预测指标。以上研究结果提示，酒精引起的中枢 NAc 以及杏仁核等脑区中 DA 释放的增加和细胞外 DA 水平的升高可能是高嗜酒偏好发生的原因。部分研究结果之间存在分歧，有待今后进一步的研究来解释。

哌醋甲酯（methylphenidate，MP）是一种精神兴奋剂，其作用效果是通过抑制 DA 转运体、增加细胞外 DA 水平而实现的。一些学者以健康人为对象，研究了 MP 诱导的细胞外 DA 增加与个体主观获得的快感之间的关系。[11]C-雷氯必利（raclopride，RAC）是 D_2 受体的一种放射性配体，与内源性 DA 一起竞争 D_2 受体位点，可以通过它推断出细胞外 DA 水平的相对变化。因此，利用 [11]C-雷氯必利-正电子发射断层扫描术可以间接地研究纹状体中 DA 水平的变化。研究发现，MP 能够使 [11]C-雷氯必利与受体的结合呈现出剂量依赖型的降低，间接提示 DA 与受体结合的增加；而且，MP 诱导的个体快感的强度与 DA 的释放水平呈现显著的正相关性。这一临床研究的结果与上面提到的 Katner 和 Weiss 的动物实验研究结果一致，为研究 DA 功能（细胞外 DA 水平或 D_2 受体结合情况）与药物（包括酒精）产生的奖赏效果的强度之间的定量关系提供了进一步的证据。

酒精除了可以影响 DA 在某些脑区的释放外，还能够影响 DA 的受体。到目前为止研究较多的、与酒精的作用相关的 DA 受体主要是 D_1 和 D_2 受体，其中，D_1 受体与兴奋性 G 蛋白（Gs）结合后激活腺苷酸环化酶（AC）而增加环磷酸腺苷（cAMP）的水平，从而提升依赖 cAMP 的蛋白激酶的活性，使其与钙离子通道联接，产生一系列反应；而 D_2 受体与抑制性 G 蛋白结合，从而抑制 AC、降低 cAMP 的水平。

一些动物实验的研究结果显示，中枢 D_2 受体功能的降低与动物的嗜酒行为相关。Korpi 等对比了嗜酒倾向大鼠和与其相对的非嗜酒倾向大鼠，发现嗜酒的 AA 大鼠尾状核（nucleus caudatus，NC）中 D_2 受体密度较低，但是考虑到两者嗜酒倾向方面较大的遗传差异，这种受体密度的差异就显得太小了。之后 Stefanini 等的研究发现，先天嗜酒的 P 大鼠的边缘系统（NAc 和嗅结节最显著）中 D_2 受体密度与先天非嗜酒的 NP 大鼠相比明显减少。并且，McBride 等利用放射自显影技术也发现，嗜酒 P 大鼠中枢尾壳核、NAc 和 VTA 中的 D_2 受体密度较低。在上述动物实验结果的基础上，研究者提出，因为 NAc 和嗅结节等边缘系统脑区中 D_2 受体是中脑边缘 DA 神经末梢释放的 DA 的主要靶目标，因此，边缘系统中 D_2 受体密度的减少与嗜酒偏好之间可能存在联系。这一动物实验的研究结论在临床实验中得到了进一步的印证。利用正电子发射断层扫描（PET）、单光子发射断层扫描（SPET）技术以及放射自显影技术的研究，都在酒精依赖患者脑中发现了 DAT 密度和 D_2 受体密度的改变。而且，内分泌学的实验研究发现，酒精依赖患者的 D_2 受体功能下降。人类遗传学研究发现，D_2 受体等位基因 A_1 对酒精依赖的发生起到了重要的作用。这一观点首次被 Blum 等于 1990 年提出。一些关于高加索人酒精依赖组和对照组的 meta 分析以及个体研究证明，D_2 受体等位基因与酒精依赖之间存在相关性。但是同时也有一些研究结果与此相反，认为两者之间没有相关性。出现两种对立的研究结论的原因包括研究样本的差异，例如选择的酒精依赖患者的类型，对照组的类型，实验组的人种组成，方法学的差异等。

关于 D_1 受体与酒精之间相互作用的研究结果并不一致。有研究发现，长期饮酒后 D_1 受体数量增加。也有研究发现，D_1 受体随饮酒时间的变化而出现双向性改变，即在第 1 周表现为降低，在第 2 周表现为升高并持续到第 3 周。虽然所有的成瘾性物质都能激活中脑 DA 神经系统，但是多种证据表明，NAc 中存在不依赖 DA 的正性强化机制（包括嗜酒的正性强化机制），说明 DA 不是正性强化作用脑机制中的唯一神经系统，该机制是通过多种传入神经通路激活的。

二、多巴胺系统的变化对酒精摄入行为的影响

中枢 DA 神经系统的变化可以影响动物或人的饮酒行为。实验动物脑室内或脑局部注射 DA（以及 NE）神经毒性物质 6-羟多巴胺（6-hydroxydopamine，6-OHDA），能够破坏 DA 能神经元。早在 1975 年，Myers 和 Melchior 研究发现，脑室内注射 6-OHDA 可以降低大鼠的嗜酒偏好，提示 DA 在调节饮酒行为的过程中发挥了重要作用。这一实验结果后来又被多名研究者所证实。然而同时期也有研究发现，6-OHDA 损伤中脑被盖区可以增强饮酒行为。之后的研究也发现，6-OH-DA 选择性破坏 NAc 和嗅结节（两者为奖赏-强化环路中边缘系统的两个重要脑区），可以明显增强动物对酒精的选择倾向。此情况下饮酒行为的增强可以解释为酒精耐受机制受损的表现，也可以解释成 6-OHDA 引起的神经元损伤导致了 DA 活性的下降，促使实验动物努力摄入酒精以补偿 DA 功能的下降。

与此相反，Rassnick 等的研究却发现，应用 6-OHDA 损害前额叶皮质、杏仁核、NAc 和嗅结节后，大鼠的自饮酒行为未见明显改变，这提示边缘系统虽然对饮酒行为有增强的作用，但是对于这种增强作用的保持并不起主要作用。这一结论亦得到 Ikemoto 等的进一步证实。另一方面，Lanca 在动物的纹状体中植入胚胎中腹侧核脑组织，可以提高 DA 的水平，使大鼠的自饮酒量降低 40% ～ 50%，而植入不含 DA 细胞的胚胎脑组织或者进行"假操作"（sham-operated）的大鼠却得不到这样的结果。上述研究结果清楚地指出 DA 的活性水平与饮酒行为之间的反向相关性，从而支持"酒精的摄入是为了补偿中枢 DA 不足"的观点。

关于 DA 受体激动剂和拮抗剂对饮酒行为的影响的研究结果并不一致。Hodge 等研究发现，NAc 局部微量注射非特异性 DA 受体激动剂右旋苯丙胺（d-amphetamine）和特异性 D_2/D_3 受体激动剂喹吡罗（quinpirole），能够增加实验动物以酒精强化的按压杠杆行为，而局部注射 D_2/D_3 受体拮抗剂雷氯必利，则使酒精强化行为减少，说明 DA 的活性与酒精

强化反应之间存在正相关性。然而，其他一些应用操作性条件反射的研究却发现，DA 受体激动剂和拮抗剂都可以减少动物的自饮酒行为，看来其中的机制并不简单。Samson 和 Hodge 的研究证明，NAc 局部应用 D_2/D_3 受体拮抗剂雷氯必利能够使动物的自饮酒行为呈现出剂量依赖性的下降。然而，VTA 局部应用 D_2/D_3 受体激动剂喹吡罗也能够使动物的自饮酒行为呈现剂量依赖性的下降。同一研究小组后来又发现，NAc 中注射喹吡罗对自饮酒行为的影响是双向性的，即喹吡罗剂量较低时，自饮酒行为增加，而喹吡罗剂量较高时，自饮酒行为减少。其原因可能是喹吡罗达到一定剂量后可以激活突触前受体，从而使 DA 的活性从增加状态变为抑制状态。这说明，在解释 DA 受体激动剂和拮抗剂对自饮酒行为的影响效果时，剂量是一个非常重要的因素。El-Ghundi 等还特别强调了 D_1 受体的重要性，因为他们的实验发现，与野生型小鼠相比，D_1 受体基因敲除小鼠表现出较低的嗜酒倾向和较少的饮酒量。众多临床研究均发现，DA 受体激动剂溴隐亭（bromocriptine）和阿扑吗啡（apomorphine）能够成功治疗酒精依赖及其相关问题。其他一些研究者也报道了 DA 受体拮抗剂成功治疗酒精依赖患者的研究结果。部分应用 DA 受体激动剂或拮抗剂的双盲安慰剂对照研究发现，DA 激动剂或拮抗剂并没有表现出比安慰剂更好的治疗效果，相反却引发了比较严重的副作用。因此，到目前为止，DA 能药物尚不能成功应用于酒精依赖患者的临床治疗之中。

第二节　5-羟色胺系统

5-羟色胺（5-hydroxytryptamine，5-HT）首先从人的血清中被发现，并且具有收缩血管的作用，故又称为"血清紧张素"（serotonin）。由于血脑屏障的存在，血液中的 5-HT 很难进入中枢神经系统，因此，一般来说，中枢神经系统和外周神经系统的 5-HT 分属两个独立的系统。5-HT 的生物合成以色氨酸（tryptophan，TRP）为前体，首先在色氨酸羟化酶（tryptophan hydroxylase，TPH）作用下生成 5-羟色氨酸（5-hydroxy tryptophan，5-HTP），然后在 5-HTP 脱羧酶（5-hydroxytryptophan decarboxylase，5-HTPDC）的作用下脱羧基而形成 5-HT。5-HT 受体分为 $5-HT_1 \sim 5-HT_7$ 七种类型，某些类型还划分出多个亚型。

5-HT 被纳入酒精依赖的病因学可以从三方面来解释。首先，与 5-HT 能神经系统功能障碍相关的一些异常行为是酒精成瘾和酒精依赖共同的临床表现。5-HT 介入强迫、焦虑、抑郁、厌食和贪食的发病，还参与对冲动的控制、攻击和自杀行为的发生，这些行为在酒精依赖的诊断中出现的频率较高。其次，下丘脑中的 5-HT 能神经元调节进食行为。研究证明，增加 5-HT 能神经传导的化合物（5-HT 激动剂、摄取抑制剂等）能够减少机体的进食行为，而且进食行为可以促进下丘脑 5-HT 的释放，这提示 5-HT 在终结进食行为中发挥作用。因此，调节食物和水摄入的 5-HT 系统可能也调节酒精的摄入。第三，5-HT 能神经系统的多种相关基因与酒精依赖的遗传性密切相关。双生子、收养子和家系研究均证明，至少酒精依赖的一部分发病原因是由基因控制的。Ⅱ 型酒精依赖仅发生于男性，多于青年期发病，具有高度的遗传性，常作为酒依赖遗传研究的对象。众多研究已证明，5-羟色胺转运体（5-scrotonin transporter，5-HTT）基因、

5-HT 受体基因、*TPH* 基因与酒依赖的遗传具有相关性。

关于 5-HT 的众多研究资料表明，5-HT 能神经系统的功能状况与饮酒行为之间存在一种类似于"负相关"的关系，即当 5-HT 能神经系统的功能低下时，机体的摄酒行为增加，而当 5-HT 能神经系统的功能提升时，机体的摄酒行为减少；反之亦然。

一、酒精对中枢 5-HT 能神经传递功能的影响

酒精对中枢 5-HT 能神经功能的影响可因饮酒模式和饮酒量的不同而异。动物实验发现，急性酒精摄入后实验动物的中枢脑干（中缝背核、网状结构及 VTA 等）、大脑皮质、下丘脑视前区（preoptic area of the hypothalamus，POAH）、边缘系统（海马、杏仁核、边缘前脑等）、纹状体及 NAc 等结构内 5-HT 水平下降，伴随着 5-HT 代谢产物 5-羟吲哚乙酸（5-hydroxyindoleacetic acid，5-HIAA）水平的提升，这提示了 5-HT 能神经传递功能的增强及其带来的 5-HT 翻转效果。临床研究也发现，健康人一次大量饮酒可以使血中 TRP、5-HT 和脑脊液中 TRP 水平降低，使血小板中 5-HT 的摄取增加，上述外周的证据提示中枢 5-HT 水平下降、5-HT 神经传导功能增强。然而，有学者认为，急性酒精摄入后中枢 5-HIAA 水平增加的原因更可能是酒精抑制了脑内 5-HIAA 的清除，而不是 5-HT 能神经活性增加的结果。按此假设推断，急性大量摄入酒精将对脑内 5-HIAA 转运产生更强大的抑制作用，因此也会使脑内 5-HIAA 水平升高得更明显。但是有研究却发现，小剂量酒精摄入能够引起脑内 5-HIAA 水平的大幅度升高。而且，急性酒精摄入后脑内 5-HIAA 水平的升高只发生在部分脑区，其余脑区内一般无明显变化。如果是酒精对 5-HIAA 清除的抑制作用导致了脑内 5-HIAA 的升高，那么实验结果应该是全脑各区 5-HIAA 水平的整体提升，而不只是局部的提升。可见，酒精对 5-HIAA 清除的抑制作用导致了脑内 5-HIAA 升高的假设存在一定问题。

虽然大量研究证明，急性酒精摄入能够易化 5-HT 能神经传递功能，但是，完全肯定这一结论为时尚早。一些研究证据表明，急性酒精摄入对脑内 5-HT 水平的影响可能是双相的。研究发现，急性酒精摄入后，在开始阶段，通过增加 TRP 的利用率而提升 Wistar 大鼠血清中的自由 TRP 以及脑内的 TRP、5-HT 和 5-HIAA 的水平，使其明显高于对照组的水平；在摄入酒精后 5h 或 7 ~ 8h，上述化学物质的浓度下降到低于对照组的水平，这可能是肝脏色氨酸吡咯化酶水平增加的缘故。上述研究结果可以反映急性酒精摄入一段时间后 5-HT 能神经系统的变化。可见，5-HT 能神经传递是一个复杂的过程，酒精可以影响这一系统的任何一个环节。到目前为止，关于酒精如何影响 5-HT 能神经传递的确切机制尚不清楚，但是大部分实验证据表明，急性酒精摄入对 5-HT 能神经传递有易化作用。

大量的实验研究结果证明，慢性酒精摄入（3d ~ 25 个月不等）能够增加 5-HT 系统的功能。慢性酒精摄入可以增加全脑和一些特定脑区内 5-HT 和 5-HIAA 的水平，同时通过降低色氨酸吡咯化酶（tryptophan pyrrolase，TP）水平、增加血清和脑内 TRP 水平、增加 TPH 活性、增加 5-HTP 水平等方式增强 5-HT 前体的利用率。另一方面，一些研究发现，慢性酒精摄入能够降低 5-HT 的代谢、增加 5-HT 的摄取。Brach 等研究发现，慢性酒精摄入后的狒狒和大鼠的血浆 TRP 水平较低（更重要的是，TRP 与其他竞争性进入大脑的氨基酸的比例亦下降），大鼠的脑内 TRP 和 5-HT 水平较低。上述前后两类研究结论有

明显的矛盾性，其原因尚不清楚，但是一些学者指出，以往的实验中忽略了一个重要因素——实验组和对照组摄入的总热量应该相等。因为血液中的 5-HT 前体 TRP 与其他大分子中性氨基酸（large neutral amino acids，LNAA）一起竞争通过血脑屏障，所以外周和中枢 TRP 的水平受机体摄入总热量的影响。一些学者使实验组和对照组摄入相同的总热量，得出的研究结果与 Brach 等的研究结果相反。一些研究发现，慢性酒精摄入后中枢 5-HT 摄取增加，提示突触部位 5-HT 的利用率下降。Daoust 等研究发现，慢性酒精摄入增加了 SD 大鼠海马中 5-HT 的摄取、降低了 F-H 大鼠在摄入酒精前就已经较高的 5-HT 摄取水平，提示酒精能够提升天然嗜酒性大鼠较低的基础 5-HT 能神经传递功能。

以定向选育的嗜酒和非嗜酒性的动物为研究对象、采用急性或慢性酒精摄入的实验手段得到的研究结果，进一步证实了酒精能够增强 5-HT 系统功能的观点。对于多种嗜酒和非嗜酒的啮齿类或其他类实验动物，急性和慢性摄入酒精均增加其脑内多个区域中的 5-HT 或 5-HIAA 的水平。例如，Murphy 等研究发现，急性酒精摄入后 P 大鼠的 NAc、前额叶皮质和前纹状体内的 5-HIAA 水平均增加 20% 左右，提示了投射到这些脑区的背侧中缝核神经元的活性增加。Ervin 等研究发现，与未摄入酒精的对照组猴相比，慢性酒精摄入后，先天嗜酒猴脑脊液中的 TRP 和 5-HIAA 水平均增加。检测摄入酒精 3 个月戒断 1 个月的黑长尾猴脑脊液中的 5-HT 系统神经递质水平发现，自发嗜酒性的黑长尾猴脑脊液中的 TRP 浓度高于不嗜酒者，而 5-HIAA 的浓度没有差异。这很可能是两类猴的遗传差异造成的，或者是之前摄入酒精的后果之一。

长期嗜酒后一旦停酒，酒精对于 5-HT 能神经系统功能的易化作用即减退，这一点已通过许多关于中枢 5-HT 功能指示剂的研究得以证实。检测中枢 5-HT 功能指示剂的水平一般在最后一次饮酒 12h 以后（这时醉酒征象已经消失）或在酒精撤退征象开始出现时。当把时间因素考虑在内时，长期摄入酒精后的戒断初期，脑内 5-HT 和 5-HIAA 的水平下降，随着时间的延长，这两种物质的水平逐渐恢复到对照组的水平，此结果可以解释"长期嗜酒戒断后机体 5-HT 系统功能降低是导致其情绪低落、并促使其再次饮酒的原因之一"的观点。还有其他一些研究的结论也与这种解释吻合。例如，慢性酒精摄入后降低的 TP 水平在酒精戒断后反弹性升高，提示了酒精戒断后脑摄取 TRP 和将其转变成 5-HT 的功能下降。而且，很多研究均发现酒精戒断后血清和脑内 TRP 的水平较低。

研究表明，一些啮齿类动物的海马结构对酒精的敏感性较高：慢性酒精摄入能够降低海马中 5-HT 的释放，增加 5-HT 的摄取；在戒断期间，海马中 5-HT 与受体的结合降低。上述两方面证据都提示了长期饮酒后海马中 5-HT 功能的降低。多项研究都证实了长期嗜酒戒断后海马 5-HT 结合的下降以及海马 5-HT$_{1A}$ 结合位点数量的减少。由此可以推测，酒精戒断后 5-HT 突触后受体可能会有相应的补偿性上调。慢性酒精摄入早期，酒精易化 5-HT 能神经传递功能、提升 5-HT 的水平，因此 5-HT 受体下调；当慢性酒精摄入继续延续，酒精诱导的 5-HT 水平的增加逐渐减弱，5-HT 受体逐渐上调，受体数量逐渐稳定；酒精戒断后，神经突触内 5-HT 减少，因此产生补偿性的 5-HT 受体上调。可见，急性饮酒可导致暂时性的 5-HT 递质水平增加、并易化 5-HT 能神经的传递功能，机体内的这种易化作用会随着长期反复饮酒而产生适应性调节，使之减弱，这样，中枢 5-HT 及其代谢产物 5-HIAA 水平就明显降低。当撤酒发生后，酒精"替代"或"模拟"5-HT 递质功能的作用被去除，脑内 5-HT 和 5-HIAA 的水平下降，机体呈现出明显的戒酒反应。

二、5-羟色胺能神经传递功能的改变对酒精摄入的影响

选择性培育的嗜酒和非嗜酒动物已被广泛应用于 5-HT 神经系统的功能与动物嗜酒行为之间关系的研究中。在可以自由选择水、可口的饮料或酒时，嗜酒 P 大鼠会自发选择酒，使其血液中的酒精浓度达到一定的高度。这样的实验动物对于研究 5-HT 在嗜酒倾向中的作用具有特别重要的价值，因为实验推断出它们具有高酒精摄入的遗传倾向性。研究发现，在未摄入酒精之前或者停止摄入酒精后 2d 或 3～4 周后，与非嗜酒的大鼠相比，定向选育出的嗜酒 P 和 HAD 大鼠的一些脑区如伏隔核、大脑皮质、丘脑、下丘脑、海马、纹状体中 5-HT 及其代谢产物 5-羟吲哚乙酸（5-hydroxyindole acetic acid，5-HIAA）的含量明显降低。嗜酒 P 大鼠脑内 5-HT 水平较低的原因可能是上述脑区内 5-HT 能神经纤维的密度较低。与上述定向选育出具有嗜酒特性的鼠类不同的是，还有一些鼠类可以自发地展现出嗜酒特性。研究发现，F-H（Fawn-Hooded）大鼠是一种先天遗传性 5-HT 功能低下的大鼠，在行为特征方面，这种大鼠表现出抑郁症状和很高的嗜酒倾向。与非嗜酒的 CBA 小鼠相比，先天嗜酒的 C57 小鼠脑内的 TRP、5-HT 和 5-HIAA 水平较低。5-HT 转运体（5-HTT）的作用是摄取突触间隙的 5-HT，其作用将直接影响 5-HT 在突触间隙存留的时间，因而影响 5-HT 对突触后膜 5-HT 受体的结合和激活作用，从而调节 5-HT 能神经的传递和功能。与非嗜酒的 Wistar-Kyoto 大鼠相比，先天性嗜酒的 F-H 大鼠脑内与奖赏系统密切相关的一些核团（如 NAc、VTA、嗅结节）中 5-HTT 数量明显增加，5-HTT 的增加很可能导致 5-HT 在突触间隙的存留时间缩短，从而降低 5-HT 能神经的传递和功能。可见，遗传性 5-HT 功能低下可能是大鼠嗜酒的重要前提条件。

转基因动物的实验亦有所发现。Sachs 等应用 TPH（5-HT 合成酶之一）功能缺陷的转基因鼠（Tph2KI mice）来检测 5-HT 系统缺陷对酒精作用人体的影响，研究发现，先天 5-HT 系统功能低下能够增加个体酒精的消耗量、降低个体对酒精镇静样效果的敏感性，上述效果中的一部分可能是通过调节 Akt/GSK3β 信号系统而实现的。

应用选择性 5-HT 受体激动剂和拮抗剂的研究对于证明 5-HT 受体在调节酒精渴求和酒精摄入行为中的作用提供了强有力的证据。对大鼠、猴和鸡等实验动物的大量研究发现，5-HT、5-HT 前体（TRP 和 5-HTP）、5-HTP 衍生物、5-HT 受体激动剂、选择性 $5-HT_{1A}$ 受体激动剂及 5-HT 再摄取抑制剂都可以增加 5-HT 能神经系统的功能，降低实验动物对酒精的摄取量。虽然促进 5-HT 释放的药物有一定程度的致厌食作用，但是这些药物对机体摄入酒精的选择性抑制作用要明显大于其对机体摄入水和食物的抑制作用。与非定向选育大鼠的实验结果一致，一些可以使 5-HT 功能水平升高的干预措施几乎都能够减少定向选育的嗜酒大鼠摄入的酒精量。对于非先天性嗜酒大鼠，注射 $5-HT_{1c/2}$ 受体拮抗剂或者 $5-HT_2$ 受体拮抗剂以拮抗 5-HT 受体功能，注射 5-HT 能神经元毒素选择性破坏 5-HT 能神经元，口服对氯苯丙胺（中枢 5-HT 耗竭剂）耗竭中枢的 5-HT 受体或者损坏中脑中缝核破坏 5-HT 神经元胞体，均可使大鼠的酒精摄入量减少。但是，同样的这些实验操作却不能改变先天性嗜酒大鼠的酒精摄入量。造成上述实验结果差异的原因可能是先天性嗜酒大鼠中枢 5-HT 神经系统的功能水平原本已经处于较低状态，继续降低的幅度不明显。

前人对酒精依赖患者 5-HT 神经系统功能状态的研究很多，使用了多种研究方法，同时也深受一些问题的困扰，如样本量较小、诊断标准不统一、慢性酒精成瘾对 5-HT 系统

功能的影响过于复杂等。然而，众多临床研究的结果都指出，5-HT 系统确实在酒精依赖中发挥作用，虽然其确切的作用尚不十分清楚。对酒精依赖患者的临床研究发现，其脑脊液中 5-HT 代谢产物 5-HIAA 的浓度较低；通过单光子发射计算机断层显像（SPECT）发现，酒精依赖者脑内 5-HTT 数量比正常对照组减少 30%，均提示 5-HT 系统功能低下。有临床研究发现，5-HT$_{1A}$ 受体激动剂 buspirone 可以减少酒精滥用者的焦虑状况和对酒精的渴求。临床研究还发现，5-HT 再摄取抑制除了可以改善戒酒患者的焦虑和抑郁症状外，还可以降低某些类型酒精依赖患者（男性中等嗜酒者、低依赖性饮酒者和依据 DSM-Ⅲ 诊断为酒精依赖的男性患者）的饮酒量，证明这些患者中枢 5-HT 能神经系统的功能可能存在缺陷。上述 5-HT 再摄取抑制剂还可以减少患者饮酒的天数、降低患者对酒的渴求、并延长戒酒天数。在美国，临床医生对酒精依赖患者开出的处方中选择性 5-HT 再摄取抑制剂（SSRIs）类药物占所有使用药物的 46%，其应用比例远高于临床推荐的两种抗酒渴求药物纳曲酮（naltrexone，阿片受体阻滞剂）和阿坎酸（acamprosate，GABA 受体激动剂）。

第三节　谷氨酸系统

哺乳动物大脑神经元突触 40% 以上是以谷氨酸为神经递质的兴奋性突触，因此，谷氨酸是哺乳动物中枢神经系统中最重要的神经递质。以谷氨酸为神经递质的兴奋性突触分布广泛，以大脑皮质、小脑、纹状体及边缘系统的含量最高。谷氨酸自突触前神经末梢释放后，可以与两类突触后受体相结合：促离子型受体（ionotropic receptor，iGluR）和促代谢型受体（mGluR）。前者可以再分为 NMDA（N-甲基-D-天冬氨酸）受体、AMPA（α-氨基-3-羟基-5-甲基-4-异噁唑-丙酸）受体和 KA（海人藻酸）受体三种类型。其中的 NMDA 受体同时具有受体和离子通道的功能，与谷氨酸结合后，引起突触后膜电压敏感型离子通道的开放，介导 Ca^{2+}、Na$^+$、K$^+$ 等正离子的通过，后者参与一系列的细胞生理和病理活动的调控，例如，对学习、记忆、神经元可塑性和长时程增强发挥重要的调节作用，当然还参与介导酒精的急性和慢性作用、成瘾以及戒断反应等。

一、酒精摄入对谷氨酸神经系统的影响

在离体实验中，酒精对 NMDA 受体的功能产生抑制作用，并且这种作用是剂量依赖性的（5～100mmol），从电生理学角度可以观察到由 NMDA 受体激活的通道开放及其介导的兴奋性突触后电位（excitatory postsynaptic potential，EPSP）均可被酒精所抑制，酒精的上述作用与 NMDA 受体拮抗剂地佐环平（MK-801）的电生理作用非常相似。已知甘氨酸可以与 NMDA 受体结合。研究发现，酒精可以通过与甘氨酸竞争结合部位而调节 NMDA 受体的功能。酒精还可以通过直接作用于 NMDA 受体立体调节部位的疏水袋孔区而发挥调节作用。在动物刺激辨别选择实验（一项行为学实验）中，NMDA 受体拮抗剂能够产生与高剂量酒精的作用相似的效果。而且临床研究亦证明，NMDA 受体拮抗剂也可以在人体产生类似酒精的作用效果，竞争性 NMDA 受体拮抗剂氯胺酮（ketamine）和

苯环利定（phencyclidine）能够在健康人身上引发类似酒精所致的醉酒状态。

众多实验证明，长期嗜酒后体内谷氨酸系统产生一种补偿性地上调，以平衡酒精的抑制作用。在慢性酒精摄入后的离体和在体实验均发现了谷氨酸水平的增加。动物研究证明，嗜酒动物在体内代谢酒精期间，其脑内 NAc 中谷氨酸的水平明显增加。例如，利用高酒精消耗鼠模型（scheduled high alcohol consumption murine model，SHAC）的实验证明，腹腔注射 1.5 ~ 2.0g/kg 的酒精后，再给予 5% 的酒精 6 次，小鼠中枢谷氨酸释放增加。对13 名顽固酒精依赖的年轻患者的磁共振成像（MRI）研究发现，其中枢前部扣带回中谷氨酸与肌氨酸的比例增加。天生嗜酒的大鼠在"狂饮酒"（binge-drinking）状态后出现特定脑区的损伤，而天生非嗜酒的大鼠种系却没有这种表现。众所周知，谷氨酸的过度释放是导致中枢神经元死亡的主要原因。因此，上述发现提示，遗传因素是"狂饮酒"个体出现脑损伤的可能原因。但是，一些特殊的天生嗜酒的大鼠种系，如 Lewis 大鼠和低酒精敏感性大鼠，给予它们 1g/kg 或 2g/kg 的酒精后，其 NAc 中谷氨酸释放增加的幅度明显小于其他选育的嗜酒模型鼠。提示，嗜酒大鼠脑内谷氨酸的变化因其种系不同而有所差异。还有一些研究证明，慢性酒精摄入以及谷氨酸释放增加对 NMDA 受体产生影响。长期饮酒大鼠的脑组织中谷氨酸的结合水平增加，而且 NMDA 受体 mRNA 和受体蛋白亚基的数量也明显增加，受体亲和性上调。同样，在酒精成瘾患者死后的脑标本中也发现了 NMDA 受体数量的增加。一些动物实验发现，慢性酒精中毒期间多个脑区中谷氨酸的基础浓度并无变化，尽管其血液中的酒精浓度高达 2g/L；但是酒精戒断开始后的 3 ~ 5h，中枢 NAc、海马和纹状体内谷氨酸释放显著增加（与 NMDA 受体敏感性的改变密切相关），NMDA 受体 1（NMDAR1）和 NMDA 受体 2B（NMDAR2B）多肽数量增加，而在慢性酒精饱和阶段，两者的敏感性下降。

长期嗜酒后谷氨酸系统代偿性上调，突然撤退酒精后，受体表现出超敏感性，这种受体的超敏感性可以引发神经元的过度兴奋，从而导致个体各种过度兴奋表现的出现，即临床患者表现出外在行为的混乱，如自主神经系统功能不稳定、焦虑、失眠、情绪不稳等，这些表现促使他们继续饮酒以解除痛苦。另外，NMDA 受体的过度反应还可以引起 Ca^{2+} 离子的大量内流，从而产生神经元兴奋性毒性，引发一系列后续反应和表现。早期在体动物实验研究发现，在对照组动物身上不能引发抽搐的 NMDA 的量，在酒精戒断动物身上则可引发抽搐，并且这种抽搐可以被 NMDA 受体的拮抗剂所减轻。多胺中的亚精胺和精胺是 NMDA 受体的调节剂，在酒精戒断期间，两者的合成和释放均增加，这有助于 NMDA 受体活性的增加。这样的适应性改变在酒精依赖和酒精戒断过程中发挥了重要的作用。以上结果提示，酒精撤退后 NMDA 受体的增加介导了酒精戒断性癫痫等临床表现的发生。另外，慢性酒精摄入介导的 NMDA 受体功能或敏感性的增强是有差异的。实验发现，电刺激长期饮酒小鼠的海马和皮质切片，能够诱发主要由 NMDA 介导的突触电位，而先天嗜酒的动物脑切片中的突触电位则是由 AMPA 介导的。另有以定向选育动物为研究对象的实验发现，与对酒精镇静作用敏感性较高的 LS 小鼠相比，对酒精镇静作用耐受性较高的 SS 小鼠表现出更高的酒精所致的运动性激越，而且其中枢 NMDA 受体与受体拮抗剂地佐环平（MK-801）的结合增加，对受体拮抗剂反应的敏感性降低。

Hu 和 Ticku 应用慢性、间断给予酒精［普通膳食间歇运动（CIE），12h 酒精：12h 撤退］的方式（50mM）处理中枢皮质神经元，为研究人体 CIE 引发的兴奋样现象背后潜在的机制提供了一个体外可行的神经元模型，而且，这对于研究长期、间断性饮酒的酒精依赖患者对酒精的依赖和撤退症状具有十分重要的意义。在这样的体外模型上观察到，再加入酒精或者给予 NMDA 受体拮抗剂可以使神经细胞的丢失减少，而给予 GABA 受体激动剂 muscimol 却不会产生这样的效果。这样的结果提示，NMDA 受体在酒精依赖和酒精撤退引起的神经毒性的体外实验中发挥了重要的作用。除 NMDA 受体的适应、钙离子通道等因素外，NMDA 受体是体内酒精撤退实验中增加谷氨酸释放的主要原因。酒精依赖大鼠停止摄入酒精后，脑内细胞外谷氨酸浓度表现出短暂的、由 NMDA 受体引发的提升，这种改变与酒精戒断后的外在行为表现具有锁时关系，而且促使酒精戒断后个体中枢系统向兴奋性占优势的局面转变。另外，NMDA 受体的上调能够加强去甲肾上腺素能系统的活性，后者是导致酒精戒断和震颤性谵妄中植物神经系统不稳定的可能原因。可见，NMDA 介导的神经传递的增强是酒精戒断后个体外在行为异常和情感障碍的可能原因。NMDA 受体是一个异二聚体，由一个必须的 NR1 亚单位和多种 NR2 亚单位（又分为 2A、2B、2C 和 2D 四种不同的亚型）或 NR3（又分为 3A 和 3B 两种亚型）亚单位构成的复合体。其中 NR$_1$ 是基本构架单位，与离子通道相关，而 NR2 亚单位起到调节作用。由不同亚单位构成的 NMDA 受体的功能特性不同，在中枢神经系统内的分布不同，对酒精的敏感程度亦不同。根据最新的研究结果，慢性酒精摄入引发的 NMDA 受体功能的增强主要是因为 NMDA 受体不同亚单位、不同程度的功能上调所致。其中，NR1/NR2A 和 NR1/MR2B 组合型受体对酒精的抑制作用较为敏感。目前，酒精介导 NMDA 受体不同亚单位表达的改变情况尚未完全清楚，但是总结此方向前人的研究结果发现：由 NR2B 亚单位构成的 NMDA 受体的灭活时间长于那些由 NR2A 亚单位构成的 NMDA 受体；由含有 N1 盒子（N1 cassette）的 NR1 亚单位构成的 NMDA 受体的灭活时间是不含有 N1 盒子者的 4 倍；由含有 C1 和 / 或 C2 盒子的 NR1 亚单位结合变异体构成的 NMDA 受体可以构建功能活性更强的离子通道。以上发现提示，长期摄入酒精引起的亚单位的改变是 NMDA 受体功能增强的基础，也是酒精处理的皮质神经元在酒精撤退后对于兴奋性毒性损伤的敏感性增强的基础。看来，NMDA 受体功能在酒精依赖的发展和酒精戒断过程中一定脑区神经元的丢失现象中发挥了重要作用。

二、谷氨酸神经系统的变化对酒精摄入行为的影响

治疗酒精依赖通常分为两个阶段：解毒阶段和重适应阶段。开始的解毒阶段主要针对急性酒精撤退的相关症状，此阶段中药物治疗发挥主要作用，能够巩固临床患者的戒断效果，并且阻止其复发。20 世纪 90 年代研究者提出假设，认为 NMDA 受体拮抗剂的抑制作用能够阻止酒精戒断综合（alcohol withdrawal syndrome，AWS）以及其他一些毒性表现。从那时起，广泛的动物实验研究和初步的临床观察研究均证实，NMDA 受体拮抗剂是治疗 AWS 的出色备选药物，因为它们不仅可以减轻 AWS 的躯体症状，而且能够改善 AWS 的情感和动机。抑制 NMDA 受体的方法很多，到目前为止，研究者证实了经典的竞争性和离子通道阻断性的 NMDA 受体拮抗剂在酒精依赖动物模型和离体实验中的有效性。但是，这些药物大部分是镇静剂，能够引起严重的中枢神经系统副作用，例如，神经退行性系统改变、肌肉松弛、学习能力损伤等，因此，这些化合物不适合作为临床上治疗酒精

依赖的药物。采用其他方法的研究结果更让人欣慰一些，例如，采用低亲和力的通道阻断剂（如美金刚）或作用于甘氨酸结合位点的 NMDA 受体拮抗剂产生的副作用是人们可以接受的。近年来，一种新型的 NMDA 受体拮抗剂，选择性 NR2B 亚单位拮抗剂（NR2B SSNAs），受到了学术界相当高的重视。这种类型的化合物在治疗神经退行性疾病、帕金森病和痛觉过敏等疾病模型中表现出了很好的效能。同时，这类化合物也不会产生经典 NMDA 受体拮抗剂的严重的副作用。虽然像其他非竞争性 NMDA 受体拮抗剂一样，这类拮抗剂也可能对学习和记忆产生一些不利的影响，但是已有研究证明，这类药物治疗癫痫和卒中模型的有效剂量与破坏学习和记忆功能的剂量之间的差距较大，这就保证了此类药物可以在不破坏学习记忆功能的剂量下有效抑制 AWS。对于 NR2B SSNAs 的研究发现，这些药物被接纳的程度较高，并且在镇痛剂量下可以在较大程度上避免不利的中枢神经系统反应（如拟精神病性作用、共济失调和镇静等副作用）。另有一些学者研究了经过酒精处理的体外培养的大鼠脑皮质神经元上应用 NR2B SSNAs 的效果。实验测试的所有 NR2B SSNAs 均能有效地降低撤酒诱发的乳酸脱氢酶（LDH）的释放，并且这种降低效果是剂量依赖性的。其中，RGH-1103（NR2B 选择性拮抗剂，吲哚-2-氨甲酰衍生物）的作用效果与最强有力的经典非单位选择性 NMDA 受体拮抗剂地佐环平（MK-801）的作用效果相仿。NR2B SSNAs 对于撤酒诱发的毒性的抑制作用与其对于 NMDA 诱导的细胞质中钙离子浓度升高的抑制作用之间呈现出良好的线性相关性。

　　目前，美国食品药品管理局（Food and Drug Administration，FDA）批准的治疗酒精依赖的药物主要有二乙酰高牛磺酸钙、双硫仑和纳曲酮。大量研究早已证明，二乙酰高牛磺酸钙对酒精滥用和酒精成瘾患者具有明显的治疗效果，其主要的药理学作用机制与中枢谷氨酸能神经系统有关。该药是一个类似谷氨酸结构的化合物，它具有 NMDA 受体拮抗剂样的作用，能减少电压依赖性 Ca^{2+} 内流，并且在实验动物的酒精戒断反应中降低了中枢神经元兴奋所致的即刻早期基因（immediate early gene，IEG）的表达，能够减少嗜酒动物的自饮酒行为，也能够抑制酒精戒断过程中细胞外谷氨酸水平的升高和过度运动行为。研究者认为，二乙酰高牛磺酸钙产生治疗效果的生物机制之一是其对 NMDA 受体的多胺（精胺、亚精胺）结合位点的影响。另一种药物双硫仑，能够抑制肝细胞乙醛脱氢酶（acetaldehyde dehydrogenase，ADH），使酒精代谢停留在乙醛阶段，其活性代谢产物 DETC-MeSO，不仅抑制 ADH，而且具有部分阻断 NMDA 受体的作用。研究还发现，双硫仑具有明显增强二乙酰高牛磺酸钙的抗酒精渴求的作用。事实上，现实中只有约 20% 的酒依赖患者得到了正规的药物治疗。到目前为止，药物治疗仍未得到应有的重视，只被作为治疗的辅助手段。

第四节　γ-氨基丁酸系统

　　γ-氨基丁酸（GABA）是中枢神经系统中主要的抑制性神经递质，分布广泛，与之结合的受体主要有 2 种：A 型 GABA 受体（$GABA_A$）和 B 型 GABA 受体（$GABA_B$）。$GABA_A$ 受体属于离子通道型受体，主要分布在突触前膜，在突触后膜也有分布；$GABA_B$

受体属于代谢型受体，主要分布在突触前膜，调节 GABA 递质的释放。GABA$_A$ 受体有很多亚单位，包括 6 个 α、4 个 β、3 个 γ、2 个 ρ 及 1 个 δ 和 π，每一个亚单位都有细胞外 N-端结构域，这个结构域一般包含配体识别位点和 4 个跨膜区域，第二个跨膜区域形成了离子通道的内层，一旦离子通道被激活，氯离子就涌入突触后膜使膜电位高于其放电阈值（firing threshold）。GABA 受体亚型的离散分布表明每个亚型在中枢神经系统中都具有特殊的功能。在哺乳动物组织中，最常见的受体亚型包含 α$_1$、β$_2$ 和 γ$_2$ 亚单位。GABA 受体不仅和 GABA 结合，而且也和其他一些化合物（包括苯二氮䓬、巴比妥类，神经甾体和麻醉剂等）相互作用，这些化合物与受体远距离位点结合，并且通过变构调节神经递质的功能。事实上，这些化合物通过调节配体门控离子通道进而调节神经功能的作用已经被用来开发药物。通常情况下，加强受体 GABA 作用的调节剂具有镇静和催眠作用。作为最常用的精神类药物之一，苯二氮䓬是 GABA$_A$ 受体的正性调节剂。临床上使用苯二氮䓬和苯二氮䓬类的化合物来加强 GABA 受体的效果，治疗焦虑、惊厥、肌肉紧张和失眠等临床症状。GABA 受体也存在负性调节剂，在动物模型中，这些化合物会引起焦虑、癫痫等症状。下文主要讨论酒精对 GABA 能神经系统的作用。

一、酒精影响 γ-氨基丁酸受体的机制

在过去一段时间内，关于饮酒行为与中枢神经系统中 GABA$_A$ 受体调节作用的研究取得了很大的进展。研究资料显示，GABA$_A$ 受体与短期和长期饮酒均密切相关，酒精对 GABA$_A$ 受体主要表现为正性调节作用。初期的一些实验研究表明，GABA$_A$ 受体急性暴露于酒精可以对 GABA 门控电流起增强作用。研究者使用在大鼠脑内微囊和突触神经小体中提取的先天受体，把这些受体暴露在酒精中，使 GABA 门控氯离子摄取提高了 260%。随后在重组受体表达的爪蟾卵母细胞中也发现了酒精的这种作用，这种作用通常发生在药理学相关的酒精浓度范围内（低于 100mmol/L），并且加强了 GABA 受体的作用。一项对于含有 α$_1$β$_2$γ$_2$ 亚单位的 GABA 受体的研究显示，酒精对于 GABA$_A$ 受体具有增强作用，但是只发生在特殊的 γ$_2$ 亚单位拼接变异体（splice varient）上。然而其他实验未能重复这项研究的结果，有的研究甚至发现酒精的影响作用与 γ$_2$ 亚单位无关。到目前为止，在被研究的所有亚单位中，只有 α$_4$β$_1$δ 亚单位似乎对酒精更敏感。GABA$_A$ 受体的单通道属性研究揭示出，酒精诱导的 GABA$_A$ 门控电流增强现象是由于通道开放频率的提高、开放持续时间的延长以及通道处于封闭状态的时间的减少造成的。总之，酒精的存在增加了离子从开放通道的涌入量。然而这一问题是有争议的，一些实验报道称，酒精对于 GABA$_A$ 受体没有影响。对于产生影响的酒精的浓度范围也有很多说法。仍需进一步的研究以给出更确切和一致的答案。

酒精对 GABA$_A$ 受体发挥正性调节作用的途径，除了上述调节 GABA$_A$ 受体立体构象的作用之外，还可以增强 GABA 能神经激素的活性。另外，酒精可以通过影响神经元胞体内第二信使的传导而间接增强 GABA$_A$ 受体的作用。酒精（乙醇）可以自由通过细胞的脂质双分子层，影响细胞内的蛋白质，其中包括许多涉及第二信使通道的蛋白质。许多研究表明，酒精能够引起蛋白激酶 C（protein kinase C，PKC）功能的改变，导致电压依赖性钙通道和配体门控性离子通道功能的改变，进而影响 GABA$_A$ 受体的结构和功能。研究

脑组织中存在 PKC-ε 的小鼠发现，酒精通过影响这种第二信使而对 GABA$_A$ 受体发挥正性调节作用，从而使小鼠的自饮酒量减少；相反，因基因突变而缺失 PKC-ε 的小鼠，由于失去酒精对 GABA$_A$ 受体的正性调节作用，对酒精的摄入量远远高于野生型小鼠，缺少了对饮酒自控力。并且，缺乏 PKC-ε 的小鼠脑组织中的 GABA 受体对酒精等变构调节剂高度敏感，酒精浓度是 20mmol/L 时，GABA 受体激动剂诱导的氯离子通道增强作用是对照组的两倍。同样，缺少 PKC-γ 的突变小鼠，酒精也会对它失去 GABA$_A$ 受体增强效果。与野生型小鼠相比，这些小鼠摄入酒精的量明显增多，而且表现出更多的冲动行为。酒精还能够影响蛋白激酶 A（protein kinase A，PKA）的活性，进而改变其他一些蛋白质的功能。研究发现，反复饮酒可以增加 PKA 活性和 cAMP 水平，并且改变 PKA 的亚细胞定位（subcellular location）。与对照组小鼠相比，基因敲除小鼠的 PKA 亚单位被扰乱，对酒精的镇静作用的敏感性更低，表现为摄入酒精量更多。

酒精之所以能够导致成瘾行为，除了其具有消除焦虑、紧张而带来的正性强化作用之外，还有一个重要原因是酒精能够激活中脑奖赏环路中的 DA 能神经系统，而 GABA$_A$ 受体对该系统具有调节作用。研究发现，在 VTA 中直接注射 GABA$_A$ 受体激动剂能够增加该区域 DA 的释放。

关于酒精与 GABA 受体关系的研究大多集中于 GABA$_A$ 受体，关于 GABA$_B$ 受体的研究则较少。研究发现，GABA$_B$ 受体能够介导酒精所致的 GABA 能神经传导。近年来的研究表明，GABA$_B$ 受体拮抗剂法克罗芬（phaclofen）可以阻断酒精在小鼠身上所诱导的体温降低、运动失调和运动活动增加等表现，而选择性 GABA$_B$ 受体激动剂巴氯芬（baclofen）能够抑制非酒精成瘾大鼠的自饮酒行为。临床研究亦发现，GABA$_B$ 受体激动剂 baclofen 可以减少酒精成瘾患者对酒的渴求，具有潜在的戒酒功效。对于 GABA$_B$ 受体的了解仍有待进一步研究。

二、急性饮酒对 γ-氨基丁酸 A 受体的作用

在过去几年，科研工作者们已成功研发了几种 GABA$_A$ 受体亚单位敲除的小鼠，基因改造的小鼠模型深化了我们对于饮酒行为中 GABA$_A$ 受体的认识。酒精的镇静催眠作用中涉及了酒精与 α$_1$-GABA$_A$ 受体的相互作用。研究发现，α$_1$-GABA$_A$ 受体敲除的雄性小鼠在酒精作用下翻正反射的消失情况减少。然而，这种作用并没有在其他研究中发现。这可能是由于基因敲除小鼠不同种系间基因的多样性造成的。而且，通过研究 α$_2$-GABA$_A$ 受体基因敲除动物发现，酒精诱导的翻正反射消失情况也会减少，由此得知，α$_2$-GABA$_A$ 受体与酒精的镇静催眠效果也有关联。一些研究也发现 GABA$_A$ 受体的不同亚型与酒精偏爱的相关性。在酒精和糖精二选一实验中，α$_1$-GABA$_A$ 受体敲除小鼠与野生型小鼠相比饮酒量更少，同时，也表现出对糖精偏爱的减少。在强化饮酒（ethanol reinforcement）的研究中，α$_1$-GABA$_A$ 受体敲除小鼠对酒精的反应减少，同时对蔗糖的反应也减少。相反，α$_5$-GABA$_A$ 和 γ-GABA$_A$ 受体敲除小鼠对酒精的偏爱减少，但是对糖精的偏爱没有改变。最近一项使用病毒载体的研究证明，通过 RNA 干扰技术减少 NAc 中的 α$_4$-GABA$_A$ 亚单位能够降低小鼠的饮酒量和酒精偏好。因为之前认为 γ$_2$ 亚单位的拼接变异体对于酒精发挥作用是必须的，于是有研究将小鼠的这种基因扰乱以确定它对于酒精敏感性的作用，研究发现，这种

类型的小鼠在酒精对个体行为的影响方面与野生鼠没有区别。同样一组 α_6 亚单位敲除小鼠对酒精的反应也与野生型小鼠没有区别。这些实验证据似乎说明，γ_2 亚单位的拼接变异体和 α_6 亚单位在酒精作用于 GABA 受体的过程中发挥的作用不大。另一方面，在 δ 亚单位敲除的小鼠身上却发现了不同的结果，这样的小鼠和野生型小鼠相比饮酒量更少，对酒精戒断的敏感性降低，并且使酒精诱发癫痫的作用减少。然而，对 δ-GABA 受体基因敲除小鼠的研究还发现，δ-GABA 受体对于酒精或其替代品（巴比妥盐、苯二氮䓬和神经类激素等）引起的刺激辨别效果来说并非是必须的。在这些研究中需要注意到的是，基因敲除鼠的行为改变有时候是一种补偿性的变化。尽管如此，大量研究依然可以说明，$GABA_A$ 受体亚型与一些饮酒行为及相关反应是密切相关的。

饮酒行为中 $GABA_A$ 受体的药理学研究表明，在强化饮酒时，$GABA_A$ 受体亚型可能起一定作用。比如，腹侧苍白球的 α_1-$GABA_A$ 受体与强化饮酒有关。在酒精偏爱的大鼠腹侧苍白球注入一种 α_1 选择性苯二氮䓬激动剂和拮抗剂的混合体 3-丙氧基-β-咔啉盐酸盐，能够降低大鼠坚持饮酒的行为。研究还发现，α_1-$GABA_A$ 受体与酒精引起的侵犯行为之间也存在相关性。同时，动物和人体实验均发现，γ_2-$GABA_A$ 受体与空间记忆损伤有关。利用更多可选亚型的混合物，有助于进一步阐述特殊的 $GABA_A$ 受体亚型在饮酒行为中的作用。比如，L-838，417（对 $\alpha_2/\alpha_3/\alpha_5$-$GABA_A$ 受体具有选择性）就被用来证明 GABA 几种特殊受体亚型的作用。$GABA_A$ 受体的正性调节剂（如苯二氮䓬、巴比妥和某些神经类激素）作用于鸽子、大鼠、小鼠、沙鼠、猕猴身上，都会产生类似饮酒之后的反应。研究表明，不同的 $GABA_A$ 受体亚型与饮酒后不同的机体反应有关。对人类以外的其他灵长类动物的研究发现，酒精的镇静催眠效果与 α_1-$GABA_A$ 受体有关。相反，有研究显示，在松鼠，猴身上苯二氮䓬产生的类似饮酒后的反应和酒精的刺激辨别效果主要由 α_5-$GABA_A$ 受体发挥作用，而不是 α_1-$GABA_A$ 受体。饮酒的刺激辨别效果是复杂的，低剂量（1.0g/kg）饮酒产生的刺激辨别效果主要由 $GABA_A$ 受体正性调节，较高剂量（2.0g/kg）的饮酒行为还需要 NMDA 受体等其他神经递质系统的参与调节。事实上，饮酒的刺激辨别效果是由位于特殊的边缘系统脑区（如 NAc 和海马等）中的 $GABA_A$ 受体、NMDA 受体和促代谢型谷氨酸受体亚型 5（$mGluR_5$）一起发挥作用的。

三、长期饮酒对 γ-氨基丁酸 A 受体的作用

与急性饮酒对 $GABA_A$ 受体的正性调节作用相反，长期饮酒则导致 $GABA_A$ 受体功能的降低，表现为人和动物在戒酒时容易发生惊厥。研究发现，长期暴露于酒精会影响神经兴奋的基线水平。在动物实验里，长期摄入酒精然后戒断的实验组比对照组更容易诱发癫痫发作。一些研究显示，$GABA_A$ 受体的 mRNA 和蛋白质水平在重复暴露于酒精的过程中会发生改变。大脑受体检测表明，与没有经过处理的对照组大鼠相比，长期摄入酒精的大鼠，酒精对其脑中 GABA 门控氯离子流的加强程度更大；此外，像氯硝西泮这样的正性变构调节剂似乎对于增强 GABA 的作用并不十分有效，反而像 RO15-4513 这样的负性变构调节剂的增强效果似乎更明显。并且，慢性饮酒也改变了受体对于内源性变构调节剂的反应。一些研究一致发现，重复暴露于酒精后 $GABA_A$ 受体亚单位 mRNA 和蛋白质的改变涉及 α_1 和 α_4 亚单位。在酒精成瘾的动物体内，α_1 亚单位的 mRNA 和蛋白质水平降低，然

而在其大脑皮层等一些中枢区域，α_4亚单位的 mRNA 和蛋白质水平增高。这些改变的原因目前还不清楚，或许是机体的一种普通适应性改变。一些实验观察到，重复暴露于苯二氮䓬等变构调节剂的大鼠脑内也存在这种变化。也有研究观察到，暴露于孕激素会提高脑内 GABAα4 亚单位的蛋白质表达。

第五节　内源性阿片系统

内源性阿片肽（endogenous opioid peptides，EOP）是存在于体内的具有阿片样作用的多肽物质，20 世纪 70 年代初期才被发现，在中枢神经系统中分布广泛，其突出特性是能引起欣快感及镇痛作用。目前已知的 EOP 大致分为 3 类，分别来自不同的激素前体：内啡肽（endorphin），包括 α-内啡肽、β-内啡肽（β-endorphin，β-EP）、γ-内啡肽、蛋氨酸-脑啡肽、甲硫氨酸-脑啡肽等，均来自 β-内啡肽 /ACTH POMC；α 脑啡肽（enkephalin），包括甲啡肽和亮啡肽，来自脑啡肽原前体；β 强啡肽（dynorphin）和新啡肽（neoendorphin），来自强啡肽原前体，是目前已知的活力最强的 EOP。EOP 作用的受体主要分为 3 类：μ、δ 和 κ 受体。β-内啡肽与 μ 和 δ 受体的亲和力相似，脑啡肽与 δ 受体的亲和力最强，而强啡肽和新啡肽则与 κ 受体选择性结合。总的来说，μ 和 δ 受体的激活导致神经递质释放的模式相似，主要负责外源性阿片肽配体的奖赏和成瘾机制的发挥，与酒精作用的关系最为密切；而 κ 受体的激活经常产生与前两种受体相反的作用，如，被激活后可产生厌恶反应、也可能激发幻觉。内源性阿片肽作为一类中枢神经递质和神经调质，调节多种生理反应过程，如伤害感受、学习、记忆、情绪、正强化、适应、饮水、进食、性行为和体温调节等。

一、内源性阿片肽系统功能的变化对酒精摄入的影响

内源性阿片肽系统与中脑边缘 DA 系统的联系紧密，在中脑奖赏环路中，阿片肽及其受体高度表达。阿片肽系统以及整个奖赏环路在进食行为中发挥重要作用，而成瘾和依赖行为的形成与正常的觅食和偏爱行为有关。研究发现，几乎所有的成瘾药物都要通过激活阿片肽系统才能发挥它们的强化作用。因此，酒精摄入的强化作用必然与内源性阿片肽系统和中脑-边缘神经系统 DA 奖赏环路有着密切的联系。

DA 奖赏环路中位于纹状体基底部的 NAc 是调节苯丙胺、可卡因等精神活性药物的奖赏效应的关键脑区，上述精神活性药物可以直接作用于该区的 DA 能神经末梢，使 DA 释放增加。在中脑 VTA 区，GABA 中间神经元或 GABA 投射神经元上分布有阿片肽 μ 和 δ 受体，都属于 G 蛋白耦联受体，被激活后可以使 cAMP 的形成减少，并导致 K^+ 内流增加以及 Ca^{2+} 内流减少，从而抑制受体所在的靶细胞。因此，注射内源性阿片类物质甲基-脑啡肽可以激动 GABA 中间神经元或投射神经元上的 μ 和 δ 受体，从而抑制这些神经元，使得其对于 VTA 中的 DA 能神经元的抑制解除，进而使 DA 能神经元兴奋，使上述奖赏环路中重要的 NAc 区中 DA 的释放增加。内源性阿片肽 β-内啡肽和脑啡肽也具有奖赏特

性，并且能够使 DA 释放增加。

　　研究还发现，酒精也可以通过上述机制增加 DA 在 NAc 的释放。虽然到目前为止阿片肽在 NAc 的功能特点尚未研究清楚，但是可以推测，酒精的中枢作用效果与内源性阿片肽系统存在一定关联。研究内源性阿片肽系统与饮酒之间关联性的最直接方法就是阻断内源性阿片肽系统。大量研究证明，阿片受体拮抗剂能够减少个体酒精的摄入量。纳洛酮（naloxone）、纳曲酮（naltrexone）和纳美芬（nalmefene）都是非选择性阿片受体拮抗剂，不具有任何激动剂的活性。研究者最先发现的可以减少啮齿类动物酒精摄入量的阿片受体拮抗剂是纳洛酮。之后，发现纳曲酮和纳美芬也具有类似的作用。纳洛酮引起的饮酒量的减少并不伴随运动效应或酒精吸收效果的减少。在不同的实验条件下，选择性 μ 和 δ 阿片肽受体拮抗剂也具有减少啮齿类动物或猴子自饮酒行为的作用。对于嗜酒 P 大鼠，选择性 δ 阿片受体拮抗剂纳曲吲哚（naltrindole）和纳曲酮（naltrexone）能够减少大鼠的饮酒量。对于偏好酒精的 AA 大鼠，选择性 δ 阿片受体拮抗剂 CTOP 能够减少大鼠的饮酒量，而选择性 δ 阿片受体拮抗剂 ICI174864 却未产生此效果。应用选择性更加精确的阿片受体拮抗剂的研究发现，β-内啡肽和脑啡肽系统对于酒精摄入都很重要。支持内源性阿片肽系统在觅酒行为中发挥重要作用的另一证据是，局部或系统地给予阿片受体拮抗剂能够减少酒精引起的纹状体和 NAc 中的 DA 释放。此类研究结果说明，在酒精摄入和 NAc DA 释放之间，内啡肽系统的活性是一个中间因素。杏仁核的中央核和终纹床核（BNST）中有相当一部分神经元具有 μ 和 δ 阿片肽受体，而且研究发现，在杏仁核微透析阿片肽受体拮抗剂可使非酒精依赖大鼠的自饮酒量减少。因此，延伸的杏仁核很可能是阿片肽发挥作用的又一脑区。

　　检测人体中枢神经系统中内源性阿片肽的水平要比动物研究迂回得多，而且人体神经生理学的研究结果解释起来更加困难。人体研究检测了脑脊液和血浆中 β-内啡肽的水平。Gianoulakis 等提出假设：酒精依赖遗传倾向不同的个体，β-内啡肽对酒精的敏感性的遗传倾向性亦不同。他们的一系列研究发现，与无酒精依赖家族史（低酒依赖风险）的个体相比，具有酒精依赖家族史（高酒依赖风险）的个体，其血浆中基础 β-内啡肽水平较低，而且在摄入 0.5g/kg 剂量的酒精后，其 β-内啡肽的释放量更多。Froehlich 等的双生子研究确定了 β-内啡肽对酒精的反应性具有明显的遗传倾向。这就更加证实了 Gianoulakis 等的假设，说明 β-内啡肽对于酒精的反应敏感性能够作为酒精依赖遗传风险性的一项生物指标。临床研究发现，高酒精依赖风险个体中枢阿片肽系统对酒精的敏感性要高于低酒精依赖风险的个体，这与动物实验结果相一致。但是也存在不同的研究结论。Dai 等的研究发现，给予 0.5g/kg 剂量的酒精后，酒精依赖高风险和低风险组 β-内啡肽的反应并无明显差异；对于这两组对象，饮酒都能够降低应激诱发的血浆中 β-内啡肽的增加，并且这种降低作用在低酒精依赖风险组更加明显。

　　相当多的研究发现，应激能够激活内源性阿片肽系统；HPA 轴释放的激素可能与 DA 能神经传递过程交互作用，从而调节酒精的强化作用。Dai 等的研究说明，酒精减弱应激反应的特性可能与其阻止应激反应中 β-内啡肽增加的能力相关。

　　阿片受体拮抗剂纳曲酮对酒精依赖患者的治疗效果是通过众多随机对照研究和 meta 分析得到的。针对男性、女性酒精成瘾患者的临床研究均发现，纳曲酮具有如下作用：减少重度酒精依赖的发生，延迟酒精戒断后的复发并降低复发率，减少饮酒天数，减少每次重度饮酒发作的饮酒量，延长应酬饮酒者首次饮酒前的潜伏期并延长其首次饮酒与第二次饮酒之间的间期。同时，生物行为学研究发现纳曲酮具有如下作用：降低对饮酒的强烈渴求，降低酒精的刺激和奖赏效应，增加酒精所致的不愉快后果（疲劳、镇静、紊乱等），减少冲动做决定的次数。对于酒精依赖、酒精成瘾和病理性赌博患者的治疗推荐使用纳曲酮，就是因为它具有提升认知控制和降低冲动性的作用。Cochrane 分析强调了纳曲酮的功效，应用纳曲酮可以使重度饮酒患者的再饮酒风险下降 83%，并且可以使饮酒量和饮酒频率显著下降。与安慰剂组患者相比，应用纳曲酮进行治疗的患者对酒精的偏爱和渴求感的下降，反映了 γ-谷氨酰转肽酶水平的下降，此研究结果不仅具体表现为应用纳曲酮的患者饮酒量的减少，而且强调了纳曲酮作用效果的稳定性。Hernandez-Avila 等研究发现，每日应用纳曲酮可以有效减少严重酗酒的量和天数，其中有针对性地应用纳曲酮的治疗方案效果更佳。Kranzler 与其同事的多项研究结果与此一致，即纳曲酮能够有效减少严重酗酒情况的发生。综上，临床上应用纳曲酮不但可以治疗酒精依赖和酒精成瘾，而且可以预防和干预重度酒精成瘾患者对酒精的反复滥用。

二、酒精对内源性阿片肽系统的影响

众多对于内源性阿片肽和酒精依赖之间关系的研究都表明，酒精能够改变内源性阿片肽系统的功能。20 世纪 70 年代，Davis 和 Walsh 首先提出，酒精的一部分作用可能是通过内源性阿片肽系统的调节而实现的，他们发现，吗啡样生物碱（四氢异喹啉）在体内的合成是酒精代谢产物以及乙醛与一定的 DA 代谢产物相互作用的结果。进一步的研究证实上述生物碱能够与阿片受体结合，产生阿片样作用效果。然而，因为这些生物碱在脑组织中的浓度极低，所以它们在阿片肽能神经系统中的药理学相关性仍未研究清楚。Davis 之后大量的研究结果证实，酒精通过改变内源性阿片肽的合成和分泌，从而与阿片肽系统产生交互作用。在啮齿类动物体内，急性酒精摄入能够在一些独立的脑区内增加内啡肽和脑啡肽基因的表达，并且增加垂体等脑区内阿片肽的释放。体外实验进一步证明，酒精对于下丘脑和垂体中 β-内啡肽释放的刺激作用呈现剂量依赖模式。这种作用的效果是短暂的，大约持续 10～20min。酒精对脑啡肽和强啡肽的作用的研究数据远少于其对于内啡肽的作用的研究。一些研究发现，短期酒精摄入能够增加大鼠纹状体和下丘脑中蛋氨酸-脑啡肽（一种内啡肽）的水平，而对这些脑区中脑啡肽水平的影响不明显。

尽管急性饮酒可以增加一些脑区内阿片肽的释放，但是总体看来，长期饮酒却导致内源性阿片肽活性的下降。研究发现，长期饮酒能够使 POMC 基因表达水平降低，使 POMC 基因表达的白昼节律发生改变，并且可以使 β-内啡肽的释放、下丘脑内 β-内啡肽的水平以及 μ-内啡肽受体的亲和力发生改变。以某一家系的大鼠为实验对象的研究发现，长期饮酒能够降低海马和下丘脑内强啡肽和 α-新啡肽的表达，但是对纹状体、中脑和垂体腺中强啡肽和 α-新啡肽的表达却没有影响。然而，用另一家系的大鼠的实验研究却发现，长期饮酒后 NAc 内的强啡肽原明显增加。看来，慢性饮酒对内源性阿片肽系统的影响可能因实验动物的种类、家系的不同以及检测脑区的不同而有所差异。

酒精对内源性阿片肽系统产生的上述影响可能与酒精依赖的形成有关。关于嗜酒和非嗜酒倾向的啮齿动物中枢阿片肽系统特点的研究似乎更有说服力。一些研究发现，有酒精偏好和无酒精偏好的啮齿类动物体内阿片肽的表达不同。这一研究结果支持了"阿片肽表达的遗传学差异可能是动物天生对酒精偏好程度不同的原因"的假设。研究发现，选择性哺育的 AA 大鼠下丘脑中 POMC 的 mRNA 表达多于 ANA 大鼠；嗜酒的 C57BL/6 小鼠下丘脑中 POMC 的 mRNA 表达多于非嗜酒的 DBA/2 小鼠；摄入酒精引起垂体中 POMC 的 mRNA 增加，选择性哺育的嗜酒 P 大鼠的增加程度高于非嗜酒的 NP 大鼠。还有研究发现，与非嗜酒的 DBA/2 小鼠和 ANA 大鼠相比，嗜酒的 C57BL/6 小鼠和 AA 大鼠摄入酒精引起的下丘脑中 β-内啡肽的释放增加更多；16 种不同家系的小鼠模型酒精戒断症状的严重程度从遗传学角度上看与其垂体 β-内啡肽含量的差异紧密相关。在选择性哺育的啮齿类动物家系中，同样的实验动物，脑啡肽水平与内啡肽水平并不平行。总体看来，内源性阿片肽的表达和自饮酒行为之间存在联系，然而，若想推断出两者的因果关系，仍需进一步的实验研究。

酒精经机体代谢发挥作用以及引发酒依赖的神经生化机制比较复杂，除上述 DA、5-HT、GABA、谷氨酸和内源性阿片系统的参与外，还涉及 Ach、NE 等神经递质系统。前人的动物实验和临床研究已经取得了一定进展，但是仍有很多矛盾的实验结果和不确切的具体机制需要进一步的研究探索。

（朱　刚　马　慧）

参考文献

1. Addolorato G, Leggio L, Hopf FW, et al. Novel therapeutic strategies for alcohol and drug addiction: focus on GABA, ion channels and transcranial magnetic stimulation. Neuropsychopharmacology, 2012, 37(1):163-177

2. Babu DK, Diaz A, Samikkannu T, et al. Upregulation of serotonin transporter by alcohol in human dendritic cells: possible implication in neuroimmune deregulation. Alcohol Clin Exp Res, 2009, 33(10):1731-1738

3. Blednov YA, Jung S, Alva H, Wallace D, et al. Deletion of the α1 or β2 subunit of GABA-A receptors reduces actions of alcohol and other drugs. J Pharmacol Exp Ther, 2004, 304(1): 30-36

4. Blednov YA, Walker D, Alva H, et al. GABA A receptor α1 and β2 subunit null mutant mice: behavioral responses to ethanol. J Pharmacol Exp Ther, 2003, 305(1):854-863

5. Blevins T, Mirshahi T, Chandler LJ, et al. Effects of acute and chronic ethanol exposure on heteromeric N-methyl-D-aspartate receptors expressed in HEK 293 cells. J Neurochem, 1997, 69(6):2345-2354

6. Blum K, Noble EP, Sheridan PJ, et al. Allelic association of human dopamine D2 receptor gene in alcoholism. JAMA, 1990, 263(14):2055-2060

7. Bouza C, Angeles M, Munoz A, et al. Efficacy and safety of naltrexone and acamprosate in the trcatment of alcohol dependence: a systematic review. Addiction, 2004, 99(7):811-828

8. Breese GR, Knapp D J, Moy SS. Integrative role for serotonergic and glutamatergic receptor mechanisms in the action of NMDA antagonists: potential relationships to antipsychotic drug actions on NMDA antagonist responsiveness, Neurosci. Biobehav Rev, 2002, 26(4): 441-455

9. Canidate SS, Carnaby GD, Cook CL, et al. A Systematic Review of Naltrexone for Attenuating Alcohol Consumption in Women with Alcohol Use Disorders. Alcohol Clin Exp Res, 2017, 41(3):466-472

10. Cebere A, Cebers G, Liljequist S. Enhancement of NMDA-induced functional responses without concomitant NMDA receptor changes following chronic ethanol exposure in cerebellar granule cells. Naunyn Schmiedebergs Arch Pharmacol, 1999, 360(6), 623-632

11. Chizh BA, Headley PM, Tzschentke TM. NMDA receptor antagonists as analgesics: focus on the NR2B subtype. Trends PharmacolSci, 2001, 22(12):636-642

12. Cowen MS, Lawrence AJ. The role of opioid– dopamine interactions in the induction and maintenance of ethanol consumption. Prog Neuropsychopharmacol Biol Psychiatry, 1999, 23(7):1171-1212

13. Dahchour A, De Witte P, Bolo N, et al. Central effects of acamprosate: part 1. Acamprosate blocks the glutamate increase in the nucleus accumbens microdialysate in ethanol withdrawn rats. Psychiatry Res, 1998, 82(2):107-114

14. Darstein MB, Landwehrmeyer GB, Feuerstein TJ. Changes in NMDA receptor subunit gene expression in the rat brain following withdrawal from forced long-term ethanol intake. Naunyn Schmiedebergs Arch Pharmacol, 2000, 361(2):206-213

15. Almeida RM, Rowlett JK, Cook JM, et al. GABA -A/α1 receptor agonists and antagonists: effects on species-typical and heightened aggressive behavior after alcohol self-administration in mice. Psychopharmacology (Berl), 2004, 172(3):255-263

16. De Waele J-P, Gianoulakis C. Effects of single and repeated exposure to ethanol on hypothalamic h-endorphin and CRH release by the C57BL/6 and DBA/2 strains of mice. Neuroendocrinology, 1993, 57(4):700-709

17. El-Ghundi M, George SR, Drago J, et al. Westphal H and O'Dowd BF. Disruption of dopamine D1 receptor gene expression attenuates alcohol-seeking behavior. Eur. J. Pharmacol, 1998, 353(2-3):149-158

18. Engleman EA, Keen EJ, Tilford SS, et al. Ethanol drinking reduces extracellular dopamine levels in the posterior ventral tegmental area of nondependent alcohol-preferring rats. Alcohol, 2011, 45(6):549-557

19. Engleman EA, McBride WJ, Wilber AA, et al. Reverse microdialysis of dopamine uptake inhibitor in the nucleus accumbens of alcohol-preferring rats: effects on dialysate dopamine levels and ethanol intake. Alcohol Clin Exp Res, 2000, 24(6):795-801

20. Ervin FR, Palmour RM, Young SN, et al. Voluntary consumption of beverage alcohol by vervet monkeys: Population screening, descriptive behavior and biochemical measures. Pharmacol Biochem Behav, 1990, 36(2):367-373

21. Froehlich JC, Zink RW, Li TK, et al. Analysis of heritability of hormonal responses to alcohol in twins: beta-endorphin as a potential biomarker of genetic risk for alcoholism. Alcohol Clin Exp Res, 2000, 24(3):265-277

22. Gelernter J, Kranzler H. D2 dopamine receptor gene (DRD2) allele and haplotype frequencies in alcohol dependent and control subjects: no association with phenotype or severity of phenotype. Neuropsychopharmacology, 1999, 20(1):640-649

23. Gianoulakis C, Barcomb A. Effect of acute ethanol in vivo and in vitro on the h-endorphin system in the rat. Life Sci, 1987, 40(1):19-28

24. Gianoulakis C, Krishnan B, Thavumdayil J. Enhanced sensitivity of pituitary h-endorphin to ethanol in subjects at high risk of alcoholism. Arch Gen Psychiatry, 1996, 53(3):250-257

25. Gianoulakis C. Characterization of the effect of acute ethanol administration on the release of h-endorphin peptides by the rat hypothalamus. Eur J Pharmacol, 1990, 180(1):21-29

26. Gongwer MA, Murphy JM, McBride WJ, et al. Regional brain contents of serotonin, dopamine andtheir metabolites in the sekctively bred high and low-alcohol drinking lines of rats. Alcohol, 1989, 6(2):317-320

27. Grobin AC, Matthews DB, Devaud LL, et al. The role of GABAA receptors in the acute and chronic effects of ethanol. Psychopharmacology 1998, 139(3):2-19

28. Heidbreder C and De Witte P. Ethanol differentially affects extracellular monoamines and GABA in the nucleus accumbens. Pharmacol. Biochem. Behav., 1993, 46(2):477-481

29. Heyser CJ, Roberts AJ, Schulties G, et al. Central administration of an opiate antagonist decreases oral ethanol self-administration in rats. Alcohol Clin Exp Res, 1999, 23(9):1468-1476

30. Hodge CW, Haraguchi M, Erickson H, et al. Ventral tegmental microinjections of quinpirole decrease ethanol and sucrose-reinforcing responding. Alcohol Clin Exp Res, 1993, 17(5):370-375

31. Holman RIB, Snape BM. Effects of ethanol on 5-hydroxytryptamine release from rat corpus striatum in vivo. Alcohol, 1985, 2:249(1)-253

32. Hu XJ, Ticku MK. Functional characterization of a kindling-like model of ethanol withdrawal in cortical cultured neurons after chronic intermittent ethanol exposure. Brain Res, 1997, 767(2):228-234

33. Hyytia P. Involvement of mu-opioid receptors in alcohol drinking by alcohol-preferring AA rats. Pharmacol Biochem Behav, 1993, 45(3):697-701

34. Ikemoto S, McBride WJ, Murphy JM, et al. 6-OHDA-lesions of the nucleus accumbens disrupt the acquisition but not the maintenance of ethanol consumption in the alcohol-preferring P line of rats. Alcohol Clin Exp Res, 1997, 21(6):1042-1046

35. Jamensky NT, Gianoulakis C. Comparison of the proopiomelanocortin and proenkephalin opioid peptide systems in brain regions of the alcohol-preferring 57BL/6 and alcohol-avoiding DBA/2 mice. Alcohol, 1999, 18(1):177-187

36. Katner SN, Weiss F. Neurochemical characteristics associated with ethanol preference in selected alcohol-preferring and-nonpreferring rats: a quantitative microdialysis study. Alcohol Clin Exp Rcs, 2001, 25(2):198-205

37. Kiefer F, Jahn H, Tarnaske T, et al. Comparing and combining naltrexone and acamprosate in relapse prevention of alcoholism: a double-blind, placebo-controlled study. Arch Gen Psychiatry, 2003, 60(1):92-99

38. Kiianmaa K, Nurmi M, Nykänen I, et al. Effect of ethanol on extracellular dopamine in the nucleus accumbens of alcohol-preferring AA and alcohol-avoiding ANA rats. Pharmacol Biochem Behav, 1995, 52(1):29-34

39. Kranzler HR, Armeli S, Feinn R, et al. Targeted naltrexone treatment moderates the relations between mood and drinking behavior among problem drinkers. J Consult Clin Psychol, 2004, 72(2):317-327

40. Kranzler HR, Tennen H, Armeli S, et al. Targeted naltrexone for problem drinkers. J Clin Psychopharmacol, 2009, 29(5):350-357

41. Kranzler HR, Van Kirk J. Efficacy of naltrexone and acamprosate for alcoholism treatment: a meta-analysis. Alcohol Clin Exp Res, 2001, 25(9):1335-1341

42. Krishnan-Sarin S, Jing S-L, Kurtz DL, et al. The delta opioid receptor antagonist naltridole attenuates both alcohol and saccharin intake in rats selectively bred for alcohol preference. Psychopharmacology, 1995, 120(2):177-185

43. Li X-W, Li T-K, Froehlich JC. Enhanced sensitivity of the nucleus accumbens proenkephalin system to alcohol in rats selectively bred for alcohol preference. Brain Res, 1998, 794(1):35-47

44. Malpass GE, Williams HL, McMillen BA. Effects of the non-competitive NMDA receptor antagonist memantine on the volitional consumption of ethanol by alcohol-preferring rats. Basic Clin Pharmacol Toxicol, 2010, 106(5):435-444

45. McBride WJ, Chernet E, Dyr W, et al. Densities of dopamine D2 receptors are reduced in CNS regions of alcohol-preferring P rats. Alcohol, 1993, 10(5):387-390

46. Mihalek RM, Bowers BJ, Wehner JM, et al. $GABA_A$-receptor δ subunit knockout mice have multiple defects in behavioral responses to ethanol. Alcohol Clin Exp Res, 2001, 25(12):1708-1718

47. Murphy JM, McBride WJ, Lumeng L, et al. Contents of monoamines in forebrain regions of alcohol-preferring P and -nonpreferring NP lines of tats. Pharmacol Biochem Behav, 1987a, 26(2):389-392

48. Murphy JM, McBride WJ. Lumeng L, Li T-K. Regional brain levels of monoamines in alcohol-preferring and nonpreferring lines of rats. Pharmacol Biochem Behav, 1982, 16(1): 145-149

49. Nagy, J., Horváth, C., Farkas, S., et al. NR2B subunit selective NMDA antagonists inhibit neurotoxic effect of alcohol-withdrawal in primary cultures of rat cortical neurons. Neurochem. Int., 2004, 44(1):17-23

50. Platt DM, Duggan A, Spealman RD, et al. Contribution of α1 GABA A and α5 GABA A receptor subtypes to the discriminative stimulus effects of ethanol in squirrel monkeys. J Pharmacol Exp Ther, 2008, 313(3):658-667

51. Pohjalainen T, Rinne JO, Någren K, et al. The A1 allele of the human D2 dopamine receptor gene predicts low D2 receptor availability in healthy volunteers. Mol. Psychiatry, 1998, 3(3):256-260

52. Rasmussen DD, Boldt BM, Wilkinson CW, et al. Chronic daily ethanol and withdrawal: 3. Forebrain pro-opiomelanocortin gene expression and implications for dependence, relapse, and deprivation effect. Alcohol Clin Exp Res, 2002, 26(4):535-546

53. Rassnick S, L. Pulvirenti and G. F. Koob, SDZ-205, 152. A novel dopamine receptor agonist, reduces oral ethanol self-administration in rats. Alcohol, 1993, 10(2):127-132

54. Rassnick S, Stinus L, Koob GF. The effects of 6-hydroxytryptamine lesions of the nucleus accumbens and the mesolimbic dopamine system on oral self-administration of ethanol in the rat. Brain Res, 1993, 623(1):16-24

55. Roozen HG, de Waart R, van der Windt DA, et al. A systematic review of the effectiveness of naltrexone in the maintenance treatment of opioid and alcohol dependence. Eur Neuropsychopharmacol, 2006, 16(5):311-323

56. Rosner S, Leucht S, Lehert P, et al. Acamprosate supports abstinence, naltrexone prevents excessive drinking: evidence from a meta-analysis with unreported outcomes. J Psychopharmacol, 2008, 22(1):11-23

57. Rossetti ZL, Melis F, Carboni S, et al. Dramatic depletion of mesolimbic extracellular dopamine after withdrawal from morphine, alcohol or cocaine: a common neurochemical substrate for drug dependence. Ann. N. Y. Acad Sci, 1992, 654(4):513-516

58. Rudolph JG, Walker DW, Iimuro Y, et al. NMDA receptor binding in adult rat brain after several chronic ethanol treatment protocols. Alcohol Clin Exp Res, 1997, 21(8):1508-1519

59. Sachs BD, Salahi AA, Caron MG. Congenital brain serotonin deficiency leads to reduced ethanol sensitivity and increased ethanol consumption in mice. Neuropharmacology, 2014, 77(2):177-184

60. Samson HH, Hodge CW, Tolliver GA, et al. Effect of dopamine agonists and antagonists on ethanol-reinforced behavior: the involvement of the nucleus accumbens. Brain Res Bull, 1993, 30(1-2):133-141

61. Schneider ML, Moore CF, Barr CS, et al. Moderate prenatal alcohol exposure and serotonin genotype interact to alter CNS serotonin function in rhesus monkey offspring. Alcohol Clin Exp Res, 2011, 35(5):912-920

62. Slawecki CJ, Hodge CW, Samson HH. Dopaminergic and opiate agonists and antagonists differentially decrease multiple schedule responding maintained by sucrose/ethanol and sucrose. Alcohol, 1997, 14(3):281-294

63. Smith AD, Weiss F. Ethanol exposure differentially alters central monoamine neurotransmission in alcohol-preferring versus-nonpreferring rats. J PharmacolExp Ther, 1999, 288(3):1223-1228

64. Srisurapanont M, Jarusuraisin N. Naltrexone for the treatment of alcoholism: a meta-analysis of randomized controlled trials. Int J Neuropsychopharmacol, 2005(5), 8:267-280

65. Stephens DN, Pistovcakova J, Worthing L, et al. Role of GABA A alpha5-containing receptors in ethanol reward: the effects of targeted gene deletion, and a selective inverse agonist. Eur J Pharmacol, 2005, 526(1-3):240-250

66. Sullivan JM, Risacher SL, Normandin MD, et al. Imaging of alcohol-induced dopamine release in rats: preliminary findings with [(11) C] raclopride PET. Synapse, 2011, 65(9):929-937

67. Sundstrom-Poromaa I, Smith DH, Gong QH, et al. Hormonally regulated α4β2δ GABA A receptors are a target for alcohol. Nat Neurosci, 2002, 5(8):721-722

68. Trantham-Davidson H, Chandler LJ. Alcohol-induced alterations in dopamine modulation of prefrontal activity. Alcohol. 2015, 49(8):773-779

69. Tupala E, Hall H, Bergström K, et al. Dopamine D2/D3-receptor and transporter densities in nucleus accumbens and amygdala of type 1 and 2 alcoholics. Mol Psychiatry, 2001, 6(3):261-267

70. Tupala E, Kuikka JT, Hall H, et al. Measurement of the striatal dopamine transporter density and heterogeneity in type 1 alcoholics using human whole hemisphere autoradiography. NeuroImage, 2001, 14(1 Pt 1):87-94

71. Weiss F, Mitchiner M, Bloom FE, et al. Free-choice responding for ethanol versus water in alcohol preferring (P) and unselected Wistar rats is differentially is modified by naloxone, bromocriptine, and methylsergide. Psychopharmacology, 1990, 101(2):178-186

72. Weiss F, Parsons LH, Schulteis G, et al. Ethanol self-administration restores withdrawal-associated deficiencies in accumbal dopamine and 5-hydroxytryptamine release in dependent rats. J Neurosci, 1996, 16(10):3474-3485

73. Wills TA, Klug JR, Silberman Y, et al. GluN2B subunit deletion reveals key role in acute and chronic ethanol sensitivity of glutamate synapses in bed nucleus of the stria terminalis. Proc Natl Acad Sci, 2012, 109(5):E278-E287

74. Winkler A, Roske I, Furkert J, et al. Effects of voluntary ethanol ingestion on the POMC gene expression in the rat pituitary and on the plasma beta-endorphin content. Alcohol Alcohol, 1995, 30(2):231-238

75. Wong DT, Threlkeld PG, Lumeng L, et al. Higher density of serotonin-1A receptors in the hippocampus and cerebral cortex of alcohol-preferring P rats. Life Sci, 1990, 46(3):231-235

76. Yim HJ, Gonzales RA. Ethanol-induced increases in dopamine extracellular concentration in rat nucleus accumbens are accounted for by increased release and not uptake inhibition. Alcohol, 2000, 22(2):107-115

77. Yim HJ, Robinson DL, White ML, et al. Dissociation between the time course of ethanol and extracellular dopamine concentrations in the nucleus accumbens after a single intraperitoneal injection. Alcohol Clin Exp Res, 2000, 24(6):781-788

78. Yoshimcto K, McBride WJ, Lumeng L, Li T-K. Alcohol stimulates the release of dopamine and serotonin in the nucleus accumbons of HAD and LAD lines of rats. Alcohol Clin Exp Res, 1992b, 16(4):781-785

79. Yoshimoto K, Komura S. Reexamination of the relationship between alcohol preference and brain monoamines ininbred strains of mice including senescence-accelerated mice. Pharmacol Biochem Behav, 1987, 27(2):317-322

80. Ziauddeen H, Nathan PJ, Dodds C, et al. The effects of alcohol on the pharmacokinetics and pharmacodynamics of the selective mu-opioid receptor antagonist GSK1521498 in healthy subjects. J Clin Pharmacol, 2013, 53(10):1078-1090

第七章

酒精毒性的神经生物学研究

酒精滥用所致疾病的显著特点是尽管患者知晓饮酒会出现健康问题，但仍会继续饮用过量酒精。过多的摄入可导致酒精耐受性和依赖性，进一步导致过量消耗。通常来讲，大量饮酒可能破坏中枢神经系统，导致大脑结构改变，出现脑质量和功能的缺失，降低行为控制能力，导致进一步酒精滥用和神经退化。

第一节　长期酒精暴露造成的不同区域神经元和胶质细胞超微结构的改变

在长期酒精暴露背景下，神经元和胶质细胞在大脑不同区域的基本功能受到影响并且完全紊乱。酒精引起的病理学变化包括白质体积减少，还有树突分枝的变化及可能发生的轴突变性。有研究结果表明，酒精中毒者的脑功能损伤不会引起大脑半球皮层下白质神经元死亡或神经轴突退变，而是会引起树突、受体及神经递质的变化，或诱发星形胶质细胞调节突触可塑性以保持自我平衡。在此我们总结了一些由于长期酗酒所造成的人类大脑不同区域神经元和胶质细胞超微结构的病理性改变。

一、神经元核周体

在背侧纹状体区域分散有很多形状不规则的神经细胞胞体，大部分为中等大小，但是较大的和中等大小的胞体分布在黑质区域。神经元细胞核外膜轮廓呈圆形，且颗粒状染色质形态很细微，每个细胞核通常含有一个大型核仁。一些神经元胞核显示核被膜出现卷绕，但是染色质始终呈细微颗粒状。大部分情况下，粗面内质网数量很多，囊泡形状规则、平行排列。有时，这些囊泡会稍稍展开，这样高尔基复合体就会完全或适当地发育，并分布在粗面内质网囊泡附近。神经元胞浆呈现出圆形或椭圆形且肿胀的线粒体，且胞浆基质的电子密度较低。

线粒体嵴形态各异，有些所含的线粒体嵴数量相对较少。大部分情况下，线粒体嵴的结构狭窄，平行排列，而其他线粒体嵴呈空泡状。大部分枝状突起内存在脂褐素包涵体，有些皮质神经元中存在较多包涵体、指纹形和一个密集矩阵。神经元核周体（neuronal perikarya）的形态反映了合成功能和细胞能量的存在。

二、神经胶质细胞

纹状体和黑质区域富含白质，主要由连锁式少突神经胶质细胞组成。额叶灰质存在丰富的环绕神经元的神经纤维网、少突胶质细胞和星形胶质细胞。电镜下，少突胶质细胞内部保存适度，甚至完好，显示含有粗面内质网短囊泡的较暗的细胞质、高尔基氏体的轮廓和线粒体等。呈现在正常大小细胞器之间的粗面内质网的囊泡明显拉长，偶尔也可以观察到包涵体。少突胶质细胞大多是圆形或者椭圆形，只有少量形状不规则。典型的少突胶质细胞细胞核位于胞浆的中央，但有时也可位于周边。密集的染色质成团状贯穿细胞核，说明染色质边集较厚。偶尔可见星形胶质细胞减少和／或收缩，但这并不意味着细胞死亡。星形胶质细胞轴浆电子密度较低，细胞器分散，细胞器间可见拉长的粗面内质网囊泡和水肿的线粒体。在肿胀的、暗淡的细胞质中可见星形胶质细胞细胞支架成束状。皮质标本在神经纤维网中偶尔显示轮廓拉长的星形胶质细胞。

三、突触可塑性

轴突终末在尸体解剖期间起到良好的防腐作用。轴突终末因含有较多的突触泡因而不会出现水肿，或者仅有轻微的水肿。可看出突触前后膜的轮廓，并且膜壁变厚。突触终末中含有形状规则的线粒体，线粒体上有结构窄且稍有弯曲的线粒体嵴及电子密度中等的基质。偶尔线粒体为环状。轴突中含有形状不规则的线粒体，包括肾形线粒体，但是线粒体嵴管状扩张程度各异。树突棘形状各异，可为扁平的或像拉长的滑面内质网囊泡一样，还可有罕见的核糖体及小囊泡。此外，在树突棘内，除了罕见的多泡体，很难将神经元合成路径与溶酶体联系起来。树突棘中不含线粒体，尽管树突中含有大量线粒体。虽然在一些树突棘中未见肌动蛋白微丝，但是却存在少量的微管。以上所有这些改变广泛存在于额叶和纹状体区域。

四、髓鞘和结旁区

有髓鞘轴突的超微结构各异，而且轴浆内部保存相对完好，包括细胞骨架、大量轴浆液化泡，和大型肿胀线粒体的外观，只是线粒体嵴的数量减少，并且有时候线粒体嵴呈管状或瓶状。几乎没有有髓鞘轴突含有电子密度高的退变的细胞质。对髓鞘层的研究表明位于髓磷脂骨板层之间的空泡化物质上的裂纹不规则。对结旁区的研究表明结旁环的顶部通常会交叉，并且紧密地连接到轴膜上，或与轴膜分离。在黑质区及纹状体区，这些变化更加突出。

第二节　酒精导致的神经炎性改变

最新证据表明酒精与炎症性脑损伤有关，并且与神经退行性疾病的发病机制有联系。大量报告表明，酒精诱导神经毒性的机制之一就是促炎症级联的参与。

一、细胞因子的变化

虽然大脑已经被认为在免疫方面有特权，但是人们已经接受了正常中枢神经系统存在免疫监视，并且在疾病背景下可能出现炎症反应。中枢神经系统拥有一个系统的先天免疫反应以应对系统性细菌感染和脑损伤。先天免疫系统的激活是炎症反应的重要组成部分。而急性炎症事件的激活是一种中枢神经系统防御外来抗原的必要组成部分。长时间激活可以导致慢性炎症，并且最终可导致神经细胞死亡。炎症的发生是通过炎性细胞因子的作用，细胞因子属分泌蛋白大家族，其特点是以复杂的级联或模式交互作用，调节免疫系统、激素系统和神经系统。全身性神经细胞因子从血清运送到大脑中，以 TNF-α（肿瘤坏死因子-α）、IL-1β、NGF、IL-6 和干扰素 -C（IFN-C）最为典型。大量研究表明，细胞因子在酒精中毒者神经病理中发挥了一定作用。长时间酒精暴露可以导致细胞因子持续变化，使中枢和外周的细胞因子在数量和时间上都明显地增加，并且使脑内小胶质细胞（脑内的免疫细胞）激活，证明了细胞因子在酒精诱导的神经炎症反应中的作用。酗酒人群的单核细胞可以在某种攻击性条件下（如各种病原体、毒物、创伤或应激等）或者是自发情况下可产生大量的 TNF-α。另外，长期饮酒可以使大鼠与学习记忆相关的脑区内细胞因子 TNF-α 和 IL-1β 水平明显升高，同时，TNF-α、IL-1β 能够抑制海马长时程增强（long-term potentiation，LTP），从而影响认知功能（LTP 是一种重要的对记忆存储和巩固的机制，代表记忆形成和巩固的关键功能）。

二、酒精激活与炎症性脑损害相关的信号通路和转录因子

1. Toll 样受体（Toll-like receptor，TLR）信号传导　TLR 是先天免疫系统的细胞中表达的模式识别受体家族，它们能够识别很多病原体以及一些外源性分子的保守结构区（被称为病原相关分子模式）。最近有研究检测了中枢神经系统中的 TLR，发现这些受体对与微生物感染或宿主组织损伤相关的分子进行应答，并且它们不仅仅在应对感染性疾病的天然免疫方面发挥作用，并且可能也参与了中枢神经系统的自身免疫性疾病，神经退行性疾病，组织损伤。因此鉴于这些受体在先天免疫反应的重要性，人们进行了大量的研究来了解先天免疫系统的调控，特别是 TLR 信号传导机制。认为炎症的发生是通过炎性细胞因子的作用，并且这些细胞因子的生产是通过 TLR 信号，TLR 能够识别受伤组织和细胞释放的宿主自身的分子。TLR Ⅰ型膜糖蛋白是一个大型超家族的成员，包括白细胞介素 -1 受体（IL-1Rs）。TLR 和 IL-1Rs 在它们的胞质尾处有一个大约含有 200 个氨基酸的保守区域，这就是所谓的 Toll/IL-1R（TIR）区。相比之下，TLR 的和 IL-1Rs 的细胞外区域差异显著，TLR 的胞外区包含富含亮氨酸的重复基序，而 IL-1Rs 的胞外区域则含有 3 个免疫球蛋白样结构域。TLR 与 MyD88（髓样分化主反应蛋白）相互作用，激活下游最终导致核因子 κB（nuclear factor κB，NF-κB）激活的信号分子。在人体中枢神经系统，酒精能诱导大脑中产生促炎症级联，并促成神经中毒。酒精暴露能增加 TLR2 和 TLR4 配合基诱导的细胞因子。神经胶质细胞表达大量的 TLR，它们可以识别不同的病原体以及潜在的内源性的 TLR 激动剂。通过阻断受体 TLR4 与 IL-1RI 来阻止酒精诱导星形胶质细胞出现细胞凋亡，这表明酒精激活了 TLR 信号通路，产生了炎症介质和有毒化合物，

它们加剧炎症反应并且导致星形细胞和神经元死亡。

2. NF-κB通路 酒精除了能够直接激活免疫细胞，产生大量炎症介质，产生神经毒性外，还可以间接诱导NF-κB通路的活化。在中枢神经系统中，NF-κB蛋白质在神经元和神经胶质中均有广泛的表达，NF-κB可以被氧化应激、细胞因子和谷氨酸的刺激而激活，也是诱导促炎性细胞因子（proinflammatory cytokines）和酶的关键；而促炎性细胞因子和酶又可通过进一步激活NF-κB转录而促使了促炎性级联的形成。神经细胞对NF-κB活性的控制是多层次的，最显著的调节其亚细胞定位。在休眠细胞中，NF-κB被保留在细胞质中，并且在各种不同的刺激的反应NF-κB被运送到细胞核，在那里它与DNA的κB的增强子元件特异性结合并且改变大量的炎症基因的表达。在受到刺激后，NF-κB激活的持续时间可能是瞬时的或者是持续的，这取决于细胞刺激和细胞类型。时间分布具有相当大的临床意义，因为NF-κB的快速诱导对免疫反应、感染或者损伤有益处。NF-κB长期激活已被证明与慢性炎症性疾病相关，例如多发性硬化症。尽管事实上NF-κB的诱导直接受IκB激酶（IκB kinase，IKK）复合体的调控，但是也有研究表明IKK本身也可以通过一个上游激酶的磷酸化而被激活。体外和体内研究清楚地表明，短期酒精处理（25～100mmol/L）能促进培养的人星形胶质细胞中细胞因子诱导的NF-κB活性，长期酒精处理对体外大鼠星形胶质细胞产生同样的作用，且证实与细胞因子IL-1β和TNF-α有关。同样，慢性酒精处理也导致体内肝脏和大脑中NF-κB的活化。NF-κB驱动的氧化应激酶诱导是酒精诱导性大脑损伤的关键因素，NF-κB活化后可以进一步激活诱导型一氧化氮合成酶（inducible nitric oxide synthetase，iNOS）、环氧化酶2（cycloxygenase 2，COX$_2$）和NADPH氧化酶。其中，iNOS可以由多种炎症刺激物，如细菌脂多糖（LPS）和细胞因子等，诱导巨噬细胞或内皮细胞产生，以Ca^{2+}/钙调蛋白非依赖性的方式催化产生大量的NO，并且持续很长时间，参与炎症反应，而且由iNOS催化产生的NO也可以损害LTP。COX$_2$能在炎症刺激条件下诱导表达，其主要的催化产物是前列腺素E$_2$（prostaglandin E$_2$，PGE$_2$），PGE$_2$与小胶质细胞表面的受体结合可以抑制吞噬作用，并能够诱导神经胶质细胞产生细胞因子增加神经毒性，PGE$_2$作用在神经元细胞上，还能促进凋亡。此外，iNOS，COX$_2$和NADPH氧化酶还是促进ROS和RNS生成的酶，能够诱导产生大量的ROS和NO。过量的ROS和NO可通过氧化应激、破坏能量代谢过程中的多种酶类，减少ATP生成、损伤膜性结构、蛋白质及DNA，介导并放大炎性级联反应等，导致神经元的坏死和凋亡。作为酒精中毒性脑损害发病机制的组成部分，神经炎症通路被视为治疗慢性酒精中毒性脑损害的一个靶点。目前一些具有抗炎活性的化合物被应用于减缓慢性酒精中毒动物模型中的认知缺陷，如COX$_2$抑制剂吲哚美辛能够减少COX$_2$和iNOS的表达和细胞死亡，阻止酒精诱导的行为缺陷。抗氧化剂生育三烯酸能够明显降低慢性酒精中毒动物模型海马TNF-α和IL-1β水平的增加，从而改善大鼠的认知功能。抗氧化剂二丁基羟基甲苯（butylated hydroxytoluene，BHT）能够抑制NF-κB的激活，减少酒精造成的TNF-α的水平增加。如前所提到，先天免疫系统的刺激触发NF-κB活化，诱导许多免疫和炎症反应的基因以及编码细胞因子，酶（iNOS和COX$_2$）等。

3. 促分裂原活化蛋白激酶（mitogen-activated protein kinase，MAPK）通路 越来越多的数据表明，MAPK通路参与了炎症过程。此外，这一途径的刺激除了激活NF-κB外，也可以触发激活蛋白-1（activator protein-1，AP-1）的转录活性。MAPK诱导的AP-1家族磷酸化导致 Jun 和 Fos 家族基因的转录激活。酒精戒断症与早期 *c-fos* 和 *c-jun* 基因表达有关，同时脑中 IEG 编码的 AP-1 的 DNA 连接活性出现短暂的选择性增加。慢性酒精处理增加了肝、脑和神经胶质细胞中的 MAPK 和 AP-1 的表达，并且这些作用与炎症和细胞损伤相关。最后，虽然蛋白激酶的活化能够介导炎症并且释放毒性分子，但是很明显特定条件下 MAPK 的激活对中枢神经系统的可塑性而言是有益处的。不过根据目前能够获得的少数体内和体外研究，MAPK 能够调解产生神经毒性后果的酒精诱导的神经胶质细胞的激活，这就为酒精诱导的急性脑损伤和神经发炎损伤提供了有潜力的治疗靶点。对海马内嗅皮质脑片（hippocampus entorhinal cortex slices，HEC）培养的研究发现，酒精能增强神经元的损伤敏感度。

4. CREB 通路　环腺苷酸反应结合蛋白（cAMP response element-binding protein，CREB）和 NF-κB 等转录因子能调节基因表达。有酒精存在时，蛋白质转录会发生变化，NF-κB 的 DNA 结合增加，CREB 的 DNA 结合减少。CREB 家族转录因子因磷酸化而激活，促进了异种二聚体的形成，而异种二聚体又能将受体信号传输到神经元。由于 CREB 家族转录因子在神经塑性和长期记忆中的枢纽作用，它们被认为参与了酒精上瘾和药物滥用。酒精激活氧化应激与 CREB 促存活转录的缺失相呼应。在体内，狂饮酒精可导致大脑在酒精中毒期间 p-CREB（磷酸化 CREB）免疫反应性降低，这种效应主要体现在大脑分区出现退化现象。p-CREB 的减少与体内狂饮的神经退化相呼应。

第三节　酒精与神经干细胞

一、神经再生的抑制

酒精能在神经元和胶质细胞开始形成的过程中发挥抑制作用。这一发现，使人们开始重点探索酒精导致大脑体积/组织损失或神经退化的新机制。缺乏细胞生成可能是神经退化的关键机制。的确，在大量神经退化疾病中，人们设想，缺乏干细胞产生的持续性细胞生成，是造成组织损失的原因之一。成年哺乳动物的神经发生主要位于环绕侧脑室的室管膜下层与海马齿状回（dentate gyrus，DG）。其中海马齿状回的神经干细胞（neural stem cells，NSCs）位于海马门与海马颗粒细胞层之间的下颗粒带。下颗粒带的神经发生分为三个阶段：①下颗粒带的 NSCs 开始分裂，这些细胞的分裂可被 BrdU 标记；②渐渐迁移到颗粒细胞层，这时的新生细胞处于半成熟阶段；③新生细胞整合进入颗粒细胞层，绝大部分分化为神经细胞。齿状回下颗粒带作为 NSCs 增生的区域，其作用一直延续到成年。下颗粒带的 NSCs 不断增殖、迁移到颗粒细胞层，并且在迁移过程中渐渐成熟。最后分化为颗粒细胞层的神经元。其最后的细胞形态与生物学类型取决于周围的环境及神经元的相互作用。越来越多的证据表明损害成人神经发生（adult neurogenesis）的任何过程都可以导致齿状回细胞数量的减少。虽然目前在是否将细胞生成减少定义为神经退变这一观点上存在一些争议，但是近来的研究明确显示，抑制神经发生会导致齿状回缩小或变性。另外有研究者阐述神经元产生或是再生减少是神经变性的一种形式。对大量神经退化性疾病的研究显示，神经发生的抑制与齿状回细胞或体积的损失呈直接相关性；而且，更重要的是，这种退化发生时，往往不会出现明显的细胞死亡。另外，只需抑制 NSCs 增殖 / 成人神经发生，就可影响海马体依赖性行为和功能；而神经发生的增加，则能改进海马体相关的行为。因此，通过过量酒精摄入造成的神经生成受损被认为是酒精造成神经变性的机制之一。有研究表明酒精可以对神经发生的多个过程造成影响。无论是在青年还是成年大鼠动物模型中，酒精都能够明显造成海马齿状回细胞死亡，但不是大范围的死亡。细胞死亡率预计在数以百计，但是造成的神经发生抑制的数量预计可达数以千计。这些数据强烈表明，酒精抑制神经发生可能是海马齿状回退变的原始机制，也能够解释为什么海马退变且并没有伴随明显的细胞死亡。形成新神经元或神经发生包括四种主要过程：增殖、分化、迁移和存活。体外研究分析反复显示，酒精能改变 NSCs，包括其形成集落、增殖、分化和存活的能力，而这种分析又扩展到酒精暴露的体内模型分析。根据多数体内模型分析的成果，酒精中毒能抑制 NSCs 增殖。不同研究和暴露模式中，抑制比例惊人地相似，多数报道称成人增殖性细胞数量有 50% ± 10% 的减少。急性酒精暴露能减少青年大鼠的 NSCs 增殖；剂量大时，能完全抑制祖细胞。在一个为期四天的狂饮模拟试验中，考察了神经发生各个阶段的多种标记，其结果证明，最后一次剂量刚用完，祖细胞增殖即出现损失。许多研究不断显示，祖细胞的存活量同样出现下降，表明酒精减少了大鼠的神经发生。另外，成人神经发生期间进行酒精处理，发现可钝化祖细胞的树突分支。

二、酒精相关性脑损害的干细胞治疗研究进展

20 世纪 90 年代以来，干细胞（stem cells）成为了医学和生物学研究最受瞩目的焦点之一。干细胞工程近来已蓬勃展开，在治疗中枢神经系统疾病也取得了可喜的成果。有研究表明，干细胞可以改善很多中枢疾病的结构和功能障碍，如脑缺血、脑外伤、阿尔茨海默病等，证实了干细胞在中枢系统疾病的应用潜力，为这些难治性中枢系统疾病的治愈提供了新的希望。干细胞治疗在酒精中毒方面的研究起步相对较晚，在 2007 年一个日本研究小组才首次报道了静脉移植胚胎鼠来源的 NSCs 能够改善胎儿酒精综合征的认知功能障碍，证实了干细胞治疗胎儿酒精综合征的可能性；随后研究组通过实验发现，静脉移植骨髓间充质干细胞能够明显改善慢性酒精中毒大鼠的认知功能损害，为干细胞在酒精中毒性器官损害领域开辟了新的途径。干细胞是个体、组织或器官的起始细胞，是一类具有自我更新和多向分化潜能的细胞。根据个体发育过程中出现的先后次序 / 起源和分化潜能不同，分为胚胎干细胞（embryonic stem cells，ESCs）和成体干细胞（adult stem cells，ASCs）。

1. 胚胎干细胞　能够无限地自我更新，具有发育的全能性，在一定条件下可以向内、中、外三个胚层的组织和细胞分化。大量研究表明，胚胎干细胞可以分化为包括神经细胞在内的各种组织细胞并可移植治疗相应组织器官功能缺陷引起的疾病。但是胚胎干细胞来源的伦理限制和致瘤性也成为了其广泛应用的阻碍。

2. 成体干细胞　是存在于一种已经分化组织中的未分化细胞，这种细胞能够自我更新并且能够特化形成组成该类型组织的细胞。现在已经在多种组织器官发现了成体干细胞，除了我们熟知的造血干细胞外，还有 NSCs、间充质干细胞（mesenchymal stem cells，MSCs）、脐带血干细胞等。一般认为，成体干细胞只能分化为其来源组织器官的细胞类

型，然而，最近几年的研究表明，这些干细胞的分化能力远超过传统观点局限的范围，例如 NSCs 可以分化为血液细胞，脐带血干细胞可以分化为神经细胞等，具备了跨胚层分化潜能，因此被广泛关注。由于 NSCs 是神经元和神经胶质细胞的共同的起始细胞，加上 NSCs 具有较强的增殖能力，人们自然想到利用 NSCs 作为种子细胞来治疗神经损伤性疾病，并且得到了积极的治疗效果。然而从成体脑组织中分离的 NSCs 除了存在伦理问题，亦存在免疫排斥、细胞数量有限等缺点，这些问题在一定程度上限制了它在临床的应用。MSCs 来源于发育早期的中胚层，作为一种成体干细胞，广泛存在于骨髓、骨膜、脂肪、羊水、真皮、牙、骨骼肌、脐血、脐带等多种组织中，其中骨髓中含量相对较多。它可以分化为中胚层来源的细胞如骨细胞、软骨细胞、脂肪细胞等，还可以诱导分化为其他胚层来源的细胞如肝脏细胞、心肌细胞及神经细胞等。人们已经利用多种诱导剂在体外将 MSCs 诱导成神经细胞，诱导后的细胞能够表达神经细胞和 / 或胶质细胞特异性蛋白；或将 MSCs 移植到动物体内也发现其可以在体内特殊微环境的影响下分化为神经组织细胞并改善神经功能。除了多向分化的能力，结合 MSCs 取材方便，不存在伦理争议，体外扩增容易，具有高度自我更新能力和弱免疫原性，能很好地克服排斥反应等优点，其在临床应用的探索显得极具诱惑力，有望成为细胞治疗和基因治疗的主要靶细胞。

3. 诱导性多潜能干细胞 通过转染特定的基因组合可以将已分化的体细胞重编程为多潜能干细胞。这是近年来干细胞研究领域最令人瞩目的一项新的干细胞制备技术。诱导性多潜能干细胞（induced pluripotent stem cells，iPS）的出现不仅为体细胞重编程去分化机制的研究提供了新的模型，而且为疾病发生发展相关机制研究与特异的细胞治疗带来了新的希望。虽然 iPS 技术为传统的 ESCs 技术带来了突破性的进展，在过去的几年间 iPS 细胞研究取得了巨大的进步。众多科学家在不断地改进 iPS 细胞的重编程策略，载体从整合型病毒载体到非整合病毒载体，再到质粒和蛋白，安全性得到不断地加强；从小分子化合物、miRNA、缺氧条件等的应用，重编程的效率也在不断提高。但是到目前为止，依然缺乏高效、安全的 iPS 细胞，成瘤性和诱导效率低是其亟待解决的技术难题。

目前认为干细胞治疗酒精相关性脑损害的作用可能分为以下几种：

第一，是通过移植外源性细胞进入宿主脑内取代受损的细胞，重建神经网络。移植后的干细胞能够趋向性的迁移到损伤区或其周围，这种靶向迁移可能与趋化因子、黏附分子相互作用有关，研究表明神经损伤区在一定时期内趋化因子和黏附分子表达量升高。另外，在神经损伤的早期血脑屏障增强也可能为经静脉注射的细胞进入脑内提供了良好的条件。干细胞可能通过在损伤部位分化为成熟神经元或胶质细胞而重建缺失神经组织的功能。但是大量研究结果提示，细胞转化率以及和宿主细胞发生功能联系的效率都不如预期的高，这似乎和我们用干细胞进行再生治疗的初衷不相符合，提示直接替代并不是其主要的机制。

第二，移植细胞能产生营养因子而促进受损区域的宿主神经元的存活。干细胞可以分泌很多细胞因子，如白介素、集落刺激因子、flt-3、干细胞因子等，它们能够刺激胶质细胞分泌营养神经的生长因子，如神经生长因子（nerve growth factor，NGF）、脑源性神经营养因子（brain-derived neurotrophic factor，BDNF）等，有利于神经的生长分化。另外，干细胞还能自身分泌血管内皮生长因子（vascular endothelial growth factor，VEGF），碱性成纤维因子（basic fibroblast growth factor，bFGF），或者促进脑组织内皮细胞高表达

VEGF 及其受体，从而防止内皮细胞进一步丧失或募集循环系统中的内皮祖细胞迁移后促进神经损伤部位血管的生成，促进神经功能的恢复。这些因子还被证实能够促进突触发生提高局部神经突触的活力来起到治疗作用。

第三，是通过促进内源性干细胞及神经前体细胞的增生、分化和迁徙到受损区域从而达到改善神经功能的目的。成体神经系统存在 NSCs，这类干细胞主要位于室管膜下区（subventricular zone，SVZ）和海马齿状回（dentate gyrus，DG）。有研究者发现脑组织损伤后，这些区域的干细胞可以被动员，并且趋化到损伤区域参与神经的再生修复，但是动员的程度对于修复神经损伤的作用有限。干细胞移植后，一方面，可通过分泌间质细胞来源因子 1 或生长因子如 VEGF，NGF，bFGF，BDNF 以及趋化因子促进 SVZ 和 DG 部位神经干 / 祖细胞的动员激活以及趋化，从而促进内源性干细胞的募集和归巢到受损区域。另一方面，充质干细胞还可以重塑胶质细胞和神经元轴突，促进髓鞘再生，修复神经。

（刘　蕾　谭秀丽）

参考文献

1. Bao X, Wei J, Feng M, et al. Transplantation of human bone marrow-derived mesenchymal stem cells promotes behavioral recovery and endogenous neurogenesis after cerebral ischemia in rats. Brain Res, 2011, 1367:103-113

2. Blanco AM, Guerri C. Ethanol intake enhances inflammatory mediators in brain: role of glial cells and TLR4/IL-1RI receptors. Front Biosci, 2007, 12:2616-2630

3. Blanco AM, Pascual M, Valles SL, et al. Ethanol-induced iNOS and COX-2 expression in cultured astrocytes via NF-kappa B. Neuroreport, 2004, 15(4):681-685

4. Caplan AI. Mesenchymal Stem Cells: Time to Change theName. Stem Cells Transl Med, 2017, 6(6):1445-1451

5. Chen J, Hutchison KE, Calhoun VD, et al. CREB-BDNF pathway influences alcohol cue-elicited activation in drinkers. Hum Brain Mapp, 2015, 36(8):3007-3019

6. Corrigan F, Wu Y, Tuke J, et al. Alcohol-induced sedation and synergistic interactions between alcohol and morphine: a key mechanistic role for Toll-like receptors and MyD88-dependent signaling. Brain Behav Immun, 2015, 45:245-252

7. Crews F, Nixon K, Kim D. et al. BHT blocks NF-kappaB activation and ethanol-induced brain damage. Alcoholism. Clinical and experimental research, 2006, 30(1): 1938-1949

8. Crews FT, Bechara R, Brown LA, et al. Cytokines and alcohol. Alcoholism. clinical and experimental research, 2006, 30 (4): 720-730

9. Crews FT, Mdzinarishvili A, Kim DH, et al. Neurogenesis in adolescent brain is potently inhibited by ethanol. Neuroscience, 2006, 137(2):437-445

10. Crews FT, Nixon K. Mechanisms of Neurodegeneration and Regeneration in Alcoholism. Alcohol and Alocoholism, 2009, 44(2):115-127

11. Crews FT, Sarkar DK, Qin L, et al. Neuroimmune Function and the Consequences of Alcohol Exposure. Alcohol Res, 2015, 37(2):331-351

12. de Timary P, Stärkel P, Delzenne NM, et al. A role for the peripheral immune system in the development of alcohol use disorders? Neuropharmacology, 2017, 122:148160

13. Duncan T, Valenzuela M. Alzheimer's disease, dementia, and stem cell therapy. Stem Cell Res Ther, 2017, 12; 8(1):111

14. Fakhoury M. Role of Immunity and Inflammation in the Pathophysiology of Neurodegenerative Diseases. Neurodegener Dis, 2015, 15(2):6369

15. Fernandez-Lizarbe S, Montesinos J, Guerri C. Ethanol induces TLR4/TLR2 association, triggering an inflammatory response in microglial cells. J Neurochem, 2013, 126(2):261-273

16. Fernandez-Lizarbe S, Pascual M, Guerri C. Critical role of TLR4 response in the activation of microglia induced by ethanol. J Immunol, 2009, 183(7):4733-4744

17. Fernandez-Lizarbe S, Montesinos J, Guerri C. Ethanol induces TLR4/TLR2 association, triggering an inflammatory response in microglial cells. J Neurochem, 2013, 126(2):261-273

18. Golub HM, Zhou QG, Zucker H, et al. Chronic Alcohol Exposure is Associated with Decreased Neurogenesis, Aberrant Integration of Newborn Neurons, and Cognitive Dysfunction in Female Mice. Alcohol Clin Exp Res, 2015, 39(10):1967-1977

19. Kelley KW, Dantzer R. Alcoholism and inflammation: neuroimmunology of behavioral and mood disorders. Brain Behav Immun, 2011, Suppl 1:S13-S20

20. Montesinos J, Pascual M, Pla A, et al. TLR4 elimination prevents synaptic and myelin alterations and long-term cognitive dysfunctions in adolescent mice with intermittent ethanol treatment. Brain Behav Immun, 2015, 45:233-244

21. Pascual M, Pla A, Miñarro J, et al. Neuroimmune activation and myelin changes in adolescent rats exposed to high-dose alcohol and associated cognitive dysfunction: a review with reference to human adolescent drinking. Alcohol Alcohol, 2014, 49(2):187-192

22. Poulos SG, Richie WD, Bailey RK, et al. The potential of neural stem cell transplantation for the treatment of fetal alcohol spectrum disorder. Prog Neuropsychopharmacol Biol Psychiatry, 2014, 54:149-156

23. Qin L, He J, Hanes RN, et al. Increased systemic and brain cytokine production and neuroinflammation by endotoxin following ethanol treatment. Journal of Neuroinflammtion, 2008, 5:10

24. Robinton DA, Daley GQ. The promise of induced pluripotent stem cells in research and therapy. Nature, 2012, 481(7381):295-305

25. Shirasaka T, Hashimoto E, Ukai W, et al. Stem cell therapy: social recognition recovery in a FASD model. Transl Psychiatry, 2012, 2:e188

26. Shukla A, Mohapatra TM, Agrawal AK, et al. Salsolinol induced apoptotic changes in neural stem cells: amelioration by neurotrophin support. Neurotoxicology, 2013, 35:50-61

27. Somkuwar SS, Fannon MJ, Staples MC, et al. Alcohol dependence-induced regulation of the proliferation and survival of adult brain progenitors is associated with altered BDNF-TrkB signaling. Brain Struct Funct, 2016, 221(9):4319-4335

28. Stragier E, Martin V, Davenas E, et al. Brain plasticity and cognitive functions after ethanol consumption in C57BL/6J mice. Transl Psychiatry, 2015, 5:e696

29. Tiwari V, Chopra K. Protective effect of curcumin against chronic alcohol-induced cognitive deficits and neuroinflammation in the adult rat brain. Neuroscience, 2013, 244:147-158

30. Wu Y, Lousberg EL, Moldenhauer LM, et al. Inhibiting the TLR4-MyD88 signalling cascade by genetic or pharmacological strategies reduces acute alcohol-induced sedation and motor impairment in mice. Br J Pharmacol, 2012, 165(5):1319-1329

31. Yoo SW, Kim SS, Lee SY, et al. Mesenchymal stem cells promote proliferation of endogenous neural stem cells and survival of newborn cells in a rat stroke model. Experimental & molecular medicine, 2008, 40(4):387-397

32. Yoshinaga T, Hashimoto E, Ukai WT, et al. Neural stem cell transplantation in a model of fetal alcohol effects. Journal of neural transmission, 2007, (72):331-337

第二篇

酒精相关检查

第八章

酒精的检测方法

第一节 概　　述

酒后驾驶已经逐渐成为一个严重的社会问题。据不完全统计，全世界大约有50%～60%的交通事故与酒后驾驶有关。酒后驾驶造成的交通事故频频发生，从这个意义上说酒精正在成为"马路杀手"。酒精对驾驶者的主要影响包括：

1. 酒精本身是一种中枢神经麻醉剂　当酒精进入人体后，影响中枢神经系统正常的生理功能。饮酒后，触觉功能下降，表现为触觉迟钝，以致驾驶者在行车过程中手、脚不能正常地控制方向盘、挂档、踩油门和刹车，导致事故的发生。

2. 酒精进入人体后还会使人的视觉功能下降　表现为视力下降，视野变小，对色彩的感受性减弱，以致驾驶者不能发现和正确领会交通信号、标志和标线。此外，视野缩小，视像模糊，眼睛只盯着前方目标，对处于视野边缘的危险隐患难以发现。

3. 饮酒严重影响人的思考和判断能力　试验表明酒精进入人体后，导致人对声、光刺激的反应时间延长，无法正确判断宽度、行车的距离和速度，大大增加车祸发生率。

4. 饮酒导致记忆力降低　因为饮酒后人对外界的事物不容易留下深刻印象，即使留下印象的事物，也因酒精的影响而容易忘掉。

5. 饮酒后人的情绪不稳定，自己往往不能控制自己的语言和行动，这是因为酒精对人体的中枢神经系统有麻醉作用，使大脑皮质的抑制功能降低，一些非理智的、不正常的兴奋无法得到控制，表现出感情冲动、胡言乱语、行为反常。

上述诸多原因共同作用于酒后驾驶者，使其在酒后驾驶过程中对各种情况不能第一时间做出准确的判断和及时的反应，导致交通事故频频发生。为了严格管理酒后驾驶行为的发生，我国于2011年2月25日第十一届全国人民代表大会常务委员会第十九次会议通过的《中华人民共和国刑法修正案（八）》中，对于饮酒驾驶和醉酒驾驶的行为规定了严格的处罚措施。由于酒精在体内随着代谢作用和时间的推移，浓度不断降低，如何能够简单、快速而准确地检测驾驶者是否饮酒以及饮酒量的多少就成为了普遍关注的问题，交警执法过程中遇到的情况千变万化，于是测定人体内酒精浓度的各种检查方法也应运而生。

对于医务工作者来说，酒精的主要用途是医用消毒。成品的医用酒精主要有75%和95%两种浓度，医务工作者再根据用途不同将这两种医用酒精与水配成不同浓度的酒精供医疗使用。95%浓度的酒精能将细菌表面包膜的蛋白质迅速凝固，然而蛋白质变性太快会形成一层保护膜，阻止酒精进入细菌体内，无法将其彻底杀死，所以95%浓度的酒精主要是作为燃料，可以在酒精灯或酒精炉中使用，还可用于擦拭金属类器具。出售的酒精一般都是 95% 浓度的酒精。75% 浓度的酒精因杀菌力最强，主要用于皮肤消毒，这是因为过高浓度的酒精会在细菌表面形成一层保护膜，阻止其进入细菌内部，难以将细菌彻底杀死。若酒精浓度过低，虽可进入细菌，但不能将其内部的蛋白质凝固，同样也不能将细菌彻底杀死。70% 浓度的酒精则主要用于器械消毒。酒精具有挥发性，放置过久浓度会降低，应及时加盖，确保消毒效果，消毒的器械必须完全被淹没，浸泡时间至少 30min，才能达到消毒目的。40% ～ 50% 浓度的酒精可预防褥疮。用 50% 的酒精揉擦、按摩皮肤的受压部位，可以促进局部血液循环，大大减少褥疮的发生。25% ～ 50% 浓度的酒精可用于物理降温。酒精是一种挥发性液体，当酒精在皮肤上迅速蒸发时，会吸收并带走身体大量的热量。酒精还具有刺激皮肤血管扩张的作用，使皮肤的散热能力加强。对于高烧的患者，酒精擦浴是一种简易、有效且较安全的物理降温法。不同浓度的酒精有不同的医学用途，酒精浓度的检测是十分必要的。

酒精发酵的原料主要有：谷物原料（玉米、小麦、高粱、水稻）；薯类原料（甘薯、木薯、马铃薯）；糖质原料（甘蔗、甜菜、糖蜜）和纤维素原料等。在酒精制备过程中会产生很多杂质，包括不易挥发性杂质和易挥发性杂质。不易挥发性杂质比较容易去除，易挥发性杂质因其可以和酒精水蒸气一起进入蒸馏塔或水萃取塔，将其从酒精中分离出去较为困难。一些杂质对人体有害或者对酒精质量会产生影响，所以在生产过程中需要对其进行检测。

第二节　人体内酒精浓度的检测

人体内酒精浓度的检测是由于酒后驾驶导致交通事故频繁发生，为了达到快速而准确的检测体内酒精含量，为定罪量刑提供必要依据应运而生的检测手段。《中华人民共和国刑法修正案（八）》增设了危险驾驶罪（刑法第一百三十三条之一）。醉酒驾驶，指在醉酒状态下在道路上驾驶机动车的行为。《车辆驾驶人员血液、呼气酒精含量阈值与检验》规定，车辆驾驶人员血液中的酒精含量大于或者等于 80mg/100ml 的属于醉酒驾驶。故意在醉酒状态下驾驶机动车，即符合本罪的犯罪构成。人体内酒精含量的快速准确检验已经成为了判定驾驶员是否犯罪的重要依据。判断是否酒后驾驶，就要对驾驶人员进行体内酒精含量检测。目前我国采用的人体内酒精浓度检测方法包括：血液中酒精含量的检测和呼气酒精含量的检测两大类，这两类检测方法各有优点，但均不能完全达到快速、方便、准确的目的，一些新的检测手段正在开发和研制当中。

一、血液酒精含量的检测

血液中酒精含量的检测是运用一定的方法检测血液中是否含有酒精及酒精的含量。研究表明，酒精对中枢神经系统的影响与血液中酒精的含量呈正向相关，血液中酒精含量的数值最能体现驾驶人员饮酒量的多少。人体在饮酒后，可于 30 ～ 90min 内在胃及肠道内被完全吸收入血，15 ~ 90min 内，血液中酒精浓度值（blood alcohol concentration，BAC）即可达到峰值。当血液中酒精浓度达到 100mg/100ml 时，驾车的风险是不饮用酒精时的 5 倍，当 BAC 达到 240mg/100ml 时，风险将超过 140 倍。目前把血液中酒精浓度作为酒后驾驶和醉酒程度的判定依据已经广泛地被交警等执法部门所采用。按照 2019 年 5 月 1 日实施的《血液酒精含量的检验方法》（GA/T842—2019）规定，血液中酒精浓度 ≥ 20mg/100ml、< 80mg/100ml 时为饮用酒精后驾车，血液中酒精浓度大于或等于 80ml/100ml 时则为醉酒驾驶。目前我国血液酒精含量的标准检测方法是气相色谱法中的顶空 - 气相色谱法。气相色谱法作为分离、分析技术目前被广泛的应用于多种低分子量、易挥发的有机化合物的检测当中。顶空 - 气相色谱法能够对易挥发的成分进行检测分析，适用于对酒精等易挥发物质的检测，目前被认为是检测血液中酒精含量的标准化方法。另外，在顶空 - 气相色谱法成为标准化的检测方法之前，人们还发明了一些传统的检测血液中酒精含量的方法。下面我们就对常见的血液中酒精含量的检测方法分别加以介绍。

（一）气相色谱法和顶空 - 气相色谱法

1. 气相色谱法 气相色谱法是色谱法中的一种，就是用气体作为流动相的色谱法。气相色谱法是最近 60 年来迅速发展起来的新型分离、分析技术，主要用于检测低分子量、易挥发的有机化合物。气相色谱法具有如下优点：①选择性高，气相色谱法可有效地分离性质极为相近的各种同分异构体和各种核素；②检测灵敏度高，气相色谱法可检测出 10g 的物质，可作超纯气体、高分子单体的痕迹量杂质分析和空气中微量毒物的分析；③分离效率高，气相色谱法可以把组分复杂的样品分离成单一组分，一根 3m 长的填充柱或 20m 长的毛细管柱，即可分离沸点十分接近和组成复杂的混合物；④分析速度快，相对化学方法而言，通常完成一个分析，仅需几分钟或几十分钟即可完成，有利于指导和控制生产；⑤应用范围广，气相色谱法可以分析低含量的气体、液体，亦可分析高含量的气体、液体，而且可以不受组分含量的限制；⑥所需样品量少，应用气象色谱法分析气体一般样品量仅几毫升，液体样品仅需几微升或几十微升。此外，气相色谱分析方法具有物理分离方法的一般优点，即进行操作时不会损失混合物中的各个组成成分，不改变原有组分的存在形态，也不生成新的物质。因此，若用气相色谱法分离得到某一物质，则该物质必存在于原始样品之中。气相色谱法的不足之处：对组分直接进行定性分析时，必须用已知物或已知数据与相应的色谱峰进行对比，或与其他方法（如质谱、光谱）联用，才能获得直接肯定的结果。在定量分析时，常需要用已知物的纯样品对检测后输出的信号进行校正。

气相色谱法的工作原理：气相色谱法主要是对气体物质或可以在一定温度下转化为气体的物质进行检测分析。由于分子中的某些基团在吸收紫外可见辐射光后，能够发生电子能级跃迁，进而产生吸收光谱。这种吸收光谱是带状光谱，反映了分子中某些基团的信息，并且可以用标准光谱图再结合其他手段进行定性定量分析。由于物质的物理性质不同，检测样品中各组分在气相和固定相间的分配系数不同。当检测样品气化后，气化的检测样品被载气带入色谱柱中运行，组分就在其中的两相间进行反复多次分配。虽然载气流速相同，但是由于固定相对各组分的吸附或溶解能力不同，各组分在色谱柱中的运行速度也不同，经过一定时间的流动后，便彼此分离，按顺序离开色谱柱进入检测器。检测样品产生的信号经过放大后，在记录器上能够描绘出各组分的色谱峰。根据出峰位置，能够确定检测样品各组分的名称。根据峰面积大小，能够确定检测样品各组分浓度的大小，这就是气相色谱法的工作原理。

2. 顶空-气相色谱法　顶空-气相色谱法是顶空分析技术与气相色谱法相结合的检测方法，能够对样品中易挥发的成分进行检测分析。顶空分析是通过检测样品基质上方的气体成分来测定这些组分在原样品中含量的。很显然，这是一种间接分析方法，基本理论依据是在一定条件下气体相和液体相之间存在着气液分配平衡。所以，气相的组成能反映液相的组成，并且这个组成在其他条件不变的情况下是固定的。我们可以把顶空分析看成是一种气相萃取方法，即用气体作"溶剂"来萃取样品中的挥发性成分，因此顶空分析就是一种理想的样品净化方法。由于顶空分析技术能够专一性收集样品中易挥发的成分，与其他萃取方法相比，既可以避免在去除溶剂时引起挥发性物质的损失，又降低了共提取物所引起的噪音，这使得顶空分析技术相对于溶剂提取方法对样品中微量的有机挥发性物质分析具有更高的灵敏度和更快的分析速度。顶空分析技术在分析过程中无需采用有机溶剂进行提取，大大减少了对分析人员和环境的危害，是一种符合"绿色分析化学"要求的分析手段。作为一种分析方法，顶空分析技术首先简单，它只取气相部分进行分析，大大减少了样品基质对分析的干扰。其次，顶空分析技术有不同模式，可以通过优化操作参数而适合于各种样品。第三，顶空分析的灵敏度能满足对微量物质进行分析的要求。最后，与气相色谱法的定量分析能力相结合，顶空进样器和气相色谱法完全能够进行准确的定量分析。目前，顶空-气相色谱法已为各国普遍采用。

顶空-气相色谱法的工作原理是在含有酒精的血液检测样品中，加入一定浓度的叔丁醇作为内标物，置于顶空的瓶中。在一定温度下，酒精和叔丁醇挥发气体进入瓶子的顶空部分，当达到气液平衡时，抽取一定量的气体进行气相色谱分析，根据酒精和叔丁醇色谱峰的峰面积对比来确定血液检测样品中的酒精含量。顶空-气相色谱法有很高的可信度，具有直接的法律效力。我国于2019年5月1日实施的《血液酒精含量的检验方法》（GA/T842—2019）采用顶空-气相色谱法对血液中酒精含量进行检测。

（二）其他血液酒精含量的检测方法

1. 酶法　酶法检测血液中酒精含量的基本原理是在被检查者的血液样本加入酸使蛋白质凝固，然后加入缓冲液调整pH至9.6，再加入乙醇脱氢酶（alcohol dehydrogenase，ADH）、乙醛脱氢酶（acetaldehyde dehydrogenase，ALDH）和辅酶NAD^+。辅酶NAD^+在氧化过程中转变为NADH，测定NADH在340nm处的紫外光分光光度计吸收值，据此推算出酒精的定量分析。

在20世纪50年代早期，乙醇脱氢酶从肝脏和酵母中被分离出来以后，体液酒精分析方法就向前跨出了一大步。之后，酶法被广泛应用，开创了利用生物材料研究酒精的先河，为酒精代谢机制和遗传学研究开辟了新的途径。与当时应用的湿化学方法相比，鉴于丙酮和乙醚等不是此酶的适合底物，酶法提高了检测的特异性，同时也可准确地检测糖尿病患者的酒精浓度。通过调整酶化学反应条件如pH、反应时间、温度、乙醇脱氢酶等，甲醇就可以因氧化缓慢，而不至于干扰酒精。另外，这一方法操作也较简单，并且可以实现自动化，这在需要检测大量样本时可以广泛应用。ADH酶法作为气相色谱的一个补充，现在在临床实验室中仍有应用。

2. 湿化学方法 湿化学方法检测血液中的酒精浓度是 20 世纪初至 50 年代发展起来并得到广泛应用的。原理是提取被检查者血液置于特殊设计的锥形瓶中，内置过量重铬酸钾和浓硫酸，瓶颈上加一玻璃杯后放入 50℃ 水浴加热 2h，进行酒精扩散及氧化。反应结束后剩余重铬酸钾用碘滴定法测出，依据 2mol/L 重铬酸钾相当于 3mol/L 酒精的关系，可计算出样本中的酒精量。

到 20 世纪 30 年代中期，这种湿化学方法已用于欧洲的许多地方。这一方法在测试各种可能混淆醉酒的病理状态时特别有效，例如头部损伤、低血糖性代谢紊乱、卒中性神经系统疾病和精神紊乱引起的焦虑、躁狂、记忆缺失等，此法虽然原始却能测出是否饮用过酒精。然而湿化学方法的最大缺陷是不能准确测出血液酒精浓度，因为其他挥发性气体，如甲醇、丙酮、乙醚等也参与氧化反应从而导致血液酒精浓度偏高，故湿化学法逐渐被其他新方法取代。

二、呼气酒精含量的检测

由于血液酒精含量的检测受到环境、条件等多方面的影响，很难在交通事故现场抽取驾驶者的血液，使其实际应用受到很多的限制。呼气酒精含量的检测是运用一定的方法检测呼出气体中是否含有酒精及酒精的含量。其目的主要是对驾驶者是否为酒后驾车进行检测。北美因宪法有"自我服罪感"（self-incrimination）的限制，采取检测血液酒精含量受到一定的制约，于是呼气酒精含量检测发展相对较早。呼气酒精含量检测技术起始于 1927 年。美国的 Bogen 报道了呼气酒精含量检测与血液酒精含量检测浓度之间存在的关系，标志着呼气酒精检测的重要里程碑出现。20 世纪 70 年代以来，随着微处理技术、酒精测试技术的发展，促成了多种类型酒精检测技术的研究和应用。根据检测原理的不同，呼气酒精含量检测主要分为：比色技术、半导体检测技术、电化学检测技术、红外线检测技术四类。不同的呼气酒精含量检测技术各有优缺点，有的使用方便，但精度不够；有的操作繁琐，但测试准确性受环境影响大；有的精度较高，但价格昂贵，不利于实际推广；有的抗干扰性差等，至今还没有性能稳定，检测结果准确，误差率小，价格适中的呼气酒精含量检测技术。但是呼气酒精含量检测方法具有操作简单，携带方便等优点，其发展前景十分广阔。2011 年 7 月实施的国家标准《车辆驾驶人员血液、呼气酒精含量阈值与检验》（GB19522—2010）对车辆驾驶人员的血液酒精含量做了明确的规定，分别列出了饮酒驾驶和醉酒驾驶的判定标准，同时也规定了血液与呼气酒精含量的换算：车辆驾驶人员呼气酒精含量按 1∶2 200 的比例关系换算成血液酒精含量，即呼气酒精含量值乘以 2 200 等于血液酒精含量值。呼气酒精含量的检测由于误差比较大，在以往的交通执法过程中，错判、漏判现象时有发生，常引起驾驶者的质疑和投诉，争议比较大，检测结果的法律效力受到一定的限制。目前呼气酒精含量的检测仅作为公安交通管理部门在交通执法过程中对驾驶员是否有酒驾和醉驾行为进行初步的筛查，如果呼气酒精含量的检测结果为阳性，还要进行血液中酒精含量的检测。

（一）比色法

以生成有色化合物的显色反应为基础，通过比较或测量有色物质溶液颜色深度来确定待测组分含量的方法。早在公元初古希腊人就曾用五倍子溶液测定醋中的铁，1795 年俄国人也用五倍子的酒精溶液测定矿泉水中的铁，这些都是比色法的雏形。但是，比色法作为一种定量分析的方法，大约开始于 19 世纪 30 ～ 40 年代。比色分析对显色反应的基本要求是：反应应具有较高的灵敏度和选择性，反应生成的有色化合物的组成恒定且较稳定，它和显色剂的颜色差别较大。选择适当的显色反应和控制好适宜的反应条件，是比色分析的关键。

常用的比色法有两种：目视比色法和光电比色法，前者用眼睛观察，后者用光电比色计测量，两种方法都是以朗伯-比尔定律（见紫外-可见分光光度法）为基础。

1. 目视比色法　常用的目视比色法是标准系列法，该法采用一组由材料完全相同的玻璃制成的直径相等、体积相同的比色管，按顺序加入不同量的待测组分标准溶液，再分别加入等量的显色剂及其他辅助试剂，然后稀释至一定体积，使之成为颜色逐渐递变的标准色阶。再取一定量的待测组分溶液于一支比色管中，用同样方法显色，再稀释至相同体积，将此样品显色溶液与标准色阶的各比色管进行比较，找出颜色深度最接近于样品显色溶液的那支标准比色管，如果样品溶液的颜色介于两支相邻标准比色管颜色之间，则样品溶液浓度应为两标准比色管溶液浓度的平均值。标准系列法的主要优点是设备简单和操作简便，但眼睛观察存在主观误差，准确度较低。

2. 光电比色法　光电比色法是在光电比色计上测量一系列标准溶液的吸光度，将吸光度对浓度作图，绘制工作曲线，然后根据待测组分溶液的吸光度在工作曲线上查得其浓度或含量。光电比色计通常由光源（钨灯）、滤光片、吸收池、接收器（光电池或光电管）、检流计五部分组成。光路结构上有单光电池式和双光电池式两种：单光电池式仪器的测量结果受光源强度变化影响较大，而双光电池式仪器则避免了这种影响。与目视比色法相比，光电比色法消除了主观误差，提高了测量准确度，可以通过选择滤光片和参比溶液来消除干扰，提高了选择性。光电比色计和紫外-可见分光光度计的光路结构非常相似，它们之间所不同的地方在于：①分光光度计采用棱镜或光栅作色散元件，可以得到纯度较高的单色光束。而光电比色计采用滤光片，只能得到一定波长范围的光谱带（复合光）；②紫外-可见分光光度计采用紫外和可见区的光源，即氢灯和钨灯，而光电比色计只用一种钨灯光源，因而前者适用于紫外-可见光谱区，而后者只适用于可见光谱区；③紫外-可见分光光度计可以测定待测组分的精细吸收光谱，不仅可用于定量分析，也可以进行有机化合物的定性和结构分析，而光电比色计只能进行定量分析。此外，分光光度计一般都采用灵敏度高的光电倍增管作检测器，而光电比色计一般用光电池或光电管作检测器。因此，光电比色计无论在测量的准确度、灵敏度和应用范围上都不如紫外-可见分光光度计。

在 20 世纪 30 ～ 60 年代，是比色分析发展的繁盛时期，它广泛用于冶金、地质、金属材料中微量的金属和部分非金属元素的测定。随着光学仪器制造技术的发展，紫外-可见分光光度计应用日益普及，精密度较高而价格又较低的紫外-可见分光光度计已逐渐代替光电比色计，分光光度法也随之逐渐代替了比色法。

用比色法检测呼气酒精含量时，将被测试者的呼气样本注入酸性高锰酸钾溶液中，然后观察溶液颜色的变化程度。颜色变化越大，呼出气体中存在的酒精含量越高。比色法只能对呼出气体中是否含有酒精成分进行定性分析，不能对呼出气体中的酒精浓度进行定量分析，即应用该方法进行呼气酒精测试时，不能对酒后驾驶做定量分析，应用前景受到一定限制。目前应用比色法的呼气酒精检测仪有：一次性呼气酒精测试试管、酒精浓度筛选试剂等，其原理大致相同。

（二）半导体气敏传感器检测法

半导体气敏传感器检测法是运用半导体气敏传感器的气敏特性测量气体的类别、浓度和成分的一种检测方法。半导体气敏传感器利用金属氧化物的气敏电阻特性：金属氧化物在常温下是绝缘的，制成半导体后却显示气敏特性。通常器件在空气中工作，空气中的氧和二氧化氮这样的电子兼容性大的气体接受来自半导体材料的电子而吸附负电荷，结果使 N 型半导体材料的表面空间电荷层区域的传导电子减少，使表面电导减少，从而使器件处于高阻状态。一旦原件与被检测还原性气体接触，就会与吸附的氧起反应，将被氧束缚的电子释放出来，敏感膜表面电导增加，使元件电阻减小。由于气体种类繁多，性质也各不相同，不可能用一种传感器检测所有类别的气体，因此半导体气敏传感器的种类非常多。

检测呼气酒精含量的半导体气敏传感器一般采用氧化锡作为半导体传感器。利用氧化锡半导体传感器的气敏特性：当被测气体中酒精气体浓度增加时，导致电阻值降低。通过电阻的变换来检测呼出气体中的酒精含量。部分仪器采用复合氧化物新型气敏材料作为半导体传感器，主要利用复合材料遇到酒精气体时，能与酒精气体分子结合成非化学配比化合物，从而导致发生电阻变化的原理。但是，不论是氧化锡半导体还是复合氧化物气敏材料的传感器，在不同工作温度时，对酒精气体敏感程度都不同，仅在特定的温度时，才对酒精具有较高的敏感度。另外，对于其他能够与氧化锡或复合材料半导体传感器产生反应的气体，在检测时只能通过其他技术手段加以限制，无法完全排除干扰气体对检测结果的影响，容易产生误判。由此可见，应用半导体检测技术进行检测时，要注意该技术易受到环境温度的限制，并且要排出其他干扰气体的影响。该技术可作为一般性的饮酒量的定量分析。

（三）燃料电池（电化学）检测技术

燃料电池检测技术是利用电化学原理：在有酒精通过时产生电流，通过电流的大小计算酒精的浓度。该燃料电池由一个多孔状的，两侧都涂上磨碎的铂（称为黑铂）的化学惰性圆盘组成，多孔圆盘里充满了一种酸性的电解质，电极连接到黑铂层，将这个圆盘在一个塑料容器里完全的封装起来。该装置留有一个孔，通过这个孔，可以将固定量的呼出气体导入燃料电池表面。酒精在电池表面转化为乙酸，在这个过程中，每个酒精分子会产生两个自由电子，反应发生在燃料电池的上表面，释放的 H^+ 转移到电池的下表面，和大气中的氧结合生成水，且每个 H^+ 要消耗一个电子。因此，上表面出现一个电子，下表面就相应缺乏一个电子。如果将两个表面通过电路连接起来，就会有电流通过该电路。通过适当的放大，这个电流就可以有效的显示在燃料电池中消耗的酒精量。燃料电池检测技术显示出优良的特性，其电流大小与酒精浓度呈线性相关，当快速导入精确量的呼气样本到燃料电池中时，电池的输出电流从零升高到最大值，然后最终变为零。

燃料电池检测技术因性能稳定、价格较为低廉，目前被广泛应用于交通警察的现场交通执法中。但是，在装置内部，被检测气体（酒精分子）在载有催化剂的电极表面发生氧化反应之后会发生一定量的电响应，导致测试结果有误差，具有一定的局限性。

（四）红外线检测技术

红外线检测技术利用红外光谱学原理测试呼出气体中的酒精含量。当呼出气体通过测试装置时，利用酒精对红外线吸收程度的不同，通过光学电路、电子电路对通过检测气体的红外线吸收的量进行分析，最终得出呼出气体中酒精浓度的大小。利用该技术的仪器通常包括红外光源、滤波器和检测器。该仪器上的两个滤波器为窄带滤波器，检测器包含两个通道，一个是二氧化碳通道，一个是酒精通道，每一个测试通道都由两个温差电阻组成，检测器会产生一个与温度成比例的电压。检测器的两个通道都探测红外线能量，并分别通过红外线滤波器来选择固定波长的光。滤波器只能让被二氧化碳和酒精吸收的光辐射通过。当没有酒精或者二氧化碳的时候，两者都会有几乎相同的电压输出。当样本中含有酒精时，到达酒精通道探测器的辐射能量减少，而二氧化碳通道没有变化。同样，二氧化碳的存在会使二氧化碳通道探测器的输出信号下降。不管是二氧化碳或者酒精通道信号减弱的量，都与酒精浓度成相应比例。这个信号变化遵循 Lambert-Beer 准则，即酒精浓度和信号强度成指数关系。起初，由于该技术设备机体较大，并没有被推广使用，但随着集成电路技术的发展导致仪器大小和结构发生革命性变化，出现了便携式的红外线酒精检测仪。红外线检测技术具有较多优点：能够描绘呼气过程中，呼出气体中酒精浓度变化的曲线。可有效区分由肺深部呼出的气体和口腔气体。准确性高，受人为因素影响较小，抗干扰能力强，相比抽血化验检测速度快。

在美国、英国、德国、澳大利亚、新加坡等发达国家，基于红外线检测技术的红外线型酒精检测仪是可以作为证据型（法庭认可的证据）酒精检测仪使用的，而仅能对被测试者呼气过程中某一点进行采样检测的电化学检测技术、半导体气敏传感器检测技术只作为筛选型酒精检测仪使用。我国目前已有少数地区已经开始尝试把红外线酒精检测仪的测量数据作为执法证据使用。

截至 2019 年末，我国汽车总数已达到了 1.97 亿辆，而且每年以 10% 左右的速度递增。对于如此众多的汽车驾驶者，每人都进行血液酒精含量的检测是不现实的，这也正是呼气酒精含量的检测方法普遍应用的原因。在国内大多数地区，由于呼气酒精含量的检测方法准确性较差，还不能完全作为法庭上酒后驾驶和醉酒驾驶判定的证据使用。2009 年4 月 1 日实施的《道路交通安全违法行为处理程序规定》明确规定，当事人对检验结果有异议或者饮酒后驾驶车辆发生交通事故的，应当立即固定不少于两份的血液样本，或者由不少于两名交通警察或者一名交通警察带领两名协管员将当事人带至县级以上医院固定不少于两份的血液样本。也就是说具有最终法律解释权的是血液酒精含量检测。这无形中否定了现场执法中呼气酒精检测仪检测的法律效力，对酒后驾驶违法行为的现场执法带来了不利因素，影响了对酒后驾驶违法行为的处罚，甚至因现场测试的法律效力问题而受到酒后驾驶者的纠缠，降低了执法的效率，减弱了执法的严肃性。当在现场执法过程中运用呼气酒精含量检测法检测发现驾驶员酒精含量超标时，普遍采用的方法是尽快提取驾驶者的血液样本，然后对血液样本中酒精含量做进一步的检测，以确定血液中酒精含量的具体数值。呼气酒精含量的检测法和血液酒精含量的检测法相辅相成，对警务人员快速而准确的提取证据起到了重要作用。

（康凤英）

参考文献

1. 李萱，汪炜，孟祥志，等. 人体血液酒精浓度检测的影响因素. 基层医学论坛，2014(22):2993-2995

2. 陈成新. 一种校准呼气式酒精测试仪的新方法. 常熟理工学院报，2011，(8):94-96

3. 付立庆. 论生理性醉酒犯罪的刑事责任—比较、分梳与改造. 法律与医学杂志，2002，9(2):111-112

4. 孔祥裕. 浅析酒精对驾驶人的影响及当前酒精监测的主要方法及执行应用. 林区教学，2008，(2):46-47

5. 来剑戈. 交通执法中人体酒精含量检测相关问题的研究. 道路交通安全，2007，(4):52-55

6. 卢利强. 在交通执法中呼气酒精监测的应用研究. 中国公共安全，2011，(4):116-119

7. 冉伟刚. 呼出气体酒精浓度检测报警器设计. 农业网络信息，2011，(10):24-26

8. 石向东. 一次性酒精呼吸监测器的研制及在道路交通管理中的应用. 现代仪器，2002，(6):42-43

9. 徐久生，庄敬华，译. 德国刑法典. 北京：中国法制出版社，2000

10. 俞春俊. 呼气酒精浓度监测的合法性研究. 道路与交通管理，2012，(5):36-37

11. 于清. 呼出气体酒精含量探测器检定的注意事项. 化学分析计量，2013，(1):78-79

12. 杨继章. 呼出气体酒精浓度检测仪的校准方法. 中国计量，2011，(10):96-97

第九章

酒精相关性疾病的实验室检查

酒精是一种古老的药物，长期大量酒精摄入容易引起全身各个系统损害。酒精相关性疾病常有下列实验室指标的变化。

第一节　临床化学检查

一、血清鸟氨酸氨基甲酰转移酶测定

血清鸟氨酸氨基甲酰转移酶（serum ornithine carbamyl transferase，OCT）催化氨基甲酰磷酸分子上的氨基甲酰基转移至鸟氨酸生成瓜氨酸，是氨在肝细胞内经鸟氨酸循环生成尿素的关键步骤，在体内具有重要生理功能。OCT 是肝脏特异性酶，其他组织中含量极微。OCT 主要存在于肝细胞线粒体，其分子量为 260 000。OCT 最适 pH 为 6.7 ~ 7.5。氯汞苯甲酸和 2,3-二巯基丙醇可完全抑制此酶。

1. 测定方法及参考范围　测定瓜氨酸法：0 ~ 8U/L。

2. 临床意义　OCT 是肝细胞损伤的非常特异和敏感的指标。测定主要用于肝胆疾病的检查，如病毒性肝炎、胆结石、药物、或急性胰腺炎的所致急性肝炎、肝脓肿、肝癌、慢性肝内胆汁淤积等患者血清 OCT 升高。凡能引起继发性肝损害的疾病，如急性心衰、急性心肌梗死、手术或外伤引起的出血性休克等均可因肝淤血或肝血流不足而致患者 OCT 升高。

酒精中毒伴肝细胞坏死时血清 OCT 水平明显升高。血清谷氨酸脱氢酶与 OCT 比值是酒精性肝损害的敏感指标。

二、糖缺失性转铁蛋白测定

糖缺失性转铁蛋白（CDT）是一种由肝脏分泌的合成糖蛋白，转铁蛋白的编码基因在 3 号染色体上，位于 3q21，分子量为 79 600，有多种异构体，由含有 19 个二硫键的单条多肽链组成。转铁蛋白具有在体内运输铁（Fe^{3+}）的生理功能。转铁蛋白上的 2 条 N-连接糖基化的寡糖，包含唾液酸化双触角寡糖（85%）和三触角寡糖（15%）。每个转铁蛋白分子的唾液酸残留数在 4 ~ 6 个末端三糖，其中 4 末端三糖的唾液酸残留是最常见的类

型。转铁蛋白的糖基化变异能在不同条件下发生，酒精中毒患者糖链缺失 2～4 个末端三糖，包含带负电荷的唾液酸，出现不带电的 N-乙酰-葡萄糖胺和半乳糖。这些去唾液酸转铁蛋白、单唾液酸转铁蛋白和双唾液酸转铁蛋白被称为 CDT。严重酗酒者体内不正常转铁蛋白的形成机制尚未完全阐明，但可能与糖蛋白在高尔基器内的糖基化缺陷有关。

1. 检测方法及参考范围　不同种方法被用来测定血清中的 CDT，其中包括等电点聚焦、免疫印迹、毛细管电泳法、液体或阴离子交换色谱法、高效液相色谱法（high performance liquid chromatography，HPLC）、免疫测定技术及放射免疫分析（radioimmunoassay，RIA）。在样品分析时，CDT 测试的结果最好用总转铁蛋白的百分比计算（%CDT），阈值超过 1.7% 或 1.2% 是一个合适的阳性判断标准去诊断持续大量饮酒。

2. 临床意义　CDT 是转铁蛋白一种异构体。它存在于血清中，其在血清中的水平，可作为酗酒的生物标志。有报道，很低水平完全不含糖的转铁蛋白异构体（CFT），被认为是酒精中毒的有力指标。饮酒过量，血清中 CDT 的相对比例比总转铁蛋白（%CDT）高。CDT 作为酗酒的生物标志物具有相当好的敏感性和特异性，CDT 作为酒精滥用的一个生物学标志是在患有各种酒精相关性疾病的神经病患者的脑脊液中通过等电点聚焦的方法进行分析中偶然发现的。

持续大量饮酒（> 60g/d）几周，肝脏的糖化转铁蛋白降低，这反映了四唾液酸成分降低和二唾液酸形式按比例地增加（两个残留）。在较小程度上的去唾液酸（无糖化作用）也会增加。

关于转铁蛋白糖基化减少的机制，被认为可能涉及酒精的直接影响及其自身的代谢产物乙醛以某种方式干扰了肝细胞内的生物合成。不像 γ-谷氨酰转肽酶（GGT）和其他肝脏酶，血清中 CDT 升高是肝损害的一个标志，因此对于在肝功能发生紊乱之前发现因饮酒而引起的健康风险是有用的。

血清中 CDT 检测还可用于饮酒的筛查，特别是对每周只有几天或周末酗酒（> 50～60g/d）的妇女和年轻人，CDT 测定展示出了一个相当适度的敏感度。然而高特异性的CDT 较其他生物标志物（如 GGT）更适合检测正在接受治疗患者的疗效观察。彻底戒酒 2～3 个月以上，患者血清中 CDT 的水平才能恢复到正常水平。

社交饮酒者酗酒（60～80g/d）后 2～3 周 CDT 水平开始升高，较其他酶标志物（如GGT）早。停止饮酒后血清中 CDT 的半衰期约为 15d。引起 CDT 升高的因素还包括缺铁、囊性纤维化、吸烟、肥胖、高血压等。

三、芳基硫酸酯酶测定

芳基硫酸酯酶（aryl sulfatase，ARS）催化芳香基硫酸酯水解，生成相应的酚类和硫酸盐。此酶相应的生理功能尚未肯定，可能与某些外源性物质在肝脏或其他组织转化为硫酸酯而解毒有关，也可能与硫酸酯的分泌代谢有关。

1. 测定方法及参考范围　比色法 0.5～5.0U/L、放射免疫法 4～15ng/ml。
2. 临床意义　通常认为血清中 ARS 升高可能是炎症过程。大疱性类天疱疮患者血清ARS 活性升高。急性酒精中毒，异丙醇中毒，砷中毒，急性肝炎，肺炎合并肺脓肿，肺梗死或支气管扩张时，血清 ARS 活性可升高 30% ~ 50%。柠檬酸盐和草酸盐对此酶有轻度抑制作用，妊娠期血中 ARS 活性高于正常。

四、肝脏纤维化检查

酒精性脂肪肝、肝炎如无好转，继续酗酒，它的终末改变为肝纤维化与肝硬化。肝纤维化是肝硬化的前身，在肝内表现为结缔组织增生。它的实质是细胞外基质（extracellular matrix，ECM）成分在肝内的过度沉积。当肝细胞坏死后，它的残片被肝巨噬细胞所吞噬，激活释放出多种细胞因子，继而又激活贮脂细胞向肌纤维母细胞转化，产生各种细胞外基质成分。这些成分与其降解产物以及参与代谢的酶进入血液中，可作为肝纤维化血清标志物。细胞外基质成分有四类，其中主要是胶原蛋白，其他是糖蛋白、蛋白多糖和弹性蛋白。近年来，血清肝纤维化标志物的报道颇多，现就其中在临床上有实用价值的标志物作以简单介绍。

（一）Ⅲ型前胶原氨基端肽测定（serum procollagen Ⅲ N terminal peptide estimation）

procollagen Ⅲ N terminal peptide（P-Ⅲ-P 或 P-ⅢN-P）系肝细胞及间质细胞分泌的Ⅲ型前胶原（procollagen Ⅲ）在细胞外基质中沉积前，经氨基肽酶裂解而产生的氨基端多肽。在此过程中 P-Ⅲ-P 与 procollagen Ⅲ 呈等量分子浓度产生，并可进入血液循环。因此，测定血中 P-Ⅲ-P 水平可作为了解 procollagen Ⅲ 生成情况的指标。

1. 检测方法　目前采用放射免疫法（RIA 法）检测。

2. 参考范围　均值为 100ng/L（RIA-P-Ⅲ-P kit）；> 150ng/L 为异常。

3. 临床意义　Rohde 等首先从牛胎皮中提取 PⅢP，建立测定血清 PⅢP 的放射免疫法（RIA），并证实肝纤维化时血清 PⅢP 含量明显升高。

血清 P-Ⅲ-P 检测可用于免疫抑制剂（如甲氨蝶呤）治疗慢性活动性肝炎的疗效监测，并可作为慢性肝炎的预后指标。

血清 P-Ⅲ-P 水平增高可反应 procollagen Ⅲ 合成增加，肝细胞炎症、坏死时，血中PⅢP 也显著升高，其与慢性肝炎的组织学活动程度和纤维化程度显著正相关，连续检测P-Ⅲ-P 对判断肝脏纤维化的转归和观察抗纤维化的疗效具有较大的价值。

对于原发性或转移性肝癌，血清 P-Ⅲ-P 水平均明显增高，故慢性肝炎患者出现血清P-Ⅲ-P 水平持续异常，应警惕肝癌的可能性。

大量研究证实，P-Ⅲ-P 同样是诊断酒精性肝硬化的一个敏感的指标。

（二）血清Ⅳ型胶原测定（serum collagen Ⅳ estimation）

正常肝脏中Ⅳ型胶原（collagen Ⅳ，CL-Ⅳ）主要分布在血管、胆管与淋巴管的基底膜，血窦内无明显沉积。其结构包括三螺旋中心区、氨基末端和羧基末端。与层粘连蛋白有高度亲和性。Ⅳ型胶原在合成代谢过程中不需取出末端肽而直接与层粘连蛋白共同沉积于窦周间隙导致血窦毛细血管化。因此血清中Ⅳ型胶原含量升高来自于基底膜的降解，反映了肝血窦基底膜的更新率加快。

1. 检测方法 目前主要采用 ELISA 法检测。
2. 参考范围 < 140ng/ml。
3. 临床意义 CL-Ⅳ是目前临床主要用于观察肝纤维化程度的指标，在肝纤维化过度增生时，Ⅳ型胶原的合成和降解均处于较高水平。但由于其合成和沉积明显，故更能说明胶原生成增加。

CL-Ⅳ在富含血管基底膜成分的组织、器官发生纤维化时，如肾纤维化，全身结缔组织疾病时升高也很显著。

CL-Ⅳ/P-Ⅲ-P 比值对于判定肝纤维化的预后有意义，比值增大表示纤维降解占优势，减小表示纤维沉积占优势，预后不佳。如比值变化不大，但 CL-Ⅳ和 P-Ⅲ-P 测定值均降低说明肝病稳定。

慢性活动性肝炎、肝硬化和原发性肝癌患者血清中 CL-Ⅳ均有显著升高。

（三）脯氨酰羟化酶（prolyl hydroxylase，PH）测定

脯氨酰羟化酶（PH）是胶原纤维合成的关键酶，由 α、β 两个亚单位构成四聚体，能将胶原 α-肽链上的脯氨酸羟化为羟脯氨酸。当脏器发生纤维化时，PH 在该器官组织内的活性增加。

1. 检测方法 目前主要采用 RIA 法检测。
2. 参考范围 （39.5 ± 11.87）μg/L。
3. 临床意义 肝脏纤维化时，肝脏胶原纤维合成亢进，血清中 PH 增高，因此测定血清中 PH 活性可作为肝纤维化的指标。

肝硬化及吸虫性肝纤维化患者的 PH 活性明显增高；原发性肝癌患者因大多伴有肝硬化，PH 活性亦增高；而转移性肝癌、急性肝炎、轻型慢性肝炎患者 PH 活性大多正常。

慢性肝炎、肝硬化患者的 PH 活性进行性增高，提示肝细胞坏死及纤维化状态加重，若治疗后 PH 活性下降，提示治疗有效，疾病在康复过程中。

（四）血清Ⅰ型胶原（serum collagen Ⅰ）

目前关于Ⅰ型胶原研究较少。正常肝组织与早期肝纤维化时肝组织中Ⅰ、Ⅲ型胶原含量比例比较接近，Ⅰ/Ⅲ型＝（0.86 ± 0.23），但逐渐发展到肝硬化时，Ⅰ型胶原含量随着增加，Ⅰ/Ⅲ型可增加至（2.38 ± 1.05）。Ⅰ型胶原对胶原降解酶的敏感性较差，因此，其增加提示肝纤维化的可逆性亦较差。

各种肝病中急性肝炎、慢性迁延性肝炎和慢性活动性肝炎时血清Ⅰ型前胶原（PCI）无显著变化。肝硬化和肝癌合并肝硬化时，血清 PCI 有显著升高。血清 PCI 可用于判断预后。测定血清 PCI 对判断肝炎是否发展为肝硬化有临床意义。

目前测定血清Ⅰ型胶原的方法有：酶联法和 RIA 法。

（五）Ⅵ型胶原

血清中Ⅵ型胶原（serum collagen Ⅵ）主要来源于肝纤维组织的降解。

血清中Ⅵ型胶原可用酶联法测定。

正常肝组织中Ⅵ型胶原含量极微，主要存在于窦周间隙，肝硬化时其 mRNA 表达

明显增加，因此合成沉积增加。慢性活动性肝炎或肝硬化血清Ⅵ型胶原都有显著升高。在各种肝脏疾病中血清Ⅵ型胶原与PⅢP、CⅣ-7s（Ⅳ型胶原氨基末端肽7S片段）和CⅣ-NCI（Ⅳ型胶原非胶原区Ⅰ）均无相关性。目前关于Ⅵ型胶原的研究较少。

（六）金属蛋白酶及其抑制物

金属蛋白酶（metalloprotease，MMP）包括胶原酶、明胶酶以及蛋白多糖酶等，在降解细胞外基质过程中起到重要作用。MMP在内皮细胞中合成，很快释放至血中，可作为胶原降解的一种指标，由于血清中存在抑制其活性的因子，直接测定MMP结果并不可靠。

最近有报道可测定血清金属蛋白酶的组织抑制因子（TIMP）。TIMP是一种唾液酸糖蛋白，分子量280 000，可以特异地抑制MMP，肝纤维化时TIMP可明显升高。酒精性肝病，在肝硬化前期仅有小静脉周围纤维化时，血清TIMP即有明显升高，而血清PⅢP无明显差异。

（七）血清人层粘连蛋白测定

层粘连蛋白（laminin，Ln）又称板层素，分子量为850kD，是由一条400kD的α链和两条200kD左右的β链通过二硫键相互连接而成的一种糖蛋白。主要由肝细胞、上皮细胞、贮脂细胞和内皮细胞合成。是细胞与基质黏着的介质，与CL-Ⅳ、硫酸乙酰肝素共同构成基底膜，分布在汇管区、中央静脉的血管和胆管基底膜上。肝脏纤维化发展过程中Ln CL-Ⅳ和CL-Ⅳ结合，形成连续基底膜，引起血窦毛细血管化，影响组织与血液之间营养和代谢物质的转换，导致肝细胞功能障碍，也可能是产生门静脉高压的主要基础之一。

1. 检测方法　目前主要采用ELISA法检测。
2. 参考范围　（109.96±32.55）μg/L。
3. 临床意义　酒精性肝病的Ln升高，慢性活动性肝炎和肝硬化患者血清Ln水平明显高于慢性迁延性肝炎，对肝硬化患者诊断的敏感性、特异性和准确性都很高。慢性肝病患者中有门脉高压者高于无门脉高压者，肝癌患者Ln浓度也明显升高。

（八）纤维连接素（fibronectin，FN）

纤维连接素是一种糖蛋白，以两种形式存在。一种是血浆蛋白总量的0.5%～1.0%；另一种是细胞FN，主要分布于细胞表面。在肝性疾病不同时期，血浆FN含量变化较大，急性肝炎患者可明显升高，而肝纤维化尤其是晚期肝硬化伴腹水时明显减低。目前认为血浆FN对诊断肝纤维化的价值不大，但最近报道用酶联法测定血清β-亚单位FN受体，其含量与肝纤维化程度有密切正相关，可能是一种有前途的肝纤维化标志物。

（九）血清透明脂酸测定

透明质酸（hyaluronic acid，HA）是一种糖胺多糖，是双糖的多聚体，基本组成单位为β-葡萄糖醛酸与N-乙酰氨基葡萄糖。HA的分子量较大，在10^5～10^7之间。由成纤维细胞和间质细胞合成，是结缔组织基质的主要成分。HA经淋巴系统入血，在血中的半衰期为 2 ～ 5min。除少数滞留于脾、淋巴结、骨髓外，多数由肝内皮细胞摄取，并在溶酶体内被透明质酸酶水解为乙酸和乳酸。

1. 检测方法　主要采用 ELISA 法检测。

2. 参考范围　肝纤维化时，> 50ng/ml；肝硬化时，> 130ng/ml。

3. 临床意义　肝纤维化时，由于肝脏合成 HA 增加；门脉高压使通过肠道淋巴入血的 HA 增加；肝血窦内皮细胞摄取 HA 能力下降等均致使血中 HA 增高。因 HA 主要在肝内代谢，所以 HA 变化可以反映肝脏病变及肝脏纤维化的程度。

HA 是肝脏纤维化的指标，也可反映肝脏损害的程度。可与 P-Ⅲ-P 联合应用，在肝硬化早期伴有活动性纤维化时，因肝损害不严重，此时 P-Ⅲ-P 增高，而 HA 不一定高。肝硬化晚期，由于肝血窦内皮细胞功能低下，HA 明显增高，而 P-Ⅲ-P 等反映活动性肝脏纤维增生的指标可以不高。故两者联合测定，可准确地判断肝纤维化。

肾胚细胞瘤、成纤维细胞和网状细胞肉瘤、间皮瘤等 HA 浓度可升高。

结缔组织疾病，如全身性硬皮病、类风湿关节炎、自发性骨髓纤维化、结节病等患者 HA 浓度可升高。

遗传性疾病，如白内障-硬皮病-早老综合征（Werner 综合征）和早衰综合征伴透明质酸的代谢障碍，此类患者血清中 HA 水平可达参考范围的 10 倍。

（十）粗纤维调节素

粗纤维调节素（undulin，UN）是一种新的基质糖蛋白，它与 Ⅰ、Ⅱ 型胶原有明显的亲和力。免疫电镜可见 UN 位于致密的、有横纹的、排列整齐的胶原纤维表面，其作用可能使胶原纤维定形并牢固化。

血清 UN 的测定可用酶联法。活动性肝纤维化血清 UN 可高出正常值达 8 倍，尤其在酒精性肝炎与原发性胆汁性肝硬化时 UN 升高明显，而与血清 PⅢP、CⅥ、CⅣ-7s 和 CⅣ-NCI 等不相关。

（十一）细胞粘连蛋白

细胞粘连蛋白（tenascin，TN）是近期发现的一种新的细胞外基质成分，它的分子结构是寡糖蛋白，其 N 端为六聚体，可与细胞或多种细胞外基质成分形成多体相互作用或联接。

在正常肝组织中主要分布于肝窦间隙，而在汇管区未发现。在慢性肝炎中可在碎屑样坏死的肝组织周围有 TN 明显沉积，与 LN、FN 以及Ⅳ型胶原不同，其分布较为局限。在肝细胞癌中主要分布在小叶间隔和包膜中，而未在肿瘤组织的血窦壁中发现。TN 在血中可测得，但目前临床评价报道尚少。

五、其他生化指标测定

1. 血清锌的测定　锌是人体生长所必需的微量元素，主要以 Zn^{2+} 价形式存在于前列腺、精液、肝、肾、视网膜及肌肉中。血液中的锌约 80% 存在于红细胞中。它是构成许多金属酶的成分，如碳酸酐酶、碱性磷酸酶、RNA 和 DNA 多聚酶、羧肽酶、乙醇脱氢酶等。其生理功能主要通过这些含锌金属酶而体现出来。

（1）测定方法及参考范围：原子吸收分光光度法 11.6 ～ 23.0μmol/L、化学比色法 9.0 ～ 20.7μmol/L。

（2）临床意义：青少年、婴儿、孕妇、癌症和烧伤患者是缺锌的高危人群，镰刀状红细胞贫血、胃肠道疾病、酗酒与缺锌有关。

血清锌降低常见于酒精中毒性肝硬化、肺癌、心肌梗死、慢性感染、营养不良、恶性贫血、肠吸收障碍、妊娠、肾病综合征和部分慢性肾衰竭患者等；儿童锌缺乏可导致嗜睡、发育迟缓、食欲低下、男性性腺发育不全和皮肤改变。

血清锌增高常见于工业污染引起的急性锌中毒。

2. 血清镁测定　镁是人体中的一种微量元素，它不仅作为许多酶（如激酶）的重要组成成分，参与体内物质代谢，而且与激素对机体的代谢调节作用有关。肾脏是机体排泄镁的重要器官。

（1）测定方法和参考范围：甲基麝香草酚蓝比色法 0.67 ～ 1.04mmol/L（成年人血清）；原子吸收光谱法 0.60 ～ 1.10mmol/L（成年人血清）；0.50 ～ 0.90mmol/L（儿童血清）；3.0 ～ 4.25mmol/L（成年人尿）。

（2）临床意义：血清镁增高见于：肾脏疾病，如急性或慢性肾衰竭、急性肾小球肾炎；内分泌疾病，如甲状腺功能减退、艾迪生病和糖尿病昏迷。多发性骨髓瘤等镁也增高。

血清镁降低常见于摄入量不足如长期禁食等；胃肠功能紊乱失镁过多如长期腹泻、小肠吸收不良综合征、严重呕吐等；内分泌疾病，如甲状腺功能亢进症、甲状旁腺功能亢进、糖尿病酸中毒、醛固酮增多症及长期应用皮质激素治疗等。

酒精中毒时尿镁离子下降，慢性酒精中毒时抑制镁的重吸收，血中镁离子降低，常出现低镁血症。

3. 尿卟啉及其前体卟啉　是构成血红蛋白、肌红蛋白、过氧化物酶、细胞色素等的重要成分。卟啉尿是指尿液中排出过多的卟啉，或卟啉的前身物质如 δ- 氨基 -γ- 酮戊酸（δ-aminol evulinic acid）及卟胆原（porphobilinogen）。正常人尿中含有少量的卟啉类化合物（ALA、PBG、粪卟啉 CP），尿卟啉（uroporphyrin）定性试验为阴性。病理情况下，体内卟啉代谢紊乱，导致其合成异常，卟啉及其卟啉前身物质排泄异常，导致患者尿中排泄量增多。

各种类型的疾病尿液中排出的卟啉代谢的中间产物不同，酒精中毒时，尿液检查粪卟啉增多。

4. 1,25（OH）$_2$D$_3$　在酒精性肝损伤时，由于维生素摄取不足，酒精作用于肠道而引起吸收障碍、肝中 25- 位羟化作用减低及分泌的减少等，导致血清中 1,25（OH）$_2$D$_3$ 降低。

5. 极低密度脂蛋白胆固醇（very low density lipoprotein cholesterol，VLDL）主要在肝脏合成。血浆半衰期为 3 ～ 6h。脂蛋白电泳位于前 β 区域。含胆固醇酯约 18%，胆固醇约 6%，磷脂约 18%，三酰甘油约 50%，蛋白约 8%。蛋白中的载脂蛋白主要为 C、B100 及 E。VLDL 是体内运输内源性脂肪的脂蛋白。VLDV 代谢后经中间密度脂蛋白转变成为低密度脂蛋白。

（1）参考范围：0.21 ～ 0.78mmol/L。

（2）临床意义：VLDL 增高，主要是甘油三酯（TG）增高，可见于胰腺炎、肥胖、未经控制的糖尿病、低甲状腺素血症、肾病综合征、尿毒症、系统性红斑狼疮以及禁食、妊娠等；酗酒可使 VLDL 增高。

由于糖是合成 VLDL 的主要原料之一，所以过量进食糖类食物易于诱发 VLDL 合成增加。本指标常与血清 TG、胆固醇（CHO）以及其他脂蛋白同时测定分析以提高诊断价值。

6. 脂蛋白（a）[determination of lipoproteins（a），Lp（a）] Lp（a）为常染色体显性遗传，其产生完全由基因决定。由肝脏合成，是一组结构复杂、与纤溶酶原有显著同源的糖蛋白，呈现分子量大小不一的多态性。半衰期约 36h。代谢主要是在血管内进行。Lp（a）可以与纤溶酶原竞争结合纤维蛋白位点，从而抑制纤维蛋白水解作用。

（1）检测方法及参考范围：ELISA 法 10 ～ 140mmol/L。

（2）临床意义：Lp（a）浓度的增加普遍认为是动脉粥样硬化性心、脑血管病的重要的独立危险因素。对冠心病的转归有预测价值；在急性心肌梗死中，其浓度变化与病情演化关系密切。

其增高可见于急性心肌梗死，脑血管疾病，糖尿病，家族性高胆固醇血症，肾病综合征大量蛋白尿时，大动脉瘤，冠状动脉搭桥后再狭窄等。嗜酒过度，肝脏疾病，应用新霉素、烟酸等可降低 Lp（a）在血浆中的浓度。

7. 乳酸（lactic acid） 乳酸是糖酵解途径的终产物，当机体缺氧时，细胞通过无氧代谢生成 ATP。乳酸主要从骨骼肌、脑和红细胞中产生。血中乳酸的浓度主要取决于肝脏和肾脏的合成及其代谢速度。

（1）检测方法：目前乳酸测定主要采用乳酸脱氢酶法。

（2）参考范围：血浆乳酸 0.6 ～ 2.2mmol/L；全血乳酸 0.5 ～ 1.7mmol/L。

（3）临床意义：乳酸升高见于肾衰竭、呼吸衰竭、循环衰竭等缺氧和低灌注状态。剧烈运动可使血液乳酸迅速增高，恢复时将迅速降低。

酒精中毒可使血中乳酸增高。血液中酒精浓度过高时，MADH/NAD 比值增加，影响依赖 NAD 的代谢反应，如糖异生作用障碍，出现严重低血糖、乳酸增高和酮体蓄积，发生代谢性酸中毒。建议同时测定血丙酮酸，以得到乳酸／丙酮酸的比值，该比值对酒精引起的酮症酸中毒程度的检测很有意义。

8. 血清酶学变化 肝细胞含有较多的谷草转氨酶（AST），肝脏中的 AST 有两种同工酶，分别位于肝细胞浆水溶性部分（AST_s）和肝细胞线粒体中（AST_m）。各种肝病时，AST 随着谷丙转氨酶（ALT）活性升高而上升，当肝细胞受到轻微损害 AST_m 较难释入血中，血清中 AST 大部分为 AST_s，如肝细胞严重损害至线粒体受到破坏，AST_m 大量释放入血，血清 AST_m 才会升高，故 AST_m 升高是肝细胞坏死的指征。酒精性肝病 AST 显著升高，可能因为酒精具有线粒体毒性及酒精抑制吡多醛活性，AST/ALT 比值通常大于 2。正常人血清总 AST 酶活性中，AST_m 型仅占 3%。酒精中毒者血清 AST_m 可达 11% ～ 13%。因此测定血清总 AST 及线粒体型 AST（AST_m）酶活性比 GGT 及谷氨酸脱氢酶对诊断酒精中毒更为敏感，也是乙醇所致肝损伤最敏感的指标。

第二节　免疫学检查

一、血清抗酒精肝细胞膜抗体或乙醛复合物抗体

酒精的代谢产物乙醛以共价键与肝细胞膜、肝巨核细胞和其他蛋白质结合，如人血清白蛋白、丙种球蛋白、红细胞膜蛋白和细胞内微小管组成蛋白形成乙醛复合物，乙醛的结合可改变肝细胞膜等的抗原性，在体内产生免疫应答，形成抗乙醛复合物抗体。

应用免疫荧光法或红细胞凝集试验检测血清酒精肝细胞膜抗体，显示酒精性肝病酒精肝细胞膜抗体阳性，且抗体阳性率与嗜酒量相关。血清酒精肝细胞膜抗体诊断酒精性肝病的敏感性、特异性、准确性优于 GGT、AST/ALT。

二、血清特异性酒精透明小体抗原体抗体

在酒精性肝炎患者肝内酒精小体出现的同时，周围血中可查到抗酒精小体的特异抗体。且其滴度高低与病情程度相一致，此抗体滴度的持续增高，说明酒精性肝炎向肝硬化方向发展，滴度下降则说明病情好转。恢复期抗原阴性，抗体仍短期阳性。

三、血清免疫球蛋白 A

酒精性肝硬化时，血清免疫球蛋白 A（Immunoglobulin A，IgA）显著升高，并与疾病的严重程度密切相关。

第三节　其他实验室检查

白细胞介素（interleukin，IL）：有报道 IL-1、IL-6、IL-8 与酒精性肝炎有关。酒精性肝炎时血清 IL-1 水平升高。

IL-6（又称肝细胞刺激因子）是一种具有多功能的细胞因子，主要由单核细胞、淋巴细胞、成纤维细胞、内皮细胞等产生。具有刺激细胞生长、促进细胞分化、调节免疫反应、调节造血、调节肿瘤细胞生长等多种生物功能。严重酒精性肝炎时 IL-6 血清水平增高，被认为不仅是多方面炎症的标志，同时也是严重程度的标志。

IL-8 由 T 细胞亚群（Th2）、某些 B 细胞、EBV 转化的 B 细胞和活化的单核细胞分泌，除了其明显的中性粒细胞，嗜碱性细胞，T 淋巴细胞趋化作用外，还发现了众多其他作用。如激发中性粒细胞释放溶菌酶；增加其黏附分子的表达；对非白细胞系列如角质细胞，黑色素瘤细胞也有作用等。急性酒精性肝炎是以循环血和肝组织中中性粒细胞浸润为特征的，故在急性酒精性肝炎和急性病毒性肝炎患者中，血清 IL-8 水平均明显升高，因此 IL-8 是与严重酒精性肝炎密切相关的实验室指标。

另外，有报道酒精性肝癌患者癌组织中表皮生长因子（EGF）及其受体（EGFR）表达下降，CRP异常；抗人肝癌单克隆抗Hab18及抗细胞蛋白单克隆抗HK$_2$是酒精性肝癌较好的标志物，在酒精性肝癌中具有很重要的诊断价值。利用PCR内切酶消化方法研究发现，酒精性肝癌中细胞色素P450ⅡEⅠ基因型B型明显增高。

葡糖苷酸乙酯、磷脂酰酒精和脂肪酸乙酯（FAEEs）作为潜在的酗酒生物学标志，测定循环中的酒精也已经引起了关注。它们都含有碳原子，且在血中寿命较短，因此，检测这些化合物的血中含量能证实近期的酒精摄入情况。脂肪酸乙酯乃非氧化酒精的代谢产物，因其存在于人的头发中，故可作为过量摄入酒精的长期标志物。

（冯磊光）

参考文献

1. 江正辉，王泰龄. 酒精性肝病. 北京：中国医药科技出版社，2000
2. 巫向前. 临床检验结果的评价. 北京：人民卫生出版社，2000
3. 府伟灵，徐克前. 临床生物化学与检验. 北京：人民卫生出版社，2014
4. Bergstrom JP, Helander A. HPLC evaluation of clinical and pharmacological factors reported to cause falsepositive carbohydrate-deficient transferrin（CDT）levels. Clin Chim Acta, 2008, 389:164-166
5. Bergstrom JP, Helander A. Influence use, ethnicity, age, gender, BMI and smoking on the serum transferrin glycoform pattem: Implicationa for use of carbohydrate-deficient transferrin（CDT）as alcohol biomarker. Clin Chim Acta, 2008, 388:59-67
6. Fagan KJ, Irvine KM, McWhinney BC, et al. Diagnostic sensitivity of carbohydrate deficient transferrinin heavy drinkers. BMC Gastroenterol, 2014, 14:97
7. GoughG, Heathers L, Puckett D, et al. The Utility of Commonly Used Laboratory Tests to Screenfor Excessive Alcohol Use in Clinical Practice. Alcohol Clin Exp Res, 2015, 39(8):1493-500
8. Jeppsson JO, Arndt T, Schellenberg F, et al. Toward standardization of carbohydrate-deficient transferrin（CDT）measurements: I. Analyte definition and proposal of a candidate reference method. Clin Chem Lab Med, 2007, 45:558-562
9. Matsushita N, Hashimoto E, Tokushige K, et al. Investigation of ornithine carbamoyltransferase as abiomarker of liver cirrhosis. Intern Med, 2014, 53(12):1249-1257
10. Mortin Hoerner, Vrsula, Behrens, et al. The role of alcoholism and liver disease in the appearance of bodies against acetaldehyde adducts. Hepatology, 1998, 8 (3):569
11. Niemela O. Biomarkersinalcoholism. ClinChim cta, 2007, 337:39-49
12. Panchenko LF, Terebilina NN, Pyrozhkov SV, et al. Serum markers of fibrosis and endothelial dysfunction inpatients with alcoholism, with varying degrees of liver fibrosis. Patol Fiziol Eksp Te, 2016, 3:18-27

13. Puukka K, Hietala J, Koivisto H, et al. Obesity and the clinical use of serum GGT activity as a marker of heavy drinking. Scand J Clin Lab Invest, 2007, 67:480-488

14. Rziguli·mutalipu, Li xiaoqin, Wang changmin. Serum carbohydrate deficient transferrin level of males with different nationalities in Xinjiang. Laboratory Medicine, 2017, 1:45-47

15. Solomons HD. Carbohydrate deficient transferrin and alcoholism. Germs, 2014, 2(2):75-78

16. Wurst FM, Thon N, Yegles M, et al. Ethanol metabolites: their role in the assessment ofalcohol intake. Alcohol Clin Exp Res, 2015, 39(11):2060-2072

17. Zhang YD, Liang JW, Yuan TY, et al. A systematic assessment of the diagnostic accuracy of carbohydrate deficient transferrin in alcoholic liver disease. Laboratory Medicine and Clinic, 2013, 18:2363-2364

第十章

酒精相关性疾病的超声检查

第一节　酒精相关性心脏疾病的超声检查

一、概述

　　根据 2006 年 WHO 及国际心脏病学会联合会（WHO/ISFC）工作组关于心肌病的定义和分类的报道，酒精性心肌病（alcoholic cardiomyopathy，ACM）作为特异性心肌病中的过敏性和中毒反应所致的心肌病的一类分支、独特的疾病实体为众多临床医生及科研人员所关注。

二、酒精性心肌病的超声心动图检查

　　酒精性心肌病超声心动图表现取决于心肌损害的程度，酒精性心肌病极易与扩张型心肌病相混淆，检查时应注意鉴别。

（一）二维超声心动图

　　1. 早期　以左心室扩大为主，其余房室在正常范围。晚期表现全心增大，各切面显示各房室内径不同程度的扩大，以左心室、左心房增大为主。患者戒酒和 / 或治疗后，各房室径可明显减小，恢复到接近正常或正常，见图 10-1-1。

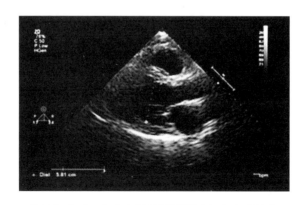

图 10-1-1　左心室长轴切面显示左心室腔扩大

2．心肌肥厚　主要病变为室间隔与左心室后壁呈对称性增厚。有报道慢性酒精性心肌病晚期心肌变薄，室间隔厚度较正常值变薄 4 ~ 6mm，室间隔与左心室后壁之比较为接近，属于对称性变薄。ACM 心肌变化是否都由厚变薄这一变化过程还有待于进一步验证，见图 10-1-2。

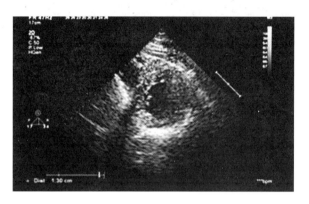

图 10-1-2　左心室短轴切面显示室间隔增厚

3．左心室心内膜增厚，回声略增强。

4．心肌内出现异常散在斑点状强回声，提示心肌纤维化，为 ACM 特征性表现。异常斑点较正常心肌反射强，呈中等亮度，接近瓣膜边缘回声，主要出现在室间隔及左心室各壁段内，见图 10-1-3。

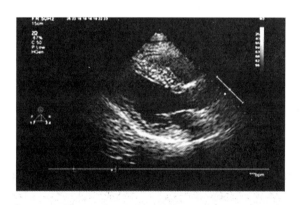

图 10-1-3　左心室长轴切面示心肌内呈现斑点状强回声

5．晚期 ACM 部分患者可合并左心室、左心房血栓形成，亦可合并心包积液，见图 10-1-4。

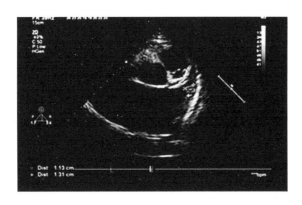

图 10-1-4　左心耳内可见血栓形成

（二）M 型超声心动图

1. 左心室室壁运动弥漫性减低，运动幅度明显减低，严重者振幅＜ 8mm。

2. 主动脉根部运动振幅减低。

3. 左心室增大，左心室流出道增宽，二尖瓣开放幅度减低，呈钻石样改变，形成"大心腔，小开口"的典型表现。

4. 早期心功能正常，晚期左心室收缩功能减低，射血分数（ejection fraction，EF）＜ 50%，短轴缩短分数（FS）＜ 25%，每搏量（stroke volume，SV）、心脏指数均低于正常范围。患者戒酒和 / 或治疗后，室壁运动明显增强，心功能亦较之前明显增强，可恢复正常。

（三）彩色多普勒

酒精对心肌的广泛损害，可累及瓣膜、纤维环、腱索和乳头肌，造成一个以上瓣膜口不同程度的反流，以二尖瓣、三尖瓣、主动脉瓣反流较多。伴有二、三尖瓣反流者，心尖四腔心切面收缩期在瓣膜口左心房、右心房侧可探及源于二尖瓣口、三尖瓣口的以蓝色为主的异常五彩镶嵌血流束（图 10-1-5）。伴有主动脉瓣反流者，心尖五腔心切面舒张期于左心室流出道内可见源于主动脉口瓣的以红色为主五彩镶嵌血流束。

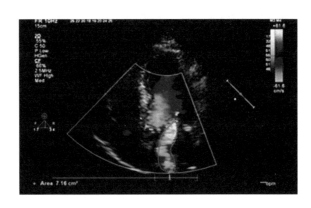

图 10-1-5　收缩期二尖瓣口左心房侧可见中量反向血流信号

（四）频谱多普勒

二尖瓣口前向血流的血流频谱形态随心肌损害程度而不同。早期二尖瓣口血流频谱 E 峰及 A 峰可无明显变化，当心肌损害到一定程度出现形态失常，E 峰流速减低，A 峰流速加快，E 峰 < A 峰，提示舒张期左心室顺应性降低，左心室各节段心肌组织 DTI 频谱 E 峰、A 峰均减低，E 峰 < A 峰。至晚期部分患者也会出现 E、A 峰的假性正常化。

（五）经食管超声心动图

晚期酒精性心肌病患者心肌收缩无力，心功能明显减低，为本检查的禁忌证。

（六）鉴别诊断

1. 高血压心脏病（HHD）　病因为高血压，左心室壁多为对称性肥厚，升主动脉管壁增厚，内径增宽，主动脉瓣前向血流峰值增大，早期舒张功能明显减退，收缩功能正常。

2. 缺血性心脏病（IHD）　病因为冠状动脉狭窄，表现为梗死区心肌变薄，回声增强，节段性室壁运动异常是 IHD 的特征性表现。冠状动脉造影可以诊断和鉴别。

3. 扩张型心肌病（DCM）　病因不明，心肌回声增强，呈粗细不一的点状及条索状，各心腔明显扩大，呈球形，二尖瓣活动幅度减低且关闭不全，室壁运动弥漫性减低，心功能明显降低，治疗后各心腔内径无明显变化。

（七）临床价值

目前超声不能明确诊断酒精性心肌病，超声只能采用排除法，要除外扩张性心肌病、急性病毒性心肌炎，心肌硬化型冠心病，高血压性心肌病等。而长期过量饮酒病史成为鉴别的关键点。但超声心动图通过定期观察心脏形态及功能等多项指标，可作为评价患者病情发展及转归、戒酒和 / 或治疗效果提供重要参考。

（郑　敏　吴长君）

第二节　酒精性肝病的超声检查

超声检查对酒精性肝病的诊断有较为明确的价值。B 型超声结合频谱多普勒、彩色多普勒血流显像、二次谐波显像及介入超声将酒精性脂肪肝、酒精性肝炎、酒精性肝硬化及并发肝癌的超声诊断提高到一个新的水平。酒精性肝病的超声诊断要注意与饮酒史、临床症状、体征及实验室检查相结合。

一、酒精性脂肪肝的超声检查

正常肝脏脂肪含量约 5%，当肝脏脂肪含量增加，肝细胞内出现大量脂肪颗粒时，称为脂肪肝。酒精性脂肪肝是酒精性肝病中最常见的病理和超声改变。酒精性肝病早期多为脂肪肝，主要是三酰甘油以小滴状沉着于肝细胞浆的无结构部分，随后相互融合成大脂肪，脂肪对于超声波有吸收和散射作用，使其后方产生声衰减，成像不清，此为诊断酒精性脂肪肝的理论基础。轻度酒精性脂肪肝多无自觉症状，常在超声普查中发现，较重病例最常见的表现是肝大、肝区疼痛，少数患者可有轻度黄疸等。

酒精性脂肪肝的声像图改变主要有：

1. 肝脏大小、形态改变　脂肪肝的肝实质回声增强，肝包膜显示欠清，肝脏轮廓模糊。肝脏体积均匀性增大，各径线的测量值都超过正常。肝左叶下缘角大于45°，右叶下缘角大于75°，肝脏的轮廓境界平滑，无局限性隆起。

2. 肝实质回声改变　肝脏近场回声细密，呈云雾状强回声，深部回声微弱而稀少，有时甚至在正常灵敏度条件下不能显示，呈无回声区，后方轮廓回声亦显著减弱（图10-2-1）。这是由于肝内脂肪弥漫性浸润，致散射明显增加，使肝脏回声强度从表浅至深部逐渐减弱所致。肝脏脂肪浸润愈重，远场衰减愈明显。根据脂肪浸润的范围，脂肪肝可分为两型：

（1）弥漫性脂肪肝：脂肪均匀性累及全肝，超声表现一般可分为三度：①轻度，肝回声轻度散射增强，可见膈肌和血管边界；②中度，肝回声中度散射增强，隐约可见膈肌和肝内血管边界，伴后方回声轻度衰减；③重度，肝回声明显增强，肝右叶后段显示不清及膈肌和肝内血管无法辨认，伴后方回声明显衰减。

声像图表现为整个肝实质回声弥漫性增强，即所谓"明亮肝"，同时出现不同程度的声衰减。在有些弥漫性脂肪肝患者中，绝大部分肝脏出现了脂肪浸润，但仍然存留部分正常肝组织。声像图显示肝脏不同程度增大，肝实质回声普遍增强，在强回声背景中呈现一处或多处大小不等的低回声区域，可不规则，多数位于左内叶近胆囊处和尾状叶，边界尚清楚，动态扫查无球体感，周边无声晕。彩色多普勒及频谱多普勒检查低回声区内多不显示高速动脉血流信号。关于脂肪肝内低回声区形成的机制有不同的解释，根据陆军军医大学第一附属医院（西南医院）10例穿刺活检病理报告分析，认为系脂肪肝内相对正常或脂肪浸润较轻的区域。对于形态及部位不典型的低回声病灶，应与早期肝癌鉴别，应积极行彩超引导下的细针穿刺活检，明确诊断，以免延误治疗。

（2）局限性脂肪肝：肝脏内脂肪堆积一般较轻，可分为三个类型。①叶段型脂肪肝：脂肪堆积局限于一个或多个肝脏叶段。声像图表现为回声增强范围与肝脏解剖分叶分段相符，呈扇形或地图状延伸到肝表面，其内可残存部分正常肝组织，显示为不规则的低回声区。凡是无脂肪浸润的肝脏叶段回声正常。②团块型脂肪肝：临床上较少见，为正常肝组织内出现脂肪堆积，肝内出现一个或多个回声增强区域，形态欠规整，但边界清晰，直径多小于5cm。其余部分肝脏回声正常。③小叶间脂肪堆积：为成片脂肪堆积在肝脏横窦周围、胆囊床、第一肝门区和门静脉、肝静脉主支周围，或这些部分肝细胞出现脂肪变性。由于脂肪堆积区主要成分为脂肪细胞，缺乏纤维组织，声学界面少，所以声像图表现为不规则片状低回声，边界清楚，可呈三角形、长条形或类圆形等不规则形态，无球体感，内部回声均匀，正常肝内管道可穿越通过，此型很难与弥漫性脂肪肝残留正常肝组织区分。

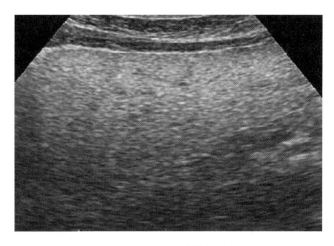

图 10-2-1　酒精性脂肪肝

亦有学者根据非均匀性酒精性脂肪肝声像图的特点及其病理诊断结果将其分为 4 型。Ⅰ型，局限浸润型：多发于右半肝，呈强回声团，脂肪浸润严重时，以强回声后方出现声衰为其重要特征，可与强回声的血管瘤和肝癌相鉴别，本型为脂肪肝的早期阶段。Ⅱ型，多灶浸润型：较少见，可能与肝实质弥漫性病变，尤其是结缔组织增生有关，声像图可酷似肝转移癌，但各强回声结节均无靶环样表现及无外周的低回声晕。Ⅲ型，叶间浸润型：脂肪浸润区沿叶段分布，分界线与肝脏的相应叶间裂吻合，线条平直。Ⅳ型，弥漫性均匀浸润型：残存小片正常区，系非均匀性脂肪肝中最常见的一型，小片弱回声区较其外周强回声的脂肪变性程度明显减低。

3. 肝内管道结构回声改变　肝内管道结构显示欠清晰，各级分支多不易显示。血管管径变细，较细血管分支不易显示，肝静脉明显变细，但不易出现血管移位或受压中断以及肝内胆管扩张现象。肝静脉及门静脉彩色多普勒血流信号减弱，频谱多普勒显示多不满意，采用彩色多普勒能量图能够较清楚的显示肝内血管走行及管径变化。

总之，超声检查简便，重复性好，且不受肝脏铁过载的影响，是诊断脂肪肝较准确的影像技术，亦为酒精性脂肪肝疗效观测的首选方法。

二、酒精性肝炎的超声检查

急性病毒性肝炎时，肝脏充血，肝细胞明显水肿，超声检查多为肝脏肿大，回声均匀性减弱。而酒精性肝炎的病理改变特点为酒精相关性透明小体形成、肝细胞水肿或脂质沉积、肝细胞灶性坏死、中性粒细胞浸润及肝血窦周围胶原纤维沉积。B 型超声检查肝脏可增大也可正常，肝脏测值增大者占 63%。肝实质回声多呈不均质性稍增强，而不是回声减弱。肝内"假平行管征"的出现对酒精性肝炎的超声诊断有很大帮助。"假平行管征"即在肝内门静脉肝段或亚肝段分支旁出现平行的管状结构，频谱多普勒显示为扩张的肝动脉分支。这一征象的命名，是为了与梗阻性黄疸时肝内胆管扩张形成的"平行管征"相区别。"假平行管征"在酒精性肝炎患者中的显示率约为 90%，在其他类型酒精相关性肝病中的显示率约为 23%，而在正常对照和非酒精相关性肝患者群中显示率几乎为零。与肝活检病理对照，"假平行管征"对酒精性肝炎的诊断敏感性为 82%，特异性为 87%，准确性为 84%。声像图可显示一条或多条扩张的肝动脉，"假平行管征"在不同肝段的显示率有很大差异，其中以 S2 和 S3 段最为常见。肝动脉阻力指数（RI）测定有鉴别诊断价值。正常肝动脉 RI 为 0.66 ± 0.02，急性酒精性肝炎者下降（0.60 ± 0.07，$p < 0.05$），而酒精性肝硬化者升高（0.72 ± 0.04，$p < 0.05$）。肝动脉 RI 下降可能与酒精及其代谢产物的血管扩张作用有关。

三、酒精性肝纤维化的超声检查

病理学检查为肝小叶中央静脉周围及肝窦周围纤维增生，重者延至汇管区，局部包绕，肝小叶结构完整，声像图仅表现为肝实质回声增粗增强，内部回声不均，肝表面被膜欠光滑，肝内管状结构显示欠清晰，血流充盈尚可。

四、酒精性肝硬化的超声检查

酒精性肝硬化是门脉性肝硬化的一种类型。近年来在我国有明显增加，仅次于病毒性肝炎后肝硬化。病理表现为肝细胞大量破坏，肝细胞再生和肝内结缔组织大量增生，使肝小叶变形，结构破坏消失而形成假小叶。酒精性肝硬化晚期声像图表现如图 10-2-2 所示。

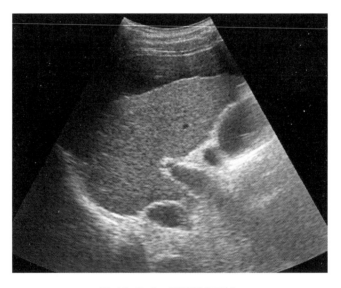

图 10-2-2　酒精性肝硬化

1. 肝脏轮廓形态变化　肝边缘变钝，肝包膜回声增强、增厚，但并不出现肝炎后肝硬化常见的锯齿状改变。肝脏各径线测值小于正常。部分病例显示右叶明显萎缩，左叶轻微萎缩或有肿大倾向。

2. 肝实质回声变化　肝实质回声增粗增强，且分布不均，某一切面声像图观察深部肝组织回声衰减。部分病例肝内可显示无数圆形或类圆形结节，弥漫分布于全肝，直径约

0.3 ~ 1.5cm，多呈圆形或形态欠规整的低回声区，周围存在不规则的结缔组织增强回声。众多低回声再生结节与其周围结缔组织可构成鹅卵石样声像图，但再生结节亦可单独出现，酷似肿瘤。使用高频探头扫查，可显著提高再生结节检出率。

3. 肝内管道结构变化

（1）肝静脉：肝结缔组织增生，肝细胞结节状再生和肝小叶重建可挤压管壁较薄的肝静脉，使其直径变小，管腔粗细不一，走行欠清。

（2）门静脉及肝动脉：肝内门静脉 1 ~ 2 级分支管径扩张，严重时发生血管扭曲和走行失常。随着门静脉侧支循环的建立和肝实质硬化萎缩，门静脉管腔变细或不能显示。门静脉血流减慢，甚至出现离肝血流。左支矢状部常因肝右叶萎缩而向右牵扯移位。门静脉分支与肝动脉形成广泛短路吻合。出现所谓门静脉"海绵样"变，彩色血流多普勒检查显示门静脉周围可见点状、网状血流信号。肝硬化后，由于门静脉循环障碍，可使肝动脉代偿性扩张和增生，并与门静脉吻合、沟通，结果使肝动脉血流量增加，血流信号增多。声像图表现为与门静脉主干、右支和左支伴行的肝动脉内径增宽，管径大于并行的胆管，呈搏动性厚壁管状结构，与肝内胆管容易鉴别。由于肝动脉代偿性血流量增多，肝尾叶可以代偿性肥大。肝硬化患者门静脉血流速度较正常对照明显降低 [（11.0 ± 2.4）cm/s *vs.*（15.9 ± 2.8）cm/s，$p < 0.001$]，而肝动脉搏动指数（PI）较正常对照组明显升高 [（1.28 ± 0.18）*vs.*（0.95 ± 0.17），$p < 0.001$]。肝血管指数是指门静脉血流速度 / 肝动脉搏动指数，以该指数降至 12cm/s 为限，对肝硬化的诊断敏感性为 97%，特异性为 93%。酒精性肝硬化患者的门静脉血流速度和平均流量与门脉高压及肝脏损害程度相关。

（3）肝内胆管：各型肝硬化不论患者是否有黄疸或黄疸程度如何，一般都不会有肝内胆管扩张的现象。需要注意的是，肝硬化合并肝外胆管梗阻性病变时，由于肝纤维化改变肝内胆管扩张受到限制，所以声像图上可能不出现肝内胆管扩张的征象，尤其在早期病变阶段，这点在判断黄疸性质时需要高度警惕。

4. 门静脉高压征象

（1）门静脉声像图变化：主要包括门静脉管径异常及管腔阻塞的征象。①门静脉管径异常：正常门静脉主干内径大多小于 15mm，门静脉高压时门静脉系统血管可显示为普遍性扩张。李敬府等报告 64 例晚期肝硬化患者的门静脉主干内径为（1.42 ± 0.24）cm，与正常组有显著差别。多数文献报告门静脉系统血管管径的粗细与门静脉压力呈正相关。若门静脉主干内径大于 15mm，左、右支内径大于 13mm，脾门部脾静脉内径大于 9mm，提示有门静脉高压，但是正常与异常之间有较多重叠。有学者等还指出，门静脉高压时，门静脉内径随呼吸的变化率减少或消失。正常人呼气时脾静脉及肠系膜上静脉内径明显增大，吸气时则缩小。在肝硬化患者中，脾静脉管径的变化率仅为 9.8%，肠系膜上静脉管径变化率约为 8.9%。②门静脉管腔阻塞：当门静脉内有癌栓存在时，管腔内出现实质性团块状或条索状回声。在严重的病例中，实质性团块可完全充填门静脉管腔而阻塞管腔。对新鲜血栓，声像图可能不易发现。彩色多普勒超声检查有助于显示血管腔内血栓的存在及管腔阻塞程度的评价。门静脉阻塞时管壁回声可能变得模糊不清。此时，约 30% 的患者可形成侧支循环，门静脉周围出现匍行的"隧道"，构成所谓的门静脉海绵样变。

（2）门静脉侧支循环的检测：门静脉高压形成侧支循环时，超声对脐旁静脉、胃左静脉和脾门部血管扩张有很高的检出率。①脐静脉：出生前母体的血流由脐静脉供给胎儿，脐静脉血流在肝门处分为两部分，大部分血流经门静脉左支囊部入肝内，通过肝毛细血管系统经肝静脉到下腔静脉，少部分经静脉导管直接流入下腔静脉。出生后，脐静脉完全闭塞纤维化形成肝圆韧带。正常人肝圆韧带绝大部分呈圆形索条状强回声，内部无管腔结构显示。少数情况下肝圆韧带内也可显示细窄的无回声管腔，主要出现在肝圆韧带与门静脉左支囊部的连接处，其内径在 3mm 以下。门静脉高压时脐静脉重新开放，声像图可显示在肝圆韧带的全程范围内出现管状无回声区，其始于门脉左支囊部，经前腹壁至脐部，内径大于 5mm，显著扩张者可大于 10mm。这是肝内型门静脉高压的主要证据。脉冲多普勒和彩色多普勒显像可显示脐静脉内持续的离肝血流由门脉左支囊部流至腹壁。而 Lafortume 等根据门静脉高压患者的脐-门静脉造影及尸检资料提出，肝硬化门静脉高压时，主要是脐旁静脉的血管口径及血流量增加，而脐静脉未见开放。从肝圆韧带的解剖结构分析，该韧带内仅有很少脐静脉、肌纤维和脂肪组织，结构紧密，可能对其重新开放有限制作用。而脐旁静脉结构疏松，容易扩张，将门静脉左支囊部到脐静脉连通，形成分流。所以可以认为以往所见的开放血管实际是脐旁静脉。②胃左静脉（胃冠状静脉）：空腹状态下检查，探头置于剑突下纵向扫查，在肝左叶后方脾静脉与门静脉主干汇合处附近的头侧端，有时可显示向食管方向走行的胃左静脉声像图。胃左静脉平均正常内径为（1.6±0.5）mm。门静脉高压时胃左静脉扩张，内径可达 4mm 以上，显著扩张者其内径可超过 6mm，呈"串珠样"，彩色多普勒超声检查在该区可显示走行迂曲、不规则的彩色血流信号，频谱多普勒显示为静脉血流。③食管、胃底静脉：将探头置于剑突下纵向扫查，肝左叶后方食管与胃贲门连接处，可显示曲张的食管、胃底静脉，正常时该部位不会出现血管断面。④脾门部血管扩张：正常人脾门区除显示少量入脾的脾静脉小分支外，脾门区很少有其他血管断面显示。门静脉高压时，胃短静脉丛扩张、迂曲。脾、肾静脉间和胃肾静脉间形成侧支短路静脉，在脾门区显示"串珠样"扩张血管断面。

（3）脾肿大和脾实质内血管扩张：门静脉高压时，脾肿大发生率可高达 90% 以上，而且脾肿大的程度与门静脉压呈正相关。另外，脾肿大患者的副脾显示率也较高。除靠近脾门区外，正常脾脏实质内很少有血管回声显示，但是在门静脉高压患者中，脾内血管极易显示，严重者扩张的脾血管可一直延伸到脾包膜附近。

（4）门静脉高压的血流动力学评价：包括门静脉高压的定性评价、门静脉血流频谱变化和门静脉血流速度和流量的变化。①门静脉高压的定性评价：利用二维及彩色多普勒超声可方便的判断门静脉高压的类型。肝外型门静脉高压的特点是门静脉主干近端管腔狭窄或闭塞，狭窄处血流速度增快，而远端血流速度慢。肝脏及肝内门静脉结构无明显异常。肝内型门静脉高压的特点是肝脏损害明显，呈现硬化、纤维化的特点。脐旁静脉可能开放。门静脉入肝血流变慢，严重者出现离肝血流。特发性门静脉高压者以肝内、肝外门静脉高度扩张为特征，而肝脏回声相对正常。②门静脉血流频谱变化：正常门静脉血流和其他静脉血流频谱不同，呈单相连续的频谱，血流受呼吸、体位影响变化。呼气时，回流速度增快，吸气时，回流速度变慢。门静脉高压的患者上述血流特征可变性的不明显或完全消失。在未做门静脉分流术的患者中，脾静脉为向肝性血流，但是当实施脾-肾静脉分流术后，脾静脉可变为离肝性血流。③门静脉血流速度和流量的变化：门静脉高压的血流动力学，是其压力、阻力和血流量的综合结果。由于门静脉阻力增加，所以血流速度减慢，压力增高。但是由于血管扩张内径增大，流量可保持相对正常。又由于大量分流的存在，可使门静脉系统不同部位的正常血流分配发生改变。这种分配的异常，可以用多普勒超声法通过测定血流速度和流量进行初步评价，用于反映门静脉高压的程度和侧支循环的形式，决定治疗方法和评价疗效。

（5）腹水：平卧位扫查盆腔，少量腹水可在膀胱直肠窝或子宫直肠窝及膀胱顶部附近被发现；平卧位扫查右上腹，中量腹水可于肝肾隐窝处被扫及；大量腹水时可在两侧膈下及侧腹部、盆腔被发现，内可漂浮肠管及大网膜。若腹水合并感染，腹水无回声区内可出现细小低弱回声或分隔。

（6）其他：因低蛋白血症、腹水和门静脉高压、淋巴回流等原因，胆囊可肿大，且胆囊壁出现均匀性水肿样增厚。肝尾叶增大和静脉韧带肥厚，肝硬化晚期合并肝肾综合征（hepatorenal syndrome，HRS）时尾状叶可缩小，并且实质回声增强。

（7）超声造影表现：经周围血管团注超声造影剂后，检测肝静脉中造影剂的出现时间，即所谓的造影剂肝脏渡越（transit）时间测定法。正常人肝静脉造影剂显影时间出现于 40s 后，由于肝硬化患者肝动脉血流增多、肝内存在动-静脉分流，因而出现肝静脉造影显影剂显影时间提前及时间-强度曲线"左移"改变。超声造影术的临床应用拓展了人体组织器官的功能研究领域，本法是无创性诊断早期肝硬化的新技术。

五、酒精性肝硬化并发肝癌的超声检查

酒精性肝硬化并发肝癌声像图多表现为形态不规则的实质性低回声占位，大小不等，单发者较多见。酒精性肝硬化患者肝脏回声增强，因而低回声肿瘤的界限相对较清楚，但内部回声不均匀。彩色多普勒能量图可显示肿瘤周边及内部有分支状血流信号，频谱多普勒可在肿瘤内记录到高速搏动血流信号。酒精性肝硬化并发肝癌应与非均匀性脂肪肝、肝内再生结节和炎性假瘤等鉴别，其中以前两种更为多见，超声造影有助于肝占位病变的鉴别诊断。原发性肝癌血供相对丰富，在超声造影动脉期（arterial phase）时呈快速增强，门脉期（portal phase）呈快速退出。对于超声和其他影像检查仍不能明确性质的病变，应积极地进行超声引导定位穿刺活检，以明确病变性质，不宜消极观察，以免延误手术时机。

六、酒精性肝病合并慢性病毒性肝炎的超声检查

酒精性肝病合并慢性病毒性肝炎者，表现较复杂，仅从声像图上目前不能区别酒精相关性肝损害或病毒引起的肝损害，也不能确定是否两者同时并存。因此对超声检查发现异常者，须追问饮酒史并同时做病毒性肝炎有关的病毒学与肝功能检查。

七、酒精性肝病的鉴别诊断

（一）酒精性肝硬化的鉴别诊断

1. 肝炎性肝硬化　酒精性肝硬化多为肝脏弥漫性肿大，而肝炎性肝硬化体积常有缩小。肝炎性肝硬化因病变持续活动性，反复纤维形成、瘢痕收缩，导致肝被膜较酒精性肝

硬化缩小更为明显。酒精性肝硬化的再生结节数目明显少于肝炎性肝硬化，且结节边缘较光滑。酒精性肝硬化的脾肿大明显少于肝炎性肝硬化，具体机制有待进一步研究。

2. 肝细胞癌　弥漫性肝癌患者的门静脉分支内多可能观察到癌栓回声。单发肝再生结节（1cm 左右）与肝细胞癌的声像图鉴别诊断有时较困难。

3. 先天性肝纤维化　本病有家族倾向，多见于婴幼儿和青少年。单纯性先天性肝纤维化与肝硬化的声像图鉴别诊断非常困难。

（二）酒精相关性局限性脂肪肝与肝内占位性病变的鉴别

1. 肝细胞癌　在弥漫性脂肪肝中，残存正常肝组织低回声可与肝细胞癌有相似的声像图表现，前者多数呈不规则形，不同方向断面观察往往不是圆球体，其余肝实质回声弥漫性增强；而肝细胞癌低回声区有球体感，外周有声晕和后方回声增强，如瘤体较大，邻近的肝静脉或门静脉可有移位或狭窄，甚至引起肝内胆管扩张。凡两者鉴别有困难时，应及时考虑行超声造影检查或穿刺活检。

2. 转移性肝癌　常有原发肿瘤病史，病灶为多发性，发生部位无规律性。高回声型转移瘤病灶后方多伴有回声衰减，低回声型转移性肝癌主要表现为"牛眼征"。

3. 肝血管瘤　血管瘤周围常有厚壁高回声，病灶内部有网格样结构显示，仔细探查周缘区可有小血管穿越并进入血管瘤内部。当两者鉴别有困难时，超声造影有较大帮助。

（杨秀华　李子卓）

第三节　酒精性胰腺炎的超声检查

一、酒精性急性胰腺炎的超声检查

（一）酒精性急性胰腺炎的声像图表现

部分酒精性急性胰腺炎的声像图表现可以正常。其原因可能是缺乏发病前的基础胰腺声像图作对比。早期的超声检查难以发现轻微的胰腺大小和声像图变化，也可因为少数轻症胰腺炎的声像图本身就无明显改变。虽然这种最初的正常声像图无确定的诊断价值，但对随诊急性胰腺炎的任何进行性变化都有一定的动态对照价值。通常在生物化学变化之后，急性胰腺炎可出现各种胰内及胰外的声像图改变，其典型表现动态变化如下。

1. 胰腺大小的变化　大约有半数左右的急性水肿型胰腺炎可有不同程度的胰腺肿大（图 10-3-1）。一般属于轻到中度肿大，以前后径（厚径）肿大为主。其中大多数呈弥漫性肿大，个别为局限性肿大，多见于胰头和胰尾，与胰头副胰管或胰尾胰管梗阻形成局限性炎症有关。但急性胰腺炎复发时，胰腺大小经常为正常。急性出血性坏死型胰腺炎的胰腺肿大较水肿型更为严重，有些肿大胰腺的前后径可达 5cm 左右。

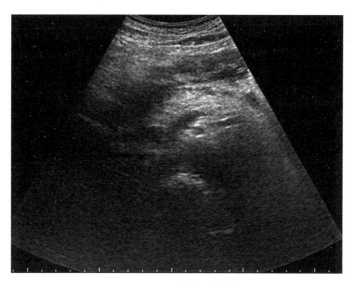

图 10-3-1　酒精相关性胰腺炎

2. 形态和边缘的变化　比大小更能客观的反映胰腺的病理变化。轻型炎症时，边缘整齐，形态规则；重型时，边缘模糊不清，形态不规则，胰腺与周围组织分界不清，可有毛刺样突起，肿胀的胰腺酷似粗大腊肠形状，甚至呈球形。由于胰腺的压迫，下腔静脉有时可形成压迹，肠系膜上静脉和脾静脉显示不清。在上腹部行加压探查时，肿胀的胰腺局部可有明显的压痛反应。

3. 实质回声变化　急性水肿型胰腺炎时，胰腺实质内部回声减弱，呈典型的低回声。个别水肿严重的胰腺实质，因其透声较好，呈无回声，伴后方回声增强，酷似囊肿结构。也有部分患者胰腺实质内呈增强的点状强回声，分布均匀，声像图呈高回声。急性出血坏死型胰腺炎因有出血、坏死和脂肪坏死后皂化等各种混杂病理改变，形成胰腺及其周围的不均质改变，内部回声增粗、增强。若坏死和液化病变显著，胰腺内可出现小片状无回声或低回声区，呈现混合回声型。

急性胰腺炎的实质回声表现是复杂的，主要取决于超声检查的时间、胰腺内脂肪坏死及出血程度、慢性胰腺炎伴有钙化的存在和急性胰腺炎向外蔓延的程度。

急性胰腺炎病程的不同阶段中，声像图的表现是不同的。大多数患者的胰腺肿大和实质回声异常随病变的吸收和消退逐渐恢复正常。一般血、尿淀粉酶恢复正常的速度较声像图恢复速度快。青少年胰管内径大于 1.9 ~ 2.2mm 可作为诊断胰腺炎的依据。尽管胰管扩张可作为急性胰腺炎的依据，但胰管的变化也是多变的，胰管可因胰腺出血、坏死和水肿而受压，也可在恢复期扩张。若胰管明显扩张或呈串珠样改变，应考虑合并胰腺癌或慢性复发性胰腺炎。

4. 胰管　多数胰管内径正常，少数胰管轻度扩张，但管壁回声尚正常。

5. 彩色多普勒超声表现　急性胰腺炎时，充血期血流较为丰富，水肿期胰腺的血流显示减少，出现微循环障碍。功能性胰毛细血管密度以及胰单位血管组织灌注血流变少，而且胰腺微血流障碍与胰腺炎的严重程度有关，其彩色多普勒表现为以下几点：①十二指肠下动脉及十二指肠上动脉流速减低、阻力减低或因压迫阻力增大或消失；②脾动脉流速减低或阻力减低或因压迫阻力增大或消失；③胰腺血流灌注明显减少或消失；④腹腔干和肠系膜上动脉流速增高。

（二）急性胰腺炎的并发症

1. 急性胰腺内、外积液　急性胰腺炎时，胰酶的作用使胰腺组织发生出血坏死等变化，可有大量炎性或血性液体渗出，也可直接出血。这些液体可局限在胰腺内部，也可积聚在胰腺周围间隙中，即胰外积液。急性胰内积液声像图表现为胰腺内无回声或低回声区，其边缘多不清晰，后方回声增强。胰腺内出血或蜂窝织炎也可形成胰腺内肿块。新鲜出血可呈高回声，以后逐渐变成低回声或无回声。因新鲜出血具有高密度特性，故早期行 CT 检查可及时确诊。蜂窝织炎显示为边缘不清晰的低回声区，有时与胰腺癌相似。急性胰内积液、出血或蜂窝织炎可吸收或消退，也可形成胰腺假性囊肿或脓肿。急性胰外积液可向纵隔、心包、腹、盆腔及腹股沟区和大腿部扩散发生。最常见的部位是小网膜囊、肾前间隙和结肠间隙。积液多积聚于小网膜囊的上隐窝处（接近肝尾叶与静脉韧带裂隙内），呈无或低回声区，因其内多含组织碎屑，故可出现数量不等的低、中强度的点状回声，液性暗区不随体位移动而改变。超声确定小网膜囊的积液较为敏感。肾前间隙是腹膜后方与肾前筋膜前方之间的一个间隙，内有胰尾部、腹膜后结肠旁疏松组织及少量脂肪，正常超声很难显示。急性胰腺炎渗出液可积聚于此，超声表现为低或无回声区，后方组织回声增强，积液多在左侧。超声可显示 75% 的肾前间隙病变，采取患者向对侧卧位，经肾冠状断面扫查能很好的显示肾前间隙的侧方部。胰腺炎广泛蔓延的重症胰腺炎，常引起横结肠系膜脂肪浸润、急性积液、出血或最终形成假性囊肿。由于横结肠经常积气，超声难以直接显示横结肠系膜的病变，但超声可间接发现由于横结肠系膜急性积液引起的胃和十二指肠位置的改变。综上所述，急性胰内、外积液是急性胰腺炎重要的声像图表现，在急性出血坏死型胰腺炎时更易发生，且较为严重，若不及时正确诊治，可能危及生命。

2. 胰腺假性囊肿和脓肿　典型假性囊肿呈单房无回声区，边界清楚，多数壁欠光滑，后方回声增强。偶尔囊肿内可见分隔，并可见因继发感染、出血和坏死组织碎屑所致的点、块状低、中强回声。囊肿可增大、自发性破裂、缩小或吸收。胰腺脓肿是急性重症胰腺炎的严重并发症。急性期脓肿回声粗糙，不均匀增强，边界不清楚，内部可见出现点状低、中强回声，并形成增厚脓腔壁。由于胃肠道积气较重，超声常不能较好显示脓肿，CT 是首选影像学检查方法。

3. 胆道梗阻　由于在胰腺炎时期可引起肝胰壶腹及靠近胰头处排泄通道水肿、痉挛，胆道梗阻为较常见的并发症之一。声像图特点为肝内胆管扩张，胆总管增粗、扩张，近肝门处出现"平行管道征"，并多数伴胆囊增大。

4. 血管闭塞、静脉曲张和门脉高　急性胰腺炎可引起肠系膜上静脉及脾静脉血栓形成，这种血栓形成可引起胃肠道缺血及静脉曲张，如血栓进入肝脏内可引起门静脉高压。静脉曲张最常见表现为脉管扭曲，多见于脾周及胃周围，偶见于肝门区。

5. 腹水和胸水　急性胰腺炎可引起腹水。如果腹水继发感染，其内可出现点状回声。一般情况下，腹水量较少，有时出血坏死型胰腺炎时腹水较多，少数情况下胰腺假性囊肿破裂时可引起大量顽固腹水。超声引导下穿刺抽液检查可鉴别严重腹水、胰性腹水和出血性液体。部分重症胰腺炎和极少数水肿型胰腺炎可出现胸水。

6. 肠麻痹　急性重症胰腺炎常伴有肠麻痹，引起小肠和横结肠积气，严重干扰超声检查。后期可引起麻痹性肠梗阻，超声可见高度扩张积液的肠管。

7. 胰腺假性动脉瘤　应用彩色多普勒检查囊性胰腺肿块内充满动脉血流信号，即可诊断为胰腺假性动脉瘤。否则可误诊为假性囊肿、主胰管囊性扩张，甚至误诊为胆总管远端的囊肿。

二、酒精性急性胰腺炎的鉴别诊断

（一）急性胰腺炎和慢性发作性胰腺炎

慢性胰腺炎急性发作的超声表现可与急性胰腺炎的混合回声型相似，根据声像图很难鉴别，必须动态观察并结合临床表现。

（二）局限性胰腺炎与胰腺癌

胰腺癌边缘不规则，内部回声不均匀，后方回声衰减，向外突起或向周围浸润，肿块内无贯通胰管，胰外无积液等超声表现，需结合病史、糖类抗原 19-9（CA19-9）、胰淀粉酶检查等，必要时行超声引导下活检。

（三）弥漫性肿大的急性胰腺炎与弥漫性胰腺癌

均可显示高回声或混合回声，边缘不规则。胰腺癌有向周围呈蟹足样或锯齿样浸润生长，周围脏器移位，周围血管受压，胰周淋巴结肿大等表现。根据声像图的动态变化，结合临床资料予以鉴别。

（四）急性胰腺炎与胰腺囊肿

少数水肿严重、重度肿大的胰腺炎表现为无回声，呈球形或椭球形，后方组织回声增强，酷似胰腺囊肿。超声检查前者无囊壁，局部压痛反应明显，动态观察肿大胰腺逐渐恢复正常，内部回声也逐渐增多、增强，结合临床资料较易于后者鉴别。彩色多普勒可用于鉴别胰腺囊肿、动静脉畸形和动静脉瘘。

（五）急性胰腺炎与局灶性淋巴组织增生

局灶性淋巴组织增生为胰周非肿瘤性淋巴细胞聚集，大多集中在胰头附近，在门静脉和脾静脉的下方，呈现单发或多发低回声区，一般与胰头容易区分。

（六）急性胰腺炎与淋巴瘤

急性胰腺炎的局限性胰腺肿大与腹膜后淋巴瘤均可呈低回声。但后者位于胰腺外部，多由多发的圆形低回声结节融合成分叶状的肿块，与胰腺分界较清楚，可使胰腺及附近的脾静脉、肠系膜上动、静脉等血管向前移位或抬高，并常有其他部位的转移性病灶和脾肿大。

三、酒精性慢性胰腺炎的超声检查

在临床上，本病一般分为慢性复发性胰腺炎和慢性无痛性胰腺炎。慢性胰腺炎的病理变化为：病程早期，胰腺水肿、脂肪坏死和出血引起胰腺轻度肿大，以后胰腺表面苍白，呈结节状，可弥漫性或局限性肿大；病程晚期，整个胰腺因硬化而变小、变硬，结构模糊，有弥漫性纤维组织增生或钙化，胰管内有结石，引起胰管不规则扩张和狭窄，常并发大小不等的假性囊肿。

酒精性慢性胰腺炎的声像图表现如下：

1. 胰腺大小的变化　胰腺的大小与炎症的活动性及病程长短有关。在急性发作时期腺体常明显肿大并持续一段时间，只有到晚期才出现明显的萎缩。慢性胰腺炎的局部炎症可引起局限性肿大，且最常出现在胰头部。

2. 形态和轮廓的变化　由于中、晚期慢性胰腺炎常有弥漫性或局限性肿大和边界不清，常使胰腺正常形态消失。超声有时可发现胰腺不规则或结节状的轮廓，但是明显增强和不均匀的实质回声常使确定边界和判断病变胰腺与周围组织关系时发生困难。

3. 胰腺实质回声的变化　慢性胰腺炎由于胰腺的纤维化引起胰腺实质回声增强，其回声强度与胰腺纤维化病变过程一致。在声像图上，高回声的纤维化胰腺实质与同样高回声的胰周纤维脂肪组织较难分辨。50%慢性胰腺炎因胰腺实质内钙质沉着可引起胰腺钙化，腹部 X 线检查和 CT 检查比超声更容易显示钙化。胰腺钙化沉积物产生"点彩"样粗大、致密强回声，较大的钙化灶多伴有声影。Alpern 报道 40%慢性胰腺炎声像图显示胰腺实质内有局限性分布的粗大致密强回声，其中 70%腹部 X 线检查有钙化，而 30%腹部平片无钙化。他认为这种局限性粗大的强回声大多数是胰实质钙化引起的。2.7% ~ 20%慢性胰腺炎可出现低回声，主要在病程的最早期以及急性发作期导致弥漫性胰腺肿大时出现，其回声不均，比较粗糙。4% ~ 44%慢性胰腺炎的胰腺实质回声可无明显异常。

4. 主胰管的变化　主胰管扩张是胰腺疾病最可靠的征象。声像图表现为主胰管不规则扩张，粗细不均、迂曲或囊状扩张，有时管腔内可见结石，有的胰管可与假性囊肿相通。胰管扩张不是慢性胰腺炎特有的，胰腺癌也可表现为胰管扩张，但其扩张常比较平整，此点可资鉴别。

5. 胰腺结石　胰腺结石是由胰管内胰液的积聚，胰液中蛋白沉积，形成蛋白质栓子，逐渐钙化形成的。多数为磷酸钙或碳酸钙，密度较高。结石大小不一，沿胰管走行，主胰管内多见，常多发。大的胰腺结石呈粗大的圆形、椭圆形或弧形强回声，后方伴声影，有的小结石表现点状强回声，后方伴彗星尾。这两种典型的胰腺结石超声征象对慢性胰腺炎有确诊价值。

6. 胰腺假性囊肿　超声下假性囊肿的特点为囊壁厚薄常不规则，透声有时较差，内可见散在的光点漂浮，有时可发现其与胰管相通。由于胰腺真性囊肿的发生率极低，一般在胰腺发现液性暗区，再结合病史，假性囊肿的诊断不难。

7. 胰腺局限性炎性肿块　部分慢性胰腺炎可在胰头、胰体或胰尾形成局限性炎性肿块。这种局限性肿块与局限性胰腺癌的声像图表现很相似，应注意鉴别。

8. 胆结石　胆结石和胆道炎症常与慢性胰腺炎共存或互为因果，16% ~ 30%的胆石症并发慢性胰腺炎。

四、酒精性慢性胰腺炎的鉴别诊断

（一）假瘤型胰腺炎与局限性胰腺癌

假瘤型胰腺炎系指慢性胰腺炎急性发作时引起的炎性肿块，其特征为内部呈低回声，其内有强回声钙化灶，后方回声衰减不明显，假瘤境界不清，内有胰管贯穿，胰管呈囊状、串珠状扩张，有时伴有结石，管壁增厚毛糙，回声增强，随症状的减轻及加重，肿块大小可发生变化。局限性胰腺癌特点为：病灶呈低回声，后方回声多数衰减，与周围组织分界清楚或向周围组织呈蟹足样浸润生长，胰管均匀性扩张，管壁光滑，可见胰管中断现象，即肿块内无胰管贯通，胰周可见肿大淋巴结，并可见肿瘤压迫血管。但实际中鉴别两者较困难，必要时应行超声引导下活检。

（二）慢性胰腺炎与弥漫性胰腺癌

弥漫性胰腺癌的声像图特点为：胰腺呈弥漫性不规则肿大，边缘不规整，呈膨胀性生长；内部为低回声，回声不均，后方回声衰减；弥漫性胰腺癌在生长过程中压迫主胰管引起张力性扩张，胰管形态规则，管壁光滑，可见胰管中断现象；周围脏器移位，胰周淋巴结肿大，周围血管可受压被侵犯。鉴别两者较难，必要时应行超声引导下活检。

（三）慢性胰腺炎的假性囊肿与胰腺囊腺癌

囊腺癌的超声特点为：非典型的囊性结构，表现为囊实混合回声或实性肿物内的囊区，肿物边界不清楚，向周围脏器浸润，囊壁不光滑，胰腺其他部分无慢性炎症声像特征。

（四）慢性胰腺炎与老年性胰腺

老年人因胰腺组织萎缩、纤维组织增生以及脂肪浸润增加，引起胰腺缩小，实质回声增强，与慢性胰腺炎所导致的胰腺萎缩和回声增强声像图表现类似。但老年人的胰腺形态尚属正常范围，内部回声高但均匀，胰管无扩张或轻度扩张，无胰腺炎病史，以上几点均可资鉴别。

（杨秀华　李子卓）

第四节　酒精相关性胃炎的超声检查

一、酒精相关性急性胃炎的超声检查

急性胃炎是由多种原因引起的胃黏膜的急性炎性改变，根据胃黏膜的病理变化可分为急性单纯性胃炎、急性糜烂性胃炎和急性腐蚀性胃炎。一般急性糜烂性胃炎与酗酒关系密切。三种急性胃炎在声像图上无特征性区别，仅表现轻重程度不同。

（一）酒精相关性急性胃炎的声像图表现

病变部位胃壁呈弥漫性均匀对称性增厚、肿胀，回声减低，厚度大于 8mm，小于 15mm，黏膜皱襞粗大。糜烂性胃炎常累及全胃。增厚胃壁层次清晰，五层结构可辨认，以黏膜层和肌层增厚为主，类似蜂窝样改变，黏膜下层规整。糜烂性胃炎黏膜粗糙不平，出现多处小凹陷，直径小于 3mm，表面可附有不规则强回声斑点。病变部位胃腔相对轻度变小，胃蠕动常减弱，造影剂充盈有明显激惹征象。如炎症累及幽门管，则管壁增厚、肿胀，幽门孔关闭欠佳，呈持续性开放状态。探头加压胃区，患者有明显疼痛感。经消炎抗酸治疗后 3d 复查，上述声像图表现可明显减轻或消失。

（二）酒精相关性急性胃炎的鉴别诊断

超声检查发现胃部分或全胃壁呈弥漫性均匀增厚，层次清晰，胃腔相对变小，胃蠕动减弱，结合饮酒病史，一般可确诊。鉴别诊断主要与浸润性胃癌鉴别，后者胃壁呈不均匀不对称增厚隆起，层次破坏，表面粗糙不平，呈菜花样改变，胃壁僵硬，胃腔狭窄，胃蠕动消失，一般不难鉴别。此外还应与低蛋白血症导致的胃壁营养不良性水肿和胃营养血管栓塞所致的缺血性胃炎鉴别，三者在声像图上表现类似，应结合临床表现鉴别。

二、酒精相关性慢性胃炎的超声检查

慢性胃炎的病因尚未完全阐明，目前认为长期饮酒使胃黏膜受慢性刺激是其发病的重要因素之一。根据胃黏膜病理变化可分为许多类型，其中最常见的是浅表性和萎缩性两型。

（一）酒精相关性慢性浅表性胃炎的声像图表现

胃壁呈区域性轻度增厚，厚度 ≤ 8mm，以胃窦部、胃角及胃小弯多见。主要以黏膜表层和黏膜肌层增厚为主，胃壁层次清晰，回声略低，黏膜表面欠光滑，表面可附有少量强回声斑点。部分伴糜烂者局部黏膜上有细小隆起或小凹陷形成，表面附有不移动的强回声斑点（病理上又称疣状胃炎，超声无法具体区分）。胃黏膜皱襞可增粗、肿胀，回声减低，厚度 ≤ 6mm，以胃窦部及胃小弯处改变明显。胃蠕动正常或略增强。

（二）酒精相关性慢性萎缩性胃炎的声像图表现

胃壁呈区域性或弥漫性变薄，厚度 ≤ 5mm，主要为黏膜层和黏膜肌层变薄，而黏膜下层相对增厚，胃壁层次清晰，黏膜表面平坦、光滑，以胃体后壁和胃角改变明显。胃黏膜皱襞变细小，数目明显减少，厚度 ≤ 3mm，甚至皱襞消失。胃蠕动正常或略有减弱，胃充盈后张力较低。

（三）酒精相关性慢性胃炎的鉴别诊断

应注意与早期胃癌鉴别。大部分早期胃癌的胃壁黏膜层改变较慢性胃炎明显，但少部分病例两者声像图非常相似，超声很难鉴别，须结合胃镜活检才能确诊。

（杨秀华 李子卓）

参考文献

1. 曹海根，王金锐．实用腹部超声诊断学．第 2 版．北京：人民卫生出版社，2010

2. 江正辉，王泰玲．酒精性肝病．北京：中国医药科技出版社，2001

3. 李锐．酒精性肝病的超声诊断．临床超声医学杂志，2000，2(4):228-229

4. 满守东，宋光萍，杨光，等．酒精性肝硬化超声征象特点分析．中国医疗前沿，2010，5(19):60-61

5. 田家玮．酒精性心肌病．超声医学．第 5 版，北京：中国协和医科大学出版社．2006

6. 吴乃森．腹部超声诊断与鉴别诊断学．第 2 版．北京：科学技术文献出版社，2001

7. 于素红．酒精性肝病超声图像分析．临床医学，2005，25(8):53-54

8. 周永昌，郭万学．超声医学．第 3 版．北京：科学技术文献出版社，1998

9. Agostion C, Massimo C, Nicola M, et al. Hepatic artery resistance in alcoholic liver disease. Hepatology, 1998, 28(5): 1182-1186

10. Albrecht T, Hoffmann CW, Schmiz SA, et al. Phase-inversion sonography during the liver-specific late phase of contrAST enhancement: improved detection of liver metastasis. Am J Roentgenol, 2001, 176:1191-1198

11. George A, Figueredo VM. Alcoholic Cardiomyopathy: A Review. Journal of Cardiac Failure, 2011, 10(17):844-849

12. Awtry EH, Philippides GJ. Alcoholic and Cocaine-Associated Cardiomyopathies. Progress in Cardiovascular Diseases, 2010, 52, 289-299

13. Fabrizio L, regan TJ. Alcoholic Cardiomyopathy. Cardiovascular Drugs and Therapy, 1994, 1(8):89-94

14. George A, Figueredo VM. Alcoholic Cardiomyopathy: A Review. Journal of Cardiac Failure, 2011, 17, 844-849

15. Goyal AK, Pokharm DS, Sharm SK. Ultrasonic measurements of portal vasculature in diagnosis of portal hypertension: A controversial subject reviewed. J Ultrasound Med, 1990, 9: 45-48

16. Hiroyuki O, Yasuaki M. Sonographic diagnosis of fatty liver using a histogram technique that compares liver and renal cortical echo amplitudes. J Clin Ultrasound, 1996, 24(1): 25-29

17. Luca A, Garcia-pagan JG, Bosch J, et al. Effects of ethanol consumption on hepatic hemodynamics in patients with alcoholic cirrhosis. Gastroenterology, 1997, 112: 1284-1289

18. Matteoni C, Younossi ZM, Gramlich T, et al. Nonalcoholic fatty liver disease: a spectrum of clinical and pathological severity. GASTroenterology, 1999, 116(6): 1413-1419

19. Mendler MH, Bouillet P, Le Sidaner A. Dual-energy CT in the diagnosis and quantification of fatty liver: limited clinical value in comparison to ultrasound and single-energy CT with special reference to iron overload. J Hepatol, 1998, 28(5): 785-794

20. Preedy VR, Richardson PJ. Alcoholic Cardiomyopathy: Clinical and experimental Pathological changes. Herz, 1996, 4(21)241-247

21. Tadashi I, Atsushi T, Kazuhiko O, et al. Value of Doppler ultrasound parameters of portal vein and hepatic artery in the diagnosis of cirrhosis and portal hypertension. J Gastroenterol, 1997, 92(6): 1012-1017

22. Taourel P, Blanc P, Dauzat M, et al. Doppler study of mesenteric, hepatic, and portal circulation in alcoholic cirrhosis: relationship between quantitative Doppler measurements and the severity of portal hypertension and hepatic failure. Hepatology, 1998, 28(4): 932-936

23. Wilson SR, Burns PN, Muradali D, et al. Harmonic hepatic US with microbubble contrast agent: initial experience showing improved characterization of hemangioma, hepatocellular carcinoma, and metastasis. Radiology, 2000, 215: 153-161

24. Yasuriyo S, David K, Gary C, et al. Ultrasonographic diagnosis of acute alcoholic hepatitis pseudoparallel channel sign of intrahepatic artery dilatation. Gastroenterology, 1993, 105: 1477-1482

25. Zhang T, Qin H, Wang T, et al. Global publication trends and research hotspots of nonalcoholic fatty liver disease: a bibliometric analysis and systematic review. Springer Plus, 2015, 4(1):1-9

26. Talukdar R, Sharma M, Deka A, et al. Utility of the "harmless acute pancreatitis score" in predicting a nonsevere course of acute pancreatitis: a pilot study in an Indian cohort. Indian J Gastroenterol, 2014, 33: 316-321

第十一章

酒精相关性疾病的 CT 检查

第一节　酒精相关性中枢神经系统疾病的 CT 检查

一、脑萎缩

（一）病理基础

脑萎缩（brain atrophy）是由于各种原因引起的脑组织广泛性显著萎缩，病理表现为脑组织减少，继发脑室及蛛网膜下腔扩大。慢性酒精中毒导致脑萎缩的机制很多，目前研究主要与以下因素有关：酒精及其代谢产物与卵磷脂结合，直接损害中枢神经系统；酗酒可影响胃肠道吸收功能，引起维生素 B_1 缺乏导致脑组织能量代谢障碍，使脑神经细胞受损；慢性酒精中毒还可以通过多种作用机制导致脑血流灌注减少，引起神经系统损害，此外，慢性酒精中毒者多出现水、电解质代谢失衡，也会对脑组织产生一定损伤。

脑萎缩按范围分广泛性和局限性两类，前者包括脑皮质、髓质及全部萎缩，后者包括局部、一侧大脑半球或小脑、脑干萎缩。

（二）CT 表现

慢性酒精中毒导致的脑萎缩多数为广泛性的全脑组织萎缩，CT 表现为脑沟、裂、池增宽及脑室系统扩张，而各部分脑组织的密度未出现改变（图 11-1-1）。临床工作中对脑沟、裂、池增宽及脑室系统扩张的判断以目测法为主，为更准确地判断脑萎缩及其程度，可采用径线测量和容积测量，如测量脑沟宽度，一般认为脑沟宽度＞ 5mm 提示脑萎缩；测量脑室指数（侧脑室脉络丛球间距离与前角间最大距离之商）、哈氏值（前角间最大与最小距离之和）、侧脑室体部宽度指数（头颅最大内横径与侧脑室体部最大外径者之商）以及第三脑室宽度（第三脑室最宽横径）作为判断脑室扩大的指标，前两者值越小，提示脑室扩大越明显；哈氏值越大提示脑室扩大越明显。

（三）鉴别诊断

酒精性脑萎缩主要应与老年性脑萎缩相鉴别，两者的 CT 表现并无明显不同，主要是根据病史鉴别。酒精性脑萎缩多有长期酗酒史，CT 表现为与年龄不相符的脑萎缩；而老年性脑萎缩多见于老年人，萎缩程度与年龄相符。

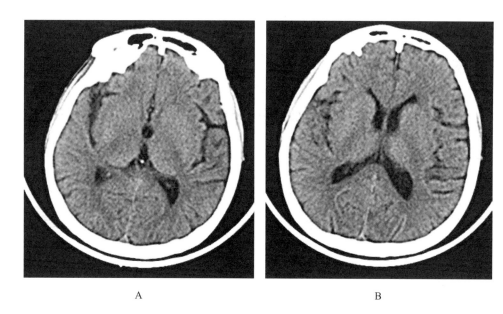

A B

图 11-1-1 脑萎缩

男，33 岁，酗酒 10 年，A、B 图所示双侧脑沟及外侧裂增宽，脑组织萎缩

二、韦尼克脑病

（一）病理基础

韦尼克脑病（Wernicke encephalopathy）为维生素 B_1 缺乏所引起的精神错乱、眼肌麻痹、共济失调等综合征，最常见于慢性酒精中毒和妊娠剧吐患者。早期病理表现为细胞间质中嗜酸性物质减少，少突胶质细胞变形脱失，局部脱髓鞘，小胶质细胞增多。血管增多、血管内皮细胞肥大、增生，血管扩张充血。晚期即为星形胶质细胞反应增生，病变区的神经细胞收缩变性或呈缺血变性。

（二）CT 表现

由于韦尼克脑病脑部病变依次为乳头体、丘脑下部的灰质、第三脑室周围及导水管周围的灰质和第四脑室底部和顶部灰质，因此其 CT 表现主要集中在这些区域的一些变化，小脑齿状核、脑桥被盖、红核、中脑顶盖、尾状核及大脑皮层等少见部位也可发生。CT 扫描可发现韦尼克脑病患者双侧丘脑和脑室周围有低密度或稍高密度病变，也可见到乳头体密度改变，以及导水管周围有低密度区，急性期病灶还可表现为出血。

（三）鉴别诊断

一般来讲，韦尼克脑病患者 CT 扫描不能提供特殊发现，有学者研究测量与尸检对照发现，韦尼克脑病患者的乳头体均缩小，由此认为乳头体缩小是韦尼克脑病的一个较特异性表现，但需与阿尔茨海默病相鉴别，因为后者乳头体也有一定程度缩小。

三、胼胝体变性

（一）病理基础

胼胝体变性又称马-比二氏病（Marchiafava-Bignami disease），是发生于慢性酒精中毒患者中的一种少见的神经系统并发症，患者以出现选择性的胼胝体部位对称性脱髓鞘改变为其病理特征。胼胝体变性病理改变为胼胝体中层坏死、脱髓鞘、软化灶形成，可累及部分或整个胼胝体，同时，大脑半球白质和其他半球间联合纤维亦可受累，以胼胝体中央部位的损伤最为严重，而其腹侧、背侧相对完好。

（二）CT 表现

胼胝体变性的 CT 表现随着病程的阶段性演变，亦有不同的表现。急性期 CT 表现为胼胝体膝部、压部膨胀性肿厚，以膝部为主，密度呈均匀减低。亚急性或亚急性后期 CT 表现为胼胝体膝部、压部膨胀较急性期减低，密度呈均匀减低。慢性期 CT 表现为胼胝体萎缩变薄，以体部较为明显，CT 显示密度减低，CT 值为 20Hu 以下，正常中老年人胼胝体 CT 值均在 25Hu 以上。由于血脑屏障破坏，CT 增强扫描胼胝体病变可出现圆形或不规则片状强化，一般认为胼胝体变性出现强化不超过 20d，超过 3 周将不再强化。

（三）鉴别诊断

胼胝体变性所引起胼胝体肿胀或密度减低主要需与其他累及胼胝体的疾病相鉴别，如多发性硬化和脑梗死。多发性硬化患者病灶主要分布在脑室周边及其周围的脑白质内，胼胝体极少单独受累，累及胼胝体的病灶主要分布于胼胝体下部即胼胝体与透明隔界面，故不难鉴别。脑梗死累及胼胝体多为单侧受累，即使是像腔隙性脑梗死累及双侧胼胝体，一般也不会出现与胼胝体变性相似的对称性片状低密度病灶。

四、脑白质脱髓鞘改变

（一）病理基础

髓鞘是脑白质重要组成部分，是由少突胶质细胞的细胞膜沿轴突缠绕而成的一种复合细胞膜。脑白质对于各种有害刺激的典型反应就是脱髓鞘，即引起髓鞘结构、组成和水分变化。

（二）CT 表现

酒精性脑白质脱髓鞘改变多由慢性酒精中毒所致，CT 表现为双侧脑室前后角周围脑白质、半卵圆中心对称出现的带状、小片状或融合成大片状低密度影，边缘模糊，无占位效应，病变长轴与侧脑室体部一致，灰白质界限清晰，CT 值低于正常脑白质 5 ~ 15Hu。可以与其他类型病变并存，如伴有脑梗死，主要为腔隙性脑梗死；不同程度脑沟、裂及脑池增宽加深，侧脑室扩大。

（三）鉴别诊断

本病需与多发性硬化、脑积水、阿尔茨海默病等疾病鉴别。多发性硬化多见于青年，反复发作，急性期 CT 增强扫描见环状或对称性斑片状强化，而酒精性脑白质脱髓鞘改变无强化，后期多为侧脑室旁非对称性片状低密度影。脑积水严重时由于脑脊液外渗于侧脑室前角旁，形成白质低密度影，脑室扩大，但无皮质脑萎缩表现，脑沟裂可变浅。阿尔茨海默病临床表现与脑白质脱髓鞘改变类似，但影像以皮质改变为主有助于鉴别。

第二节　酒精相关性消化系统疾病的 CT 检查

一、肝炎

（一）病理基础

酒精性肝炎（alcoholic hepatitis）是在长期、大量饮酒后逐渐发展至以黄疸甚至肝衰竭为主要表现的临床综合征。典型的发病年龄集中在 40 ~ 60 岁，男性多于女性。酒精性肝炎最主要的临床表现是迅速出现黄疸，其他的症状和体征包括发热、腹水、近端肌肉松弛等，重症酒精性肝炎患者可出现肝性脑病。酒精性肝炎特征性病理表现为肝细胞气球样变，通常含有无固定形状的嗜酸性粒细胞小体，亦被称为 Mallory 小体（或被称为酒精透明体），其周围有大量中性粒细胞浸润。在酒精性肝炎患者肝细胞内通常有大的脂肪小滴（脂肪变性）出现，窦周纤维化是酒精性肝炎的病变特点，小叶间纤维化、门脉周围的纤维化和肝硬化都是酒精性肝纤维化的典型特征，经常与酒精性肝炎并存。其他组织学的发现包括肝细胞的泡沫退化和急性硬化性透明坏死。

（二）CT 表现

由于酒精性肝炎多以肝功能受损为主，因此 CT 表现不具有特异性，仅表现为肝脏的弥漫性增大、肝被膜饱满等，部分重症酒精性肝炎由于肝细胞坏死，可表现为肝脏密度减低。

二、脂肪肝

（一）病理基础

酒精性脂肪肝（alcoholic fatty liver）的组织学表现为肝细胞的脂肪变性。肝脂肪变性和脂肪浸润与脂代谢紊乱，如脂肪酸氧化率下降、三酰甘油的合成增加、脂肪输出减少以及肝外脂肪动员等密切相关。酒精泡沫样脂肪变性与小泡样脂肪变性属同一病理过程，大量微小脂滴（小于 1μm）将肝细胞的细胞核包裹在中央。目前发现，脂肪变性是脂肪肝的早期改变，当去除酒精影响因素后，脂肪变性可恢复正常。脂肪量超过 5% 为轻度脂肪肝，超过 10% 为中度脂肪肝，超过 25% 为重度脂肪肝。

（二）CT 表现

脂肪肝 CT 主要表现为肝密度弥漫或局限性降低，甚至低于脾及肝内血管密度，而相比之下，门静脉密度增高。肝脏密度降低与脂肪化严重程度相一致。弥漫性脂肪肝在 CT 上表现为肝的密度普遍低于脾脏和肝内血管密度；重度脂肪肝时，肝脏 CT 值可降至 10Hu 左右。增强后 CT 扫描，脂肪肝的肝内血管影显示得非常清楚，其形态、走向均无异常，见图 11-2-1。值得一提的是，在局灶性脂肪肝内可见到正常肝组织被脂肪肝衬托呈高密度影，称为"肝岛"，常见于尾状叶，易与肝内肿瘤混淆，三期增强扫描肝岛与正常肝实质强化特点一致，且其内肝血管走行正常，无占位效应，有助于鉴别肝癌与脂肪肝内的"肝岛"。

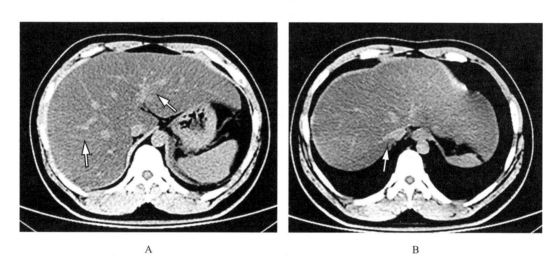

A　　　　　　　　　　　　　　　　　　B

图 11-2-1　重度脂肪肝

男，32 岁，酗酒 8 年，肝实质密度均匀减低，低于肝内血管密度，

A. 白箭所示为门静脉；B. 白箭所示为肝静脉

三、肝硬化

（一）病理基础

酒精性肝硬化（alcoholic cirrhosis）是由于长期大量饮酒所致的肝硬化，是酒精性肝病的终末阶段，在我国发病率明显增加，仅次于病毒性肝炎所致的肝硬化。酒精性肝病在病理上表现为三步曲：酒精性脂肪肝→酒精性肝炎→酒精性肝硬化，三者常有重叠存在。肝硬化的主要发病机制是肝小叶结构破坏和进行性纤维化。初期增生的纤维组织虽形成小的条索但尚未互相连接形成间隔而改建肝小叶结构时，称为肝纤维化。如果继续进展，小叶中央区和门管区等处的纤维间隔将互相连接，使肝小叶结构和血液循环改建形成假小叶导致肝硬化。

（二）CT 表现

肝硬化早期 CT 平扫可仅表现为肝脏体积缩小，肝裂增宽，肝门扩大。进一步发展表现为肝实质密度不均匀或降低，肝脏表面呈结节状或分叶状凹凸不平，肝叶比例失调，多表现为肝右叶萎缩，左叶外侧段和尾状叶可代偿性增大，严重者肝叶彼此似乎分离，肝实质内常见多发的低密度结节影，少数呈等密度或稍高密度，边界较清楚。

因肝硬化结节有癌变可能，肝硬化患者常规均应行 CT 三期增强扫描。三期增强扫描可以检出更多病灶，如平扫发现不了的等密度结节和对比不明显的稍低密度或稍高密度结节。增强扫描肝硬化结节多表现为乏血供占位，三期增强扫描均呈略低密度，少数可呈现轻度强化；而小肝癌多表现为"快进快出"，即早期呈现明显强化，门静脉期及延迟期密度减低，低于周围正常肝实质密度，见图 11-2-2。

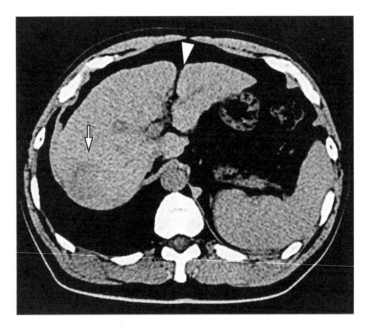

图 11-2-2　肝硬化、脾脏轻度增大、肝占位
男，41 岁，无肝炎病史，酗酒 14 年，白三角所示肝裂增宽，白箭所示肝右叶占位

肝硬化晚期还可出现一系列继发性改变，包括脾脏肿大、腹水、门静脉系统血管扩张和侧支循环血管迂曲扩张，如食管下段、胃底静脉丛曲张、脐周及腹壁静脉曲张、直肠静脉（痔静脉）丛曲张，CT 增强扫描表现为扩张、迂曲的明显强化的静脉血管团，见图 11-2-3。

有研究证实肝脏体积与肝硬化 Child 分级关系密切，不同分级之间肝脏体积差异显著，多层螺旋 CT 增强扫描可以准确的测量出肝脏体积，为临床制订肝硬化患者的治疗方案提供参考。最新的肝脏 CT 血管成像扫描技术可以清晰地显示肝脏动脉、门静脉及肝静脉，并制作成三维立体图像，使临床医生可以更加直观的观察肝内血管走行及由于门静脉高压而开放的侧支循环的走行、分布情况，清楚显示它们的立体空间关系，为临床提供更多的诊断信息。

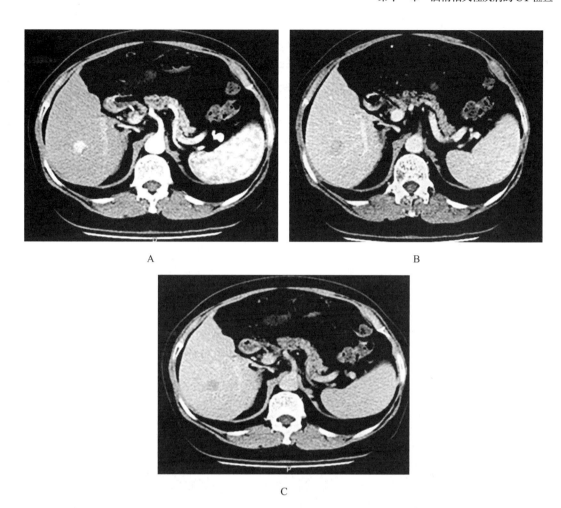

图 11-2-3　小肝癌

男，38 岁，酗酒 11 年，无肝炎病史，超声体检发现肝硬化、脾大及肝右叶结节，行三期 CT 增强扫描结节呈"快进快出"表现，手术病理证实为肝癌。A.CT 增强扫描动脉期病变呈均匀强化，密度高于周围肝实质密度；B、C.门静脉期及延迟期病变密度减低，低于周围肝实质密度，边界变清楚

（三）鉴别诊断

临床工作中结合病史，CT 对肝硬化的诊断较为准确。仅部分肝硬化结节由于三期增强扫描不具有典型性，常与小肝癌鉴别困难，因此需要穿刺活检或定期观察。

四、胰腺炎

（一）病理基础

胰腺炎（pancreatitis）是一种自身消化性疾病，由于胰蛋白酶原溢出至胰腺间质和胰周组织内被激活成胰蛋白酶，胰蛋白酶具有消化自身组织的作用，故而引起胰腺炎。胰腺炎的病因复杂，其中酗酒在国外被认为是最主要的致病因素，在国内也被认为是第二位引起胰腺炎的致病因素。

胰腺炎的病理改变早期是胰腺轻度肿胀，间质充血水肿，少数中性粒细胞浸润。随病情进展，出现坏死和出血，呈局限性或弥漫性，腺泡及小叶结构破坏，胰腺内、胰腺周围、肠系膜、网膜和后腹膜脂肪组织有不同程度的坏死及渗出。根据病程的长短可分为急性胰腺炎和慢性胰腺炎。

（二）CT 表现

早期诊断并判断胰腺炎的严重程度是防治的关键，胰腺炎的 CT 表现具有一定的特异性，并且 CT 检查还能对胰腺坏死范围、程度做出可靠的判断。螺旋 CT 不仅能显示病变的特征，还能显示胰外的腹腔、腹膜后腔及肾筋膜的受累情况，对指导临床治疗起到非常重要的作用。

急性单纯水肿性胰腺炎 CT 检查主要表现为胰腺弥漫或局限增大，密度可轻度减低，轮廓模糊，同时可见胰周的少量积液，见图 11-2-4。但也有小部分患者早期胰腺 CT 扫描未见明显变化，而胰淀粉酶却出现不同程度增高。急性出血坏死性胰腺炎 CT 检查主要表现为胰腺体积明显增大，边缘不规整，胰腺呈弥漫性密度减低，坏死区则呈更低密度，急性出血区域其密度高于正常胰腺。出血坏死性胰腺炎的胰周改变常较明显，主要表现为脂肪坏死和积液，肾前筋膜增厚等。病变范围和程度变化也很大，胰周或胰腺外积液常有一定的分布规律，小网膜囊积液最常见，其次为左前肾旁间隙、降结肠旁沟、右前肾旁间隙、肾周间隙等。

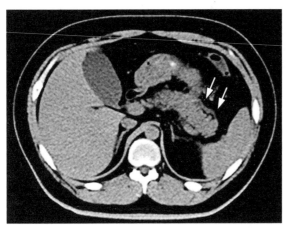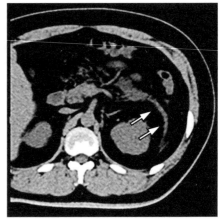

A　　　　　　　　　　　　　　　　B

图 11-2-4　急性胰腺炎

女，35 岁，饮酒时突发腹痛，A. 白箭所示为胰腺周围少量积液；B. 白箭所示为左侧肾周筋膜增厚

CT 增强扫描可显示胰腺实质内有无坏死、缺血灶及其范围，坏死组织不强化而呈低密度影。增强扫描对指导临床治疗及判断预后具有重要的临床价值。

急性胰腺炎迁延不愈即转为慢性胰腺炎，部分患者也可表现为无明显的急性发作而直接表现为慢性胰腺炎。慢性胰腺炎的 CT 表现直接征象为：①胰腺萎缩、钙化：为慢性胰腺炎最具有特征性的 CT 征象之一。钙化沿胰导管走向分布，呈散在、多发的小钙斑，可突出胰腺外。约 60% 沿胰管分布，40% 散在分布。胰管可有结石，多为不规则形，伴或不伴远段胰管扩大。如有纤维瘢痕形成时胰腺萎缩变小，形态异常伴边缘凹凸不平。胰管内钙化对慢性胰腺炎的诊断具有特征性。②假性囊肿：慢性胰腺炎假性囊肿包括胰腺内假性囊肿和胰腺外假性囊肿。与急性胰腺炎不同之处为慢性胰腺炎假性囊肿常位于胰腺内，并以胰头区较常见，往往为多发，其壁厚，可伴钙化。多个小囊肿聚积在一起呈蜂窝状改变或分房改变时，常需与囊性肿瘤或癌性坏死鉴别。③胰管扩张与闭塞：由于慢性胰腺炎炎症的反复刺激，扩张的胰管通常是局限性或节段性变细。典型表现为胰管及其分支呈串珠状扩张或扭曲。在临床病例中，胰管扩张有的呈均匀扩张，累及局部或整个胰腺；有的胰管扩张与狭窄同时交替存在；有的胰管扩张呈串珠状。后两种胰管形态为不规则扩张，倾向于炎症。管状扩张在炎症与肿瘤中均可见到。因此，胰腺导管不规则扩张是慢性胰腺炎特征性表现之一，这点在与胰腺癌的鉴别中有重要意义。④肿块：慢性胰头炎时，胰头增大可出现局限性肿块，肿块表现为密度均匀，边界清楚。肿块型慢性胰腺炎须与胰腺癌鉴别。

此外，慢性胰腺炎还有一些间接表现，其间接 CT 征象主要有：①胰周筋膜增厚与腹腔内广泛粘连，有时可见肾旁前间隙积液或脓肿存在，这点是诊断慢性胰腺炎的可靠依据；②胆道梗阻性扩张；③腹部淋巴结肿大；④腹水等。

（三）鉴别诊断

结合病史及临床表现，CT 平扫对于酒精性急性胰腺炎的诊断多较为准确，而慢性胰腺炎由于形态表现较为多样，对于胰头局限性增大的慢性胰腺炎极其容易与胰腺癌混淆，但慢性胰腺炎一般具有以下特征可与胰腺癌相鉴别：①胰腺与胰管钙化，尤其是后者对慢性胰腺炎的诊断具有特异性；②慢性胰腺炎胰头增大，但外形光整、无分叶，胰腺癌胰头也可增大，但外形不规则，边缘欠清晰，密度不均匀，多有分叶现象；③ CT 增强扫描时慢性胰腺炎的胰头密度常均匀或欠均匀，而胰头癌表现则多为局限性低密度灶，强化不明显；④慢性胰腺炎胰周血管及邻近脏器无恶性侵犯，胰腺癌则多见侵犯性浸润；⑤慢性胰腺炎腹膜后无转移性淋巴结肿大，而胰腺癌则多伴有腹膜后转移性淋巴结肿大。根据两种疾病的 CT 特征性改变，CT 检查可以作为鉴别慢性胰腺炎和胰腺癌的重要手段。

第三节　酒精相关性骨骼系统疾病的 CT 检查

一、骨质疏松

（一）病理基础

酒精性骨质疏松（alcoholic osteoporosis）是指因人体长期、大量的酒精摄入导致骨量减少、骨微观结构破坏、骨力学性能下降、骨折风险性增加的一种全身骨代谢紊乱性疾病，属继发性骨质疏松范畴。长期大量的酒精摄入会导致骨代谢、骨重建异常。酒精性骨质疏松的骨组织中脂肪含量增多较为显著，目前认为酒精主要通过改变骨髓基质细胞、成骨细胞、破骨细胞等的增殖、分化和功能，抑制成骨、促进骨吸收，引起骨组织形成减少同时脂肪组织增多等一系列病理生理变化，最终形成骨质疏松。多数学者认为，酒精的作用以抑制成骨细胞为主，其次为增强破骨细胞。另外过度饮酒伴随的营养失衡、运动减少、体重减低等也促进了骨质疏松的形成。

（二）CT 表现

骨质疏松的 CT 征象根据发生的部位不同多表现为骨骼普遍密度减低、骨小梁减少、骨小梁间隙增宽、骨皮质变薄等，常表现在长管状骨和松质骨（如椎体）。由于骨质疏松引起骨小梁稀疏、骨皮质变薄，导致骨骼应力减低，易造成骨折，常表现为椎体的压缩性骨折，CT 矢状位重建显示为骨折呈线状高密度影，椎体呈楔形变，应与转移性肿瘤引起的病理性骨折鉴别，转移瘤常见斑片状骨破坏，周围有软组织肿块，并侵犯椎管，常累及附件，见图 11-3-1。

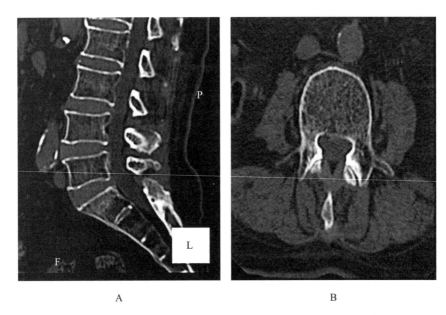

图 11-3-1　骨质疏松
A.腰椎矢状位图像，骨质密度减低，骨小梁稀疏；B.同一患者横轴位图像

酒精性骨质疏松是以骨量减少，骨的细微结构退变为特征的一种疾病，因此测量骨密度是定量诊断骨质疏松症的重要参数之一。运用定量 CT（quantitative computed tomogrophy，QCT）测量骨矿密度被公认为是较好的骨矿密度测量方法。QCT 是基于 CT 仪器较高的密度分辨率来测量骨密度，分为专用体模法和无专用体模法。QCT 可以分别测量松质骨和皮质骨密度，这为早期诊断骨质疏松及分析不同病因所致的骨质疏松提供了新途径。

显微 CT 技术是近年来发展较为迅速的一种诊断新技术，其分辨率可以达到 1 ~ 100μm，在对骨组织成像时，不但可以观察骨微细结构（骨小梁变化），还可以反映局部骨矿含量、骨有机基质、矿物成分、微小损伤及修复状态，真正做到骨质疏松症病理学诊断的质与量的结合，这一影像技术对骨质疏松的诊断具有一定价值。

二、股骨头坏死

（一）病理基础

长期酗酒引起的酒精性股骨头坏死（osteonecrosis of femoral head，ONFH）多为非创伤性股骨头坏死，其发病原因尚不明确，认为主要是由于股骨头血供减少，引起骨髓细胞及骨细胞坏死。临床表现为下肢活动受限，髋部感觉不适或髋部疼痛等。股骨头缺血性坏死的病理组织学改变可分为两个阶段：以细胞坏死为特征的骨死亡阶段；以血管再生、骨小梁吸收、骨质再生为特征的修复阶段。早期病理基础为股骨头增生、硬化以及局部皮质增厚、囊变等，进一步发展骨组织坏死形成死骨，并出现髋关节形态学改变。

（二）CT表现

股骨头坏死早期CT表现为骨小梁缺少，或有部分骨小梁增粗、增多、融合；股骨头骨性关节面出现部分吸收、中断或增厚；髋臼缘有轻微的骨质增生。中期CT可显示出三层结构：中心为死骨，且被一透亮的骨吸收带所环绕，最外围则是新生骨硬化带；同时，CT上还可见股骨头骨性关节面的破坏、中断和增生硬化，关节间隙宽窄不等，髋臼底及其外围有骨质增生，皮质增厚现象。晚期股骨头出现塌陷变形，中心有较大低密度区，关节软骨下出现壳状骨折片，髋臼盂唇化突出，整个关节变形，见图11-3-2。

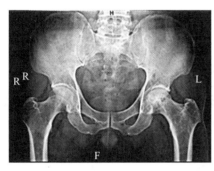 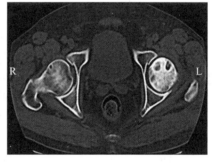

图 11-3-2 股骨头坏死

男，31岁，酗酒6年，A.髋关节正位片显示左侧股骨头密度增高，其内见囊变影；B.同一患者CT横轴位图像，左侧股骨头可见低密度囊变影及斑片状密度增高影，骨小梁结构消失

中晚期股骨头坏死的CT表现具有一定的特异性，诊断并不困难。早期股骨头坏死的影像改变并不典型，关节间隙多正常，需与其他一些引起骨坏死的疾病相鉴别。髋关节骨性关节炎若出现关节间隙轻度变窄，软骨下有囊性变时易与股骨头坏死混淆，但CT表现多无硬化带。类风湿性髋关节炎关节间隙变窄呈向心性，关节边缘软骨受侵蚀。强直性脊柱炎所致的髋关节炎股骨头保持圆形，但关节间隙变窄、消失甚至融合，若伴有双侧骶髂关节同时受累，可进一步排除酒精性股骨头坏死。股骨头骨囊肿为股骨头非负重区有囊性改变，边缘骨质密度增高，但局限于软骨下，关节间隙正常，囊性变位于软骨下，与关节腔不通。

（肖喜刚 朱 凯）

参考文献

1. 李光，高平，刘焦枝．等．Wernicke 脑病的临床与 MRI 诊断．放射学实践，2012，27(5):502-505

2. 周康荣．中华影像医学肝胆胰脾卷，北京：人民卫生出版社，2002

3. A, Adriana P, Mauricio C. Acute Marchiafava-Bignami disease: MR findings in two patients. Am J Neuroradiol, 2003, 24(10):1955-1957

4. Li JM, Rucker JC. Irreversible optic neuropathy in wernicke encephalopathy and leber hereditary optic neuropathy. J Neuroophthalmol, 2010, 30 (1) :49-53

5. Giannoudis PV, Schneider E. Principles of fixation of osteoporotic fractures. Bone Joint Surg Br, 2006, 88(10):1272-1278

6. Infante MT, Fancellu R, Murialdo A, et al. Challenges in diagnosis and treatment of wernicke encephalopathy: report of 2cases. Nutr Clin Pract, 2016, 31(2):186-190

7. Periyalwar P, Dasarathy S. Malnutrition in cirrhosis: contribution and consequences of sarcopenia on metabolic and clinical responses. Clin Liver Dis, 2012, 16 (1) :95-131

8. Ludovico Abenavoli, Mario Masarone, Valentina Peta, et al. Insulin resistance and liver steatosis in chronic hepatitis C infection genotype. World Journal of Gastroenterology, 2014, 20(41):15233-15240

9. Thomson AD, Cook CC, Guerrini I, et al. Wernicke's encephalopathy: 'Plus ca change, plus c'est la meme chose'. Alcohol Alcohol, 2008, 43(2):180-186

10. Schneider L, Hackert T, Longerich T, et al. Effects of gadolinium chloride and glycine on hepatic and pancreatic tissue damage in alcoholic pancreatitis. Pancreas, 2010, 39: 502-509

11. Zuccoli G, Santa-Cruz D, Bertolini M, et al. MR imaging findings in 56 patients with Wernicke encephalopathy: nonalcoholics may differ from alcoholics. American Journal of Neuroradiology, 2009, 30(1):171-176

12. Kimmel DB, Dempster Recker R. Issues in modem bone histomorphometry. Bone, 2011, 49(5):955-964

13. Parikh ND, Schlansky B. Comparative Effectiveness of Medical Therapies for Severe Alcoholic Hepatitis: Guidance at Last? Gastroenterology, 2015, 149(4):857-859

14. Njei B, Do A, McCarty TR, et al. Corticosteroids Versus Pentoxifylline for Severe Alcoholic Hepatitis: A Sequential Analysis of Randomized Controlled Trials. J Clin Gastroenterol, 2016, 50(10):871-881

15. Singh S, Murad MH, Chandar AK, et al. Comparative Effectiveness of Pharmacological Interventions for Severe Alcoholic Hepatitis: A Systematic Review and Network Meta-analysis. Gastroenterology, 2015, 149(4):958-970

16. Singal AK, Kamath PS, Gores GJ, et al. Alcoholic hepatitis: current challenges and future directions. Clin Gastroenterol Hepatol, 2014, 12(4):555-564

第十二章

酒精相关性疾病的 MRI 检查

第一节　酒精相关性中枢神经系统疾病的 MRI 检查

一、韦尼克脑病

韦尼克脑病（Wernicke encephalopathy，WE）是由于缺乏维生素 B_1（硫胺素）所致的神经系统疾病。酗酒、营养不良、消化道手术、长期肠外营养（parenteral nutrition，PN）、神经性厌食、恶性肿瘤、妊娠呕吐等因素会影响维生素 B_1 摄入不足或吸收障碍，进而导致 WE。本病的临床表现为眼球运动障碍、共济失调和精神障碍三联征。其中精神障碍主要表现为情感淡漠、迟钝和谵妄，如果精神症状表现为选择性的认知功能障碍，包括近事遗忘、时间及空间定向障碍，而无全面的智能减退，说明出现了不可逆的 Korsakoff 综合征。在临床中只会有少数患者出现典型的三联征，多数患者仅有一到两种临床症状，部分早期患者甚至无任何特异性症状，导致临床诊断 WE 十分困难，并且误诊率很高。而 WE 的 MRI 影像表现具有一定的特征性，故 MRI 可为 WE 的诊断提供帮助。

（一）MRI 表现

1. 常规 MRI　韦尼克脑病常规 MRI 表现相对特异，表现为在第三、四脑室旁、导水管周围、乳头体、四叠体及丘脑内侧可见对称性长 T_1、长 T_2 信号影，T_2-FLAIR 像（fluid attenuated inversion recovery，液体衰减反转恢复序列）呈高信号。另外，小脑齿状核、脑桥被盖、红核、中脑顶盖、尾状核及大脑皮质等部位也会受累及，急性期病灶内可见出血。

常规 MRI 检查虽然特异性高，敏感性却较低。在亚急性期或晚期时，由于血脑屏障及细胞膜的破坏，血管源性水肿占据优势，细胞间隙增大及组织总含水量增加，常规 MRI 多可以显示信号异常。如常规 MRI 影像显示正常，可能是由于病程处于急性期，并不能完全排除韦尼克脑病的可能。

2. MRI 增强扫描　由于韦尼克脑病急性期血脑屏障的破坏，增强扫描可使病灶不同程度强化，乳头体强化尤其有代表性。急性期进行增强扫描可增加小病灶的检出率，治疗之后进行的增强扫描则对于鉴别诊断和疗效评价有重要意义，病情好转时强化病灶会缩小甚至消失。

3. 磁共振扩散加权成像（diffusion weighted imaging，DWI）　常规 MRI 只反映组织

总含水量的变化，而 DWI 则对水分子的弥散运动十分敏感，只要水分子出现弥散障碍，DWI 就可出现异常信号改变。在韦尼克脑病早期，由于缺乏维生素 B_1，细胞功能发生障碍，致使细胞内外渗透浓度失衡，进而导致细胞毒性水肿，细胞体积增大，细胞间隙减少，水分子弥散障碍。水分子弥散障碍导致病灶区域表观弥散系数（apparent diffusion coefficient，ADC）值降低，DWI 像表现为高信号影。有时 DWI 像表现为高信号但 ADC 值却增加，这是由于 T_2 穿透效应的影响，反映局部伴发血管源性水肿。

所以 DWI 能够使韦尼克脑病的阳性检出率提高，尤其可以在患者出现典型临床症状之前发现病变，继而补充维生素 B_1，防止不可逆的 Wernicke-Korsakoff 综合征的出现。细胞毒性水肿和血管源性水肿具有可逆性，经过及时治疗病灶可缩小或消失，可见 DWI 结合 ADC 值不仅可以早期发现病灶，其对评价临床预后也具有重要价值。

4. 氢质子磁共振波谱成像（^{1}H-Magnetic resonance spectroscopy，^{1}H-MRS）　韦尼克脑病患者 N-乙酰天冬氨酸（N-acetylaspartate，NAA）/ 肌酸（Cr）比值下降，乳酸（Lac）峰值升高，胆碱（Cho）减低，Cho/Cr 无明显减低；治疗后监测 NAA/Cr 比值的变化，可以提示脑神经元是否发生不可逆性损害，帮助确定神经细胞的存活以及对 Wernicke-Korsakoff 综合征的预后评估方面有极大帮助。

（二）鉴别诊断

1. Leigh 综合征又称为亚急性坏死性脑病（subacute necrotizing encephalopathy）　它是一种常染色体隐性遗传性疾病，婴幼儿最多见。与韦尼克脑病以乳头体、第三、四脑室及导水管周围病变不同。该病常累及大脑深部基底节，包括壳核、苍白球和尾状核，还会累及大脑脚和小脑齿状核，引起核团坏死、软化，其最常见的 MRI 表现为中脑双侧对称性 T_1WI 低信号、T_2WI 高信号。

2. 肝豆状核变性（hepatolenticular degeneration，HLD）　又称威尔逊病，是一种常染色体隐性遗传病。MRI 典型表现为双侧基底节区豆状核对称性新月形长 T_1、长 T_2 信号，呈八字形，病情严重时丘脑、脑干亦会受累，疾病晚期会出现脑白质萎缩。该病大多为双侧对称，也有非对称性或单侧受累。与韦尼克脑病不同的是，肝豆状核变性不累及乳头体。

3. 脑桥中央髓鞘溶解症（central pontine myelinolysis，CPM）　该病主要见于长期营养不良者和慢性酒精中毒患者。一般出现临床症状 1~2 周后，脑桥中央会出现长 T_1、长 T_2 信号，典型病灶于轴位像上呈蝴蝶形，在矢状位为卵圆形，在冠状位为蝠翼形。病变主要影响脑桥基底部的白质，中央的皮质脊髓束不受累，这与韦尼克脑病主要分布在皮质不同。

4. 基底动脉尖综合征（top of basilar syndrome，TOBS）　为基底动脉顶端血液循环障碍所致的一组临床综合征，病因多为心源性脑栓塞，少数可为动脉粥样硬化斑块脱落。该病分为两组，分别为影响中脑、丘脑的脑干首端梗死和影响颞叶内侧面、枕叶、小脑的大脑后动脉区梗死。MRI 表现为延髓、脑桥、中脑、双侧丘脑、双侧小脑半球和双侧颞叶、枕叶多发长 T_1、长 T_2 信号，极少累及乳头体。

5. 多发性硬化（multiple sclerosis，MS）　是一种中枢神经系统脱髓鞘疾病，好发于中青年女性，特点是病灶播散广泛，病程中常有缓解复发交替的神经系统损害症状。与韦尼克脑病不同，该病主要分布于白质，表现为卵圆形或圆形长 T_1、长 T_2 信号，双侧脑室旁病灶多垂直于侧脑室，称为"直角脱髓鞘征"，与炎症沿血管蔓延有关，被认为是 MS 的特征性表现。

6. 甲硝唑性脑病（metronidazole-induced encephalopathy，MIEP） 为甲硝唑诱发的脑病，临床上少见，其 MRI 表现与韦尼克脑病相似。轻度 MIEP 患者会出现认知功能障碍，如学习和记忆能力下降，严重时会出现意识水平下降。MIEP 患者一定有甲硝唑使用史，及时停用甲硝唑后，患者的症状和 MRI 表现均可明显好转。

7. 病毒性脑炎（viral encephalitis，VE） 病毒性脑炎是指病毒直接侵犯脑实质而引起的原发性脑炎，其临床表现差异较大，主要取决于神经系统受累的部位、病毒致病性的强度及患者的免疫反应。典型 MRI 表现为皮质及皮质下区散在分布的多发性脑回样、点片状或斑片状长 T_1、长 T_2 信号。早期进行抗病毒治疗，病灶会减小甚至消失。

8. 一氧化碳中毒性脑病 是含碳物质燃烧不完全时的产物经呼吸道吸入引起中毒。一氧化碳极易与血红蛋白结合，使血红蛋白丧失携氧的能力和作用，造成组织窒息。临床表现主要为缺氧，其严重程度与碳氧血红蛋白（HbCO）的饱和度呈比例关系。轻者有头痛、无力、眩晕、劳力性呼吸困难，症状加重时，患者口唇呈樱桃红色，可有恶心、呕吐、意识模糊、虚脱或昏迷，重者呈深昏迷，伴有高热、四肢肌张力增强和阵发性或强直性痉挛。典型 MRI 表现为双侧大脑皮层下白质及苍白球或内囊大致对称的斑片状长 T_1、长 T_2 信号影，后期可见脑室扩大或脑沟增宽。

二、脑桥中央髓鞘溶解症

脑桥中央髓鞘溶解症（central pontine myelinolysis，CPM）是一种临床上罕见的脱髓鞘疾病，以脑桥髓鞘溶解为其病理特征。以四肢瘫和假性延髓性麻痹为典型临床表现，四肢瘫常对称，罕见偏瘫，可以是痉挛性的，也可以是弛缓性的，一般有腱反射亢进等病理征。假性延髓性麻痹则以一侧或双侧外展神经麻痹为主，偶尔会出现核间性眼肌麻痹和 Horner 综合征。常见于慢性酒精中毒、重度营养不良及感染性疾病等。发病机制与水电解质代谢紊乱中过快纠正低钠有关。发生低钠血症时，脑细胞内的钾离子和有机溶质发生代偿性下降，当低钠血症纠正过快时，脑细胞内的钾离子和其他电解质不能相应地迅速恢复正常，导致脑细胞相对于正常细胞外液而言成为低渗液，水分子便从脑细胞内进入到细胞外液中，从而导致脑细胞脱水，在脑细胞脱水时，细胞内的钠离子浓度又迅速升高。由于渗透压改变引起的水分子运动导致了渗透性内皮损伤，富含血管的灰质在局部释放大量髓磷脂毒性因子。由于脑桥为灰白质交替的网状结构，因此灰质释放的髓磷脂毒性因子可迅速作用于周围白质，使其发生髓鞘溶解，而其他区域白质由于主要为白质束，故无髓鞘溶解。可见，对于诱导 CPM 发生，纠正低血钠的速度比低血钠的程度重要得多。近年来随着 MRI 的广泛应用，CPM 的诊断能力和水平有较大提高。

（一）MRI 表现

1. 常规 MRI CPM 典型 MRI 表现为脑桥中央对称性长 T_1、长 T_2 信号影，于 FLAIR 像呈高信号，轴位图像上病灶形态为三叉形，矢状面上为卵圆形，冠状面上为蝙蝠翼形。

CPM 病灶的大小随发病时间不同而有所改变，急性期病灶周围有轻度水肿，范围较大，边界不清，随着时间的延长，水肿逐渐消失，病变范围缩小，边界变得清晰。CPM 患者早期出现临床症状后常规 MRI 仍可呈阴性表现。由于功能改变早于形态学改变，因此能够观察到功能改变的 MRI 检查技术对于及时诊断 CPM 有很大意义。

2. MRI 增强扫描　　CPM 于增强 MRI 的表现较为复杂，大致有三种强化形式：中心强化、边缘强化、无强化，其中大多无强化。不同强化形式是由于病变处于不同时期或存在胶质增生等原因。

3. 磁共振弥散加权成像（diffusion weighted imaging，DWI）　是探测水分子运动的最敏感的检查手段，DWI 比常规 MRI 能够更早发现 CPM。在 CPM 早期，由于髓鞘溶解，局部出现细胞毒性水肿，DWI 呈高信号，ADC 值降低。非急性期病灶 DWI 呈高信号，而此时 ADC 值升高，说明存在 T_2 穿透效应所致，而此时 T_2WI 上呈高信号可能是由于存在血管源性水肿和胶质增生所致。

而在临床症状改善或消失后，位于脑桥中央的 T_2WI 高信号可持续存在，这是由于胶质增生引起。而 ADC 值的恢复同临床症状的恢复基本是平行的。因此，DWI 更有助于评价疗效和预后。

4. 弥散张量成像（diffusion tensor imaging，DTI）　是在 DWI 基础上发展起来的 MRI 技术。它从量和方向上反映成像体素内的弥散变化，可以无创地提供有关人体微观结构、神经纤维走向及受损情况、膜渗透性以及温度方面的信息，因此也可间接地评价中枢神经系统的病理生理学改变。纤维束示踪（fiber tracking，FT）是根据从 DTI 中得到的数据直观地描述白质纤维束空间分布的技术。DTI 通过 ADC、各向异性分数（FA）等不同参数成像可间接反映组织的完整性，FA 是表示白质各向异性及完整性的一个度量标准，组织密度的改变、髓鞘损伤和脱失以及纤维数量减少等因素会使 FA 值发生改变；平均 ADC 反映的是体素内弥散椭球体轴向和径向的平均弥散系数，是一个评价细胞膜或髓鞘等弥散障碍大小的定量指标。DTI 已经广泛应用于各种能够影响脑白质的病变成像中。

DTI 和 FT 可以直观显示 CPM 的白质纤维束，于 CPM 早期即可发现病变。病灶 ADC 值明显增加而 FA 值降低是由于髓鞘脱失导致水分子在纤维束间弥散更加自由，使平均弥散系数增高，而由于髓鞘脱失使水分子弥散的方向变得不规则，从而使 FA 值降低，DTI 对 CPM 的早期诊断和预后评价有重要价值。

5. 氢质子磁共振波谱成像（^{1}H-MRS）　由于 CPM 病灶区神经元内线粒体功能下降，导致 N-乙酰天门冬胺酸（NAA）合成减少，即使神经元结构完整，NAA 仍会降低。病灶区由于髓鞘溶解及胶质增生，胆碱（Cho）会增高。由于 CPM 患者神经元合成 NAA 功能下降，但神经元并未丧失，所以随着病情的恢复，NAA 亦可部分恢复。

（二）鉴别诊断

1. 脑干梗死　　基底动脉狭窄或闭塞时可引起脑干梗死。脑干梗死形态无特异性，多位于一侧，双侧均存在梗死时常不对称，边界亦较清晰，且病变范围与对应血管分布区域一致，梗死病灶可见强化。而 CPM 病灶有典型的形态，呈双侧对称性分布，一般不强化。

2. 脑干炎症　　脑干多有不同程度增粗，致脑桥前池变窄。T_1WI 为片状稍低或等信号，T_2WI 为片状稍高信号，病灶边缘模糊，形态各异，增强扫描多强化。病变有向下蔓延发展的趋势，抗炎治疗后原异常信号范围减小。临床上患者起病突然，伴发热和意识障碍，无酒精中毒、电解质紊乱等病史。

3. 脑干胶质瘤　青少年多见，多位于脑干中部，但常引起脑干明显增粗，占位效应显著，桥前池及第四脑室常受压变形，病灶易侵入丘脑，增强扫描多呈不均匀强化。

4. 脑梗死　在慢性酒精中毒患者中较为常见。由于酒精可以使纤溶酶原激活物失活，纤溶酶原无法转化为纤溶酶会导致血液中纤维蛋白原浓度升高，这会增加脑血管内血栓形成的概率，一旦血栓形成，相应的脑组织供血区域会因缺血缺氧而梗死。酒精也可直接作用于脑血管平滑肌，引起血管痉挛，使脑血流量减少。长期饮酒还会导致血小板凝聚功能障碍和血液凝固性增高。

脑梗死灶于 T_1WI 呈低信号，于 T_2WI 及 FLAIR 像呈高信号，病灶边界欠清晰。脑梗死的临床症状根据梗死部位、范围和时间的不同而各异，主要表现为头痛、眩晕、耳鸣、半身不遂，还可出现言语不清、吞咽困难、恶心、呕吐等多种症状，严重者可出现深度昏迷。腔隙性脑梗死患者一般无症状或仅有轻微症状。

部分患者表现为出血性脑梗死。机制是大量饮酒刺激血管平滑肌收缩，使脑血流减少或升高血压诱发脑出血，且酒精中毒亦会导致凝血机制和血管收缩功能障碍，不易自身凝血、止血。

5. 脑白质脱髓鞘病变　酒精中毒所致脑白质脱髓鞘，多为缺血缺氧性脱髓鞘。临床表现为精神障碍、行走困难、肌张力高、病理征阳性等。其 MRI 表现为皮层下及双侧脑室周围脑白质斑点状、斑片状或弥漫性异常信号，于 T_1WI 呈低信号，于 T_2WI 及 FLAIR 像呈高信号，病灶边缘较清晰。

6. 脊髓亚急性联合变性（subacute combined degeneration，SCD）　是由于维生素 B_{12} 的摄入、吸收、结合、转运或代谢障碍，导致体内含量不足而引起的中枢和周围神经系统变性的疾病。病变主要累及脊髓后索、侧索及周围神经等。临床表现为感觉性共济失调、行走不稳，多合并周围神经损害，脊髓侧索损害可有锥体束征。病变多位于后索，后、侧索同时受累者相对少见，一般无单纯侧索受累。MRI 可见脊髓内纵行条片状异常信号，于 T_1WI 呈低信号，于 T_2WI 呈高信号，多数有强化。

三、胼胝体变性

胼胝体变性（corpus callosum degeneration）或原发性胼胝体萎缩（primary corpus callosum atrophy）又称 Marchiafava-Bignami 病（MBD），是一种非常罕见的胼胝体脱髓鞘性病变。MBD 病因至今尚不明确，但临床上多见于长期饮用烈性白酒的成年男性，因此普遍认为 MBD 可能与慢性酒精中毒及继发的营养不良有密切关系。胼胝体由前向后分嘴、膝、体、压 4 部分，是大脑半球间最大的联合纤维。胼胝体变性导致双侧大脑半球之间联系的完整性被破坏，根据损害部位不同，其临床表现各异。而根据发病形式的不同，MBD 可分为急性、亚急性和慢性 3 型：急性发病表现为突发意识障碍、癫痫发作或其他严重的神经功能缺损症状；亚急性发病多表现为严重的发音困难，常出现肌张力增高，并有快速进展性的痴呆；慢性发病者则主要表现为渐进性痴呆。MRI 具有多角度、多序列成像的优势，可更早、更全面、更准确地显示病变范围和程度。

（一）MRI 表现

1. **常规 MRI**　MBD 以胼胝体为主，多见于体部，其次是膝部和压部，部分会累及整个胼胝体，病灶表现为胼胝体内局限或弥漫的对称性异常信号。急性期胼胝体全段呈膨胀性改变，MBD 病灶于 T_1WI 呈等或低信号，于 T_2WI 及 FLAIR 像呈高信号，病变周围存在水肿；亚急性期胼胝体膨胀减轻，水肿带消失，部分病灶内于 T_2WI 像可见斑点状低信号影，可能是由于出血引起的含铁血黄素沉积；慢性期胼胝体萎缩变薄，以体部为著，由于病灶主要位于胼胝体中层，背侧及腹侧相对正常，因此矢状面及冠状面上可见典型的边界清晰的"三明治"征，部分中层病灶内有囊腔形成。

2. **MRI 增强扫描**　由于急性期和亚急性期血脑屏障的破坏，增强扫描 MBD 病灶会出现圆形或不规则斑片状强化，慢性期病灶多不强化，部分会有轻度强化。

3. **磁共振弥散加权成像（MBD）**　病灶的 DWI 信号变化较大，大部分病灶于 DWI 像呈高或稍高信号，且 DWI 比 T_2WI 及 FLAIR 像观察到的病变范围要广泛，因此 DWI 对于显示 MBD 病灶更加敏感，可以提高急性 MBD 的阳性检出率。ADC 值随着脑组织损伤的不同程度而变化，ADC 值较低时可能说明病变区域仅有神经元损伤和脱髓鞘，ADC 值较高时可能说明存在轴突坏死等严重的脑组织损伤。一般来说，ADC 值降低的患者预后较差，而以 ADC 值升高为主的患者预后较好。因此 DWI 结合 ADC 值不但可以尽早诊断，还有助于评估 MBD 患者的预后。

4. **氢质子磁共振波谱成像（^{1}H-MRS）**　是检测活体组织生化改变的无创性技术，观察指标包括 N-乙酰天门冬胺酸（NAA）、肌酸（Cr）及胆碱（Cho）；病理状态下有时可检测到乳酸（Lac）。MRS 的敏感性很高，能够早期辅助确诊 MBD，并且能够帮助评估病情的进展及预后。

MBD 急性期 Cho/Cr 升高，NAA/Cr 降低，主要是由于髓鞘溶解释放出磷酸胆碱和甘油磷酸胆碱，导致 Cho 增多，而 NAA 作为神经元标志物，它的减少提示髓磷脂破坏后继发轴索损伤。MBD 病灶内可出现 Lac 峰，部分 Lac 峰倒置。Lac 是脑损害后局部缺血缺氧的标志，常常在脱髓鞘病变的急性期或亚急性期出现，Lac 峰倒置则提示局部存在由炎性反应引起的无氧糖酵解。

（二）鉴别诊断

MBD 最易与胼胝体梗死混淆，但两者的临床特征及 MRI 表现仍有一定的特异性。多数 MBD 有以下几项临床特征：①长期酗酒；②中老年男性；③维生素 B 复合物治疗有效果；④半球间失联系。而有以下几项者则偏向于胼胝体梗死：①存在高血压病、颈动脉斑块及糖尿病等高危因素；②老年人；③临床存在典型的后循环血栓形成，如基底动脉尖综合征者。

两者 MRI 图像鉴别要点如下：①胼胝体的供血模式独特，前、中、后部分别由不同的分支供血，且为对称性供血。因此，梗死病灶一般为单侧、局灶性分布，双侧大范围梗死一般仅见于双侧颈部大血管闭塞；而 MBD 发病与血供无直接联系，故病变为对称性，范围相对广泛，部分甚至可累及整个胼胝体。②MBD 多见于胼胝体体部，主要累及中层，呈典型的"三明治"征；而梗死则以压部多见，且全层受累。③与胼胝体变性相比，梗死的占位效应更明显。④MBD 病变主要位于胼胝体，除相邻白质外，很少累及其他部位；

而胼胝体梗死还常伴有半卵圆中心及基底节区的梗死。⑤MRS 提示 Cho 水平轻度或明显增高有助于 MBD 的诊断。⑥试验性治疗后的 MRI 复查中，MBD 病灶一般无明显变化；而梗死如果治疗及时，病灶可吸收、消散。

部分多发性硬化（multiple sclerosis，MS）及进行性多灶性白质脑病（progressive multifocal leukoencephalopathy，PML）也会导致胼胝体变性。MS 多见于中青年女性，病程一般较长，有不同程度的感觉、视力和运动障碍，可发作性加重，亦可自发缓解，激素治疗有一定效果。MS 病变以侧脑室周围白质为主，胼胝体受累时，病灶多分布于胼胝体和透明隔交界面，呈圆形或卵圆形，早期可有一定程度的强化。PML 多见于免疫力低下者，该病发病急，呈进行性加重，可出现智力减退、偏瘫，甚至昏迷。PML 病灶呈非对称性分布，常累及皮质下脑白质，病灶呈局灶性多发，可逐渐融合，融合后有一定的占位效应，但很少强化。本病还应与胼胝体肿瘤相鉴别，肿瘤占位效应明显，一般较易鉴别。

四、酒精性小脑变性

酒精性小脑变性（alcoholic cerebellar degeneration，ACD）多见于慢性酒精中毒。典型表现为小脑蚓部萎缩，环池、小脑上池、枕大池扩大。主要的病理改变为小脑蚓部皮质变性。临床表现为共济失调、眼球震颤、语速缓慢、行走不稳，可有意识和情感障碍，部分患者可合并周围神经损伤。临床需要与遗传性共济失调鉴别。半数患者可合并大脑萎缩，MRI 检查发现脑室扩大，脑裂增宽，可能与酒精的毒性、营养缺乏、代谢紊乱以及低氧血症等因素相关。

第二节　酒精相关性消化系统疾病的 MRI 检查

酒精性肝病（alcoholic liver disease，ALD）是我国常见的肝脏疾病之一，严重危害人民健康，近年来酒精性肝病占同期肝病住院患者的比例在不断上升。ALD 是由于长期大量饮酒导致的肝脏疾病，其主要临床表现为恶心、呕吐、黄疸、可有肝脏肿大和压痛，可并发肝功能不全和上消化道出血等，严重酗酒时可诱发广泛肝细胞坏死，甚至肝衰竭。目前认为 ALD 的发病机制是酒精的直接毒性和间接毒性所导致的氧化应激、细胞因子释放及免疫损伤等综合作用的结果。ALD 根据病情程度可以分为轻型 ALD、酒精性脂肪肝、酒精性肝炎、酒精性肝纤维化和酒精性肝硬化 5 种类型，其中酒精性脂肪肝和酒精性肝硬化最为常见。

一、酒精性脂肪肝

酒精性脂肪肝与其他类型脂肪肝一样是脂肪在肝内过度堆积所致，是一种常见并且可逆的肝病，如果早期治疗可以痊愈，但如果病情进一步发展可导致更加严重且不可逆的肝硬化。

脂肪肝是指肝内脂肪重量超过肝重的 5% 或者超过 30% 的肝细胞发生脂肪变性，可分为轻度、中度、重度三型。轻度脂肪肝是指肝内脂肪重量为肝重的 5% ~ 10% 或镜下每单位面积见 1/3 ~ 2/3 的肝细胞脂肪变；中度为肝内脂肪重量为 10% ~ 25% 或 2/3 以上肝细胞脂肪变；重度为肝内脂肪重量为 25% 以上，或几乎所有肝细胞均发生脂肪变。根据病变范围，脂肪肝又分为弥漫性脂肪肝和局限性脂肪肝。

（一）MRI 表现

1. 常规 MRI　自旋回波序列对脂肪肝敏感性较低，只有脂肪浸润严重时才在 T_1WI 和 T_2WI 像表现为高信号。MRI 脂肪抑制序列可以抑制脂肪信号，从而可以区别正常肝组织和脂肪变区。常用的 MRI 脂肪抑制序列主要包括频率饱和反转恢复序列（spectral saturation inversion recovery，SPIR）和短 T_1 反转恢复序列（short time inversion recovery，STIR）。

SPIR 序列采用一个特殊频率的预激脉冲选择性地激励脂肪质子，并附加一个梯度回波，使脂肪的质子去相位并消除其信号，紧接着用常规自旋回波序列使不饱和的非脂肪组织产生信号。非脂肪饱和图像的信号强度是水与脂肪信号之和，而脂肪饱和图像的信号强度只由水的信号构成，若前者信号强度高于后者，则可以推断存在脂肪成分。SPIR 序列的优点是扫描时间短，主要用于 T_2WI 的脂肪抑制。

STIR 是一种选择性脂肪抑制技术，它可以在重组的图像上消除脂肪信号。由于人体中脂肪组织的 T_1 值最小，在施加 180° 脉冲后其纵向磁矢量从反向最大值恢复到零点所需的时间很短，所以选择短的反转时间即可抑制脂肪信号。

2. 化学位移成像　通过水和脂肪质子在磁场中进动频率的差异来区别脂肪组织。当水和脂肪信号周期性处于同相位（in-phase，IP）时，两者信号相叠加；处于反相位（out-of-phase，OP）时，两者信号相抵消。通过观察 IP 和 OP 图像组织信号有无下降即可检测组织内有无脂肪存在。肝脂肪变性将导致肝脏在 OP 图像上的信号强度低于 IP 图像上的信号强度。OP 图像上信号的强弱与组织内脂肪和水含量的比例密切相关。当脂肪和水的比例接近时，OP 图像上信号抵消非常明显；而当组织内几乎为纯脂肪或纯水时，OP 图像上的信号则降低不明显或不降低。双回波化学位移成像在一次重复时间内采集数据，可显示 IP 和 OP 两组同层图像，扫描时间得到缩短，目前已经得到广泛应用，该技术还可以一定程度消除呼吸伪影的影响，提高图像质量，含脂肪成分的小病灶也可检出。

（二）鉴别诊断

局限性脂肪肝常以叶、段、亚段分布，呈扇形或不规则形，病灶常累及肝脏表面，只有少数病灶呈球形或结节状，此时需要与肝脏肿瘤相鉴别。脂肪肝一般呈稍短 T_1、等或稍高 T_2 信号，信号较均匀；肿瘤一般呈长 T_1、长 T_2 信号，信号不均匀。增强扫描时，脂肪肝的强化程度小于肿瘤的强化程度，且脂肪肝病变内可以观察到血管影，其形态、走行、分布无异常，而肿瘤病变内见不到正常血管影。

弥漫性脂肪肝中的正常肝岛会被误认为是肿瘤。肝岛是弥漫性脂肪肝中残留的正常肝组织，一般呈圆形、条形或不规则形，无论是常规 MRI 扫描还是 MRI 增强扫描，其表现均与正常肝脏一致。

二、酒精性肝硬化

酒精性肝硬化是由于长期大量饮酒所致的肝硬化，是酒精性肝病的终末阶段，属于门脉性肝硬化类型。长期过度饮酒，可使肝细胞反复发生脂肪变性、坏死和再生，从而导致酒精性肝炎。酒精性肝炎产生的坏死和炎症促发胶原纤维形成，导致瘢痕化，长期的瘢痕化即演变为肝硬化。

（一）MRI 表现

在酒精性肝硬化早期，由于弥漫性的脂肪浸润，肝脏体积一般较大；晚期时，由于炎症和纤维化程度加重，肝脏可萎缩硬化，体积也会变小。肝脏轮廓不光滑，呈波浪状，肝叶比例失调，肝裂增宽。由于肝内脂肪沉积、肝脏纤维化及结节形成，肝实质信号不均匀。脾脏多增大，门静脉增粗，可有腹水。

（二）鉴别诊断

酒精性肝硬化要与肝炎后肝硬化相鉴别。酒精性肝硬化尾状叶明显增大，右后纵沟明显增宽，再生结节小于肝炎后肝硬化的再生结节。

肝硬化是肝实质内形成多发肝硬化再生结节，而肝内多发结节还包括发育不良结节及肝癌结节。发育不良结节为癌前病变，三种多发结节的正确鉴别对于肝癌的早期诊断及治疗具有重要意义。肝硬化再生结节呈小圆形短 T_1、短 T_2 信号影；发育不良结节呈等或短 T_1、等或短 T_2 信号影；肝癌结节呈长 T_1、长 T_2 信号。结节于 T_2WI 像的信号强度与结节的良恶性密切相关，良性结节为低信号或等信号，恶性结节为高信号。而当发育不良结节癌变时，于 T_2WI 像可观察到低信号结节中有高信号出现。

第三节　酒精相关性股骨头坏死的 MRI 检查

股骨头坏死是指股骨头血供不足或中断，引起骨细胞及骨髓成分死亡及再修复，继而导致股骨头结构发生改变，关节功能出现障碍。股骨头坏死可分为创伤性和非创伤性两大类，前者主要是由股骨颈骨折、髋关节脱位等髋部外伤引起，后者的主要原因为过量饮酒和皮质类固醇的应用。

酒精导致的股骨头缺血坏死是由多种因素综合作用而成的。其机制主要为：过量饮酒后大量自由基损伤血管内皮细胞，小动脉继而发生纤维样变和粥样硬化；而周围循环中的胆固醇、三酰甘油等脂类物质增多，可聚集形成脂肪球，栓塞于股骨头内的微血管；而股骨头内肥大的脂肪细胞和发生脂肪变性的骨细胞又可直接压迫血窦，使骨内压异常增高。这些因素可使微循环淤滞，最终导致股骨头缺血坏死。股骨头坏死分为 5 期：0 期为活检结果符合坏死，其他检查正常；Ⅰ期为骨扫描或 MRI 出现异常；Ⅱ期为股骨头斑片状密度不均、硬化与囊肿形成，X 线与 CT 无股骨头塌陷表现，MRI 与骨扫描出现异常，髋臼无变化；Ⅲ期为正侧位片看到新月征；Ⅳ期为关节面变扁、间隙狭窄、髋臼出现坏死硬化、囊性变和边缘骨赘。

MRI 作为骨坏死的早期诊断方法，在诊断股骨头坏死方面得到广泛应用。股骨头坏死早期行 MRI 检查即可出现双线征这一骨坏死的特异性表现，可与其他病变相鉴别。双线征多见于 0～Ⅱ期，此征象位于坏死骨与存活骨交界处，外侧短 T_2 信号为存活骨边缘的硬化，内侧长 T_2 信号为含有液体成分的充血和炎症细胞的修复带。于 T_2 抑脂像可见坏死区周围髓腔内的弥漫性稍高信号水肿带。在中晚期，股骨头内可见不规则斑片状信号影，信号高低不均，主要为长 T_1 长 T_2 信号，为死骨、新生骨和纤维组织，还有一些脂肪成分。病情严重时会出现股骨头变形、塌陷，髋臼亦会变形。与其他原因引起的非创伤性股骨头坏死相比，酒精性股骨头坏死的关节积液一般较多。MRI 不仅在股骨头坏死的早期诊断中起重要作用，由于为多方位成像，MRI 还可以为需要行股骨头置换的患者进行手术前的定位和术后的评价。

（刘鹏飞　南　东）

参考文献

1. 程克斌，屈辉. 酒精性股骨头缺血坏死. 中国医学影像技术，2004，(4):500-502

2. 董建军，高波，吕翠，等. 慢性酒精中毒所致脑病的影像学表现. 医学影像学杂志，2008,(6):590-592

3. 黄光，唐煜，王俊芳. 急性 Wernicke 脑病的 MRI 表现. 中国神经免疫学和神经病学杂志，2011，(2):13-139

4. 吕培杰，陈克敏，柴维敏. 脂肪肝的 MRI 研究进展. 临床放射学杂志，2010，(3):419-422

5. 吕晓辉，王炳元. 酒精性肝病的影像学诊断. 中华肝脏病杂志，2003,(11):691-691

6. 石士奎，季立平，程敬亮. 胼胝体变性与梗死的 MRI 诊断及鉴别诊断. 国际医学放射学杂志，2009，(1):13-15

7. 严小兰，廖凯兵，郑树卿，等. Marchiafava-Bignami 病的影像学研究进展. 放射学实践，2011，(6):665-667

8. 余红胜，武宁强，沈又利. 酒依赖致慢性酒精中毒性脑病的临床及 CT/MRI 分析. CT 理论与应用研究，2010，(3):107-116

9. Abbott R, Silber E, Felber J, et al. Lesson of the week: Osmotic demyelination syndrome. BMJ, 2010, 331:829-830

10. Boutboul D, Lidove O, Aguilar C, et al. Marchiafava-Bignami disease complicating SC hemoglobin disease and Plasmodium Falciparum infection. Presse Medicale, 2010, 39(9):990-993

11. Geibprasert S, Gallucci M, Krings T. Alcohol-induced changes in the brain as assessed by MRI and CT. Eur Radiol, 2010, 20:1492-1501

12. Halavaara J, Brander A, Lyytinen J, et al. Wernicke's encephalopathy: is diffusion-weighted MRI useful. Neuroradiology, 2003, 45(8):519-523

13. Kawamura M, Shiota J, Yagishita T, et al. Marchiafava-bignami disease: Computed tomographic scan and magnetic resonance imaging. Annals of Neurology, 1985, 18(1):103-104

14. Rugilo CA, Uribe Roca MC, Zurru MC, et al. Proton MR spectroscopy in Wernicke's encephalopathy. AJNR, 2003, 24:952-955

15. Sehgal V, Kesav P, Modi M, et al. Acute Marchiafava-Bignami disease presentingas reversible dementia in a chronic alcoholic. BMJ Case Rep, 2013

16. Matt Lallas, Jay Desai. Wernicke encephalopathy in children and adolescents. World J Pediatr, 2014, 10(4):293-298

17. Sehgal V, Kesav P, Modi M, et al. Acute Marchiafava-Bignami disease presentingas reversible dementia in a chronic alcoholic. Bmj Case Rep, 2013, 2013(feb15 1)

18. Lallas M, Desai J. Wernicke encephalopathy in children and adolescents. World J Pediatr, 2014, 10(4):293-298

第十三章

酒精相关性疾病的分子影像学检查

　　长期大剂量饮酒几乎导致全身所有器官功能和形态学的改变。尽管酒精所诱发的疾病种类繁多，但以神经系统疾病及肝脏疾病最为常见，而且占有比例较高，产生后果最为严重。如果这类疾病能够得到早期诊断、早期治疗，大多数患者均可获得满意的疗效，因此早期采用灵敏、准确的诊断方法是治疗这类疾病最为关键的步骤。

　　因为影像学检查手段可以直观、准确地检查出大脑实质形态学及代谢、功能的变化，所以无论是临床工作，还是研究工作中，均以影像学方法做为酒精相关性脑病最主要的检查手段。其中，X 射线计算机体层摄影（X-ray computed tomography,CT）、磁共振成像（magnetic resonance imaging，MRI）用于判断酒精依赖性患者脑组织形态学的变化；单光子发射计算机断层显像（single-photon emission computed tomography，SPECT）、正电子发射断层显像（positron emission tomography,PET）用于观察酒精依赖性患者的脑组织血流和脑代谢方面的变化等。

　　本章主要探讨核医学 SPECT、PET 及正电子发射断层显像 /X 线计算机体层成像仪（positron emission tomography/computed tomography，PET/CT）等分子影像学方法在慢性酒精依赖性患者神经系统功能方面变化的特点。这是因为：①早期 SPECT 或 PET 在解剖方面影像清晰度及精细度方面远不如 CT、MRI，采用核医学手段观察形态学精细改变受到很大限制，所以研究资料较少。相反，CT、MRI 在形态改变方面的研究资料十分丰富；② SPECT、PET 等设备在功能成像方面具有独特的优势。这些设备可以发现脑组织血流量或脑代谢准确的变化，进而可以早期、特异地反映病变组织功能的变化。

　　由于脑组织血流灌注及脑代谢的变化是形态变化的前提条件，所以 SPECT 和 PET 是近二十年来研究脑功能诊断和研究方面应用最为广泛和成熟的方法。并且，随着兼顾解剖和功能的优势的 SPECT/CT 或 PET/CT 等设备在临床上广泛应用，核医学方法能发挥更大的优势，所以本章主要就 SPECT 和 PET 所进行的脑局部血流量（rCBF）及脑糖代谢方面的研究进行阐述。

第一节　区域性脑血流量在酒精依赖性患者神经系统改变方面的研究

一、SPECT 区域性脑血流测定的原理

脑灌注显像是采用能穿透血脑屏障进入脑组织的放射性核素进行脑组织显像的方法，进入脑组织的放射性物质的数量与脑组织局部血流量呈正比，所以这类显像方法被称为脑灌注显像或脑局部血流量（regional cerebral blood flow，rCBF）的测定。临床所应用的药物主要有两类：

（一）^{99m}锝（^{99m}Tc）标记的药物

临床所应用的药物主要有：^{99m}Tc-六甲基丙二胺肟 (^{99m}Tc-HMPAO) 及 ^{99m}Tc-双半胱乙酯（^{99m}Tc-ECD）。这两种药物均具有脂溶性、无电荷及分子量小的特点，可以通过血脑屏障。一旦进入脑组织后则立即失去脂溶性，不能反向透过血脑屏障，可以在脑组织内滞留较长时间完成显像的目的。

（二）^{123}碘（^{123}I）标记的胺类化合物

主要包括：^{123}I-安菲他明 (^{123}I-IMP) 和 2-羟-3-甲基-5-碘苄基（^{123}I-HIPDM）。这类药物与 ^{99m}Tc-HMPAO 显像的原理相类似，也可以在脑组织内滞留 60min 左右，有利于脑组织显像。因为这类药物主要由加速器生产，目前国内还没有进行生产。

（三）^{133}氙（^{133}Xe）显像

^{133}Xe 是一种脂溶性惰性气体，进入血液循环后以弥散方式自由的通过完整的血脑屏障，迅速被脑组织摄取并不断的从脑组织内洗脱。脑组织摄取和洗脱 ^{133}Xe 的量和脑血流量呈正比，可以测得脑灰质及脑白质的血流量。缺点是 ^{133}Xe 属于放射性气体，防护较难，另外 ^{133}Xe 能双向通过血脑屏障，在脑内滞留时间短。目前国内外采用 ^{133}Xe 测量脑血流量方法进行临床诊断的应用较少，主要用于实验研究。

二、SPECT 的区域性脑血流正常及异常表现

由于正常神经细胞体主要位于大脑皮层（灰质）及大脑深部的神经节（如基底节），这部分结构是大脑功能最为活跃的地方，所以在正常脑灌注显像上表现为明显的放射性药物的分布，而大脑白质则分布量很少。正常时大脑及小脑皮层及皮层下功能核显像清晰，对称，放射性药物分布均匀；异常时，大脑皮层或皮层下功能核不同区域内见局限性的血流灌注减低。如图 13-1-1、图 13-1-2。

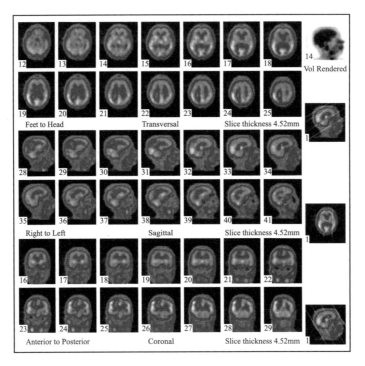

图 13-1-1　脑组织 rCBF 正常影像

大脑额叶、颞叶、基底节（尾状核、豆状核、丘脑）及小脑显示清晰，两侧对称

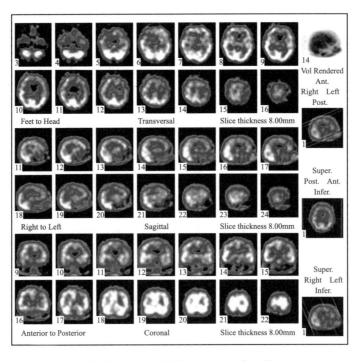

图 13-1-2　脑组织 rCBF 异常影像

左侧大脑额顶叶表现脑血流灌注减低，而双侧颞叶、基底节及小脑显示清晰，未见异常

三、SPECT 在慢性酒精相关性脑病方面的应用

慢性酒精依赖患者脑组织形态的表现主要有：①脑萎缩；②脑梗死；③脑白质脱髓鞘；④韦尼克脑病；⑤胼胝体变性。这 5 种疾病在形态影像学上均能得到准确地诊断，既可以有单一影像特征出现，也可以多种影像特征同时出现，因为疾病临床症状多种多样，所以多种影像特征同时出现是最常见影像特征。

慢性酒精依赖性脑组织的血流量改变的主要表现全脑或不同区域脑组织血流量减低为明显特征，可以与形态学改变相匹配，也可能不与形态学一致。

SPECT 的 rCBF 是反映脑血流灌注方面改变最灵敏和最特异的影像手段，可以发现大脑皮层、小脑皮层及基底节等区域的局部血流量变化。这种变化可能是诱发脑组织结构变化的原因；也可能是局部脑组织形态结构改变后所引起的结果，并且对于酒精戒断后脑血流恢复的判定更具有其他影像所不具有的优势，是目前针对酒精相关性脑病方面最为有效的观察方法。由于早期 SPECT 和 PET 本身对于解剖结构判定方面自身不足，使这种方法几乎不被应用于脑组织形态学改变方面的研究。但是随着 SPECT/CT、PET/CT 及 PET/MRI 等融合影像设备的成熟及应用，相信不远的将来，能将功能和解剖完美结合的核医学方法在诊断神经系统疾病时发挥更加独特的优势，而且有关血流灌注和解剖结构综合研究的成果也会取得更大的进展。

（一）国内外相关研究

早在 20 世纪 80 年开始，许多学者就采用 MRI 脑组织定量分析方法进行慢性酒精中毒后脑各叶形态学改变的分析。发现了慢性酒精中毒会导致大脑产生广泛损害的影像学特点。在临床上患者的研究也可以见到，患者本身会出形式多样性和非常复杂临床的表现，如：记忆力减退，判断、计算、分析能力下降，人格改变、妄想、情感异常、幻视、幻听等精神症状，也可能表现出眼肌麻痹、共济失调及精神障碍等韦尼克脑病的典型表现等神经症状。许多研究结果证实了这些症状的轻重与酒精的摄入剂量、时间长短呈正比。综合研究成果认为导致这些疾病原因主要与以下因素有关：①酒精属于脂溶性物质，易产生自由基与不饱和脂质结合，使耗氧增高，含有大量不饱和脂肪酸的脑组织受到直接的毒性作用，这会影响大脑皮层和有关感觉传导通路的完整性。②长期大量饮酒导致消化道损害及功能紊乱，影响营养物质的消化和吸收，导致营养代谢障碍和维生素 C、维生素 E、维生素 B 等缺乏。其中维生素 C、维生素 E 缺乏导致脑组织抗氧化能力下降，会影响神经细胞的代谢。维生素 B 是形成焦磷酸硫胺素（thiamine pyrophosphate，TPP）的主要物质，一旦缺乏会影响三羧酸循环，引起脑组织内乳酸堆积和酸中毒，干扰神经递质的合成、释放和摄取，促进了脑神经细胞发生脱髓鞘和轴索损害，进而导致神经系统功能障碍。③酒精会导致脑血管的损害，使脑供血减少，加重脑组织病理性损害。

在 20 世纪 70 ~ 90 年代，关于神经系统损害与脑局部血量的相关性被证实。1987 年 Hata 等采用 ^{133}Xe 计算机断层扫描技术针对 17 例近期戒酒者进行研究，发现了整个大脑灰质和皮质区域脑血流量普遍的减少。同样的 Hunter 等采用 ^{99m}Tc-HMPAO SPECT 研究酒精中毒所引发的 Wernicke-Korsakoff 综合征时也发现大脑皮质广泛的血流量的降低。近期

一些学者报道 Wernicke-Korsakoff 综合征时相关的边缘海马回路代谢减低、丘脑、后扣带回和内侧前额叶皮层的相对代谢减低。另外有些学者则报道长期酗酒者前扣带、双侧额颞叶区域及丘脑等区域的脑血流量的减少。尽管酒精中毒性脑病表现多种多样，不同程度的疾病会有着不同的脑血流量的变化，但随着慢性酒精中毒患者样本的增大，总体的趋势是双侧额叶血流量减少。

Nicolás 等研究慢性酒精中毒性脑病患者脑局部血流量变化，对 40 例无症状的酒精中毒性脑病变患者与 20 例无饮酒对照者进行分析发现，SPECT 显像时 40 例患者中有 30 例患者出现明显脑血流灌注的减低。通过统计学分析发现，慢性酒精中毒性脑病患者中大脑各叶的血流量均低于对照组，而额叶减低的程度最为明显，约占 65%；而 CT 影像中仅有 11 例患者表现出额叶的萎缩。另外一组 10 名患者经过 2 个月戒酒后再行 SPECT 脑血流灌注显像，则发现 8 例患者额叶血流灌注恢复正常。额叶脑血流量的变化与近期酒精摄入量具有较强的相关性。

有关于酒精中毒性脑病的研究发现，酒精中毒患者在双侧额叶、颞叶、顶叶、枕叶、扣带回、海马旁回、丘脑、豆状核、尾状核和小脑的 rCBF 指数均明显低于正常对照组。患者组额叶低灌注为 65%（15/23），颞叶 40%（9/23），顶叶 30%（7/23），枕叶 22%（5/23）；左右脑 rCBF 指数比较，两侧额上回、额中回、额下回及枕叶的 rCBF 差异有显著性（$p < 0.001$），且右侧低于左侧；大脑皮层、深部脑灰质结构（边缘系统、基底节区）及小脑部位双侧均存在弥漫性脑血流灌注减低，以额叶为主，且右脑皮层脑血流灌注减低程度明显重于左脑，这与慢性酒精中毒的右脑损害假说一致。

Harris 等利用 SPET/CT 的研究中认为：如果长期酗酒者年龄较小（55 岁以下），则小脑血流量下降的较为明显；如果酗酒者年龄较大（55 岁以上），脑组织的老化与酗酒相结合会明显促进大脑皮质血流下降更为明显。

（二）酒精依赖性脑病的 rCBF 影像学特征

1. 慢性酒精中毒性脑病患者中，脑叶萎缩与局部脑血流量（rCBF）的减低呈正比。

2. 慢性酒精中毒性脑病患者中，大脑皮质表现为广泛的血流灌注减低，其中以额叶及颞叶为明显，脑功能的缺失与大脑各叶血流缺失具有明显的相关性。

3. 酒精中毒性脑患者大脑各叶 rCBF 的变化可能早于脑叶形态学的变化，但也可能是形态学变化后所引起脑血管痉挛。

4. 大脑血流的降低与饮酒的时间和剂量有关。单一 SPECT rCBF 的灵敏度和特异性均高于形态学上 CT 或 MRI 影像上表现，但在解剖学方面则具有一定的不足，近年的 SPECT/CT、PET/CT 及 PET/MRI 等设备能够弥补形态检查方面的不足。

5. 戒酒一定时间后，脑组织局部脑血流量可以得到明显的恢复。

6. 酒精对于神经系统的影响可能通过两种方式影响大脑功能和结构。第一种是影响大脑微血管，进而影响皮层或皮层下结构，这与近期酒精摄入量有关；第二种是影响导致大脑萎缩，这与一生的酒精摄入总量有关。

四、慢性酒精相关性脑病 SPECT 区域性脑血流影像的鉴别诊断

临床许多疾病会导致大脑皮层血流灌注降低，这与酒精中毒所导致大脑皮层广泛的低血流灌注有一定程度的相近，需要进行鉴别。

（一）痴呆

几乎所有痴呆在 SPECT rCBF 影像上均表现出不同程度的大脑各叶血流灌注降低。其中阿尔茨海默病一般表现为颞顶叶的血流灌注下降，而 Lewy 小体痴呆一般表现为大脑后部分血流灌注下降，而额颞叶痴呆表现为额叶、颞叶对称性广泛性血流灌注下降。血管性痴呆则表现为补丁样脑血流灌注减低。

（二）癫痫

SPECT rCBF 一般用于癫痫定位的诊断，具有较高的灵敏度和特异性。在发作间期可表现为双侧大脑血流灌注正常或减低。在发作期可表现局限性血流灌注增加。为了增加灵敏度，可采用发作期图像减去发作间期图像的减影方法获得图像进行诊断。

（三）脑死亡

脑死亡通常采用临床诊断标准判断，但是临床标准不易得到信服，而且有一定的误差，所以采用 SPECT 脑血流灌注显像进行判断。如果脑死亡则可显示颅内没有明显血流灌注的 SPECT 影像，呈"空壳样"改变。

第二节　PET/CT 在酒精相关性神经系统疾病方面的研究

一、PET/CT 脑显像的原理

PET/CT 常规应用的正电子示踪剂 ^{18}氟（^{18}F）、^{11}碳（^{11}C）、^{13}氮（^{13}N）、^{15}氧（^{15}O）是组成人体固有元素的核素，这些示踪剂所标记的生物分子可以从不同方面反映神经系统的血流、代谢、受体情况，进而达到诊断疾病的目的。

目前主要的显像剂有 ^{18}F 标记的生物分子、^{11}C 标记的生物分子、^{13}N 标记生物分子、^{15}O 及 ^{15}O 标记的生物分子，如，β-2-［^{18}F］氟-脱氧-D-葡萄糖（^{18}F-FDG）、6-［^{18}F］氟-L-多巴（6-^{18}F-FDOPA）、3′-脱氧-3′-［^{18}F］氟胸腺嘧啶核苷（^{18}F-FLT）、3-［^{18}F］氟-羟基丙基-2-硝基咪唑（^{18}F-FMISO）、O-（2-［^{18}F］氟乙基）-L-酪氨酸（^{18}F-FET）。^{11}C-乙酸钠、L-^{11}C-MET（L-^{11}C-蛋氨酸）、^{11}C-雷氯必利（^{11}C-rachopride）、^{11}C-氟马西尼（^{11}C-FMZ）、^{11}C-甲基-N-2β-甲基酯-3β-（4-F-苯基）托烷（^{11}C-β-CET）。^{13}氮-氨（^{13}N-NH$_3$）、氧 ^{15}-水（^{15}O-H$_2$O）等。

由于标记的生物分子不一样，显像原理也不一样，下面就最常用药物的原理简单阐述一下：

（一）葡萄糖代谢显像

主要代表药物为 ^{18}F-FDG。这类药物是国内外 PET 及 PET/CT 显像应用最为广泛的药物，主要用于肿瘤显像、神经系统、心肌代谢显像。本研究也以这类药物进行说明。

原理：^{18}F-FDG 与天然葡萄糖关键性能相似，可以参与机体的能量转换。进入细胞液的 ^{18}F-FDG 在己糖激酶的作用下转化成为 6-磷酸 -^{18}F-FDG，由于分子结构与天然葡萄糖的差异不能被磷酸己糖异构酶催化转变为 6-磷酸氟代果糖，不能进入糖酵解过程，从而使 ^{18}F-FDG 存留细胞内。进入细胞的量与细胞的活性有关，可以反映细胞本身的代谢水平。

由于脑细胞能量绝大部分（90%）来自葡萄糖的有氧代谢，尽管脑重量仅占体重的 2% ~ 3%，但脑消耗的葡萄糖却占全身的 29%，每 100g 脑组织的耗氧量约为 2.50 ~ 3.50ml/min，灰质的氧耗量为 2.93 ~ 4.65ml/（100g·min），小脑的氧耗量为 2.79 ~ 4.81ml/（100g·min），脑白质氧耗量为 1.09 ~ 1.95ml/（100g·min），所以临床上 ^{18}F-FDG PET/CT 显像，主要用于反映脑细胞的糖代谢，通过疾病使脑组织的糖代谢的增高或减低从而诊断疾病，特别是目前与 CT 或 MRI 完美结合后，更可能精确定位及定性相关疾病，如肿瘤、痴呆、癫痫等。

（二）参与氨基酸代谢的药物主要代表药物

参与氨基酸代谢的药物主要代表药物有：L-^{11}C-蛋氨酸、^{18}F-FET。

原理：代表了体内氨基酸的转运、代谢和蛋白质的合成情况。相对 ^{18}F-FDG 来说，肿瘤摄取的量较正常组织高，而且在炎症上的浓聚较少，非常有利于炎症与肿瘤的区别（^{18}F-FDG 在肿瘤及部分炎性疾病有时不易区别）。

（三）参与有氧代谢的药物主要代表

参与有氧代谢的药物主要代表药物为 ^{11}C-乙酸钠。

原理：反映的是有氧代谢率，目前在肝、肾、前列腺肿瘤检查中应用较多。

（四）受体、配体及神经递质类药物

主要代表药物有：6-^{18}F-FDOPA、^{11}C-rachopride、^{11}C-FMZ、^{11}C-β-CET

原理：这类药物一般是神经递质的类似物、前体或受体或配体的拮抗剂，主要用于精神和神经系统疾病的诊断，如精神分裂症、帕金森病、癫痫、药物依赖等。

（五）反映血流方面的药物

代表药物有：^{13}N-NH$_3$、^{15}O-H$_2$O。

原理：这类药物可以溶解于血流中，故此可以反映脏器血流灌注的情况，以心肌灌注和局部脑血流量方面研究应用最为广泛。

二、酒精相关性脑病的 ^{18}F-FDG PET/CT 正常及异常影像

脑 ^{18}F-FDG PET 代谢显像可见灰质放射性分布明显高于白质区，大脑皮质、基底节、丘脑、小脑、脑干放射性分布较高，两侧基本对称，与脑血流灌注显像类似，但

两者显像的原理并不一致。在 PET/CT 可以看到大脑皮层与皮层下功能核区域表现出明显的 ^{18}F-FDG G 摄取增高，融合图像对于高代谢部位的解剖定位具有非常好的显示，如图 13-2-1。异常时，由于大脑灰质及功能核代谢均较高，多数疾病表现为低代谢，但在一些恶性肿瘤颅内转移性病灶则呈现为高代谢影像，如图 13-2-2。

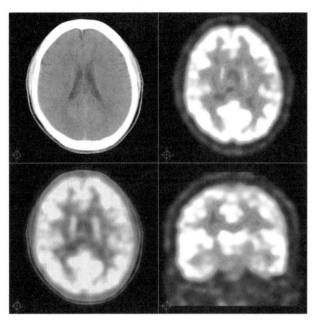

图 13-2-1　正常 ^{18}F-FDG PET/CT 显像
大脑灰质及功能核高代谢，而白质低代谢

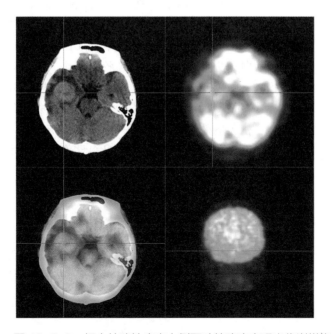

图 13-2-2　颅内转移性病变右侧颞叶转移瘤表现出代谢增高

三、PET/CT 在酒精相关性脑病方面的应用

（一）酒精依赖性脑病 ^{18}F-FDG PET 相关研究

　　慢性酒精依赖性患者大脑改变无论是从脑局部血流量（rCBF），还是从糖代谢率（CMR Glc）方面来讲均可以观察到与正常人群数据有明显的减低，排除年龄方面的原因，糖代谢减低主要与酒精所引发的脑组织的损伤有着直接关系。Paller 等在 1997 年报道，Wernicke-Korsakoff 综合征患者大脑皮质广泛性 ^{18}F-FDG 代谢的减低。Wik G 在对 9 名男性酒精依赖患者及 12 名健康对照组分析进行了 ^{18}F-FDG PET 检查后发现，健康患者脑代谢率随着年龄增加而降低，而酒精患者约有 20%～30% 葡萄糖代谢比正常对照组低（这些结构包括皮质或皮层下功能核），最主要的影响在顶叶皮质。而 CT 脑萎缩与糖代谢降低关系不明确。Gilman 等通过 14 名对慢性酒精依赖患者的脑组织糖代谢研究发现，小脑蚓部和内侧额叶大脑皮层代谢低下的程度与临床神经功能缺损的严重程度显著相关。在 CT 扫描发现的萎缩程度与大脑皮层的内侧额叶区的局部脑代谢率显著相关，但在小脑表现不明显。小脑蚓部代谢低下与有临床症状（酒精性小脑功能下降）患者有相关性，在没有小脑功能障碍的临床症状（酒精依赖）患者中没有表现出相关性。突出的发现是存在或不存在酒精性小脑变性酒精依赖患者中，大脑皮层的内侧额叶代谢均表现出低下。酒精依赖性患者糖代谢减低的部位广泛但并十分明确，一般公认是大脑额叶代谢减低，其他有双侧额颞叶、丘脑、边缘海马回路（包括丘脑和海马）、小脑、前后扣带回等涉及大脑皮层及皮层下各功能性核。近期一些学者通过对比 PET 和解剖学影像的结果证实，脑组织葡萄糖代谢的下降原因并不能全部归结于脑组织的减少，而是慢性酒精摄入导致额叶内侧区域的脑组织功能受损的结果。

　　在研究中可以观察到酒精依赖性患者大脑皮层及皮层下功能核糖代谢的变化，也有一些研究观察到其脑白质糖代谢的变化。Reed 等在研究 Wernicke-Korsakoff 综合征患者时，采用感兴趣区（region of interest，ROI）和统计参数图系统参数图（SPM）进行研究发现，在脑白质表现出较高的糖代谢率，而大脑皮层和皮层下灰质则表现出代谢的减低。广泛的脑白质高代谢可以解释为与脑白质炎症或损伤后神经胶质增生有关，这也反映了慢性酒精依赖性患者由于缺乏维生素 B_1 所引起硫胺素缺乏，进一步导致脑白质大片的损害，使神经传导性广泛性功能障碍。而扣带回后压部及内侧颞叶代谢减退，可以解释间脑记忆通路内次级代谢的影响。同样许多相关的研究中也发现，额颞叶皮层代谢减低，减低程度与额叶萎缩严重程度具有高度相关性，可以解释了酒精本身毒性作用与硫胺素缺乏所引起间脑病变共同作用机制。经过一定时间戒断后，一些患者额叶萎缩或糖代谢减低可以部分或完全恢复。

　　Volkow 等在研究长期酗酒者中同样发现，全脑皮质 ^{18}F-FDG 的摄取量明显下降，而 ^{11}C- 乙酸盐的摄取量明显增加，且与酗酒的量、时间有正相关规律。这表明，酒精毒性会使脑组织利用葡萄糖能力下降，利用乙酸盐能力上升。如果适当、及时的增加血浆乙酸盐的浓度有可能缓解酒精毒性进一步伤害大脑组织，这对于乙酸盐治疗酒精中毒性脑病具有潜在的价值。

（二）酒精相关性脑病的 ^{18}F-FDG PET/CT 的影像特征

1. 慢性酒精中毒的患者一般表现为全脑灰质或皮质下功能核的糖代谢的降低，一般以额叶内侧，顶叶、丘脑、小脑蚓部糖代谢减低。脑组织糖代谢降低与脑萎缩程度具有较好的相关性。具有临床症状的患者尽管 CT、MRI 并没有表现出相关脑萎缩的影像学证据，但 PET 则可表现出不同脑组织的糖代谢减低，但没有任何症状患者脑组织的糖代谢未见异常。是因为脑萎缩引起的脑糖代谢（CMRGlc）减低，还是由于脑糖代谢引起的脑萎缩，两者关系尽管仍存在着争论，但两者具有较好相关性这一现象已得到证实，如图 13-2-3、图 13-2-4。

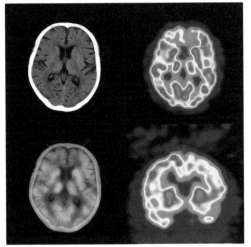 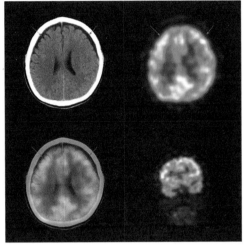

图 13-2-3　酒精相关性脑病　　　　　图 13-2-4　酒精相关性脑病
双侧额叶内侧代谢减低　　　　　　　双侧额叶萎缩伴代谢减低

2. 脑白质糖代谢增高。

3. 酒精中毒的不同临床表现 PET/CT 与解剖影像 CT 或 MRI 的表现具有较好的相关性，但并不完全匹配。

4. 急性 Wernicke-Korsakoff 综合征早期可表现为小脑的糖代谢增高，反映了小脑为了校正失常运动技巧进行的调整。

5. 脑组织糖代谢的减低程度与饮酒的时间及量有着明显相关性。酒精戒断后部分脑组织的糖代谢可以恢复。

四、慢性酒精相关性脑病 ^{18}F-FDG PET/CT 影像的鉴别诊断

如 SPECT 影像相类似，许多神经系统疾病均可表现出局部脑组织糖代谢的减低，其中许多疾病单凭 ^{18}F-FDG PET/CT 影像进行诊断或鉴别诊断十分困难。

最主要鉴别手段包括患者的病史及临床表现，如，外伤史、饮酒史、高血压史或糖尿病史、癫痫发作，认知功能损伤、精神和意识障碍、共济失调等。这些表现对于诊断具有不可替代的作用。

其次在酒精依赖患者的 ^{18}F-FDG PET/CT 影像一般表现为对称性和广泛性的糖代谢减低，如图 13-2-5。临床上常需要与下列疾病进行鉴别。

（一）癫痫

许多癫痫患者临床可表现出大发作、小发作及特异脑电图上改变。发作间期在 ^{18}F-FDG PET/CT 影像上可表现出大脑皮层不同区域局限性糖代谢减低，发作期则表现为局部脑皮层糖代谢增高。涉及部位多数为非对称性，少数为对称性和无明确改变；部分以颞叶、海马区为著。而酒精依赖性患者则表现为额叶糖代谢减低为主，也明显涉及皮层下功能核，而癫痫一般不涉及这些部分，特别是皮层下功能核，如图 13-2-6。

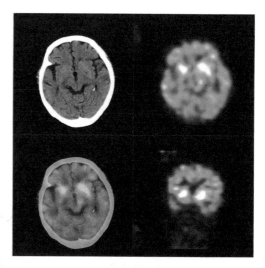

图 13-2-5　慢性酒精相关性脑病
双侧大脑灰质广泛性代谢减低，豆状核及尾状核 ^{18}F-FDG 分布增高

（二）颅内肿瘤或转移瘤

颅内肿瘤根据病理类型、良恶性可表现糖代谢减低、正常或增高。通常以低代谢为主要表现。需要注意的是：由于脑皮质均表现出高的糖代谢，在诊断或鉴别诊断时，即使具有糖代谢增高的肿瘤也可以表现出相对较低的亮度，通过与脑白质区低代谢相比较可以获得满意的结果。许多恶性肿瘤均可转移至颅内，如肺癌、乳腺癌等，转移性病灶多位于灰、白质交界处，周围有明确水肿带，结合临床资料所提示原发病史及解剖影像学资料，多数疾病可以得到明确诊断；而且转移瘤在 ^{18}F-FDG PET/CT 除了上数特点外，多数表现为糖代谢增高（图 13-2-7）。

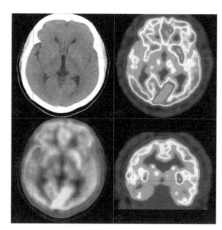

图 13-2-6　癫痫 PET/CT 影像
右侧颞叶癫痫灶代谢减低

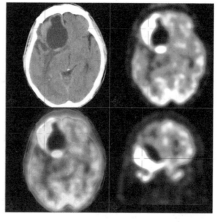

图 13-2-7　颅内转移瘤影像
右侧额叶转移瘤实性部分代谢增高，囊性部分减低

（三）脑局部功能下降

一些患者并没有明确的临床表现，或者临床症状被其他疾病所掩盖，CT 或 MRI 影像上表现异常或无异常的前提下，^{18}F-FDG PET/CT 影像则均可表现出局部或一侧大脑皮层的糖代谢减低，追述病变进程及对比图像可发现一侧大脑主要供血血管或分支血管供血不全，如图 13-2-8，这种影像可提示隐匿性脑缺血性改变。

五、小结

SPECT 的 rCBF 测定影像与 ^{18}F-FDG PET 影像在图像表现有一定的类似和相关性，但是两者的显像的原理完全不同，所测定的内容也完全不一样。其中 rCBF 是反映大脑各不同区域的血流灌注情况，而 ^{18}F-FDG PET 则反映不同区域脑组织利用葡萄糖的能力。

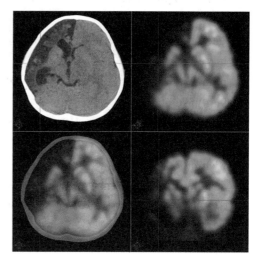

图 13-2-8　右侧大脑半球萎缩伴有代谢减低

目前的影像学方法已经相当的成熟和先进，对中枢神经系统许多疾病的诊断也十分科学和准确，但是臆想只凭影像学就可以对酒精相关性中枢神经系统疾病完全诊断是片面的和错误的。由于疾病种类多样性和大脑功能多样性，许多疾病必须根据临床表现、病史、神经学检查及多学科和多种检查技术的综合诊断才能够得出明确的结果。

（李　勇）

参考文献

1. 张锦明. 常用正电子放射性药物 // 田嘉禾. PET/CT 诊断学. 第 1 版. 北京：北京化学工业出版社（医学出版分社），2007，179-202

2. 潘中允，陈军. 18F-FDG 显像诊断肿瘤概述 // 潘中允，屈婉莹，周诚，等. PET/CT 诊断学. 北京：人民卫生出版社，2009，159-160

3. 胡建，夏炎，李勇，等. 慢性酒精中毒患者局部脑血流灌注的变化. 中华核医学杂志，2004，24(1):35

4. Oscar-Berman M, Valmas MM, Sawyer KS, et al. Profiles of impaired, spared, and recovered neuropsychologic processes in alcoholism. Handb Clin Neurol, 2014, 125, 183-210

5. Sparacia G, Anastasi A, Speciale C, et al. Magnetic resonance imaging in the assessment of brain involvement in alcoholic and nonalcoholic Wernicke's encephalopathy. World J Radiol, 2017, 9(2):72-78

6. Henriksen OM, Kruuse C, Olesen J, et al. Sources of variability of resting cerebral blood flow in healthy subjects: a study using ^{133}Xe SPECT measurements. J Cereb Blood Flow Metab, 2013, 33(5):787-792

7. Erdozain AM, Morentin B, Bedford L, et al. Alcohol-related brain damage in humans. PLoS One, 2014, 9(4):e93586

8. Vetreno RP, Hall JM, Savage LM. Alcohol-related amnesia and dementia: animal models have revealed the contributions of different etiological factors on neuropathology, neurochemical dysfunction and cognitive impairment. Neurobiol Learn Mem, 2011, 96(4):596-608

9. Müller-Oehring EM, Jung YC, Pfefferbaum A, et al. The Resting Brain of Alcoholics. Cereb Cortex, 2015, 25(11):4155-4168

10. Manzo G, De Gennaro A, Cozzolino A, et al. MR imaging findings in alcoholic and nonalcoholic acute Wernicke's encephalopathy: a review. Biomed Res Int, 2014, 2014:503596

11. de la Monte SM, Kril JJ. Human alcohol-related neuropathology. Acta Neuropathol, 2014, 127(1):71-90

12. Schacht JP, Anton RF, Myrick H. Functional neuroimaging studies of alcohol cue reactivity: a quantitative meta-analysis and systematic review. Addict Biol, 2013, 18(1):121-133

13. Chopra K, Tiwari V. Alcoholic neuropathy: possible mechanisms and future treatment possibilities. Br J Clin Pharmacol, 2012, 73(3):348-362

14. Hata T, Meyer JS, Tanahashi N, et al. Three-dimensional mapping of local cerebral perfusion in alcoholic encephalopathy with and without Wernicke-Korsakoff syndrome. J Cereb Blood Flow Metab, 1987, 7(1):35-44

15. Hunter R, Wyper DJ, Patterson J, et al. Cerebral pharmacodynamics of physostigmine in Alzheimer's disease investigated using single-photon compute rised tomography. Br J Psychiatry, 1991, 158:351-357

16. Sanvisens A, Zuluaga P, Fuster D, et al. Long-Term Mortality of Patients with an Alcohol-Related Wernicke-Korsakoff Syndrome. Alcohol Alcohol, 2017, 52(4):466-471

17. Zahr NM, Pfefferbaum A. Alcohol's Effects on the Brain: Neuroimaging Results in Humans and Animal Models. Alcohol Res, 2017, 38(2): 183-206

18. Rogers BP, Parks MH, Nickel MK, et al. Reduced fronto-cerebellar functional connectivity in chronic alcoholic patients. Alcohol Clin Exp Res, 2012, 36(2):294-301

19. Harris GJ, Oscar-Berman M, Gansler A, et al. Hypoperfusion of the Cerebellum and Aging Effects on Cerebral Cortex Blood Flow in Abstinent Alcoholics: A SPECT Study. Neuroimage, 2013, 64: 277-283

20. Imabayashi E, Yokoyama K, Tsukamoto T, et al. The cingulate island sign within early Alzheimer's disease-specific hypoperfusion volumes of interest is useful for differentiating Alzheimer's disease from dementia with Lewy bodies. EJNMMI Res, 2016, 6(1):67

21. Paller K AK, Acharya A, Richardson S C, et al. Functional neuroimaging of cortical dysfunction in alcoholic Korsakoff's syndrome. Journal of Cognitive Neuroscience, 1997, 9: 277-293

22. Wik G, Borg S, Sjögren I, et al. PET determination of regional cerebral glucose metabolism in alcohol-dependent men and healthy controls using 11C-glucose. Acta Psychiatr Scand, 1988, 78(2):234-241

23. Gilman S, Adams K, Koeppe RA, et al. Cerebellar and frontal hypometabolism in alcoholic cerebellar degeneration studied with positron emission tomography. Ann Neurol, 1990, 28(6):775-785

24. Bjork JM, Gilman JM. The effects of acute alcohol administration on the human brain: insights from neuroimaging. Neuropharmacology, 2014, 84:101-110

25. Reed LJ, Lasserson D, Marsden P, et al. FDG-PET findings in the Wernicke-Korsakoff syndrome. Cortex, 2003, 39(4-5):1027-1045

26. Volkow ND, Kim SW, Wang GJ, et al. Acute alcohol intoxication but increases acetate uptake in the human brain. Neuroimage, 2013, 64:277-283

27. Jung YC, Chanraud S, Sullivan EV. Neuroimaging of Wernicke's encephalopathy and Korsakoff's syndrome. Neuropsychol Rev, 2012, 22(2):170-180

28. Takenaka S, Asano Y, Shinoda J, et al. Comparison of (11)C-methionine, (11)C-choline, and (18)F-fluorodeoxyglucose-PET for distinguishing glioma recurrence from radiation necrosis. Neurol Med Chir (Tokyo), 2014, 54(4):280-289

29. Nicolás JM, Catafau AM, Estruch R, et al. Regional cerebral blood flow-SPECT in chronic alcoholism: relation to neuropsychological testing. J Nucl Med, 1993, 34(9):1452-1459

第十四章

酒精相关性疾病的脑电图检查

脑电图（electroencephalography，EEG）记录的是大脑半球的生物电活动，可较客观的反应大脑功能和病理变化，广泛的应用于中枢神经系统疾病、精神性疾病的诊断和研究。本章重点讨论急、慢性酒精中毒后 EEG 对脑功能状态变化的反映。

第一节　酒精中毒的脑电图检查

一、酒精依赖的遗传性及其脑电图特点

据报道，在一些美国印第安土著群落中酒精依赖发生率为普通美国人的 4 ～ 5 倍，在一个印第安部落男性终身酒精依赖高达 65%，女性达 54%。在双胞胎中遗传率高达 50% ～ 60%，但确切的遗传编码还不完全清楚。

安静状态下 EEG 的一些特性具有遗传相关性，其频率和波幅的特征表现型对基因研究具有重要的意义，大多数成年人一生的 EEG 模式保持相对稳定，一个个体在两个不同阶段的 EEG 变异低于单卵双胎的 EEG 变异。

低电压 αEEG（low voltage alpha EEG，LVAEEG）、单一形态持续性 αEEG、慢频段和快频段 α 都具有较高的遗传性，部分具有常染色体显性遗传性质。使用定量分析法证实 EEG 的 α 活动在所有 α 频段均有较高的遗传性，而环境因素对 α 的影响作用很小，θ 和 β 频段有可能遗传性，并且 θ 频段遗传性相对高于 β 频段。

研究发现 EEG 的高度遗传性可作为酒精依赖遗传易感性的标识，双极 EEG 功率谱图（bipolar EEG power spectra）检查对酒精依赖内在表型的研究更能提供区域性异常。在非双生的同胞兄弟中，θ 波（4 ～ 7Hz）、慢频率 α 波（7 ～ 9Hz）、快频率 α 波（9 ～ 12Hz）、慢频率 β 波（12 ～ 16Hz）、中等频率 β 波（16 ～ 20Hz）和快频率 β 波（20 ～ 28Hz）的遗传率符合范围在 0.220 ～ 0.647 之间，有较高的遗传性。GABA 能系统与人类 EEG 之间有着重要的联系，EEG 的 β 频段和染色体 4p 上的一簇 $GABA_A$ 受体基因之间有基因连锁关系，此外，同一 $GABA_A$ 受体基因与酒精依赖的 DSM-Ⅳ 的诊断有关。

酒精依赖者的共性 EEG 特征如下：

（一）低功率谱或低电压脑电图（LVEEG）

研究发现 α 电压变化与酒精依赖、种族遗传性和酒精依赖家族史有明显的相关性。LVEEG 具有常染色体显性遗传的特性，Enoch 研究发现，酒精依赖者 LVEEG 是非酒精依赖者的 3 倍，说明 LVEEG 表现型可能是酒精滥用的易感因素（图 14-1-1）。LVEEG 也高频率的出现在酒精依赖家族中，尽管具有 LVEEG 的受试者本人无酒精相关问题，该结果在几个不同种族中也被证实。Ehlers 研究发现额、中央区的 α 波可能代表了与酒精依赖相关的重要内在表现型。

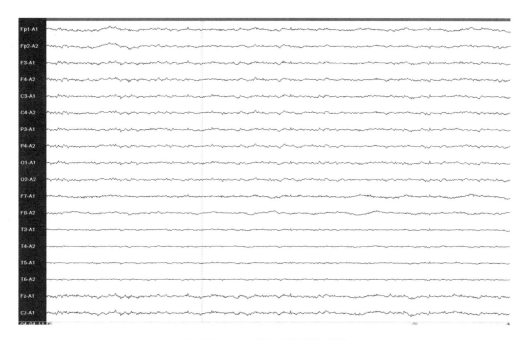

图 14-1-1　低电压 EEG 表现

男性，25 岁，本人无长期饮酒史。其父亲饮酒史 16 年，每日白酒半斤左右，EEG 显示广泛性低电压，前头部导联可见低波幅 θ 波活动

（二）β 频段功率值增加

研究发现 β 频带脑波在酒精依赖患者和对照组间也有显著的不同，其特征性的变化是安静状态下 β 频段（包括 β_1、β_2、β_3）功率值增加，此外发现，酒精依赖男性患者的后代也有该种改变，该结果提示脑电图 β 频带功率值的增加很可能是酒精依赖发展为酒精中毒的一种标记（图 14-1-2）。Ehlers 和 Shuckit 对比研究了酒精摄入后酒精依赖家族史（FHP）和非酒精依赖家族史（FHN）的 EEG 改变，发现在 FHP 中 β 频带脑波增多而快 α 频带的脑波改变不明显，而在 FHN 中，出现快 α 频带脑波减少而 β 频带改变不明显。

（三）θ 频段功率值增高

酒精依赖患者表现为广泛性 θ 频带功率值增高，也有报道表现为额叶功率值增高，但无明显的局灶性异常，酒精依赖患者很少有 δ 频带功率值的改变（图 14-1-3）。

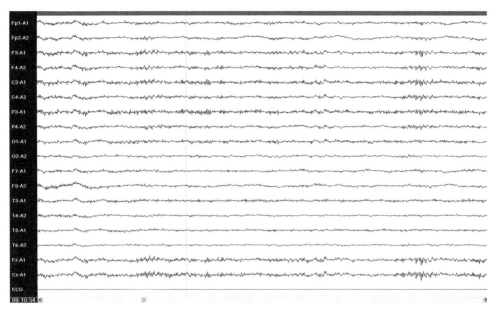

图 14-1-2 广泛性快波 EEG 表现

男性，35 岁，饮酒史 10 年，EEG 示枕区 α 节律消失，全导呈现广泛性 β 活动

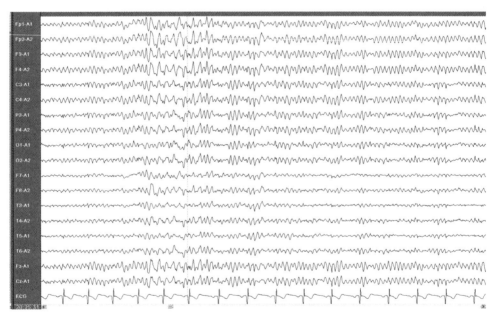

图 14-1-3 θ 频带脑波增多 EEG 表现

男性，43 岁，饮酒史 14 年，EEG 显示额、中央区中高幅 5 ~ 7Hz 慢活动增多

综上所述：酒精依赖与基因遗传有高度相关性，EEG 的一些特性，如 α 频率和电压变化、β 频带的变化及 θ 频带的变化与酒精依赖及酒精依赖家族史高度相关，证明 EEG 检测在研究酒精依赖和基因关联中有着重要的意义。

二、酒精中毒的脑电图

（一）胎儿酒精综合征及其脑电图

胎儿酒精综合征（fetal alcohol syndrome，FAS），是由于母亲长期大量饮酒所致的胎儿异常，包括产前、产后发育异常和生长迟缓及出生后特殊性的面部特征及中枢神经系统异常。

Kaneko检测了18例诊断为FAS儿童的EEG，其共同表现为α功率值降低，并且特征性的表现为左侧半球功率值明显降低，而没有明显的弥漫性慢活动增加。Bell检测了年龄在2～49岁间的425例FAS患者，发现其中5.9%的病例可确诊为癫痫，11.8%的病例至少有一次癫痫发作，在这些癫痫发作的FAS患者中其母亲均有怀孕期饮酒病史，并且怀孕最初3个月大量饮酒与癫痫发作高度相关。

海马结构对酒精浓度有较高的敏感性，高剂量的酒精摄入可改变海马神经元功能，动物研究发现，不同剂量的酒精［0mg/（kg·d）、3mg/（kg·d）、5mg/（kg·d）］对海马结构的脑电图也有不同的影响，每日摄入酒精5mg/kg导致鼠海马θ波明显增加，进一步研究发现运动相关的θ波增加，而信息处理θ波降低。

睡眠完整性对儿童的发育过程至关重要，大量的研究数据表明，睡眠中断与正常发育中的儿童健康和行为问题有关，而FAS疾病谱患者中多数人存在睡眠障碍及神经发育障碍，导致这类儿童注意力不集中、情绪不稳定、生长缓慢、代谢改变及一些心血管系统的病变。Maida等使用儿童睡眠习惯问卷调查和多导睡眠检查2种方法也证实了FAS患者存在严重的睡眠障碍。

EEG检测是诊断孕期酒精中毒最敏感的方法之一，异常睡眠EEG从出生后3d一直持续到出生后6周，这种EEG异常反应了孕期酒精摄入后的持续性脑损伤。EEG记录可为酒精对脑发育影响提供早期诊断价值，并且出生时EEG的异常程度与其后的运动及心理损伤有关，快速眼动（REM）期睡眠增加可能与运动发育迟缓有关，而安静睡眠增加可能与心理发育迟缓有关。

（二）不同年龄对急性饮酒的耐受性及其脑电图改变

人类对酒精的敏感性存在年龄相关差异，不同年龄对饮酒导致酒精中毒也存在着很大的差异。大脑发育成熟度的个体差异和对酒精的不同反应可以解释对酒精耐受和酒精敏感机制。研究发现青少年期对急性饮酒的耐受程度高于成年期，产生急性饮酒相关性运动失调、饮酒后抑制和体温降低明显低于成年期。一次性大量饮酒后血液中存在高浓度酒精时，青少年恢复正常所需时间较成年人短，正因如此，青少年更易出现无节制性饮酒，酒精依赖发生概率也随之增加。

一项实验研究发现，给予青少年低剂量饮酒，90min后行EEG检查，4～7Hz和7.5～9Hz频段功率谱增加，快α频段功率值下降，尤其以中央、顶、枕导联明显，在额区显示明显的θ和β功率值增高，快α频段稳定性降低。Slawecki研究发现短时间大剂量摄入酒精的动物，几天后顶叶皮层1～2Hz慢活动明显增加，同时海马EEG表现为16～32Hz的快活动增加。也有研究发现，急性酒精摄入影响成年鼠脑电图，使皮层和海马区4～6Hz慢活动增加，而不影响在青少年期就持续性酒精摄入的成年鼠。

尽管青少年期较成年期对酒精有较强的耐受性，但就 EEG 对酒精的反应而言，急性酒精摄入后成年期和青少年期均表现顶叶皮层慢波频带功率增高，在成年期表现为 1～6Hz 频段功率值增高，在青少年期则表现为 1～2Hz 频段的功率值增高，而不影响 2～4Hz 及 4～6Hz 频段的功率值，说明酒精诱发青少年期顶叶慢波功率增加在 2～6Hz 频段有明显衰减。研究还发现，高剂量酒精摄入（1.5g/kg），可减少成年期和青少年期额叶、顶叶皮层的 γ 频段功率，低剂量酒精摄入（0.75g/kg）仅减少青少年期顶叶 γ 频段功率，而不影响成年期 γ 频段功率。其结果说明青少年期 γ 频段对酒精的反应比成年期更脆弱。脑电图 γ 频段与感觉及认知过程有高度相关性，反应大脑皮层整合机制。Padmanabhapillai 研究也证实了 γ 频段活动降低是发生酒精中毒的重要标记。

酒精对青少年期额叶、顶叶皮质 β 频带（16～32Hz）作用不明显，然而在成年期对额叶皮层 β 频段则产生明显的抑制作用。β 频带脑波与人的觉醒水平有关，表明青少年期酒精摄入后产生的镇静作用没有成年期敏感，说明急性酒精摄入后青少年期比成年期更能保持觉醒水平。突触活动的衰减有明显的年龄相关性，酒精对青少年期和成年期的不同影响及酒精摄入后额叶、顶叶皮层出现的 EEG 广泛性各频段脑波的改变，表明大脑这些区域经历了年龄相关性突触活动的减少。在大脑发育中年龄是改变 EEG 功率变化最主要的因素，青少年期的活性突触数量明显多于成年期，故酒精对不同年龄组产生不同的 EEG 反应。

酒精耐受程度具有年龄相关性，因此所导致的酒精中毒也存在年龄相关性。皮层 EEG 的改变提供了很好的动物行为状态的测量方法，并且皮层 EEG 变量减少可能作为急性酒精摄入后的镇静作用减少的证据。一些研究也证明慢性酒精摄入可引起长期的空间记忆和异相睡眠活动减少，所以 EEG 变化也可作为酒精对认知功能影响的证据。

急性酒精中毒 EEG 变化一般共识的表现（图 14-1-4）如下：

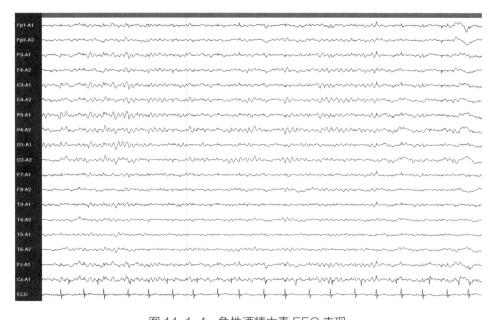

图 14-1-4　急性酒精中毒 EEG 表现
男性，22 岁，1 次急性饮白酒约 0.4 kg，1h 后 EEG 呈现广泛性 4～6Hz 慢活动增多

（1）酒精血药浓度的上升与 EEG 的变化大体平行：急性饮酒后 α 频率逐渐变慢，随着酒精浓度在体内的增高，出现 θ 和 δ 慢活动，但 EEG 恢复明显滞后于酒精浓度下降水平。

（2）EEG 的变化与临床意识障碍大体平行。

（三）慢性酒精中毒及其 EEG

慢性酒精中毒是指长期过量的饮酒所导致的严重的中枢神经系统损害。长期饮酒多数合并躯体损害，尤其以脑、心、肝脏损害为严重，常导致肝硬化、周围神经病变、癫痫发作及酒精中毒性神经障碍及酒精中毒性脑病。慢性酒精中毒的脑电图一般表现为：

1. LVEEG　有研究发现，低电压 α 现象（图 14-1-5）的酒精中毒患者伴有焦虑发生，女性患者中 LVEEG 与基因变异有关，基因变异导致儿茶酚-邻-甲基转移酶（catchol-o-methyltransferase,COMT）活性降低，该酶负责脑内神经递质（如多巴胺和 NE）的代谢，脑内 NE 和多巴胺递质水平的变化影响丘脑的电活动，可能解释 LVEEG 与焦虑和酒精中毒的关联性。

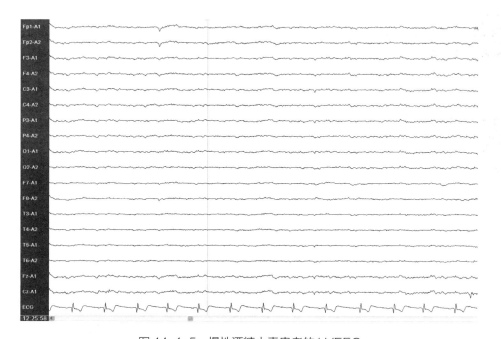

图 14-1-5　慢性酒精中毒患者的 LVEEG

男性患者，饮酒史 20 余年，EEG 显示 α 节律消失，全导呈现低电压，可见散在低幅 5 ~ 7Hz 慢波

2. β 波的变化　β 节律是觉醒时的低波幅快节律，主要分布于前头部，酒精中毒患者安静时 EEG 特征为 β 节律增多。Proppon 报道，β 频率的改变在女性酒精中毒的患者中明显，在男性酒精中毒组与非酒精中毒组比较差异无显著性。Rangaswamy 进行深入研究，将 β 频段划分为 $β_1$（12 ~ 16Hz）, $β_2$（16 ~ 20Hz）和 $β_3$（20 ~ 28Hz）频段，发现在酒精依赖组全脑区 $β_1$ 和 $β_2$ 频段功率增高，尤其在中央明显，$β_3$ 频段功率在额区增高，这种增高与年龄和临床变量（clinical variables）无相关性。

额叶是人类区别于其他动物的脑叶，美国神经病学家 Tileney 阐述额叶年龄就是人类的进化生存过程，而大脑的额叶与酒精中毒密切相关。研究发现长期的酒精滥用可导致脑部长期的损害，累及额叶、丘脑背内侧核和基底节区。PET 研究发现酒精中毒患者额叶葡萄糖代谢降低，并且额叶与其他各脑区间的联系关系减少，给予一侧半球非言语性听觉刺激时，对侧半球无葡萄糖代谢增高的正常反应。CT 和 MRI 也证实了在酒精中毒患者存在大脑皮质萎缩。将复发性酒精中毒患者与无复发性患者进行对比研究，发现前者在额区有较多的非同步的或无规律的 β 活动，表明前额叶皮层功能紊乱。前额叶皮层是快 β 节律的起源区，在有节制性酒精中毒患者中的快 β 功率增高与饮酒节制时间的长短无关，并且快 β 增多预测酒精中毒患者后代有酒精依赖的危险。这些发现表明，过多的 β 活动是"trait"而不是"state"变量（即酒精中毒相关于潜在的基因遗传缺陷，而与酒精的使用及其他因素无关）。这印证了中枢神经系统兴奋性和抑制性递质的失衡是酒精依赖和复发的易感因素，所以快的 β 节律对预测酒精中毒复发、评估疾病严重程度有重要意义。

3. θ 波的变化　安静状态下的 EEG 模式在健康的成年人一生中相对稳定，并有高度遗传性，当一个人在安静状态下，θ 节律在后头部较突出，此时又称为静息 θ 活动（resting 或 tonic θ）；当一个人在心理活动状态下 θ 主要分布在前额区，此时又称之为活动性 θ 活动（active θ 或 phasic θ）。

正常成人觉醒状态下的 EEG 有少量 θ 节律，研究发现在几种神经疾病状态下，resting θ 活动增加，如阿尔茨海默病等认知障碍性疾病。Rangaswamy 等对比研究了 307 例酒精中毒患者及 307 例年龄匹配的对照组的 EEG，在酒精中毒组 EEG 显示全部脑区高功率的 resting θ 活动，增高的 θ 功率在双侧顶区更明显，在男性 θ 活动可弥漫到中央区，而饮酒变量（drinking variables，如 1 周内的饮酒数量和持续饮酒原因等）与 θ 功率间无显著性差异。EEG 增加的 resting θ 功率可能反应中枢神经系统信息合成能力的缺乏，resting θ 功率随年龄增长而增长，θ 功率增多也可能是中枢神经系统兴奋性和抑制性失衡的表现。

在伴有急性 Wernicke-Korsakoff 综合征的患者中，连贯性 α 节律封闭结构在额叶缺乏，表明额叶功能损害，1 年后随着症状的缓解，额叶的 α 节律封闭结构也逐渐恢复，但慢性 Wernicke-Korsakoff 综合征患者额叶的 α 节律封闭结构并不恢复。研究也发现这种结构不仅在额叶被打乱，且在半球间的联系关系也被打乱，所以 Wernicke-Korsakoff 综合征患者存在着双侧大脑半球的损害。额叶相关性 α 节律封闭型结构反应了大脑皮层间的功能相关性，这种相关性需要正常大脑活动来维持。正常人中特殊的相关性 α 节律封闭型结构在额叶能被检测到，而在伴有精神、心理疾病的患者中这种结构被打乱，其恢复情况依据损伤情况的轻重而定。Harbinson 总结了 Wernicke-Korsakoff 综合征的患者的 EEG，表现为广泛性慢活动增多，而对照组 EEG 全部正常。

4. 睡眠结构变化　慢性酒精中毒患者存在不同程度的睡眠障碍，表现为失眠、入睡困难、夜间频繁觉醒、REM 期睡眠增多、REM 潜伏期缩短、非快速眼动期（NREM）睡眠减少等，Ian MC 等研究发现慢性酒精中毒患者慢波睡眠减少，但 NREM Ⅰ 和 REM 睡眠比例增加，NREM 睡眠谱分析显示 δ（0.3 ~ 4Hz）频段和 θ（4 ~ 6Hz）频段的脑波明显减少，且 δ 频段的异常集中反应在额叶脑区，这种异常在男性和女性酒精中毒患者间无明显差异。

5. 不同年龄、不同性别的慢性酒精中毒患者的 EEG 差异　Johannesson 研究了

10～45 岁年龄段酒精中毒患者的 EEG，发现异常 EEG 主要分布在青年人组和老年人组，EEG 异常与最初酒精滥用的开始时间相关，尤其是 25 岁前酒精滥用有相当高的脑损伤危险性，也可以解释为异常 EEG 表明存在脑功能障碍、更易产生酒精中毒，两者可互为作用。Glazkov 研究了 120 例男性和 75 例女性酒精中毒患者，发现同步低频振荡（δ 和 θ）高，反之高频同步震荡（β1 和 β2）低，并且女性酒精中毒患者更明显，说明女性较男性更易产生神经生理学的损害，其原因可能由于男性和女性抑制-衰退过程的不同而产生的神经生理学偏倚所致。

Campanella 总结了慢性酒精中毒患者的特征：

（1）安静状态下 EEG 显示高 β 和高 θ 功率，表明这种患者存在中枢神经系统过度兴奋；

（2）平稳跟踪眼球运动异常（smooth pursuit eye movement），在抗扫视（saccadic）运动时，出现扫视抑制和前置性抑制，表明前额叶皮质功能异常导致注意力涣散；

（3）认知事件相关电位异常表明酒精中毒患者神经生理学异常与感觉皮层水平相关，并涉及皮层-边缘系统结构；

（4）θ、γ、δ、α 振荡减少，说明存在认知功能去抑制。

（侯晓华 曹 迪）

第二节 酒精相关性癫痫的脑电图检查

酒精与癫痫发作之间有着明显的相关性，癫痫持续状态可能是酒精相关性癫痫发作的首发类型，多数患者临床以局灶性发作为特点，但影像学和 EEG 缺乏局灶性发作的证据。Alldredge 曾报道了 1 例因为酒精的直接作用导致的癫痫发作，发作后 EEG 显示正常，他阐述这是一种酒精相关性癫痫发作的 EEG 特点，脑电图对酒精相关性癫痫的诊断价值有限。反之，异常的 EEG 表明癫痫发作或症状性癫痫发作可能与酒精无关。Leone 也报道酒精饮用或酒精中毒与症状性癫痫发作无关。Victor 分析了 130 例酒精相关性癫痫患者，EEG 正常为 109 例，异常 21 例，表现为广泛性慢波，局灶性慢波或棘波放电仅有 4 例；Van Sweden 分析了 55 例酒精相关性发作患者的 EEG，发现在酒精戒断性发作中很少出现棘波或多棘波。Deisenhammer 也报道 EEG 异常较少，睡眠剥夺可提高酒精戒断患者 EEG 的局灶性异常；而 Devetage 却有不同的研究发现，他报道在酒精戒断性发作中 EEG 异常（35.5%）高于酒精癫痫的 EEG 异常（14.3%）。图 14-2-1 为视频脑电图监测到的一次临床发作。

Mani 报道了 1 例酒精中毒患者继发性全面性癫痫发作，EEG 呈周期性一侧性癫痫样放电（periodic lateralized epileptiform discharges，PLEDs），而无局灶性脑损伤，作者强调伴有亚急性脑病的酒精中毒癫痫患者（subacute encephalopathy with seizures in alcoholism，SESA）可能有局灶性癫痫发作。SESA 与其他酒精相关综合征有明显的不同，临床上以昏睡、意识模糊、频繁的局灶性或全面性发作而无局灶性神经功能缺损（如偏盲、言语不能等）、并有特征性 EEG 改变，即慢的背景活动伴有 PLEDs 为特点。SESA 在临床上

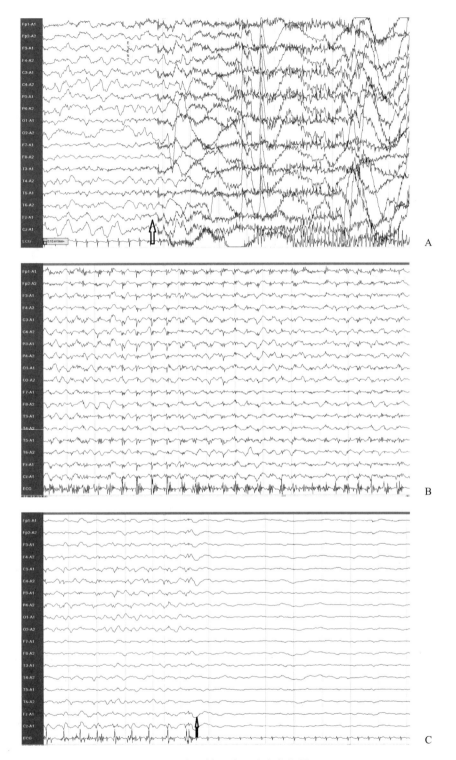

图 14-2-1 全面性强直-阵挛发作的 EEG

男性患者 49 岁，饮酒史 15 年，突然戒断 3d，视频脑电图监测到一次临床发作。A.箭头处为发作开始，出现广泛性波幅递增性快节律伴随基线漂移，之后波幅逐渐增高、频率逐渐变慢并夹杂运动伪迹，临床相对于强直期，发作前 C₄、P₄、CZ 处慢波波幅略高；B.发作中频率进一步变慢、并有慢波插入，形成棘慢、多棘慢波，相对于临床阵挛期；C.箭头处发作结束，出现发作后脑电图低波幅电抑制 EEG

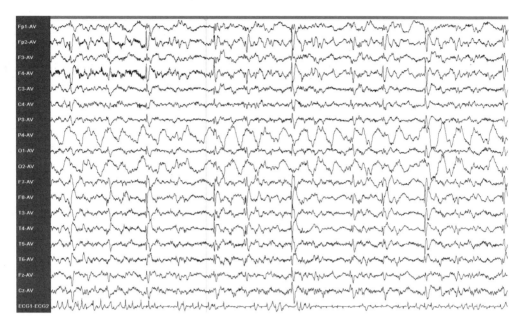

图 14-2-2　酒精中毒性癫痫伴 PLEDs

男性患者，65 岁，20 多年饮酒病史，每日白酒约 0.7 ~ 1 斤（1 斤 = 500ml），2 年前一次全面性抽搐发作，此次该患因突然晕倒发作就医，清醒后出现意识模糊、胡言乱语、烦躁，EEG 显示右侧额颞区周期性癫痫放电，P_4 导联为干扰，此次监测发现多次部分起源（右额颞起源）的发作，考虑为 SESA

少见，Niedermeyer 于 1981 年第一次报道酒精中毒患者呈现 PLEDs 脑电图改变，之后一些学者也报道了 SESA 的特征性 EEG 改变，并发现在 SESA 患者中影像学有不同程度的异常，可表现为皮质-皮质下结构 T_2/Flair 高信号，岛叶、海马结构萎缩，DWI 显示海马、顶叶皮层、扣带回及丘脑结构弥散功能异常等改变。Tae-Kyoung 等报道了 1 例 52 岁男性 SESA 患者呈部分性非惊厥持续状态，EEG 显示一侧半球的持续性部分性发作图形，MRI 显示右侧丘脑高信号病变，给予抗癫痫药物后的第 3 天发作停止，用药后追踪性随访，EEG 见 PLEDs 逐渐衰减，至 6 个月完全消失，进一步说明 SESA 是一种可逆的脑损伤。图 14-2-2 为 EEG 记录的酒精中毒性癫痫伴 PLEDs。

第三节　酒精相关性痴呆的脑电图检查

随着人们年龄的增长，痴呆的发生已经成为一种重要的公共健康问题，据估算在 2000 年世界痴呆人口数为 25.5 百万，约占世界人口的 0.4%，到 2030 年数字将达到 65.7 百万，2050 年达 115.4 百万，所以痴呆成为了社会真正的负担。痴呆人口数随年龄的增长而增加，其他的一些因素也加速了痴呆的发生，如酒精、吸烟、持续性低的经济收入和教育水平、高血压、癫痫等。

酒精对神经毒性的影响可致酒精中毒患者的认知功能障碍，实验室研究与家族史调查研究也证实了酒精对脑功能的毒性影响。在啮齿类动物中，长期酒精摄入可导致学习困难、树突结构改变和神经元丢失。Courville 于 1955 年第一次描述了酒精中毒伴有痴呆的患者有皮质萎缩、侧脑室增大和皮层神经元丢失等表现，其后的研究也发现酒精性痴呆有皮层神经元的丢失，尤其是额叶皮层神经元丢失明显，CT 和 MRI 技术也证实相同的结果，当饮酒由连续性转为间歇性饮酒时，部分认知功能损害和脑萎缩是可逆的。

Kasahara 分析了 126 个 60 岁以上的酒精中毒患者并与 104 例年龄在 35～45 岁之间的酒精中毒患者进行对比研究，在年轻组无痴呆的发生，而老年组有 62.7% 的病例发生痴呆，其中 32.9% 的病例是不可逆的，说明随年龄增加发生痴呆的比例也增多，该组痴呆发生率明显高于相同年龄的老年性痴呆的发生率，该组肝损伤和心脏损害发生率高，说明高血压、肝损伤和心肌病可能是痴呆发生的基础。

酒精性痴呆的 EEG 改变与其他原因所致痴呆的 EEG 变化相似，比正常同龄的老年人显示明显的异常，可表现为 α 频率减慢甚至在 8Hz 以下，α 指数减少，弥漫性 θ 和 δ 活动增多或额、颞区慢活动增多，部分患者显示局灶性慢波，颞叶局灶性异常是酒精性痴呆的特征性改变。

α 频率减慢和慢活动增多一般与痴呆的程度有一定的关系，严重者 α 节律可完全消失；伴有癫痫发作时可有发作性异常波出现。痴呆患者睡眠 EEG 显示正常睡眠节律消失，睡眠结构紊乱，缺乏明显的睡眠周期。

第四节　酒精性肝性脑病的脑电图检查

由于长期急慢性酗酒导致肝功能严重受损，不能清除血中代谢产物，有毒物质进入血液循环，而致的中枢神经系统代谢物质紊乱所引起的意识障碍，甚至昏迷的一系列精神神经症状，一般统称为肝性脑病。无论是肝炎、肝癌、酒精或其他原因所致的肝性脑病，其脑电图改变与原发病相关性小，而与意识障碍水平有明显的相关性，早期表现为 α 节律减少，4～7Hz 广泛性慢波增多，随着病情进一步加重，广泛性 0.5～3Hz 的慢活动增多，随着意识障碍程度加深，特征性 EEG 表现为在广泛慢活动背景上出现典型的三相波，频率一般在 1.2～2.7Hz，构成正-负-正或负-正-负的波形，双侧可对称或不对称出现，额、颞或中央区明显，三相波期的患者多有意识障碍，若在三相波期给予觉醒刺激，三相波可暂时受抑制，而仅表现为慢活动。随疾病进一步加重三相波消失，出现广泛性慢的大慢波，进一步脑电图出现平坦波形。

（侯晓华　赵　蕊）

参考文献：

1. 刘晓燕. 临床脑电图学. 北京：人民卫生出版社，2006
2. Binnte CD, Prior PF. Electroencephalography. Journal of Neurology，Neurosurgery and

Psychiatry, 1994, 57:1308-1319

3. Caus S, Leijten F, Kallansee P, et al. An electro-encephalogram beta gap after induction with diazepam: a localization method in epileptogenic lesions. Clin Neurophysiol, 2009, 120(7):1235-1244

4. Foley JM，Watson CW，Adams RD. Significance of the electroencephalographic changes in hepatic coma. Trans Am Neurol Assoc, 1950, 51:161-165

5. Hari R, Lounasmaa OV. Recording and interpretation of cerebral magnetic fields. Science, 1989, 244:432-436

6. Matousek M, Petersen I. Automatic evaluation of EEG background activity by means of age-dependent EEG quotients. Electroencephalogr Clin Neurophysiol, 1973, 35:603-612

7. Schwartz MS, Prior PF, Scott DF. The occurrence and evolution in the EEG of lateralized periodic phenomenon. Brain, 1973, 96:613-622

8. Steriade M, Gloor P, Ljinas RR, et al. Basic mechanism of cerebral rhythmic activities. Electroencephalogr Clin Neurophysiol, 1990, 76:481-508

9. Vogel F, Fujiy Y. The incidence of some inherited EEG variants in normal Japanese and German males. Humangenetic, 1969, 7:28-42

10. Hiroi N, Agatsuma S. Genetic susceptibility to substance dependence. Mol. Psychiatry, 2005, 10(4):336-344

11. Strat YL, Ramoz N, Schumann G, et al. Molecular Genetics of Alcohol Dependence and Related Endophenotypes. Current Genomics, 2009, 444-451

12. Bertrand J, Floyd RL, Tang Y, et al. Genetic influences on bipolar EEG power spectra. Int J Psychophysiol. 2007, 65(1):2-9

13. Winterer G, Smolka M, Samochowiec J, et al. Association of EEG coherence and an exonic GABA(B)R1 gene polymorphism. Am J Med Genet B Neuropsychiatr Genet, 2003, 117B:51-56

14. Astley SJ, Weber MK. Guideline for identifying and referring persons with Fetal Alcohol Syndrome. MMWR, 2005, 54:1-14

15. Rochelle EW, Elizabeth JE, Amanda W, et al. Recommendation from a consensus development workshop on the diagnosis of fetal alcohol spectrum disorders in Australia. BMC Pediatr, 2013, 13:156

16. Rangaswamy M, Porjesz B, Chorlian DB, et al. EEG in offspring of male alcoholics: beta frequencies. Int. J. Psychophysiol, 2004, 51:239-251

17. Green CR, Mihic AM, Nikkel et al. Executive function deficits in children with fetal alcohol spectrum disorders measured using the Cambridge Neuropsychological Tests Automated Battery (CANTAB). J Child Psychol Psychiatry, 2009, 50:688-697

18. Maida LC, Healther CO, Joseph FP, et al. Sleep Problem in Children with Fetal Alcohol Spetrum disorders. J Clin Sleep Med, 2010, 8(4):421-429

19. Ian MC, Sharon T, Fiona B, et al. Impact of Alcoholism on Sleep Architecture and EEG Power Spectra in Men and Women. J Sleep, 2009, 32(10):1341-1352

20. Campanella S, Petit G, Maurage P, et al. Chronic alcoholism:insight from neurophysiology.

Neurophysiol Clin, 2009, 39(4-5):191-207

21. Fernandez-Torre JL, Kaplan PW. Subacute encephalopathy with seizures in alcoholics (SESA syndrome) revisited. Seizure, 2014, 23:393-396

22. Marta DP, Enrique ML, John L, et al. Neuroimaging features in subacute encephalopathy with seizures in alcoholics(SESA syndrome). Seizure, 2016, 40:102-107

23. Tae-Kyoung K, Eui Sung J, Jong-Moo P, et al. An Atypical Presentation of Subacute Encephalopathy with Seizures in Chronic Alcoholism Syndrome. J Epilepsy Res, 2016, 6(1): 28-30

第三篇

酒精相关性疾病

第十五章

酒精相关性精神障碍

第一节　酒精依赖综合征

一、概述

酒精依赖综合征又称酒精依赖或酒依赖，是指长期反复饮酒所致对酒渴求的特殊心理状态和停饮后出现的心理、躯体的特殊反应，可连续或周期性出现。该概念最早是由Victor 和 Adams 描述，指在完全或部分停止饮酒后出现的一组症状，包括震颤、一过性幻觉、癫痫发作和震颤谵妄。

Edwards 等总结酒精依赖综合征的特征有：①对饮酒的渴求、强迫饮酒、无法控制；②固定的饮酒模式，定时饮酒；③饮酒高于一切活动，不顾事业、家庭和社交活动；④耐受性逐渐增加，饮酒量增多；但酒精依赖后期耐受性会下降，每次饮酒量减少，但是饮酒频率增多；⑤反复出现戒断症状，当患者减少饮酒量或延长饮酒间隔期、血浆酒精浓度下降明显时，就出现手、足和四肢震颤，出汗、恶心、呕吐等戒断症状。若及时饮酒，此戒断症状迅速消失。此现象常发生在早晨，称之为"晨饮"；⑥戒断后重饮，如戒酒后重新饮酒，就会在较短的时间内再现原来的依赖状态。酒精依赖综合征的病因尚不明确，既有遗传因素的作用，也有不良的环境影响，以及模仿学习等因素；还有歪曲的认知，如"酒量大，豪气逼人，是真正的男子汉和有胆识的表现"以及扭曲的传统观念的影响，如"酒逢知己千杯少""无酒不成席"等也鼓励了酗酒行为。而酒精依赖综合征患者的性格，有的偏于内向或内省性格，表现为孤独、逃避、独处、自卑、恐惧、焦虑、抑郁；有的偏向于外向情绪不稳定性格，表现为敏感、多疑、敌意、嫉妒、攻击、自毁、暴躁等。

二、临床表现

（一）精神依赖

精神依赖是酒精依赖综合征的基础，俗称"心瘾"，指个体对酒精存在强烈的渴求心理。需注意的是，精神依赖有程度的不同，只有当精神依赖较为强烈，患者难以自制地渴求饮酒时，才具有诊断价值。也就是说，酒精依赖综合征患者与有害饮酒者仍有区别，酒精依赖综合征患者往往不顾后果，不顾别人的警告，如不怕被开除、失业，不怕离婚，甚至当医生告诉他已患有酒精相关性疾病，应立即戒酒时，仍置若罔闻。一旦形成精神依赖，患者就把饮酒视为生活中头等重要的选择。

（二）躯体依赖

躯体依赖是指反复饮酒导致中枢神经系统发生某些生物学改变，以致需要酒精持续存在体内，以避免戒断综合征的发生。当停止饮酒或骤减酒量时，机体出现一系列特征性的戒断症状。躯体依赖与精神依赖一样，也是逐渐形成，且有程度上的区别。

（三）戒断综合征

长期大量饮酒形成躯体依赖后，突然停酒或骤然减量后出现谵妄、幻觉、震颤等一系列躯体和神经精神症状，称为"酒精戒断综合征"。这些症状的出现可能与酒精刺激的突然解除，造成脑内 γ- 氨基丁酸（gamma-aminobutyric acid，GABA）抑制效应的降低及交感神经系统被激活所致。目前认为，肽类物质可以影响中枢神经系统对内外源性物质的吸收。由于酗酒的慢性刺激，脑内的这种功能基本处于稳定或平衡状态，戒断可能造成这种输出体系与外周组织的联系发生中断，而产生一系列综合征。戒断的早期症状常表现为焦虑、不愉快、抑郁情绪；同时伴有恶心、呕吐、食欲减退、恶寒、出汗、心悸、高血压等自主神经系统紊乱症状；还可以出现睡眠障碍，如噩梦、入睡困难、睡眠浅等。震颤是酒精依赖综合征患者戒断后的典型症状之一，常发生在停酒后 7 ~ 8h，患者常在晨起时出现手指和眼睑震颤，严重者可出现不能咀嚼和站立不稳。此外可出现酒精性幻觉症，患者的意识清晰，以视、听幻觉为主，多发生在戒酒后 48h 内。后期主要戒断症状为震颤性谵妄，常发生于停酒后 72 ~ 96h，是一种历时短暂、并有躯体症状的急性意识模糊状态。经典的三联征包括伴有生动幻觉或错觉的谵妄、全身肌肉震颤和行为紊乱。幻觉以恐怖性幻视为多见，如看到大小不同的动物、丑陋的面孔等。常伴有自主神经功能亢进，并呈昼轻夜重的规律。震颤性谵妄持续时间不等，一般为 3 ~ 5d。病情恢复后，对病中情形可有不同程度遗忘。

（四）对酒精的耐受性

耐受性是一种药理学现象，即重复饮酒一段时间后，需要不断增加用量，才可达到预期的效果；或饮用原来的量已达不到预期的效果。耐受性有不同的类型，如大脑耐受性、代谢耐受性及分布耐受性等，但如不加说明，多指大脑耐受性，即大脑对长期、重复饮酒的适应性改变，使饮酒后发生急性酒精中毒的阈值不断升高。研究发现，形成耐受性的个体血液酒精浓度可以提高，但却没有步态蹒跚、口齿不清、眼球震颤等急性酒精中毒症状。耐受性的形成有快有慢，主要影响因素是个体因素和饮酒方式（如饮酒的类型、速度及饮酒量等）。酒精依赖综合征进展到后期，大多数患者的耐受性会有所降低，部分是因为大脑适应能力的下降，部分是因为肝脏功能受损的缘故。

（五）酒精依赖者的异常行为学特征

对饮酒行为失去控制是酒精依赖综合征的突出特点之一。很多学者认为这一点对诊断酒精依赖综合征至关重要。患者在任何场合下，只要一端起酒杯，就会失掉控制能力，往往每饮必醉，一醉方休，或直到酒店打烊或囊中空空才告结束。患者常因此而耽误原本安排好的事情，曾有戒酒的决心与行为而在某种情况诱发下，又继续饮酒并不能自控。患者在面对各种生活事件，如遇到某种场合、去会见某种人物、去办某种事情，或遭受了挫折、打击、伤害、曲解后，在产生焦虑、紧张、恐惧、愤怒的情绪困扰时，经常以酒精来缓解自己紧张的情绪。而饮酒后常有与家人吵架，旧事重提，耿耿于怀，并有伤人伤己和毁物的情况。饮酒后有极好争辩，言过其实，打架斗殴，性行为轻浮，顺手牵羊的偷窃等行为。患者饮酒后容易触景生情，想入非非，伤感、抑郁、哭泣，或者极度兴奋、思维奔逸、口若悬河、大笑、目空一切。患者的酒量持续每日可超过纯酒精 150ml 以上，虽多次宣称断酒而不能中断。为了追求"真的陶醉感"，患者连续几天饮酒，不吃、不喝，也不洗漱，甚至大小便于身上，与外界隔绝来往，一直饮到身体脱水，即喝水也要呕吐，不能再饮酒而终止，而这以后数日处于严重戒断状态。不久又陷于饮酒状态，这种反复饮酒称"连续"饮酒。也有长期酒精依赖患者出现饮酒→醉酒→入睡→清醒→饮酒→醉酒→入睡，反复这样的饮酒周期，此种饮酒形式称"山型"饮酒。"连续"和"山型"饮酒是酒精依赖患者刻板饮酒方式的极端体现。

（六）酒精依赖与其他物质依赖的共病

酒精依赖综合征可与很多精神活性物质依赖共病，其中共病率最高的是尼古丁依赖。美国一项关于酒精及其相关因素的流行病学调查显示，调查前一年内美国有 3.8% 的成年人患酒精依赖，12.8% 的人患尼古丁依赖，1.7% 的人同时患有酒精和尼古丁双重依赖，从数据可以看出尼古丁与酒精依赖共病的比例很高。有动物实验证实尼古丁和酒精依赖的共病存在共同遗传和神经生物学基础，而环境因素对尼古丁和酒精依赖的形成也起着重要的作用，遗传是内在因素，对疾病的影响起主要作用。此外，青少年吸烟情况可以预测在今后的生活中发生酒精相关问题的概率。有研究显示，在不饮酒的吸烟者中，当吸烟量达到一定水平或随着吸烟量的增加将预示着饮酒事件的发生；在不吸烟的饮酒者中，饮酒量的增加也预示着今后吸烟行为的发生，可以看出尼古丁依赖与酒精依赖共病是在多种因素共同作用下发生的。

（七）酒精依赖与其他精神疾病的共病

1. 抑郁症　流行病学调查发现，酒精依赖综合征患者中 15% 存在重性抑郁症状，而原发疾病为抑郁症的患者中继发酒精依赖的比例为 8%～32%。美国四个不同地区的流行病学调查发现各地区在酒精依赖与焦虑、抑郁的共病数量和共病特征模式上均有很强的一致性，酒精依赖患者比普通人群患焦虑、抑郁障碍的风险高 2～3 倍。澳大利亚学者研究发现酒精依赖患者在过去 12 个月内患情感障碍的可能性是普通人的 4 倍。这些结果提示酒精依赖与抑郁的关系密切，不仅是因为酒精依赖和酒精戒断可引起抑郁症状，同时抑郁症还与酒精依赖有较高的共病率，即两者可能常常作为单独的疾病发生于同一个体。那么如何区分这两种情况呢？目前较公认的看法是：酗酒以前即有抑郁发作史、有双相发作、有抑郁症家族史、戒酒后抑郁症状缓解不明显、抑郁症状严重和抑郁症状呈重性抑郁发作的特点，提示需要诊断抑郁障碍和酒精依赖综合征共病；而酒精依赖所致抑郁症状则具有长期饮酒后出现、无抑郁症家族史、多为单相抑郁、病程短、戒酒后症状逐渐好转等特点。国内一项研究还认为酒精依赖所致抑郁症状较多冲动和突发行为，且酒精所致自杀行为多为突发性，难以预见。酒精依赖和抑郁症共病的病因与环境和遗传因素均有关，但具体的机制尚不清楚。

2. 创伤后应激障碍　Keane 等最早发现在寻求治疗的退伍军人中有较高的酒精滥用问题，以及较多吸食尼古丁和咖啡因问题。随后类似报道不断出现，一般认为酒精依赖/滥用与创伤后应激障碍（post-traumatic stress disorder，PTSD）共病者约为 64%~84%。酒精的抗焦虑作用可以减轻 PTSD 再次体验症状的严重程度，因而选用酒精者较其他精神活性物质者多。有研究对比曾为越战服务的女性 PTSD 患者的特征，发现共病酒精依赖的女性 PTSD 患者，多有童年时期性虐待及战争时期性服务经历，且其 PTSD 症状普遍更严重，提示战争创伤并不是形成 PTSD-酒精依赖共病的必然因素，而性虐待则可能是女性 PTSD 患者形成酒精依赖的重要原因。研究认为童年受虐待（躯体和性虐待）可以增加血浆皮质醇、儿茶酚胺水平，引起应激反应系统失调，阻止脑发育，尤其是前额叶的发育，造成执行功能和自我调节障碍，从而增加冲动行为的发病率，如酒精和其他精神活性物质滥用。

研究支持 PTSD 发生在酒精滥用或依赖之前（自我治疗假说），PTSD 症状群、创伤类型及应付和认知方式均可影响 PTSD-酒精依赖共病模式。两者共病的可能神经内分泌机制是：①从下丘脑-垂体-肾上腺轴（the hypothalamic-pituitary-adrenal axis，HPA）角度分析，糖皮质激素（glucocorticoid，GC）通过影响多巴胺（dopamine，DA）系统发挥奖赏效应的强化作用，血中 GC 浓度升高时，DA 释放增加从而产生奖赏效应造成"心瘾"。应激还可以诱导奖赏相关过程的敏感性增强，GC 在维持这种敏感状态中也起重要作用。②从肾素-血管紧张素系统分析，促肾上腺皮质激素释放因子（corticotropin releasing factor，CRF）和去甲肾上腺素（norepinephrine，NE）系统的相互作用可能是应激诱发复饮的重要机制，并介导了 PTSD 的过度警觉症状，在 PTSD-酒精依赖共病中起重要作用。

3. 精神分裂症　大约三分之一的精神分裂症患者有酒精使用障碍的问题，而且这些患者的酒精使用障碍发生率较正常人群高 3.3 倍。精神分裂症患者发病年龄越早，其共患酒精依赖综合征的可能性越高。患者的酒精滥用问题可能发生在精神症状出现之前，但也可能发生在精神症状之后，而精神分裂症患者开始使用酒精可能是为了缓解精神症状所致的焦虑。有研究认为共患酒精依赖的精神分裂症患者，较单纯患精神分裂症的患者具有更多的躯体疾病负担，通过干预措施来减少酒精使用，对减轻精神分裂症患者的躯体疾病发生率，具有非常重要的意义。

4. 人格障碍　有研究发现，大约 70% 的酒精依赖综合征患者共患人格障碍，其中抑郁型、回避型、消极型和边缘型人格障碍患者较多。

三、诊断

为快速筛选酒精依赖综合征，有学者设计了如下 4 个简单易懂的问题，即酒精依赖筛查自评问卷（CAGE），问题如下：①你是否想到过要减少饮酒量；②你是否因别人批评你的饮酒问题而烦恼；③你是否对自己的饮酒问题感到内疚、自责；④你是不是一睁开眼睛就需要饮酒。上述问题中有 2 个回答肯定者，即怀疑有可能患有酒精依赖综合征，其中最后 1 个问题回答肯定者即可怀疑存在酒精依赖综合征的可能。但要明确诊断，则需要符合以下的诊断标准。

（一）DSM-Ⅳ诊断标准

在 12 个月期间的任何时间，反复使用酒精导致至少下列 3 项：

1. 耐受性；
2. 戒断症状；
3. 往往超量；
4. 想控制，屡屡失败；
5. 终日以酒为中心（喝、闹、睡）；
6. 放弃或减少重要活动（社交、职业、娱乐）；
7. 明知故犯（如知道酒后影响健康、夫妻争吵、误工，还继续使用）。

最新出版的 DSM-Ⅴ将酒精相关障碍分为酒精使用障碍、酒精中毒和酒精戒断，未将酒精依赖诊断单独列出。

（二）ICD-10 诊断标准

通常需要在过去 1 年的某些时间内体验过或表现出下列至少 3 条：

1. 对使用物质的强烈渴望或冲动感；
2. 对饮酒行为的开始、结束及剂量难以控制；
3. 当饮酒被终止或减少时出现生理戒断状态；
4. 因饮酒行为而逐渐忽略其他的快乐或兴趣，在获取、使用酒或从其作用中恢复过来所花费的时间逐渐增加；
5. 耐受的依据，必须使用较高剂量的酒才能获得过去较低剂量的效应；
6. 固执地饮酒而不顾其明显的危害性后果。如过度饮酒对肝的损害、周期性大量饮酒导致的抑郁心境或与酒有关的认知功能损害。

四、治疗

（一）降低饮酒渴求的药物治疗

1. 纳曲酮（naltrexone） 长效阿片类受体拮抗剂纳曲酮于 1994 年被美国 FDA 批准用于治疗酒精依赖，它可以降低酒精依赖患者对饮酒的渴求。动物试验中急性给予 3.0mg/kg 和 7.5mg/kg 的纳曲酮，可明显减少遗传嗜酒大鼠的酒精摄入量，而药物终止时大鼠的摄酒量立即恢复至原始水平。同时，临床试验也发现纳曲酮可减少酒精依赖患者酒精摄入量，降低复发频率以及减少复发病例。关于纳曲酮在酒精依赖预防治疗上的总体效果，虽然不同临床研究结果不太一致，但对于一些特定人群（如强烈渴求者）它可能还是最有效的。此外，纳曲酮与其他药物联用时，效果比单独使用时理想。

2. 阿坎酸（acamprosate） 又称 N-乙酰高牛磺酸钙盐，是 FDA 于 2004 年批准的一种治疗酒精依赖的新药，在欧洲和美国已经普遍用于酒精依赖综合征的治疗和预防复发。阿坎酸为合成化合物，是神经递质 GABA 的一种结构类似物，主要作用于中枢。其作用机制主要涉及谷氨酸系统中 N- 甲基-D- 天冬氨酸盐受体功能的修复。而 NMDA 受体是兴奋性神经递质谷氨酸离子型受体亚型中最具特征性的一种，它是大脑奖赏通路中特殊受体之一，酒精可直接与之结合；并且 NMDA 受体可间接调节中脑边缘多巴胺活性，而后者与精神活性物质奖赏效应关系密切。动物实验中，阿坎酸作用效果和 NMDA 受体拮抗剂相似，此外它还可充当 NMDA 受体部分激动剂，可选择性减少大鼠酒精摄入量而不影响其正常饮水，并且它可减弱大鼠酒精剥夺对酒精自身给药产生的强化效应。研究还发现阿坎酸可减轻酒精依赖大鼠自发戒断中的躯体症状。研究者们对阿坎酸治疗酒精依赖的临床疗效进行了广泛测试，结果都一致表明阿坎酸可以显著提高酒精依赖患者操守率以及减少酒瘾复发次数。

服用方法：阿坎酸治疗应尽可能在急性脱瘾后马上开始使用，阿坎酸有效且耐受性好的治疗剂量是体重 60kg 以上的成人 1 998mg/d，每日 3 次服用；儿童用量目前还没有标准。

3. 选择性 5-HT 再摄取抑制剂（selective serotonin reuptake inhibitor，SSRIs） 有研究发现 SSRIs 提高 5-HT 系统水平，不仅能治疗抑郁及焦虑性障碍，也能降低对饮酒的渴求。但这类药物的治疗效果，需进一步研究证实。

（二）戒断综合征的治疗

在戒断的第 1 周应特别注意仔细观察和积极治疗戒断综合征，防止发生严重的戒断反应甚至是震颤谵妄。常规应用镇静催眠药物和抗焦虑药物作为停酒后的替代。对出现戒断症状、抽搐发作者，肌注地西泮 10～20mg，每 2～4 小时注射 1 次。对于存在精神病性症状、合作性较差或戒断反应可能较重的患者，可考虑早期应用抗精神病药物，因为有些患者单纯用镇静催眠药物和抗焦虑药物，剂量小则不能替代减少的酒量，戒断反应难于控制，剂量过大则可能形成新的依赖。

对于不合作甚至兴奋的患者以及精神症状如幻觉症和嫉妒妄想明显的患者，更应早期应用抗精神病药物。根据患者具体情况，一般选用氟哌啶醇 8～16mg/d，氯丙嗪 50～200mg/d，或奋乃静 10～30mg/d，原则是依据患者躯体情况、停酒后的反应、对药物的敏感程度等调整用量。对于一些患者可用快速氟哌啶醇注射治疗或氯硝西泮注射治疗，但是用药剂量应在密切注意患者的意识和躯体情况的前提下进行调整。

（三）共病的治疗

对紧张、焦虑、失眠者，可用抗焦虑药物。对出现情绪抑郁者，可使用抗抑郁药物。对合并胃炎和肝功能异常者，也应及时对症治疗。

（夏　炎　唐春玲）

第二节　急性酒精中毒

一、概述

急性酒精中毒（acute alcohol intoxication，AAI）俗称醉酒，是酒精入血速度大于其代谢速度，使其在体内堆积，造成损害。轻度中毒可引起欣快感、皮肤血管扩张和行为控制力下降。高剂量摄入引起重度中毒，可造成平衡、肌肉协调性和决策力的下降，导致暴力和不可预测性行为。进一步由于酒精对人中枢神经系统的抑制作用可导致患者昏迷和死亡，也就是饮入过量的酒精或酒精饮料后所引起的中枢神经系统兴奋及随后的抑制状态。可分为普通醉酒和异常醉酒，后者包括复杂性醉酒和病理性醉酒。

北京协和医院何艳等对北京市急救中心2005年8月1日至2007年7月31日两年间记录的急性酒精中毒病例数据进行回顾性分析发现，7 090例急性酒精中毒患者中，男性占84.1%；20 ～ 29岁年龄段的发病例数和校正发病率在各年龄段中均是最高值，20 ～ 29岁年龄段的校正发病率分别为30 ～ 39岁、40 ～ 49岁以及50 ～ 59岁年龄段的1.13、1.28和2.09倍。急性酒精中毒发病高峰在冬季，尤其是1月，7月是急性酒精中毒发病的第2个高峰。与正常工作日相比，在休息日前一日和休息日的急性酒精中毒的病例数均明显增加，即具有明显的"休息日效应"。国内其他学者的研究也有类似的发现。

二、发病机制

（一）中枢神经系统抑制作用

酒精具有脂溶性，可迅速透过脑中神经细胞膜，并作用于膜上的某些酶而影响细胞功能，酒精对中枢神经系统的抑制作用，随着剂量的增加，由大脑机制向下，通过边缘系统、小脑、网状结构到延脑，小剂量出现兴奋作用，这是由于酒精作用于脑中突触后膜苯二氮䓬-γ-氨基丁酸受体，从而抑制了γ-氨基丁酸对脑的抑制作用，血中酒精浓度增高，作用于小脑，引起共济失调，作用于网状结构，引起昏睡和昏迷，极高浓度酒精抑制延脑中枢引起呼吸、循环衰竭。

（二）代谢异常

酒精在肝内代谢生成大量NADH，使细胞内还原氧化比（NADH/NAD）增高，甚至可高达正常的2 ～ 3倍，酒精中毒时，依赖于NADH/NAD比正常的代谢可发生异常，如乳酸增高、酮体蓄积导致代谢性酸中毒，糖异生受阻可出现低血糖。

（三）影响维生素 B_1 代谢

影响和抑制维生素 B_1 的吸收及在肝脏内的储存，导致患者体内维生素 B_1 水平明显低于正常人。一般情况下，神经组织的主要能量来源于糖代谢，在维生素 B_1 缺乏时，由于焦磷酸硫胺素的减少，可造成糖代谢的障碍，引起神经组织的供能减少，进而产生神经组织功能和结构上的异常。此外，维生素 B_1 的缺乏还能够造成磷酸戊糖代谢途径障碍，影响磷脂类的合成，使周围和中枢神经组织出现脱髓鞘和轴索变性样改变。

（四）合并低钾血症

急性酒精中毒患者往往合并有低钾血症，可能与以下机制有关：①短时间内大量饮酒，钾盐摄入较少；②频繁呕吐及洗胃等使体液大量丢失，从而导致钾离子丢失；③内源性儿茶酚胺释放增加，使钾离子向细胞内转移；④由于大量饮酒含有大量水分、同时酒精也有利尿作用，导致钾盐排出过多。

（五）急性酒精中毒对心脏产生毒害作用

可引起心电图改变，引起心电图发生改变的机制可能为：①酒精使心肌细胞膜通透性改变，心肌细胞的完整性被破坏；②酒精有利尿和扩张血管作用，使心脏前后负荷发生改变，从而引起心脏功能改变；③酒精抑制 Na^+-K^+-ATP 酶和 Ca^{2+}-ATP 酶的活性导致心肌细胞的兴奋性改变；④由于心脏电生理活动与钾离子浓度密切相关，低钾可引发心电图发生改变。

三、临床表现

（一）普通醉酒

普通醉酒（common drunkenness）又称单纯醉酒或一般性醉酒，是指一次大量饮酒后出现的急性酒精中毒状态，多数人可以产生对酒精的正常反应，并具有共同临床特征的醉酒。醉酒的发展决定于酒精在血液中的浓度。当血液中酒精的浓度达到 0.05% 时，出现微醉，感到心情舒畅、妙语趣谈、诗兴发作，但这时眼和手指的协调动作受到影响；如果继续饮酒，血液中酒精的浓度升至 0.1% 以上时，表现为举止轻浮、情绪不稳、激惹易怒、不听劝阻、感觉迟钝、步态蹒跚，这是急性酒精中毒的典型表现；血液中酒精的浓度升到 0.2% 以上时，平时被抑制的欲望和潜藏的积怨都发泄出来，表现为出言不逊、借题发挥、行为粗暴、滋事肇祸；如果继续饮酒，血液中酒精的浓度达到 0.3% 以上时，表现为说话含糊不清、呕吐、烂醉如泥；当血液中酒精的浓度升至 0.4% 以上时，则出现全身麻痹、进入昏迷状态；当血液中酒精的浓度升至 0.5% 以上时，可直接致死。当然并不是每个醉酒者发展过程都会界限分明的一步一步进行，症状的强度如何，还取决于个体对酒精的耐受性。临床上还可将普通醉酒分为兴奋期和麻痹期。兴奋期由饮酒开始逐渐发生，由于抑制功能削弱，表现出情绪高昂，无论主观和客观都无疲劳感。饮酒者表现为欣快，言语增多，对熟人和陌生人都表现无拘无束，表情较为丰富，精力较为充沛。同时可伴有心率增快，面色潮红，呼吸急促，各种反射可表现为亢进。饮酒者的意识状态基本无改变，对社会功能基本无影响。

典型的普通醉酒一般由麻痹期开始。进入麻痹期后，饮酒者意识逐渐变得浑浊，思维进一步脱抑制，表现更为欣快，思维联想增快。还可以出现知觉、表象与情感相吻合的类情感高涨状态。饮酒者易于激惹，态度变得傲慢，可表现出自我为中心，说话大声。饮酒者还可以表现出行为冲动，如大声叫嚷、敲打桌子等。还有的饮酒者可表现出一定的攻击性。也有饮酒者在麻痹期表现为伤心、痛苦，会将平时压抑的情绪发泄出来。此时饮酒者的思维联想往往是与自己有关的事情，一般不会达到妄想，也基本不会出现错觉和幻觉。普通的醉酒者处于明显的麻醉期时，运动失调、构音不清、眼球震颤等症状逐渐减少，醉酒者情绪变得相对温和，对周围不再关心，活动欲求降低。对周围的定向力可以相对保持。大部分的饮酒者对此时的情况有大体的记忆，也有部分的饮酒者事后对当时的情况部分遗忘或完全遗忘。

急性酒精中毒患者血液酒精浓度和症状的关系见表 15-2-1。

表 15-2-1　急性酒精中毒患者血液酒精浓度和症状的关系

血液中酒精浓度水平（BAL）/（g/100ml）	酒精的影响	临床症状和体征
0.01 ~ 0.05	亚临床症状	影响不明显，常规观察通常不能发现行为异常，专门的测验能够发现行为受损
0.03 ~ 0.12	欣快	轻度欣快，社交增多，健谈，自信增加，脱抑制，注意力、判断力、控制力下降，部分感觉-运动受损，信息处理变慢，精细操作测试受损
0.09 ~ 0.25	兴奋	情绪不稳定，精细判断受损，知觉、记忆和理解受损，敏感反应下降，反应时增加，视力或视野受损，眩光恢复变慢，感觉-运动不协调，平衡受损，口齿不清，呕吐，嗜睡
0.18 ~ 0.30	意识混浊	定向力障碍，意识模糊，眩晕，烦躁，夸张的情绪状态（恐惧、愤怒、悲伤等），视觉错乱（复视等），或色彩、形状、运动和维度知觉的错乱，痛阈提高，肌肉不协调，蹒跚步态，共济失调，淡漠、嗜睡
0.25 ~ 0.40	麻木	接近丧失运动功能，对刺激的反应明显下降，肌肉不协调，不能站立或行走，呕吐，大小便失禁，意识障碍，昏迷
0.35 ~ 0.50	昏迷	完全失去意识，昏迷，麻醉状态，反射功能受到抑制，低体温，循环或呼吸功能受损，可能死亡
≥ 0.45	死亡	呼吸骤停死亡

（二）复杂性醉酒

复杂性醉酒（complex drunkenness，CPD）是指大量饮酒过程中迅速产生非常强和急速加深的意识浑浊。醉酒的全过程比普通醉酒更激烈。其特点是急速出现的强烈的精神运动性兴奋，并且持续更长的时间。整个麻痹期延长，难以保持正常礼仪，不能像普通醉酒者那样"保持自我"，平时的人格控制体系和正常的意志支配受到破坏，人格丧失了其基本状态。为此，复杂性醉酒状态下的行为可与平时性格或行为特点呈现明显的对立，其与普通醉酒的不同在于精神运动性兴奋强烈和持续时间持久，醉酒过程中礼仪丧失，行为与平时完全是"异质"这也是复杂性醉酒的特征。另外对周围环境多保持粗略的定向力，记忆大多是概括记忆这两点也是与病理性醉酒定向力丧失的区别要点。

复杂性醉酒的兴奋与普通醉酒欣快性精神运动兴奋不同，是在不愉快的基本情绪的背景上，又有严重的运动兴奋，易于被激惹和冲动。复杂性醉酒处于较深的意识浑浊状态和强烈的运动性兴奋，有时可出现妄想观念，由妄想观念支配也可出现伤害性行为。复杂性醉酒进入严重麻痹期（如出现口齿不清、蹒跚步态），兴奋减轻后，又可在周围环境的刺激下再次进入兴奋状态，这与普通醉酒进入明显麻痹期后兴奋即刻消失有明显区别，也有的复杂性醉酒者处于极端抑郁状态，频繁出现嚎啕大哭或激烈的绝望暴怒发作，自责自罪，在此状态的患者易出现自杀行为，这种自杀与普通醉酒者醉酒前已有准备的自杀不同，复杂性醉酒者进入睡眠状态后，其睡眠深浅也往往发生明显变化，可由外界或自身的因素由睡眠中再度兴奋。

（三）病理性醉酒

病理性醉酒（pathological drunkenness，PLD），又称为特发性酒精中毒（alcohol idiosyncratic intoxication，A Ⅱ），是指所饮不足以使一般人发生醉酒的酒量（40mg/100ml）而出现明显的行为和心理改变，在饮酒时或其后不久突然出现激越、冲动、暴怒以及攻击或破坏行为，可造成自伤或伤人后果。发作时有意识障碍，亦可出现错觉、幻觉和片断妄想。发作持续时间不长，至多数小时；常以深睡结束发作。醒后对发作过程不能回忆。少数情况下，也可发生于各种醉酒的不同阶段。普通醉酒和复杂性醉酒都保持程度不同的定向力，而病理性醉酒一旦发生定向力即丧失。不能通过对现实的感知来判断自己与外界的关系，其行为盲目，不现实，和幻想性，出现全面的感知错误，或行为由幻觉、妄想支配。由于当时环境、客观现实等对旁观者来说都不可理解，行为无目的性、无动机的指向周围的事或人，故认为与普通醉酒状态相比是质的异常。病理性醉酒通常发生在摄入酒精后数分钟，一般持续时间不长，通常数十分钟到数小时，最后都陷入酣睡即所谓麻醉样睡眠，遗留完全性遗忘或岛性记忆。病理性醉酒极为少见，可能与患者的个体素质或原有脑损害如外伤后遗症、癫痫、脑动脉硬化等引起大脑不能耐受酒精有关。病理性醉酒常见的类型包括：朦胧型和谵妄型。

1. 朦胧型　朦胧型意识范围明显缩小和狭窄。同时伴有意识清晰度降低，自我意识几乎完全消失，但内在精神活动存在某些联系，对外部的刺激可有部分感知及反应，内在的协调性尚存在。如进行简单的寒暄，通过障碍物等。由于有较严重的意识障碍和定向力障碍，多伴有妄想、幻觉等体验。其基本的情感常为焦虑不安和抑郁，运动性兴奋常带有激惹，对目标的攻击无目的性和无动机。以旁观者来看难以理解或不可理解。记忆多是完全遗忘或岛性记忆，神经系统检查多出现瞳孔对光反射迟钝或消失，腱反射减低或消失。

2. 谵妄型　谵妄型的临床特点与震颤谵妄基本类似。内在的精神活动完全崩溃，丧失关联性，表现为杂乱无章的精神运动性兴奋，事后多完全性遗忘。患者引起社会问题相对较少。此型多发生于慢性酒精中毒的患者。

普通醉酒、复杂性醉酒及病理性醉酒的鉴别见表 15-2-2。

表 15-2-2　普通醉酒、复杂性醉酒及病理性醉酒的鉴别

	普通醉酒	复杂性醉酒	病理性醉酒
性质	多数人对大量饮酒的一般反应	与普通醉酒是量的差别	与普通醉酒是质的差别
酒量	通常大量饮酒	大量饮酒引起	小量饮酒也会引起
意识障碍	缓慢发生逐渐加深，呈浅混浊状态	急速发生和加深，呈明显的混浊状态	突然发生，立即达到高峰，呈朦胧或谵妄状态
定向力	直至入睡前大部分完整	粗略	丧失
错觉或幻觉	无（慢性中毒者可有）	可有错觉	可有幻觉
思维	联想加快，内容现实	可有一过性妄想观念	可有妄想
情感	多欣快	易激惹	焦虑不安伴抑郁
人格	多正常，行为保持一定范围的礼仪	行为与人格与环境有一定关联	行为无目的、无动机是人格的异质
精神运动性兴奋	逐渐发生，程度清，持续时间不长	急速发生，程度剧烈，时间持久	突然发生，程度强烈，持续时间短
躯体麻痹症状	常有	常有	无
醒后记忆	60% 无本质改变，30% 概括性记忆，10% 严重缺损或遗忘	70% 概括性记忆，20% 无本质改变，10% 广泛缺损或遗忘	60% 岛性记忆，30% 完全遗忘，10% 概括记忆
病理基础	常无	少见	常有
睡眠	由深睡眠逐渐恢复到正常	深浅不一，入睡后可有兴奋再燃	酣睡或麻痹样，入睡后不再兴奋
犯罪行为	可有轻度	多重大	朦胧型常重大
责任能力	原则上完全	原则上有部分	无

四、辅助检查

（一）血清酒精浓度

急性中毒时呼气中酒精浓度与血清酒精浓度相当。

（二）动脉血气分析

急性中毒时可见轻度代谢性酸中毒。

（三）血清电解质浓度

急性酒精中毒时可见低血钾、低血镁和低血钙。潘峰等报道 45 例急性酒精中毒患者中血钾偏低者 20 例，发生率 44.4%。

（四）血清葡萄糖浓度

急性酒精中毒时可见低血糖症。

（五）肝功能、心肌酶检查

严重者可见肝功能及心肌酶异常。虞朝辉等让健康志愿者单次摄入182ml白酒（含纯酒精80g）后，于饮酒后多点测定血酒精浓度及血肝酶谱、心肌酶谱，结果提示急性酒精中毒可引起健康志愿者肝脏相关酶类及心肌酶谱指标改变，造成肝脏、心肌一过性损害。

（六）心电图检查

有时可见心律失常。潘峰等报道45例急性酒精中毒患者中心电图异常的为30例，发生率66.7%。

五、诊断

根据患者的饮酒史结合临床表现，以及血清或呼出气中酒精浓度测定等可以作出诊断。急性酒精中毒的鉴别诊断主要与引起昏迷的疾病相鉴别，如镇静催眠药中毒、一氧化碳中毒、脑血管意外、颅脑外伤等。

六、治疗

（一）轻症患者积极进行护理干预

嘱患者采取平卧位头偏向一侧，必要时可直接刺激其咽部进行催吐，促使胃内容物迅速呕出，从而减少酒精的吸收。为防止窒息，需及时清除呼吸道分泌物和呕吐物。对其呕吐物进行观察，防止胃黏膜损伤。细心观察并认真记录意识不清患者的瞳孔、意识状态及其他生命体征的变化。及早识别患者的不安全因素，如动作不协调、步态蹒跚、躁动或沉睡、昏迷等，对患者的临床症状、神志（注意昏迷程度变化，记录昏迷和清醒的时间）、瞳孔（一般急性期10～20min观察1次，有瞳孔不对称散大，应立即做出相应的处理）、生命体征（应全面动态观察患者病情变化、先兆、发展等，对不安全因素做到及时发现和准确地处理）等进行细心观察。患者入院后应及时完成酒精浓度测定等检查，为确诊急性酒精中毒提供诊断依据，避免投保者因此不能投保而引起投诉，发生医患纠纷。对烦躁的患者，采取保护措施，分派专人护理，加床栏或用约束带直接约束患者四肢，以防患者坠床和发生意外。有精神症状的患者，按医嘱给予镇静药。患者动作不协调、步态蹒跚，行动时要有人搀扶，及时清除地面、通道等环境的障碍物，以防止患者发生跌倒。对处于谵妄状态及有攻击行为的患者在专人陪护的前提下，应安排在较独立的环境里，必要时给以约束保护。

（二）重症及急性期处理

重点是维持生命体征：①维持气道通畅，供氧充足，必要时机械通气；②维持循环功能，注意血压、脉搏，静脉输入5%葡萄糖、0.9%氯化钠溶液；③心电监护，防治心律失常和心肌损害；④保暖、维持正常体温；⑤维持水、电解质、酸碱平衡，血镁低时注意及时补镁；⑥此外，可肌注维生素 B_1 100mg。

（三）纳洛酮有助于缩短昏迷时间

盐酸纳洛酮注射液又称丙烯吗啡酮，为羟二氢吗啡酮的衍生物，本身无内在活性。但能竞争性拮抗各类阿片受体，对 μ 受体有很强的亲和力。盐酸纳洛酮生效迅速，拮抗作用强。盐酸纳洛酮同时逆转阿片激动剂所有作用，包括镇静，是阿片受体竞争性药物，能解除阿片类药物中毒症状，在非麻醉药物（酒精、地西泮）中毒等应激情况下，脑干及外周组织中伴有内源性阿片样物质——内啡肽释放增加，作为内源性阿片样物质的专一性拮抗剂——盐酸纳洛酮注射液为急性酒精中毒的临床救治提供了理论基础，纳洛酮作为内源性阿片样物质特异拮抗剂，能竞争性阻止并取代吗啡样物质与受体结合，从而解除 β-内啡肽（β-endorphin，β-EP）对呼吸、心血管交感功能的抑制作用，使中枢性呼吸衰竭得到改善，心输出量增加，全身血液循环得到改善的同时，增加了脑部的血液供应。纳洛酮还可降低自由基的损伤，逆转肝脏烟酰胺腺嘌呤二核苷酸（nicotinamide adenine dinucleotide，NAD）的氧化代谢障碍，对机体起保护作用。纳洛酮是吗啡样受体特异性拮抗剂，能迅速通过血脑屏障，竞争性地阻止并取代吗啡样物质与受体结合，解除 β-内啡肽对中枢神经系统的抑制从而发出了强有力的促醒作用，它在体内代谢快，纳洛酮正常剂量很少出现不良反应，是治疗急性酒精中毒的较为安全有效的药物。纳洛酮 0.8mg 缓慢静脉注射，必要时每 15min 重复给药 1 次直至患者清醒。

（四）对急性酒精中毒患者是否常规采用洗胃治疗仍旧存在争议

有研究者认为，急性酒精中毒患者在入院前以及反复呕吐多次，洗胃可能增加消化道出血可能，酒精吸收较快，超过 2h 洗胃意义不大，并且患者往往不配合治疗，因此不推荐洗胃治疗。而有的研究者认为对重度急性酒精中毒患者尽可能采用洗胃治疗。有研究提示：重度急性酒精中毒患者，洗胃基础上加用药物治疗，患者清醒时间及症状消失时间，均明显快于未采取洗胃治疗者。

（五）我国传统医学对解酒治疗方面也作了较多研究

近年来，我国学者利用现代药理学方法对一些传统方剂，特别是含有葛根的方剂，改进其组方后进行研究，取得了显著成绩。王煜等综述了含葛根解酒方剂的相关文献，含葛根解酒方剂具有防醉酒、解醉酒、降低血液酒精浓度，降低谷丙转氨酶、谷草转氨酶含量，降低乙醇脱氢酶、乙醛脱氢酶活性，降低超氧化物歧化酶、丙二醛含量，降低谷胱甘肽和谷胱甘肽过氧化物酶水平以及修复肝组织病理损伤作用。醒脑注射液是在安宫牛黄丸的基础上改制而成的水溶性注射液，主要由麝香、郁金、冰片、石菖蒲、藿香等药组成。麝香气味芳香，善于走窜，具有良好的开窍醒脑作用，为醒脑回苏之要药；辛香走窜的冰片助麝香以通诸窍；郁金化痰开窍醒神以协同上二药开窍通络；石菖蒲、藿香芳香化浊、避秽止呕、行气化湿。故醒脑注射液能开窍醒脑、安神定志、清热解毒、凉血行气、镇惊止痛。急性酒精中毒时，脑内 β-内啡肽释放明显增加，体内自由基大量生成，而对脑细胞产生损害，使中枢神经系统受到抑制。实验研究证实，醒脑注射液于急性酒精中毒患者促醒的同时，可明显降低患者血浆 β- 内啡肽，患者血浆中氧自由基与 β- 内啡肽有同步变化，超氧化物歧化酶（superoxide dismutase，SOD）则呈反向改变，说明醒脑注射液是一种有效的抗氧化剂，对急性酒精中毒有一定的疗效。

（六）急性酒精中毒的预后

急性酒精中毒的预后一般较好，但是如果出现并发症如急性胰腺炎、窒息、颅脑外伤等，则须相应处理。对于昏迷患者，建议常规检查血尿淀粉酶，合并脑外伤者常规 CT 检查。

（蔡　巍　谭云飞）

第三节　慢性酒精中毒所致精神障碍

一、概述

慢性酒精中毒所致精神障碍是长期饮酒引起的多种精神症状，饮酒时间常为数年至数十年，通常为 10 年以上，临床表现为幻觉、妄想、科萨科夫综合征、情绪障碍、人格改变和痴呆等，多伴有躯体损害，如酒精中毒性心肌炎、肝功能损害、多发性周围神经炎、中枢神经系统变性或脑萎缩等。停止饮酒后，精神症状可较快或缓慢消失，躯体症状往往难以痊愈。欧洲国家慢性酒精中毒男性终生患病率为 3%～5%，美国一般人群终生患病率为 16%，我国 10 个城市慢性酒精中毒患病率的流行病学调查报告为 3.7%，近年来也有明显上升趋势，应引起足够的重视。

二、病因和发病机制

酒精对人的大脑有直接神经毒性作用，当酒精进入神经细胞膜类脂层时，就开始起破坏作用，神经细胞脱水、变性、坏死、缺失，神经细胞胞体萎缩、树突减少，从而导致大脑萎缩。长期饮酒又可导致胃肠功能紊乱。直接影响维生素和其他营养物质的吸收，造成营养代谢障碍、脑细胞代谢紊乱，从而导致神经元生物电异常。若 B 族维生素缺乏，影响神经组织髓鞘脂类的合成，可使神经组织发生脱髓鞘和轴索变性。慢性酒精中毒神经系统损害主要是由于营养障碍而导致 B 族维生素的缺乏特别是硫胺（维生素 B_1），而某些维生素是参与机体细胞活动酶的主要成分，是细胞代谢过程中不可缺少的辅酶，如长期缺乏可导致神经肌肉组织的变性，萎缩及功能障碍。酒精神经毒性和硫胺缺乏可降低神经元活动，干扰神经递质合成、释放和再摄取。两者还可以导致基底节神经核损伤，使某些神经递质合成减少，如乙酰胆碱和去甲肾上腺素等。研究表明，中枢神经递质传递和神经元细胞膜传递失衡、β-咔啉类升高及听觉系统受损等可能与酒精中毒性幻觉有关。颞叶或边缘系统受损、或多巴胺能神经过分活跃可能与酒精中毒性妄想有关。科萨科夫综合征患者的记忆障碍可能与乙酰胆碱减少有关；当乙酰胆碱明显减少时，还会发展成痴呆。

　　酒精对大脑不同部位损害的敏感性受遗传因素影响。有学者认为，酒精神经毒性和硫胺缺乏对脑不同部位损害存在程度上差异，与遗传易感性有关。一般来说，酒精神经毒性既损害大脑皮层又损害基底节；硫胺缺乏对基底节、间脑、脑干上端和乳头体等部位存在损害较重，而且乳头体明显萎缩是硫胺缺乏的特异性标志。同时硫胺缺乏也会损害大脑皮层，导致大脑代谢、大脑功能和大脑结构的异常。对酒精神经毒性具有高度易感性的人，较容易出现大脑萎缩和认知功能障碍；而对硫胺具有高度易感性的个体，则容易发展成科萨科夫综合征。还有少数个体对酒精神经毒性和硫胺缺乏具有双重易感性，酒精对这一人群的危害就更大。慢性酒精可以引起结构性脑萎缩，CT 和 MRI 检查显示过度饮酒与侧脑室增大有关。此外，MRI 检查还发现皮质和皮质下组织有灰质脱失的病灶性缺损。皮质下改变多见于科萨科夫综合征。

三、临床表现

（一）酒精中毒性幻觉症

　　酒精中毒性幻觉症（alcoholic hallucinosis, AHN）是慢性酒精中毒所致精神障碍的重要症状之一，于 1847 年由 Marcel 首先报道，指在酒精依赖状态下、习惯性持续饮酒后或突然停饮或显著减少饮酒量后 24 ～ 48h 之内发生的以幻觉为主要症状的精神病状态，不包括醉酒状态下由于意识状态的改变所产生的幻觉，也并非由急性酒精戒断所致，事实上这种幻觉在停止使用酒精后仍可持续存在数月。国外学者曾报道酒精中毒性幻觉症患病率为 14% ～ 27%。

　　幻觉出现在意识清晰状态下，以幻听为主，幻视较少见。幻听开始可以是原始性幻听，如敲击物体声或轰鸣声，不久声音消失或出现言语性幻听，内容大多对患者不利，充满不愉快和敌意，如斥责，诽谤，侮辱和威胁性。在幻觉的基础上可产生嫉妒妄想或被害妄想，患者受这种体验的困扰，常有相应的情感反应和冲动行为，表现为焦虑不安、恐惧，患者可把大门紧闭，到处躲藏或找警察寻求保护，严重者可出现自杀或攻击行为。幻视多形象鲜明生动，如看到多为小动物和各种各样的昆虫在爬行。此外，还可出现幻触，如感到被触摸或有刀在宰割、针刺等。幻觉多在晚上加重，一般持续数天、数周或数月，一般不超过 6 个月。

　　齐藤学根据酒精中毒性幻觉症的临床特征将其分为四种类型：①原始性幻觉型，是在饮酒中断后数小时产生，是一过性幻觉体验，持续时间不超过数分钟，可有听幻觉如叩击声、呼号声、铃声等，视幻觉如虫子、红色、大象等，触幻觉如虫爬感等。幻觉可以由多到少持续数小时后消失，或随谵妄状态出现而愈加明显。②急性幻觉型：是在饮酒减少或中断后出现，起先表现为不眠，出汗，震颤等戒断症状，继而出现幻觉，最常见为言语性幻听，声音可直接与患者对话，或与第三者谈论患者，声音多为恶意指责或恐吓性的，严重干扰患者，患者常会或多或少产生相应反应。幻觉在夜间最为明显，可持续数日不等。③慢性幻觉型：多于震颤谵妄之后发生，持续 3 个月以上，症状初期尽管有精神分裂症的一级症状，但缓解后不残留精神分裂症的情感淡漠，病前也无精神分裂样人格，但多留下记忆力减退，计算力降低，不能恢复病前的社会及职业功能，脑电图及脑 CT 检查常见显著的皮质萎缩和脑室扩大。有证据显示患者反复急性听幻觉发作易出现慢性听幻觉。④症状性幻觉型：发生于具有分裂样人格的慢性酒精中毒患者，常有命令性幻听和被控制体验，多在断酒1个月余症状明显，经长期观察有精神分裂症的人格改变，此型与精神分裂症难于鉴别。

（二）酒精中毒性妄想症

酒精中毒性妄想症（alcoholic delusiveness, ADS）是长期饮酒引起的妄想状态，是慢性酒精中毒所致精神障碍常见的临床类型。临床可见嫉妒妄想与被害妄想，以前者多见。嫉妒妄想的基本特征是酒精中毒患者持有认为伴侣不忠实的不正常信念，为此常有暴怒反应，也可导致对猜疑对象或配偶进行攻击，有时酿成凶杀恶果。以往也将其称作酒精中毒性嫉妒（alcoholic jealousy, AJL）。嫉妒妄想的主要知识来源于 Shepherd 的经典论述，以及 Langfeldt、Vaukhonen、Mullen 和 Maack 的调查。尽管嫉妒情感普遍存在于一般人群中，但嫉妒妄想的发生率尚不清楚。有嫉妒妄想的女性比男性多；而在酒精中毒性精神病患者中，5%～7% 的患者出现嫉妒妄想，男性多见。有学者认为，与长期饮酒引起性功能降低、阳痿、性生活不能满足有关。

嫉妒妄想的主要特点是持有认为伴侣不忠实的不正常信念。还可能伴有其他异常信念，如伴侣正在图谋算计患者，想要毒害他，使其丧失性功能，或使他感染性病。嫉妒妄想患者的心境常随潜在障碍的变化而变化，但通常混杂着痛苦、担忧、易激惹和愤怒。典型的行为包括仔细搜寻伴侣不忠实的证据，如检查日记，检查床单和内衣是否留有性分泌物的痕迹。患者可能会到处跟踪伴侣，或雇用私人侦探进行调查。嫉妒者常无休止地盘问其伴侣，这可导致激烈的争论或患者暴怒。有时伴侣会很气恼，精疲力竭，最后被屈打成招。如出现这种情况，患者往往是更加气愤而不是息事宁人。但嫉妒者对假想的情敌是谁或可能是哪一类人常没有概念。而且，他可能避免采取这样或那样可得到明确证据的方法。随着病情的加重，患者的症状可能更加荒谬。一般本症预后差。被害妄想主要是指患者处于恐惧状态下，病态的推理和判断，思维发生障碍，坚信自己受到迫害或伤害，患者往往会变得极度谨慎和处处防备，还时常将相关或无关的人纳入自己妄想的世界中。患者会无中生有地坚信某人（或某群体）对自己、自己的亲人、家庭，进行监视、攻击或迫害。这些迫害活动包括阴谋、盯梢、食物中投毒等。在妄想支配下，患者拒食、逃跑、控告，以致自伤或伤人。

（三）科萨科夫综合征

Wernicke-Korsakoff 综合征亦为科萨科夫综合征（Korsakoff syndrome, KSS）或遗忘综合征，是由俄国精神病学家 Korsakoff 最先报道以其名字命名的综合征。多数患者在一次或多次震颤谵妄后发生，也可在饮酒数10年以上及营养缺乏的基础上缓慢起病，多呈慢性病程，往往经久不愈，仅有少数患者可恢复正常。临床特征为严重近记忆障碍、遗忘、虚构和错构、定向力障碍。尽管病情较重，但多数患者无明显即刻记忆障碍、意识障碍和广泛的认知功能损害。

遗忘多是局限于某一事件或某一时期内经历的遗忘（片段性遗忘），它不是记忆普遍性的减弱，故不是记忆减退，而是一种回忆的丧失，是此综合征最突出和最严重的症状之一，包括顺行性遗忘和逆行性遗忘。顺行性遗忘主要表现为近记忆障碍，特别是容易遗忘近期接触过的人名、地点和数字，为填补记忆空白，患者常无意地编造经历与情节，出现错构和虚构。也可发生逆行性遗忘，可能为继发性。定向障碍常见时间定向障碍。自发性言语和动作减少，自知力通常受损。在认知功能方面患者视知觉及解决问题能力缺损，表现为数字-符号替换、在图中辨认事物或概念形成测验成绩明显下降。此外，该综合征患者常躯体状况不佳，可伴有慢性营养不良、多发性周围神经炎、慢性胃炎、心肌及肝脏功能不全等。

（四）人格改变

酒精依赖患者的人格问题具有广泛而多样的特征，心理偏离于正常人。调查结果显示71.9%酒精依赖者共病人格障碍，其中反社会15.6%、边缘型14.6%、回避型13.5%、偏执型12.5%、消极型10.4%。酒精依赖患者具有"嗜酒前人格"，表现为被动依赖、好奇心强、孤僻、冷淡、对人疏远、易激惹、自我为中心、自制力差、对奖赏的依赖性低、回避伤害的能力差、反社会行为等。这些人格特征在酒精依赖形成以前就已经存在，是形成酒精依赖的危险因素。使酒精依赖患者在现实社会中适应能力差，遇到现实刺激不能正确应对，怨天尤人，感觉现实不公平，会采取攻击、退缩、酗酒等消极方式。饮酒行为便成为应对现实刺激的方式，变成嗜酒者。"嗜酒前人格"与遗传和家庭教养方式以及生活事件密切相关。Jcordoer认为，酒精依赖者与上代所具有的边缘性人格障碍或反社会性人格障碍存在密切关系，有人格障碍者的养子易成为酒精依赖患者，且预后较差。

酒精依赖还可导致人格改变，其特点为逃避现实、缺乏进取心、人际关系不良、退缩、压抑、敏感多疑、怨天尤人、撒谎、自我中心倾向性增强、义务感、责任感、道德感减低，如对家庭、工作缺少关心照料、很少顾及亲属和家庭、对工作疏懒不负责任、玩忽职守。由于性功能障碍（最多是阳痿、早泄等），致使夫妻关系紧张或破裂，可产生对性对象的嫉妒观念或嫉妒妄想。过分酗酒者还可见焦虑或抑郁状态。一些国家报道慢性酒精中毒患者约有6%～20%的人有自杀行为，出院患者中约有8%的人在1年以内自杀身亡。1993年的一项研究表明，24%～35%的自杀者血液酒精阳性。这种人格特征导致酒精依赖患者整日以酒为中心，把饮酒作为固定的生活模式。酒精依赖患者的社会功能受不良人格的影响，导致工作、学习及生活能力的明显下降。这种成瘾后的人格变化通过早期治疗和矫正在一定程度上是可逆的，戒酒后可能恢复人格特征。

（五）情感障碍

反复大量饮酒常可引起严重抑郁症状和焦虑症状。在酒精依赖组有超过三分之一比例的患者存在较为肯定的抑郁症状。酒精依赖和抑郁之间的关系密切而复杂，一方面，抑郁患者常常试图通过饮酒来改善心境；另一方面，过度饮酒又可导致抑郁和焦虑。抑郁除了作为酒精中毒和戒酒引起的症状以外，还作为独立的疾病单元与酒精依赖有较高的共病性。酒精依赖患者的抑郁情绪可以增加患者的饮酒行为，并加重对酒精的渴求程度，从而增加患者成功戒酒和康复的难度，并增加戒酒患者的复饮率，更严重者自杀风险增加。

四、诊断与鉴别诊断

（一）酒精中毒性幻觉症的诊断与鉴别诊断

1. 诊断　酒精中毒性幻觉症是在饮酒期间或饮酒之后出现的一类精神障碍，以生动的大量幻觉（典型者为听幻觉，但也可涉及一种以上的感官）为特征。不存在明显的意识障碍，无自主神经功能亢进。典型病例在 1 个月内至少部分缓解，在 6 个月内痊愈，但约 10% ~ 20% 患者趋于发展为慢性幻觉。

2. 鉴别诊断　酒精中毒性幻觉症须与精神分裂症进行鉴别，前者发生于酒精依赖患者戒酒后不久，病程短暂，预后良好，极少见的单纯性幻觉者应追踪观察、根据病程变化鉴别。

（二）酒精中毒性妄想症的诊断与鉴别诊断

1. 诊断　这是在使用酒精期间或之后立即出现的一类精神现象，不存在严重的意识障碍。典型病例在 1 个月内至少部分缓解，而在 6 个月内痊愈。当诊断为酒精所致精神病时，应特别注意避免误诊为更严重的状态（例如精神分裂症）。只要不再使用更多的药物，酒精所致的精神病性状态多数持续较短。全面体检也是必要的。

2. 鉴别诊断　本症需与躯体疾病所致的精神障碍、精神分裂症、心境障碍、偏执性或分裂性人格障碍等相鉴别。根据酒精滥用史本症不难与其他疾病鉴别。

3. 临床评估　对嫉妒妄想患者的评估应当特别详尽，常常要包括对其伴侣的评估，并尽可能与其伴侣单独进行晤谈。伴侣描述患者的病态信念和行动，可能比患者本人提供的更详细。医生应尽可能机智地探寻患者认为伴侣不忠的坚信程度，包括愤恨的程度，以及他是否策划任何报复行动。对嫉妒妄想者的暴力风险估计亦很重要。对被害妄想的患者要高度重视其发生暴力行为的风险。虽然目前没有有效的量化指标，但受教育程度低、社会经济地位低、年轻、男性、既往暴力行为史的患者无疑具有更高的暴力行为风险性。

（三）科萨科夫综合征的诊断与鉴别诊断

1. 诊断　典型的科萨科夫综合征的诊断并不难，有长期饮酒史，缓慢起病，常在一次或多次震颤谵妄发作后发生。主要表现为近记忆障碍、错构和虚构、定向障碍，可伴有淡漠、欣快、懒散，无意识障碍及广泛的认知损害。

2. 鉴别诊断　科萨科夫综合征应与器质性疾病相鉴别，如重症感染中毒、代谢障碍、脑外伤及脑血管疾病等。此外，须与以记忆损害为突出表现的痴呆及谵妄鉴别，要点为痴呆患者的心理缺损不限于记忆，其他智能也受损，同时有人格衰退；谵妄患者有意识和注意损害。Wernicke-Korsakoff 综合征还应与分离性遗忘相鉴别，分离性遗忘通常也常有逆行性遗忘，唯一不同在于分离性遗忘可经催眠或发泄加以改变。

（四）酒精中毒性人格改变及情绪障碍

应与其他原因引起的人格改变及情绪障碍鉴别，前者有酒依赖或戒断史是鉴别要点。

五、治疗与预后

（一）戒酒是慢性酒精中毒治疗的关键

彻底戒断的工作重点应是家庭和社会共同努力。对于门诊治疗无效、精神症状较重或暴力风险较高的患者，应选择住院治疗。慢性酒精中毒所致精神障碍的近期疗效较好，但远期预后取决于能否坚持戒酒。因此酒中毒所致精神障碍给社会及家庭带来的危害极为突出，但职业与家庭功能损害是主要问题。

（二）抗精神病药物治疗

对症治疗酒精中毒性幻觉症及妄想症可短期给予小剂量抗精神病药，选择对肝功能影响小的药物如奋乃静、氟哌啶醇等。近几年，不典型抗精神病药如利培酮等，在临床应用已越来越广泛。抗抑郁药可用于严重的抑郁症状或戒酒治疗后持续出现抑郁症状的患者，考虑到三环类抗抑郁药过量时的心脏毒性和死亡等潜在的严重交互作用，不推荐使用，可考虑使用 SSRIs。补充维生素 B_1 对于预防科萨科夫综合征非常重要。同时合理给予营养、保肝治疗、纠正电解质及酸碱平衡及应用促大脑代谢药物等。

（三）心理治疗和认知行为疗法

心理治疗和认知行为疗法可能会改善患者的妄想症状。如果患者同意，家人一同参与治疗计划是有益的。嫉妒妄想心理治疗的目的是通过与患者（和伴侣）对情感的公开讨论以缓解患者的紧张情绪，包括鼓励伴侣采取减轻嫉妒的行为，拒绝争执等。针对人格改变，在治疗过程中应针对不同类型的人格特点，采取生物学、心理学、社会学等整合的治疗方法，进行个体心理治疗。

（吴　铮　李　强）

第四节　酒精戒断综合征

一、概述

酒精戒断综合征是指酒精依赖者在其末次饮酒后 6～24h 内所产生的一系列典型的综合征。此征通常发生于因其他疾病而强行戒酒或由于使用酒精引起其他障碍而自愿放弃饮酒的患者中或由于某种原因饮酒量突然减少之时。酒精戒断综合征（alcohol withdrawal syndrome，AWS）的症状和体征比较多，如焦虑、震颤、厌食、恶心、失眠、恶梦、出汗、高热以及癫痫发作、谵妄，心动过速、反射亢进、定向力障碍等。

二、病因和发病机制

（一）中枢神经系统过度兴奋假说

关于酒精戒断综合征的病理生理机制已经有不少阐述，但是没有一种可以完全解释所有戒断的症状和体征。这些戒断症状和体征表现的不同和持续时间的差异也提示着几种病理生理机制的可能，其中戒断早期中枢神经系统的过度兴奋是目前较为一致的证据。随着长期使用酒精，生理的代偿机制即是对抗酒精的抑制作用。当突然停止使用酒精时，这种代偿作用则失去阻力，从而引发神经系统的过度兴奋，事实上，酒精戒断期血浆和尿液中儿茶酚胺的浓度增加可以说明这一问题。

（二）神经递质的变化是酒精戒断综合征症状的基础

酒精戒断症状的病理生理学机制比较复杂，长期的酒精中毒会使体内神经递质水平发生改变。神经递质功能的异常可能是戒断综合征的发病基础。目前认为酒精戒断后自主神经功能紊乱是由于肾上腺素／去甲肾上腺素以及促肾上腺皮质激素释放因子，神经元的过度兴奋引起的。幻觉可能是多巴胺能系统过度兴奋所致。震颤谵妄和抽搐发作则是因为GABA能脱抑制和／或谷氨酸能系统激活所致，GABA为中枢神经系统内主要的抑制性递质，而且在酒精成瘾者中GABA受体水平下调，戒酒后下调的GABA受体反跳会诱发许多AWS症状。谷氨酸为中枢神经系统内主要的兴奋性神经递质，长期酒精中毒使N-甲基-D-天冬氨酸（N-methyl-D-aspartic acid，NMDA）型谷氨酸受体的离子通道作用受到抑制，戒酒后会使NMDA受体出现反跳现象，产生AWS的症状和体征；情绪和认知障碍被认为是由于五羟色胺能和胆碱能系统失衡所致。

（三）酒精戒断的遗传学机制

酒精戒断是一种由遗传和环境（例如饮酒的量）因素共同作用，多种病因造成的复杂的临床综合征。许多不同的基因表达与该综合征的不同组成症状相关。通过使用候选基因的方法，即对特定表现型的病理生理机制相关的（例如酒精戒断）已知基因来进行分析。针对多巴胺、五羟色胺、GABA及阿片能系统候选基因的相关研究，发现调控神经递质系统的基因多态性可能与戒断症状的严重程度有关。多巴胺能转运体（dopamine transporter）基因可以作为导致严重酒精戒断症状出现的一个风险因素，包括抽搐发作。另外的研究发现在多巴胺能转运体基因的等位基因 A_9 和酒精戒断综合征之间存在某种相关性，而存在这样基因的女性患者更多的出现幻觉，而不是抽搐发作。

综上所述，通过对酒精戒断综合征症状和发生机制的了解，就目前而言尚不能得出明确的结论，但基于对动物和人类的研究，已经发现有一定意义的证据，并且由此形成假说，指导对酒精戒断患者的临床管理。就人类研究而言，酒精中毒：NMDA受体被抑制，尤其是NR1和NR2B亚型，而同型半胱氨酸水平增加。酒精戒断期：NMDA受体的活性增加引起的谷氨酸能过度兴奋，对 $GABA_A$ 受体亚型 α_2 和 α_4 的抑制减弱，与 $GABA_B$ 受体相互作用，并且进一步增加同型半胱氨酸和催乳素的水平。多巴胺能转运体基因，尤其是 A_9 等位基因，对于严重的酒精戒断症状来说可以作为一项风险因素而起作用。当然，在病因和神经生理机制方面还需要做出更多有意义的探索。

三、临床表现

根据酒精戒断症状的严重程度可以分为：一期、二期、三期。一期症状为自主性的活动过多，此症状在末次饮酒后的数小时内表现出来（通常在饮酒后 6 ~ 12h），其中以震颤、出汗、恶心、呕吐及焦虑最为常见；二期症状在第一期的基础上出现神经兴奋症状，主要是抽搐发作，一般在戒酒后 12 ~ 48h 内出现。三期症状在一期的基础上出现谵妄，此症状仅在极少数患者中发生，主要表现为视幻觉和听幻觉、被害妄想、定向力障碍、意识模糊、注意力不集中等。如果不及时治疗，患者将死于呼吸及循环衰竭。谵妄为 AWS 晚期最严重的且难以控制的并发症。

（一）酒精戒断综合征一期

一期酒精戒断综合征一般于饮酒后 6 ~ 12h 出现，首先表现为双手震颤，烦躁、激越不安，如果伸舌震颤与双上肢震颤同时存在，多提示病情较重。常见的症状还有厌食、失眠及其他躯体不适，一般意识清晰，定向力完整。断酒后 6 ~ 12h 后（有的认为是 6 ~ 8h 后）方可用药，因为酒与苯二氮䓬类药物（benzodiazepines，BDZ）有叠加作用，可抑制呼吸，导致摔伤，使得醉酒状态加重。故应详细询问患者末次饮酒时间。

（二）酒精戒断综合征二期

二期酒精戒断综合征为一期酒精戒断综合征的延续。出现时间为断酒后 12 ~ 48h，除一期的表现双手震颤、舌颤、烦躁、激越不安、厌食、失眠及其他躯体不适（例如，头晕、恶心呕吐）外，患者常出现幻觉（幻听为主），与一期和三期比，二期的特点：①定向力完整；②以幻听为主；③兴奋、激越症状较轻；④持续时间相对较长；⑤妄想多为继发性。此期易出现癫痫发作。

（三）酒精戒断综合征三期

三期酒精戒断综合征表现为震颤谵妄（delirium tremens，DT）又称撤酒性谵妄、戒酒性谵妄、伴谵妄的酒精戒断综合征等。为一种急性脑病综合征，常发生于末次饮酒 72h 后，也有报道称多发生在断酒或减量后 24 ~ 72h，一些作者认为本症发生于大量饮酒后，似缺乏切实的证据。Lundguist 早期观察发现，本症多于断酒后 48 ~ 96h 发生，约 50% 患者伴有感染或外伤，约 90% 伴有肝损害。多数患者震颤在先，随后出现谵妄，少数患者同时发生。前驱症状：失眠、多梦（80.80%），烦躁不安（69.20%），情绪低落（42.30%）。危险因素：饮酒量大，依赖时间长，肝损害严重，既往有震颤谵妄史或癫痫史者，合并急性躯体疾患，如感染、低钾血症、外伤、老年人，同时使用其他成瘾物质，戒断症状重，处于应激状态。发生率缺少准确的统计，据 Herrington 称，在住院治疗的酒精依赖者中占 5% 左右。我国七省市的调查显示 DT 的发生率是 8.7%，Ferguson 报道，不伴危险因素发生 DT 概率是 9%，伴有一种危险因素 25%；伴有两种危险因素 54%。

临床表现主要有震颤和谵妄，有的人也可以没有震颤。震颤多为粗大震颤，尤其所见于手指、面部、舌等部位。此症多为突然发生，前驱期出现自主神经系统功能紊乱症状，发热、多汗、瞳孔散大、心动过速、厌食、恶心、周身乏力及脱水表现。随之出现谵妄，震颤常伴有共济失调及腱反射亢进，据认为这主要与额叶-脑桥-小脑通路的病变有关。患者也可出现癫痫样抽搐发作。意识障碍（意识清晰水平降低）特点是昼轻夜重，患者定向力丧失，并伴有各种各样生动的幻觉，以幻视为主，内容多为小动物，如蛇、老鼠、小熊等，有的可相当生动，如见到老鼠在自己身上爬，三只小熊在站岗等。幻听也可见到，幻听与幻视同时出现常提示病程迁延，预后较差。错觉也较为常见。注意力及记忆力明显受损，尤其是近记忆受损。患者对病中经历通常没有回忆，由于患者病中及病后暗示性增高，且有记忆障碍，临床上可见虚构症状。可伴有被害妄想，关系妄想，发生率相对较低，但有些患者在症状的支配下会有自杀、自伤或有冲动、攻击表现。受幻觉的影响，有些患者表现行为紊乱，例如钻到床底下捉"看"到的小动物，有的把衣服脱掉使劲抖动以祛除"粘在衣服上的小虫子"，若看到恐怖的东西，常东躲西藏，甚至跳墙、跳楼造成骨折或死亡，或突然冲动伤人、毁物等。情绪表现多样，常表现紧张、焦虑甚至惊恐发作，突然从床上跳起奔跑，甚至跳窗而逃。常需保护性约束。也有的表现为欣快，或对幻觉、妄想内容漠不关心。症状具有昼轻夜重规律，往往晚上及夜间病情加剧。人为的黑暗环境也可加重患者的兴奋、激越，因此患者的病室应尽可能保持适当亮度。

按照断酒时间的不同，可分为不同的戒断临床相。戒断 6 ~ 12h，戒断症状轻微，主要有失眠、震颤、轻度焦虑、胃肠不适、头痛、出汗、心悸、厌食等；戒断 12 ~ 24h，出现酒精性幻觉，如幻视、幻听、幻触；戒断 24 ~ 48h，会出现戒断后惊厥发作，表现为全身阵挛性发作，也有报道最快戒酒 2h 也会出现；戒断 48 ~ 72h 后会出现严重的酒精戒断谵妄（震颤谵妄），主要表现为幻觉（主要为幻视）、定向障碍、心动过速、高血压、低热、激越、出汗等，症状峰值一般在第 5 天。

（四）实验室检查

可发现颅内压增高，且脑脊液中免疫球蛋白升高，约有一半病例出现一过性的中度蛋白尿。DT 病理检查发现，神经细胞核被破坏、解体或颗粒变性。大多数患者病变部位在大脑皮质，但在临床上呈进展性病程者，脑干病变则较为严重。

四、诊断和鉴别诊断

（一）诊断

酒精戒断的标准主要是两个诊断系统，即疾病和有关健康问题的 ICD-10、DSM- V 。

1. ICD-10

F1x.3：戒断状态。在反复地、往往长时间和 / 或高剂量地使用某种物质后绝对或相对戒断时出现的一组不同表现、不同程度的症状。其起病和病程均有时间限制并与禁用前夕所使用物质的种类和剂量有关。戒断状态可伴有抽搐。

诊断要点：戒断状态是依赖综合征的指征之一，如果这些症状是就诊的原因或严重到足以引起临床重视，则戒断状态应作为主要诊断编码。

躯体症状依所用药物而异。心理障碍（例如焦虑、抑郁和睡眠障碍）也是戒断状态的常见特征。患者往往报告戒断症状因继续用药而得以缓解。应注意当最近未使用药物时戒断症状可由条件性/习得性刺激所诱发，对这类病例只有症状达到一定程度时才能诊断为戒断状态。

鉴别诊断：药物戒断状态时出现的许多症状也可由其他精神科情况（例如焦虑状态和抑郁障碍）引起。其他状况所致的单纯性"遗留效应"或震颤不应与戒断状态的症状相混淆。

可采用下列第五位编码进一步指明戒断状态的诊断：

F1x.30：无并发症。

F1x.31：伴有抽搐。

F1x.4：伴有谵妄的戒断状态。这是一种戒断状态并发谵妄的精神状况。酒引起的震颤谵妄应在此编码，震颤谵妄是一种时间短但偶尔可致命的伴有躯体症状的中毒性意识模糊状态。它通常是有长期饮酒历史的严重依赖者绝对或相对戒断的结果，往往在酒戒断后起病。有时可出现在某次暴饮过程中，这种情况也应在此编码。典型的前驱症状包括失眠、震颤和恐惧。起病也可以戒断性抽搐为先导。经典的三联征包括意识混浊和精神错乱、涉及任一感官的生动幻觉和错觉以及明显的震颤；也常出现妄想、激越、失眠或睡眠周期颠倒以及自主神经功能亢进。不含：谵妄，非药物和酒所致。

可采用下列第五位编码进一步指明伴有谵妄的戒断状态之诊断：

F1x.40：不伴抽搐。

F1x.41：伴有抽搐。

2．DSM-V

（1）长期重度饮酒后，停止（或减少）饮酒。

（2）诊断标准A中所描述的停止（或减少）饮酒之后的几小时或几天出现下列2项（或更多）：

1）自主神经系统功能亢进（例如出汗或脉搏超过100次/min）；

2）手部震颤加重；

3）失眠；

4）恶心或呕吐；

5）短暂性的视、触或听幻觉或错觉；

6）精神运动性激越；

7）焦虑；

8）全身性强直性-阵挛性癫痫发作；

（3）诊断标准B的体征或症状引起具有显著的临床意义的痛苦，或导致社交、职业或其他重要功能方面的功能损害。

（4）这些体征或症状不能归因于其他躯体疾病，也不可能用其他精神障碍来更好地解释，包括其他物质中毒或戒断。

3．CCMD-3　精神活性物质所致精神障碍。

精神活性物质是指来自体外，可影响精神活动，并可导致成瘾的物质。常见的精神活性物质有酒类、阿片类、大麻、催眠药、抗焦虑药、麻醉药、兴奋剂、致幻剂和烟草等。精神活性物质可由医生处方不当或个人擅自反复使用导致依赖综合征和其他精神障碍，如中毒、戒断综合征、精神病性症状、情感障碍，及残留性或迟发性精神障碍等。

症状标准：

（1）有精神活性物质进入体内的证据，并有理由推断精神障碍系该物质所致。

（2）出现躯体或心理症状，如中毒、依赖综合征、戒断综合征、精神病性症状，及情感障碍、残留性或迟发性精神障碍等。

严重标准：社会功能受损。

病程标准：除残留性或迟发性精神障碍之外，精神障碍发生在精神活性物质直接效应所能达到的合理期限之内。

排除标准：排除精神活性物质诱发的其他精神障碍。

说明：如应用多种精神活性物质，鼓励作出一种以上精神活性物质所致精神障碍的诊断，并分别编码。

酒精所致精神障碍符合精神活性物质所致精神障碍诊断标准，有理由推断精神障碍系酒精所致。

（二）鉴别诊断

1. 帕金森病　帕金森病和酒精戒断综合征都有手颤，帕金森病手颤为静止性震颤，持物后可暂时减轻。但是酒精戒断综合征的手颤不能自控，且有大量不可自控饮酒史可以鉴别，饮酒后很快消失。

2. 甲状腺功能亢进　此病可以引起颤抖和抖动，需作为鉴别的疾病之一。长期大量饮酒史、饮酒后震颤消失、甲状腺功能检查等可以除外这种疾病。

3. 抗胆碱能药物中毒　这一类药物包括阿托品、苯海索片、颠茄、东莨菪碱、山莨菪碱等药物。急性中毒的临床表现为口齿不清、步态不稳、无力、酩酊状态或思睡。多有大量鲜明幻视的谵妄状态。鉴别依然是长期大量饮酒史和饮酒后震颤消失可以除外这种疾病。

4. 兴奋剂滥用　苯丙胺或可卡因的使用可以增加交感神经的活性，改变精神状态，病史中询问患者是否目前正在服用除酒精以外的其他精神活性物质可以作为鉴别。

5. 中枢神经系统感染和脑出血　可以引起惊厥发作，需要与酒戒断的癫痫发作相鉴别。鉴别点也是长期大量饮酒史和饮酒后震颤消失可以除外这种疾病。

6. 镇静催眠药　镇静催眠药产生的戒断症状和酒精戒断综合征相似，应当予以重视，尤其是有的患者共患镇静催眠药和酒精依赖。所以在询问病史显得尤为重要。

五、治疗与预后

酒精依赖成因复杂，危害涉及的方面很广，制订治疗康复的干预措施也应从多层次、多方位着手，灵活多样。对酒精依赖者进行治疗康复的目的是防止酒精滥用对心身的危害和社会不良影响，并坚持不再饮酒。一些学者将酒精依赖的治疗及康复分为以脱毒（急性脱瘾期）、戒酒（维持期）和康复（预防复饮）为相衔接的三个治疗阶段。不过，并非每一患者都要经过其中的每一个阶段，如相当一部分人入院时并不经过第一阶段。

国外的治疗模式不外乎在住院或社区条件下进行脱毒治疗，并在住院或住康复医院环境中进行一个阶段的康复。目前国内治疗模式是住院条件下进行急性脱瘾期治疗或延长至维持期，而康复阶段的治疗缺乏规范的场所，社区医院或康复医院有待建立和发展。

1. 指导原则 减轻或消除急性戒断症状以及将复发率降至最低。对于酒精和其他物质的脱瘾，美国成瘾医学协会列出了 3 个治疗目标。

（1）提供一种安全的戒断措施，使患者远离药物；

（2）提供一种人道的戒断以保护患者的尊严；

（3）为酒精或其他药物依赖的患者提供持续治疗。

门诊和住院戒酒的选择原则：

门诊：对于大多数轻或中度戒断综合征的患者，门诊脱瘾是安全和有效的，花费也比住院治疗少。指导患者和社会支持者，如何服用戒断药物，药物副作用，可能出现的戒断症状，如果症状恶化了该做些什么。每次来门诊应该开小剂量的戒断药物，以及维生素 B_1 和复合维生素。因为门诊治疗是流动性的，不可能进行密切监测，所以应该使用固定日程治疗模式。

住院：住院酒精脱瘾治疗的相对适应证如下：①严重的戒断综合征病史；②有戒断性惊厥发作或震颤谵妄病史；③先前多次脱瘾；④合并精神或躯体疾病；⑤最近有高量的酒精摄入；⑥怀孕；⑦缺乏可靠的社会支持网络。

2. 阶段治疗 急性脱瘾期治疗具体如下：

（1）一期酒精戒断综合征：一般于饮酒后 6 ~ 12h 出现，首先表现为双手震颤、烦躁、激越不安，如果伸舌震颤与双上肢震颤同时存在，多提示病情较重。常见的症状还有厌食、失眠其他躯体不适，一般意识清晰，定向力完整。断酒后 6 ~ 12h 后（有的认为是6 ~ 8h 后）方可用药，因为酒与 BDZ 有叠加作用，可抑制呼吸，导致摔伤，使得醉酒状态加重。故应详细询问患者末次饮酒时间。

一期酒精戒断综合征大多不需药物治疗，国外经验认为，有无舌颤可作为是否用药的分水岭。

1）替代脱瘾治疗：BDZ 是酒精戒断综合征治疗的首选药物，也是最常用的替代酒精的药物。①优点：与酒精有交叉耐受性；安全；抗癫痫作用；作用于引起戒断症状的多个受体；有抗焦虑作用；可治疗失眠。②选择：长效半衰期的是最好的选择，因为作用时间较长，不必每日多次给药，出现癫痫发作的可能性小。但易产生药物的蓄积、肝脏损害、肌无力、共济失调等症状。例如地西泮、氯氮草、氯硝西泮等。地西泮安全范围较大、吸收快、作用时间长，半衰期 17h，代谢产物半衰期为 23h，属于长效，适用于体质较好，既往有过癫痫发作者。有肝功能损害的患者，长效药可能导致过度镇静、共济失调和意识问题，而许多酒精依赖的患者有肝功能损害，因此可能需要代谢快的短半衰期 BDZ。如奥沙西泮、劳拉西泮，半衰期 10h，是地西泮的二级代谢产物，需每 4h 给药1 次。③原则：尽早、足量、短期。④方法："逐日替代递减法"：患者在中度戒断症状时可以每 6h 口服给予地西泮 10mg，直到症状缓解。用量：根据患者的饮酒量、饮酒总时间、戒断症状的严重程度、肝功能情况及年龄确定初始剂量，50% ~ 60% 白酒 500ml = 地西泮 40 ~ 60mg/d。用药的理想状态是既控制戒断症状，又不致过度镇静，过度镇静会抑制咳嗽反射，使肺炎的发生率增加。应尽可能口服给药，地西泮口服产生二级代谢产物，仍有效，比静脉效果好，起效快。但如果有呕吐等不宜口服，可暂用肌内注射。定时检查生命体征。情况稳定后逐渐减药，直到减完为止，注意不要长时间应用 BDZ，以防药物成瘾。对于重度的患者可给予"负荷剂量法"（loading dosc mcthod）治疗，Sellers 认为传统的逐日替代递减法不仅过于繁琐，而且难以调整剂量，因此推荐"负荷剂量法"，据称不仅安全有效，且方便易行。具体做法是：开始，每 1 ~ 2h 重复给予地西泮 20mg 直到病情改善或出现轻度的镇静。使戒酒综合征症状被完全控制为止，此后即让药物在体内自然消除，基本不再给药。理论基础：地西泮半衰期较长，其代谢产物去甲基地西泮的半衰期更长，而同样具有活性，可在体内存留相当长时间。戒酒期顺利渡过之后，没必要长期应用此类药物，否则容易产生多药滥用，引起一系列的问题，有害无益。

2）中西医结合治疗：有研究将患者分为中西医结合治疗组和单纯西医治疗组，其中，给予治疗组患者西药＋中药汤剂，每日一剂。对照组患者，只使用西药。治疗组根据中医辨证分为四个证型。①心脾两虚型：主症身体消瘦、面色苍白、心慌气短、四肢颤抖、舌质胖大齿痕、舌苔薄白、脉沉细无力；②肝郁脾虚型：主症情绪低沉、少言少动、两胁胀满、头晕无力、纳差失眠、舌苔薄白、脉象弦细；③瘀热内扰、神志不安型：主证胡言乱语、心烦失眠、急躁易怒、出汗口渴、四肢麻木、大便秘结、舌苔黄腻、脉滑数；④脾虚痰热上扰型：主证神志茫然、紧张恐惧、如见鬼状、身体消瘦、面色苍白、倦怠乏力、纳差、便秘、舌质瘦小尖红、舌苔黄腻、脉滑数。

方药：①心脾两虚型，太子参 20g、茯苓 20g、白术 10g、生地 20g、当归 10g、川芎 10g、白芍 30g、山药 15g、麦冬 30g 等；②肝郁脾虚型，柴胡 10g、炒枳壳 10g、白术 10g、茯苓 20g、当归 10g、川芎 10g、白芍 30g、生山药 15g 等；③瘀热内扰、神志不安型，生石膏 40g（先煎）、炒枳壳 10g、竹茹 10g、茯苓 20g、陈皮 10g 等；④脾虚痰热上扰型，党参 20g、生山药 15g、炒白术 10g、茯苓 20g、陈皮 10g、黄芩 10g、全栝楼 20g、炒栀子 10g 等。

结果显示，治疗组在使用地西泮的天数上，显著低于对照组。使用地西泮的剂量上无明显差异。治疗前后红细胞、血红蛋白、谷丙转氨酶、谷草转氨酶、GGT 差值比较中，谷草转氨酶、GGT 的改善，治疗组显著优于对照组，余无显著性差异。治疗后两组焦虑自评量表（SAS）、抑郁自评量表（SDS）、汉密尔顿焦虑量表（HAMA）、汉密顿抑郁量表（HAMD）减分比较，治疗组的 HAMD 减分幅度明显高于对照组。

3）促大脑代谢治疗：补充营养，促进酒精的排泄。

4）B 族维生素和叶酸的使用：维生素缺乏是酒精依赖患者的一个特点，所有酒精引起的遗忘障碍均为 B 族维生素的严重缺乏所致，最常见的是维生素 B_1 缺乏。所有患者都应该足量补充维生素 B_1，以预防韦尼克脑病的发生。应用相对长的时间，例如眼肌麻痹症状要在补充维生素 B_1 后 2 ~ 3 个月才能逐渐恢复。对一些患有周围神经炎的患者，有些需要补充 6 ~ 12 个月。叶酸缺乏可导致贫血，治疗时应考虑到补充叶酸，直至贫血被纠正为止。

5）维持电解质平衡：酒精依赖患者经常存在电解质紊乱的问题，故应及时检查电解质及定期复查，经常有镁、磷、钾、钠的缺乏，缺钾可导致心功能紊乱，十分危险。癫痫和谵妄的发生可能与镁缺乏有关。所以，维持电解质平衡很重要。

6）抗抑郁药的使用：抑郁与酒精依赖常共病，有先饮酒后抑郁的，也有先抑郁后饮酒的。一般不需大量抗抑郁剂，只要停饮 2 ~ 3 周可消失。但是严重抑郁，戒酒后症状不消失者，应适当予抗抑郁剂。作用于 5-羟色胺受体的抗抑郁药物对一些伴有焦虑、抑郁情绪的酒精依赖患者有一定疗效，这些抗抑郁药有 SSRIs（氟西汀、舍曲林、西酞普兰等）、5-羟色胺-去甲肾上腺素再摄取抑制剂（SNRI），可降低对酒精的渴求，同时改善情绪。对控制饮酒能力低者，可适当予抗抑郁剂改善情绪，减少饮酒欲望。

7）抗精神病药：若有幻觉妄想等精神症状后又兴奋躁动者可以使用抗精神病药。原则是剂量应小，选用在一定程度上能减少心理渴求或饮酒量的药物，如第二代抗精神病药，喹硫平、奥氮平等。有观点认为，抗精神病药物不必长期维持，症状消失即可停用。但也有观点认为，应该至少维持应用1年。

8）其他：躯体合并症的处理，包括应用消炎药控制感染；对肝功能损害者，给予保肝治疗；积极治疗胰腺炎；同时注意安排安全、安静的环境。

（2）二期酒精戒断综合征：二期酒精戒断综合征的主要特点是断酒后24～72h后，在意识清晰的情况下出现以幻听为主的幻觉和继发性妄想。临床上发现，不少戒酒性幻觉症患者有一定自知力，知道自己的幻听是病态的，如知道不可能从关掉的收音机或电视机听到声音，也知道是因为饮酒造成的。另外，大多患者不伴随自主神经亢进症状。病程一般为数周，也有历经数月甚至数年而迁延不愈者。

此症男性多见，幻听内容常为辱骂或迫害内容，患者可在症状支配下采取过激行为。临床上如病史不明，易误诊为精神分裂症。治疗应在彻底戒酒的前提下，使用小剂量抗精神病药物。

（3）三期酒精戒断综合征：三期酒精戒断综合征主要特征是震颤谵妄，是一种急性脑病综合征，需要积极诊疗。治疗原则是控制戒断症状、纠正水和电解质紊乱、营养治疗、补充大剂量B族维生素、保肝治疗、对症治疗以及恰当的护理，严重者需要重症监护治疗。

1）评估患者的身体状况和精神状况：进行详细的躯体检查和必要的精神检查。长期饮酒的患者常有酒精性肝病、心脑血管疾病、水和电解质紊乱等躯体疾病，因此需要进行详细的躯体检查和必要辅助检查，如血常规、电解质、肝功能、心肌酶、心电图、超声心动等。严重者应注意监测意识、血压、呼吸及心率等生命体征。对于有兴奋躁动者，积极治疗并加强监护。

2）积极控制戒断症状：大量的苯二氮䓬类药物（benzodiazepines，BDZ），以控制患者的兴奋和可能发生的癫痫。BDZ是目前治疗撤酒性谵妄的最常用的一类药，该类药具有镇静催眠、抗焦虑、抗静坐不能或减轻震颤等作用，能有效地治疗DT。地西泮（diazepam）为临床治疗DT的首选药，具体用法见前。应尽早足量用药，首选地西泮，主要因为该药安全范围较大、吸收快、作用时间长，半衰期为17h，代谢产物半衰期为23h。适用于负荷剂量法和逐日替代递减法结合使用。剂量充分，如疗效不佳，可在足量使用苯二氮䓬类药物的基础上选用加用抗精神病药物治疗，或者选用非苯二氮䓬类药物。

3）维持水、电解质水平衡：酒精依赖患者大多空腹饮酒，进食差，入量少，加之可有高热、出汗、呕吐等发生水、电解质紊乱，可出现低血糖、低钾血症、低钠血症、低氯血症及低镁血症等。故对于进食极差的患者至少应给予1 000ml 10%葡萄糖以预防低血糖的发生，在给予葡萄糖前应先静脉给予维生素B_1以预防Wernicke脑病的发生。同时纠正水和电解质紊乱，根据监测的电解质情况进行个体化治疗。但要注意水钠过度摄入会增加心脏疾病、肺水肿的危险。据报道硫酸镁能改善酒精戒断症状，但尚未完全证实。然而，如果患者存在低镁血症应给予硫酸镁治疗，可给予50%硫酸镁2ml肌内注射，然后每日给予口服硫酸镁。同时还要注意防止酸中毒。

4）补充大量 B 族维生素和营养治疗：长期饮酒除了因为入量不足导致多种维生素缺乏外，酒精依赖者还有维生素 B_1 肠道吸收不良，所以，在酒精戒断治疗过程中应给予多种维生素治疗以纠正维生素缺乏。应给予大剂量的维生素治疗：维生素 $B_1$100mg，叶酸 1 ~ 5mg，维生素 B_6 100mg。尤其是应当大剂量补充 B_1，因为维生素 B_1 缺乏可导致严重并发症如 Wernicke 脑病。肠道外补充维生素 B_1 是常用的给药途径，可以弥补维生素 B_1 肠道的吸收不良。如是患者病情严重不能口服或出现了严重的维生素 B_1 缺乏的症状如 Wernicke 脑病可以静脉补充。但是应当注意，维生素 B_1 静脉注射有罕见过敏反应的报道。

5）预防感染等其他并发症的发生：震颤谵妄的酒精依赖患者由于长期饮酒，进食差，造成身体的抵抗力下降，加之断酒后身体的戒断反应所带来的应激反应，容易出现感染。尤其是年老、卧床的患者需要特别注意防止肺炎的发生。

6）恰当的护理：谵妄患者极易受暗示，对患者进行安慰保证，可以取得良好效果。对其一般不应加以约束。对于严重者必要时可采取保护性措施，防止患者发生冲动伤人或自伤行为。同时保持适当关照，对于谵妄的恢复也是有利的。

预后：此症呈自限性病程，一般持续 3 ~ 6d。若治疗及时没有并发症，不少患者经历一次长时间的睡眠后症状消失，形如常人。有部分病例出现 DT 后不能完全恢复，病程进展至韦尼克脑病（Wernicke encephalopathy）或科萨科夫综合征。若患者机体状况较差或合并严重并发症则病死率会明显增加，可达 10% ~ 15%，而未获治疗者的病死率更高，达到 25% ~ 50% 左右。常死于肺炎、肝功能不全、肾功能不全或心力衰竭等。影响病程的因素包括：饮酒总时间及近期（近 1 周或近 1 个月）平均饮酒量；躯体状况；有无并发症。躯体并发症不仅是 DT 的诱因，而且可延长 DT 的病程。只有治疗及时、恰当和良好的护理，才能提高疗效，防止并发症的发生，降低死亡率。

（孙洪强）

第五节 酒精使用所致痴呆

一、概述

人类或动物在把外界的对象知觉到的基础上，判断或解释此对象是什么的过程，我们叫做认知（cognition）。认知由记忆、语言、视空间、执行、计算和理解判断、思维能力、情绪控制等多方面的要素组成。上述几项认知功能中的一项或多项的受损，如记忆障碍、失语、视空间障碍、执行功能障碍、计算力障碍、失用、失认、思维能力减退、情绪控制减退等，叫做认知障碍（cognitive disorder，CD）。认知障碍并不是指某种疾病，而是指由某种疾病或多种因素导致的不同状态，因此认知障碍广泛见于各科临床。认知障碍的病因大体上可分为一般躯体性的（如阿尔茨海默病、脑血管病）、与物质相关的（如酒精、致幻剂、阿片类物质、大麻、兴奋剂、镇静催眠药、麻醉药、抗胆碱能类药、哌替啶、某些抗生素、一氧化碳、有机磷等）和多因素的等三种。认知障碍有轻重之分，轻者日常生活暂时尚未受到影响，只是通过一些严格的神经心理学检查才能被发现，重者则日常生活受到严重影响。在精神科临床，属于认知障碍的常见的状态有谵妄、痴呆、遗忘综合征等三种。

痴呆（dementia）是指由于种种原因已获得智能的成熟的脑组织受损伤，导致以患病前的智能为中心的脑功能减退，从而给日常生活带来障碍，但尚能够了解周围环境（即不存在意识模糊）的状态。痴呆的核心症状是智能（除了记忆以外还包括语言、计算、理解、认识、思维等认知功能）损害，其中具有代表性的症状是记忆障碍，具体指记忆减退持续 6 个月以上、学习新信息的能力受损明显。痴呆除了核心症状以外，还常伴有其他的高级脑功能障碍，即有失用、失认、定向力障碍，与此同时或在发病前后时期出现抑郁、幻觉、妄想、焦虑、夜间失眠、暴力、徘徊等周边症状。这些周边症状并非特异性地出现于所有痴呆患者中，但明显增加患者家属的护理负担。

痴呆按原因大体上可分为两大类，即原因不明的脑变性疾病所致的原发性痴呆和伴发于某种疾病的继发性痴呆。痴呆的原因与分类如表 15-5-1。

表 15-5-1　痴呆的原因与分类

原因	分类
原发性痴呆（脑变性疾病所致痴呆）	阿尔茨海默病 路易体痴呆 额颞痴呆（Pick 病） 进行性核上性麻痹
继发性痴呆	血管性痴呆 正常压力脑积水 慢性硬膜下血肿 感染：艾滋病、梅毒、单纯疱疹病毒性脑炎 Creutzfeldt-Jckob 病 内分泌疾病：甲状腺功能低下、低血糖等 低氧血症，严重贫血 中毒：一氧化碳、酒精等

目前认为，痴呆中最常见的类型是阿尔茨海默病性痴呆（约占 50%），其次是路易体性痴呆（约占 20%），第 3 位是血管性痴呆（约占 15%），其他类型的痴呆并不多见（合计约占 15%，其中包括酒精使用所致痴呆）。

痴呆的筛查工具中常用的有，简易智能量表（mini-mental state examination，MMSE）（表 15-5-2）、长谷川痴呆量表（Hasegawa's dementia scale，HDS）或修订的长谷川痴呆量表（Hasegawa's dementia scale revised，HDS-R）（表 15-5-3）。需进一步的检查时，采用韦克斯勒成人智力量表（Wechsler adult intelligence scale，WAIS）、韦氏记忆量表（Wechsler memory scale，WMS）等工具。诊断痴呆的前提是，核心症状已经导致患者的社会、职业功能受损。正式的诊断，常依据 ICD-10 和《精神疾病诊断与统计手册》第 4 版修订版（DSM-Ⅳ-TR）中的痴呆的诊断标准。评价痴呆的严重程度时，常用的量表有临床痴呆量表（clinical dementia rating，CDR）（表 15-5-4）、功能评价工作台（functional assessment staging，FAST）、全面衰退度量表（global deterioration scale，GDS）等。

表 15-5-2　简易智能量表（MMSE）

项目内容	得分（答对得1分，答错不得分）	
1．今年的年份？	1	0
现在是什么季节？	1	0
现在是几月份？	1	0
今天是几号？	1	0
今天是星期几？	1	0
2．咱们现在是在哪个城市（城市名）？	1	0
哪个区（城区名）？	1	0
什么街？	1	0
什么医院？	1	0
这里是第几层楼？	1	0
3．我告诉您3件东西，我说完后请您重复一遍这3件东西是		
什么？		
"树"	1	0
"钟"	1	0
"汽车"	1	0
4．100–7＝？ 连续5次		
100–7＝？（93）	1	0
（93）–7＝？（86）	1	0
（86）–7＝？（79）	1	0
（79）–7＝？（72）	1	0
（72）–7＝？(65)	1	0
5．现在请您说出刚才我让您记住的是哪3件东西？		
树	1	0
钟	1	0
汽车	1	0
6．（检查者出示自己的手表）请问这是什么？	1	0
（检查者出示自己的铅笔）请问这是什么？		
7．请您跟我说"四十四只石狮子"	1	0
8．（检查者给受试者1张卡片，上面写着"请闭上您的眼睛"）	1	0
请您念一念这句话，并按上面的意思去做		
9．我给您一张纸，请您按我说的去做。现在开始：		
用右手拿着这张纸	1	0
用两只手把它对折起来	1	0
放在您的左腿上	1	0
10．请您给我写一个完整的句子	1	0
11．请您照着这个样子把它画下来		
	1	0

表 15-5-3 修订的长谷川痴呆量表（HDS-R）

项目内容	评分标准
1. 您多大年龄？（允许 2 年的误差）	答对得 1 分，答错不得分
2. 现在是哪年？ 现在是哪月？ 现在是哪日？ 现在是星期几？	答对得 1 分，答错不得分 答对得 1 分，答错不得分 答对得 1 分，答错不得分 答对得 1 分，答错不得分
3. 这是什么地方？	若自然说出，得 2 分。每隔 5 秒依次提问，"是家吗？""医院吗？""养老院吗？"，若选择正确给 1 分
4. 下面我要说 3 个词，请您按我说的内容复述一下。待一会儿我要让您说一下刚才我说的内容，所以请您记住这些内容 （测验采用下列中的 1 套，请标好所采用的是哪套） 第一套：樱花，猫，火车 第二套：梅花，狗，汽车	答对得 1 分，答错不得分
5. 连续"减 7"的心算： 100-7 = ？	答对得 1 分，并继续计算"再减 7"；答错不得分，直接进行下一个问题
6. 倒背三个数字"6-8-2" 倒背四个数字"3-5-2-9"	答对得 1 分，并继续倒背；答错不得分，直接进行下一个问题 答对得 1 分，答错不得分
7. 回忆问题 4 中的 3 个词是什么？ （每次测验用 1 套） 第一套：樱花，猫，火车 第二套：梅花，狗，汽车	自然回忆出得 2 分，经过提醒回忆出得 1 分，不正确或不知道不得分
8. 出示 5 种彼此无关物体 （汤勺、扣子、牙刷、钥匙、梳子） 请说出它们的名称	说对 1 件，得 1 分
9. 说出 10 种蔬菜（没有时间限制，可提醒 1 次）	从说出第 6 种蔬菜开始计 1 分，以后每说出 1 种再计 1 分。若间隔时间超过 10s，则终止

表 15-5-4 临床痴呆量表（CDR）

项目	健康 CDR 0	可疑痴呆 CDR 0.5	轻度痴呆 CDR 1	中度痴呆 CDR 2	重度痴呆 CDR 3
记忆力 （memory）	无记忆力缺损或只有轻度不恒定的健忘	轻度、持续的健忘、对事情能部分回忆，属良性健忘	中度记忆缺损、对近事遗忘突出，有碍日常活动的记忆缺损	严重记忆缺损，能记住过去非常熟悉的事情，新发生的事情则很快遗忘	严重记忆力丧失，仅存片段的记忆

项目	健康 CDR 0	可疑痴呆 CDR 0.5	轻度痴呆 CDR 1	中度痴呆 CDR 2	重度痴呆 CDR 3
定向力 （orientation，O）	能完全正确定向	能完全正确定向	时间定向有些困难，对进行检查的人物和地点能定向，对所处理事情可能有失定向	通常对时间不能定向，常有地点失定向	仅有人物定向
判断力及解决问题能力 （judgement and problem solving，JPS）	能很好解决日常问题，能对过去的行为和业绩作出良好的判断	仅在解决问题、辨别事物间的相似点和差异有点可疑的缺损	在处理复杂的问题方面有中度困难；对社会和社会交往的判断力通常保存	在处理问题、辨别事物的相似点和差异点上有严重损害；对社会和社会交往的判断力通常有损害	不能作出判断，或不能解决问题
社会活动 （community affairs，CA）	在工作、购物、一般事务、经济事务、帮助他人和社会团体社交方面，具有通常水平的独立活动能力	在这些方面即使有损害也仅是可疑	不能独立进行这些活动，但在他人帮助下能完成	很显然不能独立进行室外活动	很显然不能独立进行室外活动
家中生活及兴趣（home and hobbies，HH）	对于家中生活、兴趣生活，尚持有关心	对于家中生活、兴趣生活，尚持有关心或有轻微的缺损	在家中生活能力较强，但有明显障碍；丧失了复杂的兴趣或乐趣	仅做简单的家务；关心或兴趣非常有限	多在自己卧室，不能进行有意义的家庭活动
个人卫生及衣饰（personal care，PC）	完全自理	可以自理	偶尔需要个人卫生上的劝告	在穿衣、个人卫生、保管个人财物等方面需要帮助	在个人卫生、衣饰等方面需要很大帮助；偶有大小便失禁

　　酒精使用所致痴呆概念的历史变迁过程：19世纪初，进行性麻痹当时在全球泛滥，法、德等国家的精神科医生认为该病系酒精滥用的结果。因此，进行性麻痹曾被叫做"酒精性麻痹"。到了1913年，日本的野口英世在进行性麻痹患者脑中发现梅毒螺旋体以后，呈现类似于进行性麻痹症状的疾病都被叫做"假性麻痹"。Kraepelin也曾认为，真正的梅毒性麻痹多出现于酒精滥用者。但后来这种观点被纠正，出现于酒精滥用者的进行性麻痹被叫做"酒精性假性麻痹"。1850年代起，人们注意到在酒精依赖者出现特有的记忆障碍。在英国，Lawson于1878年曾报告有记忆缺损的大量饮酒者的病例。Maudsley于1879年曾报告，有一些道德观念迟钝、意志减退、理解力差如同儿童的长期饮酒者，最后成为痴呆状态的病例。但他并未把这种情况叫做酒精性痴呆。到了1928年，德国精神科医生Meggendorfer才首次使用"酒精性痴呆（alkoholdemenz）"这一术语。但所引用的

是临床病例，也没有详细描述智能方面的问题。Bowman 和 Jellinek 于 1941 年，使用了"慢性酒精性衰退（chronic alcoholic deterioration，CAD）"这一术语。Bleuler 于 1955 年，在"酒精性 Korsakoff 精神病"中，记载了典型的"Wernicke-Korsakoff 精神病"和"酒精性衰退（痴呆化）"，认为属于同一种器质性精神病，但前者以遗忘综合征为主，后者以判断力下降、情感平淡为主，也就是呈现"酒精性智力缺陷"的临床表现。1965 年，Kessel 和 Walton 在他们所编写的专著中就"酒精性痴呆"描述："有潜在的智能欠缺。他们几乎认知不到周围发生的事，不会明敏地评价自己的体会，把自己的意思传达给他人的能力明显减退。难以处理新面临的问题，因此逐渐成为愚笨者。"但他们没有记载相关的脑病变。Carlen 等认为，酒精性痴呆有两种，一种是"Korsakoff 痴呆"，另一种是"大脑皮质萎缩性痴呆"。然而，Horvath、Cutting 等否定酒精性痴呆的存在。Horvath 介绍了呈明显的智能衰退的酒精性 Korsakoff 综合征。Cutting 认为，酒精性痴呆类似于缓慢发病的 Korsakoff 综合征，两者实际上同属于一个临床疾病单位。他对 13 例酒精性痴呆患者所做的韦氏智力测验（WAIS）结果发现，平均 IQ 为 88（言语性 91，动作性 85），因此他认为："把他们看成痴呆尚有问题，不如称其为'慢性酒精性衰退'。"对酒精依赖的临床和病理具有丰富经验的 Victor 也曾认为："是否存在由于酒精直接作用于脑而导致的痴呆，尚不清楚。也没有见过真正的酒精性痴呆病例。"Torvik 等通过对 713 例酒精依赖者尸检结果的文献复习认为，酒精性痴呆的死后脑病理所见均呈"不活动（inactive）"的韦尼克脑病的病理特点。小阪宪司等通过对所谓说的酒精性痴呆的死后脑病理研究，认为不存在单独的酒精性痴呆脑病理变化，坚决主张"不使用酒精性痴呆的病名为宜。"

然而，1977 年 WHO 出版的 ICD-9，把现在的酒精使用所致痴呆命名为"不同于 Korsakoff 精神病的其他的酒精性痴呆"。DSM-Ⅲ和 DSM-Ⅲ-R 命名为"酒精中毒伴发的痴呆"，DSM-Ⅲ-R 还记载诊断标准。ICD-10，命名为"酒精使用所致痴呆"。DSM-Ⅳ和 DSM-Ⅳ-TR，均命名为"酒精诱发的持续性痴呆"，DSM-Ⅳ还记载新的诊断标准。1998 年 Oslin 等提出更详细的诊断标准。DSM-Ⅴ将其命名为"酒精使用伴发的轻度神经认知障碍（mild neurocognitive disorder associated with alcohol use，MINDAAU）"和"酒精使用伴发的重度神经认知障碍（major neurocognitive disorder associated with alcohol use，MANDAA）"（但仍然保留"酒精诱发的谵妄"），而"痴呆"和"遗忘综合征"一并被"神经认知障碍"取代。

二、病因及发病机制

（一）几种假说

关于酒精使用所致痴呆的病因及发病机制，曾有几种假说（表 15-5-5）。目前普遍认为，该病的发病与长期饮酒所致的营养不良和躯体疾病以及老化等因素的复合作用有关，而酒精对神经系统的直接毒性作用似乎并不常见。

表 15-5-5　有关酒精使用所致痴呆的病因及发病机制的假说

假说	病因	依据	未解决的问题	作者与年代
双重脆弱假说（Dual Vulnerability Hypothesis）	存在对 Wernicke-Korsakoff 综合征病理和酒精的神经毒性所致病理脆弱的遗传学基础	多样的 CT 所见，醇酮基转移酶的变异，隐蔽的 Wernicke-Korsakoff 综合征病变存在于被诊断为 Wernicke-Korsakoff 综合征的病例中	无公认的机制或神经病理毒性能够解释酒精的神经毒性	Lishman，1990
胆碱能假说（Cholinergic Hypothesis）	Wernicke-Korsakoff 综合征病理损坏了 Meynert 核	在一些酒精依赖者中胆碱能作用受损	不能排除同时发生的阿尔茨海默病性痴呆	Lishman，1986 Akai，1989
联合假说（Coupling Hypothesis）	酒精的神经毒性只有与老化、外伤、血管损伤、肝功能障碍等因素联合时才导致痴呆	酒精相关的 CT 变化，通常随着年龄的增加现行于痴呆的发展。酒精的使用，还是最终成为痴呆的危险因子	不能排除作为痴呆的单一原因的其他病理	Lishman，1981
回弹假说（Resiliency Hypothesis）	长期戒断导致皮质醇增高、5-羟色胺受体损伤、海马神经元死亡	长期戒酒的酒精依赖者肾上腺，在促肾上腺皮质激素释放激素的反应过程中呈现肥大	无此假说的临床试验	Linnolia，1991
早老假说（Premature Aging Hypothesis）	酒精使用促使与年龄有关的认知功能的改变	一些研究显示，年轻的酒精依赖者和非酒精依赖老年人的认知测试结果有相似的一面	酒精相关的认知功能改变与那些见于老化的截然不同	Ryan，1980
不存在假说（Null Hypothesis）	不存在"酒精所致痴呆"是因为 Wernicke-Korsakoff 综合征和其他病理掺杂在一起	无酒精所致痴呆的神经病理学基础是已确定的事实；"酒精所致痴呆"的尸检研究示存在不同的病理	不能解释酒精相关的 CT 变化	小阪宪司，1985，1995；Victor，1989

（二）神经病理学基础

长期大量饮酒，可导致 Wernicke-Korsakoff 综合征、糙皮病性脑病（Pellagra 脑病）、脑桥中央髓鞘溶解症（central pontine myelinolysis, CPM）、酒精性脑萎缩（尤其是额叶萎缩）、酒精性小脑变性（alcoholic cerebellar degeneration, ACD）、Marchiafava-Bignami 病等脑病理改变，而这些病变中的大多数可导致不同程度的痴呆。普遍认为，Wernicke-Korsakoff 综合征与维生素 B_1 缺乏有关，Pellagra 脑病与烟酸、烟酰胺缺乏有关，脑桥中央髓鞘溶解症与过快或过度地纠正低钠血症有关。酒精性脑萎缩，可能与神经元脱水有关。因为，酒精可使动物大脑神经元脱水最高达 60%，也可能与酒精的神经毒性直接导致神经元脱落有关。酒精性小脑变性症和 Marchiafava-Bignami 病的病因尚不清楚，但根据它们常伴有 Wernicke-Korsakoff 综合征病变的事实，推测可能与 B 族维生素等的营养素缺乏有关。然而，在一名酒精使用所致痴呆患者脑中也可同时出现上述几种病理改变，也可伴有脑血管病、脑外伤等。小阪宪司通过 49 例酒精依赖者的尸检发现，以梗死为主的脑循环障碍为 18 例（36.7%），为数最多。其次是颅内出血 7 例、Wernicke-Korsakoff 综合征 6 例，未见颅内特殊变化者 6 例（12.2%）。他们还发现，49 例中的 10 例生前表现明显的痴呆，这 10 例的尸检结果为：Wernicke-Korsakoff 综合征（慢性型）3 例、单纯多发性脑梗死 1 例、多发性脑梗死合并 Binswanger 脑病 1 例、脑外伤合并多发性脑梗死 1 例、单纯 Pellagra 脑病 1 例、阿尔茨海默病合并 Pellagra 脑病 1 例、Marchiafava-Bignami 病合并前额白质梗死 1 例、慢性硬膜下血肿合并脑桥中央髓鞘溶解症 1 例。没有发现 1 例能够导致痴呆的、酒精本身所致的特定神经病理学改变。从此认为，不存在真正的酒精使用所致的痴呆。Torvik 等通过尸检发现，70 例 Wernicke-Korsakoff 综合征中的 48 例实际上呈"不活动"的 Wernicke-Korsakoff 综合征病变，生前医生给下的诊断都不正确。小阪宪司认为，有急性期的意识障碍、脑干的神经系统症状为主者属于韦尼克脑病患者，有慢性期的特有的遗忘综合征者属于 Korsakoff 综合征患者，相当于 Torvik 等所说的具有"不活动"的 Wernicke-Korsakoff 综合征病变者，也相当于 Cutting 等所说的生前不伴有眼球震颤、共济失调的慢性 Korsakoff 综合征患者。Harper 等发现，131 例尸检结果为韦尼克脑病者中，生前呈典型韦尼克脑病病变的只有 26 例。Victor 等通过神经病理学研究认为，所谓的一次性酒精性痴呆的尸检结果半数以上者伴有"充分发展"的 Wernicke-Korsakoff 综合征，有些病例还伴有脑外伤病变、缺氧性脑病、急慢性肝性脑病、阿尔茨海默病、Marchiafava-Bignami 病、缺血性梗死、交通性脑积水，或者是伴有与酒精依赖无关的其他疾病。Lishman 等曾推测，酒精依赖者的认知功能障碍可能与从 Meynert 核投射到大脑皮质和海马的胆碱能神经元功能障碍有关。Akai 等通过对 9 例生前呈痴呆的酒精依赖患者（非 Wernicke-Korsakoff 综合征）的组织病理学研究证实，他们的 Meynert 核神经元核小体数目明显少于对照组。

关于脑萎缩是否与痴呆呈正相关关系问题，尚无定论。因为有脑萎缩的酒精依赖者并不是全都表现痴呆，同时表现痴呆的酒精依赖者并不都有脑萎缩。笔者所参与诊治的一名伴有阳痿的 62 岁男性酒精依赖患者的头部 CT 检查结果（图 15-5-1）显示，大脑皮质广泛性大脑皮质萎缩合并侧脑室扩大和多发性腔隙性脑梗死，但他并无记忆障碍，而是在日常生活中的判断能力明显受损。众所周知，大脑皮质的发生规律为：越早产生和迁移的细胞，其位置越深；越晚产生和迁移的细胞，其位置越表浅，即越靠近皮质表层。因此认为，大脑皮质萎缩似乎与导致人格改变更有关，而与一般的智能的关系并不大。基于在一些酒精依赖者的脑萎缩随戒酒而恢复的事实，有些人曾建议以"皱缩（shrinkage）"来替代"萎缩（atrophy）"的概念。

（三）临床流行病学

过去酒精使用所致痴呆的诊断标准不够明确，比较具体的诊断标准到了 1987 年才由美国精神医学学会推出（DSM-Ⅲ-R）。因此，此前的有关该病的流行病学调查报告结果有差异。国内尚缺乏这方面资料。Lishman 报告，酒精依赖者中约 8% 出现痴呆，酒精使

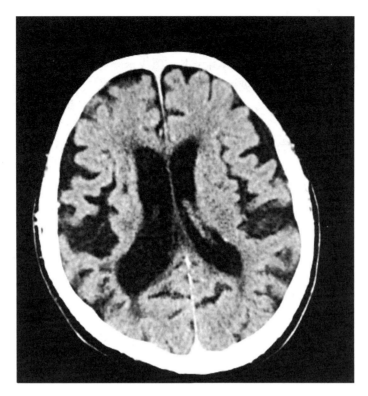

图 15-5-1　62 岁男性酒精依赖患者头部 CT 检查
额颞叶皮质萎缩、侧脑室扩大、基底节区多发性腔隙性梗死

用所致痴呆约占各种痴呆的 7% 左右。Schoenberg 等报告，酒精依赖者中痴呆约占 2%。Winokur 等综合 6 项有关痴呆的流行病学研究报告后发现，499 名酒精依赖者中只有 4 名（0.8%）是酒精性痴呆。笔者等曾对 38 例住院男性酒精依赖患者进行中国修订韦氏成人智力量表（WAIS-RC）测查，结果发现"中智"20 例、"钝智"10 例、"临界"5 例、"轻度智力缺损"2 例、"中度智力缺损"1 例，即他们的智商均在"中度"以下至"中度智力缺损"范围之内，没有一例符合痴呆的临床诊断标准。King 等报告，痴呆患者的 24% 有长期大量饮酒史，而 Smith 等和 Carlen 等的报告结果均为 22%。Oslin 等估计，约占 25%）的痴呆患者具有酒精相关问题。

三、临床表现

酒精使用所致痴呆的临床表现不甚一致，而这与酒精依赖患者的临床特性有关。因为酒精依赖患者的特性有几种机制参与痴呆症状，即酒精依赖常伴发维生素等营养素的缺乏或其他全身性疾病或头部外伤。比较共同的发病过程为：在长年的频繁大量饮酒过程中，表现为好冲动的情感反应，对社会和家庭生活漠不关心，本人也感到无能为力，表现特别自私，没有持续的热情，不能保持长时间的注意力，一时地表现对生活感到满意或无忧无虑的样子，但没过多久就表现不满情绪，易激惹。若进一步发展，认知功能广泛地受损，达到痴呆状态；老年酒精依赖患者比年轻人易患该病且脑萎缩更严重；女性酒精依赖患者，即使在少量饮酒的情况下，比男性易患该病。比较共同的临床表现为：35 岁之前罕见，常有酒精性面容（酒糟鼻、面部血管扩张）、表情淡漠、无神、显得苍老、言语的流畅性差、思维内容贫乏、动作迟缓、有时步态不稳或走路无力等。

实验室和影像学检查结果常见的有：GGT 明显升高，有酒精性肝病（B 超或 CT 结果），部分患者心肌酶增高，75% 以上的酒精依赖者有大脑皮质萎缩、侧脑室扩大等脑形态学改变。

神经心理学检查结果比较共同的特点为：痴呆程度轻，虽然有许多领域的认知功能下降，但以计划能力、抽象思维能力、随机应变能力、注意力等额叶的执行能力受损尤为明显，且持续较长时间（3 周以上），MMSE 分数常低于基线（＜21 分）。接受脱毒治疗的酒精依赖患者的 50% 以上表现一定程度的学习与记忆障碍。精神检查结果比较共同的特点为：判断力和批判力的障碍，识记和保存的障碍，欠礼貌，好轻视，好辩解，错构，思维内容贫乏，情绪易变，言行刻板等。鹿岛等，首先肯定了酒精使用所致痴呆的存在，并从神经心理学角度把广义的酒精使用所致痴呆分为：①轻症的 Wernicke-Korsakoff 综合征型；②重症的 Wernicke-Korsakoff 综合征型；③额叶功能障碍型；④广泛的脑功能障碍型；⑤后脑功能障碍型等五种。其中，②、④型视为狭义的酒精使用所致痴呆。

酒精依赖患者中能够找出导致痴呆的一些疾病。主要的有：Wernicke-Korsakoff 综合征、Pellagra 脑病、Marchiafava-Bignami 病、酒精性小脑变性症。Wernicke-korsakoff 综合征在其他章节论述，本章节主要介绍三种疾病。

（一）Pellagra 脑病

Pellagra 是意大利语，词义为"皮肤的疼痛"，系由于烟酸缺乏所致的一种代谢障碍。早在 1735 年，被西班牙人所描述。因当时多发生于以玉米为主食的意大利北部的人群中，所以曾被称为"意大利麻风病"或"Asturias（西班牙的一个州名）麻风病"。1926 年，美国医学家 Joseph Goldberger 查明该病与肉类、牛奶中的某种营养素缺乏有关。到了 1937 年，美国营养学家 Conrad Elvehjem 发现该营养素为烟酸。酒精依赖、营养不良（尤其是缺乏铁、维生素 B_2、维生素 B_6 等）是该病的易患因素。该病的临床特征为：面部、颈部、手部、足部等暴露于日光的部位皮肤常出现暗红色红斑、脱皮或皮炎，有口腔炎、舌炎等，常伴有顽固性腹泻、贫血、低血压等。早期症状有易疲倦、焦虑或抑郁、瞳孔异常、眼震、四肢反射亢进或 Babinski 征阳性，随着病情发展出现被害妄想、罪恶妄想、自杀念头、记忆减退等，严重时出现谵妄、错乱状态或昏迷。如果治疗及时，很少遗留痴呆。神经病理学所见有：大脑皮质、基底核、脊髓等处神经元广泛性变性，位于大脑中央前回和中央旁小叶的巨型锥体细胞（Betz 细胞）和脊髓前角细胞出现原发性损伤像，有些病例伴有 Wernicke-Korsakoff 综合征病变。

（二）Marchiafava-Bignami 病

是多发生于酒精依赖者或发生于一些营养不良者的局限于胼胝体出现脱髓鞘性改变或坏死性病变的疾病。1898 年意大利的 Carducci 通过尸检首次记载了该病。1903 年两位意大利人 Marchiafava 和 Bignami 再追加 2 例，共发表 3 例尸检病例为形成该病概念的开端。该病的确诊在 MRI 问世之前，一直只依赖于尸检。该病早期以人格改变明显为主要症状，即自私、情感淡漠、易激惹等。后来逐渐出现进行性的智能减退表现，如命名困难（尤其是左手持物时）、思维贫乏、记忆减退、计算困难等，也出现明显的抓握反射和吸吮反射、步态缓慢或慌张、对称性肌张力增高等。重者，出现大小便失禁、全身衰竭、惊厥、昏迷而死亡。也可死于其他病因或并发症。MRI 上有明显的胼胝体变性改变（图 15-5-2）。神经病理学所见：自胼胝体前部向后有脱髓鞘改变，有时形成空洞。脱髓鞘改变也可见于大脑皮质尤其是额叶、视交叉、视束和小脑中脚。有些病例伴有 Wernicke-Korsakoff 综合征病变。

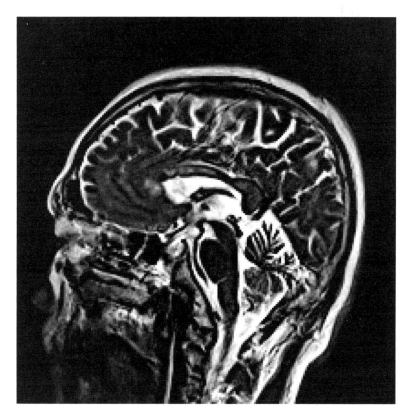

图 15-5-2　60 岁男性 Marchiafava-Bigmami 病患者头部 MRI 检查
胼胝体膝部、体部和压部见片状长 T_2 信号

（三）酒精性小脑变性症

早期表现记忆减退、书写困难、下肢和躯干的共济失调、手指无力、发呆等。重者出现定向障碍、乱出走、易激惹、暴力行为等。有急性发病的病例，也有缓慢发病的病例。有些慢性病例，以营养不良或热性疾病为诱因突然加重。头部 CT 检查结果可见小脑萎缩。神经病理学所见：整个小脑皮质细胞有退行性改变，Purkinje 细胞消失。尤其是在蚓部、中央小叶、前叶的前部最明显。

四、诊断及鉴别诊断

（一）诊断标准的历史变迁

当代的分类体系依赖于带有不明确的、排斥性质的"酒精诱发的持续性痴呆的诊断标准"（DSM）。DSM-Ⅲ-R 曾把"酒精相关痴呆"归类于"精神活性物质诱发的器质性精神障碍"中，并把诊断定为如下：系继发于长期大量饮酒的痴呆，中断饮酒之后持续至少3 周；根据病史、体格检查及实验室检查，排除长期大量饮用酒精以外的一切痴呆的原因。把痴呆持续时间定为"至少 3 周"的要求条件，排除了表现短暂的痴呆的很多患者。但 DSM-Ⅲ-R 的主要问题，就是没有明确规定酒精诱发的痴呆的临床特点。DSM-Ⅳ 和 DSM-Ⅳ-TR 援引"酒精诱发的持续性痴呆"此术语，它被归于"其他认知损伤障碍"，以便减轻难以进行鉴别诊断的困难。痴呆的通用诊断标准如下：

1. 发展出多重认知缺陷，同时表现下列两项：

（1）记忆损害（学习新信息或回忆过去已习得的信息的能力缺损）。

（2）存在下列认知障碍的一种（或一种以上）：

1）失语症（语言障碍）；

2）失用症（即使运动功能良好，仍有执行运动活动的能力损害）；

3）失认症（即使感官功能良好，仍无法认识或分辨对象）；

4）执行功能（意即：计划、执行、排次序、抽象思考）的障碍。

2. 标准（1）及（2）的认知缺陷导致社会或职业功能的显著损害，并表现原先功能水平的显著下降。

3. 此缺陷并非专门发生于谵妄的病程中，也不是在物质中毒或戒断的通常时期。

4. 有来自病史、体格检查或实验室检查发现的证据，证实物质使用（如药物滥用、临床用药）的持续效应在病因上与此缺陷有关。DSM-Ⅳ-TR 要求记忆和其他认知功能的减退性损伤等条件，以便排除难以断定原因的短暂的认知功能减退的病例。由于规定痴呆必须是持续存在，也便于排除从中毒恢复时的和戒断时的认知损害。可是仍然没有特定的具体标准，难以从其他痴呆中辨别出酒精相关痴呆。为了弥补 DSM-Ⅳ-TR 的弱点，Oslin 等制定了酒精相关痴呆的诊断标准，它也是目前普遍被采用的标准。对于"肯定的酒精相关痴呆（definite alcohol related dementia, DARD）"，目前尚无可接受的标准能够确定；"很可能的酒精相关痴呆（probable alcohol related dementia, PARD）"的诊断标准具体如下：

（1）诊断很可能的酒精相关痴呆的临床诊断标准，包括如下：

1）自从最后饮酒之日起至少 60d 以后，方可下痴呆的临床诊断；

2）在男性，5 年以上每周至少饮用平均 35 标准杯（在女性为 28 标准杯）时，被定义为有意义的酒精使用。有意义的酒精使用，必须发生在自从开始表现痴呆的头 3 年之内。

（2）存在以下任何一种情况，均支持酒精相关痴呆的诊断：

1）酒精相关的肝病、胰腺炎及其他终末器官的损伤；

2）共济失调或多发性末梢神经炎；

3）戒酒时间超过 60d 以上时，认知损害稳定或改善；

4）戒酒 60d 之后，有脑室扩大和脑沟增宽的任何神经影像学证据；

5）有小脑萎缩，尤其是蚓部萎缩的神经影像学证据。

（3）以下临床特征令人怀疑患有酒精相关痴呆：

1）有言语障碍；

2）有局灶性神经病学体征或症状；

3）有皮质或皮质下梗死、硬膜下血肿的神经影像学证据；

4）增加的 Hachinski 缺血量表（表 15-5-6）分数。

表 15-5-6　Hachinski 缺血量表

项目	评分
突然起病	2
阶梯式恶化	1
波动性病程	2
夜间谵妄	1
人格相对保留	1
抑郁症状	1
躯体主诉	1
情感失控	1
高血压病史	1
卒中病史	2
动脉粥样硬化证据	1
局灶性神经症状	2
局灶性神经体征	2

（4）既不支持、也不令人怀疑酒精相关痴呆诊断的临床特征包括：

1）有皮质萎缩的神经影像学证据；

2）在无局灶性梗死病例的神经影像上，有脑室周围组织或深部白质损伤的所见；

3）有载脂蛋白 E4 的等位基因。

为了便于读者理解，笔者绘出有关 Oslin 等制订的诊断标准的说明图（图 15-5-3），该标准没有规定痴呆持续时间（在 DSM-Ⅲ-R 中，定为"持续至少 3 周"）。该标准所规定的痴呆出现的时间为自从戒酒后 60d，目的是为了充分排除戒酒综合征所致的认知障碍。笔者认为，实际上酒精依赖患者住一般精神科或戒酒科时，多数是正在饮酒者，即使已停饮也是停饮时间达到 60d 者甚少，而且住院时间超过 1 个月者也不多，以痴呆为主诉者几乎不见。如果在精神科病房采用此标准，酒精依赖患者入出院时能够下该病诊断的情况几乎不存在，只有在疗养院或国外的"贫民街"才有机会下此病诊断。总之，迄今为止尚无临床上十分有用的、明确的诊断标准，有待于修正。

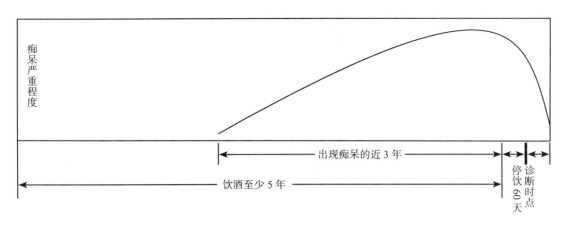

图 15-5-3　关于 Oslin 等制定的酒精使用所致痴呆诊断标准的说明图

（二）鉴别诊断

酒精使用所致痴呆需与阿尔茨海默病、血管性痴呆、酒精性遗忘综合征等鉴别，它们的鉴别要点如表 15-5-7。

表 15-5-7　酒精使用所致痴呆的鉴别要点

	酒精诱发的痴呆	阿尔茨海默病性痴呆	血管性痴呆	酒精性遗忘综合征
酒精依赖	有	有或无	有或无	有
认知缺陷的开始	缓慢	缓慢	急	急
缺陷的连续性	戒酒可改善症状或阻止发展	缓慢	阶梯式	戒酒可改善症状或阻止发展
共济失调	存在	不存在	可有可无	存在
周围神经病变	存在	不存在	可有可无	存在
命名不能（命名性失语）	不存在	存在	可有可无	不存在
认知缺陷	全面	全面	从部分健全到全面	记忆缺陷占优势
预后	戒酒可改善大部分症状或只留一些稳定的症状	差	不定	戒酒改善相当多的小部分症状

五、治疗

治疗原则和顺序应该是：戒酒，确定酒精使用所致痴呆的类型和找出其他可能导致痴呆的原因疾病并进行相应的处理，使用认知增强药。

（一）戒酒

就诊前的戒酒是诊断酒精使用所致痴呆的前提，就诊后的自愿或非自愿戒酒是酒精使用所致痴呆自然好转的前提，是治疗的第 1 步，又是预防酒精依赖复发从而防止酒精使用所致痴呆的关键内容。神经影像学研究结果证实，短时间戒酒（1 个月）可使已经萎缩的大脑皮质体积开始增加；长时间戒酒（1 年）可使扩大的脑室开始缩小，关于戒酒的具体内容请见有关章节。

在戒酒科临床，酒精依赖患者入院后，由于医疗环境的特殊性一般自然而然处于戒酒状态，紧接着往往会出现不同程度的戒酒综合征，医生也立即进行脱瘾、支持治疗。此种情况下，一定要注意以下情况，以免因处理不当而导致"人为的痴呆"或意识障碍。①对于伴有低血糖的患者，补充葡萄糖之前必须先肌注维生素 B_1。因为在低血糖状态下补充葡萄糖，需要很多维生素 B_1，否则会导致急性 Wernicke-Korsakoff 综合征；②对于伴有低钠血症的患者，决不能补充大量氯化钠。因为，在低钠血症状态下突然接受高浓度氯化钠会导致脑桥中央髓鞘溶解症，从而会致使患者吞咽困难、意识障碍。

（二）疾病原因的治疗

如前所述，导致酒精使用所致痴呆的常见疾病有 Wernicke-Korsakoff 综合征、Pellagra 脑病、Marchiafava-Bignami 病、酒精性小脑变性症。Wernicke-Korsakoff 综合征的药物治疗，请见其他章节。Pellagra 脑病的治疗，给予常用剂量的维生素 PP（烟酸）、B 族维生素（B_1、B_2、B_6 等）。Marchiafava-Bignami 病和酒精性小脑变性症药物治疗尚无特殊的方案，但还是有必要给予常用剂量的 B 族维生素。

（三）认知增强药的使用

对酒精使用所致痴呆有一定疗效的药物有：N-甲基天冬氨酸受体的非竞争抑制剂盐酸美金刚、中枢乙酰胆碱酯酶抑制剂重酒石酸卡巴拉汀和多奈哌齐。

（郑泰吉　李春熔）

参考文献

1. 郝伟. 精神病学. 6 版. 北京：人民卫生出版社，2009

2. 何恬. 急性醉酒所涉及的法律问题. 法律与医学杂志，2006，13(1):75-78

3. 何艳，徐腾达，吉栩，等. 北京地区急性酒精中毒发病规律研究// 北京：第八届亚太医学毒理学大会暨全国中毒控制与救治论坛. 2009

4. 江开达. 精神病学. 北京：人民卫生出版社，2006

5. 刘神幼，周天玖. 98 例急性酒精中毒患者昏迷期的急救分析. 世界急危重病医学杂志，2005，2(1):514-515

6. 沈渔邨. 精神病学. 5 版. 北京：人民卫生出版社，2009

7. 王耀华. 三种急性醉酒的区别. 临床精神医学杂志，1997，7(4):254

8. 徐根云，虞朝辉，乐敏，等. 急性酒精摄入致酶谱变化的实验研究. 中华检验医学杂志，2003，26(7):417-419

9. Robert E. Hales, Stuart C. Yudofsky, Glen O. Gabbard. 精神病学教科书. 第 5 版. 张明园，肖泽萍，主译. 北京：人民卫生出版社，2010

10. 赤井淳一郎. 神経病理解剖学的視点からのアルコール性痴呆. Dementia，1990，4:38-43

11. 山口登. 認知症の診断と治療. 精神神経学雑誌，2009，111:108-113

12. 小片寛. アルコールによる臓器障害—神経障害. 精神科 MOOK，1983，5:103-110

13. Batki SL, Meszaros ZS, Strutynski K, et al. Medical comorbidity in patients with schizophrenia and alcohol dependence. Schizophr Res, 2009, 107(2 ～ 3):139-146

14. Birdsall WC, Reed BG, Huq SS, et al. Rush Alcohol-impaired driving:average quantity consumed and frequency of drinking do matter. Traffic Inj Prev, 2012, 13(1):24-30

15. Bruck D, Ball M, Thomas IR. Fire fatality and alcohol intake:analysis of key risk factors. J Stud Alcohol Drugs, 2011, 72(5):731-736

16. Chi Peter, Aras Radha, Martin Katie, et al. Using Swiss Webster mice to model Fetal Alcohol Spectrum Disorders (FASD): An analysis of multilevel time-to-event data through mixed-effects Cox proportional hazards models. Behav Brain Res, 2016V305N:1-7

17. Cheon Y, Park J, Joe KH, et al. The effect of 12-week open-label memantine treatment on cognitive function improvement in patients with alcohol-related dementia. Neuropsychopharmacol, 2008, 11(7):971-983

18. Del Brutto, Oscar H Mera, Robertino M, et al. Population-based study of alcoholic cerebellar degeneration: The Atahualpa Project. J Neurol Sci, 2016, V367N:356-360

19. Di Marco, Salvatore, Pilati Laura, et al. Wernicke-Korsakoff syndrome complicated by subacute beriberi neuropathy in an alcoholic patient. Clin Neurol Neurosurg, 2017, V164N:1-4

20. DuPont RL, Voas RB, Walsh JM, et al. The need for drugged driving per se laws:a commentary. Traffic Inj Prev, 2012，13（1）:31-42

21. Falk DE, Yi HY, Hiller-Sturmhofel S. An epidemiologic analysis of co-occurring alcohol and tobacco use and disorders:findings from the National Epidemiologic Survey on Alcohol and Related Conditions. Alcohol Res Health, 2006, 29:162-171

22. Godlaski AJ, Giancola PR. Executive functioning，irritability，and alcohol-related aggression. Psychol Addict Behav, 2009，23(3):391-403

23. Hathout L, Huang J, Zamani A et al. White matter changes in chronic alcoholic liver disease: Hypothesized association and putative biochemical mechanisms. Med Hypotheses, 2015V85N6:825-834

24. Jonghan Park, Hyojin Ko, Youngnam Park, et al. Dementia among the Elderly in a Rural Korean Community. British Journal of Psychiatry, 1994, 164, 796-801

25. Katarzyna Nowakowska, Karolina Jabłkowska, Alina Borkowsk. Cognitive dysfunctions in patients with alcohol dependence. Archives of Psychiatry and Psychotherapy, 2008, 3:29-35

26. Le Strat Y, Ramoz N, Gorwood P. In alcohol-dependent drinkers, what does the presence of nicotine dependence tell us about psychiatric and addictive disorders comorbidity?. Alcohol Alcohol, 2010, 45(2):167-172

27. Litten RZ, Egli M, Heilig M, et al. Medications development to treat alcohol dependence:a vision for the next decade. Addict Biol, 2012, 17(3):513-527

28. Mann K, Kiefer F, Spanagel R, et al. Acamprosate: recent findings and future research directions. Alcoholism, 2008, 32(7):1105-1110

29. Mannelli P, Pae CU. Medical comorbidity and alcohol dependence. Curr Psychiatry Rep, 2007, 9(3):217-224

30. Miller PM, Book SW, Stewart SH. Medical treatment of alcohol dependence:a systematic review. Int J Psychiatry Med, 2011, 42(3):227-266

31. Oslin D, Atkinson RM, Smith DM, et al. Alcoholic related dementia: proposed clinical criteria. International Journal of Geriatric Psychiatry, 1998, 13:203-212

32. Parrott DJ, Gallagher KE, Zeichner A. Liquid courage or liquid fear:alcohol intoxication and anxiety facilitate physical aggression. Subst Use Misuse, 2012, 47(7):774-786

33. Romano Fausto, Tarnutzer Alexander A, Straumann Dominik, et al. Gaze-evoked nystagmus induced by alcohol intoxication. J Physiol, 2017, V595N6:2161-2173

34. Shavit I, Konopnicki M, Winkler K, et al. Serum glucose and electrolyte levels in alcohol-intoxicated adolescents on admission to the emergency department:an unmatched case-control study. Eur J Pediatr, 2012

35. Tomohiko Asada, Shigetoshi Takaya, Yoshihiro Takayama, et al. Reversible alcohol-related dementia:A five-year follow-up study using FDG-PET and neuropsychological tests. Internal Medicine, 2010, 49:283-287

36. Yasushi MORIYAMA, Masaru MIMURA, Motoichiro KATO, et al. Primary alcoholic dementia and alcohol-related dementia. Psychogeriatrics, 2006, 6:114-118

第十六章

酒精相关性神经系统疾病

第一节　酒精相关性视神经损伤

一次大量饮酒可引起急性酒精中毒，可产生急性神经、精神症状；长期大量饮酒导致慢性酒精中毒，引起特定部位的脑组织变性，导致不可逆的神经系统损害，如脑神经病变。早在第二次世界大战之前已有关于过量摄入烟酒引起的烟酒精中毒性弱视的报道。烟酒精中毒性弱视是指因大量吸烟、饮酒而引起的弱视，可以由吸烟、饮酒中毒单独或同时引发，是酒精中毒性脑神经病中最常见的。由于临床医师对酒精中毒患者脑神经查体的忽略，人们对酒精中毒引起的脑神经损害往往认识不足，且未给予足够的重视。本节就酒精中毒引起的视神经病变做详细的阐述。

一、病因及发病机制

虽然酒精中毒性视神经病变通常被描述为视神经病变，但原发损害不仅定位于视神经，还可累及视网膜、视交叉甚至视放射。酒精中毒性弱视的确切发病机制仍尚不明确，在众多的饮酒者中，仅有极少数人发生弱视，且症状严重程度并不与饮酒量相关。酒精及其代谢产物对视神经有直接毒害作用，可使神经纤维轴索变性、结构紊乱和髓鞘脱失，传导功能异常。当急性摄入大量酒精（超过0.6g/kg）或者血液中酒精浓度达到2～4.6g/L时，酒精的氧化产物可直接抑制视网膜细胞氧化磷酸化过程，影响三磷酸腺苷的生成，进而影响视网膜神经节细胞、视杆细胞及视锥细胞层功能。临床观察发现，酒精除可引起视神经细胞变性而致视力障碍外，还可引起视网膜血管病变导致缺血性视神经病变、视网膜动脉阻塞等。

视神经易受酒精毒素的损害。视神经中的乳头黄斑束纤维缺乏髓磷脂，在所有神经纤维中直径最小，代谢最旺盛。乳头黄斑束汇集黄斑纤维经视盘颞侧入眶，居于视神经眶内段的中央部，这些神经纤维由外侧的静脉供血，缺少供血动脉，存在供血的分水岭区，故视神经黄斑区易受外界环境及血流变化的影响。

酒精作为一种亲神经物质，可引起机体 B 族维生素及烟酸缺乏，从而使周围及中枢神经组织出现脱髓鞘及轴索变性。目前有学说认为酒精所致的营养缺乏是酒精中毒性视神经病变的一个重要因素。其中维生素 B_1、维生素 B_{12} 及叶酸缺乏是主要的致病因子。

缺血性视神经病变是供应视神经的睫状后动脉供血障碍所致，动脉硬化是常见的病因，高血压、糖尿病等可诱发该病。长期大量饮酒更易出现缺血性视神经病变，提示酒精中毒是小动脉硬化的病因之一。视网膜静脉阻塞分视网膜中央静脉阻塞及分支静脉阻塞，是视力障碍的常见病因。本病除与高血压、动脉硬化、糖尿病、血小板功能障碍、血黏度高等有关外，还与酗酒关系密切。

二、临床表现

（一）急性酒精中毒

为血液中酒精含量急剧增加引起的一系列症状。

1. 视力 视物模糊，双眼视力突然严重下降或黑矇，视力检查为光感（+），甚至暂时性视力丧失。

2. 瞳孔 瞳孔散大，强直，对光反射迟钝，但多数可恢复；少数患者出现眼球震颤、眼肌麻痹或多发性神经炎。

（二）慢性酒精中毒

1. 色觉障碍 色觉障碍是多数患者最早出现的症状，对红、绿颜色分辨不清，色觉障碍与视力下降不成比例。

2. 视敏度 视敏度是可用来检测早期视神经损害的敏感指标。摄入酒精所致的角膜变薄是视敏度下降的主要原因。

3. 视力 早期表现为中心视力下降，后逐渐出现双眼对称性、无痛性、进行性视力下降，最终全盲。个别患者可出现夜盲、暗适应能力下降。

4. 视野 由于损伤部位及程度不同，酒精相关性视神经疾病会出现不同形式的视野缺损。酒精中毒性弱视患者，视野检查可见中心或旁中心相对暗点、也可见中心暗点向外扩展并与生理盲点相连的哑铃状视野缺损。周围视野缺损或暗点提示损伤部位在视神经前段或视交叉。前段视神经病变典型的视野缺损包括旁中央暗点、Bjerrum 暗点、Seidel 暗点、鼻阶梯式暗点和山形暗点。暗点的形状代表弓状束受损伤的程度。如果损伤轻微，出现长形暗点（Seidel 暗点）或部分弓形暗点（Bjerrum 暗点）。若损伤严重，病变累及视神经的上部纤维，会出现完整的弓形暗点或山形暗点，并可影响下部纤维，出现鼻侧暗点。由于视神经纤维存在水平缝，会出现突然的阶梯状视野缺损，称为鼻阶梯式暗点，这种视野缺损横穿鼻侧的水平子午线，是前段视神经损伤的特征性视野改变。

5. 瞳孔对光反射 由于视神经病变，传入性瞳孔对光反射异常。在出现眼部疾病的同时也可以出现皮肤损害、肝功能异常以及其他营养性神经系统损害，如多发性视神经炎、小脑退行性改变等。

三、辅助检查

（一）电生理检查

可行视网膜电图（electroretinogram，ERG）和视觉诱发电位（visual evoked potential，VEP）检查，视力大于 0.1 者进行图形 VEP（P-VEP）检查，视力小于 0.1 者行闪光 VEP

（F-VEP）检查。ERG 的 a，b 波反映了视网膜杆、锥体细胞层和内核层的功能活动，F-VEP 反映了第三级神经元以后的功能活动，p-VEP 可以反映黄斑区及视神经的功能改变情况。急性酒精中毒性视神经病变 ERG 可以正常，F-VEP 检查双眼可引出波形，P1、P2 潜伏期延长，P-VEP 检查 P100 波振幅严重下降，经治疗后 P100 波和暗适应 F-VEP 大多完全恢复正常。急性酒精中毒性视神经病变偶可见永久性视神经损害，随访 1 ～ 2 年视力、暗适应 ERG 和 P-VEP 检查均无明显改善，提示视网膜和黄斑功能严重受损。慢性酒精中毒性视神经病变者 ERG 的 a，b 波潜伏期延长，b 波的波幅减低。

（二）眼底检查

急性中毒者双眼视盘边界清晰，视盘微隆起、轻度充血，视网膜苍白，黄斑区水肿、高度隆起，中心凹反射消失。视网膜动脉反光增强，走行僵硬。慢性中毒者视盘颞侧苍白，视网膜色泽污秽，血管呈黄色反光。用无赤光线观察黄斑区，可以发现视神经与黄斑区之间的神经纤维纹理模糊，中心凹反射消失，呈斑点状；晚期患者视盘苍白萎缩。

急性酒精中毒者偶可见不可逆性眼部损害，眼底荧光造影检查显示视网膜后极部色素上皮炎、黄斑区荧光渗漏，病变程度与患者的饮酒量及时间长短并不完全一致。长期随访可以发现双眼眼底弥漫性色素游离造成的遮蔽背景荧光，周围有一色素脱失后的透见荧光带，提示双眼视网膜弥漫性色素上皮损害，为不可逆性改变。

（三）OCT 检查

OCT（黄斑区扫描）检查是一种无创的视网膜断层结构成像，用来测定视网膜和视神经纤维层厚度，可重复检查。OCT 检查提示急性酒精中毒患者视盘和视网膜神经纤维层肿胀、高度隆起，其下可见液性暗区。慢性酒精中毒性视神经病早期视盘正常，逐渐出现颞侧视盘苍白，乳头黄斑束视网膜神经纤维层减低或丢失。

（四）视神经影像学检查

视神经及视交叉 MRI 是最实用工具，用来排除其他引起视神经及视交叉病变。

四、诊断及鉴别诊断

根据病史、临床表现及辅助检查，排除颅内占位性病变及其他神经系统疾病后可作出诊断。

1. 诊断标准

（1）病史：长期饮酒史，或有一次大量饮酒后视力明显下降、视盘充血、视野及 VEP 检查异常病史；

（2）视力：一次大量饮酒后视力明显下降或慢性酒精中毒者，视力进行性下降且不能矫正，但必须排除眼部其他疾病及全身疾病所致的视力下降；

（3）视野检查：轻者视野检查可见中心暗点、哑铃状暗点，重者视野明显缩小或呈管状视野、残留视岛等改变；

（4）VEP 检查：P100 潜伏期延长，严重者 P100 潜伏期明显延长；

（5）眼底检查：急性中毒者视盘充血，慢性中毒者视盘颞侧色淡，晚期视盘苍白萎缩。

2.鉴别诊断

（1）缺血性视神经病变：视力骤然丧失，眼球运动时无疼痛，视盘肿胀趋于灰白色，视野下部缺损最常见。巨细胞动脉炎所致的缺血性视神经病变，患者发病年龄大于 50 岁，红细胞沉降率和 C 反应蛋白增高有助鉴别诊断。眼底动脉硬化导致缺血性视神经病变多见老年人，多伴有高血压、高血脂、糖尿病、吸烟等可致动脉粥样硬化的诱因。

（2）Leber 视神经病：常见于十几岁至二十几岁的男性，可有家族史。单眼视力迅速丧失，在数天至数月内累及另一只眼。可有视盘旁毛细血管扩张，视盘水肿，严重者视神经萎缩。线粒体 DNA 点突变检查可帮助鉴别诊断，多数表现为 178 位点突变，也可有 3 460 和 14 484 位点突变者。

（3）中毒性或代谢性视神经病变：进行性无痛性双侧视力丧失，可能继发于其他原因导致的营养不良，各种毒素如甲醇、乙胺醇、氯喹、异烟肼、氯磺丙脲、重金属，以及贫血等。从病史及相关检查不难鉴别。

（4）视神经炎：大多视力突然下降，甚至发病数日即可降至光感或无光感。眼球转动时眼球后部牵引样疼痛，眶深部压痛。可由炎性脱髓鞘、感染、非特异性炎症引起。因病变损害的部位不同而分为球内段视盘炎和球后视神经炎。视神经炎大多为单侧，视盘炎多见于儿童，球后视神经炎多见于青壮年。

（5）颅内肿瘤：特别是蝶鞍区占位性病变，早期可呈球后视神经炎改变，视野及头颅 X 线有助诊断，头颅 CT 及 MRI 更有助于早期发现。

五、治疗及预后

（一）急性酒精中毒

除常规补液、促醒外，可考虑给予皮质激素。大剂量激素使用方法：①全身应用，静脉滴注地塞米松 15 ~ 20mg 或者口服泼尼松 40 ~ 60mg；②局部应用，双眼球后注射甲泼尼龙各 40mg，同时肌注维生素 B_1、甲钴胺以保护视神经。适当给予扩血管、改善微循环药物，静脉滴注能量合剂支持治疗：辅酶 A 100mg、ATP 40mg，每日 1 次静脉滴注。急性酒精中毒导致的视力损害经治疗后大多可恢复，少数转化为不可逆损伤。

（二）慢性酒精中毒

戒酒是预防酒精中毒性弱视发生和发展的关键。经常食用富含维生素及蛋白质的食物，如豆类（黄豆芽、豆腐、腐乳、豆豉等）、肉类（特别是食肉动物的心、肝、肾）和鱼类等。补充营养和 B 族维生素，可适量给予神经营养药物。慢性酒精中毒导致的视力损害常常是不可逆的，治疗效果不佳。

酒精中毒性视神经病变常在治疗后的 1 ~ 2 个月内缓解，也有长达 1 年视功能没有明显改善的患者。发现及治疗不及时可发生永久性视神经萎缩或颞侧视盘苍白。

（杨子超）

第二节　韦尼克脑病

一、概述

韦尼克脑病（Wernicke encephalopathy，WE）是一种硫胺素缺乏引起的代谢性脑病，主要表现为眼球运动障碍、精神异常和共济失调。Cal Wernicke 于 1881 年首先描述临床表现，病理发现第三脑室周围、乳头体和视网膜内针尖样出血，将该种疾病命名为上部出血性脑脊髓灰质炎。1887—1891 年，Korsakoff 全面介绍了一种具有神经炎病变和特征性临床表现的"遗忘性精神病"，命名为多神经炎性精神病。1897 年 Murawieff 第一次提出"上部出血性脑脊髓灰质炎"和"多神经炎性精神疾病"实际上是同一病因所致的同一种疾病不同的临床表现。1904 年 Bonhoeffer 通过临床研究证实了 Murawieff 的假设，几乎所有的"上部出血性脑脊髓灰质炎"都出现了"神经炎"和"遗忘性精神病"的症状。

Strauss 于 1935 年首先怀疑维生素缺乏是 WE 的病因，但直到 1942 年通过复制具有特征性病理改变的动物模型才确定维生素 B_1（硫胺素）与这一疾病的关系，并开始将补充维生素 B_1 作为治疗该疾病的措施。目前认为，WE 与多神经炎性精神病实际上是维生素 B_1 缺乏引起的同一疾病的两个过程：WE 是维生素 B_1 缺乏所致的中枢神经系统损害的急性期表现，而多神经炎性精神病是维生素 B_1 缺乏的慢性表现。成人尸检发现 WE 的发病率约为 0.8%～2.8%，明显高于临床发现率（0.04%～0.13%）。WE 的男女发病率为 1.7∶1。在中国精神疾病分类方案中，WE 归类于酒精所致的精神障碍类疾病，但目前缺乏明确的诊断标准。及时诊断并接受治疗的患者可获得完全恢复，病死率约为 10%～20%。

二、病因和发病机制

WE 的病因是维生素 B_1 缺乏，维生素 B_1 是来自谷类和肉食的一种水溶性维生素，人体不能自己合成。通过主动转运和被动弥散，维生素 B_1 通过血脑屏障进入中枢神经系统，通过硫胺素焦磷酸激酶转化为硫胺素焦磷酸盐。在脑内硫胺素焦磷酸盐是维生素 B_1 的活性形式，是参与三羧酸循环的 α-酮戊二酸脱氢酶（α-KGDH）、丙酮酸脱氢酶（PDH）、磷酸戊糖途径的转酮醇酶（TKT）的辅酶。同时维生素 B_1 也是维持机体内环境跨膜渗透压所必需的，维生素 B_1 缺乏将导致跨膜渗透压下降。正常生理情况下，机体维生素 B_1 需求量为 1～2mg/d，孕妇和儿童需要量相对高些，十二指肠为维生素 B_1 主要的吸收部位。硫胺素缺乏的原因有很多：

（一）主食精米

世界上约三分之二的人以大米作为主食，但大米外壳中大量的维生素 B_1 在大米抛光研磨时丢失，主食为精米的人可出现维生素 B_1 缺乏。

（二）嗜酒和营养不良

如果饮食中维生素 B_1 充分，长期饮酒一般不会出现 WE。但嗜酒者常以酒代餐，饮

食中维生素 B_1 缺乏，且长期嗜酒可导致胃肠功能紊乱、小肠黏膜病变、慢性肝病的发病率增加，致使机体维生素储存减少、硫胺素生成和转化障碍。硫胺素或硫胺素焦磷酸盐缺乏使三羧酸循环不能正常进行，ATP 生成减少，有氧氧化代谢障碍引起脑组织乳酸堆积和酸中毒，进而干扰神经递质合成、释放和摄取，导致中枢神经系统功能障碍产生精神症状。酒精代谢本身也可消耗硫胺素。动物实验表明，慢性酒精中毒所致的营养不良，主要为硫胺素缺乏，两者互为因果。

（三）胃肠道手术

胃肠道切除手术是 WE、周围神经病、湿性脚气病的常见危险因素。消化性溃疡、胃癌、结肠癌、溃疡性结肠炎、中毒性巨结肠等病变者易并发 WE。胃肠道手术所致的韦尼克脑病多出现在术后 4 ~ 12 周，伴有剧烈呕吐的年轻女性常见。

（四）频繁呕吐和慢性腹泻

频繁呕吐和慢性腹泻有关的胃肠功能紊乱可能会导致 WE，包括幽门狭窄和消化道溃疡、药物性胃炎、克罗恩病、原发性肠道吸收不良、肠梗阻或穿孔等。

（五）癌症和化疗

部分癌症患者早期或晚期可以伴发 WE 或湿性脚气病。在儿童 WE 患者中，恶性肿瘤是最常见的潜在性疾病。发病机制可能为肿瘤生长需消耗大量维生素 B_1 和使用化疗药物相关。

（六）系统性疾病

许多系统性疾病可影响维生素 B_1 吸收和代谢而导致 WE 的发生，如肾脏疾病、艾滋病、慢性感染发热性疾病、甲亢等。接受腹膜透析和血液透析的患者容易患 WE。

（七）镁缺乏

镁离子是使机体内维生素 B_1 转化为硫胺素焦磷酸所需的硫胺素焦磷酸激酶的不可或缺的辅助因子。

（八）营养不均衡

正常成人体内储存的维生素 B_1 大约能维持 18d，如果持续 2 ~ 3 周甚至更长时间摄入营养不均衡就可能导致韦尼克脑病的发生。

20 世纪 70 年代的多项研究指出 WE 患者体内 TKT 与硫胺素焦磷酸盐的亲和力下降可能是酶的变异导致的。近年发现一种具有高亲和力硫胺素转运能力的蛋白，其编码基因为 *SLC19A2* 基因，提示 WE 发病的发病机制可能涉及遗传因素。长期接触甲醛或服用苯妥英、头孢类抗生素、四环素等药物易患 WE，但这些危险因素是否为直接致病因素尚无定论。

三、病理及病理生理

机体缺乏维生素 B_1 2～3 周左右，脑部即可出现选择性的区域损害。Wernicke 首次描述本病的病理改变是第三、四脑室及中脑导水管等处灰质的多点状损伤。后来证实 WE 为多部位病变，主要损伤部位包括丘脑、下丘脑、乳头体、脑干、小脑蚓部上端、前庭神经核、三脑室、四脑室、中脑导水管等中线两旁的结构，偶可累及海马区。WE 典型的组织学特征是病变区神经元变性、坏死和缺失，髓鞘变性和坏死，星型胶质细胞、少突胶质细胞和毛细血管增生，血管内皮细胞水肿和斑点状出血等。

α-酮戊二酸脱氢酶（α-KGDH）和丙酮酸脱氢酶（PDH）活性下降所致的脑实质能量代谢障碍和氧化应激等损伤机制是导致脑区选择性损害的机制。但这两种机制都不能解释为什么维生素 B_1 缺乏易损伤中线两旁结构，代谢旺盛、能量需求大的新皮层却不易损伤。维生素 B_1 缺乏 4d 时胶质细胞 α-KGDH 活性下降，缺乏 7d 时 TKT 的活性下降。TKT 是磷酸戊糖旁路代谢的重要辅酶，其活性降低将损害细胞内磷酸戊糖旁路代谢，进而影响核糖合成及还原当量（还原型辅酶 II 及还原性谷胱甘肽）产生。核糖合成障碍、还原当量合成减少、α-KGDH 活性降低导致的自由基增加将诱发神经细胞氧化应激和 DNA 损伤。脑中线两侧的区域为室管膜下层和海马齿状回颗粒下层神经发生所在区域，新生神经细胞增殖需要大量的核苷酸合成，与核糖合成有关的磷酸戊糖旁路为此处细胞主要的能量代谢方式，维生素 B_1 缺乏导致 TKT 的活性下降，损害磷酸戊糖旁路合成核糖和产生还原当量的功能，这可能是导致脑中线两侧和侧脑室室旁区域损害的主要原因与机制之一。

WE 患者出现症状时，神经元和胶质细胞内乳酸盐产生增多，细胞内 pH 降低，酸中毒。维生素 B_1 缺乏 14d 时，丘脑组织神经元的 DNA 片段降解导致细胞死亡。这些病理生理改变早期及时充分补充维生素 B_1 是可以逆转的，这就是所谓"可逆性生化损伤"阶段。如果不及时补充维生素 B_1，将发生脑部选择性区域不可逆性损害。

四、临床表现

WE 的发病年龄为 30～70 岁，平均 42.9 岁，男性较多。主要表现为突然发作的神经系统功能障碍，出现典型的眼球运动障碍、共济失调和精神异常"三联征"。早期症状往往不典型，可有头痛、疲劳、易怒、腹部不适、儿童生长减缓等症状。

（一）眼球运动障碍

大约 29% 的患者会出现眼球运动异常，最常见的是水平性和垂直性眼震及凝视麻痹，对称或不对称的双侧外直肌或其他眼肌麻痹，为脑桥被盖及外展和动眼神经核受损所致。少数患者会出现双侧瞳孔大小不等，光反射迟钝。双侧视盘水肿、视网膜出血、视力障碍可能是 WE 患者病情进展的标志。眼肌麻痹如及时治疗常在数小时至 1 天内恢复，眼震需1～2 周恢复。

（二）共济失调

约 23% 的患者出现躯干或下肢共济失调，走路宽基底步态，重者站立行走困难，上肢共济失调和意向性震颤较少见，为小脑蚓部或前庭功能障碍所致，偶见小脑性语言，一般需 2 周或更长时间才能恢复。

（三）精神和意识障碍

患者表现为情感淡漠、注意力不集中、嗜睡，出现时间和地点定向障碍，不认识周围的人，不能应对周围发生的变化，许多患者谈话偏离主题和缺乏连贯性。患者的兴趣和注意力仍能长时间维持，但记忆和学习能力下降。嗜睡是 WE 精神障碍常见的症状，部分患者以木僵和昏迷起病。以意识障碍起病者病情多进展迅速，未及时发现治疗将于两周内死亡。

（四）遗忘状态

遗忘症的核心症状为学习能力和记忆力下降。学习能力下降尤其明显。尽管患者多次尝试回忆但仍不能记住一些简单的事情（如检查者的名字、日期、时间等），多数患者反复重复过去的事情以示自己的记忆是完好的。非语言性学习可能存在，通过重复学习，患者能完成一些镜像书写和判断迷宫等复杂的事情，尽管其并不能回忆起曾经面对过这样的事情。顺行性遗忘总是伴随远期的记忆减退（逆行性遗忘），后者的损害程度通常更严重，可能伴随整个疾病过程。可保留过去的几个孤立的事件或信息，但不能按时间把它们间隔开或给予适当的时间顺序，通常患者可记起很早以前一段时间内发生的事情，有时是相反的。

（五）其他临床表现

超过 80% 的韦尼克-科萨科夫综合征的患者伴发周围神经病。大多数周围神经病很轻，不引起步态障碍，个别患者因疼痛严重以至不能站立和行走。少数患者出现球后视神经病变。脚气性心脏病较罕见，心血管功能紊乱的症状如心动过速，劳累性呼吸困难，体位性低血压和心电图异常相对常见。WE 的患者经常出现体位性低血压和晕厥，可能由于自主神经功能紊乱所致，尤其是交感神经功能异常。偶发轻度低温、性欲减退和阳痿。WE 急性期前庭功能普遍受损，但眩晕并非常见的主诉。WE 后期可能出现继发于运动皮层或锥体束受损的痉挛性麻痹、下丘脑前部受损所致的中枢性高热，中脑被盖受损可出现舞蹈症。

五、辅助检查

1. 头部 CT　可见双侧丘脑和脑干低密度或高密度病变，25% 的患者导水管周围见低密度区。头部 MRI 是诊断 WE 的理想工具，早期诊断较敏感。可以观察到丘脑、下丘脑、乳头体、中脑导水管周围、脑桥、第三脑室、第四脑室、小脑双侧对称性高信号，偶可在皮层发现高信号区。压水像高信号更明显，磁共振弥散和波普成像还可提供病理生理方面的信息，这些改变是 WE 较为特征性的表现之一。在疾病的慢性期，可动态观测到乳头体萎缩。

2. 脑脊液检查　蛋白含量正常或轻度增高。若蛋白超过 100mg/dl 或细胞数明显增多，可能合并硬膜下血肿、脑膜炎或脑炎。未经治疗的 WE 患者血中丙酮酸盐多升高，但硫胺素缺乏者血中转酮醇酶的活性往往是正常的。在维生素 B_1 特异性治疗前，多数患者转酮醇酶的活性和硫胺素焦磷酸盐显著降低，经维生素 B_1 治疗后数小时即可好转，多数患者 24h 内完全恢复正常。

3. 脑电图 约有一半的患者脑电图异常，多为弥漫性慢波。在急性期脑血流量、氧糖消耗明显降低，治疗数周后仍可持续存在。

六、诊断及鉴别诊断

主要根据病史、临床表现及头部 MRI 检查的典型改变来明确诊断。尸检研究指出，WE 的临床诊断率较病理诊断率低 80%。韦尼克脑病的 MRI 信号特征和病变部位并非完全特异的，因此需要和其他原因所致的急性脑病相鉴别，尤其病史中无明显诱因或神经系统症状对维生素 B_1 治疗不敏感时。需要鉴别的疾病包括双侧旁正中丘脑梗死，Fisher 综合征，原发性中枢神经系统淋巴瘤，白塞病，变异型克-雅病，副肿瘤性脑炎，大脑深静脉血栓，肝性脑病等。一般而言，上述疾病均能通过临床和影像学特征与 WE 相鉴别。

七、治疗及预后

WE 是一种急症，强调早期诊断治疗，对确诊或高度怀疑 WE 的患者应立即给予维生素 B_1 治疗，静脉或肌内注射均可。在仅有眼征和共济失调时，维生素 B_1 能够阻止疾病进展到不可逆的遗忘状态。病因治疗最为重要，慢性酒精中毒患者胃肠道吸收不良，B 族维生素口服作用不大，应立即肌注或静脉滴注维生素 B_1 50 ~ 100mg/d，持续两周或至患者能进食为止。虽然 2 ~ 3mg 维生素 B_1 即可改善眼征，但是大剂量的维生素 B_1 冲击是为改善症状和补充体内储备不足。开始治疗的 12h 内维生素 B_1 静脉滴注的安全剂量可达 1g。WE 发病初期，给予快速非肠道补充维生素 B_1 多数患者可完全恢复。

伴意识障碍的慢性酒精中毒、营养不良、低血糖和肝病等患者，静脉输入葡萄糖前应通过非肠道途径补充维生素 B_1，防止诱发 WE。慢性酒精中毒所致的 WE 多伴镁缺乏，镁缺乏可降低维生素 B_1 的作用，应注意适量补充镁离子。

如不及时治疗，WE 的自然病程可继续进展，患者出现昏迷、休克及心血管功能衰竭，预后不良。80%WE 患者因治疗不当或不及时而出现科萨科夫综合征，只有约 20% 可恢复，25% 变成永久性损害，其余患者临床症状可有不同程度的改善。多数因慢性酒精中毒所致的 WE 患者在一次或多次震颤性谵妄发生后，发展为酒精中毒性脑病后遗症，严重缺乏维生素 B_1 者可引起间脑损伤和语言、记忆障碍，酒精的直接神经毒性作用可致大脑皮层和皮层下萎缩，造成全面性智能障碍。

（金永华　于红梅）

第三节 酒精相关性脑桥脱髓鞘病

目前，脑桥脱髓鞘疾病的病因及发病机制尚不完全清楚。有研究证实脑桥中央髓鞘溶解症病例中约 44.4% 为酒精中毒所致。Adams 和 Victor 追踪了 1 例酒精戒断综合征患者，该患表现为迅速进展的弛缓性四肢瘫、腱反射亢进和假性延髓性麻痹，但瞳孔对光反射、角膜反射、眼球运动、面部感觉保留，临床表现酷似基底动脉闭塞，患者于数周后死亡。尸检发现占据脑桥基底大部的对称性脱髓鞘病灶。Adams 和 Victor 又对 2 例酒精中毒和 1 例硬皮病患者进行临床病例研究，结合此 4 例患者症状及特征性病理学特征，将此类特征性疾病命名为脑桥中央髓鞘溶解症（central pontine myelinolysis，CPM）。

一、病因及发病机制

CPM 是一种原因不明的以脑桥基底部对称性脱髓鞘病变为病理特征的致死性疾病。渗透压骤变可能是 CPM 的重要诱发因素，包括低钠血症纠正过快、高钠血症、低钾血症、高镁血症及低血糖。常见的病因有酒精中毒、营养不良，也可能与恶性肿瘤、低血糖、AIDS、垂体手术、锂中毒、叶酸缺乏、肝脏疾病、肾上腺激素缺乏、Isaac 综合征、氢溴化精氨酸和鸟氨酸-甲氨酰-转移障碍等有关。两大主要致病因素为长期大量饮酒和电解质紊乱，约半数病例发生于酒精中毒晚期，也可见于韦尼克脑病、慢性肾衰透析治疗后、肝衰竭或肝移植术后、进展性淋巴瘤、癌症晚期及各种原因所致恶病质、营养不良、严重细菌感染、败血症、急性出血性胰腺炎、糙皮病、多发性神经病及严重烧伤等。

目前酒精损害神经元细胞的机制尚不清楚。酒精可影响 γ-氨基丁酸（GABA）、谷氨酸、5-羟色胺、多巴胺以及阿片类神经递质的释放及生成。急性酒精中毒抑制神经元谷氨酸释放，进一步影响其他神经递质如去甲肾上腺素、多巴胺、乙酰胆碱的释放。慢性酒精中毒增加大脑对谷氨酸的敏感性，进而导致酒精依赖。不少临床报道指出过快纠正低钠血症或给脱水患者过量补充液体可导致本病。低钠血症使脑组织处于低渗状态，快速补充高渗盐水可使血浆渗透压迅速升高而致脑组织脱水和血脑屏障破坏，有害物质直接透过血脑屏障，导致髓鞘脱失。涉及机制有：①渗透压骤变使髓鞘纤维和少突神经胶质其中的某些成分肿胀、收缩、增生导致髓鞘纤维受压溶解。②少突胶质细胞应激性凋亡在 CPM 发病机制中有重要作用。Ashrafian 和 Davey 提出营养不良、慢性酒精中毒或其他可以加快少突胶质细胞凋亡的因素可使患者易感 CPM。③有研究认为脑桥的少突胶质细胞所在的位置限制了细胞的灵活性，易出现脑桥组织膨胀、神经纤维脱髓鞘。④低钠血症期间细胞经常通过丢失更多的离子来抑制细胞膨胀以适应低钠血症。但大量的离子丢失使神经元更易损伤，组织发生血管源性水肿，血管内的磷脂物质可通过损伤血管使脑桥脱髓鞘。

二、临床表现

CPM 病例为散发，未发现与遗传有关，可发生于任何年龄，男女皆可发病。临床特点是常伴威胁生命的严重疾病，半数以上为慢性酒精中毒（alcoholism）晚期。

急性或亚急性起病，常在原发疾病基础上突然发生皮质脊髓束、皮质延髓束受累症状，如四肢迟缓性瘫、咀嚼、吞咽及言语障碍，有些可见眼球震颤、眼球凝视障碍等。首发症状常为声音嘶哑和发音困难。若累及中脑可出现瞳孔光反应消失、眼球运动障碍。某些患者呈缄默和四肢瘫，意识清楚，感觉正常，表现完全或不完全性闭锁综合征。多数患者出现意识障碍或不同程度意识水平下降，共济失调及尿便失禁常见。

脑桥病变较小时可无临床症状，仅在尸检时偶然发现。较大病变也可缺少四肢瘫及延髓性麻痹等典型症状。Strub 等报道 1 例 43 岁女性酒精中毒患者，进行性步态障碍 1 年余，检查见粗大眼震、步态失调，不伴脑神经功能缺损和锥体束征，无昏迷、肝衰竭及谵妄，血清钠水平正常，脑干听觉诱发电位及运动诱发电位正常。CT 检查发现小脑蚓部萎缩，MRI 检查发现脑桥典型 CPM 改变病灶。

本病临床变异较多见，Adams 曾列举 2 例老年患者，1 例表现意识模糊和昏迷，无四肢瘫、假性延髓性麻痹及锥体束征，严重构音障碍、共济失调已持续数月。CT 和 MRI 检查未发现脑干及小脑病变，血清 Na^+ 离子水平为 99meq/L；另 1 例患者血清 Na^+ 离子 104meq/L，在快速纠正低钠血症后出现典型闭锁综合征，MRI 显示额叶皮质及皮质下白质大片状对称性病灶，但脑桥未发现病变。

三、辅助检查

1. 脑干听觉诱发电位（BAEP）　有助于确定脑桥病变，但不能确定病灶范围。
2. 脑电图检查　可见弥漫性低波幅慢波，缺乏特异性。
3. 脑脊液检查　免疫球蛋白及髓鞘碱性蛋白可增高。
4. CT 扫描　病灶检出率很低，MRI 是最有效检查方法，某些病例可发现脑桥基底部特征性蝙蝠翅膀样病灶，对称分布的 T_1WI 低信号、T_2WI 高信号，无增强效应。MRI 在出现临床症状 1 周内通常无异常，发病后 2～3 周异常信号可显示清楚，甚至可占据除周边以外的整个脑桥。

四、诊断

通过特征性症状表现及相应影像学、病理结果可以作为 CPM 的确诊依据。典型病例可表现为双下肢对称性轻瘫、四肢瘫、假性延髓性麻痹及吞咽困难。有时可出现闭锁综合征。CPM 很少出现共济失调、运动障碍及行为异常症状。形式各异的临床表现及因多部位损伤致症状体征的不同组合使临床确诊困难。

MRI 是诊断的主要方法。可发现脑桥基底部特征性蝙蝠翅膀样病灶，呈对称分布 T_1 低信号、T_2 高信号，无增强效应。

五、治疗

CPM 最重要的治疗策略是要能预测发病高峰时期，避免快速纠正低钠血症，尤其是慢性严重低钠血症者。一旦确诊，要立即开始支持和对症治疗，同时预防并发症。

目前有 4 种治疗方式可能有效。①促甲状腺释放激素：Chenaly 及其同事曾每日使用促甲状腺激素释放激素（TRH）0.6mg 静脉注射，持续 6 周，治疗 1 例 13 岁 CPM 女性患者，该患者病因为硬膜外水肿引起的低钠血症，几天后临床症状有所缓解，后达到完全缓解。1993 年 Konon 和他的同事报道给予 1 例 65 岁男性 CPM 患者 TRH，该患既往行侧索疝气术及二尖瓣换瓣手术后出现低钠血症，而后四肢瘫，昏迷。CT 检查发现脑桥中央的低密度影（最后通过 MRI 检查确认），初步确定 CPM，使用 TRH 后中枢神经系统症状出现明显的改善，恢复后未遗留明显神经功能缺失。②甲泼尼龙：甲泼尼龙 375mg/d，联合或不联合血浆交换，对治疗 CPM 有效。Nishino 和同事报道 1 例与脑桥外脱髓鞘有关的 CPM 给予甲泼尼龙后症状得到明显改善并纠正了低钠血症。③血浆交换：以下为血浆交换治疗 CPM 的报道 3 例。第 1 例是 29 岁女性，有慢性饮酒和低钠血症史，在纠正低钠血症后，发展成四肢轻瘫和延髓运动功能异常，2 周共进行 4 次血浆交换，共交换了 24 700ml 的血浆，2 个月后四肢瘫缓解，但共济失调持续了 1 年；第 2 例是伴有神经性厌食和低钠血症的 20 岁女患者，在纠正低钠血症 5d 时出现了痉挛性四肢瘫和嗜睡症状，经历 5 个阶段的血浆交换，一共交换了 5 234ml 的血浆，1 个月后瘫痪症状完全缓解；第 3 例为 30 岁女性患者，伴有长期饮酒和较轻的低钠血症，发展成 CPM；给予 7 周的血浆交换，一共交换了 18 270ml 血浆，其轻度共济失调在 12 个月后缓解。④免疫球蛋白：注射免疫球蛋白用量是 0.4g/（kg·d），5d 为一个疗程，有报道 1 例 48 岁 CPM 男性患者伴有一过性高钠血症，给予注射免疫球蛋白 2d 后症状显著改善。

目前关于促甲状腺释放激素、甲泼尼龙、血浆交换、免疫球蛋白治疗 CPM 运动缺损的疗效尚不明确，尚无随机实验来佐证和评价其有效性。

六、预后

早期报道 CPM 入院 3 个月死亡率几乎 100%。多数患者预后极差，病情进行性发展可出现癫痫发作、昏迷。多于发病后数日或数周内死亡，死亡率极高。少数存活患者可遗留痉挛性四肢瘫痪等严重神经功能障碍，偶有完全康复者。

七、小结

脑桥中央髓鞘溶解症是以脑桥基底部对称性继发脱髓鞘为主要病理改变的致死性疾病。以四肢弛缓性瘫及假性延髓性麻痹和特征性意识状态为临床特点。本病的病因不明，半数以上的患者为酒精中毒晚期，也可见于慢性消耗性疾病基础上出现营养不良和电解质紊乱。在低钠血症时脑组织处于低渗状态，过快补充高渗盐水使血浆渗透压迅速提高，引起脑组织脱水和血脑屏障破坏，有害物质透过血脑屏障可导致髓鞘脱失。临床诊断主要依据头颅 MRI、血钠降低（< 130mmol/L）和患者存在慢性酒精性营养不良等严重疾病病史，以及出现意识模糊、嗜睡甚至昏迷等症状。可疑病例营养不良、长期大量饮酒史，计算力、定向力障碍，周围性面舌瘫，构音障碍，吞咽困难，四肢弛缓性瘫，血钠低至 118mmol/L，结合头颅 MRI 检查，脑桥中央髓鞘溶解症可诊断明确。为防止脑桥中央髓鞘

溶解症的发生，在治疗过程中要注意避免电解质紊乱，若发生低钠血症，不可过快纠正，起初 24h 内血钠升高不可超过 25mmol/L，强调矫正速率 24h 内应＜ 10mmol/L，注意不能造成高钠血症。

（闫晓波　吕　鸥）

第四节　酒精性小脑病变

一、概述

酒精性小脑变性（alcoholic cerebellar degeneration，ACD）是一种与重度酒精中毒相关并伴有严重营养不良的疾病，主要症状表现为运动失调，病理学改变主要为小脑及其传入、传出途径的变性。ACD 是目前临床最常见的一类小脑功能障碍疾病，发病率约为韦尼克脑病的两倍。有报道指出在酗酒人群中有小脑受损症状者高达 84%，出现不同程度的小脑变性者约占 1/4 ～ 1/3。Robins 等美国城市流行病学调查发现，人群酒精滥用和酒精依赖终生患病率为 13.6%，每年约有 1 300 万人酗酒成瘾，其中约 27% 饮酒者通过尸检证实存在小脑变性。

二、病因和发病机制

长期大量饮酒者为酒精性小脑变性的好发人群，饮酒原因是多方面的，心理行为及社会环境为两大主要因素。有研究指出酒精依赖是先天遗传与后天环境因素相互作用的结果。

（一）生物遗传因素

酒精作为一种化学药物，在机体内能增强下丘脑和交感神经系统内 γ-氨基丁酸的活性，维持机体轻度兴奋状态，但长期大量饮酒将减少 γ-氨基丁酸的生成，为维持预期的情绪状态，患者会对酒精产生依赖。Lawford 的一项研究指出，酒精依赖是生物遗传因素相互作用的结果，酒精依赖的一种可能的遗传方式是借助于多巴胺 D_2 受体基因实现的，酒精依赖者普遍存在多巴胺 D_2 受体的变体 D_2A_1。

（二）社会文化因素

在很多国家，开始饮酒被看成是从童年期向成年期过渡的一种转变性标志。Hemmingsson 的调查发现：在不同的社会文化群体中，饮酒普遍性存在很大差异，例如男性比女性更可能酗酒，蓝领工人比白领工人更可能出现饮酒问题，年轻人、男性、低收入群体以及受教育水平相对较低的人群，酗酒发生率更高。

（三）心理因素

行为主义心理学认为，饮酒是操作性条件反射和经典条件反射共同作用的结果。与饮酒有关的生理快感、社会乐趣、压力消减等对饮酒行为具有正反馈效应。Wilson 认为，酒精依赖者的饮酒动机是逃避戒断症状，当饮酒行为与特定情景、事件相关联时，就会形成经典性条件反应，日后类似情景或事件出现时便引起饮酒行为的发生。

酒精性小脑变性是慢性酒精中毒引起的营养缺乏所致，是营养源性神经系统疾病（disease of the nervous system of nutritional origin）。发病机制尚不完全清楚。目前主要的学说有：①酒精可在体内代谢产生大量的能量，减少其他营养素的摄取，长期的饮酒可导致营养失衡而致神经细胞损伤。②酒精在机体内转化为乙醛，高水平的乙醛致体内细胞产生大量的自由基，加速细胞的损伤和凋亡。酒精具有脂溶性可迅速通过血脑屏障及神经细胞膜并作用于细胞膜上的酶和受体进而影响神经细胞的功能和代谢。③目前认为 ACD 发病与硫胺素缺乏有关。酒精可影响维生素 B_1 的代谢，抑制维生素 B_1 的吸收及储存，导致饮酒者维生素 B_1 缺乏。神经组织的主要能量来源于糖代谢，维生素 B_1 的减少导致焦磷酸硫胺素减少，致使神经细胞糖代谢障碍、供能减少，进而产生神经组织在结构和功能上的异常。此外，维生素 B_1 的缺乏还可致磷酸戊糖代谢途径障碍，影响磷脂类化合物的合成，使中枢和周围神经组织脱髓鞘和轴索变性样改变。但可惜的是维生素 B_1 治疗 ACD 并不能明显改善患者共济失调症状，其具体原因尚不明确。

三、临床表现

（一）年龄和性别

男性多发，发病年龄多在 40 ~ 60 岁。

（二）急性或亚急性起病，出现小脑体征，共济失调普遍存在

主要表现为躯干和下肢的小脑性共济失调，呈阔基底站姿和步态，行走不稳，步态蹒跚，直行时明显，不能急转弯，突然站起困难，跟膝胫试验阳性，上肢轻度动作笨拙，可有意向性震颤，肢体保持固定姿势时可出现类似帕金森综合征的手指震颤，躯干可按前后方向呈特异性 3Hz 节律摆动。约有 45% 的患者可出现下肢的缓慢节律性震颤，由髋带肌肉的同步性节律伸、屈障碍所致，在患者站立、膝半屈或平卧屈膝屈髋 90° 时出现，这种震颤可影响行走。少数患者出现构音障碍和眼震。腱反射通常正常，但由于伴发的周围神经病，踝反射可以减弱甚至消失，跖反射通常正常。此外周围神经受累也可出现下肢的肌痛性痉挛及刺痛。

（三）多数病例小脑症状进展数周或数月后维持症状

个别患者小脑症状呈跳跃式进展，震颤性谵妄发作。严重感染性疾病可使症状加重。部分患者只表现为姿势及步态不稳，肢体运动不受累，病理改变局限于小脑蚓部前上部。急性发病者临床表现与普通型相似，病理改变以生化功能障碍为主，不出现结构改变。

四、辅助检查

（一）实验室检查

1. 血气分析　合并急性酒精中毒可出现轻度代谢性酸中毒；
2. 血清电解质　可有低血钾、低血磷、低血镁等；
3. 血清葡萄糖　酒精可抑制糖异生，出现低血糖；
4. 肌酐、尿素氮测定　长期慢性酒精中毒可出现肾功能不全；
5. 血常规　可有不同程度的贫血。

（二）影像学检查

头部 CT、MRI 可表现为：小脑萎缩，其中小脑蚓部上端萎缩较重，蚓部上端血流量减少和糖代谢率下降明显，并非特异性征象。

五、诊断及鉴别诊断

（一）诊断依据

根据慢性酒精中毒的典型病史、小脑体征、CT 或 MRI 上发现小脑蚓部上端萎缩，排除其他原因引起的小脑萎缩和小脑变性家族史，诊断即可成立。

（二）鉴别诊断

酒精性小脑变性需与多种急性或慢性引起小脑功能障碍的疾病相鉴别，特别是韦尼克脑病、椎基底动脉缺血或脑梗死、多发性硬化和后颅窝肿瘤等。见表 16-4-1。

表 16-4-1　酒精性小脑变性的鉴别诊断

引起急慢性小脑功能障碍的分类
引起急性小脑功能障碍的疾病
药物中毒：镇静催眠药、抗惊厥药、致幻剂
急性酒精中毒
韦尼克脑病
椎 - 基底动脉缺血或梗死
小脑出血
小脑炎症性病变
引起慢性小脑功能障碍的疾病
多发性硬化
苯妥英钠所致小脑变性
甲状腺功能低下
副肿瘤性小脑变性

引起急慢性小脑功能障碍的分类
遗传性脊髓小脑共济失调
弗里德赖希共济失调（Friedreich ataxia）
共济失调-毛细血管扩张症
肝豆状核变性（Wilson 病）
获得性肝豆状核变性
克罗伊茨费尔特-雅各布病（Creutzfeldt-Jakob 病）
后颅窝肿瘤
后颅窝畸形

1. **药物中毒**　药物中毒可引起全小脑功能障碍，出现眼震、构音障碍、肢体及步态共济失调等，常见的中毒药物有镇静催眠药、抗癫痫药和致幻剂等。症状严重程度与剂量相关。药物引起的小脑共济失调常伴意识障碍。治疗剂量的镇静药和抗癫痫药常可引起药物中毒性眼震及其他小脑体征。是否有接触史是鉴别的关键。

2. **甲状腺功能低下**　与甲状腺功能低下有关的神经病变：为亚急性或慢性进展性小脑综合征，多见于中年或老年妇女，症状在数月或数年中进展，小脑病变通常出现于黏液性水肿等系统性病变之后，偶有患者可先出现共济失调。其中步态失调是最主要的表现，见于所有的患者。也可有肢体共济失调，多不对称性，构音障碍和眼震少见。此外，患者还可表现为其他与甲状腺功能低下有关的神经病变，如感觉神经性听力丧失、肘管综合征、周围神经病或肌病。实验室检查可见血中甲状腺激素水平下降，促甲状腺激素水平增高。脑脊液检查可见蛋白含量增加。口服左旋甲状腺素可使病情出现不完全的改善。

3. **副肿瘤综合征**　系统性肿瘤可出现小脑变性作为其远隔反应，最常见于肺癌（尤其是小细胞肺癌）、卵巢癌、hodgkin 病及乳腺癌。主要表现为步态及肢体共济失调，也可发生构音障碍。肢体可不对称性受累，眼震少见。若神经系统症状在原发癌症发现之前出现，副肿瘤性小脑变性的诊断是最为困难的，常出现的构音障碍及吞咽困难有助于本病与酒精小脑变性及甲状腺功能低下所引起的小脑综合征相鉴别。其中小脑症状可出现在系统性癌症诊断之前或之后，典型者在数月进展，也可稳定，治疗原发肿瘤可使上述症状缓解。酒精性小脑变性一般不出现双上肢的共济失调也可作为一个鉴别点。

4. **韦尼克脑病**　韦尼克脑病是由共济失调、眼肌麻痹和意识障碍三联征组成的急性疾病，该病由硫胺素（维生素 B_1）缺乏所致，在嗜酒者中最为常见，也可由各种原因所致的营养不良引起。韦尼克脑病者约 1/5 出现双下肢共济失调，1/10 的患者出现双上肢共济失调，构音障碍罕见。其他典型表现包括遗忘综合征、全面意识模糊状态、水平眼震或水平-垂直复合性眼震、双侧外直肌麻痹及踝反射消失等。冷热水试验可出现双侧或单侧前庭功能障碍，也可出现同向凝视麻痹、瞳孔异常及低体温等。小脑症状伴眼外肌麻痹和记忆障碍通常提示韦尼克脑病，酒精中毒性小脑变性只表现为小脑症状。

5. **椎-基底动脉缺血或梗死**　椎基底动脉系统缺血常伴共济失调或眩晕。延髓外侧梗死的典型表现眩晕、恶心、呕吐、吞咽困难、声音嘶哑及眼震，还可出现同侧肢体共济失调、horner 征、面部感觉障碍及肢体位置觉和轻触觉缺失。小脑梗死可出现同侧肢体共济失调和肌张力减低。中脑旁正中梗死可出现对侧肢体共济失调。影像学检查可有助于鉴别。

6. 小脑出血　小脑出血多由于高血压引起，典型表现是突发头痛、可伴恶心、呕吐及眩晕，继而出现步态共济失调和意识障碍，还可有眼震及同侧角膜反射减弱。常在数小时内进展。

7. 炎症性病变　感染或免疫所致的小脑急性炎症性疾病是可逆性共济失调的重要病因。病毒感染较常见，如圣路易脑炎（St. Louis encephalitis）。细菌感染少见。

8. 多发性硬化　多发性硬化可引起小脑性平衡障碍，与小脑白质、小脑脚及脑干的脱髓鞘病变有关。10% ~ 15% 的患者以小脑受累所致的步态共济失调为主诉。肢体共济失调常见，通常为双侧。双下肢受累为主，也可见四肢共济失调。此外眼震和构音障碍是常见的体征。与多发性硬化的其他临床表现一样，这些体征也多呈缓解-复发病程。

9. 苯妥英钠所致的小脑变性　临床表现为眼震、构音障碍及肢体、躯干的共济失调，可伴多发性神经病。症状不可逆，停药后可趋于稳定。小脑半球及下、后蚓部受累最严重，上蚓部相对不受累。

10. 弗里德赖希共济失调（Friedreich ataxia）　本病是常染色体隐性遗传，首发症状为进展性步态共济失调，可有小脑性构音障碍，膝腱反射和踝反射消失。晚期可出现四肢无力，双上肢无力较少见。可表现为上运动神经元或下运动神经元损害。根据其突出的感觉障碍、腱反射消失、骨骼异常和心肌病可鉴别。

11. 共济失调-毛细血管扩张症　多在婴儿期发病，是一种常染色体隐性遗传病。以进行性小脑共济失调、眼皮肤毛细血管扩张及免疫缺陷为特征。

12. 肝豆状核变性（Wilson 病）　Wilson 病也可出现小脑损害症状，突出表现是共济失调和语言障碍（吟诗样或爆破性语言），Wilson 病是常染色体隐性遗传病。

13. 克罗伊茨费尔特-雅各布病（Creutzfeldt-Jakob 病）　约有 10% 的 Creutzfeldt-Jakob 病患者出现共济失调，最早表现为步态共济失调。在出现共济失调的患者中约半数出现眼震、构音障碍、躯干和肢体共济失调。小脑呈弥漫性受累，蚓部受累最严重。与多数小脑变性不同，颗粒细胞缺失较浦肯野细胞缺失更为显著。

14. 后颅窝肿瘤　起源于小脑或压迫小脑的后颅窝肿瘤可引起小脑症状，结合影像学检查可鉴别。

15. 后颅窝畸形　累及小脑和脑干的发育异常可于成人期出现小脑症状。最常见的是Ⅰ型（成人型）Arnold-Chiari 畸形。其小脑性共济失调常累及步态且为双侧，也有部分病例不对称。如脑干受压可出现眩晕、眼震及下位脑神经麻痹等症状，结合病史及影像学检查可鉴别。

六、治疗

酒精性小脑变性尚无特异性治疗，戒酒及补充足够的营养可使多数病例趋于稳定。其治疗主要包括戒酒、增强营养、补充 B 族维生素和微量元素等。

（一）戒酒治疗

戒酒治疗的目标是使酒精依赖者在生理上脱离酒精，并使其生理功能恢复到正常平衡状态。戒酒应根据酒精中毒的程度及戒断反应的严重程度控制戒酒的进度。应完全停止饮酒，对成瘾者可首先减少饮酒量，最终做到适度饮酒或停止饮酒，必要时可采取强制性戒酒，以改善自身状况，恢复自制力，自觉戒酒。

对于一般状态良好，无严重并发症及戒断症状轻到中度的患者可考虑门诊治疗。戒断症状明显者应住院戒酒治疗。症状轻微者可一次性戒酒，不需要口服药物。症状明显者可采用递减法逐渐戒酒。常用药物：①左舒必利，左舒必利成瘾性小，不通过肝脏代谢，可用于门诊戒酒治疗。②苯二氮䓬类，常用于戒断症状严重的住院患者，根据交叉耐药的原理缓解戒断症状。常用的有地西泮、氯硝西泮及氯氮䓬。治疗第 1 天应给予足量苯二氮䓬类药物以控制戒断症状。氯硝西泮（首日剂量一般为 0.5 ~ 1mg）或地西泮（10mg/d），分 3 ~ 4 次口服。并根据症状的变化调整相应剂量。第 2 ~ 3 天开始逐渐减量，5 ~ 7d 内停药。对有极度兴奋激越症状或抽搐患者可考虑注射巴比妥类或苯二氮䓬类药物控制症状。因地西泮及其他镇静剂可产生依赖性或导致药物-酒精相互作用。因此，宜采取短程疗法。③拮抗剂治疗，随机对照试验显示，双硫仑可明显减少患者的饮酒频度。双硫仑（disulfiram）是美国食品药物管理局（FDA）在 1951 年批准的治疗酒精依赖的药物。双硫仑治疗饮酒的主要问题是服药的依从性，因为双硫仑作为乙醛脱氢酶抑制剂一种，能降低乙醛的氧化率，使组织中蓄积乙醛，出现恶心、呕吐、脸红、心悸、焦虑及低血压等乙醛综合征，严重者危及生命。双硫仑副作用大，长期服用可出现嗜睡、精神及心血管症状、类偏执及记忆受损、共济失调、构音障碍或痫性发作、多发性周围神经病，亦可导致过敏性肝炎。心血管疾病及躯体功能不全者禁用。④厌恶治疗，厌恶治疗是指在饮酒同时注射依米丁，可使饮酒者发生剧烈恶心、呕吐反应，从而对酒精产生厌恶感。⑤抗酒精渴求药物，研究发现酗酒者对酒精的心理渴求与内源性阿片肽、去甲肾上腺素、多巴胺、5-羟色胺和 γ-氨基丁酸（GABA）等神经递质有关。

理想的戒酒药物应具备以下条件：①副作用小；②能降低患者对酒精的心理渴求而减少饮酒的动机；③阻断酒精的强化效应，即患者重新饮酒时不会体验到饮酒的快感。

目前可选择的戒酒药物有：①纳曲酮和纳美芬，研究显示纳曲酮能降低饮酒所致欣快感，纳美芬对酒精依赖的治疗也明显优于安慰剂对照组。这两种药物均为阿片受体拮抗剂。②阿坎酸（acamprosate），主要成分为乙酰高牛磺酸钙，其结构与氨基酸牛磺酸相似能作用于 GABA/NMDA 系统。相关对照研究显示阿坎酸是治疗酒精依赖的安全有效药物。③其他，也有研究者采用作用于 5-羟色胺系统的药物治疗酒精依赖的患者，但尚没有取得预期的成果。

（二）加强营养

长期大量饮酒可致酗酒者进食量少、胃肠黏膜损伤及营养物质吸收障碍。大多数酒精性小脑变性的患者有严重营养障碍及营养缺乏体征。长期大量饮酒最常见的营养问题包括蛋白质、维生素 B_1、叶酸、维生素 B_6、烟酸、维生素 B_2、镁、锌和钙的缺乏。因此，应对这些患者进行营养支持，加强营养。推荐每日 50 ~ 100mg 静脉注射或肌内注射维生素 B_1，持续 3d。亦可用长效维生素 B_1，每日 50 ~ 100mg 肌内注射。但应注意大剂量维生

素 B_1 可引起体位性低血压、心动过速及呼吸困难，治疗期间患者应卧床休息。低镁血症会影响维生素 B_1 发挥疗效，应注意对低镁患者行镁替代治疗。

七、预后

本病通常进展缓慢，多数患者在戒酒或小脑蚓部浦肯野细胞丧失后病情趋于稳定。戒酒及补充足够营养后症状可改善甚至消失。

（钟 镝 张 欣）

第五节　酒精相关性脊髓病

慢性酒精相关性神经系统损害产生的原因有以下几方面：①营养代谢障碍，长期饮酒者，特别是酗酒者，往往会产生胃肠道损害症状，摄食减少，引起营养吸收和代谢障碍，通过抑制和影响维生素 B_1 的吸收，导致焦磷酸硫胺素减少，糖代谢异常，神经组织供能减少，产生神经组织功能和结构上的异常；酒精影响磷脂类的合成，使周围神经和中枢神经组织脱髓鞘和轴索变性；胆碱酯酶活动性增加，干扰了神经组织的正常传导功能。②酒精及其代谢产物对神经系统的直接毒害作用。③中枢神经系统炎症，主要表现为激活的小胶质细胞和其他胶质细胞，通过旁分泌途径，导致神经元的损伤。

一、慢性酒精中毒性脊髓病

（一）发病机制

慢性酒精中毒性脊髓病（chronic alcholic myelopathy，CAMP）隶属于慢性酒精中毒性神经病，其发病机制主要有两方面，一是长期饮酒造成的营养代谢障碍；二是酒精及其代谢产物对神经系统的直接影响。慢性酒精中毒主要引起体内硫胺、叶酸、烟酸、吡哆醇等缺失及利用障碍。硫胺缺乏可影响脂类的合成与更新，可造成中枢、周围神经轴索变性、脱髓鞘改变。而叶酸、烟酸、吡哆醇等不足则可引起神经细胞蛋白质和神经递质合成障碍。长期酗酒还可造成体内自由基代谢紊乱及体内微量元素含量变化。营养代谢障碍使神经组织的能量供应受到影响，丙酮酸及乳酸等代谢产物在神经组织的堆积，使脊髓充血水肿、变性。

（二）临床表现

目前国内慢性酒精中毒性脊髓病发病较少见，具体可总结为以下几方面：不完全性横贯性脊髓损害，有明显的病变平面，以传导束性功能障碍及植物神经功能障碍为主。症状上可表现为走路不稳，腰腹部束带感，双下肢感觉障碍，尿便障碍及性功能障碍。查体可见上下肢肌力减退，肌张力增高，腱反射活跃或减弱（视病情严重程度），感觉性共济失调，损伤平面以下传导束型感觉障碍。同时可合并有一个或多个酒精中毒性疾病的其他相关表现。

（三）辅助检查

血、尿常规检查可正常，或伴有轻度贫血，肝功可有转氨酶升高，脑脊液常规检查正常，脊髓 MRI 无明显病变，肌电图检查可呈神经源性损害。

（四）诊断标准

目前，仍未制定明确的诊断标准，临床上，可参考以下几方面：

1. 长期、大量和持续饮酒史（平均每日饮酒 250g 以上，持续 10 年以上，且多有空腹饮酒习惯）；

2. 有神经或精神症状和体征；

3. 不完全性横贯性脊髓损害，有明显的病变平面，以传导束功能障碍及植物神经功能障碍为主；

4. 除外其他疾病；

5. 血中酮酸含量升高；

6. 应用大量 B 族维生素及戒酒治疗有效。

（五）治疗方法

可包括以下几点：

1. 逐渐缓慢戒酒；

2. 补充大量 B 族维生素（维生素 B_1、维生素 B_6、维生素 B_{12}）、叶酸及复合氨基酸；

3. 神经细胞活化剂及营养剂，如神经节苷脂，神经生长因子等；

4. 中医中药治疗；

5. 支持治疗及康复训练。

二、脊髓亚急性联合变性

脊髓亚急性联合变性（subacute combined degeneration of the spinal cord，SCD）隶属于神经系统变性疾病，因其在病因学上与酒精相关，我们将其作为酒精相关性脊髓病予以阐述。

（一）病因及发病机制

近年研究提示脊髓亚急性联合变性有自身的免疫学发病基础，自身遗传因素可能起重要的作用。在消化系统，免疫功能紊乱可产生胃壁细胞抗体或内因子抗体，胃黏膜淋巴细胞浸润，影响胃的泌酸功能和内因子的分泌。自身免疫萎缩性胃炎患者抗 IF 免疫球蛋白的产生可能与维生素 B_{12} 的选择性吸收障碍密切相关。消化道疾病、胃肠道手术和长期大量饮酒均可直接影响维生素 B_{12} 的吸收，维生素 B_{12} 能增强神经细胞内核酸和蛋白的合成，并参与髓鞘、突触内线粒体和核糖体膜的形成，同时促进髓鞘的主要成分卵磷脂的合成。但到目前为止，维生素 B_{12} 所致 SCD 的发病机制还不清楚，现在比较公认的观点是维生素 B_{12} 是体内两个重要甲基化酶促反应必需的辅酶。①维生素 B_{12} 促进同型半胱氨酸（HCY）甲基化，经甲基四氢叶酸转化成蛋氨酸和四氢叶酸，后者是所有细胞核酸合成所必需，包括前血细胞和产生髓鞘的少突胶质细胞。维生素 B_{12} 缺乏可致机体蛋氨酸合成障碍，S-腺苷甲硫氨酸生成减少，髓鞘脂质甲基化障碍，并可使过量单链脂肪酸反常插入细胞膜脂质中，引起髓鞘损害。②维生素 B_{12} 促使甲基丙二酰辅酶 A 转变成琥珀酸辅酶 A，维生素 B_{12} 缺乏导致甲基丙二酸（MMA）水平升高，后者影响正常脂肪酸合成或误插入长链脂肪酸中，这种异常脂肪酸合成的髓鞘脆弱且易崩解。近来有报道滥用及过度暴露 N_2O，或在麻醉中应用的 N_2O 可导致维生素 B_{12} 钴原子产生不可逆氧化反应，导致维生 $B_{12}Co^+$ 变成 CO_2^+ 和 Co^+，从而使维生素 B_{12} 失去活性，加重维生素 B_{12} 缺乏。

（二）临床表现

男女均可累及，一般中年起病（40 ~ 60 岁），病情逐渐加重，主要是脊髓后索、皮质脊髓束和周围神经受损，也可有视神经损害，少数患者出现精神症状。首发症状多为全身乏力和对称性肢体远端的麻木、刺痛、烧灼、发冷等感觉异常，以双下肢为著，感觉异常可向上伸展到躯干，在胸腹部产生束带状感。脊髓侧索变性时出现两下肢无力或瘫痪，肌张力增高，腱反射亢进和锥体束征阳性，后索变性时，出现双下肢震动觉和位置觉等深感觉减退，因深感觉障碍可出现不同程度的感觉性共济失调，肢体动作笨拙，步态不稳，容易跌倒，闭目或在黑暗行走时更为明显，肌张力和腱反射减退或消失。晚期患者多有括约肌功能异常，累及周围神经时，可出现手套或袜子样分布的浅感觉障碍、腓肠肌压痛和肢端无力等症状。临床体征的轻重程度根据病变对周围神经、后索及锥体束影响的相对严重度而定。约 5% 的脊髓亚急性联合变性患者有视神经损害，可出现眼前暗点、视力减退或失明。少数患者出现猜疑、妄想、躁狂、谵妄、痴呆、Wernicke-Korsakoff 综合征、抑郁等精神症状。

（三）辅助检查

1. 周围血及骨髓检查可见巨细胞高色素性贫血。
2. 血浆维生素 B_{12} 水平通常低于 $100\mu g/ml$。
3. 胃液分析可发现有抗组织胺性的胃酸缺乏。
4. 腰穿脑脊液检查多正常。
5. 脊髓 MRI 检查可发现变性节段脊髓的异常信号。
6. 神经电生理检查对本病诊断、病变部位的判断、治疗前后病情变化的观察很有价值，尤其对临床表现不典型的患者，进行系统的电生理检查很有必要。电生理检查能较早地发现 SCD 患者神经组织的功能改变，提供亚临床病变的客观依据。SCD 患者应常规行肌电图、体感诱发电位、运动诱发电位和视觉诱发电位等电生理检测，可在临床症状出现前或在 SCD 早期发现异常，对 SCD 诊断具有极高的敏感性。体感诱发电位（SEP）在确定后索损害方面是很敏感的电生理检查方法，尤其对临床症状不明显而确实伴有脊髓病变的患者更有效。磁运动诱发电位（mMEP）是通过非侵入性操作技术利用磁刺激皮层运动来判断皮质脊髓束的传导情况，对临床帮助判断皮质脊髓束的损害情况很有意义。视觉诱发电位（VEP）异常则常提示视觉通路传导障碍，视神经电生理改变可早于临床症状。肌电图（EMG）检查所表现的感觉和运动神经传导速度减慢提示周围神经损害，但缺乏特异性，有助于那些有主观感觉障碍而缺乏客观体征的患者的诊断。

（四）诊断

1. 长期饮酒或慢性胃肠道疾病病史，缓慢起病，进行性发展，手足末端感觉异常，逐渐累及双下肢，进而出现行走不稳，动作笨拙等体征，伴有胸腹部束带感。

2. 脊髓后侧索损害为主者，双下肢呈上运动神经元瘫痪，肌张力增高、腱反射亢进、病理反射阳性；感觉障碍：病变平面以下关节位置觉和音叉震动觉减退或消失，感觉性共济失调。后期可出现膀胱直肠功能障碍。

3. 辅助检查　维生素 B_{12} 缺乏是诊断 SCD 所必需的，血常规多数有巨幼细胞性贫血，但并非全有，有报道伴巨幼细胞贫血的概率有 24% ~ 80.6%；血清维生素 B_{12} 和叶酸测定，常可见两者降低，当检测到维生素 B_{12} 正常，而 $MCV \geq 130fl$，可判断有维生素 B_{12} 或叶酸缺乏，MCV 升高也可作为诊断维生素 B_{12} 缺乏的指标。

MRI 为目前唯一可以显示 SCD 脊髓病灶的影像学检查，对于 SCD 的诊断及治疗的随访都具有重要意义，MRI 的 T_2 加权矢状位可发现脊髓后方有长度不等的条形病灶，横切面上可见双侧对称区域倒 V 型或倒兔耳型病灶。在急性期，星形胶质细胞增生，水分含量增加，病灶在 T_2 加权呈高信号；在慢性期，由于以纤维增生为主，神经胶质细胞增生不明显，MRI 上表现多正常。侧索受累多见于较严重的病例。脊髓 MRI 异常信号形态表现可以不同，后索受累不仅呈"八字"征，还可表现为"实三角"征、"圆点"征、"双目望远镜"征，后索及侧索同时受累可以表现为"小字"征（图 16-5-1）。Sun 等报道脊髓

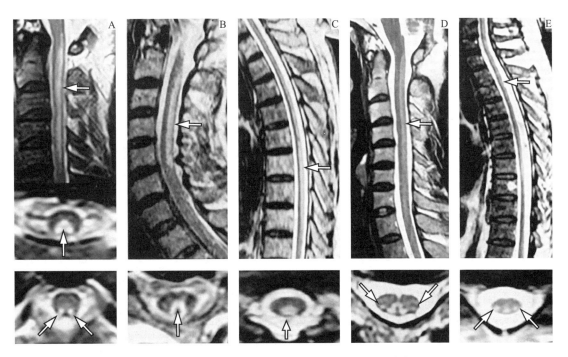

图 16-5-1　亚急性联合变性患者脊髓 MRI 检查

MRI 示胸髓后索呈"哑铃"征或"双目望远镜"征改变，与胸髓较颈髓形态更圆，受累范围可能更大有关；另一可能的原因是病变在扩大和发展中。因此，脊髓 MRI 信号的形态不同可能与病灶所在脊髓节段的不同，以及疾病所处的阶段不同有关。

MRI 诊断 SCD 准确度高而灵敏度不高，作为 SCD 的早期诊断方法不够理想，神经电生理检查能较早发现 SCD 患者神经组织的功能改变，提供亚临床病变的客观依据，敏感度高，而准确度有待提高。因此，神经电生理检查与 MRI 相结合，有助于早期的明确诊断。

（五）治疗措施

1. 纠正贫血 维生素 B_{12} 200 ~ 500μg 肌注、1 次 /d，连续 2 周，以后 2 个月内给维生素 B_{12} 200 ~ 500μg、叶酸 0.1g，3 次 /d 口服。

2. 营养神经药物 胞二磷胆碱 250 ~ 500mg 肌注、1 次 /d，辅酶 Q10 10mg 肌注、1 次 /d。

3. 配合理疗、针灸可改善肢体无力及共济失调症状。

（六）疾病预后

早期接受治疗者，神经症状大多可恢复至正常；在发病 3 个月内进行充分治疗，多数患者常可获得完全恢复。病程长及肢体瘫痪超过 2 年以上者疗效较差。

（段淑荣）

第六节 酒精相关性周围神经病

酒精相关性周围神经病（alcoholic peripheral neuropathy）是长期饮酒引起的一种常见并发症，是一种感觉运动性疾病。多发生于长期酗酒每日达到 100g 的患者。临床上也称为慢性酒精中毒性多发性神经病（polyneuropathy caused by chronic alcoholism）。运动神经、感觉神经和自主神经均可受累。一般发生于慢性酒精中毒患者认知功能障碍后 10 年左右，发病率约占慢性酒精中毒患者的 34%。是慢性酒精中毒的共有损伤，也是神经系统受累的最初表现。有报道每日饮酒 250ml 10 年以上，将有 1/3 发生酒精相关性周围神经病。

酒精相关性周围神经病俗称"逆死性神经病"，即病变是从轴突末梢向胞体慢速推进，故疾病早期周围神经末梢先受到损害。应用微电极细胞内记录的方法在蟾蜍坐骨神经-缝匠肌标本上研究酒精对终板电位和微终板电位的影响，结果显示酒精促进神经肌肉接头的兴奋传递有一个适当的浓度，当摄入酒精的浓度超过此浓度时，则对神经肌肉接头传递起抑制效应，这可能是酒精对肝细胞、胃肠细胞、心肌细胞、小胶质细胞等细胞毒性作用相一致的原因，是酒精增加到一定浓度时对神经肌肉接头的细胞毒性所致。

一、病因

主要病因为酒精的神经毒性作用及维生素 B_1 缺乏。维生素 B_2、维生素 B_6、维生素 B_{12}、叶酸、烟酸和泛酸等缺乏及代谢障碍也与发病有关。由于酒精饮料每克酒精产生 7 千卡热量，而酒中不含维生素、矿物质、氨基酸和其他营养成分。因此，酗酒者常表现出明显的营养缺乏。在营养代谢障碍的同时，酒精的直接毒性作用也产生了进一步损害，因此，大多数病例可同时具有营养障碍和毒性作用两方面的损害。

二、发病机制

本病与长期饮酒有关无疑，但其发病机制尚未完全明了。有人认为主要由营养缺乏所致，特别是维生素 B_1 缺乏。也有人认为是酒精的直接毒性作用。酒精造成周围神经损害可能与改变细胞膜脂质通透性和自由基氧化损伤有关。

（一）直接毒性作用

病变与周围神经炎相似，典型改变是远端轴突变性和节段性髓鞘脱失，呈逆行性轴突损害。脊髓前角及后根节中神经细胞染色质溶解，骨骼肌呈神经源性萎缩。有的研究提出，酒精中毒患者的自主神经，如交感神经和迷走神经，以及脑神经早期也可受损，因而出现相应症状。有研究指出，酒精性周围神经病首先影响较细的感觉神经纤维，其特点是轴突变性。肌电图示神经传导速度正常，继而引起大纤维节段性脱髓鞘和轴突变性，此时可引起传导速度减慢。在酒精的直接毒性作用中，将细胞体合成必需蛋白质和其他细胞成分转运到周围神经轴突末梢的轴突转运系统已被假定为酒精的最先攻击处，继而诱发周围神经病。由于神经轴突不能合成蛋白，轴突内结构和功能蛋白的更新有赖于细胞体合成和轴突的转运。轴突运输分为慢转运和快转运，慢转运是以 0.2 ～ 2mm/d 的速度从胞体向轴突末梢的单向顺行运输，转运的成分是细胞骨架蛋白及骨架相关蛋白；快转运包括从胞体向轴突末梢的顺行转运和从轴突末端向胞体的逆行转运，转运速度为 200 ～ 400mm/d。转运物质有细胞膜相关物质、神经递质、神经肽、酶、营养因子等。酒精作为一种亲神经毒素对轴突运输的影响已有研究。Bosch 等用程序诱导的烦渴技术和流体饮食方法诱导大鼠慢性摄入高浓度酒精16 ～ 18周，使其发生周围神经病并对周围神经的轴浆流动进行研究，发现大鼠坐骨神经中乙酰胆碱酯酶的快速顺向转运量增加，乙酰胆碱转移酶（choline acetyltransferase，ChAT）的慢速转运未出现异常，神经轴突末梢结构异常；应用放射性核素间接测定轴突运输的研究表明长期酒精喂食的大鼠顺向和逆向轴突运输均下降，酒精或其初级代谢物乙醛对轴突运输的干扰导致了酒精性周围神经病的发展。

（二）间接毒性作用

酒精不仅会代替其他膳食从而减少了机体的营养摄入，酒精本身又能与糖类同样充分燃烧，更增加了对维生素类的需求，还有研究证明酒精可以妨碍胃肠道对维生素（尤其是维生素 B_1）的吸收。酒精虽然可以作为一种能量来源为嗜酒者提供所需的50%以上的能量，但酒精来源的能量不能在人体有效地发挥作用，研究表明当人体的能量来源-脂肪和碳水化合物大部分或完全被酒精替代时，机体将出现体重减轻及营养缺乏的表现。嗜酒者一般进食量少，同时酒精所导致的胃肠道损伤抑制了多种维生素及微量元素的吸收，尤其是 B 族维生素，酒精不仅抑制维生素 B_1 的吸收而且影响其在肝脏的储存。维生素 B_1 在人体是以焦磷酸硫胺素（TPP）的形式发挥作用，TPP 是糖代谢过程中的辅酶，能催化丙酮酸脱羧生成乙酰辅酶，进入三羧酸循环氧化分解功能，当维生素 B_1 缺乏时，神经组织供能减少故其结构和功能出现异常。TPP 还是磷酸戊糖代谢途径中转酮醇酶的辅酶，此途径产生的尼克酰胺腺嘌呤二核苷酸（NADPH）又是脂类代谢的辅酶，故维生素 B_1 缺乏出现磷脂代谢障碍，导致神经纤维脱髓鞘及轴突丧失；另外维生素 B_1 还可抑制胆碱酯酶的活性，其缺乏可致胆碱酯酶活性增高进而加速乙酰胆碱（Ach）水解，影响神经组织的正常传导功能。

（三）遗传因素的影响

嗜酒者其一级亲属酒精中毒的发生率比正常人高 3 ~ 4 倍，单卵孪生子则为 6 ~ 8 倍。研究表明，嗜酒者的子女被非嗜酒者收养后，将来发生酒精中毒的危险性依然很高。与酒精代谢有关的酶-酒精脱氢酶（ADH）和乙醛脱氢酶（ALDH）受遗传控制。ALDH2 是 ALDH 中生理活性最强的一种同工酶，其变异型 *ALDH2*2* 是没有生物学活性的，50% 的亚洲人携带有 *ALDH2*2* 基因，与全部携带有活性的 *ALDH2*1* 基因的人比较这些人对酒精具有较强的反应，因此发生酒精中毒和酒精依赖的危险性较小。此外，动物实验显示对酒精的反应水平亦受遗传影响，反应水平较低，则酒精摄入量增多，发生酒精中毒的可能性就大。

三、临床表现

1. 酒精相关性周围神经病常缓慢发病，患者有长期大量饮酒史，发病多隐袭而缓慢，典型症状是由四肢末端，尤其是下肢开始，逐渐向近端对称进展的感觉和运动障碍。

2. 虽然感觉和运动神经常同时受累，但感觉异常通常是最早出现的症状，运动神经受累较晚。下肢先出现症状，上肢很少受累。患者可先主诉足底有灼痛或麻木、发热感以及腓肠肌痉挛性疼痛，此为本病的特点。病情进展时可出现下肢无力、"手套和袜套样"感觉减退。严重者可出现足下垂或腕下垂，步行困难甚至四肢对称性软瘫。振动觉损害通常是最早的体征，踝反射消失是另一早期体征。检查可有四肢末端深浅感觉减退，肌无力及肌萎缩，远端重于近端，下肢重于上肢。肌松弛且有压痛，腱反射由远端向近端逐渐减弱或消失，跟腱反射改变要比膝反射早，病变严重者可有肌萎缩。传导深感觉和触觉的躯体传入纤维属直径最大、传导速度最快的有髓 A 类纤维，有文献报道此纤维对酒精毒性敏感，从而较早出现振动觉敏感性下降，这符合酒精性周围神经病常先累及最长最粗的神经纤维的观点。

3. 由于酒精中毒时周围神经对机械性和缺血性损伤更为敏感，一旦受到压迫或牵拉时，较易出现神经瘫痪，被称为压迫性或酒精性压迫性周围神经病。因睡眠时上肢极易受压而引起桡神经瘫痪。下肢在蹲位时腓神经被牵拉和受压也可引起瘫痪。多在醉酒后或睡醒时急性起病，且多为单一的周围神经瘫痪。

4. 若病变影响自主神经时可有头晕、失眠、多梦、心慌、多汗、阳痿、直立性低血压和大小便障碍等，被称为酒精相关性自主神经功能障碍。通常酒精相关性自主神经功能障碍没有糖尿病性周围神经损害明显。如果影响脑神经，如视神经、听神经、外展神经、动眼神经、舌咽神经和迷走神经等，可出现相应的症状和体征。另外，该病患者尚可有慢性酒精中毒的其他表现，如 Wernicke-Korsakoff 综合征等。两手轻度姿势性震颤者较常见。

四、诊断

酒精中毒性周围神经病的诊断尚无统一的标准。根据患者有长期大量饮酒史，结合典型临床表现，以及肌电图传导速度减慢和神经源性损害，一般诊断不难。饮酒史对于本病的诊断十分重要。本病以感觉障碍为明显，但此指标易受主观因素影响；腱反射减弱是比较客观且阳性率较高的体征，但易受年龄因素的影响。

国外多采用 Goodwin 等提出的酒精中毒的诊断标准，即

1. 饮酒史　每日饮酒至少 1 年以上；或每周 1 次，每次饮用 300g 以上超过 1 年；
2. 有酒精中毒的各种临床表现。

国内学者对于此病的诊断多从以下几个方面考虑：

1. 饮酒史　有 5 年以上饮用烈性白酒，日饮酒量在 100ml 以上；
2. 慢性进行性周围神经受累的症状和体征；
3. 可伴有中枢神经系统受累或皮肤营养障碍；
4. 排除其他原因所致周围神经病。

五、辅助检查

1. 血、尿酒精浓度的测定　有诊断及酒精中毒程度评估意义；
2. 其他血液检查　包括血生化、肝功、肾功、出血及凝血功能及免疫球蛋白等；
3. 心电图、脑电图、脑 CT 或 MRI 检查　有鉴别诊断及中毒程度评估意义；
4. 肌电图和神经电生理检查　有鉴别诊断意义；
5. 神经电生理检查感觉和运动传导速度异常，感觉纤维比运动纤维受累严重；
6. 肌电图检查　可发现失神经电位，多相电位增多，时程延长，运动单位减少等神经源性损害的特点。有纤颤电位、正锐波及运动单位的异常改变。运动神经和感觉神经传导速度减慢，肌电图改变下肢重于或早于上肢。

周围神经病患者进行肌电图、感觉神经传导速度（SCV）运动神经传导速度（MCV）检查发现三者之一的异常率为 100%；单纯做肌电图检查不能明确病变部位是在周围神经、神经根还是在脊髓前角细胞，故神经传导速度 MCV 和 SCV 的测定十分必要。研究结果表明肌电图和 MCV 及 SCV 的改变在肢体远端重于近端，下肢明显重于上肢，与临床特点相符。国内外的学者赞同 SCV 的异常比 MCV 异常更常见的观点。H 反射（H-reflex）是测定神经传导速度较为灵敏的实验方法，Schott 等的实验研究主张 T 波反应是更为灵敏且简单无痛的诊断酒精性周围神经病的方法。交感神经皮肤反应（sympathetic skin response，SSR）可用于诊断酒精中毒所致的自主神经病变。

六、治疗

（一）病因治疗

戒酒，补充营养。戒酒应逐渐进行，以免发生戒断综合征而导致不良后果，如出现戒断性幻觉、惊厥、震颤及谵妄等。目前营养周围神经的药物主要为维生素 B_1，维生素 B_6 和甲钴胺等。立即戒酒后要加强营养，给以高蛋白、高热量、含多种维生素的饮食。药物可给大剂量维生素 B_1 和其他 B 族维生素等。可先给维生素 B_1 50～100mg，肌内注射，1 次/d，然后改为口服，同时可给予某些微量元素。早期治疗预后尚好，但多数患者恢复较缓慢。有一部分人因继续饮酒而出现更加严重的酒精中毒的表现。国外研究显示，酒精相关性周围神经疾病患者，继续饮酒的同时给予充足的维生素治疗，其症状和体征未出现明显的改善，相反，戒酒而完全不接受维生素治疗，他们均有不同程度的恢复，可见戒酒对于此病的治疗至关重要。有顽固酒瘾者可用双硫仑，为防止戒断后癫痫发作，可服苯二氮䓬类药物，但忌用巴比妥类及吗啡类药物。轻症患者可口服多种维生素，尤其是维生素 B_1，伴有胃炎者应肌注维生素 B_1，同时静滴葡萄糖和能量合剂以保证足够热能。对于周围神经病变严重者，可应用神经营养因子、神经节苷脂等营养神经的药物。若伴有 Wernicke-Korsakoff 综合征，静滴纳洛酮效果显著。

（二）应用刺激周围神经代谢和促进周围神经再生长的药物

如神经生长因子和神经节苷脂等。

（三）胞二磷胆碱

有一定营养神经作用，可用于治疗。

（四）康复训练及对症处理疼痛和其他情况

三磷酸胞苷二钠可应用于颅脑损伤，脑梗死，面神经麻痹，特发性耳聋，有机磷中毒后迟发性神经病和糖尿病周围神经病等方面治疗，目前对其治疗糖尿病周围神经病的研究较多，对治疗慢性酒精中毒性周围神经病的报道较少。国内外尚无治疗慢性酒精中毒性周围神经病动物模型方面的报道。

（五）中医治疗

根据古人对本病的认识和大量的临床观察认为其病机主要为：气虚阴津不足，络脉失养。长期嗜酒，伤及脾胃则气虚，酒热灼烁，日久阴津干涸，络脉失于濡养，四肢麻木无力，而成本病。四黄通络汤以黄芪，黄精，白术益气生津；生地，龟板，石斛滋补真阴；大黄，全蝎，蜈蚣，当归通络养血，全方共奏益气生津，养阴通络之功。以此方为基础方随证加减，在临床上常能获得满意效果。

七、预后

本病恢复缓慢且常不能完全恢复。且大量饮酒对许多人体器官系统都有很人的损害。

慢性酒精中毒还可出现神经系统不可逆性损害，最终酒精将损害判断和认知能力，直至丧失所有的思维和推理能力。戒酒、补充大剂量维生素后疼痛等感觉异常可以好转，但严重的肌肉萎缩难以恢复到正常。

（潘永惠　熊亚敏）

第七节　酒精相关性胼胝体变性

胼胝体变性是一种非常罕见的胼胝体脱髓鞘病变，又称（marchiafava-bignami disease，MBD），是意大利病理学家 Marchiafava 和 Bignami 首先报道。本病的病因及机制尚不明确，多数学者认为与酒精及其代谢产物影响营养代谢及对神经系统的毒性作用有关。与其他因慢性酒精中毒所导致的神经损害（如小脑和周围神经）不同，MBD 患者以出现选择性的胼胝体部位对称性脱髓鞘为其病理特征，而临床表现方面则缺乏特异性。

一、病因

胼胝体变性致病原因不明，常见于慢性酒精中毒患者。酒精对人的大脑有直接神经毒性作用，当酒精进入神经细胞膜类脂层时，开始起破坏性作用：神经细胞脱水、变性、坏死、缺失，神经细胞体萎缩、树突减少，导致大脑萎缩。慢性酒精中毒可造成肝功能损害和胃肠道功能紊乱，造成体内营养物质代谢失调，引起严重的营养缺乏，以蛋白质、硫胺素、叶酸、类酸等缺乏为著，引起脑内髓磷脂代谢障碍，导致脑内的脱髓鞘改变。胼胝体是半球内最大的联合纤维束，髓磷脂含量相对较高，易引起神经细胞的变性、坏死。另外酒精及其代谢产物（如乙醛）可以和卵磷脂结合，沉积在组织中产生毒素作用。国外也曾有非酒精中毒报道，如一氧化碳、氰化物中毒以及低血容量、脓毒血症等，近年也有报道镰状细胞病和疟原虫感染以及糖尿病亦可导致本病。

二、临床表现

胼胝体广泛变性时症状繁多，缺乏定位体征，主要见于中年男性，多有长期饮酒史，慢性或亚急性起病，逐步加重。由于其联络纤维的不同，胼胝体各部位变性出现相应的临床表现，如前部受损可出现运动性失语和面肌舌肌失用，中部受损可出现半身失用，后部受损可以出现下肢失用及偏盲。典型病者酷似双侧额叶综合征，表现为运动缓慢、反应迟钝，常伴强握、摸索、违拗、吮吸、尿失禁及步态障碍。根据临床发病的形式不同，可分为 3 类：急性、亚急性、慢性。急性发病突然，表现昏迷和严重的神经紊乱；亚急性表现为严重的持续性呆傻；慢性的特点为分离综合征和渐进性痴呆，是临床的主要类型。初期表现为性格改变、情感障碍、忧郁、躁动或易激惹，随病程进展可有幻觉、妄想、违拗行为、记忆和智能进行性减退，并可出现构音障碍、共济失调、震颤、痉挛性截瘫、癫痫发作、失用、失语和尿失禁等神经症状和体征，眼球运动正常，但可伴瞳孔不等、视神经萎缩，最后可呈昏迷。

三、影像学检查

CT 与 MRI 平扫检查是诊断胼胝体变性的有效方法，MRI 更全面准确。MRI 与 CT 比较，有多角度、多序列成像优势，特别是矢状位、冠状位比 CT 显示病变更早、更准确、更全面，较易与其他疾病鉴别；FLAIR 序列能抑制脑脊液的高信号，使病变显示更加突出，可区别病灶的新旧程度，进展期表现为高信号，软化灶形成后为低信号；还可显示脑萎缩情况及与胼胝体变性并存的其他部位白质脱髓鞘情况。但随着影像技术的发展，多排 CT 容积扫描及其强大的后处理功能基本可以达到接近 MRI 成像显示病变的效果。胼胝体变性 CT 扫描表现为片状低密度和囊性病变，前者主要反映脱髓鞘改变，后者代表液化坏死区。胼胝体密度均匀性或部分均匀性减低，CT 值均在 20Hu 以下，正常中老年人胼胝体 CT 值均在 23Hu 以上，具有特征性，无占位性征象，有脑萎缩表现，其中有广泛性脑白质病变。急性期增强可有强化，晚期不强化，一般认为胼胝体变性异常强化时间不超过 3 周，发病 3 周后将不出现强化。

胼胝体变性典型的 MRI 影像学特性为胼胝体压部、体部和膝部对称性的弥漫性肿胀。急性期病灶 MRI 主要表现为 T_1WI 低信号，T_2WI 及 FLAIR 呈高信号，由于水肿存在病灶有一定占位效应；亚急性或亚急性后期 MRI 表现为 T_1WI 低信号，T_2WI 高信号影，而其腹侧、背侧相对完好，境界清楚，类似"三明治"状，此征象为本病最具特征影像学表现之一；慢性期 MRI 表现为胼胝体萎缩变薄，以体部变化明显，于膝部、体部中心夹层呈带状、小囊样的 T_1WI 低信号，T_2WI 高信号影，FLAIR 序列对 MBD 慢性期病灶的显示更加敏感。

此外，扩散加权成像（diffusion weighted imaging, DWI）、氢质子磁共振波谱分析（^{1}H magnetic resonance spectro scopy, ^{1}H-MRS）也可以为 MBD 的诊断提供更多的信息，并且能够评估病情的进展及预后。

四、诊断

胼胝体变性临床表现缺乏特异性，因而诊断困难，以往报道病例多为尸解发现，随着影像诊断学发展，其早期诊断成为可能。CT 和 MRI 的特异性改变是本病诊断的主要依据。

（1）中年男性，有长期酗酒史。

（2）急性或亚急性起病的精神异常，或慢性起病的智能障碍，伴发或不伴构音障碍、共济失调等单发或多发局灶性神经功能障碍。

（3）CT 和 MRI 检查发现胼胝体膝部、压部及体部对称病灶，即高度提示 MBD 诊断。

鉴别诊断：MBD 有时需要与累及胼胝体的疾病如脑梗死、多发性硬化（MS）、肿瘤、外伤、感染等进行鉴别。

（1）胼胝体梗死：胼胝体脑梗死非常少见。胼胝体有两支血管供血，大脑前动脉直接分出胼胝体周围支，供血给除压部以外的胼胝体，大脑后动脉分出顶枕支供血给胼胝体压部。胼胝体梗死多为小腔隙性梗死灶，不会同时出现胼胝体膝部、压部病灶。

（2）多发硬化：MS多侵犯胼胝体全层，凹凸不平，由室管膜下呈小山状突入胼胝体内，且主要分布于脑室周围白质内，胼胝体单独受累极少。

进行性多灶性白质脑病：是一种感染乳头多瘤空泡病毒所致的胼胝渐进性发展的脱髓鞘疾病，除胼胝体外，多累及皮质下白质。病灶为非对称性分布，并且随着时间延长，病灶有融合趋势。

胼胝体区的肿瘤一般占位效应明显并有明显强化，鉴别容易。由癫痫发作、使用或停用抗癫痫药物、放化疗及低血糖诱发的胼胝体压部病灶，它们多表现为压部局限性长 T_1、长 T_2 病灶，DWI可弥散受限，结合病史及实验室检查亦不难鉴别。

此外还需与少见的阿尔茨海默Pick型痴呆、Wernicke-Korsakoff综合征、急性戒断综合征（acute with-drawal syndrome）、慢性硬膜下血肿和扣带回综合征（Nielsen Ⅱ型综合征）相鉴别。

五、治疗

本病尚无有效治疗方法，主要是戒酒，给予充分易消化的饮食，同时通过大量补充维生素B族尤其维生素 B_1，早期病例常可获得较好疗效。对大量维生素 B_1 治疗无效的病例，大剂量皮质类固醇治疗往往可获得良好效果。促进脑代谢性药物可予使用。胼胝体进行性变性症患者应立即戒酒。如酒瘾已深，以往曾发生癫痫、谵妄、幻觉等戒断症状，为防止骤然停饮导致戒断反应，可予氯丙嗪口服或肌注。

六、预后

其预后与临床表现密切相关，多数病例在发病数月或数年后死于心肺功能衰竭。

（姚丽芬）

第八节　酒精相关性痫性发作

一、概述

酒精相关性痫性发作即所有与滥用酒精相关的痫性发作，包括酒精戒断综合征（alcohol withdrawal syndrome，AWS）时的痫性发作。Rathlev等将酒精相关性痫性发作定义为慢性酒精依赖过程中出现的痫性发作，酒精戒断作为该人群的亚组。

在急诊室以痫性发作就诊的患者中20%～40%的患者与滥用酒精相关。饮酒者出现的痫性发作多与过度饮酒后的酒戒断有关，当出现酒精戒断性痫性发作，往往提示潜在器质性疾病的可能，常需要进行诊断性检查，但并不需要抗惊厥药物长期治疗。酒精也能引起与戒断无关的癫痫发作，国外研究认为，慢性酒精中毒不但可以导致原有癫痫进展，而且还可以成为痫性发作的原因。

酒精相关性癫痫或痫性发作亦日益引起关注。约三分之一因急性癫痫发作住院的患者都有在癫痫发作前酒精摄入过量。亦有文献提出酒精摄入是首次全面强直阵挛性发作的风险因素。

（一）酒精滥用与癫痫

一般而言，若一个人过度使用酒精而无法自我节制，会导致认知上、行为上、身体上、社会功能或人际关系上的障碍或损伤，且明知故犯，无法克制，即达到了"酒精滥用"的程度。酒精滥用可以导致多种药源性及代谢性疾病（心肌病，心律失常，胃肠出血，贫血，低血糖及脱水等），它们与痫性发作表现类似，例如伴有轻度痉挛样运动的晕厥就可能是酒精滥用所致。因此首先要判断患者的发作是否为痫性发作。

酒精滥用患者由不同原因（不一定是酒精本身）导致痫性发作的风险升高。酒精滥用是否趋于引起复发性抽搐发生的数据尚不充分。一些病例中，头部外伤可引起创伤后癫痫，但是否长期滥用酒精也会引起生理学改变（"点燃"）或病理学改变（如选择性抑制性神经元缺失）从而导致复发性癫痫发作还不清楚。推荐所有近期存在酒精摄入史、24h 内出现第一次抽搐发作的患者及具有酒精戒断综合征风险的戒酒患者均需考虑入院评估治疗。了解病史、用药及查体常可提示病因。实验室检查包括代谢及血液学检查、胸片检查、毒理学检查（如果怀疑药物滥用或症状不典型时）、腰椎穿刺（基于临床适应证及禁忌证）、头 CT 及 MRI（对所有酒精相关性痫性发作均需考虑该检查，当酒精戒断患者的病史和神经检查都提示存在新的神经局部病灶时，这些影像学检查是必要的）。对于既往有复发性酒精相关性癫痫病史的患者来说，是否入院的决定取决于个人意愿。

（二）酒精中毒与癫痫

饮入过量酒后引起中枢神经系统由兴奋转为抑制的状态称为酒精中毒。酒精中毒最危险的并发症就是呼吸抑制。当血液中酒精浓度达到 500mg/dl 时，对于 50% 的患者来说都是致命的，合用其他中枢神经系统抑制剂时，致死浓度更低。

痫性发作既可以发生于急性酒精中毒期又可以发生于慢性酒精中毒后的酒精戒断期。然而动物及人群研究提示酒精对中枢神经系统的长期效应和即刻效应是不同的，且常常是相反的，如短期应用时，酒精甚至有抗癫痫效果。因此对酗酒的患者进行癫痫评估时，必须仔细分析及确定痫性发作的原因。

慢性酒精中毒者当突然停止酒精摄入时，其戒断反应是极其严重的：轻型病例的症状体征包括细微震颤、反应过敏、失眠等；重型病例可出现摆动性眼震、感觉性错觉及幻觉、谵妄、震颤、厌食、恶心、呕吐、焦虑、心动过速、大汗等，重者导致死亡。

典型的戒断所致痫性发作发生于慢性酒精中毒者停止饮酒后 7 ~ 48h 之间，当患者正服用苯二氮䓬类药物治疗酒精戒断的过程中突然停药也可偶发戒断性痫性发作，患有部分性及全面性癫痫的患者可在酒精戒断时突然痫性发作，患有特发性全面性癫痫的患者则更容易受影响。酒精中毒伴癫痫持续状态时往往提示可能存在酒精戒断，但也要注意存在短期内应用镇静/催眠药物或抗癫痫药物、或并发有硬膜下血肿或脑膜炎等可治性中枢神系统损伤的可能。酒精戒断使癫痫发作风险升高的可能原因在于相对缺少竞争性底物而使抗癫痫药物（AED）的代谢率和清除率增加。所以医生需在患者停止慢性酒精摄入期间及之后监测 AED 药物浓度。

癫痫患者饮用中到大量酒精时存在癫痫发作高风险，且在最后一次饮酒后 7 ~ 48h 风险最高。当长期中至大量酒精摄入后戒断和睡眠剥夺或 AED 漏服同时出现时，对癫痫患者是非常危险的。需注意，酒精戒断性痫性发作需与酒精戒断的严重并发症-震颤谵妄（delirium tremens，DT）进行鉴别，后者见于 5% 的酒精中毒住院患者，常在最后一次饮酒后的 2 ~ 4d 发生，急性或亚急性起病，症状平均持续 56h，即便得到积极处置，其死亡率仍接近 10%。震颤谵妄可依据以下临床特征得出诊断：严重的激惹性谵妄（severe agitated delirium）、震颤、错觉及幻觉。

（三）适度饮酒与癫痫

过度饮酒可以引起癫痫患者抽搐发作，少量或偶尔饮酒则可能无害，这称为饮酒适度。对于这些癫痫患者来说，一些研究显示少至中等程度的酒精摄入并不会增加癫痫发作的频率，不会显著改变血液中 AED 的浓度，Genton 等 1990 年的研究甚至提示了偶尔饮酒可能对进展性肌阵挛性癫痫产生抗肌阵挛作用。亦有相关研究证明社交性饮酒（每次 1 ~ 2 瓶）不会对血液中卡马西平（CBZ）、乙琥胺（ESM）、苯妥英（PHT）等药物浓度产生明显的影响，故癫痫患者可被允许少量饮酒。然而当该患存在对 AED 服用不依从、存在酒精或其他物质的滥用史、或患有酒精相关性癫痫时则应禁止饮酒，因为饮酒可以导致 AED 副作用增加。

亦存在相反观点，即癫痫患者适量饮酒也可影响其发作，Hoppener 等早在 1983 年即通过双盲实验得出以下结论：①社交性饮酒对于强直阵挛性惊厥或复杂部分性发作存在影响；②卡马西平，苯巴比妥，及苯妥英钠的血药浓度不会被酒精摄入所影响。但丙戊酸钠的浓度可能会因饮酒而轻度升高。

（四）妊娠期饮酒与小儿癫痫

胎儿酒精谱系障碍（fetal alcohol spectrum disorders，FASD）是由于妊娠期间母亲饮酒所致，在加拿大的发生率为 1%，现今的流行病学研究提示，FASD 的发病率通常被低估，可能高达 3% ~ 5%。患有 FASD 的儿童可罹患许多并发症，表现为一定程度的神经功能缺损：包括学习能力、注意力、记忆力、感觉-运动技能及执行能力缺损，亦包括癫痫。

二、发病机制

50% 以上的酒精相关性痫性发作是由于合并风险所致，如发病前已存在致癫疾患，与卒中及创伤有关的结构性脑损伤及违禁药品的应用等。酒精相关性痫性发作中，酒精戒断性痫性发作是由突然戒酒引起，需进行鉴别诊断。

酒精相关性痫性发作的发生是健康程度恶化的信号，其所导致的死亡率是正常人的四倍，主要原因为合并有慢性酒精中毒和震颤性谵妄，而并非直接由于癫痫或癫痫持续状态。基于相关文献，建议对酒精相关性痫性发作患者的治疗处理有必要在急诊科进行。

据估计，酗酒者癫痫患病率至少是普通人群的 3 倍。有关研究已经将酒精依赖和癫痫患者发作控制不佳联系起来并提出一些机制来解释这种关联性，包括酒精的"兴奋"作用、戒断现象、通过肝酶诱导来降低抗癫痫药物的吸收率提高其代谢率等。睡眠模式的改变及抗癫痫药物的依从性差也可导致发作控制不良，脑电的癫痫样活动不能用来区分酒精依赖患者和癫痫控制不良患者。而对于单纯的酒精相关性痫性发作，其发病机制见下述。

（一）中枢神经系统结构性病变

1. 慢性酒精依赖的人脑外伤发生率增高，易于出现由于跌倒、机动车相关事故所引起的脑损伤，其大脑皮质挫伤的发生率是非依赖人群的 6 倍。

2. 颅脑损伤与外伤后痫性发作高风险相关，这取决于外伤的严重性，Annegers 等发现脑挫伤伴有硬膜下血肿是外伤后痫性发作的最强的风险因素，其次分别为颅骨骨折，常为 ≥ 65 岁，意识丧失或失忆 > 1d。

3. 上述原因导致的结构损伤可以是大脑神经元异常放电的病理基础。一些研究表明，酒精依赖患者易患脑血管病，如凝血机制紊乱所致的脑出血和蛛网膜下腔出血。此外，酒精的大量摄入可引起收缩压和舒张压升高而导致高血压并且其诱发的血管痉挛可促使患者发生腔隙性梗死及脑出血。房颤伴有酒精戒断和酒精诱发的心肌病也是血栓栓塞性卒中发生的主要危险因素。酒精依赖伴有痫性发作的患者中，脑结构性异常的发生率远远超过不饮酒的癫痫患者。应用神经病理学检查的一项法医尸检研究发现：结构性脑损伤在复发性痫性发作的酒精依赖患者中的发生率为 68%。病变包括皮质挫伤（58%）和陈旧性脑梗死（10%）是导致痫性发作的潜在原因。

（二）"点燃"理论

重复酒精戒断可以使癫痫发作阈值不断降低。由 Ballenger 和 Post 提出的"点燃"理论指出重复酒精戒断，即戒断症状严重度随着反复发作的次数而上升。另外有动物实验证实，重复酒精戒断可以使杏仁核更易于被点燃。

（三）中毒性代谢紊乱

酒精大量损耗肝糖原，且典型慢性酒精依赖的患者处于长时间的营养补充不良状态，这些代谢紊乱可以是癫痫的发病基础。有一些急诊医学研究亦指出：酒精相关性痫性发作的患者极少是由严重中毒性代谢异常引发。低血糖一般是痫性发作的最常见代谢性原因，但其仅占酒精相关性痫性发作患者的 1%。过度换气的发生常伴随酒精戒断，由此产生的呼吸性碱中毒可能会导致中枢神经系统过度兴奋及痫性发作阈值降低，在酒精戒断过程中血钙及镁离子水平的降低也被认为是痫性发作的可能诱因。

（四）受体

1. NMDA 受体　在中毒期，戒断期以及痫性发作时均可以发生 NMDA 受体（以及 GABA 受体）慢性适应。酒精戒断综合征伴有全面强制阵挛性发作（GTCS）可能是在脑干部位被引发的。有学者指出酒精戒断综合征中的兴奋性毒性是通过 NMDA 受体的反跳式激活引起的，是通过谷氨酸能神经传递来介导的。其他学者赞同在酒精戒断的过程中，神经元兴奋性过高与 NMDA 受体激活相关的观点，特别是在该受体长期暴露后增加了 NR1、NR2A 以及 NR2B 等亚单位的表达。Rujescu 等报告，酒精引起 NR1 亚单位变化，该亚单位由 GRIN1 基因编码。除此以外，有研究者认为 NR2B 赋予了酒精戒断综合征的高敏感性。NMDA 受体的其他过度刺激效应引起同型半胱氨酸增加，可导致神经元损伤及细胞消亡。

2. GABA$_A$ 受体与 GABA$_B$ 受体　　有学者认为酒精戒断性痫性发作与 GABA$_A$ 受体的 a4 亚单位的迅速增加有关，从而降低抑制功能。亦有研究认为 GABA$_A$ 受体的 a2 亚单位基因与酒精依赖相关，并且它的单倍体之一（T–C–A–C–A–T–T–C）与酒精依赖及酒精戒断性综合征相关。这些研究指出酒精依赖的遗传风险，亦证实了 GABA$_A$ 受体基因作为一个酒精依赖的易感基因可能具备很强的遗传倾向。Kohnke 等报道 GABA 可以总体上调节酒精吸收及酒精戒断综合征，包括痫性发作。酒精戒断综合征含有与 GABA$_B$ 受体相互作用的过程。故推测编码 GABA$_B$ 受体的基因是酒精戒断综合征的候选基因，因为 GABABR1-T1974C 的多态现象与酒精中毒相关，但此推测是否成立尚无证据。

（五）同型半胱氨酸

Bleich 等报道慢性酒精中毒与兴奋性氨基酸有关，包含谷氨酸，天冬氨酸及同型半胱氨酸。饮酒时通过对 NMDA 受体的激活而增加同型半胱氨酸含量。在酒精戒断的过程中，神经元的过度兴奋可能是通过谷氨酸神经传递的反跳式激活引起同型半胱氨酸的进一步升高所致。因此存在高同型半胱氨酸水平预示酒精戒断综合征的可能，而叶酸这一同型半胱氨酸代谢的辅助因子可能降低同型半胱氨酸的水平，并因而可能作为新的治疗选择。Bleich 小组的另一项研究证实同型半胱氨酸水平对于识别是否具备酒精戒断综合征（AWS）有作用。

（六）碳水化合物缺乏性转铁蛋白

转铁蛋白是一种血浆蛋白，拥有 4 个唾液酸链，可以运载铁离子从血液转移至骨髓。Brathen 推断碳水化合物缺乏性转铁蛋白生化标志物是识别酒精滥用的最佳方式。并指出对于痫性发作控制良好的患者来说，建议他们戒酒证据太少，但谨慎些是必要的。

（七）载脂蛋白 E 基因多态性

有学者对酒精相关性痫性发作和载脂蛋白 E（apolipoprotein E，ApoE）基因多态性之间的关系进行研究，将 194 例患者分为酒精戒断性痫性发作和无痫性发作 2 组，用聚合酶链反应明确 ApoE 基因型，测定出 ApoE 的等位基因（ApoE$_2$:n = 36；ApoE$_3$:n = 311；ApoE$_4$:n = 41）。结果发现 ApoE$_3$ 等位基因与酒精戒断性痫性发作呈正性相关，而 ApoE$_2$ 等位基因呈负性相关，ApoE$_4$ 等位基因呈无相关。

三、临床分类及临床表现

虽然对酒精相关性痫性发作的认识已较长时间，但对其分类仍未明确。目前文献中描述的最确切的酒精相关性痫性发作即酒精戒断性痫性发作，常常发生于酒精戒断后48h内。

（一）临床分类

分类：①由酒精戒断触发的痫性发作；②复发性无诱因痫性发作（recurring unprovoked seizures）。其中，由酒精戒断触发的痫性发作发作形式多样，常在终止或减少酒精摄入后10～48h发生，且可随后出现震颤谵妄。酒精戒断是11%～20%的癫痫持续状态病例的病因；而复发性无诱因痫性发作的发作频率低，每年1～2次，大量饮酒可使发作风险升高，停止饮酒可使发作风险降至正常。

（二）临床表现

酒精相关性痫性发作表现为：①中老年人居多，70%发生于30～60岁；②70%患者的饮酒史超过10年；③所引起的癫痫发作绝大多数（95%以上）是全身性发作，只有少数患者（5%）为部分性发作，个别患者表现为癫痫持续状态；④2/5患者仅发作1次，3/5患者发作超过3次，一般在几小时内连续发作；⑤约有3%的患者发展成癫痫持续状态；⑥发作频率与轻重程度与饮酒量和饮酒时间长短密切相关。随着饮酒量的增加，发作的危险性加大，每日饮50～100g酒精，其发作的可能性较不饮酒者增加2～3倍；每日饮酒200g以上，其发作可能性增加10～20倍。

典型的酒精相关性痫性发作表现为最后一次饮酒6～48h后发生的短暂的全面强直阵挛性发作。约60%未经治疗的患者出现多种痫性发作，首次和末次发作的典型间隔为6h以内。酒精相关性痫性发作频繁发生在酒精戒断的其他体征缺如及交感神经刺激如心动过速、发热、高血压等体征缺如的情况下，也可以发生于慢性酒精依赖的高酒精血液浓度患者中，其酒精浓度超过中毒的界限。一些病例中的酒精浓度对于非酒精依赖患者来说是高毒性的。这一现象被认为是因血液酒精浓度从习惯性高水平显著降低所致。酒精相关性痫性发作多表现为全面强直阵挛性发作，当为部分性发作时，常由发作前曾患的脑损害（如颅内占位性病变），头部外伤或卒中所致。

癫痫持续状态是酒精相关性痫性发作的罕见临床表现，发生率<4%。11%～20%的癫痫持续状态病例是由于酒精戒断引起的酒精相关性痫性发作，与其他原因引起的癫痫持续状态相比一般预后良好。对于表现为首次发生酒精相关性痫性发作，或临床表现为部分性发作/癫痫持续状态等模式的患者需要进行相关风险因素的全面评估，因为该模式常存在结构性脑损伤，虽然其目前证据尚不支持。酒精戒断可延长QT间期，最长是在停止饮酒后6～48h，从而增加癫痫猝死的风险性。

四、辅助检查

（一）实验室检查

最重要的实验室检查手段即基于目前证据的血清葡萄糖水平。对于所有在首次或反复酒精相关性痫性发作的患者出现精神状态改变都要进行血糖评估。然而，对于痫性发作后精神状态正常的患者来说（部分原因即高肾上腺素刺激）出现血糖降低的可能性不大。如果考虑到违禁药物的使用或过量使用，则血液、尿液或唾液的毒理学结果较为重要，如果患者正在使用抗癫痫药物，则应获得血药浓度水平。

（二）影像学检查

慢性酒精中毒的脑损害是弥漫而严重的，头颅 CT 异常以不同程度的脑萎缩为主，并见脑室低密度病变等。其机制可能是由于长期大量饮酒致饮食结构发生变化，不能摄入足量的维生素、蛋白质等身体必需物质，而且常伴有肝功能不良等疾病，长期的低营养状态势必影响神经系统的功能及结构。

初始痫性发作时需要进行头颅 CT 或 MRI 检查。酒精相关性痫性发作的患者进行头MRI 检查的价值尚未确定，但它相对于 CT 可以更为精细地诊断小病灶性，且具备更好的敏感性。对于由于癫痫持续状态或部分性发作而很可能存在脑结构异常的患者来说，进行MRI 检查是合理的。

（三）电生理学检查

1. 心电图　Cuculi 等研究了 AWS 患者的心电图，其中 63% 的 QT 间期延长（男性 > 440ms，女性 > 460ms），快速性心律失常见于 10%，4% 出现尖端扭转型心动过速。

2. 脑电图　包括普通常规脑电图，脑电地形图，视频脑电图。清醒及睡眠状态脑电图被用来支持癫痫的诊断和分类。至今尚未确立酒精相关性痫性发作的脑电图（EEG）特点，目前的建议与 MRI 的适应证相同，即当部分性发作或癫痫持续状态时使用。理想的 EEG 检查应在痫性发作发生开始 48h 或更久时使用，此项检查在急诊科往往极少应用。对于非癫痫患者的酒精相关性痫性发作，其常规的 EEG 检查通常是正常的，但可以显示出轻微的非特异性背景波幅减弱或慢波化。国内有研究报道，通过对 37例慢性酒精中毒伴发癫痫的脑电地形图（BEAM）进行分析，发现 BEAM 的异常程度与酒精中毒对功能的损害程度有相关性，饮酒史越长，日饮酒量越多，BEAM 的异常率越高，程度越重，说明长期大量饮酒后脑部将会出现弥漫性损害，该报道认为：临床上可根据 BEAM 的变化及改善情况，观察癫痫的治疗效果以及判断其预后情况。亦有其他学者赞成脑电图的异常率与酒精中毒对脑功能的损害程度存在相关性，认为通过脑电图的变化来观察癫痫的治疗效果可有帮助。对于癫痫发作频繁者，视频脑电图监测可提高其检出阳性率。

五、诊断

（一）危险因素

酒精戒断是酒精相关性痫性发作的重要危险因素。在 50% 以上的酒精依赖型患者中，其他的危险因素可以使痫性发作的阈值降低以易于发生惊厥事件，有些学者研究了危险因素的发生率，这些危险因素包括：①特发性全身性癫痫；②创伤性脑损伤，卒中及颅内占位性病变；③违禁药物的使用（罕见）；④酒精相关性代谢性疾病。相关的最近的研究结果见表 16-8-1。

表16-8-1　130例酒精相关性痫性发作的患者的危险因素

病因	患者数目	百分比
酒精戒断	55	42%
创伤性脑损伤	36	28%
颅内出血或挫伤		
凹陷性颅骨骨折		
脑贯通伤		
无意识或记忆缺失＞30min		
特发性全身性癫痫	22	17%
脑血管意外	8	6%
非创伤性颅内病变	5	4%
肿瘤，感染，神经胶质增生		
中毒/代谢疾病	4	3%
可卡因滥用	2	
低血糖（＜60mg/dl）	1	
低血钙（＜6.0mEq/L）	1	

（二）诊断与鉴别诊断

慢性酒精依赖患者的部分性或完全性酒精戒断是发生酒精戒断性痫性发作的主要先决条件。只有当排除其他危险因素的可能时才可做出酒精戒断性癫痫的诊断，它发生于无癫痫病史的个体，并可进一步分为急性症状性及状态相关性痫性发作。Rathlev等和Hillbom报告，周日及周一痫性发作的发生频率上升，分别达33%和49.6%，这是在周末严格限酒的情况下发生的。相比之下，亦有人得出另外结论：痫性发作是由于酒精上升水平的直接毒性效应所致，而并非因为酒精戒断，但对其结论需持怀疑态度，因为所收集的病例中84%新发生的痫性发作发生于"传统定义的"停酒期，距最后一次饮酒6～48h。

Brathen等基于临床实践及文献检索，对酒精相关性痫性发作的诊断程序予以总结如下：

1. 确定是否存在酒精滥用　方法：①酒精摄入失调鉴定测试（alcohol use disorders identification test，AUDIT）是测试饮酒习惯的可靠方式，是一种酒精使用障碍筛查量表；酒精依赖问卷-CAGE问卷（CAGE Questionnair），所有表现为痫性发作的患者在可能的情况下都须进行，CAGE问卷用来识别酒精依赖是具有价值的，然而它特异性诊断酒精相关性痫性发作的作用还未有研究报道。可靠的评估量表之一还有临床机构酒精依赖戒断评估表(CIWA-Ar)，用来评估诊断为酒精戒断综合征患者的严重程度。②糖缺失性转铁蛋白（carbohydrate-deficient transferrin，CDT）是酒精滥用的最好的生物标记物，是临床诊查的有力补充。

2. EEG检查　正常或可发现非特异性异常，诊断价值有限。

3. 血清学检查　检测酒精相关性痫性发作的可靠血清标记物仍未被发现。与无痫性发作相比，新发痫性发作的酒精依赖的患者中血清同型半胱氨酸水平显著增高，叶酸水平降低。在这两种物质的血清水平被接受作为酒精依赖型患者痫性发作的临床信号之前，尚需要大型及方法得当的研究进一步证实。

4. 临床诊断　临床诊断几乎完全基于病史，急性痫性发作的住院患者约 1/3 具有近期大量饮酒史。尽管如此，酒精依赖作为成人全面强直阵挛性发作的原因仍被低估，即便患者是由有经验的医师评估。20% 的患者一开始即表现为"未知病因"的痫性发作，患者经过后来一系列惊厥事件会被重新诊断为酒精相关性痫性发作。

5. 鉴别诊断　应首先考虑低血糖的可能并急查血糖以助鉴别，2005 年欧洲神经病学协会制定了酒精相关性痫性发作的诊断指南：①详细的病史，包括关于饮酒量和次数以及有长期饮酒模式的改变，至少在发作前 5d 有改变，及最后一次饮酒时间。②问卷，使用酒精滥用筛查量表。③生物标志物测定，缺失性转铁蛋白，γ- 谷氨酰转肽酶，在不确定过量饮酒病史患者中推荐检查。但不主张在非选择性人群中作为筛查的工具。④血液酒精浓度的测定。⑤患者的检查和观察，观察至少 24h，临床戒断评估量表。⑥神经影像学和脑电图首次发作者应作头颅 CT 和磁共振成像等影像学检查，必要时可复查。首次发作者需做脑电图检查，对反复发作者需考虑有其他的病因存在。

六、治疗

（一）治疗指南及措施

1. 治疗指南　2005 年欧洲神经病学协会制定了酒精相关性痫性发作的治疗指南：①预防性维生素 B_1 治疗；②住院观察至少 24h；③支持治疗（如镇静、鼓励、暗光、限制咖啡、补液）；④苯二氮䓬类药物治疗和预防原发和继发性痫性发作。

2. 治疗措施

（1）维生素、叶酸治疗：对于酒精依赖患者来说，酒精占其热量摄入的 50%，它取代了叶酸，硫胺素及其他多种维生素。韦尼克脑病的表现轻微时临床医生可能会漏诊，饮酒过量所致的谵妄，及其导致的自主神经功能紊乱发生在住院患者中可能是致命的。为了避免发生 Wernicke-Korsakoff 综合征，应对于所有酒精戒断的患者进行肌注、静注、或口服硫胺素。同时也需应用叶酸和复合维生素，因为这些患者均存在营养不良的可能。

（2）苯二氮䓬类药物治疗：大量证据表明苯二氮䓬类药物可以有效阻止酒精依赖患者的痫性发作的首发及复发。可产生优异的抗惊厥效果，伴有轻微的呼吸、心跳抑制。Cochrane 回顾研究表明预防痫性发作首选苯二氮䓬类药物，相较于抗精神病药物更为有效。预防治疗包括在急性期连续应用苯二氮䓬类药物 7d。该药物表现出酒精的交叉耐受性，作用于 GABA 受体与酒精结合的位置，并减轻酒精戒断综合征的症状和体征。苯二氮䓬类不但可以用于急性惊厥的治疗，对具有复发性酒精相关性痫性发作高风险的患者来说，也可以于 6 ~ 12h 时间窗内进行短期预防。对于由于之前存在癫痫病史、酒精相关性痫性发作病史的患者来说更应如此。大剂量的苯二氮䓬类药物如地西泮 60mg/d，分次口服，与低剂量相比更能减少痫性发作的发生率。所有苯二氮䓬类药物对于减少戒断症状及体征都是同样有效的，长效药物如地西泮和甲氨二氮䓬对于阻止痫性发作更为有效。其他 $GABA_A$ 受体调节剂，例如氯美噻唑在某些国家中应用广泛。然而，长效药物对老年人及晚期肝脏患者增加了镇静风险，对这些患者来说，应用去甲羟安定及劳拉西泮则更好些，因为它们不经过肝脏氧化，代谢产物也少。Marx 及同事随机将 831 名患者收入急诊科的解毒单元。在 96h 观察期内接受氯氮䓬盐的患者与接受苯妥英（3.0%）或安慰剂（6.2%）的患者相比痫性发作明显减少（0.7%）。劳拉西泮对于酒精相关性痫性发作的患者来说是理想的治疗药物，需要在复发性痫性发作 6 ~ 12h 内给予。它的呼吸及循环的抑制作用极小，与地西泮相比半衰期更短，且没有活性代谢产物。因药代动力学良好，故它控制痫性发作的时间（15 ~ 30h）比地西泮（12 ~ 24h）要长。当静脉通路不能时它还可以通过肌注来获得很好的疗效。D'Onofrio 的一项前瞻性随机对照实验结果显示劳拉西泮对于预防初次痫性发作后复发极为有效。在接受劳拉西泮治疗的患者中，与接受安慰剂组相比（二次发作 24%），患者在 6h 的观察时间内出现第二次痫性发作仅为 3%，故劳拉西泮在急诊被常规应用，除非出现由于中毒或脑外伤所致重度镇静状态这一禁忌证时。

（3）抗癫痫药物治疗：对酒精相关性痫性发作应用抗癫痫药物治疗尚无定论，并且对已得到充分控制的癫痫患者是否需完全戒酒亦尚无证据。有研究认为，伴有致痫危险因素的患者，如存在脑震荡、脑膜脑炎、及酗酒之前存在癫痫病史或家族史的患者应给予治疗。由于原因及临床类型不同，治疗原则要因人而异，但必须注意，酒精依赖患者常常不能严格按医嘱服药，且他们的饮酒常干扰抗癫痫药的代谢，影响治疗效果。故有条件者可定期做血药浓度监测。Hughes 等认为丙戊酸钠（VPA）、托吡酯（TPM）、奥卡西平(OXC)、卡马西平（CBZ）、加巴喷丁（Gabapentin）、4-羟基丁酸（GHB）和静脉注射低剂量乙醇可治疗酒精戒断综合征。但是苯二氮䓬类药物仍然是作为首选治疗。

有限资料表明抗癫痫药物阻止酒精戒断性痫性发作可能有效，但当合并使用长效苯二氮䓬类如氯氮䓬或地西泮等的时候并不会带来额外受益。大型前瞻性实验显示抗癫痫药物对治疗酒精依赖患者的有效性和安全性尚未被证实。抗癫痫药物对阻止复发性酒精戒断性痫性发作并没有显示出有效和安全。Alldredge 等和 Rathlev 等独立证实治疗酒精戒断性痫性发作时苯妥英与安慰剂相比没有显示其有效性。一项芬兰的随机对照研究同样也未显示出卡马西平及丙戊酸的有效性。新一代抗癫痫药物如加巴喷丁、拉莫三嗪和托吡酯似乎更安全，但其有效性还待研究。患有癫痫并伴有慢性酒精依赖患者的服药方法经常不规范，因此痫性发作复发的风险提高。Hillbom 和 Hjelm-Jager 报告了苯妥英的突然停药可能会增加痫性发作的频率。对于长期不规范服药的患者来说，抗惊厥治疗的风险及受益必须仔细考虑。不可使用疗效不确定、可能存在风险的昂贵处方药物。相反地，当患者存在已知的结构性脑损伤或脑电图提示致痫性异常时，则需要长期抗惊厥治疗。

（二）酒精对抗癫痫药物的作用及药代动力学的影响

当血液中酒精浓度较高时，酒精的消除为 0 级消除（非线性）；当浓度下降后变为 1 级消除。酒精可以通过两种酶系统代谢为乙醛：①乙醇脱氢酶系统（alcohol dehydrogenase，ADH；是主要通路，非诱导性）；②微粒体乙醇氧化系统（MEOS；为次要通路，可诱导性）。然后乙醛被醛脱氢酶（ALDH）分解为乙酸。乙醇脱氢酶系统与微粒体乙醇氧化系统两者都是酒精消除的限速步骤。约 50% 左右的亚洲人的醛脱氢酶具遗传变异，这就限制了乙醛的转化速率并导致这些人酒精不耐受。

酒精大量摄入后清除半衰期接近 4.25h。酒精清除速度还取决于性别、年龄、服用利用该酶系统消化的食物及药物及摄入时间（酒精在上午的晚些时候，下午及傍晚消除最快）等。

1. 短期饮酒对抗癫痫药物的影响及机制　肝多功能加氧酶（mixed-function oxygenase，MFO）系统用于代谢酒精及多数 AED。这一酶系统可将亲脂化合物转化为亲水化合物并从尿液排除。一定剂量的酒精突然摄入时可以抑制这一酶系统（酒精的代谢产物乙醛可以与白蛋白相连，成为潜在的竞争性抑制剂，与抗癫痫药物竞争血清蛋白，从而提高了血清中游离药物的水平）。这样经肝代谢的药物的代谢速度便会减慢，其部分原因是竞争性抑制作用及酶过饱和作用。这样便延长了这些药物的半衰期并增强了药效。符合这一点的药物包括卡马西平（CBZ）、苯妥英钠（PHT）、丙戊酸钠（VPA）及苯巴比妥（PB）。PB 与酒精合用与单独应用 PB 相比，PB 峰值出现既高又早，两者也可出现协同性呼吸抑制。在此有一个重要的临床提示：患者同时应用酒精（浓度达到 175mg/dl）及苯巴比妥时可导致死亡。

但酒精对苯二氮䓬类 AED 的影响则正好相反，酒精可以提高苯二氮䓬药物与血清蛋白的结合能力，如高浓度酒精（例如慢性酒精中毒）可以增加结合于血清蛋白的苯二氮䓬水平并减少血液中游离的苯二氮䓬含量。但这一发现的临床意义尚不确定。短期饮酒对抗癫痫药物的影响（表 16-8-2）。

表 16-8-2　酒精与抗癫痫药物

抗癫痫药物	摄入酒精时药物的血清水平		抗癫痫药物及酒精中毒相同的副作用
	急性摄入	慢性摄入	
苯二氮䓬类	↑	↑	共济失调，精神错乱，头晕，眼震，镇静状态
卡马西平	↑	↓	共济失调，视力模糊，头晕，眩晕，嗜睡，眼震，恶心，呕吐
乙琥胺	↑	↓	兴奋，头晕，恶心，呕吐
扑痫酮	↑	↓	共济失调，眼震，镇静状态，眩晕，恶心，呕吐
苯巴比妥	↑	↓	共济失调，眼震，镇静状态，眩晕，恶心，呕吐
苯妥英钠	↑	↓	共济失调，精神错乱，疲劳，头晕，眼震，恶心，呕吐
丙戊酸钠	↑	↓	共济失调，镇静状态，头晕，震颤，恶心，呕吐

2. 长期饮酒对抗癫痫药物的影响及机制　长期饮酒后，酶诱导系统可导致微粒体乙醇氧化系统（MEOS）大幅度增多（是正常水平的 2 ～ 3 倍），同时导致其他单加氧酶系统轻度增多。这一肝脏系统的酶诱导作用可增加酒精和其他如 CBZ、PB、PHT 及扑癫酮（PRM）等药物的代谢率。故长期饮酒同时应用抗癫痫药物的综合效应增加了抗癫痫药物的清除率，减少了抗癫痫药物的血浆浓度。一项研究发现在给予最后一组药物 24h 后检测

结果：与禁用酒精组相比，合用酒精可令 PHT 血清浓度减少近 50%。这一清除率增加的效果可在终止饮酒后持续 1～2 个月。

慢性酒精中毒引起肝脏疾病，导致低白蛋白血症，最终使与蛋白结合的结合性 AED 含量减少，这便增加了经肝代谢的 AED（如苯二氮䓬类，卡马西平，苯妥英钠，托吡酯，丙戊酸钠，唑尼沙胺，拉莫三嗪和苯巴比妥）的清除率，同时使流经肝脏的血液也减少，使药物浓度及作用的解释复杂化。例如，低白蛋白血症可使自由态的苯妥英钠含量轻度增高，然后含量升高的苯妥英钠使代谢系统趋于饱和，从而产生过多的副作用；而流经肝脏的血流减少可以导致口服药物（如地西泮）的首过效应减弱，但对于其他经肝代谢的药物如 PHT 影响不大。

慢性酒精中毒可以使控制癫痫发作所需的 AED 的剂量增加，因为此时 AED 清除率升高，所以需服用的次数也变得频繁。故当决定应用 AED 时，确切了解该患以往及目前的酒精应用或滥用情况是非常重要的。长期饮酒对抗癫痫药物的影响（表 16-8-2）。

七、预防及预后

戒酒是防治酒精相关性癫痫的重要措施。为防止戒断综合征，可逐渐撤退，不可骤然撤退。长期饮酒的酒精中毒患者在停饮或减少饮酒时需要专业人员指导，一旦发生癫痫发作，采取相应的治疗和护理措施，确保患者的安全。任一个体中，无论其病因如何，药物及酒精对于癫痫恶化的影响，相较于神经化学方面及药理学方面都更为广泛。在治疗中，很重要的一方面是使患者认识到如果其冒癫痫发作的风险饮酒，将会对自身认知产生更严重的危害。

国外文献报道该疾病死亡率往往小于 3%。酒精戒断引起的痫性发作可能会进展为 SE（癫痫持续状态），从 GTCS 进展为 SE 与其他类型相比具有高死亡率。但为什么在临床上并没有发现它的高致死性呢？文献提供了几种可能解释：一项研究认为酒精戒断性痫性发作在大多数病例中是自限性的，仅有一小部分会进展为 SE。其他研究显示出进展为 SE 的高比例性，但也显示了酒精（或药物）相关性癫痫持续状态的死亡率比普通癫痫持续状态低。很多关于酒精的研究都声明该痫性发作并不会引起死亡，包含的相关研究大多是在医院中进行的，具备随时进行救治的条件，比如抗惊厥药物的使用、呼吸机治疗、手术治疗等，这便可以解释死亡率低的原因。

（朱雨岚　陆秦双）

第九节　酒精中毒性肌病

酒精中毒性肌病（alcohol toxic myopathy）又称为酒精性肌病（alcohol-induced muscle disease，AIMD），是由酒精中毒引起的发病机制未明的一种肌肉病变。临床表现可有急性肌病和慢性肌病两种，严重程度与饮酒量有关。急性酒精中毒性肌病多为长期酗酒者在一次大量饮酒后发生，1% 的酗酒者可发生此病。慢性酒精中毒性肌病在长期饮酒者中发病率为 40%~60%，远高于酒精相关的其他疾病，如肝硬化、周围神经病、肠病、心肌病等。

一、病因及发病机制

酒精中毒性肌病主要与酒精及其代谢产物对骨骼肌的直接毒性作用有关，具体发病机制尚不清楚，推测可能与下列因素有关。

（一）酒精及其主要代谢产物乙醛导致骨骼肌蛋白合成-分解平衡障碍

Ⅰ型及Ⅱ型肌纤维均可受累。急性酒精中毒性肌病可见肌肉组织蛋白合成下降，并可见较明显的蛋白溶解。慢性酒精中毒性肌病主要变化为蛋白合成能力下降，分解没有或仅轻度增加，并特异性地累及Ⅱ型肌纤维。主要原因可能是酒精及乙醛使肌细胞线粒体受到毒性损害、线粒体功能紊乱、氧代谢及 ATP 生成障碍，从而导致肌细胞蛋白合成率下降。此外酒精中毒性肌病患者骨骼肌游离脂肪酸氧化作用下降，三酰甘油在骨骼肌内蓄积，也导致了骨骼肌能量产生及利用障碍。酒精导致的骨骼肌蛋白合成-分解平衡障碍还可能与胰岛素样生长因子（insulin-like growth factor 1，IGF-1）有关。IGF-1 可促进骨骼肌蛋白合成，并有抗肌纤维凋亡、肌肉重塑作用。酒精可抑制肌细胞内 IGF-1 转录及翻译，同时升高 IGF 结合蛋白，导致骨骼肌蛋白合成及功能障碍，参与本病的发生。

（二）自由基也可能参与酒精中毒性肌病的发生

超氧自由基使骨骼肌蛋白的氨基酸残基发生硝基化或氧化，导致骨骼肌结构异常，在Ⅱ型肌纤维中表现尤为明显。同样自由基可导致肌细胞膜表面脂肪酸氢过氧化物增多，细胞膜流动性异常、非必需/必需脂肪酸比例失常，导致肌细胞功能异常。此外酒精可导致抗超氧化物浓度降低，间接导致肌病的发生。

（三）肌细胞 Ca^{2+} 信号异常也可导致本病的发生

酒精可导致肌纤维 L- 型钙通道及兰尼碱受体功能异常、Ca^{2+}-ATP 酶含量及活性出现异常，使细胞出现收缩及能量代谢障碍，参与本病的发生。

（四）乙醛

研究发现乙醛可作用于肌纤维蛋白形成乙醛蛋白复合物，可能参与了本病的发生。

（五）其他

能量及维生素 B 族缺乏为主的营养障碍、肝脏损伤、电解质紊乱特别是低钾血症虽然在酗酒患者较为常见，但是尚无确切证据表明以上因素与酒精中毒性肌病直接相关。长期慢性酒精导致的周围神经损伤可能与酒精性肌肉病相关，但并非主要因素。大多数患者没有线粒体损伤的表现。

二、急性酒精中毒性肌病

（一）临床表现

急性酒精中毒性肌病从 20 世纪 50 年代首次报道以来逐渐被重视。本病多发生在长期饮酒或慢性酒精中毒患者。患者多为男性，多在一次大量饮酒后急性发病，在数小时至数日起病至高峰。临床表现多样，可能从轻度的 CK 升高到急性横纹肌溶解症。按其发病机制和临床表现又可将其分为如下两种：

1. 急性横纹肌溶解症　本病是一种病情严重且危及生命的疾病，酒精是最常见的导致非创伤性横纹肌溶解症病因，表现为全身或局部肢体和躯干肌肉的无力，肢体近端肌肉通常受累最重，受累肌肉可以不对称。局部肌肉受损患者可能与醉酒后昏睡、自身体重长时间压迫肌肉引起血液循环障碍有关。此外患者可出现受累肌肉的局限性水肿、疼痛和压痛，产生与深部静脉血栓或淋巴管阻塞表现相似的外观。通常腱反射减弱或消失。严重者可出现痛性肌痉挛、发热、肌红蛋白尿（尿呈棕红色）、甚至出现急性肾衰和高血钾而威胁生命。部分病例可出现吞咽困难及充血性心力衰竭。累及呼吸肌多并发急性呼吸道感染。

2. 急性酒精中毒性肌病伴低钾血症　长期过量饮酒者，在呕吐、腹泻、高温环境中重体力劳动、服用排钾性利尿剂等诱因下导致体内钾丢失而发病。表现为无痛性肌无力，肢体近端重于远端，颈肌无力出现头部直立困难。但一般无肌肉肿胀和压痛。测定血清钾水平下降，血清肌酸激酶显著升高，不支持单纯的低钾型周期性瘫痪可协助诊断。补钾后肌力多在数天至 2 周内恢复。伴随着血清肌酶水平恢复到正常。

（二）实验室检查

1. 肌酸激酶（creatine kinase，CK）及其同工酶　CK 升高是肌损伤敏感的特异性指标，2 型患者均可见 CK 中-重度升高，可达正常值的 10 倍以上。由于骨骼肌、心肌、脑组织均存在 CK，为进一步鉴别 CK 的来源，常做其同工酶分析（包括 CK-MM、CK-MB、CK-BB），正常人 CK-MB/CK < 1%，当其比值介于 1% ~ 3% 提示为骨骼肌受损。其他能反映肌肉损伤的血清酶为 AST/ALT > 3，CK/AST > 20，LDH/HBDH = 1.6 ~ 2.5。

2. 血、尿肌红蛋白　正常情况下，血清肌红蛋白水平很低。当大量肌肉组织破坏时，肌红蛋白自细胞释放入血并从肾脏滤过，使血、尿中肌红蛋白浓度明显升高。血肌红蛋白水平超过 5 ~ 15mg/L 时开始从肾脏滤出，出现肌红蛋白尿。当肌红蛋白导致尿色改变（棕红色或黑色尿）时，提示横纹肌溶解已发生及即将发生肾脏损害。肌红蛋白的血浆半衰期短，色素尿很少持续 2d 以上，因此血中肌红蛋白阴性不能排除横纹肌溶解，而阳性对该病具有诊断价值。

3. 尿常规检查 尿隐血试验阳性而镜检可无明显红细胞，是一项重要的诊断线索。尿沉渣检查可见棕色色素管型和肾小管上皮细胞。

4. 血和尿酒精浓度 有诊断及评估酒精中毒程度意义。

5. 血离子 急性横纹肌溶解时肌细胞内的钾离子、磷酸盐释放入血，常常出现高钾血症、高磷酸血症，同时血尿酸升高，血钙下降。急性酒精中毒性肌病伴低钾血症，血钾多在 1.5 ~ 2.0mmol/L。

6. 肌电图 呈现原发性肌病的表现。

7. 肌肉活检 急性肌纤维膨胀坏死，随后出现不同程度的炎症浸润及吞噬现象，红色肌纤维及白色肌纤维可共同受累。局部肌纤维可见糖原耗竭，出现氧化酶活性障碍，Ⅰ型肌纤维更明显。

8. 肌肉磁共振 急性横纹肌溶解型患者 T_2 抑脂相可见腿部肌肉明显水肿，病变往往分散、不对称，深部肌群较浅部肌群更易受累。低钾型患者磁共振改变不明显，有时可见肌肉局部或弥漫性肿胀。

（三）诊断

根据饮酒史、典型的临床症状、体征，血清 CK 升高，本病诊断不难。测定血清肌酶水平和肌电图有助于确诊。

（四）鉴别诊断

急性横纹肌溶解症型需与其他原因导致的坏死性肌病相鉴别，如调脂药、有机磷、蛇毒、蘑菇中毒等。急性酒精中毒性肌病伴低钾血症需与低钾型周期性瘫痪、甲亢性肌病相鉴别。

（五）治疗及预后

可给予各种维生素，增加营养和微量元素。出现横纹肌溶解的患者在疾病早期用大量的补液治疗能够迅速将肌红蛋白清除出肾脏来预防病情的恶化，需要的补液量可能与一个大面积烧伤患者需要的补液量相近。早期应用多巴胺 2 ~ 10μg/（kg·min）可增加肾血流量。甘露醇和呋塞米等利尿剂可能帮助快速清除肾中的肌红蛋白。碳酸氢钠可碱化尿液，有助于阻止肌红蛋白分裂成有毒化合物。如果出现高血钾和肾衰应该做给予及时的治疗。必要时可采用持续性肾脏替代疗法（continuous renal replacement therapy，CRRT）治疗，以有效清除肌红蛋白，并缩短肾功能恢复时间，减少并发症的发生。急性肌病一般在戒酒后数天至数周即可恢复，重者可因肌坏死、高肌红蛋白尿而导致急性肾功能不全、肾衰、高血钾而死亡，另外电解质紊乱、心律失常、血压过低、心源性休克和心功能衰竭等因素都可引起患者死亡。

三、慢性酒精中毒性肌病

（一）临床表现

慢性酒精中毒性肌病可能是西半球发病率最高的骨骼肌病，发病率高于 2 000/10 万，比常见的遗传性肌病如 Becker 或 Duchenne 型肌萎缩更常见，国内尚缺乏相关的统计学资料。本病多由长期酗酒所致，较急性酒精中毒性肌病更常见，严重程度与摄入酒精总量有关。酗酒患者 40%～60% 可发生该病，也可由急性肌病转变而来。本病发病缓慢，起病可经历数周至数月，病初表现为弥漫性肌无力，后出现具特征性的近端肌无力（与急性肌病相比），尤其以骨盆带肌肉和股部肌肉为主，常见肌肉萎缩，部分患者总肌肉重量可减少 30%，腱反射减弱或消失，肩带肌无力少见，肌肉疼痛和触痛较轻，少有痛痉挛。多数患者可合并多发性周围神经病，感觉神经受损者出现肢体远端麻木和疼痛，运动神经受损者表现肢体远端无力和腱反射减弱，但实验室检查以及患者的表现都支持本病为肌源性损害。慢性酒精中毒性肌病患者常伴有精神症状，表现为精神紧张、注意力不集中、记忆力下降、失眠、反应迟钝和情绪易波动等。此外，患者可出现肝脏、心脏、肠道等器官损伤的表现。

（二）辅助检查

1. 血液学检查　CK 通常正常，仅少数患者可发现血清肌酸激酶升高，程度低于急性肌病，不会发生肌红蛋白尿。

2. 肌肉活检　慢性酒精中毒性肌病肌容积减少可能达到 30% 以上。肌肉活检可见肌溶解、肌纤维粗细不均，肌萎缩，细胞核增加、少数肌纤维坏死再生。30%～50% 的患者有选择性 Ⅱ B 型纤维的萎缩。Ⅰ型肌纤维受累不明显或不受累。偶尔可见肌萎缩的同时伴肌纤维的脂肪沉积，在 Ⅰ 型肌纤维更常见。

3. 肌肉磁共振　可见 T_1WI 肌肉组织弥漫性轻至中度脂肪化，无肌群特异性，肌萎缩常见。

（三）诊断及鉴别诊断

长期大量饮酒的患者出现骨骼肌容积减少或乏力，均应想到本病的可能，肌肉活检有利于本病的诊断。慢性肌病应注意与内分泌性肌病、电解质紊乱中毒等肌病以及炎性周围神经病相鉴别，在慢性酒精中毒性肌病患者更常见酒精性心肌病及肝硬化，这两点有利于本病的鉴别诊断。

（四）治疗及预后

治疗大多数患者停止饮酒后病情逐渐好转，继续饮酒则病情可进一步加重。大部分症状在 2～12 个月内恢复，但肌力的恢复往往不完全。治疗原则包括绝对戒酒，改善营养，补充大量 B 族维生素，给予神经、肌肉营养药等。慢性酒精中毒性肌病合并周围神经病的患者，肌萎缩的程度与临床电生理检测证实的周围神经损害程度不一致，戒酒后肌力的恢复较快而末梢神经受损的症状改善较缓，提示本病发病主要与酒精及其代谢产物对骨骼肌的直接作用相关。如果患者继续饮酒，患者的肌萎缩可能继续恶化。慢性酒精中毒可致其他系统损害，如慢性萎缩性胃炎、肝炎及心肌病等，故治疗时应同时给予相应的治疗。预后优于酒精相关性多发性神经病。

随着我国经济的发展，国民生活水平不断提高，酒类消耗日渐增多，由此导致的相关疾病发病率也有所增加。因此，研究酒精相关性肌肉病的临床表现、病因、病理，日益重要。研究酒精相关性肌肉病的重点在于预防，宣传酒精对人体的危害，提高全民对饮酒危害的认识，改善不良的饮酒传统，宣传文明饮酒不劝酒，减少职业原因导致的酒精依赖，方能从根源上减少本病的危害。

（杨松林　孙林琳）

第十节　酒精相关性脑血管病

一、概述

脑血管病（cerebral vascular disease）目前已经成为一个国际性的健康难题，是世界上导致人类死亡的第 2 位原因，在所有疾病负担中排在第 4 位，而且近期的趋势分析显示脑卒中发病率以及相关的死亡率呈上升趋势，尤其在经济新兴国家。研究显示即使在进行干预下，全球脑卒中导致死亡的人数未来仍会持续上升，2015 年达到 6 500 000 人，而到 2030 年将达到 7 800 000 人，其中大部分集中在欠发达国家。美国 1999 年统计数据表明，该年共有 167 366 人死于脑卒中，大约 30% 脑卒中幸存者遗留永久功能丧失。2002 年，在脑卒中上，美国由于直接医疗花费以及由于发病及死亡导致的生产力受损所造成的经济损失达 494 亿美元。我国人口众多，脑血管病发病率及死亡率更高，对家庭及社会所造成的损失及经济负担更重。我国 2004—2005 年完成的全国第 3 次死因回顾抽样调查报告显示，脑血管病已经跃升为国民死因的首位。尽管近年来针对脑血管病的治疗方法有了一定的进步，但是由于脑卒中死亡率以及致残率较高，因此，预防，尤其是一级预防，即针对脑卒中的发病危险因素，积极展开预防是未来我国脑血管病防治的重点。脑卒中危险因素分为可干预和不可干预两种，饮酒过量作为一种脑卒中可干预危险因素，日益引起研究者的注意。

由于酒精类饮料在全世界范围内被广泛饮用。酒精在很久以前就已经被发现可能是脑血管病的危险因素，早在 1725 年 Sedgwick 在论文中就已经提到酒精可能是脑卒中的危险因素。但是随后，关于酒精与脑血管病关系的研究陷于停滞状态，直到 200 多年后才重新受到关注，Pakkenberg 和 Balow 分别在 1954 年和 1966 年提出酒精消耗容易导致血栓栓塞性卒中，尤其是在青年人群。在 20 世纪 70 年代末和 80 年代初，酒精与脑卒中的关系逐渐成为流行病学研究的焦点，Hillbom 等对酒精与青年和中年脑卒中的联系开展了一系列研究。自 1984 年开始并在随后的 20 余年中，对于酒精是增加卒中的危险还是具有潜在的保护作用，进行了众多的流行病学调查研究。但是由于缺乏随机对照前瞻性研究，而且由于伦理学原因，今后也不可能开展，所以只能从观察性研究中得出结论。许多研究仅仅关注酒精消耗量与卒中的联系，但是酒精消耗量仅是酒精消耗的一个组成部分，酒精消耗还包括酒精消耗方式以及消耗的含酒精饮料的类别，而酒精消耗方式以及消耗的含酒精饮料的类别也可能对酒精消耗与卒中的联系产生重要的调节作用。尽管目前得到了一些结论，但是由于研究方法的限制，关于酒精与脑血管病的关系仍然存在争议。

二、酒精消耗量与脑卒中

目前，在关于酒精与脑卒中联系的研究中，一般将脑卒中（stroke）分为缺血性脑卒中（ischemic stroke）和出血性脑卒中（hemorrhage stroke），其中缺血性脑卒中包括脑血栓形成、脑栓塞、腔隙性脑梗死；出血性脑卒中包括脑出血和蛛网膜下腔出血。而酒精消耗量在大多数研究中被分为轻度（light）、中度（moderate）和重度（heavy）。对于中年人群的流行病学研究发现，在酒精消耗量与卒中之间存在 U 形或 J 形联系。但是由于流行病学研究方法学的限制以及多种因素的影响，对于这个结果仍然存在争议，但是众多观察结果关于重度酒精消耗的害处以及轻到中度酒精消耗对于缺血性卒中的益处的一致性，以及潜在存在的可能作用机制，提示至少部分结果是真实、确定的。

（一）影响酒精消耗量与脑卒中关系的因素

由于酒精消耗量难以准确测量，往往根据参与者自己报告，因此容易被错误分类。报告酒精消耗量的偏差可以改变风险相关的程度，甚至方向。尤其在病例对照研究中，患者需要回忆他们发病前的饮酒习惯，而重度酒精消耗者往往倾向于低报他们的酒精消耗量。而习惯饮用轻到中度酒精消耗量者往往同时具有其他对健康有益的生活习惯，例如他们可能经常进行体育锻炼，所以有可能是其他伴有的有益的生活习惯影响了发病风险，而不完全是酒精本身的作用。在日本公共健康中心研究中，通过对 20 000 名中年日本男性随访 11 年发现，在每日酒精消耗量低于 21g 的偶尔以及轻度饮酒者中，不吸烟人数的比例、每周至少锻炼一次的比例以及每周吃水果的频率都是最高的；而在每日酒精消耗量高于 64g 的人群中，以上几点的比例都是最低的。

由于自然老化或发生疾病，酒精消耗量也会在不同时期发生改变，所以仅在队列研究的开始进行一次酒精消耗量的登记并不能正确地反映研究期间的平均酒精消耗状况。而且作为对照的不饮酒者中可能也包含了一定量的由于健康原因而放弃饮酒者，而这部分人群的发病风险可能并没有在不饮酒者发病风险中被考虑。在英国地区性心脏研究中，通过将个人酒精消耗量的变化计算在内，并去除了不饮酒者与偶尔饮酒者相比表现出的额外风险后，发现重度饮酒者与偶尔饮酒者相比，卒中的相对风险由 1.54（95%CI：1.06 ~ 2.22）升至 2.33（95%CI：1.46 ~ 3.71）。

同时，缺血性脑卒中和出血性脑卒中在脑卒中患者中的比例会对酒精与全部卒中风险的联系发生影响。在 JPHC 研究中发现：排除吸烟、锻炼、吃水果的频率以及 BMI、教育水平及糖尿病史的影响后，全部卒中的风险与酒精的消耗量呈线性关系。这与大多数西方国家观察到的 U 或 J 形曲线的研究结果不同，但是当对缺血性及出血性卒中分别考虑时，这种差异的原因就明显了。在大多数西方国家，中年人群发生的脑血管病中 70% ~ 80% 是缺血性脑卒中，酒精消耗与脑卒中风险的联系主要反映了缺血性脑卒中风险与酒精的联系。如在医师健康研究（Physicians Health Study）中发现，轻到中度酒精消耗量与缺血性脑卒中风险减少相关，与对全部脑卒中的观察结果类似，而对于出血性脑卒中，未观察到与酒精的明显联系；而在 JPHC 研究中，只有半数的脑卒中是缺血性的，因此在该研究中，酒精消耗量与卒中风险的联系与其他研究相比更多地受到出血性脑卒中的影响，当根据卒中亚型分别进行研究后，显示：轻度酒精消耗量（每日低于 21g）与缺血性脑卒中风险下降相关［相对危险度（*RR*）= 0.61（95%*CI*：0.39 ～ 0.97）］，这与美国的研究结果一致，而对于出血性脑卒中，在每日酒精消耗量大于 64g 者，酒精消耗量与发病风险呈强线性回归联系。

（二）酒精消耗量的确定

各种研究所用酒精消耗量的计量单位不同，如"克""毫升""盎司""drink"；时间也不相同，如每日、每周、每月。因此，不同的研究结果往往需要在各种单位之间进行转换才能进行比较。Turner 等制定的转换标准为：1ml = 0.785g，1floz = 28.41ml（英国）或 29.58ml（美国）；1drink =12g（美国）或 10g（澳大利亚及欧洲）或 21.2g（日本）。而国际酒精政策中心（International Center for Alcohol Policy，ICAP）的转换标准为：1 标准 drink 酒精消耗量在加拿大为 13.6g，在英国为 8g，在美国为 12g，在新西兰和澳大利亚为 10g，在其他没有明确标准的国家为 12g。Camargo 等将每日酒精消耗量 12 ～ 60g（1 ～ 5drink）定义为中度酒精消耗，每日酒精消耗量低于 12g（1drink）定义为轻度，而每日酒精消耗量大于 60g（5drink）定义为重度。但应注意到在每个研究中标准略有不同。

（三）酒精消耗量与缺血性脑卒中

关于酒精消耗量与缺血性脑卒中的联系，各个研究之间存在互相矛盾的结论。对于重度酒精消耗，结论较一致，重度酒精消耗被认为与缺血性卒中发病风险增加有关。但是在中度酒精消耗与缺血性脑卒中的联系方面，存在较多争议。

一些研究认为，中度酒精消耗对缺血性脑卒中具有保护作用。而另一些研究则认为，中度酒精消耗可以增加缺血性脑卒中风险。目前的结论倾向于轻到中度酒精消耗可以降低缺血性脑卒中风险。2003 年 Reynolds 等对 1966 年至 2002 年 4 月期间 35 个关于酒精与卒中风险联系的观察性研究进行了 meta 分析，发现：与戒酒者对比，每日酒精消耗量超过 60g，发生缺血性脑卒中的相对风险是 1.69（95%*CI*：1.34 ～ 2.15）；当每日酒精消耗量低于 12g 时，发生缺血性脑卒中的相对风险降低为 0.80（95%*CI*：0.67 ～ 0.96）；当每日酒精消耗量为 12 ～ 24g 时，发生缺血性脑卒中的相对风险降低为 0.72（95%*CI*：0.57 ～ 0.91）。提示轻到中度酒精消耗量对于缺血性卒中可以提供保护作用，在酒精消耗量与缺血性卒中发病风险之间存在 J 型联系。

由于在其他疾病，如肝硬化、外伤，酒精消耗量对于死亡率较发病率有更大的影响，2010 年 Patra 等对 1980—2009 年的 26 个关于酒精与卒中风险联系的观察性研究进行了 meta 分析，以死亡率和发病率分别作为研究的终点，就平均酒精消耗量与缺血性卒中相对风险之间的联系分别就性别及转归进行系统回顾及荟萃分析，发现酒精消耗量与缺血性卒中风险存在曲线联系，轻到中度酒精消耗量可以降低缺血性卒中风险，而重度酒精消耗量可以增加缺血性卒中风险。在酒精消耗量与缺血性脑卒中死亡率之间存在 J 型联系，在男性，与一生从不饮酒者相比，每日酒精消耗量低于 35g 或 3drink，与显著的缺血性脑卒中死亡率 *RR* 下降相关，在每日 12g 或 1drink 达到最低点（*RR* = 0.86，95%*CI*：0.81 ～ 0.93）。在女性，死亡率最低点出现在每日酒精消耗量低于 12g 或 1drink 者。保护作用可持续到每日 44g 或 4drink，而每日酒精消耗量达到 12drink 时 *RR* 为 5.61（95%*CI*：3.12 ～ 10.09）。对于缺血性脑卒中发病率，在男、女性均表现为 J 型曲线。对于缺血性脑卒中的保护性作用，存在于每日酒精消耗量男性低于 37g（大约 3drink），女性低于 46g（大约 4drink）。当每日酒精消耗量达到 12drink，缺血性脑卒中发病率最高，男性 *RR* 为 1.60（95%*CI*：1.38 ~ 1.86），女性 *RR* 为 2.15（95%*CI*：1.62 ~ 2.86）。该研究结果提示缺血性脑卒中与酒精之间联系曲线与缺血性心脏病与酒精联系曲线相似。卫生从业者随访研究（the health professionals follow-up study）对 38 156 名男性卫生从业者进行 14 年随访研究，Mukamal 等发现与不饮酒者对比，轻、中、重度酒精消耗量与缺血性脑卒中相对风险分别为 0.99（95%*CI*：0.72 ~ 1.37）、1.26（95%*CI*：0.90 ~ 1.76）、1.42（95%*CI*：0.97 ~ 2.09）。每周饮酒 3 ~ 4d，每日酒精消耗量 10.0 ~ 29.9g 具有最低的发病风险，*RR* 为 0.68（95%*CI*：0.44 ~ 1.05）。每日饮酒超过 30g 可以增加缺血性脑卒中发病风险。轻到中度酒精消耗对于脑卒中的益处有可能受到以下因素的影响：轻到中度酒精消耗者往往有更健康的生活方式；不饮酒对照组中存在既往饮酒者；未将个人酒精消耗量的变化计算在内。

酒精消耗量不仅与长期的脑卒中发病风险相关，而且酒精消耗可能是缺血性脑卒中的促发因素。目前对近期酒精消耗与缺血性脑卒中短期发病的风险进行探讨的研究较少。早期研究认为近期酒精消耗与缺血性脑卒中短期发病的风险无关，You 等发现发病前 24h 内重度酒精消耗不是缺血性脑卒中的危险因素。而 Gorelick 等报道在考虑到共同存在的吸烟情况后，在酒精消耗后 24h 内未发现有统计学意义的卒中发病风险增加。但是随后开展的研究更倾向于近期酒精消耗可以增加缺血性脑卒中短期发病的风险：Hillbom 等发现在男性，近期重度饮酒，而不是既往重度饮酒时脑卒中的独立发病危险因素，在卒中发病前 1 周内消耗酒精 151 ~ 300g 以及 > 300g，卒中发病风险显著升高，比值比（*OR*）分别为 3.6（95%*CI*：1.7 ~ 7.8）和 3.7（95%*CI*：1.6 ~ 8.7），尤其显著增加了心源性栓塞及隐源性卒中的发病风险。卒中发病前 24h 内酒精消耗 > 40g，在高危人群（心房纤颤、近期心肌梗死出现左心室局灶性活动异常、扩张型心肌病、左心房附壁血栓），可以增加心源性脑栓塞的风险（*RR* 为 4.75，95%*CI*：1.23 ~ 18.4）；在大动脉动脉粥样硬化者，可增加栓塞风险（*RR* 为 7.68，95%*CI*：1.82 ~ 32.3）；并可以增加隐源性卒中风险（*RR* 3.84，95%*CI*：1.69 ~ 8.71）。而轻度酒精消耗未增加卒中风险。Mostofsky 等也发现酒精消耗可以增加饮酒后 1h 内缺血性卒中发病风险，较不饮酒时期高 2.3 倍，这种风险在酒精消耗后 3h 回到基线水平，24h 发病风险降低。

重度酒精消耗还可以导致缺血性脑卒中复发率的增加。在北曼哈顿卒中研究（Northern Manhattan Stroke Study）中，有重度酒精消耗史者，5 年内接近半数出现脑梗死复发，而在无重度酒精消耗史者，只有 22% 复发。

大多数关于酒精消耗量与缺血性脑卒中关系的研究是在中年人群中开展的，但是在老年人群有更高的缺血性脑卒中发病率，所以年龄也可能对酒精消耗量与脑卒中发病风险的联系发生影响。2005 年，Mukamal 等对在心脏血管健康研究（Cardiovascular Health Study）中 ≥ 65 岁的参与者进行研究发现，与长期戒酒者相比，每日酒精消耗低于 1、1 ~ 6、7 ~ 14 以及高于 14drink 者，缺血性脑卒中相对风险分别为：0.85（95%*CI*：0.63 ~ 1.13），0.75（95%*CI*：0.53 ~ 1.06），0.82（95%*CI*：0.51 ~ 1.30），和 1.03（95%*CI*：0.68 ~ 1.57）。每日酒精消耗 1 ~ 6drink 者，较戒酒者缺血性脑卒中风险降低了大约 20%，而重度酒精消耗者风险升高。

性别也可能对于酒精消耗量与缺血性脑卒中关系发生影响，护士健康研究显示与不饮酒者发病风险相比，轻到中度酒精消耗可以减少女性缺血性脑卒中以及冠心病的发病风险。一个瑞典队列研究显示，在女性，轻度酒精消耗与缺血性脑卒中发病率及死亡率减少相关，女性每日酒精消耗 0 ~ 5g，与缺血性脑卒中死亡率减少相关，而在男性未发现这种联系。然而在亚洲，由于女性饮酒者较少，未发现两者存在相关证据。

（四）酒精消耗量与出血性脑卒中

对于重度酒精消耗与出血性卒中发病风险关系的结论较一致：重度酒精消耗与出血性卒中发病风险增加相关，酒精消耗量与出血性卒中发病风险之间可能存在线性联系。2003年，Reynolds 等通过 meta 分析发现：与戒酒者对比，每日酒精消耗量超过 60g，发生出血性脑卒中的相对风险是 2.18（95%CI：1.48 ~ 3.20）；在酒精消耗量与出血性卒中发病风险之间存在线性联系。2010 年 Patra 等进行的 meta 分析发现，酒精消耗量与出血性卒中风险存在剂量相关性联系，酒精消耗量越大，风险越大。重度酒精消耗量与出血性脑卒中死亡率存在正相关，与性别无关，与一生从不饮酒者相比，每日消耗酒精 96g，男性 RR 为 1.94（95%CI：1.56 ~ 2.40），女性 RR 为 4.50（95%CI：2.47 ~ 8.20）。对于酒精消耗量与出血性脑卒中发病率：在男性同样存在线性联系，每日饮酒 10drink 的 RR 为 2.52（95%CI：1.74 ~ 3.64）；在女性存在 J 型曲线，中度酒精消耗量（每日低于 36g 或 3drink）可减轻发病风险，最低点在少于 1drink/d（RR = 0.69，95%CI：0.54 ~ 0.89）。但也有不同的结论，一个美国的队列研究显示，每日酒精消耗 ≥ 6drink 的女性出血性脑卒中风险未明显增加。

对亚洲人群的研究表明，在日本，重度酒精消耗与出血性卒中相关，对于男性，每日酒精消耗高于 46g，出血性脑卒中风险升高近 70%。一个关于中国人群的研究显示，酒精消耗与出血性卒中而不是缺血性卒中相关。

有研究发现，酒精可能是出血性脑卒中的促发因素。一个关于酒精与动脉瘤性蛛网膜下腔出血关系的病例对照研究显示，在蛛网膜下腔出血发病前 24h 内，与不饮酒者相比，男性酒精消耗 1 ~ 40g、40 ~ 120g 及 > 120g 的出血相对风险为 0.3（95%CI：0.1 ~ 0.8）、2.5（95%CI：1.1 ~ 5.5）和 4.5（95%CI：1.5 ~ 12.9）；在女性，酒精消耗 1 ~ 40g 及 > 40g 的出血相对风险为 0.4（95%CI 0.2 ~ 0.8）和 6.4（95%CI：2.3 ~ 17.9）。提示近期大量饮酒是蛛网膜下腔出血的独立危险因素。

三、酒精消耗方式与脑卒中

酒精消耗方式即饮酒方式（drinking pattern）与脑卒中的联系也日益受到关注。芬兰的病例对照研究发现，与不规律饮酒者相比，每日或几乎每日饮用轻到中度酒精消耗量者，缺血性卒中风险最低。Mukamal 等通过对卫生从业者随访研究发现每周饮酒 3 ~ 4d，每日酒精消耗量 10.0 ~ 29.9g，具有最低的发病风险，RR 为 0.68（95%CI：0.44 ~ 1.05）。

一次酒精消耗 ≥ 6drink（60g）被称为狂饮（binge），各国 binge 饮酒人群的比例不同，一个关于美国男性的研究中，只有 3.5% 的参与者每日酒精消耗量 ≥ 6drink；而在芬兰，研究显示 22% 的成人是 binge 饮酒者；在韩国，比例为 20.4%；而在俄罗斯的研究中，将一次酒精消耗不少于 120g 定义为 binge，binge 饮酒者比例高达 30%，在一些关于酒精消耗与卒中死亡率风险关系的研究中，发现一次消耗大量酒精的 binge 饮酒者死亡率风险特别高。大多数关于 binge 饮酒的研究都是在白种人中开展的，关于亚洲人群 binge 饮酒与卒中关系研究较少。一项在芬兰开展的研究显示，与非 binge 饮酒者相比，binge 饮酒者卒中风险增加，缺血性卒中风险也与 binge 饮酒相关，即使在考虑到高血压因素，仍存在以上风险。与芬兰研究不同，在一个关于 312 005 名韩国人的队列研究中发现，男性中每日饮酒者较不饮酒者增加全部卒中［风险比（hazard ratio，*HR*）= 1.86；95%*CI*：1.16 ～ 2.99］以及出血性卒中（*HR* = 3.39；95%*CI*：1.38 ～ 8.35）的死亡率风险。

四、含酒精饮料的类别与脑卒中

含酒精饮料包括许多种，研究常常关注的是葡萄酒（wine）、红酒（red wine）、啤酒（beer）、蒸馏酒（liquor）及烈性酒（spirits）。研究提示不同类别的含酒精饮料，对于脑卒中发病风险的作用可能不同。哥本哈根城市心脏研究（Copenhagen City Heart Study）显示，饮用葡萄酒，而不是啤酒或烈性酒，与卒中（主要是缺血性卒中）风险降低相关。而针对酒精消耗与冠心病发病风险的一些研究也发现，在啤酒、葡萄酒及烈性酒均被饮用的人群，葡萄酒饮用者较啤酒和烈性酒饮用者有更低的冠心病发病风险。Mukamal 等在卫生从业者随访研究发现红酒消耗量与缺血性脑卒中发病风险呈梯度反向联系，而在其他酒精类饮料不存在这种联系。在一个对 26 个观察性研究的 meta 分析中，发现葡萄酒和啤酒分别减少血管性疾病风险 32% 和 22%。这些研究提示消耗的含酒精饮料类别不同，其对卒中风险的作用不同。

红酒中含有特殊的酚类成分，可以防止低密度脂蛋白胆固醇的氧化，抑制平滑肌细胞增殖，还可以阻断血小板聚集、扩张血管。红酒中的酚类成分还可以增强内皮一氧化氮合成酶的表达，从而增加内皮细胞一氧化氮的释放。而且还可以减轻 *apoE* 缺失小鼠的动脉粥样硬化。

但是对于含酒精饮料中酒精外成分的作用仍存在争议。Spaak 等对葡萄酒以及酒精对血流动力学、交感神经活性以及动脉直径的影响进行了研究，13 名志愿者在间隔 2 周的 3 个不同时间随机饮用葡萄酒、酒精和水，1drink 葡萄酒或酒精对心率无影响，2drink 葡萄酒增加心率（5.7 ± 1.6）次 /min；心输出量在饮用 1drink 葡萄酒或酒精后下降（0.8 ± 0.3）L/min，但在饮用 2drink 后，心输出量分别增加（1.2 ± 0.3）L/min 和（0.8 ± 0.3）L/min；1drink 葡萄酒或酒精不影响交感神经活性，但在饮用 2drink 后，交感神经活性增加 9 ～ 10 次 /min；肱动脉直径在饮用 1 或 2drink 葡萄酒或酒精后均增加。提示酒精类饮料中酒精对血流动力学、交感神经活性以及动脉直径存在窄的剂量依赖性作用，但是未发现葡萄酒中酚类物质的作用。在主要饮用啤酒的德国巴伐利亚州及捷克共和国所观察到的酒精的保护作用与主要饮用葡萄酒的地中海国家类似，也间接证明了酒精类饮料的益处主要在于酒精本身，而不是其他成分。由于大多数关于酒精与缺血性脑卒中联系的研究并未关注被研究者的食谱及其他生活方式的不同。而恰恰正是生活方式的不同有可能对酒精与脑卒中发病风险的联系发生影响。Tjonneland 等发现葡萄酒饮用者往往具有更健康的生活方式，饮用葡萄酒的益处有可能来自于健康的生活方式，而不是葡萄酒中的非酒精成分。

五、酒精对脑卒中发生影响的作用机制

（一）轻到中度酒精消耗对于缺血性脑卒中保护作用的可能机制

对于轻到中度酒精消耗对于缺血性脑卒中的保护作用机制的了解大部分间接来自于关于酒精与缺血性心脏病联系的研究。轻到中度酒精消耗对于缺血性心脏病的益处大部分可能是来自于：高密度脂蛋白胆固醇（HDL-C）水平的升高；纤维蛋白原水平及凝血因子水平的改善。由于这些生物标记物不仅作用于心血管，同时也作用于脑血管，而且轻到中度酒精消耗对于缺血性脑卒中和缺血性心脏病具有类似的作用曲线，提示轻到中度酒精消耗对于缺血性脑卒中的保护作用来自于同样的机制。

在一个队列研究中发现，重度酒精消耗者（每日酒精消耗量高于 3drink）与轻度酒精消耗者（每日酒精消耗量低于 1drink）相比，HDL_2 和 HDL_3 水平下降 60%，轻度酒精消耗者有更高的 HDL-C 水平。中度酒精消耗也可以增加高密度脂蛋白胆固醇水平以及降低血小板聚集和纤溶活性，改善炎症标记物水平，降低血浆 C 反应蛋白水平以及下调黏附因子及其他炎症标记物水平；扩张血管；改善胰岛素敏感性。在一个针对酒精对无既往慢性病史及无酒精依赖史者血脂及凝血因子作用的 meta 分析中发现，每日消耗 30g 酒精可增加 HDL-C 3.99mg/dl；增加载脂蛋白 $A_1$8.82mg/dl；减少纤维蛋白原 7.7mg/ml；增加三酰甘油 5.69mg/ml。该研究预测，通过对以上四个生物标记物的作用，每日消耗 30g 酒精可以减少冠心病风险 25%。在护士健康研究和卫生从业者随访研究中显示，经常饮酒（至少每周 3 ~ 4 次）者，其对于心肌梗死风险的益处，75% 来自于经常饮酒者更好的 HDL-C、纤维蛋白原及血红蛋白 A_{1C} 水平。

（二）酒精对脑卒中有害作用的可能机制

1. 急性酒精消耗　在中到重度酒精消耗后的数小时，酒精具有潜在有害的生理作用，包括：抑制纤维蛋白溶解、增加血小板活性、增加血压和心率。

大量饮酒可以造成急性脱水，增加脑卒中危险。中度饮酒也可以出现急性副作用。在一个对于 8 名健康男性的临床试验中，Hendriks 等发现，与饮用清水相比，消耗酒精 40g 后，纤维蛋白溶酶原激活抑制因子显著升高，但在 9h 后，两者之间无统计学差异。

急性酒精消退及宿醉症状可以导致呕吐，产生自发的 Valsalva 动作，可以导致反向栓子经房间隔缺损及未闭的卵圆孔进入脑循环。急性酒精中毒还可以显著增加循环血流，这样的血流可以使附着在心房壁上的血栓移动。

2. 长期酒精消耗

（1）酒精与高血压：每日酒精消耗 2drink 即可增加高血压的发病风险。酒精消耗对于高血压是一个危险因素，大量酒精消耗可以增加高血压的发病率，而高血压在出血性脑卒中发挥了重要作用。1994 年，国际电解质分泌和血压研究（International Study of Electrolyte Excretion and Blood Pressure，INTERSALT）在全球 50 个中心对盐与血压的关系进行了研究，这个研究也为酒精与血压关系提供了数据。该研究不仅对于酒精与血压是否有联系进行了研究，同时也观察了不同的酒精消耗方式对血压水平的影响。结果显示：重度酒精消耗（每日酒精消耗量高于 34g）与更高的收缩压和舒张压水平相关，重度酒精消耗者与不饮酒者相比，男性血压平均升高（收缩压 / 舒张压）2.7/1.6mmHg，女性升高

3.9/3.1mmHg；饮酒者与不饮酒者之间血压差值，发作性饮酒者（每日饮酒量变化较大）较每日固定酒精消耗量者更大。同样，在其他研究中也发现了狂饮饮酒具有独立于饮酒量的对血压的副作用。

一项关于酒精消耗与15种疾病风险关系的流行病学meta分析发现，与不饮酒者相比，酒精日消耗量25、50及100g与高血压的相对风险分别为1.43、2.04及4.15。在一个关于减少酒精消耗量的随机对照研究的meta分析显示，减少酒精消耗量67%（每日从3～6drink减到1～2drink），可以使收缩压降低3.3mmHg而舒张压降低2.0mmHg，尽管降低的幅度相对小，但是长期保持该水平的差异对于降低卒中风险有重要作用。集合了61个前瞻性研究（Prospective Studies Collaboration）的分析发现，中年人群（40～59岁）收缩压增加3.3mmHg，可以增加大约12%致死性冠心病的风险以及19%致死性卒中的风险，而舒张压增加2.0mmHg可以增加大约16%致死性冠心病的风险以及23%致死性卒中的风险。

（2）酒精与凝血机制异常：酒精消耗可以导致凝血异常从而增加出血性卒中风险。酒精还有抗凝作用，中度酒精消耗增加出血性卒中的概率。

（3）酒精与心房纤颤：每日酒精消耗2drink即可增加心房纤颤的发病风险。新发的心房纤颤约三分之一与酒精有关，急性或慢性酒精消耗均可以发生心房纤颤。重度酒精消耗可以加速心房纤颤。而且心房纤颤常常与酒精性心肌病相关。有慢性长期酒精消耗及心脏病史者，即使中度酒精消耗，也可以导致心房纤颤，从而增加心源性栓子播散，研究显示易发生酒精诱发心房纤颤者即使中度酒精消耗也可以导致过度的交感反应。

酒精以及酒精代谢产物乙醛都是心毒性物质，可以导致心肌病，重度酒精消耗可以导致酒精性心肌病，长期戒酒可以减轻。酒精性心肌病可以出现多种心脏异常，酒精性心肌病可以导致心源性脑栓塞。

酒精消耗可以加重睡眠呼吸暂停综合征患者的睡眠呼吸暂停，而该综合征表现为反复长时间的呼吸暂停、心脏功能异常以及心房纤颤，心房纤颤可以导致心内栓子形成以及栓子释放进入血液循环。

（三）*ApoE* 基因的作用

2005年，Mukamal等发现，*ApoE* 基因的基因型对酒精与缺血性脑卒中联系有调节作用。在 *ApoE* 等位基因阴性者，饮酒者较戒酒者有更低的发病风险；而在 *ApoE* 等位基因阳性者，饮酒者较戒酒者有更高的发病风险。提示 *ApoE* 等位基因携带者饮酒有更高的缺血性脑卒中发病风险。

ApoE 是高密度脂蛋白颗粒的关键组分，而研究发现高密度脂蛋白胆固醇介导了中度酒精消耗的主要心血管作用。Mukamal等在之前的研究中发现 *ApoE* 基因的基因型可以调节酒精对颈动脉动脉粥样硬化的作用。*ApoE* 等位基因与血管疾病风险增加、高密度脂蛋白胆固醇降低相关。

（四）酒精对脑血流量的作用

研究显示，在未醉状态下，酒精可以导致全脑以及局灶（额、顶、颞、枕叶皮层以及丘脑）血流减少。嗜酒者的脑血流减少大部分是短暂的。Rogers等观察了未醉状态下规律饮酒对脑血流的作用，发现酒精消耗量与灰质血流量呈反向相关。Rogers 等使用的是 ^{133}Xe 氙气吸入法进行脑血流检查，与其他影像学方法相比，^{133}Xe 氙气吸入法限定量检测可靠性较差。为了更好地观察酒精对脑血流量的作用，Christie 等将 86 名参与者（男 51 人，女 35 人）按每周饮酒量分为：0；< 1；1 ~ < 7；7 ~ < 15；> 15drink 组，应用 H_2^{15}OPET 对参与者全脑以及局灶脑血流进行定量评估，发现：全脑脑血流在 < 1drink 组最高，而在 > 15drink 组最低；局灶脑血流无明显变化。

轻到中度酒精消耗可以增加高密度脂蛋白胆固醇以及减少纤维蛋白原水平。尽管没有对于高密度脂蛋白胆固醇以及纤维蛋白原对于脑血流直接作用的观察，但是低高密度脂蛋白胆固醇水平以及高血浆纤维蛋白原水平是动脉粥样硬化的强力危险因素，可以损伤脑小血管及动脉的收缩力及弹性，而且纤维蛋白原已经被确认为年龄相关性脑血流下降的主要介质。因此，轻到中度酒精消耗可以通过增加高密度脂蛋白胆固醇以及减少纤维蛋白原水平来影响脑血流。重度酒精消耗导致脑血流量下降，主要是由于脑代谢率的下降及神经元功能异常。

动物实验发现，慢性酒精消耗可以损伤依赖内皮型一氧化氮合酶（eNOS）的脑血管扩张，NAD（P）H 氧化酶在其中发挥了作用，抑制 NAD（P）H 氧化酶，可以改善因慢性酒精消耗受损的脑血管扩张。

（五）酒精与颈动脉粥样硬化

Schmink 等研究发现：与不饮酒者相比，男性饮酒者酒精消耗量与颈动脉内膜厚度呈负相关；女性饮酒者与不饮酒者之间颈动脉内膜厚度无显著性差异。而能够产生抗动脉粥样硬化作用的酒精消耗量高于与死亡率及器官损害相关的重度酒精消耗量。但是 Zureik 等在一项针对法国老年人群的研究中未发现酒精消耗与颈动脉粥样硬化存在明显联系。

六、对酒精与脑血管病联系认识的意义

Reynolds 等的 meta 分析结果具有重要的临床及公共卫生意义。在美国，约 44% 的成人每年至少饮酒 12drink 而每年约有 60 万新发卒中病例。对于重度酒精消耗，各种研究均倾向于其增加缺血性及出血性脑卒中风险，而且由于已知重度酒精消耗对于非血管原因死亡率的有害作用，所以根据现有研究结果，在重度饮酒者减少酒精消耗量是一个重要的卒中预防措施。虽然研究结果显示中度饮酒有可能减少缺血性卒中发病风险，然而，评估酒精对健康作用的研究还应该考虑到可能存在的偏差，并进行相应地设计、分析及解释。任何关于酒精消耗量的建议都应该考虑到个体的风险及可能益处，要考虑到任何促进饮酒的建议有可能弊大于利。中国卒中一级预防指南 2010 已经将饮酒过量定为脑卒中的可控制危险因素，其推荐意见为：①不饮酒者不提倡用少量饮酒的方法预防心脑血管疾病；②饮酒者应适度，不要酗酒；男性每日饮酒的酒精含量不应超过 25g，女性减半（Ⅱ级推荐，B 级证据）。

（张黎明　代大伟）

第十一节　酒精相关性偏头痛

在偏头痛患者中，由酒精触发头痛者的比例很高，在总人口和确诊偏头痛人口中，约 1/3 的患者（平均 34%）报告了酒精是其中一个触发因素。在 2004 年头痛障碍国际分类（ICHD 诊断 2004 年）指出：①触发因素增加短期内（通常 < 48h）偏头痛患者偏头痛发作的概率；②偏头痛可能会因多项因素加剧，包括经常摄入含酒精的饮料，这可能与几个月长期头痛的严重程度和频率增加相关，且有或无先兆偏头痛患者之间，以及紧张型头痛患者之间没有表现出显著差异。

一、病理生理学

酒精摄入可能影响偏头痛过程的病理生理。它可能会影响大脑皮层、三叉神经、三叉神经脑干核、丘脑和脑干边缘系统。偏头痛发作是通过影响 5-羟色胺和去甲肾上腺素释放的过程实现的，引起血管收缩或舒张，或直接刺激三叉神经-脑干-皮质神经通路。主要事件是神经元、皮质的去极化和三叉神经节神经元致敏作用。继发阶段的血管收缩、血管扩张、无菌血管炎症，是由化学神经递质介导的，尤其是 5-羟色胺受体。三叉神经支配区和脑血管、硬脑膜和头皮解剖关系密切，可以解释额头为偏头痛的多发位置。

二、诱发机制

酒精饮料包含一些成分，如生物胺（组胺，酪胺等）、亚硫酸盐、类黄酮酚、5-羟色胺以及遗传因素，可能会引发头痛。

（一）组胺

葡萄酒中的组胺可以诱发组胺不耐受患者头痛发作，以组胺降解受损为特点的疾病，是以二胺氧化酶活性减少或缺乏这种酶为基础的。组胺不耐受，源于这种组胺积累和组胺降解能力不平衡。以组胺为主要成分的饮料（白葡萄酒，红葡萄酒，啤酒）之间没有重大区别，某些食物中含有更高的组胺浓度，特别是在微生物发酵产品，因此组胺也成为一个食品质量卫生指标。

（二）酪胺

酪胺和偏头痛之间关系的研究一直最为广泛。口服酪胺可诱发饮食性偏头痛患者头痛发作，但对非饮食性偏头痛或对照组无效。但实际上红、白葡萄酒两者中的酪胺成分很低，仅 1 ～ 2mg/L。

（三）类黄酮酚

酚作为酶的基板以两种形式存在：PST-M、PST-P，并在肠道中特别活跃，失活的酚醛单胺类，如酪胺和多巴胺，可降解苯酚和甲酚。红酒提取物乙基醋酸含有非常有效的 PST

抑制剂，但白葡萄酒和其他饮料（酒精和伏特加酒）也含有此成分，表现出一定程度的这种作用。儿茶素和花青素（负责红葡萄酒的颜色），其中包括约 30% 的类黄酮，通过胃肠道吸收。苯酚类黄酮可损害血管内皮功能。

（四）亚硫酸盐

亚硫酸盐可能通过释放组胺引发头痛，只有在组胺的敏感性增强的一段时期引起症状。亚硫酸盐被认为是红葡萄酒不耐受现象的原因。但必须强调的是，红葡萄酒比白葡萄酒中亚硫酸盐含量少得多。

（五）5-羟色胺（5-HT）作用

直接或间接（通过释放 5-羟色胺）刺激 $5-HT_2$ 受体被认为是一些 5-羟色胺受体激动剂诱发头痛的机制。因此，从中枢积累释放 5-羟色胺可能代表葡萄酒引起头痛的一个合理机制。红葡萄酒导致全血 5-羟色胺水平的提高，这可能是由于黄酮分解物造成。另外，白葡萄酒和香槟能增加低基础 5-羟色胺受试者的 5-羟色胺水平，并减少高基础 5-羟色胺受试者的 5-羟色胺水平：这些变化的出现依赖于含酒精的饮料。

（六）舒张作用

葡萄酒被证明有内皮依赖性的血管舒张作用，可能是通过一氧化氮（NO）的介导途径。在体内的研究表明，只有摄入含酒精的红葡萄酒，而不是脱醇红葡萄酒，可引起动脉扩张，因此，葡萄酒的血管舒张作用是依赖于酒精。同时口服纯酒精在人体可产生显著的血管舒张功能。酒精促进从动脉周围感觉神经末梢，释放降钙素基因相关肽（也称速激肽），速激肽是迄今发现的人体最强血管舒张剂，导致神经血管舒张。

（七）遗传因素

研究发现，酒精遗传多态性、酒精代谢过程中乙醇脱氢酶（ADH）和乙醛脱氢酶（ALDH），与饮酒诱发头痛发作有关。在酒精作为诱发因素的偏头痛患者中，等位基因变异的 *ADH₂His (ADH₂₋₂)* 明显高于非敏感者。

三、临床特点

酒精饮料摄入诱发的偏头痛仍符合一侧搏动性头痛的特点，但非典型者可出现双侧头痛。具体涉及许多因素，包括含酒精饮料的类型和摄入数量、饮用方式、摄入者性别和年龄等。所有酒精的形式可以引发头痛。红葡萄酒公认会引发敏感的患者头痛发作，300ml红酒即可诱发酒精敏感型偏头痛患者头痛发作，而不能作用在非敏感型偏头痛患者或对照组。在某些国家（法国，意大利），白葡萄酒（在法国也叫香槟）被视为头痛诱因。此外，烈酒、汽酒、啤酒等也可诱发头痛。饮用酒精饮料方式在各地域有所不同，在用餐期间低剂量的饮酒可显著降低诱导头痛发作的频率和酒精消耗量。男性和女性在酒精的敏感性之间尚未发现显著差异。值得关注的是，有些偏头痛患者不能耐受一些含酒精的饮料，通常只有在合并其他触发因素时（例如压力、疲劳、月经周期等）发生。

四、诊断

2004 年的头痛障碍国际分类诊断介绍了头痛的两种类型："即发性酒精引起的头痛"（IAIH）与"延迟性酒精引起的头痛"（DAIH）。对 IAIH 的诊断标准要求：摄入含有酒精饮料，并且头痛的发生要在 3h 内，至少符合下列一个头痛特点：单侧或双侧，额颞位置、搏动性和 / 或因体力活动而加剧。DAIH 诊断标准要求偏头痛患者摄入适量的酒精饮料，或者非偏头痛患者摄入致醉剂量。此外，血液中酒精含量下降到零后头痛仍在发展称为宿醉头痛，临床特点与 IAIH 相同。

五、治疗

在饮用含酒精饮料之前，服用药物预防性治疗偏头痛有效。包括 β- 肾上腺素能受体阻滞剂、三环类抗抑郁药、钙离子通道拮抗剂等，关于抗癫痫药物预防偏头痛发作也有报道。饮酒后头痛急性发作当时，可使用止痛药控制，如非甾体抗炎药、麦角制剂、5- 羟色胺受体激动剂等。

尽管酒精诱发偏头痛从众多角度分析得以论证，但是临床医生对患者的禁酒建议仍需慎重。事实上，低剂量的酒精可以对某些患者有益，如有心血管疾病风险的偏头痛患者。

（戴亚美　赵知明）

第十二节　酒精相关性自主神经系统功能障碍

自主神经系统（autonomic nervous system）由交感神经、副交感神经和肠神经系统组成，主要分布在内脏，控制与协调内脏、血管、腺体等功能。人体多数器官受交感和副交感双重神经支配，在正常情况下，功能相反的交感和副交感神经处于相互平衡制约中，当一方起正向作用时，另一方则起负向作用，很好地协调和控制身体的生理活动，是人体内环境的监视器和调节器。急慢性酒精中毒及戒断状态下，会造成自主神经损伤，打破自主神经系统的平衡，导致应激状态，维持身体内环境的能力降低，出现一系列自主神经功能失调症状。这些由酒精损伤交感神经、副交感神经、肠神经导致或促发的一系列疾病在临床上非常常见，本书还将在酒精与循环、呼吸、消化、泌尿、内分泌系统疾病中详细介绍，本节重点叙述酒精相关性自主神经系统功能障碍的可能发病机制、临床表现、自主神经功能评价方法、诊断及治疗。

一、概述

自主神经系统功能障碍（autonomic dysfunction or dysautonomia）或自主神经失调是自主神经系统功能调节异常所引发的一组症状。它可以是独立的疾病，但更多的是躯体各种疾病伴随的一组症状。它有许多病因，酒精过量便是其中一种。

　　酒精相关性自主神经功能障碍是因长期或一次大量饮酒引发的自主神经系统功能障碍或器质性病损。一些发作性症状如头痛、晕厥、眩晕等可能为暂时功能性失调，为人体生理性改变，组织结构不出现病理改变，而器质性病损则可有明确病理损害，表现为自主神经轴索变性和髓鞘脱失。长期大量饮酒可以损伤多种脏器，其中酒精中毒性周围神经病是神经系统受累的最初表现，受累的周围神经包括感觉神经、运动神经及自主神经，有报道每日饮酒 250ml 长达 10 年以上，将有 1/3 发生周围神经损伤。酒精性周围神经损伤与饮酒存在剂量相关性，而自主神经损伤与运动及感觉神经受累相比比例稍少，Monforte 报告的研究中，24.3% 患者有自主神经病变，32% 有电生理显示的周围神经病变。而 Nicolosi 的研究中躯体神经损伤占 62.5%，而自主神经病损占 32.5%。此研究显示，慢性酒精中毒患者的躯体神经损伤与自主神经损伤不存在紧密平行一致的损伤程度。与糖尿病性自主神经损害相比酒精相关性自主神经损害相对较轻，且长期戒酒后自主神经损害可以有一定程度逆转。Duncan 发现酒精对交感神经和迷走神经均有影响，相比之下迷走神经损伤更常见。在酒精性肝脏疾病患者中自主神经功能障碍发生率与肝脏疾病程度存在正相关。虽然 Myers 报道酒精不产生瞳孔副交感损伤，Tank 报道长期禁酒后迷走神经损伤可见恢复，但 Tank 在他的研究中还是证实长期大量饮酒可以造成瞳孔副交感损伤。酒精对心率变异性的影响可增加心脏疾病的患病率和病死率。早期 Novak 等通过尸检证实了自主神经病理损害，由于可以通过心脏变异率来了解自主神经的状态，许多实验通过对心脏变异率的分析来测定饮酒后自主神经的功能变化，使得酒精相关性自主神经功能障碍得以早期发现及时治疗。

二、发病机制

　　自主神经损伤是酒精中毒的一个严重并发症，它主要损伤自主神经功能相关的小纤维 A-δ 有髓纤维和无髓鞘的 C 纤维，病理改变为远端轴索变性和近端脱髓鞘。自主神经损伤可能与酒精造成的营养素缺乏，直接损害神经及通过影响多种神经递质，膜上酶，受体功能异常有关。大量文献报道酒精会造成神经营养物质吸收障碍，特别是硫胺素（维生素 B_1）、维生素 B_6、维生素 B_{12}、叶酸缺乏。酒精可以影响硫胺素代谢，抑制硫胺素吸收及其在肝脏的储存，导致患者体内硫胺素水平低于正常。硫胺素缺乏时，由于焦磷酸硫胺素的减少，造成糖代谢障碍，引起能量供应异常，进而产生神经组织功能和结构异常。同时，硫胺素缺乏还会造成磷酸戊糖代谢障碍，影响磷脂类的合成，造成中枢和周围神经组织脱髓鞘和轴索变性。然而轴索变性在硫胺素水平正常的长期大量饮酒人群中依然出现，提示存在营养障碍之外的直接神经损伤；酒精可能抑制神经元上的 N-甲基-D-天冬氨酸（NMDA）受体活性，导致了细胞的凋亡。酒精能激活某些特殊的外源性酶，产生异常毒物，抑制蛋白合成，影响细胞膜类脂和蛋白质的结构，改变神经细胞膜流动性，三磷酸腺苷活性和阻碍钙运输，引起神经细胞功能障碍，导致神经细胞死亡。大量饮酒还会加速动脉硬化，引起微血管病，微血管损害使神经内膜低氧或缺氧，导致磷酸肌酶降低，乳酸含量增加氧分压下降等，造成神经纤维轴索髓鞘变性。

三、临床表现

人体借助自主神经的各种反射途径维系着人体血压、脉搏，呼吸在正常范围内波动。神经通路上任何部位损伤，便会出现自主神经失调症状，如压力感受性反射障碍会出现直立性低血压，血管迷走反射异常会导致晕厥，血管神经调节障碍会诱发偏头痛。酒精有轻度的镇静和麻醉作用，可以促进多巴胺和血清素等神经递质的释放，使人放松，产生压抑释放感和欣快感，一定剂量后会出现皮肤潮红、皮肤苍白、出汗、心跳加快、头痛、恶心、呕吐、腹痛、晕厥、心率加快、血压升高、血压下降、出汗、眼结膜充血、流泪、瞳孔缩小等。这些交感或副交感神经兴奋症状大多数属于一过性生理现象，酒后即可恢复正常，无病理损伤，不视为疾病，但当长期大量饮酒时出现了反复发作的晕厥，偏头痛，直立性低血压，胃肠功能紊乱，睡眠障碍等则提示自主神经存在功能或器质性损害。

酒精相关性自主神经症状在酒精中毒患者中发病率与终生饮酒量呈正比。自主神经功能障碍可以累及全身各个系统脏器，常见症状包括：站立耐受不能，体位性心动过速，体位性低血压，心脏变异率改变，心动过速，心动过缓，血压改变，低血压，高血压，血压突然下降，脉压差小，恶心，呕吐，烦渴，尿频，食物过敏，胃排空延迟，便秘，腹泻，反酸，餐后低血压，胰岛素抵抗，偏头痛、头痛，胸部不适，神经性疼痛，疼痛敏感性改变，发抖，头晕，全身乏力，怕热，面部潮红，睡眠障碍，呼吸困难，多汗，无汗，瞳孔改变，过度换气，平衡障碍等。

四、检测方法

测定自主神经功能的方法包括自主神经反射检查及自主神经实验检查。

（一）自主神经反射检查

1. 竖毛反射　皮肤受寒冷或搔划刺激可引起竖毛肌（交感神经支配）收缩，局部出现竖毛反应，毛囊隆起如鸡皮状，并逐渐向四周扩散。

2. 皮肤划痕试验　用钝竹签在两侧胸腹壁皮肤适度加压划一条线，数秒钟后出现白线条，稍后变为红条纹，为正常反应；若划线后白线条持续超过 5min，为交感神经增高；若红条纹持续数小时且明显增宽或隆起，则为副交感神经兴奋性增高。

3. 眼心反射　患者仰卧，双眼自然闭合，计数脉率。医师用左手中指、示指分别置于患者左右眼球，渐渐加压，以患者不痛为限。加压 20～30s 后计数脉率，正常可减少 10～20 次/min，超过 20 次/min 提示迷走神经功能增强，迷走神经麻痹时则无反应。如压迫眼球后脉率非但不减慢反而加速，则提示交感神经功能亢进。

（二）自主神经实验检查

1. 卧立位试验　患者安静仰卧位 15min，测血压和心率，然后嘱其直立，以 50mm/s 过纸速度监测心率，30∶15 > 1.03 为正常；若患者站立后收缩压降低 ≥ 20mmHg，舒张压降低 ≥ 10mmHg 则为异常，提示自主神经兴奋性增高。

2. 发汗试验　常用碘淀粉法，即以碘 2.0g、蓖麻油 10.0ml 与 95% 酒精 100ml 配制成的碘液涂满全身，待干后均匀涂以淀粉，皮下注射毛果芸香碱10mg使全身出汗。淀粉遇湿后与碘发生反应，使出汗处皮肤变蓝，无汗处皮肤不变，该实验可提示交感神经功能障碍范围。

3. 性功能的电生理检查　中枢和周围神经系统病变，以及神经系统以外的病变均可造成性功能障碍，但电生理检查对鉴别诊断的帮助有限。

（1）球海绵体反射：用电极刺激阴茎背神经，同心圆电极记录球海绵体肌的肌电图，观察诱发电位的潜伏期，主要用于检测骶髓节段性病变，但其敏感性和特异性较差。

（2）括约肌肌电图：包括尿道括约肌肌电图和肛门括约肌肌电图，也用于骶髓节段性病变，因两者均由 $S_2 \sim S_4$ 神经支配，为了减少患者的痛苦，后者在临床上应用更为常用。

4. 排尿障碍的尿道动力学检查　排尿障碍包括感觉障碍性膀胱、运动性无张力膀胱、自主性膀胱、反射性膀胱和无抑制性膀胱等，通过膀胱测压和容量改变，用于区分各种神经源性膀胱。方法为：患者排尿后在无菌条件下导尿，记录残余尿量，然后分别注入4℃和40℃的无菌生理盐水，每注入50ml记录压力一次。正常人能辨别膀胱冷热和膨胀，膀胱容量达150～200ml时有尿意，无残余尿或残余尿少于50ml。

5. 直立倾斜试验　试验前3d停用影响自主神经的药物；试验前禁食4h以上；被试者平卧于倾斜床上，安静状态下平卧10min，连接好血压心电监测，开放静脉通道，在监测下按摩左颈动脉窦5～10s（60岁以上患者不作此项试验），若无颈动脉窦过敏表现，常规测血压、心率后，3～5s将床倾斜至60°～80°，持续30～45min，每3～5min测血压、心率一次，结果的判断标准根据《中华心血管病杂志》编委会倾斜试验对策专题组于1998年推出的建议规定，在直立倾斜试验中，患者出现：①血压下降收缩压≤80mmHg和/或≤50mmHg，或平均动脉压下降≥25%；②心率减慢窦性心动过缓（<50次/min），窦性停搏代以交界性逸搏心律，一过性Ⅱ度或以上房室传导阻滞或长达3s以上的心脏停搏。③接近晕厥，指试验中出现面色苍白、出汗、胸闷、过度换气，继之黑矇、听力减退、反应迟钝，但无意识丧失，恢复平卧位后症状立即消失，如不恢复平卧位，可能很快发生意识丧失。④晕厥，突发的、短暂的意识丧失伴不能维持自主体位，晕厥前可伴有或不伴有接近晕厥的先兆症状，恢复平卧位，意识可在几秒后自行恢复，5s内应完全恢复正常。具备1和2任意一项加上患者出现接近晕厥或晕厥即可判断为阳性。直立倾斜试验在临床上用于诊断自主神经迷走神经张力改变有很大价值。

6. 心率变异性分析　心率变异性（heart rate variability，HRV）是指逐次心动周期之间的微小变化，即窦性心律不齐的程度。正常人的心率并不是绝对规则的，它受许多因素如运动、呼吸、血压、体温及精神紧张的影响而变化，昼夜生物节律和肾素-血管紧张素系统等因素也参与调节。这些因素通过影响交感神经和副交感神经的平衡，使正常人心率在24h中发生有规律的变化，即心率变异。心脏按照一定的节律有规则地进行着搏动，窦房结是心脏正常冲动的起源，但同时受心交感神经和心迷走神经的双重调控。对HRV作不同方式的分析（时域和频域法）可间接评估心脏自主神经活性及交感神经与副交感神经间平衡。经过多种数据与波形的分析，可区分交感神经或副交感神经的活性变化，功能亢进或减退。结合动态心电图记录，可了解自主神经功能的昼夜节律变化。

7. 瞳孔图 瞳孔图就是测量瞳孔直径的变化,利用对光反射原理来进行自主神经功能测定的一种方法。对光反射途径由视网膜起始,经视神经、视交叉到视束,视束的部分纤维经上丘臂至中脑顶盖前区,与顶盖前区的细胞形成突触。中脑顶盖前区的动眼神经副核(E-W核)为对光反射中枢,该核内的神经元为副交感神经的节前神经元,与两侧动眼神经副核联系,动眼神经副核发出的副交感节前神经纤维经动眼神经至眶内的睫状神经节,睫状神经节发出的副交感节后神经纤维分布于瞳孔括约肌,以调节瞳孔,使之缩小。E-W核受来自上位中枢(大脑视皮质、颞叶眼区、丘脑和丘脑下部等)的兴奋性和抑制性神经的双重支配。兴奋性神经活动的结果使瞳孔收缩,而抑制性神经主要通过抑制E-W核的活动使瞳孔扩大。临床常用的扩瞳反应是通过刺激交感神经和兴奋E-W核上抑制性神经来诱导,与此相对,刺激副交感神经和抑制E-W核上抑制性神经可以引起缩瞳反应。

8. 交感神经皮肤反应(sympathetic skin response,SSR) SSR是一种反映交感神经节后纤维功能状态的表皮电位,是一种由刺激诱发的多突触构成的交感皮肤催汗反射,可由内源或外源性刺激引起,电刺激是临床常用的诱发方式。SSR潜伏期反映的是引起发汗的神经冲动在整个反射弧的传导时程,而波幅反映的是有分泌活性的汗腺的密度。SSR是反映外周交感神经活性的可靠指标,是诊断自主神经功能障碍一种客观的神经电生理检查。

(1)检测方法:SSR检测时要求受试者安静放松地仰卧、睁眼以防止入睡,室温保持在25℃左右,皮温控制在30℃以上。导出电极采用表面盘形电极,记录电极置于手心或足心部,基本电极置于手背或足背中央以作参考,以鞍形刺激电极刺激腕正中神经,其间放置地线。电刺激时程0.1~0.2ms,带通0.3~60Hz,分析时间5~10s,灵敏度0.1~1.0mV/cm,刺激4~10次,可取第一个反应波测量,也可在反应波中取5个波幅最高的测量,取其平均值。刺激在基线变得较平坦时给予,间隔保持在30s以上,以减少受刺激部位的适应性。

(2)结果判断:经电刺激很容易诱导出四肢的SSR,但是反复刺激造成的"适应性"会引起振幅下降甚至完全消失,但这种振幅低下常常是四肢同时发生。SSR波形似正弦波,可呈单相正波、负波或双相波。SSR主要是反映交感神经节后纤维的功能状态,因此,会受意识、皮肤状态、皮温、刺激方式、刺激强度、记录部位、室温和年龄等因素的影响。60岁以下的人群,如果反应消失,则可认为异常。SSR提供了检测周围神经无髓交感神经纤维功能的方法,且阳性率高,能发现无临床症状及体征的亚临床病变,方法简便、易操作、无损伤。

五、诊断

酒精中毒性自主功能障碍的诊断尚无统一的标准。

国外多采用Goodwin等提出的酒精中毒的诊断标准。即①饮酒史:每日饮酒至少1年以上,或每周1次、每次饮用≥300g超过1年;②有酒精中毒的各种临床表现。

国内学者对于此病的诊断多从以下几个方面考虑:①饮酒史:饮用烈性白酒≥5年,日饮酒量≥100ml;②慢性进行性自主神经受累的症状和体征;③可伴有中枢神经系统受累或皮肤营养障碍;④除外其他疾病所致的自主神经功能障碍。

简言之,饮酒史对于本病的诊断十分重要。交感神经皮肤反应(SSR)可用于诊断酒精中毒所致的自主神经病变并有助于早期诊断亚临床患者，为临床诊断提供了可靠的客观证据，是一项较为客观的电生理指标。也有学者对慢性酒精中毒者进行 SSR 检测. 发现其潜伏期显著延长，下脑波幅明显降低，并且饮酒年限、饮酒量与 SSR 的异常呈正相关。

六、治疗

治疗目的是去除病因，对症治疗，缓解症状，防止复发。

（一）去除病因

戒酒是最基本的治疗方法，严格执行戒酒方案需要患者的合作及毅力，还需要家人、同事和朋友的关怀及自身的心理调节；国外有研究认为，患者继续饮酒的同时给予充足的维生素治疗，其症状和体征未出现明显的改善，相反，戒酒而完全不接受维生素治疗，他们均有不同程度的恢复，可见戒酒对于此病的治疗至关重要。戒酒时宜循序渐进，逐渐戒除，以防发生戒断综合征。有顽固性酒瘾者可用双硫仑，为防止戒断的癫痫发作，可服苯二氮草类药物，但忌用巴比妥类及吗啡类药物。加强营养，给以高蛋白、高热量、含多种维生素的饮食。

（二）对症治疗

体位性低血压一般不需要特殊治疗，也可采取物理手段，如穿紧身衣、弹力袜、腹绷带等，以及适当高盐饮食及多饮水增加血容量。若用药物治疗可试用 α_1 肾上腺素受体激动剂盐酸米多君口服，可以提高患者收缩压改善因血容量不足引起的头晕及体位性低血压，但药物不良反应有心率减慢、竖毛反应、尿潴留和卧位时血压升高等。对于尿失禁的患者也可以用该药物治疗。推荐剂量开始为每次 2.5mg，2 ～ 3 次 /d。轻症患者可给予多种维生素，常用剂量维生素 $B_1$100mg/d、维生素 B_6 100mg/d、维生素 B_{12} 500 ～ 1 000μg/d，肌内注射，尤其是维生素 B_1，伴有胃炎者更应肌内注射维生素 B_1，同时静脉滴注葡萄糖合剂以保证足够热能。对于自主神经病变严重者，可应用神经生长因子类药物、神经节甘脂等营养神经的药物。若伴有 Wernicke-Korsakoff 综合征，静脉滴注纳洛酮效果显著。也可用依达拉奉进行治疗，均可获得一定的治疗效果。在配合肌内注射维生素营养神经基础上，加用针灸、中药治疗酒精相关性自主神经病变，能有效改善微循环障碍，从而改善周围神经供血修复受损神经，恢复其正常功能。

（三）缓解症状

可给予促脑细胞代谢药物如胞二磷胆碱、细胞色素 C、ATP、谷氨酸、吡拉西坦等药物治疗。

（四）防止复发

患者必须建立自己的目标，减少诱导复发的因素，尽可能让其家庭参与并鼓励其坚持。

（戴亚美　张士保）

参考文献

1. 陈竺. 全国第三次死因回顾抽样调查报告. 北京：中国协和医科大学出版社，2008
2. 李苏镇. 烟酒中毒性视神经病变 16 例临床分析. 临床眼科杂志，2003，11(2):173-174
3. 王维治. 神经病学. 北京：人民卫生出版社. 2006
4. 肖波等. 脑桥中央髓鞘溶解症（附 9 例分析）. 中国现代医学杂志，2005，(12): 1905-1906
5. 徐启彬. 乙醇对机体多系统影响的研究进展. 职业与健康，2009，25(1): 78-80
6. 中华医学会神经病学分会脑血管病学组"卒中一级预防指南"撰写组. 中国卒中一级预防指南 2010. 中华神经科杂志，2011，(4):282-288
7. 朱向阳，李嘉，董政协，等. 大剂量甲钴胺治疗亚急性联合变性的临床、影像及电生理分析. 中国临床神经科学，2009，17(3):268-271
8. 毕鸿雁，张芹，赵亚明，等. 脊髓亚急性联合变性 24 例临床分析. 中国神经免疫学和神经病学杂志，2014，4: 254-256
9. 曲方，李晓秋，朱益，等. 亚急性联合变性的脊髓 MRI 特征. 中国临床神经科学杂志，2014，22(6):642-645
10. Alvarez P, Ferrari LF, Levine JD. Muscle pain in models ofchemotherapy-induced and alcohol-induced peripheral neuropathy. Ann Neurol, 2011, 70(1):101-109
11. Ammendola A, Tata MR, Aurilio C, et al. Peripheral neuropathy in chronic alcoholism: a retrospective cross-sectional study in 76 subjects. Alcohol Alcohol, 2001, 36:271-275
12. Ashrafian H, Davey P. A review of the causes of central pontine myelinosis: yet another apoptotic illness? Eur J Neurol, 2001, 8(2):103-109
13. Attard O, Dietemnn JL, Diemunsch P, et al. Wernicke's encephalopathy: a complication of parenteral nutrition diagnosed by magnetic resonance imaging. Anesthesiology, 2006, 105(4):847
14. Bajaj BK, Agarwal MP, Ram BK. Autonomic neuropathy in patients with hepatic cirrhosis Postgrad. Med, 2003, 79: 408-411
15. Behbehani R. Clinical approach to optic neuropathies. Clin Ophthalmol, 2007, 1:233-246
16. Bibl D, Lampl C, Gabriel C, et al. Treatment of central pontine myelinolysis with therapeutic plasmapheresis. Lancet, 1999, 353(9159):1155
17. Biermann T, Reulbach U, Lenz B, et al. N-methyl-D-aspartate 2b receptor subtype（NR2B）promoter methylation in patients during alcohol withdrawal. J Neural Transm, 2009, 116(5):615-622
18. Campuzano V, Montermini L, Moltò MD, et al. Friedreich's ataxia: autosomal recessive disease caused by an intronic GAA triplet repeat expansion. Science, 1996, 271:1423-1427
19. Chan F, Butterworth RF, Hazell AS. Primary cultures of rat ASTrocytes respond to thiamine deficiency-induced swelling by downregulating aquaporin-4 levels. Neurosci Lett, 2004, 366: 231
20. Charness ME, Simon RP, Greenberg DA. Ethanol and the nervous system. N Engl J Med, 1989, 321:442-454
21. Chopra K, Tiwari V. Alcoholic neuropathy: possible mechanisms and future treatment possibilities. Br J Clin Pharmacol, 2012, Mar 73(3):348-362

22. Darcel F, Roussin C, Vallat JM, et al. Polyneuropathies in vitamin B1 deficiency in Reunion and Mayotte islands in 70 patients of Maori and Comorian descent. Bull Soc Pathol Exot, 2009, 102(3):167-172

23. Escribano-Gascón AB, Casanova-Peño LI, Bartolomé-Puras M, et al. Efficacy of intravenous immunoglobulins in central pontine myelinolysis. Neurologia, 2008, 23(6):392-394

24. Golnik KC, Schaible ER. Folate-responsive optic neuropathy. J Neuroophthalmol, 1994, 14:163-169

25. Grutters G, Reichelt JA, Ritz-Timme S，et al. Impairment of safety in navigation caused by alcohol:impact on visual function. Ophthalmologe, 2003, 100:391-395

26. Guha A, Tator CH. Acute cardiovascular effects of experimental spinal cord injury. J T rauma, 1988, 28: 481-490

27. Haruki Koike, Naoki Atsuta, Hiroaki Adachi, et al. Clinicopathological features of acute autonomic and sensory neuropathy．Brain, 2010, 133: 2881-2896

28. Jaffe GJ, Caprioli J. Optical coherence tomography to detect and manage retinal disease and glaucoma. Am J Ophthalmol, 2004, 137:156-169

29. Jonas Spaak, George Tomlinson, Cheri L. et al. Dose-related effects of red wine and alcohol on heart rate variability. Am J Physiol Heart Circ Physiol, 2010, 298: H2226-H2231

30. Kee C, Hwang JM. Optical coherence tomography in a patient with tobacco-alcohol amblyopia. Eye, 2008, 22:469-470

31. Kiley MA, King M, Burns RJ. Central pontine myelinolysis. J Clin Neurosci, 1999, 6(2):155-157

32. Koike H, Mori K, Misu K, et al. Painful alcoholic polyneuropathy with predominant small-fiber loss and normal thiamine status. Neurology, 2001, 56:1727-1732

33. Koike H, Hama T, Kawagashira Y, et al. The significance of folate deficiency in alcoholic and nutritional neuropathies: Analysis of a case. Nutrition, 2012, 27

34. Koike H, Lijima M, Snginia M, et al. Alcohol neuropathy is clinicopathologically distinct from thiamine-deficiency neuropathy. Ann Neurol, 2003, 54(1):19-29

35. Koike H, Sobue G. Alcoholic neuropathy. Curr Opin Neurol, 2006, 19(5):481-486

36. Kruse M, Navarro D, Desjardins P, et al. Increased brain endothelial nitric oxide synthase expression in thiamine deficiency relationship to selective vulnerability. Neurochem Int, 2004, 45: 49

37. Lamminpaa A. Hospitalizations due to poisonings in Finland—1978~1984. J Toxicol Clin Toxicol, 1991, 29:111-129

38. Laubenberger J, Schneider B, Ansorge O, et al. Central pontine myelinolysis: clinical presentation and radiologic findings. Eur Radiol, 1996, 6(2):177-183

39. Malatova Z, Cizkova D. Effect of ethanol on axonal transport of cholinergic enzymes in rat sciatic nerve. Alcohol, 2002, 26(2): 115-120

40. Mancinelli R, Ceccanti M, Guiducci MS, et al. Simultaneous liquid chromatographic assessment of thiamine，thiamine monophosphate and thiamine diphosphate in human erythrocytes: a study on alcoholics. J chromatogr B, 2003, 789:355

41. Manji H. Toxic neuropathy. Curr Opin Neurol, 2011, 24(5):484-490

42. Pugliese RS, Slagle EJ, Oettinger GR, et al. Subacute combineddegeneration ofthe spinal cord in a patient abusing nitrous oxide andself-medicating withcyanocobalamin. Am J Health Syst Pharm, 2015, 72(11): 952-957

43. Miscusi M, Testaverde L, Rago A, et al. Subacute combineddegeneration without nutritional anemia. J Clin Neurosci, 2012, 19(12): 1744-1745

44. Menecier P, Girard A, Badila P, et al. Menecier-Ossia L. Acute alcoholic intoxication at the hospital: a clinical stake. A prospective study of 1 year in a general hospital. Rev Med Interne, 2009, 30:316-321

45. Misra UK, Kalita J. Nov-Dec. Toxic neuropathies. Neurol India, 2009, 57(6):697-705

46. Misra UK, Kalita J. Comparison of clinical and electrodiagnostic features in B12 deficiency neurological syndromes with and without antiparietal cell antibodies. Postgrad Med, 2007, 83(976):124-127

47. Monforte R, Estruch R，Valls-Solé J, et al. Autonomic and peripheral neuropathies in patients with chronic alcoholism. A dose-related toxic effect of alcohol. Arch Neurol, 1995, 52(1):45-51

48. Monteiro ML, Leal BC, Rosa AA, et al. Optical coherence tomography analysis of axonal loss in band atrophy of the optic nerve. Br J Ophthalmol, 2004, 88:896-899

49. Mosley R, Benner E, Kadiu I, et al. Neuro inflammation，Oxidative Stress，and the Pathogenesis of Parkinson's Disease. Clin Neurosci Res, 2006, 6:261-281

50. Navarro D, Zwingmann C, Hazell AS, et al. Butterworth RF. Brain lactate synthesis in thiamine deficiency: a re-evaluation using 1H-13C nuclear magnetic spectroscopy. J Neurosci Res, 2005, 79: 33

51. Nicolosi C, Di Leo R, Girlanda P, et al. Is there a relationship between somatic and autonomic neuropathies in chronic alcoholics. J Neurol Sci, 2005, 228(1):15-19

52. Novak DJ, Victor M. The vagus and sympathetic nerves in alcoholic polyneuropathy. Arch Neurol, 1974, 30:273-284

53. Pawlosky RJ, Bacher J, Salem N Jr. Ethanol consumption alters electroretinograms and depletes neural tissues of docosahexaenoic acid in rhesus monkeys: nutritional consequences of a low n-3 fatty acid diet. Alcohol Clin Exp Res, 2001, 25:1758-1765

54. Peters TJ, Kotowicz J, Nyka W, et al. Treatment of alcoholic polyneuropathy with vitamin B complex: a randomised controlled trial. Alcohol Alcohol, 2006, 41(6): 636-642

55. Reuler JB, Girard DE, Cooney TG. Wernicke's encephalopathy. N Engl J Med, 1985, 312:1035

56. Roser Monforte, Ramon Estruch, Josep Valls-Solé, et al. Autonomic and Peripheral Neuropathies in Patients With Chronic Alcoholism: A Dose-Related Toxic Effect of Alcohol. Arch Neurol, 1995, 52: 45-51

57. Rudick RA. Management of multiple sclerosis. N Engl J. 1997, 337:1604-1611

58. Schott K, Schafer G, Gunthner A, et al. T-wave response: a sensitive test for latent alcohol polyneuropathy. Addict Biol, 2002, 7(3): 315-319

59. Sechi G, Serra A. Wernicke's encephalopathy: new clinical settings and recent advances in diagnosis and management. Lancet Neurol, 2007, 6:442

60. Shuster MH, Vazquez JA. Nutritional concerns related Roux-en-Y GASTric bypass what every clinician needs to know. Crit Care Nurs Q, 2005, 28:227

61. Spacey SD, Gatti RA, Bebb G. The molecular basis and clinical management of ataxia telangiectasia. Can J Neurol Sci, 2000, 27:184-191

62. Strub MU, Steck AJ, Fuhr P. Asymptomatic central pontine myelinolysis. Neurology, 1999, 53(5):914

63. Subramony SH, Filla A. Autosomal dominant spinocerebellar ataxias ad infinitum? Neurology, 2001, 56:287-289

64. Tator CH. Update on the pathophysiology and pathology of acute spinal cord injury. Brain Pathol, 1995, 5: 407-413

65. Waniek J, Habrat B, Kulczycki J, et al. Clinical course and evolution of lesion in MRI in central pontine myelinolysis in a patient abusing alcohol. Neurol Neurochir Pol, 2002, 36(2):385-391

66. Yerdelen D, Koc F, Uysal H. Strength-duration properties of sensory and motor axons in alcoholic polyneuropathy. Neurol Res, 2008, 30(7):746-750

67. Zaidman CM, Al-Lozi M, Pestronk A. Peripheral nerve size in normals and patients with polyneuropathy: an ultrasound study. Muscle Nerve, 2009, 40(6):960-966

68. Myrick H, Anton R. Recent advances in the pharmacotherapy of alcoholism. Curr Psychiatry Rep, 2004, 6 (5): 332-338

第十七章

酒精相关性心血管系统疾病

第一节 酒精性心肌病

酒精性心肌病（alcoholic cardiomyopathy，ACM）是指因长期大量的酒精摄入，导致心脏出现病理和病理生理性改变的一种心肌疾病，临床上呈现酷似扩张型心肌病的表现，包括其症状、体征、血流动力学变化以及影像学所见均与扩张型心肌病相似，戒除酒精摄入后病情可减轻或缓解。1995 年世界卫生组织及国际心脏病学会联合会（WHO/ISFC）工作组专家委员会关于心肌病定义和分类报告中，将 ACM 列为特异性心肌病范畴，属于过敏和中毒反应所致的心肌疾病。

一、流行病学

在欧美等国家，ACM 已成为非缺血性心肌疾病的第二大病因。本病在男性人群中较女性人群发病率高，欧美及俄罗斯等国发病率高于世界其他各地。既往在我国有散发病例报道，近年来 ACM 在我国的发病呈上升趋势。

多数研究资料认为，每日饮白酒 150ml，持续 5 年以上即可导致 ACM 的发生。Urbano-Marquez 等于 1989 年对 50 例长期饮酒的欧洲"正常男性"和 20 例无饮酒史的健康男性进行调查，所有入选者均无任何临床症状，50 例饮酒者平均饮酒史 16 年，日平均消耗酒精（243 ± 13）g。进行超声心动图检查时发现，两组人群的射血分数（EF）分别为 59% 和 67%，平均左心室舒张末容积（LVEDV）分别为 51ml 和 49ml，平均左心室重量分别为 $123g/m^2$ 和 $106g/m^2$，长期饮酒人群与非饮酒人群两组之间统计学上存在显著性差异。对 6 例 EF ＜ 50% 的长期饮酒"正常人"进行心肌活检发现已有心肌病理形态学改变。该研究的结果还发现，饮酒量与 EF 呈负相关，与左心室重量呈正相关。

1991 年，Cerqueira 等对英国 25 例无临床症状的长期饮酒者进行一系列有关检查，以试图了解亚临床型 ACM 的发病情况。所有入选者年龄均小于 40 岁，饮酒史至少 5 年以上，每周饮酒至少 1 品脱（0.568L）威士忌或 36 瓶啤酒。采用放射性核素心室显像技术对这些饮酒者进行检查，测定静息及运动时心室的收缩及舒张功能，同时采用超声心动图技术检测左心室室壁厚度及左心室重量指数。结果发现，静息时饮酒组与对照组各种测定参数无区别，但在运动时，饮酒组有 3 人的 EF 不能相应提高，由此可以认为：尽管亚临床型 ACM 在 40 岁以前的发病率较低，但仍有发病。

1995 年，Urbano 对 50 例女性酒精中毒者和 100 例男性酒精中毒者进行比较时发现，女性对酒精毒性的敏感性更大，更容易引起心脏损害。Joaquim 等于 1991—1995 年对 3 130 例因戒酒而就医的门诊患者进行调查发现，在女性人群中 ACM 患病率为 0.43%（3/701 例），而在男性人群中仅为 0.25%（6/2 438 例），女性人群的患病率明显高于男性。而对同期因急性酒精中毒急诊入院的 20 720 例患者（女 8 072 例，男 12 018 例）进行调查发现，女性与男性急性酒精中毒者中患 ACM 分别为 7 例和 20 例（0.08% 和 0.19%），男性人群高于女性。提示男性急性酒精中毒人群的心功能较差，病情较重，需急诊处理的 ACM 患者多于女性，同时亦发现心功能不全的严重程度与酒精摄入量呈正比，女性急性酒精中毒人群的病情较轻可能与其酒精摄入量较男性低有关。

二、病因和发病机制

酒精（乙醇）是化学上最简单的水溶性二碳化合物，十分易于吸收，能迅速分布进入血流丰富的器官和组织中。酒精的吸收可在整个胃肠道内进行，尤其在小肠内吸收迅速。酒精的吸收是以单纯扩散的方式进行的，增加酒精的浓度可加快酒精的吸收率。空腹饮酒时，由于胃肠道内的酒精浓度较高，通常吸收率较快。当酒精与食物一同摄入时，可使胃肠道内的酒精浓度稀释，并延迟胃肠的排空，减慢酒精的吸收。低浓度酒的酒精（如啤酒、葡萄酒）比高浓度酒的吸收率要慢。人体内酒精的吸收量取决于饮用的酒精浓度和饮用的量。由于酒精具有易吸收、良好的水溶性这一特点，人体中脑、肝和心脏等脏器是酒精诱导损伤的首要靶器官。人体摄入酒精后，酒精首先在肝内乙醇脱氢酶作用下，代谢为对组织、器官有害的乙醛，后者在乙醛脱氢酶作用下进一步代谢为乙酸盐。在正常情况下，酒精的毒性代谢产物乙醛不会过多地聚集，因为它能迅速被乙醛脱氢酶氧化成乙酸盐，从肝脏转运出去在肝外组织代谢掉。

机体对酒精的反应呈剂量依赖性。血液中酒精浓度水平（blood alcohol level，BAL）常常可以反映酒精的摄入量，即酒精的摄入越多，血液中的酒精浓度越高。此外，血液中酒精浓度还与个体对酒精的反应性有关。个体对酒精的不同易感性可能与多种因素有关，包括先前存在的心脏病、高血压、吸烟、免疫功能或遗传差异等。

适度的饮酒对心脏具有一定的保护作用。Lazarus 等进行了长达 24 年的追踪调查发现，酒精摄入量与心血管病的发病率之间存在着一种"U 型"关系。少量饮酒的人群，心血管病的危险性最低。不饮酒和大量饮酒的人群，心血管病的危险性相对较高。以心肌梗死为例，不饮酒者或戒酒者的心肌梗死的发生率明显高于中、轻度饮酒者（每日少于 2 杯，35ml 为 1 杯）。当饮酒量超过此范围后，心肌梗死的发病率明显增加。每日饮 1 ~ 2 杯酒的人群，心血管病死亡率仅为不饮酒人群的 70%，尤其以饮用葡萄酒更为明显。酒精与心血管疾病，尤其是冠心病、心肌梗死之间的这种"U 型"关系，可能受性别、年龄、吸烟、身体状况及地理环境的影响而出现一些差异，但适度饮酒（每日少于 2 杯），对人体心血管系统的保护作用是普遍存在的。以往的研究证实饮酒与心肌损伤的关系是十分明确地，饮酒量与心肌损伤程度也是平行的。但究竟多少量的酒精可引起心肌损伤，并最终导致 ACM，由于人们对酒精的耐受存在较大的个体差异，这种"量效关系"一直难以确定。

ACM 是由于酒精及其代谢产物，如乙醛等对心肌直接毒害的结果。酒精对心肌细胞的直接毒性作用主要表现在以下几方面：

1. 损害心肌细胞膜的完整性　通过酒精的脂溶性生物学特性，侵袭细胞膜引起液化作用，改变细胞膜脂肪成分和分子构型，使膜表面的离子分布和膜电位失控，影响细胞间信息传递和离子交换。

2. 影响细胞器功能　酒精可引起包括线粒体、肌浆网等在内的细胞器功能失调，以致导致心肌能量供应减少。

3. 影响心肌细胞膜的离子通透性　心肌细胞膜的离子通透性改变可引起钾磷酸盐或镁离子从心肌细胞中丢失，而心肌细胞内钙离子超载，可导致心肌收缩力下降，是引起ACM 心功能不全的重要原因。

4. 影响三羧基酸循环代谢　酒精代谢时产生的中间代谢产物可使三羧基酸循环中某些酶如天冬氨酸氨转移酶、苹果酸脱氢酶、异枸橼酸脱氢酶、乳酸脱氢酶和醛缩酶从心肌细胞中逸出，影响心肌细胞不能有效地利用脂肪酸产生能量，并使三酰甘油在心肌中堆积，导致脂肪运转异常。肌原纤维中三磷酸腺苷酶活性改变，对心肌细胞具有直接抑制作用。

5. 长期饮酒可改变心肌细胞调节蛋白的结构，进而影响心肌纤维的舒缩功能。

6. 长期大量饮酒还可引起人体营养失调，导致维生素缺乏，尤其是维生素 B 族的缺乏，可进一步损害心脏功能，加重心功能不全。

此外，酒类中某些添加剂内含有钴、铅等有毒元素和物质，长期饮用可引起心肌细胞中毒或损伤。由于上述原因的相互作用和共同影响，最终导致 ACM 的发生。

虽然多数学者认为长期大量饮酒可导致心肌损害，但也有研究者认为 ACM 的发病与饮酒的时间长短以及量效关系不大，并存在个体差异。酒精究竟是致病病因或仅是条件致病因素尚不明确，酒精致心肌损害的机制亦不完全清楚，目前多数学者认为酒精主要通过以下几方面引起心肌损害：

（1）酒精及其代谢产物乙醛的心肌毒性：①干扰线粒体呼吸，影响心肌细胞膜对离子的通透性，抑制钙离子的结合转运及其与肌原纤维之间的相互作用，干扰兴奋-收缩耦联，从而抑制心肌细胞的收缩性；②抑制钠钾泵的活性，使细胞内的钾离子、镁离子丢失增加，引起心肌细胞的除极和复极不均一，使心肌传导速度减慢，成为折返性和自律性心律失常的电生理异常基础；③使三羧酸循环中某些酶如谷草转氨酶、苹果酸脱氢酶、异枸橼酸脱氢酶、乳酸脱氢酶及醛缩酶从心肌细胞中逸出，引起心肌细胞对脂肪酸的利用障碍，心肌细胞内三酰甘油、磷脂酰乙醇、脂肪酸乙酰酯等堆积，造成心肌细胞的不可逆性损伤，同时使心肌细胞兴奋性增高，容易发生心律失常；④促进儿茶酚胺释放，心肌细胞长期受高浓度儿茶酚胺刺激，可发生心肌肥厚和引发心律失常；⑤兴奋交感神经系统，加快心率，增加心肌耗氧量，刺激冠状动脉壁上的 α- 肾上腺素能受体可引起冠状动脉痉挛，导致心肌缺血、缺氧。

（2）营养效应：长期饮酒可导致营养障碍，引起体内 B 族维生素及叶酸缺乏，进而可造成硫胺素不足，后者也是引起心肌病变的一个重要因素。

（3）饮酒者多数有吸烟史：大量尼古丁吸入可促进左心室心肌硬化及胶原纤维聚集，并促进冠状动脉粥样硬化形成，这些因素在 ACM 的形成中起一定的作用。

（4）其他：酒精饮品中的添加剂（钴、铅）等，可产生心肌细胞毒性作用。

酒精对心肌电生理的影响十分显著。Medlin 等的研究表明，在酒精的作用下，心肌细胞的兴奋激动在房室希氏束的传导时间明显延长。酒精还可以使心房肌细胞动作电位的幅度降低，动作电位超射值明显降低，复极化速度加快，从而明显缩短心房肌动作电位时间，导致房性心律失常发生，主要表现为房性异位搏动和心房颤动。有关心室肌细胞水平的研究表明，酒精浓度较低时，离体心脏的左心室乳头肌细胞的 APD 50（动作电位完成 50% 复极化的时程）和 APD 90（动作电位完成 90% 复极化的时程）会出现轻度缩短。Fantidis 等用大鼠为对象进行的慢性酒精实验研究发现，68% 的大鼠在饮用酒精后心室的复极化出现异常，表现为常规心电图导联的 ST 段改变，但在光镜下心肌组织的形态结构没有发现异常。他们认为心室复极化异常的原因是由于酒精和其代谢产物乙醛降低了心肌细胞膜 Na^+-K^+-ATP 酶的活性，从而引起心肌细胞内钠离子浓度升高所致。

酒精可引起心肌损伤生物标记物的改变。肌酸激酶同工酶（CK-MB）、肌钙蛋白 T（cTnT）、肌钙蛋白Ⅰ（cTnⅠ）作为反映心肌损伤的高敏感性、高特异性的生物标志物，目前临床上主要应用于诊断急性心肌缺血损伤、估计急性心肌梗死面积、判定心肌损害程度等。动物实验研究显示，长期摄入酒精的大鼠表现出心肌细胞结构紊乱、部分肌丝溶解、线粒体肿胀、肌纤维溶解、肌浆网畸变或为纤维组织取代，甚至发生心肌细胞坏死、细胞膜的完整性遭到破坏、细胞内大分子物质弥散至心肌间质组织，最后进入心肌坏死区的微血管和淋巴结等组织，导致血清中 CK-MB、cTnT 浓度升高。

长期大量的酒精摄入可引起心肌细胞的凋亡。心肌细胞为终末分化细胞，正常情况下不产生分裂增殖，也不发生凋亡。但是在病理情况下，由于一些刺激因子的诱导，也可发生心肌细胞凋亡，凋亡的心肌细胞参与心肌疾病的致病过程，这是多种心血管疾病发生与演变的细胞学基础。已有充分的证据表明：心肌缺血、低氧、缺血/再灌注损伤、心脏过负荷、细胞内钙超载、氧自由基形成等均可引起心肌细胞凋亡。大量的酒精摄入后，可使体内超氧阴离子自由基、过氧化氢、羟自由基以及乙醇相关的羟乙基自由基等氧化应激产物生成增加，而这些氧自由基增加可直接或间接地对心肌细胞造成危害，包括蛋白质氧化、DNA 突变甚至断裂、脂质过氧化、细胞膜起泡等，这些均是心肌细胞凋亡的特征。Peuerstain 等已经证实，氧自由基能引起心肌细胞凋亡，并发现使用卡地洛尔能有效地治疗心力衰竭，而该药是一种较强的抗氧化剂，其疗效可能与其清除自由基，阻断心肌细胞凋亡有关。酒精与心肌细胞凋亡的关系已日益成为研究的热点，酒精可以通过自由基机制或者钙离子超载理论来促发心肌细胞凋亡，此外，调控心肌细胞凋亡的基因及其表达的蛋白也是目前基础医学研究的热点。目前，关于酒精对心脏影响的研究多为临床和流行病学调查以及对离体动物器官的实验研究，建立相应的动物模型来研究酒精毒性的实验还很少，有待进一步开展这方面的工作，从细胞和分子水平观察酒精对心肌细胞的作用，为预防酒精对心脏的毒性提供理论基础和实验依据。

三、病理生理

长期大量饮酒对心肌的损害表现为心律失常、充血性心力衰竭和心源性猝死等。可能的发生机制有：①酒精或其代谢产物的对心肌的直接作用；②大量饮酒者常常合并全身性营养不良。当长期大量的饮酒者合并有心功能障碍，但不伴有全身性营养不良时，应该首先考虑酒精或其代谢产物对心肌细胞的直接损害。酒精及其代谢产物乙醛可产生急性心肌抑制作用，这种抑制作用可造成线粒体呼吸功能、钙代谢、脂肪代谢等心肌细胞内的功能障碍，并干扰心肌细胞的蛋白合成、钙-心肌细胞相互作用等。这些急性心肌抑制作用在临床上可引起心律失常。目前尚不清楚长期饮酒者的心脏损伤的确切原因。曾有研究报道，酒精消费量与左心室排出量呈负相关。

酒精性心脏病常见的类型：酒精性心肌病、酒精性心律失常与猝死，以及与酒精相关的冠状动脉疾病。

1. 酒精性心肌病 最初的症状可表现为大量饮酒后发生心悸、胸闷、气短。心电图可见房性期前收缩、心房扑动、心房颤动、室性期前收缩等，称之为"假日心脏综合征"（holiday heart syndrome）。长期连续大量饮酒之后，发生慢性进行性心肌损害，逐渐出现呼吸困难，如端坐呼吸、夜间阵发性呼吸困难等，心脏进行性扩大，进一步发展可出现肝大、下肢水肿等右心衰竭以至全心衰竭临床表现，偶可因心室颤动而发生猝死。临床有时无明显心功能不全的表现，而辅助检查可发现心脏收缩和舒张功能障碍，称之为"潜在性ACM"。

2. 酒精性心律失常 大量饮酒可以使没有基础心脏病者发生心律失常。有长期饮酒史，并大量饮酒者更容易发生心律失常。某医院的统计资料显示，4 年中，在 24 例有习惯性大量饮酒者中发生心律失常需急诊入院治疗的有 32 人次，其心律失常的类型多为心房颤动，其次为心房扑动和室性期前收缩。对新近发生心房颤动的 40 例患者调查发现，与酒精中毒相关者共 14 例，占全部患者数的 35%，如果限定年龄在 65 岁以下者则高达63%，因此饮酒是中青年人群的新发生心房颤动的主要原因之一。Cohen 等进行一项旨在探讨饮酒量与室上性心律失常关系的前瞻性调查，在 1978—1984 年 107 139 例接受调查者中，患心律失常者为 2 966 例，将心律失常者分为发作 > 6 次/d 组（6+组，1 322 例）和发作 < 1 次/d 组（< 1 组，2 644 例），心房颤动、心房扑动和室性心动过速等心律失常发生频率均以 6+ 组为多，室上性心律失常的相对危险性为 2.3，而两组间的冠状动脉疾病、心脏瓣膜病与高血压的发生率无显著性差异。Greenspon 等应用电生理学与放射性核素检查探讨酒精引起心律失常的发生机制时发现，入选的 14 例患者中短阵性室性心动过速、短阵性心房颤动、反复性室性期前收缩各发生 1 例，其余患者均无心律失常发生。而饮入威士忌 90ml 以后，10 例患者出现持续性或短阵性室性或房性快速性心律失常，希氏束-心室传导时间延长，其中 1 例发生 Mobits Ⅱ型房室传导阻滞，故认为即使少量饮酒或饮低度酒时也可引起心律失常。

3. 酒精与猝死 有关饮酒和猝死的关系的流行病学调查研究较少。芬兰医生们对4 532 例 40 ~ 64 岁男性饮酒者随访 5 年的研究发现，戒酒者猝死较少。美国 Rochester 等对有关女性猝死人群的回顾性调查研究发现，猝死的女性人群中 40% 存在酒精中毒，而非饮酒者仅占猝死女性人群的 3%，其差异性具有较大的统计学意义。因此可以断定，心源性猝死是酒精性猝死最主要的原因之一。Day 等对心源性猝死人群中可能与心律失常有关的患者，进行按心率校正的 QT 间期（QTc 间期）与饮酒史的回顾性相关研究。饮酒合并酒精性肝损害者和不饮酒者分别为 69 例、60 例，经过 4 年的回顾性追踪观察发现，酒精中毒患者的最大 QTc 间期均明显延长（450ms *vs.* 439ms，$p = 0.016$），死亡人群比存活人群的 QTc 间期明显延长，据此认为酒精性肝损害的患者 QTc 间期延长和猝死有关。

4. 酒精相关的冠状动脉疾病 在有关饮酒与冠状动脉疾病的夏威夷心脏研究计划中，研究者们发现由于酒精的个体差异很大，因此很难针对人群制定出"适度"的酒精摄取量。但以往的多项研究均提示中等量以下的饮酒精摄入会降低发生冠状动脉疾病的危险性。其中以 Kagall 等的夏威夷心脏研究计划的分析结果较著有名。该此研究以 1900—1919 年出生、从本研究开始时即居住在夏威夷的 11 148 例日裔男性为研究对象，进行了冠状动脉疾病及脑卒中的前瞻性调查研究，研究对象的脂蛋白分析由国家心脏、肺及血液学会协同完成。发现被调查人群血中的高密度脂蛋白-胆固醇（HDL-C）与酒精的摄取量成比例增加，低密度脂蛋白-胆固醇（LDL-C）与酒精摄取量成比例减少，被调查的人群中冠状动脉疾病的患病率随着血中 LDL-C 减少而下降。此后 6 年间随访发现，被调查人群的冠状动脉疾病患病率伴随着酒精摄取量的增加而下降，饮酒 40g/d 以上的人群者多数伴有高血压。被调查人群中的脑梗死的发病率与酒精的摄取量无关，而脑出血的发病率却随酒精的摄入增加而升高。被调查人群中的肝硬化、恶性肿瘤的发生率在 40g/d 以上的饮酒人群中较高。夏威夷心脏研究的报告提出了中等量饮酒保护心脏作用的生物学机制，即酒精对心脏的保护作用中，50% 的原因是使饮酒者体内的 HDL-C 增加，18% 的原因是使饮酒者的 LDL-C 减少。但是夏威夷心脏研究还发现饮酒可引起收缩压升高，从而使冠状动脉疾病的患病危险率增加 17%，正好和酒精使被调查人群的 LDL-C 减少的净效益相抵消。还有很多的临床研究报道了不同的观点，在每日摄入酒精 60g 以上的大量饮酒者和伴有酒精中毒症状的人群中，冠状动脉疾病的发病率明显增加。

酒精对于心脏的有益作用的主要机制是由于 HDL-C 的增加所致，其他的心脏保护作用机制尚不清楚，可能与抑制血栓形成作用有关。Meade 等的研究表明，血小板的凝聚功能均随年龄增长而增强，而不受男女性别影响。然而，血小板的凝集力和酒精摄入量呈反比，换言之，多饮酒者的血小板的凝集功能减低。此外，酒精可使血管内皮细胞的 t-PA 分泌增加。上述临床观察结果提示酒精预防缺血性心脏病的作用机制可能为参与部分纤溶系统活性的调节。

冠状动脉粥样硬化的发生与脂肪（特别是饱和性脂肪酸）、胆固醇过量摄入密切相关，饱和性脂肪酸平均摄取量较多的国家，其冠状动脉疾病所致的死亡率也高。然而在法国，饱和性脂肪酸摄取量和血中胆固醇水平尽管和其他先进工业国家的人群处于同样高的水平，但其冠状动脉疾病的发病率却较低，这就是所谓的"法国奇异现象"。Renand 等的分析发现除了乳制品脂肪摄入外，只有红葡萄酒和冠状动脉疾病呈负相关，如此，把葡萄酒的摄入量作为一项独立因素进行分析，则会发现脂肪和冠状动脉疾病仍然存在良好的相关性，校正了法国人群血脂与冠心病的回归直线偏位现象。法国人群血中 HDL-C 水平和其他各国人群几乎是同等程度，所不同的可能是酒精的抗血小板凝聚作用使冠状动脉疾病死亡率下降。对 21 个发达国家人群的酒精和食物摄取量与死亡率进行对比分析发现，法国人群的酒精摄取量和葡萄酒的消费量均占第一位，冠状动脉疾病所致死亡率之低仅次于日本，位于倒数第 2 位。该分析还发现各国的动物性脂肪摄取量和冠状动脉疾病死亡率呈正相关，和蔬菜、水果、白酒、葡萄酒的摄取量呈负相关，而最明显的负相关是葡萄酒的消费量。酒精特别是红葡萄酒使冠状动脉疾病所致死亡率下降的现象不能用酒精的心脏保护作用来解释，推测可能与红葡萄酒内含有的碳酸类物质的抗氧化作用有关。如上所述，少量至中等量的饮酒可以预防缺血性心脏病的发生，其中红葡萄酒对心脏的保护作用尤其明显，但脑血管病、肝脏病的死亡率仍上升，有心脏保护作用的饮酒量是相当少的。值得注意的是，即便是在葡萄酒摄取量大、冠状动脉疾病死亡率低的法国，其总体疾病死亡率也不低。

四、临床表现

本病起病隐匿，多发生于30～55岁的男性，通常有10年以上的过度饮酒史。临床表现多样化，主要表现为心力衰竭和心律失常。

1. 心脏扩大　可为ACM最早的表现，部分病例临床症状不明显时，常在体检、胸部X线或超声心动图检查时偶然发现。心脏多呈普大型，伴有心力衰竭者室壁活动明显减弱，当心腔有明显扩大时可伴有相对性瓣膜关闭不全性杂音。早期病例治疗后心脏可于短期内迅速缩小，晚期患者心脏扩大难以恢复正常。

2. 充血性心力衰竭　长期嗜酒者在发生心力衰竭的临床症状之前，体格检查时即可发现心功能异常。早期患者可无明显自觉症状，或仅表现为心悸、胸闷、疲乏无力等。严重者以充血性心力衰竭为突出临床表现，通常表现为以左心衰竭为主的全心衰竭，包括呼吸困难、端坐呼吸及夜间阵发性呼吸困难等症状，亦可有颈静脉怒张、肝淤血肿大、下肢水肿及胸腔积液等。病情较轻者戒酒后常可好转，但再度饮酒时心力衰竭可再次加重。

3. 心律失常　心律失常可为本病的早期表现，最常见的是心房颤动，其次为完全左束支阻滞、室性和房性期前收缩及心脏传导阻滞。心房颤动多需要药物治疗或电复律纠正，少数患者可自行恢复窦性心律。同一种心律失常可反复发生。因心律失常多于周末或假日大量饮酒之后发生，故称为"假日心脏综合征"。对饮酒后出现不能解释的心律失常时应考虑本病可能。酗酒者发生的猝死，可能与心室颤动有关。

4. 胸痛　除非同时伴有冠心病或主动脉瓣狭窄者，一般的ACM不会发生心绞痛，但可出现不典型胸痛。少数患者以胸痛为突出表现，可能与乙醛促进儿茶酚胺释放，刺激α-肾上腺素受体导致冠状动脉发生痉挛有关。

5. 血压改变　ACM患者常伴有血压偏高，特别是舒张压增高而收缩压正常或偏低称之为"去首高血压"（decapitated hypertension），此点有别于原发性扩张型心肌病。

6. 其他　酒精极易吸收入血，可引起多脏器的功能损害，如肝脏、肾脏、胰腺等，其中酒精性肝损害最为常见。酒精性肝病患者多伴有腹胀、食欲减退、恶心等消化道症状，而胆红素、γ-谷氨酰转肽酶及胰腺生化指标均正常。胃是酒精无需吸收入血而直接损害的器官，有报道饮酒后胃内酒精浓度接近于饮酒浓度。有30%的酒精经胃吸收。长期大量饮酒可同时累及脑、神经系统、骨骼肌等靶器官出现相应症状。

五、辅助检查

1. X线检查　心影普遍增大，心胸比率＞0.55。合并心力衰竭时可有肺淤血、肺水肿，甚至胸腔积液。随着治疗和戒酒，增大的心影可在短期内明显缩小（图17-1-1）。

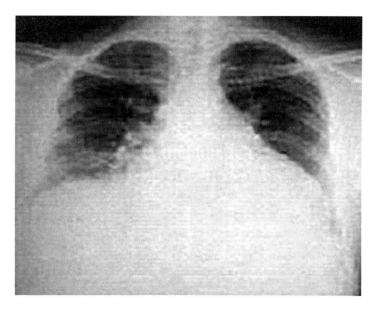

图 17-1-1　酒精性心肌病患者胸部 X 线检查

2. 心电图　可有多种心电图异常。最常见的心电图变化为左心室肥厚伴 ST-T 改变，亦可见低电压、心房颤动、室性和房性期前收缩、房室传导阻滞和室内传导阻滞等，部分患者可见病理性 Q 波（图 17-1-2）。

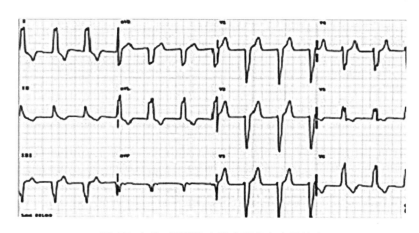

图 17-1-2　酒精性心肌病患者心电图检查

3. 超声心动图　早期可见室间隔及左心室后壁轻度增厚，不伴有收缩功能减退，左心室舒张内径正常，ACM 患者的心肌肥厚占 37.3%。心肌内出现异常散在斑点状强回声也是特征性的表现，提示可能存在心肌纤维化，约占 ACM 的 79.1%。发生充血性心力衰竭时，各房室收缩和舒张内径均增加，室壁运动减弱，左心室射血分数减低（图 17-1-3）。超声心动图对早期诊断及判断预后有重要价值。肺动脉压的增高可能是 ACM 右心室受累、右心衰竭的原因之一。肺动脉压的测定对评价病情、治疗效果及预后具有重要的意义。

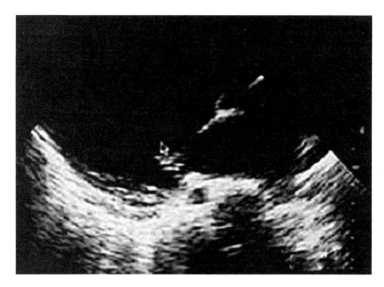

图 17-1-3 酒精性心肌病患者超声心动图检查

4. 心导管检查和心血管造影 ACM 亚临床状态时即可有血流动力学改变，常表现为射血分数减低，左心室舒张末压增高，左心室舒张末容积和张力增加。左心室造影可见左心室扩大，弥漫性室壁运动减弱，射血分数下降。

5. 放射性核素检查 [111] 铟标记的单克隆抗心肌抗体检查发现，扩张型心肌病和 ACM 患者在心功能恶化时放射性核素摄取量增加，而临床症状改善时摄取减少。虽然这对 ACM 的诊断无特异性，但其摄取量与饮酒量密切相关，并可根据放射性核素的摄取量进行预后判断。

并发症：

1）对心肌的损害出现心力衰竭、心律失常等；

2）人体其他器官脏器的损害：①酒精中毒性肌病，酒精对骨骼肌产生损伤。②酒精性肝硬化，由于酒精 80% ~ 90% 在肝脏内代谢其中代谢产物乙醛对肝细胞有较大的损害它可使肝细胞膜脂肪过氧化破坏肝细胞的微管结构损伤线粒体促使肝间质的纤维组织增生并引起肝内炎性细胞浸润。肝细胞的长期损伤及纤维组织增生常导致肝硬化的发生。③营养不良及维生素缺乏，大量饮酒者往往不食或少食其他食物，长期蛋白质和部分维生素得不到充足的补充。

六、诊断

尚无酒精相关性性心肌病的特异性诊断方法及标准，符合下列情况应考虑本病。

饮酒史（纯酒精量 125ml/d，即啤酒 4 瓶或白酒 150g），持续 10 年以上出现心脏病的症状和体征。即应考虑本病。

1. 10 年以上饮酒史，酒精摄入量每日达到或超过 125ml；

2. 心悸、胸闷、乏力，少数患者伴非典型心绞痛和晕厥；

3. 心脏扩大者 以全心扩大为主，类似于扩张型心肌病；

4. 心力衰竭　左心衰竭或全心衰竭的表现；

5. 心律失常　各种期前收缩常见，尤其心房颤动和室性期前收缩较多见，偶见恶性室性心律失常；

6. 部分病例合并栓塞现象；

7. 排除其他原因的心脏病；

8. 强制性戒酒 4 ~ 8 周，积极治疗后病情迅速改善亦支持 ACM 的诊断。

七、鉴别诊断

1. 扩张性心肌病　ACM 与扩张型心肌病酷似，有学者将两者组织学及临床进行比较，结果显示：扩张型心肌病的部分患者系心肌炎演变而来故其心肌细胞肥大、纤维化程度以及细胞核等改变，均较 ACM 明显。此外，ACM 的心胸比值、心脏指数以及左心室收缩末期容积，在停止摄取酒精后明显获得改善而前者不明显。其中有无长期饮酒史为其关键。另外，心肌活检也有助于鉴别，ACM 患者心肌活检中发现有磷酸肌酸激酶、乳酸脱氢酶、苹果酸脱氢酶等升高，而扩张型心肌病无此改变。

2. 维生素 B_1 缺乏性心脏病　ACM 表现的心腔扩张、心动过速、静脉压增高以及下肢水肿等易与维生素 B_1 缺乏性心脏病相混淆。但 ACM 多为左心室收缩力降低所致低心排量状态，而后者则为高心排量状态，临床可资鉴别。

3. 冠心病缺血性心脏病　有冠心病的易患因素，典型或不典型心绞痛病史，超声心动图表现为室壁节段性运动障碍、主动脉瓣钙化发生率高，合并脂肪肝少见。冠状动脉造影可以明确鉴别诊断。

八、治疗

治疗的关键是早期诊断、早期戒酒及对症治疗，以维持心功能和逆转病情进展。

1. 绝对戒酒　通过说服教育和强制措施，使患者完全戒断饮酒是本病治疗的首要原则。戒酒如能成功，多数患者的心功能可获得改善，轻症者甚至可以完全恢复正常。一旦恢复饮酒，心功能不全势必复发，而且程度更为严重，治疗效果亦不及首次治疗。

2. 卧床休息　一般需要卧床休息 3 ~ 6 个月，可以减轻心脏负荷，降低心肌耗氧量，有利于心力衰竭症状的缓解。但长期卧床也增加心脏附壁血栓和周围血管血栓形成的危险。

3. 加强营养支持　不论血镁是否降低，均应长期补充镁，因为血清镁仅占体内镁总量的 1%，不能如实反映体内镁的含量。长期大量饮酒者常伴有 B 族维生素缺乏，也应大量补充。

4. 改善心肌代谢　本病患者存在心肌供能不足和代谢障碍，故有必要补充营养和改善能量代谢。目前临床中应用较多有磷酸肌酸钠、三磷酸腺苷、辅酶 A、二磷酸果糖和曲美他嗪等，但短期用药难以出现明显效果。

5. 抗凝治疗　ACM 多伴有高脂血症及高铁血红蛋白血症，易致血栓形成，更易猝死。本病患者的心腔内常有附壁血栓形成，而合并心力衰竭患者又需长期卧床，故应用口服抗凝剂华法林或抗血小板药物阿司匹林具有重要意义。需要注意长期饮酒会影响肝脏凝血因子和血栓素 A_2 的合成障碍，易发生出血，尤其是 70 岁以上的老年人应慎用。

6. 治疗心力衰竭　急性心力衰竭的处理与扩张性心肌病相似。对于慢性心力衰竭患者，仍然主张采用洋地黄制剂、利尿剂和血管扩张剂联合治疗。血管紧张素转换酶抑制剂和 β 受体阻滞剂能够降低心力衰竭的病死率。

7. 纠治心律失常　酒精可干扰心肌细胞膜钙离子的转运，钙离子拮抗剂可试用治疗心律失常。早期有明显房性心律失常者，可首选地尔硫草或维拉帕米。

8. 中医治疗　ACM 的中药治疗目前尚缺乏相关的中医权威研究结果。由于 ACM 较原发性扩张型心肌病预后较好，且病理变化、心电图、心脏超声和临床表现也与扩张性心肌病相似，所以治疗可以按扩张性心肌病进行。

九、预防

酒精性心肌病的发生与长期大量摄入酒精有密切关系，其预防的关键是戒酒。无论病情严重到何种程度，多数病例戒酒后可望获得病情的缓解。药物治疗本身仅为一种权宜对症治疗，不彻底戒酒，该病的治疗将归于失败。

（李学奇　孙艺红）

第二节　酒精性心律失常

一、概念

人体急性或慢性摄入酒精可以引起酒精性心律失常的发生。酒精性心律失常有以下特点：①发病年龄，各个年龄均能发病，但以男性青壮年最为多见；②诱因，患者有多年的饮酒史，均因为大量饮酒而发病，不饮酒或极少量饮酒不引起发病；③心律失常的种类，酒精能引起多种类型心律失常，如房颤、心脏传导阻滞、室性期前收缩、室上性心动过速和室性心动过速等；④预后，一般情况下预后良好。

二、流行病学

慢性酒精成瘾或中毒已经成为影响人类健康的一个重要的社会问题，尤其在欧美国家，是继脑血管疾病和癌症之后，第三位危害人类健康的疾病，因此，研究酒精对人类健康的影响凸显重要。酒精是一种神经毒性物质，对中枢神经系统具有抑制作用。长期饮用酒精可引起维生素缺乏等营养障碍，导致各系统的损害，引起多种躯体疾病的发生，酒精对躯体的损害也是多方面的，肝脏、心脏是酒精损害的主要靶器官。长期大量饮酒，尤其是重度酗酒之后，酒精对心脏可产生各种毒性反应，酒精引起的心脏损害，在心脏科的临床工作中有逐渐增多的趋势。长期饮酒也会损害心血管传导系统，引起心电图的变化，酒精性心律失常患者饮酒史的长短与心电图异常发生率呈正相关，酒精对心血管的损害是一个慢性渐进的过程，饮酒导致的心电图改变可能存在个体的差异。酒精的依赖可使健康人群的异常生命事件发生率增加 10%，酒精依赖的男性高血压和心律失常的发生率都增高，因此，酒精是引起心血管疾病的重要危险因素。

三、发病机制

酒精诱导心律失常的机制还不是很明确，酒精及代谢产物-乙醛可间接地激活儿茶酚胺的释放，引起 P 波间期的延长，酒精引起的交感神经兴奋也具有促使房颤发生的倾向。目前研究认为酒精性心律失常的机制有以下几种可能。

1. 酒精诱发心肌细胞折返运动的形成　酒精刺激交感神经末端释放更多的儿茶酚胺，血中儿茶酚胺的浓度急剧增多，引起心肌细胞的钙内流增加，细胞内钙离子浓度升高，导致心肌细胞膜电位负值变小，钙离子快通道失活，此时，心肌的去极化只好依赖钙离子慢通道，其结果是快反应细胞变成慢反应细胞，并且，细胞不应期相对延长，传导也延缓，容易产生兴奋的折返而诱发心律失常，发生室性异位冲动或异位节律。

2. 酒精引起细胞膜离子泵功能障碍　酒精可以直接损害心肌细胞膜，引起细胞膜屏障作用消失，赖以维持正常膜电位的钾、钠离子平衡受到破坏，引起细胞间信息传递紊乱。另外，酒精能够破坏细胞膜的完整性，使心肌细胞膜的通透性增加，细胞内 K^+ 离子外流增加，维持细胞膜电压的离子平衡也失去正常。

3. 酒精对心肌细胞的毒性作用

（1）酒精主要通过以下几方面引起心肌损害：①干扰线粒体呼吸，影响心肌细胞膜对离子的通透性；②抑制钠泵活性，使钾镁从细胞内丢失增加，形成折返和自律性电生理异常的基础；③使三羧酸循环中某些酶如谷草转氨酶、苹果酸脱氢酶、异枸橼酸脱氢酶、乳酸脱氢酶及其醛缩酶从心肌细胞中逸出，使心肌细胞利用脂肪酸障碍，造成心肌不可逆损伤，引起心肌细胞兴奋性增高，导致心律失常；④促进儿茶酚胺的释放，心肌长期受高浓度儿茶酚胺刺激发生心肌肥厚及心律失常；⑤兴奋交感神经。

（2）酒精损伤心脏传导系统细胞：Williams 等报道，酒精对犬浦肯野纤维动作电位时程（action potential duration，APD）的缩短有明显的剂量依赖性作用。Patterson 等在犬浦肯野纤维中的研究报道酒精可降低静息膜电位（resting membrane potential，RMP）、动作电位幅度（action potential amplitude，APA）、0 相 V_{max}、延长有效不应期（effective refractory period, ERP），但不延长 APD。

（3）酒精引起体内离子紊乱：酒精可以使肾脏排镁增加，而低镁则易导致心律失常的发生（镁有抗心律失常的作用），另外，过多地摄入酒精可以抑制 Na^+-K^+-ATP 酶，饮酒也可以引起钙离子的结合和转运延长，影响了钙离子通过电压依赖的钙通道进入细胞，因此，酒精可延长依赖于 L-型钙离子流和钾离子外流的心室除极。

综上所述，引起酒精性心律失常的原因是：由于长期无节制饮酒，使交感神经兴奋性增加，加之体液量过多、情绪激动、中毒、胃肠道感受器所激发的神经反射以及存在原发疾病，造成心脏、肝脏负担加大；大量酒精又能直接损害心肌，造成心肌能量代谢障碍，使心肌功能减弱，或增加冠状动脉阻力，使冠状动脉血流减少而出现各种心律失常；饮酒过量可使大脑皮层的兴奋与抑制失去平衡，使神经系统对心脏的调节发生障碍，出现各种心律失常及心电图异常。

四、临床表现

长期酗酒者可以引起一系列心电图的变化，如 QT 间期延长、传导紊乱、非特异性 T 波改变和动作电位时程缩短，这些变化容易导致房颤和致命性折返性室性心律失常的发生。酗酒后 QT 间期延长也与室性心动过速和猝死相关。研究显示健康人群酗酒后可导致 PR 和 QTc 间期延长，QTc 间期反映了心室除极和复极的时间，QTc 间期延长反映了不正常的细胞复极化，增加了致命性心律失常发生的危险；PR 间期延长反映了心房的激活，冲动传导至房室结和 His 束，启动心室除极的时间延长。心脏病患者急性酒精摄入可延长 His-室性间期，诱发心房或心室心动过速。O'Leary 近期报道证实酒精抑制 HERG 钾通道，延长再除极时间和 QT 间期。

酒精性心律失常主要有以下临床表现。

1. **房颤**　酒精引起的心律失常以室上性心律失常居多，其中房颤最常见。酒精诱发房颤的确切机制，尚未尽悉，可能与心脏传导干扰、不应期缩短和交感神经活性增加有关，包括下列因素：冠状动脉痉挛，交感神经兴奋性提高，儿茶酚胺类物质释放，改变心肌传导时间和不应期；大量饮酒，导致低镁血症，出现心律失常；酒精通过肝脏代谢分解，由体内的乙醇脱氢酶转化为乙醛，后者破坏了细胞内 K^+-Na^+-ATP 酶，阻碍其摄取 Ca^{2+} 诱发房颤。临床观察，大多数患者在饮酒还没有结束，就已经出现临床症状，直接来医院诊治，多数为一过性心房颤动，停止饮酒一段时间或应用去乙酰毛花苷等药物，房颤即可纠正。哥本哈根城市心脏研究：滥用酒精会增加男性发生房颤的危险，少量饮酒不增加女性房颤，短期饮用酒精与房颤发病有关，长期适量消耗酒精与房颤发生率的升高仅轻度相关，但是长期大量酗酒，继发性房颤的发生明显增加。酒精诱导房颤发生的风险存在性别差异，女性每日摄入少量的酒精，房颤发生危险性不增加，饮用中至大量的酒精，房颤发生率增加。长时间饮酒导致心电生理的改变，如 QT 间期异常、传导紊乱、非特异性 T 波改变、缩短动作电位时程等，这些改变可以预测饮酒患者房颤的发生。在研究嗜酒和酒精戒断对心率影响的动物和人体实验中发现，在酒精摄入的狗中房颤发生的阈值减少，并且，在急性的酒精摄入的动物中房颤发生的阈值更低。酒精诱发房颤的治疗也比较简单，容易复律。

2. **室性期前收缩**　急性酒精中毒引起的心律失常以室性期前收缩和心房颤动最常见。期前收缩的发生可能是由神经反射引起，特别是胃肠道感受器所激发的神经反射更为常见。临床研究证实，急性酒精摄入可以缩短 APD，并且相应地缩短不应期，从而激发某些心律失常的发生。Pohorecky 则认为急性酒精摄入引起血液中儿茶酚胺浓度升高，因此激发心律失常的发生。临床观察发现，饮酒量越多、酗酒时间越长，出现的期前收缩次数越多，室性期前收缩级别越高，可呈联律、成对、甚至出现短阵室性心动过速。

3. **室性自主性心动过速**　急性酒精中毒患者发生室性自主性心动过速的机制如下：经胃肠道吸收的酒精，90% 在肝脏氧化成乙醛，乙醛对心肌细胞的氧化磷酸化、蛋白质合成、脂肪酸的氧化均有阻碍作用，破坏了心肌细胞的 Na^+-K^+-ATP 酶泵，使原来没有自律性的心室肌细胞内钠和钙离子浓度增高，而钾和镁离子浓度降低，使心室肌纤维的细胞膜功能受损，不能保持正常的舒张期膜电位水平，使心室肌细胞膜的快通道失去活性，而慢通道仍能被激活，心室肌纤维由快反应纤维转变为慢反应纤维，导致自律性增高、传导功能降低。当心室肌纤维的自律性增高到超过窦房结的自律性，心室肌可脱离窦房结的控制，发出激动，控制心脏，出现室性自主性心动过速。

4. 传导时间延长　慢性酒精摄入与一系列心脏传导异常相关，如 PR 间期延长，Ⅱ度、Ⅲ度房室传导阻滞，左、右束支传导阻滞。Lorsheyd 证实急性酒精摄入可以延长 PR 和 QTc 间期，其他研究显示酒精摄入可引起房性传导延迟。健康人群摄入过多的酒精也可增加 PR 和 QTc 间期，而 QRS 间期在酒精摄入过程中没有明显的增加。急性酒精中毒时，血液中的大量酒精刺激肾上腺髓质释放肾上腺素，使血液循环中儿茶酚胺浓度升高，直接延长心脏 PR 间期、QRS 和 QT 时间，延长希氏束-心室传导（H-V）间期和延迟 H-P 传导。酒精延长 QTc 间期意味着细胞异常的再除极化，增加了致命性心律失常发生的危险。大量饮酒后可出现Ⅱ度房室传导阻滞，提示酒精可引起传导系统细胞的变性，导致传导延缓，甚至完全阻滞。QT 间期延长的患者具有发生恶性室性心律失常的倾向，预测酒精诱发的不可预测的突然死亡，并且，研究发现猝死的酒精成瘾患者的 QT 间期延长。

5. 心动过缓　酒精可以作用于大脑皮质及视丘下，引起迷走神经张力增加，交感神经张力相对降低，导致心率缓慢。Braun 研究长期酗酒者急性大量饮酒后心肌电生理的变化，发现基础窦性周期长度（basal sinus cycle length，BCL）缩短、H-V 间期延长、校正的窦房结恢复时间（corrected sinus node recovery time，SNRTc）缩短。

6. 心动过速　窦性心动过速是人体生理性或病理性应激反应的表现，通常是迷走神经张力减弱、或交感神经张力增高的结果。大量饮酒引起交感神经兴奋性增加，加之体液量过大，可产生窦性心动过速。酒精中毒还可以引起暂时性交界性心动过速，可能是因为房室交界区暂时性自主性活动性增高所致。

7. ST-T 改变　酒精依赖患者心电图改变以心肌损伤，即 ST-T 改变最多见，部分患者可见病理性 Q 波。高浓度酒精对心脏具有显著的负性肌力作用，可使心率减慢、心肌收缩力降低，从而导致心室容积增加，室壁张力升高，心肌耗氧量增加，同时，高浓度酒精使血管反应性降低，扩血管作用减弱，从而加重急性心肌缺血。

8. 左心室高电压心电图改变　酒精可以延缓血清内脂肪的清除，使血液循环中三酰甘油浓度升高，促进动脉尤其是冠状动脉硬化的发展，血管动脉硬化导致血管弹性降低，引起舒张压升高，左心室的心肌负荷增加。冠状动脉硬化也可以导致心肌缺血、缺氧，出现心肌纤维化，纤维组织增生，以致心肌肥大。

9. 猝死　心室停搏是最严重的心律失常之一，心电图特点包括窦性心律伴完全性房室传导阻滞，不见任何逸搏心律，仅见一系列 P 波而不见任何连接性和室性 QRS 波群。短时间内饮用大量酒精可以导致房室传导阻滞加重，甚至出现房室传导阻滞基础上的室性停搏，这是因为酒精能过度兴奋迷走神经，释放大量乙酰胆碱，产生一过性心室停搏。酒精引起的一过性心室停搏是可以恢复的，但若不及时忌酒很可能导致不可逆性死亡。过量的酒精摄入导致的 QT 间期延长，与心脏性猝死的增加相关，慢性滥用酒精患者也可以发生心律失常性心脏猝死。

五、进展

1. 假期心脏综合征　美国的研究报道，在每年假期，医院的急诊科医生都会接诊到很多心悸、头晕的患者，这些症状很多是因为饮酒过多引起心律失常所致，医生称之为"假期心脏综合征"。这类患者大多是年轻人，身体其他功能正常，当患者因为心悸、头晕就诊时，医生通常都会发现患者整个假期都在饮酒。急性酒精摄入是"假日心脏综合征"中的阵发性房性心律失常的重要原因，包括房性期前收缩、房速、房扑和房颤。"假期综合征"的心律失常中最多见的是心房颤动，其次是心房扑动、频发室性期前收缩、房性期前收缩及心脏传导阻滞，心律失常多于周末或假期大量饮酒之后发生。这种心律失常一般会在 24h 内自行消失，但也有部分患者需要住院用药治疗才能恢复正常心律，所以，要让心脏渡过安全、健康的假期，限制酒精是第一步。

2. 酒精戒断综合征　酒精戒断综合征是一种发生在酒精依赖患者的严重综合征，主要表现为焦虑、震颤、阵发性出汗和睡眠的减少。严重的酒精戒断综合征患者，可发生震颤性谵妄、癫痫、心律失常和猝死。酒精依赖的患者可经历不同的发病时期，包括急性摄入期、戒断期、缓解期，以上过程皆影响药物的动力学和代谢。突然地、无客观疾病的死亡在酒精滥用患者中很常见，有些患者的死亡原因就是酒精戒断。嗜酒患者猝死的病因包括神经内分泌细胞的激活和电解质的紊乱。酒精戒断患者肾上腺素功能增强，促使心肌细胞发生心律失常。镁离子缺失在嗜酒者较为普遍，与镁离子型室性心律失常的发生相关，最近研究显示，与镁离子缺失相关的心律失常通常是由伴随的低钾导致。酒精戒断的患者即使交感神经没有反应，由于机体的应激也可导致患者的心率增快和血压增高。酒精戒断患者早期夜间睡眠剥夺后会出现心率加快，血压升高，循环系统中交感神经儿茶酚胺的水平升高，即使有整晚的睡眠，酒精依赖者依然会出现心率加快，并且早晨儿茶酚胺的水平升高。

3. 老年人酒精性心律失常　老年人酒精性心脏病主要有心律失常、心力衰竭、房颤等并发症。心律失常可以是老年人酒精性心脏病前期的唯一临床表现，心电图变化：①左心室肥厚；②双侧心房肥厚；③ ST-T 异常；④ QT 间期延长；⑤心源性和传导性心律失常，尤以房颤多见；⑥晚期可见 QRS 波波幅下降和轻度异常 Q 波。

六、治疗

酒精性心律失常治疗的关键是早期诊断、早期戒酒及对症治疗，从而延缓或逆转病情进展。

1. 戒酒　治疗中至关重要的措施是戒酒，戒酒可阻止病情进展，甚至是逆转病情。有研究证实，停止饮酒的患者，心肌摄取单克隆抗心肌抗体（一种心肌细胞损伤的标记物）减少，表明戒酒后心脏的损伤减轻。因此，通过教育和强制措施，使患者完全断绝饮酒，是本病治疗的首要原则。

2. 不同类型酒精性心律失常的治疗

（1）房颤：酒精诱发房颤的治疗比较简单，容易复律。病情较轻者，不需用抗心律失常药，通过补充钾镁溶液即可治疗；无效着，采用抗心律失常药治疗房颤。

（2）传导阻滞：急性大量饮酒引起的传导阻滞往往是一过性的，但应及时治疗，急性期可选用提高心肌自律性的药物，如异丙肾上腺素，同时戒酒，否则可能造成永久性传导阻滞。

（3）酒精戒断综合征：酒精戒断综合征的治疗主要是对症处理，癫痫持续状态者静脉滴注地西泮，症状控制后可口服抗癫痫药物；精神症状明显者，表现为幻觉、妄想患者可应用抗精神病药物，如氯丙嗪、氟哌啶醇等；震颤发作者可应用地西泮。常规补充维生素B_1、维生素B_6、烟酸、能量合剂。阿片受体拮抗剂纳络酮用于抢救急性酒精中毒，并可试用于戒酒患者。

3. 抗心律失常药的应用

（1）β-受体阻滞剂：具有防治心律失常、拮抗心肌重构的作用。美托洛尔是选择性很强的$β_1$受体阻滞剂，是治疗酒精性心脏病包括酒精性心律失常的理想药物。

（2）天冬氨酸钾镁：天冬氨酸与细胞有很强的亲和力，可作为钾离子的载体，使钾离子重返细胞内，促进细胞除极化。

4. 机械治疗 如应用起搏器治疗严重窦性心动过缓、高度或完全房室传导阻滞；植入式体内自动除颤器（implantable cardioverter-defibrillator，ICD）治疗室速、防止猝死；心脏再同步治疗（cardiac resynchronization therapy，CRT）等治疗相应的适应证。

5. 其他治疗

（1）逆转心肌肥厚：①肾素-血管紧张素-醛固酮系统（renin-angiotensin-aldosteronesystem，RAAS）拮抗剂，RAAS 在心肌重塑中发挥关键作用，血管紧张素转化酶抑制剂（angiotensin converting enzyme inhibitors，ACEI）类药物通过抑制 RAAS 系统，拮抗心肌重塑。②曲美他嗪，通过提高线粒体内谷胱甘肽的含量和超氧化物歧化酶、谷胱甘肽过氧化物酶的活性来增强其抗氧化能力；并通过减轻线粒体内钙聚积，在细胞水平提供心肌保护的作用；能减轻细胞内酸中毒，保护细胞的收缩功能，并清除酒精损伤的心肌氧自由基和抗脂质过氧化。

（2）补充大剂量维生素 B、C 等维生素类，加强营养支援治疗。

（3）给予促进酒精氧化代谢、排出、催醒的治疗，加速酒精排出，降低血液循环中肾上腺素、去甲肾上腺素、儿茶酚胺等浓度，使心律失常终止。

（4）控制其他因素：除了减少酒精摄入，还应控制烟草、可卡因等其他不健康药物的应用。

（5）学习处理心理压力的技巧：精神紧张、挫折感、悲伤地情绪，都可诱发和加重心律失常，适当运动是对付压力的有效手段。

（6）注意休息，劳逸结合：预留足够的休息和睡眠的时间，减轻体力压力，睡眠良好可以一定程度上缓解心律失常。

七、预后

酒精性心律失常若能早期诊断，戒酒，积极治疗，则预后良好，反之，预后较差。本病预后取决于戒酒和治疗的早晚，对于已发生心律失常，但心功能尚无明显降低的患者，如能完全戒酒，积极治疗，大多数预后良好。

八、展望

　　酒精性心律失常的未来研究方向应多尝试酒精与心律失常的随机性临床实验，目前国内外罕有研究老年人酒精性心律失常的报道，随着人口老龄化的增加，老年人饮酒所致的心律失常有待于医学研究者给予进一步研究。

（孙宝贵　周晓旭）

参考文献

1. 沈渔邨. 精神病学. 第4版. 北京：人民卫生出版社，2003

2. 朱桂华，赵成英，杨闰荣. 酒精诱发急性心肌缺血的临床观察. 中华心血管病杂志，1988，16(6):339

3. 谢勇，孙明，杨天伦，等. ACM诊治及转归. 中国医师杂志，2005，(2):226-227

4. Abramson JL, Williams SA, Krumholz HM, et al. Moderate alcohol consumption and risk of heart failure among older persons. JAMA, 2001, (285):1971-1977

5. Mukamal KJ, Conigrave KM, Mittleman MA, et al. Roles of drinking pattern and type of alcohol consumed incoronary heart disease in men. New Engl J Med, 2003,(348):109-118

6. Tarigawa A. Variant angin a induced by alcohol ingestion. Am Heart I, 1984, 107(1): 25

7. Lorsheyd A, de Lange DW, Hijmering ML, et al. PR and OTc interval prolongation on the electrocardiogram after binge drinking in healthy individuals. Neth J Med. Feb, 2005, 63(2): 59-63

8. Hasin DS. Grant BF. The co-occurrence of DSM-IV alcohol abuse in DSM-IV alcohol dependence: results of the National Epidemiologic Survey on Alcohol and Related Conditions on heterogeneity that differ by population subgroup. Arch Gen Psychiatry, 2004,(61): 891-896

9. Klatsky AL. Alcohol and cardiovascular diseases: a historical overview. Ann N Y Acad Sci, 2002, 957(957): 7-15

10. Djousse L, Levy D, Benjamin EJ, et al. Long-term alcohol consumption and the risk of atrial fibrillation in the Framingham Study. Am J Cardiol, 2004, (93): 710 -713

11. Thornton JR. Atrial fibrillation in healthy non-alcoholic people after a binge. Lancet, 1984, 2(8410): 1013-1015

12. Mäki T, Toivonen L, Koskinen P, et al. Effect of ethanol drinking, hangover, and exercise on adrenergic activityand heart rate variability in patients with a history of alcohol-induced atrialfibrillation. Am J Cardiol, 1998, (82): 317-322

13. Piano MR, Schwertz DW. Alcoholic heart disease: a review. Heart Lung, 1994, (23): 3-17

14. Mäki T, Toivonen L, Koskinen P, et al. Leinonen H. Effect of ethanol drinking, hangover, and exercise on adrenergic activity and heart rate variability in patients with a history of alcohol-induced atrial fibrillation. Am J Cardiol, 1998, (82):317-322

15. Fauchier L. A lcoholic card iomyopathy and ventricular arrhythmias. Chest，2003, (123): 1320

16. Guarnieri T, Lakatta EG. Mechanism of myocardial contractile depression by clinical concentrations of ethanol. A study in ferret papillary muscles. J Clin Invest, 1990, 85(5): 1462

17. Preedy VR, Atkinson LM, Richardson PJ, et al. Mechanisms of ethanol induced cardiac damage. Br Heart J, 1993, 69(3): 196

18. Conen D, Tedrow UB, Cook NR, et al. Alcohol consumption and risk of incident atrial fibrillation in women. Jama the Journal of the American Medical Assocation, 2008, Dec 3, 300(21): 2489-2496

19. Koskinen P, Kupari M, Leinonen H, et al. Alcohol and new onset atrial fibrillation: a case-control study of a current series. Br Heart J, 1987, (57): 468-473

20. Rossinen J, Sinisalo J, Partanen J, et al. Effects of acute alcohol infusion on duration and dispersion of QT interval in male patients with coronary artery disease and healthy controls. Clin Cardiol, 1999, (22): 591-594

21. Van DWA, Van GPM, Kraaijenhage RJ, et al. Acute inhibitory effect of alcohol on fibrinolysis. Eur J Clin Invest, 2001,(31): 164-170

22. Kupari M, Koskinen P. Time of onset of supraventricular tachyarrythmia in relation to alcohol consumption. Am J Cardiol, 1991,(67):718-722

23. Fuenmayor AJ, Fuenmayor AM. Cardiac arrest following holiday heart syndrome. Int J Cardiol, 1996, (59):101-103

24. Marcus GM, Smith LM, Whiteman D, et al. Alcohol intake is significantly associated with atrial flutter in patients under 60 years of age and a shorter right atrial effective refractory period. Pacing. Clin Electrophysiol, 2008, 31(3): 266-272

25. Meagher EA, Barry OP, Burke A, et al. Alcohol-induced generation of lipid peroxidation products in humans. J Clin Invest, 1999, 104(6): 805-813

26. Maki T, Toivonen L, Koskinen P, et al. Leinonen H. Effect of ethanol drinking, hangover, and exercise on adrenergic activity and heart rate variability in patients with a history of alcohol-induced atrial fibrillation. Am J Cardiol, 1998, 82(3): 317-322

27. Denison H, Jern S, Jagenburg R, et al. Influence of increased adrenergic activity and magnesium depletion on cardiac rhythm in alcohol withdrawal. Br Heart J, 1994, 72(6): 554-560

28. Cardy MA, Donnerstein RL, Kelly LF, et al. Acute effects of ethanol ingestion on signal averaged electrocardiograms. Am J Cardiol, 1996,(77): 1356-1357

29. Pohorecky LA. Influence of alcohol on peripheral neurot ransmitter function. Fed Proc, 1982, 41(8): 2452-2455

30. Leier CV, Schaal SF, Leighton RF, et al. Heart block in alcoholic cardiomyopathy. Arch Intern Med, 1974,(134): 766-768

31. Luca C. Electrophysiological properties of right heart and atrioventricular conducting system in patients with alcoholic cardiomyopathy. Br Heart J, 1979, (42): 274-281

32. Lorsheyd A, delange DW, Hijmering ML, et al. PR and QTc interval prolongation on the electrocardiogram after binge drinking in healthy individuals. Neth J Med, 2005,(63):59-63

33. Cardy MA, Donnerstein RL, Kelly LF, et al. Acute effects of ethanol ingestion on signal-averaged electrocardiograms. Am J Cardiol, 1996,(77):1356-1357

34. Gould L, Reddy DV, Becker W, et al. Electrophysiologic properties of alcohol in man. J Electrocardiol, 1987,(11):219-226

35. Cardy MA, Donnerstein RL, Kelly LF, et al. Acute effects of ethanol ingestion on signal averaged electrocardiograms. Am J Cardiol, 1996,(7): 1356-1357

36. Algra A, Tijssen JGP, Roelandt JRTC, et al. QTc prolongation measured by standard 12-lead electrocardiography is an independent risk factor for sudden death due to cardiac arrest. Circulation, 1991,(83): 1888-1894

37. Braun BL, Wagenaar AC, Flack JM, et al. Alcohol consum ption and physical fitness among young adults. Alcohol Clin Exp Res, 1995, 19(4): 1048-1054

38. Kahkonen S. Responses to cardiovascular drugs during alcohol withdrawal. Alcohol, 2006, 41(1): 11-13

39. Templeton AH, Carter KL, Sheron N, et al. Sudden unexpected death in alcohol misuse-an unrecognized public health issue? Int J Environ Res Public Health, 2009, 6(12):3070-3081

40. Carstairs SD, Clark RF. Atrioventricular block due to acute ethanol intoxication. J Emerg Med, 2011, 41(3): 298-300

41. Caetano R, Cunradi C. Alcohol dependence: a public health perspective. Addiction, 2002, (97): 633-645

42. Tonnesen H, Kehlet H. Preoperative alcoholism and postoperative morbidity. Br J Surg, 1999,(86): 869-874

43. Ettinger PO, Wu CF, Cruz CDL. Arrhythmias and the "holiday heart": alcohol-associated cardiac rhythm disorders. Am Heart J, 1978,(95):555-562

44. Leier CV, Schaal SF, Leighton RF, et al. Heart block in alcoholic cardiomyopathy. Arch Intern Med, 1974,(134): 766-768

45. Luca C. Electrophysiological properties of right heart and atrioventricular conducting system in patients with alcoholic cardiomyopathy. Br Heart J, 1979,(42): 274-281

46. PuddeyIB, Rakic V, Dimmitt SB, et al. Influence of pattern of drinking on cardiovascular disease and cardiovascular risk factors-a review. Addiction, 1999,(94): 649-663

47. LieberCS, Abittan CS. Pharmacology and metabolism of alcohol, including its metabolic effects and interactions with other drugs. Clinical Dermatology, 1999,(17): 365-379

48. Bohmer T, Mathisen B. Magnesium deficiency in chronic alcoholic patients uncovered by an intravenous loading test. Scand J Clit Lab Invest, 1982,(42):633-636

49. Iseri LT, Freed J, Bures AR. Magnesium deficiency and cardiac disorders. AmJ Med, 1975,(58): 837-846

50. Redwine L, Dang J, Hall M, et al. Disordered sleep, nocturnal cytokines, and immunity in alcoholics. Psychosom Med, 2003,(65): 75-85

51. Irwin M, Gillin JC, Dang J, et al. Sleep deprivation as a probe of homeostatic sleep regulation in primary alcoholics. Biol Psychiatry, 2002,(51): 632-641

52. Irwin M, Miller C, Gillin JC, et al. Polysomnographic and spectral sleep EEG in primary alcoholics: an interaction between alcohol dependence and African-Am ethnicity. Alcohol Clin Exp Res, 2000,(24): 1376-1384

53. King AC, Bernardy NC, Parsons OA, et al. Hemodynamic alterations in alcohol-related transitory hypertension. Alcohol, 1996,(13): 387-393

54. King AC, Errico AL, Parsons OA, et al. Blood pressure dysregulation associated with alcohol withdrawal. Alcohol Clin Exp Res, 1991,(15):478-482

55. King AC, Parsons OA, Bernardy NC, et al. Drinking history is related to persistent blood pressure dysregulation in postwithdrawal alcoholics. Alcohol Clin Exp Res, 1994,(18):1172-1176

56. Obrador D, Ballester M, Carrio I, et al. Presence，evolving changes and prognostic implications of myocardial damage detected in idiopathic and alcohlic dilated cardiomyopathy by In monoclonal anti yos in antiboies. Circulation, 1994,(89): 2054-2063

57. Tikhaze AK, Lankin VZ, Zharova EA, et al. Trim etaz id ine as indirectant ioxidant. Bull Exp BioMed, 2000, (130): 951-953

58. Fargion S, Porzio M, Fracanzani AL，et al. Nonalcoholic fatty liver disease and vascular disease: state-of-the-art. World J Gastroenterol, 2014, 20(37):13306-13324

59. Ozturk K, Uygun A, Guler AK, et al. Nonalcoholic fatty liver disease is an independent risk factor for atherosclerosis in young adult men. Atherosclerosis, 2015, 240(2):380-386

60. Li X, Shi H, Wang Z, et al. Arterial stiffness is increased in nondiabetic, nonhypertensive postmenopausal women with nonalcoholic fatty liver disease. J Hypertens, 2017, 35(6):1226-1234

61. Oni ET, Agatston AS, Blaha MJ, et al. A systematic review: burden and severity of subclinical cardiovascular disease among those with nonalcoholic fatty liver; should we care? Atherosclerosis, 2013, 230(2):258-267

62. Mikolasevic I, Milic S, Racki S, et al. Nonalcoholic Fatty Liver Disease (NAFLD)-A New Cardiovascular Risk Factor in Peritoneal Dialysis Patients. Perit Dial Int, 2016, 36(4):427-432

第十八章

酒精相关性消化系统疾病

第一节 酒精相关性胃炎

一、概述

酒精的结构简式为 CH_3CH_2OH，是一种有机溶剂，容易透过生物膜，可通过呼吸道、消化道黏膜吸收，很少一部分由皮肤和其他黏膜吸收，吸收的速度和程度取决于吸收部位的酒精浓度梯度、膜的通透性和局部血流量。约有 25% 的酒精是通过胃部扩散吸收，而其余 75% 左右的酒精是由小肠和静脉完成。酒精吸收速率在十二指肠和小肠及胃中是不同的，在十二指肠和小肠中比在胃中大得多，主要是由于十二指肠和小肠对任何渗入其表皮的物质有最大的吸收能力。空腹饮酒且酒精浓度是 20% ~ 30% 时，其吸收最快。烈性酒（酒精浓度大于 40%）会延缓胃的排空，从而延迟吸收。含二氧化碳的酒类进入循环的速度更快，如威士忌加苏打或香槟等。食物可以延缓酒精的吸收，特别是碳水化合物，可使血中酒精浓度低于空腹饮酒时的 1/4。酒精溶于水可达身体各个部位，人体内大多数组织的酒精浓度与血中相同。但肝脏例外，因为酒精通过胃和小肠吸收后，经门静脉直接进入肝脏，所以肝脏内酒精浓度最高。组织中酒精消散慢，但在脑和肺等血液循环丰富的组织中较快。同时，酒精的浓度和性别有明显的关系，相同体重及相同饮酒量下，女性饮酒时血液浓度高于男性，这是由于酒精的脂溶性较差，所以很少进入脂肪组织，女性皮下脂肪较多而血容量少。另外，女性胃内的乙醇脱氢酶也比男性少，其吸收前被分解的酒精量少。

肝脏是酒精代谢的主要器官，机体摄入的酒精 90% 以上在肝脏代谢，酒精进入肝脏后，经过乙醇脱氢酶（ADH）、肝微粒体乙醇氧化酶系统和过氧化氢酶氧化成乙醛。胃肠道也参与酒精代谢，但与肝脏相比，酒精在胃肠道的代谢要少得多。酒精在胃肠道的代谢称为首过代谢（FPM），胃肠道有多种酶系参与首过代谢，包括乙醇脱氢酶的各种同工酶、细胞色素 P_{450}（CYPZEI）和过氧化氢酶。通过首过代谢酒精转化为乙醛，胃肠道对酒精的代谢能影响整个机体的酒精生物利用度，并很可能造成由乙醛介导的局部毒性作用，有报道乙醛对胃肠道具有致癌作用。但是，酒精在胃内首过代谢可降低酒精的生物利用度，对抗酒精造成的系统性损害。关于胃内 ADH 活性，很多学者持有不同的争议，认为胃内 ADH 活性与性别、年龄、饮酒量、吸烟及服用药物等均有关系，胃黏膜 ADH 活性与饮酒量呈负相关，胃体 ADH 活性较胃窦高。静脉注射酒精后老年人血清酒精浓度（SEC）明显高于年轻人，而饮酒后则相反，其 SEC 明显低于年轻人。可能的原因为老年人胃排空减慢，酒精和胃内乙醇脱氢酶相互作用时间延长，引起首过代谢增加。现已公认胃 ADH 活性较低的人，尤其是胃切除后可使血酒精浓度升高。Bienia 等研究发现嗜酒者胃酸分泌减少，容易导致萎缩性胃炎，炎症程度与饮酒时间相关。胃内幽门螺杆菌感染可使胃黏膜细胞内 ADH 活性降低，导致胃内酒精代谢缓慢，使胃内酒精浓度保持高水平。

二、发病机制

酒精是一种有机溶剂，对胃黏膜组织具有很强的腐蚀性，破坏表面黏液层和颈黏液细胞，并破坏胃黏膜的正常代谢所需的生理环境。酒精在胃黏膜代谢分解为乙醛后，乙醛与胃黏膜蛋白结合，参与了对胃黏膜的损伤。无水酒精或高浓度酒精具有很强的脱水作用，能凝固组织蛋白。除上述直接损伤作用外，酒精还可通过增强胃黏膜损伤因素、削弱胃黏膜保护因素和使细胞内钙超载等机制引起胃黏膜损伤。

（一）增强胃黏膜损伤因素

1. 损伤性介质产生增多

（1）自由基产生增多：酒精经口摄取后，80% 以上由消化道迅速吸收，其中胃占吸收量的 30%，其余 70% 被小肠上段吸收。酒精经胃吸收后，由于胃内存在有乙醇脱氢酶和黄嘌呤氧化酶，前者催化酒精生成乙醛，后者可催化乙醛代谢产生自由基。自由基在酒精性胃黏膜损伤过程中具有重要作用，因为胃内给予超氧化物歧化酶（superoxide dismutase，SOD）可保护胃黏膜免受酒精的损伤。Huhetal 研究发现，用插管法给予无水酒精（4g/kg）明显引起大鼠胃的出血损伤和脂质过氧化反应，而口服给予 DA-9601（40mg/kg）明显减轻酒精引起的胃出血损伤和脂质过氧化反应，这与 DA-9601 对酒精引起的黄嘌呤类别转换和酶活性的抑制效应成比例。Chowetal 也发现酒精可增强黄嘌呤氧化酶活性。

这些研究结果显示，酒精引起的胃黏膜损伤可能在一定程度上归因于酒精引起黄嘌呤氧化酶活性增加和该酶发生类别转换，而该酶类别转换对自由基产生深远影响。动物实验还发现别嘌呤醇具有预防酒精对胃黏膜损伤作用。已知正常胃黏膜表层内富含还原型黄嘌呤氧化酶，经酒精作用转化为氧化型黄嘌呤氧化酶并增强其活性，促进组织内黄嘌呤在代谢过程中产生超氧离子自由基，并可转复 H_2O_2 为羟自由基（OH），其结果均使自由基增多。氧自由基特别是羟自由基极易与膜脂肪酸中的不饱和键反应，从而启动脂质过氧化链式反应，使得不饱和脂肪酸含量下降，引起细胞膜流动性降低。自由基引起黏膜细胞脂质过氧化反应明显增强，毛细血管内皮细胞也受损致使通透性升高。胃黏膜含有高浓度的非蛋白质巯基，氧自由基作用于巯基使蛋白质变性、酶失活，从而导致黏膜损伤。

（2）胃黏膜脂质过氧化物产生增多：酒精引起胃损伤的直接作用可能是引起胃上皮的脂质过氧化。酒精使胃黏膜中的超氧化阴离子、羟基产物增多及增强脂质过氧化反应。脂质过氧化过程由细胞膜和羟基的相互作用介导，结果产生脂源性自由基和脂质氢过氧化物。已知这些基团是活性极强的引起氧化损伤的产物，酒精引起细胞内氧化反应并引起线粒体通透性改变及线粒体去极化，这加速了胃黏膜细胞的死亡。

（3）产生其他损伤性介质：在胃黏膜损伤中，炎性细胞尤其是活化的中性粒细胞极为重要。酒精使白细胞浸润于胃黏膜，并释放髓过氧化物酶（myelopero-xidase，MPO）、氧自由基、活性氧化代谢产物如超氧化阴离子（O^{2-}）、蛋白酶并黏附于血管内皮造成大血管闭塞等方式导致黏膜损伤。同时，还激活胃肠道的肥大细胞使其释放组胺、血小板活性因子、内皮素、白三烯及各种超氧化物。其中组胺、血小板活性因子可增加黏膜的通透性，内皮素、白三烯可增加胃黏膜损伤的敏感性。通过减少 NO 释放和增加内皮素（ET-1）生成而参与胃黏膜的损伤过程。酗酒者可出现原发性或继发性营养不良，出现多种维生素和微量元素缺乏，其中，叶酸和锌的缺乏较常见。叶酸缺乏影响蛋白合成，锌缺乏可使谷胱甘肽转移酶减少，这些都可以加重酒精对胃黏膜的损伤作用。

2. 影响胃酸分泌　Lenzetal 的实验发现 5% 酒精及威士忌酒明显增加基础胃酸分泌及五肽胃泌素峰值（$p < 0.01$），10% 及 20% 酒精溶液比等热量、等渗透压的对照液明显增加 3h 胃酸分泌量，一般认为饮料的酒精浓度与刺激胃酸分泌呈负相关，低浓度酒精（5%）是酸分泌的温和刺激剂，而高浓度酒精要么无此作用，要么轻度抑制酸分泌。任何途径给予纯酒精都不引起人胃泌素释放。低浓度酒精性饮料（啤酒、葡萄酒）通过两条途径促进胃泌素释放而强烈刺激胃酸分泌：一是增加壁细胞内钙离子浓度，二是刺激嗜铬细胞释放组织胺。啤酒可致最大排酸量，高浓度酒精性饮料不刺激胃酸分泌和胃泌素释放。热稳定性物质和阴离子极性物质是否存在于啤酒中的强有力的胃酸分泌刺激剂还有待证实。慢性酗酒对胃酸分泌的作用不确定。慢性饮酒患者酸分泌能力表现各异，可正常、增强或减弱。

（二）胃、十二指肠动力障碍

酒精可降低食管下括约肌压力，导致食管运动功能失调，增加食管酸暴露时间，利于胃食管反流病的发生。有报道，浓度为 4%、10% 和 40% 的酒精溶液抑制胃排空，啤酒和红酒对胃排空的抑制作用强于相同浓度的酒精溶液。胃排空功能障碍致胃内酸性胃液潴留过久，增加了胃黏膜的损伤。酒精还可降低 Oddi 括约肌基础压和抑制其位相收缩，并呈酒精浓度依赖关系。Oddi 括约肌运动功能障碍。

（三）酒精对胃黏膜的保护作用

少数学者认为低浓度酒精可能对胃黏膜产生适应性细胞保护作用。适当浓度的酒精刺激可引起胃黏膜干细胞热休克蛋白 70（heat shock protein 70，HSP70）的表达。Konturek 给大鼠 100% 酒精灌胃处理后 1h，测得大鼠胃黏膜 HSP70 表达明显上调，而予阿司匹林组则黏膜 HSP70 表达减少。夏玉亭等通过体内外实验证明胃黏膜细胞中的 HSP70 具有保护作用。HSP70 可帮助新生蛋白质成熟和移位，帮助异常蛋白质降解，作为"分子伴侣"对于维持胃黏膜细胞的稳定与生存至关重要，提高细胞 SOD 及过氧化氢酶活性，减轻酒精引起的过氧化反应损伤。适当低浓度酒精还可以防止非甾体抗炎药（nonsteroidal anti-inflammatory drugs，NSAIDs）引起的细胞死亡而产生对胃黏膜的适应性细胞保护作用。Uehigashi 研究表明适度的低浓度酒精可通过提高胃黏膜的前列腺素的水平而对胃黏膜有保护作用。一些酒精性饮料像红葡萄酒，有抗幽门螺杆菌活动性感染的保护作用，这一作用可能与饮料中所含酒精的抗微生物效应有关。

在临床上，利用无水酒精或高浓度酒精能使组织蛋白凝固的特点，采用内镜局部注射无水酒精来治疗上消化道出血，达到止血目的。在动物实验模型中，用于探讨胃黏膜急性损伤的病理生理机制，并被广泛用于药理学研究，用于药物的疗效评估。但慢性饮酒对胃黏膜的影响还存在争议，其与慢性胃炎的关系研究报道不一致。慢性饮酒是否会引起胃、十二指肠溃疡也无定论。酒精与胃癌的关系，人们认为酒精不是直接致癌物质，但在一定实验条件下是一种辅助致癌物质。酒精代谢产生乙醛和自由基，乙醛具致癌作用和致突变作用，可与DNA和蛋白质相结合，破坏叶酸引起继发性过度增生。有证据表明乙醛是酒精致癌的主要原因。近期研究发现酒精对胃黏膜有适应性细胞保护作用，可抗幽门螺杆菌感染、促进胃黏膜上皮细胞更新及HSP70表达，但这些保护作用的分子机制尚不清楚。酒精对胃黏膜的影响较为复杂，深入研究其对胃黏膜的作用机制，对于胃黏膜保护有积极意义。

三、临床表现

一般表现为上腹不适、隐痛、恶心、呕吐。酒精引起急性单纯性胃炎的症状一般较轻，且局限于上腹部。酒精所致急性糜烂性胃炎，除有上腹不适、恶心外，常出现上消化道出血，表现为呕血及黑便。出血常为间歇性，因糜烂可较快愈合而自行停止出血，但别处黏膜又可出现新病变而导致出血，少数患者可无消化道症状而以呕血及黑便为首发症状，极少数患者可出现急性大量出血病情较重。酒精相关性慢性胃炎的常见临床表现为上腹痛及饱胀感，还可出现反酸、嗳气、恶心、上腹不适或烧灼感，部分患者可出现食欲减退、乏力、消瘦等，但较少见。酒精性胃病的体征临床表现较少，一般多表现为上腹轻压痛。

四、胃镜检查

国外学者报道饮酒3个月，每日饮用相当于80g酒精的患者内镜下可见黏膜下出血，病理检查显示出血周围黏膜充血、水肿。胃镜下的表现以胃体（尤其胃体上部）、胃体与胃底交界处黏膜局部病变突出，有浅表糜烂出血及溃疡形成。出血以渗出性为主，未发现小血管裸露性出血，胃体上部为食物通过的路径，饮入的烈性酒未经胃内容物混合稀释，以较高的浓度刺激，对胃黏膜造成损伤是局部病变突出的主要原因。

五、治疗

1. 戒酒。

2. 酌情短时禁食或给予流质饮食，多饮水。

3. 腹痛者可行局部热敷，疼痛剧烈者可给予解痉止痛剂如阿托品、溴丙胺太林、复方颠茄片、654-2或山莨菪碱等。

4. 剧烈呕吐者可注射甲氧氯普胺，有明显失水者可静脉输液补充水和电解质。

5. 必要时给予H_2受体拮抗剂或质子泵抑制剂以减少胃酸分泌，并同时给予胃黏膜保护剂如硫糖铝、胶体铋剂等，以减轻黏膜炎症。

6. 呕血者除给予 H_2 受体拮抗剂和质子泵抑制剂外，弥漫性胃出血可给予 8mg 去甲肾上腺素加 100ml 冰盐水胃内保留，以收缩胃黏膜表面血管，达到止血目的。云南白药 0.5g，3 次/d 口服；凝血酶 1 000 ～ 2 000U 加入盐水稀释，1 ～ 2h 口服 1 次；注射用血凝酶 1 ～ 2kU，肌注或皮下注射。

7. 如有小动脉出血可于胃镜直视下行高频电凝止血。

六、预后

酒精性胃病经休息及内科治疗后多能恢复，极少数上消化道大出血的患者如治疗不及时，预后较差。

七、研究进展

（一）酒精与幽门螺杆菌感染

幽门螺杆菌（Hp）是慢性活动性胃炎的直接病因，是胃、十二指肠疾病发病与复发的重要因素，并与胃癌密切相关。我国感染率为 40% ～ 60%，长期饮酒者中 Hp 感染率为 32.9%，低于一般人群。国内外研究均证实慢性饮酒者幽门螺杆菌感染率降低。德国的一份资料显示，在 1 410 例人群中调查，饮酒者感染率为 34.9%，未饮酒者为 38.0%。Tursi 报告指出适量饮酒减少人体感染 Hp 的风险，机制可能与适应性细胞保护作用有关。国内文献报道 Hp 感染率，对照组为 54.3%，少量、中等量、大量饮酒者感染率分别为 61.5%、33.3% 和 23.8%，认为大量饮酒破坏局部微环境，不利于 Hp 生长，故感染率低。也有研究发现 Hp 感染后影响乙醇脱氢酶活性，使酒精首过代谢降低，黏膜损伤加重。慢性饮酒者幽门螺杆菌感染率降低，其可能原因有：①酒精特别是大量酒精对 Hp 有杀菌作用；②是酗酒可能对胃内生态环境有影响，不利于 Hp 的生存。当胃腔内酒精浓度超过 14% 就能破坏黏膜屏障，由于酒精增加氢离子向黏膜内的渗透性，使黏膜内和黏膜下毛细血管破坏，血管充血，血浆蛋白渗出。加之酒精的高脂溶性，使它很易渗入浅表上皮细胞并继续向深部渗透。因此，酒精可同时损伤上皮细胞和下面的血管，减少了氧化磷酸化和黏膜内 ATP 合成，破坏了细胞功能，破坏了 Hp 生长的环境，导致 Hp 感染率降低。

总之，目前研究显示慢性饮酒患者中糜烂型、胆汁反流型胃炎检出率较高，Hp 感染率相对较低，萎缩型胃炎、消化性溃疡、胃癌检出率与一般人群无差异。慢性饮酒并未造成严重的胃黏膜病变。目前的研究还发现饮酒者一旦感染 Hp，其清除 Hp 用药时间要比非饮酒者时间长，增加了患者的经济负担。

（二）酒精与十二指肠球溃疡

饮酒相关的胃十二指肠黏膜病变中，十二指肠球部溃疡（DU）也是人们争议和关注的焦点。一些报道显示慢性饮酒并不增加 DU 的发病率，而另一些调查却显示饮酒是十二指肠溃疡发病的危险因子。长期大量饮酒可能导致肝硬化，肝硬化患者胃黏膜屏障功能削弱，增加了 DU 的发病危险性。所以，慢性饮酒在 DU 的发病中所起的作用有待进一步研究。

（三）酒精与胃癌

人们认为酒精不是直接致癌物质，但在一定实验条件下是一种辅助致癌物质。长期饮酒是胃癌发生的危险因子，酒精代谢产生乙醛和自由基，乙醛具致癌作用和致突变作用，可与 DNA 和蛋白质相结合，破坏叶酸引起继发性过度增生。有证据表明乙醛是酒精致癌的主要原因，可致胃黏膜上皮化生。胃癌发病率的上升与饮用啤酒、葡萄酒和伏特加等有关。由上可见慢性饮酒对胃十二指肠黏膜的影响较为复杂。

（韩明子　许　军）

第二节　酒精性脂肪肝

酒精性肝病（alcoholic liver disease，ALD）是指由于长期大量摄入酒精所导致的肝脏损害，其分型如下：轻症酒精性肝病（mild alcoholic injury，MAI）、酒精性脂肪肝（alcoholic fatty liver，AFL）、酒精性肝炎（alcoholic hepatitis，AH）、酒精性肝纤维化（alcoholic hepatic fibrosis，AHF）、酒精性肝硬化（alcoholic cirrhosis，AC）五型。其中，酒精所导致的肝衰竭也越来越常见，成为重症肝炎及肝硬化预后不良的警示。

一、概述

1. 酒精性脂肪肝　是由于长期大量饮酒导致的中毒性的肝细胞脂肪变性（steatosis），它是我国常见的慢性肝病之一，其发病率每年均呈上升趋势，严重危害人民健康。

2. 流行病学　随着我国人民物质生活水平的提高，每年新增酗酒的人群不断增加，低龄化和女性化的流行趋势更值得关注。

二、病因及发病机制

长期过量饮酒（折合酒精量男性每日 40g，女性 20g，酒精克数的计算公式为：酒精 g = 饮酒量 ml × 酒精度数 ×0.8）连续五年以上，其中 60% ~ 90% 可出现脂肪肝，但有些人少量饮酒（男性 20g，女性 10g）也有个案报道出现脂肪肝，个体差异很重要，影响病变发展的是饮酒总量，而与饮料种类及饮用方式无关。

1. 酒精的代谢途径　摄入到体内的酒精 90% 以上在肝脏代谢，有三种酶参与酒精的代谢，包括乙醇脱氢酶、乙醇氧化酶和乙醇过氧化物酶，其中乙醇脱氢酶最重要，该酶有遗传的多态性，故不同种群或同一种群不同个体对酒精的清除率有差异。酒精的代谢产物乙醛对肝脏的损伤最大，它可以与肝细胞内的蛋白质分子结合干扰肝细胞的代谢功能，并且产生自由基使脂质过氧化，破坏肝细胞膜，减少了肝细胞内谷胱甘肽的含量，使得肝脏细胞中葡萄糖、脂肪、蛋白质的代谢障碍，临床上出现高乳酸血症、高尿酸血症、低血糖、高脂血症和脂肪肝。

2. 营养缺乏 酒精提供热量不含维生素等营养物质，长期饮酒者营养缺乏，一方面使肝细胞的再生、修复障碍，另一方面酒精的毒性作用使防御机制下降，容易出现肝损伤。必须指出营养充分，也不能阻止长期饮酒导致肝病的发生。

3. 高代谢状态 长期饮酒者肝脏代谢率增加，氧耗增加，在肝小叶中央区明显，肝细胞损伤往往从肝小叶中央区开始较为明显。

4. 免疫因素 研究发现饮酒造成的免疫反应以细胞介导更为重要，这就可以解释尽管嗜酒者停止饮酒，但免疫介导的病理损伤还持续存在一段时间，并且已戒酒者再次重新饮酒可使肝脏功能迅速恶化。

5. 遗传因素 酒精在不同种群以及同一种群的不同个体的肝脏代谢率的差异较大，但这并不等同于说对酒精造成肝脏损伤较小的人群可以大量饮酒，因为饮酒时间越长，肝脏受损易感性也越高，乙醇脱氢酶遗传的多态性起主要作用，此外，HLA 表型的不同造成的个体差异也参与其中。

6. 乙型或丙型肝炎病毒感染 感染乙型或丙型肝炎病毒的人饮酒后更易出现肝损伤，同时长期大量饮酒的人群因为已有肝损伤故肝脏的免疫功能低下，更易获得乙型或丙型肝炎病毒感染，同时出现的损伤因素往往比单一饮酒造成的损伤更严重更早发生。

三、临床表现

酒精性脂肪肝的临床表现为非特异性的，可以无症状或症状轻微，可有轻度乏力不适，食欲减退，右上腹部隐痛，部分患者可出现腹泻等消化不良症状，病情进展，多数患者于查体时可发现肝脏肿大，右上腹部压痛和上腹不适，少数患者可出现轻度黄染。

四、实验室及影像学检查

肝功能化验：ALT、AST 正常或轻度升高，以 AST 升高为主，通常不超过正常值的 10 倍，GGT、ALP 亦显著升高，以 GGT 升高更为明显。

生化检查：血尿酸、三酰甘油以及 IgA、IgG 也可升高，并且出现低水平的抗核抗体。

超声检查：肝脏增大，实质回声增粗、增强，

CT 检查：肝脏密度低于脾脏密度。

五、诊断和鉴别诊断

饮酒史是诊断酒精性肝病的必备依据，长期过量饮酒（男性 40g/d，女性 20g/d）连续五年以上，或最近 2 周内有大量饮酒史，酒精量超过每日 80g，有些人少量饮酒（男性 20g/d，女性 10g/d）同时存在营养不良或肥胖症、吸烟等也可出现脂肪肝，酒精性脂肪肝的诊断主要有以下三方面，是否存在脂肪肝，脂肪肝是否与饮酒相关，排除其他原因引起的脂肪肝，故在诊断过程中应仔细询问患者饮酒的种类、饮酒量、时间、方式和进食的情况，饮酒者通常对自身饮酒情况诉说的不够详细，或出现明显的排斥现象，可通过其家属获得所需的临床资料，肝活检可明确酒精性肝损害的程度，但对脂肪肝阶段来说并非必

需。此病主要与非酒精性脂肪肝鉴别，后者好发于肥胖、糖耐量异常的患者，无嗜酒史，多为女性，一般无临床症状。

六、治疗

（一）戒酒和防治戒酒综合征

对于酒精性脂肪肝来说，戒酒为最重要的治疗手段，通常戒酒 4 ~ 6 周后脂肪肝可恢复正常，出现酒精性脂肪肝的患者往往对此阶段的酒精性肝病严重程度认识不足，部分患者存在酒精依赖，突然戒酒可出现神经系统表现：双手震颤、幻觉、惊厥、谵妄，治疗包括精神治疗和药物治疗两方面，应对患者进行健康宣教，出现戒断症状的患者适量口服地西泮，注意戒酒应逐渐减少饮酒量。治疗中给患者充分的热量补充，进食高蛋白、高热量和低脂的饮食，补充维生素及叶酸和微量元素。

（二）药物治疗

甘草酸制剂、水飞蓟宾、多烯磷脂酰胆碱、还原性谷胱甘肽等药物有不同程度的抗氧化、保护肝细胞膜及细胞器的作用，S- 腺苷甲硫氨酸通过转甲基作用，加强肝细胞的解毒功能，防止肝脏组织恶化的趋势，上述保肝药物通常用于肝功异常的酒精性脂肪肝的患者，不宜同时应用多种保肝药物。

七、预后

酒精性脂肪肝一般预后良好，戒酒和高蛋白饮食治疗 2 ~ 4 周后大多数患者，可完全恢复。

（马志斌　杨幼林）

第三节　酒精性肝炎

一、流行病学

酒精性肝炎在我国的总发生率及患病率仍不详，但据报道在日本、美国和西欧患病率逐年上升，约占成年人口的 20%。

二、临床表现

酒精性肝炎可无症状，隐匿的症状如周身不适及乏力等常见。详细查体发现肝脏肿大发生率为 75%。发生纤维化引起门静脉高压，可发生脾大、蜘蛛痣、肝掌、男子乳腺增大、腹水等。重度酒精性肝炎引发黄疸、凝血障碍或发热。严重酒精性肝炎的典型表现是大量饮酒患者突发肝大、上腹隐痛、黄疸及发热。患者常有流感样前驱症状如周身不适、食欲减退、乏力等。这些症状可能促使患者减少饮酒量，又能引起戒酒相应症状。有些患者因肝功能失代偿及其相关情况如戒酒症状、胃肠道、出血、感染或胰腺炎等情况住院。多数患者在戒酒早期逐渐恢复，有些患者已戒酒，对有关病情积极治疗，但病情仍继续恶化。血 TNF-α、IL-12、IL-8、IL-6 等浓度大多增高，细胞因子水平最高，死亡率最大。恢复期，血清细胞因子水平逐渐减低。

询问病史时应注意寻找病毒性肝炎的危险因素。部分丙型肝炎可引起脂肪变性，诊断慢性乙型或丙型肝炎，一般能排除酒精及非酒精性脂肪性肝炎；但同时并存也有可能。要注意了解患者平常饮酒情况，每日摄入酒精（男子 > 60g、女子 > 20g）发生酒精性脂肪性肝炎的风险增加；非酒精性脂肪性肝炎患者，摄入较低酒精量亦可使肝损害加重。病史和体检还应包括其他类型慢性肝病的表现，如自身免疫肝炎、血色病、抗胰蛋白酶缺乏、Wilson 病、原发性胆汁性肝硬化及原发性硬化性胆管炎等。基础肝病的程度轻重可由肝硬化症候评估，如黄疸、粪中胆汁缺失、瘙痒、消化道出血、腹水或下肢水肿、人格改变、失眠、记忆力减退或注意力不能集中、扑翼样震颤、惊厥及昏迷等。

三、辅助检查

（一）实验室检查

肝功能化验血清谷丙转氨酶、谷草转氨酶及 γ- 谷氨酰转肽酶水平增高多在 4 倍以下，增高 10 倍以上的情况极为罕见，如有提示另一诊断或合并药物或病毒性肝损伤。肝酶水平与内在肝病轻重并不平行，不能预测哪些患者是脂肪变性而非脂肪性肝炎，有无肝硬化。很多酒精性脂肪性肝炎患者，谷草转氨酶至少比谷丙转氨酶高出一倍，而非酒精性脂肪性肝炎患者在发展到肝硬化以前，一般不会出现这种类型的肝酶改变。酒精和非酒精性脂肪性肝炎患者 γ- 谷氨酰转肽酶水平都增高，此酶增高还是胰岛素抵抗的敏感指标。肝脂肪变性时，肝酶水平可正常。有些酒精和非酒精性脂肪性肝炎病例，血清碱性磷酸酶水平也有轻度（1.5 ～ 2 倍）增高。增高幅度更大，应想到同时伴有胆管系统疾病或肝浸润性病变。血胆红素、白蛋白、氨、凝血酶原时间及血小板计数等，也有助于肝病程度的评估。血糖增高和血脂异常（总脂蛋白及低密度脂蛋白水平增高，高密度脂蛋白水平减低，高三酰甘油血症等）亦与酒精性脂肪性肝炎有关。自身抗体检查一般皆为阴性，病毒标志物、抗胰蛋白酶表型、转铁蛋白饱和度（transferrin saturation）及血浆铜蓝蛋白（ceruloplasmin）等皆正常。有些酒精性脂肪性肝炎患者，也可能同时患有慢性病毒性肝炎。

（二）影像检查

用于反映肝脏脂肪浸润的分布类型，粗略判断弥漫性脂肪肝的程度，提示是否存在肝硬化，不能区分单纯性脂肪肝与脂肪性肝炎，难以检出 < 33% 的肝细胞脂肪变。注意超声检查弥漫性肝脏回声增强及 CT 密度值降低可见其他慢性肝病。

1. 超声检查　具备以下三项腹部超声表现中的两项者为弥漫性脂肪肝：①肝脏近场

回声弥漫性增强，回声强于肾脏；②肝脏远场回声逐渐衰减；③肝内管道结构显示不清。

2. CT 检查　弥漫性肝脏密度降低，肝脏与脾脏的 CT 值之比 ≤ 1；若该 CT 比值 ≤ 1.0 但 > 0.7 者为轻度，若该 CT 比值 ≤ 0.7、> 0.5 者为中度，若该 CT 比值 ≤ 0.5 者为重度。

（三）肝活检

肝活检是证实临床疑为酒精性肝炎的"金标准"，特别是查体或实验室检查提示不止一种类型肝病时，应尤其注意。肝活检也是脂肪性肝病最敏感的分期方法，因为组织学征象能对脂肪性肝炎与脂肪变性作出鉴别，并能在门脉高压发生明显后果前，发现肝纤维化。由于肝相关性疾病发病率和死亡率风险最大的患者最易出现这种情况，因此很多临床医师把肝活检限于年龄 45 岁以上的肥胖或糖尿病者，因为这些人发生晚期肝纤维化的风险最大。酒精性肝病病理学改变主要为大泡性或大泡性为主伴小泡性的混合性肝细胞脂肪变性。依据病变肝组织是否伴有炎症反应和纤维化，可分为单纯性脂肪肝、酒精性肝炎、肝纤维化和肝硬化。酒精性肝病的病理学诊断报告应包括肝脂肪变程度（F0 ~ 4）、炎症程度（G0 ~ 4）、肝纤维化分级（S0 ~ 4）。酒精性肝炎时肝脂肪变程度与单纯性脂肪肝一致，分为 4 度（F0 ~ 4），依据炎症程度分为 4 级（G0 ~ 4）：G0 无炎症；G1 腺泡 3 带呈现少数气球样肝细胞，腺泡内散在个别点灶状坏死和中央静脉周围炎，G2 腺泡 3 带明显气球样肝细胞，腺泡内点灶状坏死增多，出现 Mallory 小体，门管区轻至中度炎症 G3 腺泡 3 带广泛的气球样肝细胞，腺泡内点灶状坏死明显，出现 Mallory 小体和凋亡小体，门管区中度炎症伴和 / 或门管区周围炎症；G4 融合性坏死和 / 或桥接坏死。

四、诊断

诊断酒精性肝炎，须介入和非介入性检查并用，至今还没有一种检查，敏感性及特异性完全可信。酒精性肝炎的诊断要点包括：长期大量饮酒史的患者，其 AST 升高 < 300U/m 及 AST/ALT > 2，总胆红素 > 5mg/d（l85μmol/L），国际标准化比值（INR）升高与中性粒细胞增多，出现腹水可除外其他原因。对个别病例，询问家庭成员及伙伴证实其饮酒史可确诊。我国《酒精性肝病诊疗指南》中酒精性肝炎是指在短期内肝细胞大量坏死引起的一组临床病理综合征，可发生在有或无肝硬化的基础上，主要表现为血清 ALT、AST 升高和血清总胆红素明显增高，可伴有发热、外周血中性粒细胞升高。重症酒精性肝炎，指酒精性肝炎患者出现肝衰竭的表现，如凝血机制障碍、黄疸、肝性脑病、急性肾衰竭、上消化道出血等，常伴有内毒素血症。

酒精性肝炎的鉴别诊断包括非酒精性脂肪性肝炎、急性或慢性病毒性肝炎、药物性肝损害、暴发性 Wilson 病、自身免疫性肝病、α1- 抗胰蛋白酶缺乏症、肝脓肿、逆行性胆管炎及肝癌等所致的肝功能代偿障碍。

肝脏活体组织检查（肝活检）可以证实酒精性肝炎，同时能排除其他原因引起的肝病，但是肝穿也并非必需。酒精性肝炎患者如伴有发热、外周血中性粒细胞升高，可通过血培养、尿培养、腹水细胞计数和腹水培养及胸片检查等排除是否有泌尿系感染、自发性细菌性腹膜炎及肺炎等细菌感染。

肝脏超声可以鉴别肝脓肿、肝癌；磁共振胰胆管造影（MRCP）可以鉴别胆道梗阻。

多普勒血流检查对于诊断酒精性肝炎有一定的帮助，因为肝动脉直径的增加和肝动脉收缩期峰值速度的增加有助于酒精性肝炎的诊断。

五、治疗

戒酒和终身戒酒是延缓酒精性肝炎发展最重要的治疗方法，应为每一位酒精性肝炎患者的戒酒制订一套心理、社会支撑计划。有报道巴氯芬（Baclofen）为 $GABA_B$ 受体激动剂，促进酒精性肝硬化的嗜酒者短期戒酒，不良反应轻，目前尚无针对减少酒精性肝炎者对酒精渴求药物的研究。纳洛酮或乙酰高牛磺酸在治疗酒精性肝炎相关的肝衰竭中的安全性，尚未得到确认。皮质类固醇和己酮可可碱（pentoxifylline）对严重酒精性肝炎住院患者的疗效，被前瞻性、随机性、安慰剂对照试验证明。两者都能抑制促炎性细胞因子（proinflammatory cytokines）的产生和活力，使与肝有关的疾病死亡率减低约 50%。如无禁忌，严重酒精性肝炎患者应给予皮质类固醇（甲泼尼龙口服每日 40mg 共 1 周）或己酮可可碱（400mg，3 次 /d 口服，共 4 周）。维持剂量不作推荐。酒精性肝炎患者应强调戒酒，并转酒精康复中心治疗，提高长期疗效。饮酒渴求的酒精性肝炎者，应补充维生素 B，注意饮食营养。大多数酒精性肝炎者营养不良，死亡的风险与营养不良密切相关。肠内和肠外营养能改善患者营养状态，不能提高短期生存率。营养方法：35 ～ 40kcal/（kg·d）[蛋白 1.5g/（kg·d）]。对症治疗包括治疗腹水（限盐和利尿剂的应用）、肝性脑病（乳果糖的使用、清除肠道致病菌的抗生素使用）和感染（应用敏感抗生素）。震颤性谵妄和急性戒断综合征应用短效地西泮治疗。肝肾综合征需补充人血清白蛋白和血管收缩剂 terlipressin（特利加压素）、米多君（midodrine）、奥曲肽或去甲肾上腺素。

六、预防

一级预防：戒酒是对酒精性肝炎的一级预防。

二级预防：发生酒精性肝炎的人，能增加肝氧化应激的因素，促使脂肪变性向脂肪性肝炎发展。患者应戒酒，并补充抗氧化剂，或抑制内源性因素的治疗，减少 TNF-α 的产生。有关这方面的干预资料，目前还只限于动物实验模型。

预后：严重酒精性肝炎而住院的患者中，约 50% 5 年内发生肝硬化，特别是组织学检查肝损害严重、继续饮酒以及女性者更多。相对无症状的酒精或非酒精性肝炎患者，也可发生肝硬化。他们的肝纤维化在 10 ～ 20 年中逐渐缓慢发生，一直未被察觉，直至发生明显的门脉高压症状（如脾功能亢进或腹水）。约 10% ～ 20% 酒精性肝炎患者在 5 ～ 10 年内发生晚期纤维化或硬化。

（马志斌　杨幼林）

第四节　酒精性肝纤维化

一、概述

每日酒精摄入量 100g 达 10 年以上可引起肝纤维化，酒精性肝纤维化是酒精性肝硬化的前期病变。影响酒精性肝损伤进展或加重的因素多元化，目前研究发现的危险因素主要包括：饮酒量、饮酒年限、饮酒方式、酒精饮料品种、种族、肥胖、性别、肝炎病毒感染、遗传因素、营养状况等。

二、病因和发病机制

酒精所致肝毒性的作用机制较为复杂，至今尚未明确，目前广为接受的是"二次打击"学说。酒精及其代谢产物导致肝细胞功能异常，此为"初次打击"，并使之对各种损伤的易感性增强并产生诱发"再次打击"的物质；第二次打击即为脂质过氧化、线粒体功能异常、炎性细胞因子的释放等形成"再次打击"，诱导肝脏的炎症反应，导致肝细胞发生变性坏死、肝纤维化及肝硬化。酒精在肝细胞内，经乙醇脱氢酶、过氧化氢酶和微粒体乙醇氧化酶系统氧化，生成乙醛，这一过程导致肝内氧化/还原环境改变，肝细胞内脂肪沉积。乙醛对肝细胞有明显的毒性作用，使细胞内蛋白功能异常造成蛋白酶失活、线粒体损伤、诱导免疫反应等导致肝细胞的变性和坏死。酒精的氧化过程可引发脂质过氧化，导致肝细胞和细胞器代谢功能障碍，对线粒体的影响尤为重要，线粒体损伤、老化、功能障碍导致肝细胞内脂质进一步堆积及肝细胞能量代谢紊乱加速细胞死亡。长期饮酒者肠道革兰氏阴性菌过度生长、肠壁通透性增高导致高内毒素血症，肝 Kupffer 细胞激活，它是酒精性肝脏炎症反应和纤维化产生的主要细胞，它可促进肿瘤坏死因子、转化生长因子、血小板源性生长因子、白细胞介素等炎症因子释放，诱导环氧合酶-2 等的表达引起肝脏细胞损伤，促发"二次打击"。促炎因子的产生是纤维化形成的关键因素，血小板源性生长因子、转化生长因子、白细胞介素等可使肝星状细胞（HSC）活化、增殖转化为肌成纤维细胞（MF），后者在增生过程中可产生大量的细胞外基质（ECM）和参与胶原降解的基质金属蛋白酶，当纤维生成和降解失衡，细胞外基质过度沉积则形成肝纤维化。MF 在增殖过程中可合成和分泌转化生长因子、血小板源性生长因子等，通过自分泌和旁分泌促进自身增殖，继续产生细胞外基质，此时即使致病因素消除，肝纤维化仍可继续。

三、临床表现

酒精性肝纤维化无特异性症状，可表现为乏力、腹胀、食欲减退、肝区疼痛，可有肝脾大等，也可完全无症状、无体征。

四、辅助检查

1. 实验室检查

（1）肝功能试验：AST、ALT 轻到中度增高，很少超过 300U，AST 升高明显，常有 AST/ALT ≥ 2。GGT 及 ALP 显著升高。

（2）血常规：平均红细胞容积（MCV）升高。

（3）纤维化的血清学标志物：Ⅲ型前胶原氨基末端肽（PⅢP）；Ⅰ、Ⅲ型胶原；Ⅳ型胶原、透明质酸、层粘连蛋白等；赖氨酸氧化酶、赖氨酸羟化酶、脯氨酸羟化酶；组织金属蛋白酶抑制物（TIMP）-1 及 TIMP-2。其他非损伤性标志包括：α2 巨球蛋白、载脂蛋白 A 及结合珠蛋白等。这些指标敏感性、特异性不一，建议联合检测。

2. 影像学检查

（1）超声检查：超声检测肝脏表面呈波纹状或不规则；肝脏回声不均匀、粗糙或结节样改变；肝静脉可变细；肝边缘变钝；脾脏面积增大，以上五项参数对肝纤维化分期很有帮助。此外门静脉栓塞或胆囊壁增厚也是肝纤维化可见的超声表现。

（2）彩色多普勒：血流显像发现肝纤维化时肝动脉血流速度增加，门静脉血流速度减慢，两者的比值（A/V）更能全面地反映血流动力学变化，晚期肝纤维化时尤为典型。超声造影近年探索用于诊断肝纤维化。

（3）CT 检查：肝脏表面不规则、肝实质粗糙、密度不均匀、肝左右叶比例失常、肝裂增宽、肝内结节形成等形态学改变，以及脾大、脾-门静脉血管增粗、腹水形成等门静脉高压征象。肝脏 CT 灌注成像可在微循环水平无创、快捷地反映肝脏的血流动力学改变。

（4）MRI 检查：常规的 MRI 与常规 CT 扫描差别很小，可见肝脏表面、肝脏实质、门静脉系统等；MRI 增强扫描可提高诊断的准确性。

3. 肝穿刺活组织检查　是诊断酒精性肝纤维化的"金标准"。酒精性肝纤维化分为 4 期（S0～4）：S0，无纤维化；S1，腺泡 3 带局灶性或广泛中央静脉周围纤维化和窦周/细胞周纤维化；S2，纤维化扩展至门管区，中央静脉周围硬化性玻璃样坏死，局灶性或广泛性门管区星芒状纤维化；S3，腺泡内广泛纤维化，局灶性或广泛性桥接纤维化；S4，肝硬化。

五、诊断和鉴别诊断

1. 酒精性肝纤维化的诊断标准

（1）有长期饮酒史，一般＞5 年，酒精量，男性 ≥ 40g/d，女性 ≥ 20g/d，或 2 周内有大量饮酒史，酒精量＞80g/d。注意性别、遗传易感性等因素的影响。

（2）临床症状：非特异性，可无症状或有右上腹胀痛、食欲减退、乏力、体重减轻、黄疸等；病情加重，可有神经精神症状、蜘蛛痣、肝掌等。

（3）实验室检查：AST、ALT、GGT、总胆红素（TBIL）、凝血酶原时间（PT）、缺糖基转铁蛋白（CDT）和平均红细胞容积（MCV）等指标升高。戒酒后上述指标可明显下降，常于 4 周内基本恢复正常，AST/ALT＞2 有助于诊断。

（4）肝脏 B 超或 CT 检查有典型表现：可显示为弥漫性脂肪肝，并能显示其程度，可提示是否存在肝硬化。

（5）排除嗜肝病毒感染、药物、中毒性肝损伤和自身免疫性肝病等。

凡符合第 1、2、3（或 4 项）和第 5 项者，可诊断为 ALD；仅符合第 1、2 项和第 5 项者，疑诊为 ALD。其中酒精性肝纤维化：无特异性临床症状和体征，未行肝穿刺活组织病理学检查时，应结合饮酒史、纤维化血清标记物、GGT、AST/ALT、TBIL、载脂蛋白 A、α2 巨球蛋白等指标，综合判断以明确诊断。联合检测并动态观察各项指标，可有助于提高诊断准确性。

2. 酒精性肝纤维化　应与慢性病毒性肝纤维化、肝硬化进行鉴别，但嗜酒者 HbsAg 和 HCV 标志物阳性率较正常人群高；还需与自身免疫性肝炎肝硬化、遗传代谢疾病导致的肝脏病变相鉴别。

六、治疗

1. 最基本的治疗　戒酒，加强营养，以高热量、高蛋白和富含维生素的食物为主，给予多种维生素。由于 ALD 的 HBV 感染率高，故应加强疫苗注射。

2. 营养治疗　指经肠道外的营养供给，主要是输入复方氨基酸液和支链氨基酸。因为严重的营养不良与病死率密切相关，氨基酸代谢失衡是肝性脑病的主要病因。提供足够热量［至少 30kcal/（kg·d）］和氨基酸，提高生存率。

3. 水飞蓟素　是从水飞蓟中提取的一种类黄酮化合物，有抗酒精性肝损害作用，既能清除活化氧、对抗脂质过氧化及抑制一氧化氮产物，还能保护和稳定肝细胞膜，促进肝细胞再生；并具有抗纤维化及免疫调节功能。是目前治疗 ALD 较理想的药物。

4. 糖皮质激素　具有抑制 Kupffer 细胞激活，减少细胞因子产生的作用，可减轻病情，尚有争议，不宜常规用于酒精性肝纤维化的治疗。

5. S-腺苷甲硫氨酸　可通过转甲基促进卵磷脂合成，促进细胞膜的修复，同时增加血中谷胱甘肽水平，达到保护肝细胞的功能。

6. 甘草酸制剂、多烯磷脂酰胆碱和还原型谷胱甘肽等　有不同程度的抗炎、抗氧化、保护肝细胞膜和细胞器的作用，改善肝生化指标，防止肝组织学恶化。

7. 肝移植　其 5 年生存率 ≥ 70%，且成功率比非酒精性肝病要高。

（马志斌　杨幼林）

第五节　酒精性肝硬化

一、概述

酒精性肝硬化（alcoholic cirrhosis，AC）：长期大量饮酒导致肝细胞损害、脂肪沉积及肝脏纤维化，逐渐发展至肝硬化。国内报道酒精性肝硬化占肝硬化发病率的 15%，慢性酒精中毒导致肝硬化的发生率有逐年上升趋势。慢性饮酒者约 20% ～ 30% 可发展成 AC，有报道每日摄入乙醇 80 ～ 150g，持续 5 ～ 10 年，肝硬化危险性可增加 5 倍。小量饮酒乙醇摄入量 < 40g/d，持续 20 年以上，也可导致肝硬化。

二、病因和发病机制

酒精所致肝毒性的作用机制复杂，可能涉及以下机制：

1. 乙醇的中间代谢产物乙醛与蛋白质结合成乙醛-蛋白复合物，可直接损伤肝细胞并能诱导细胞及体液免疫反应。

2. 乙醇代谢是耗氧过程，可导致小叶中央区缺氧。

3. 乙醇氧化途径中的活性氧可导致肝损伤。

4. 辅酶 I（NAD）在乙醇代谢过程中被消耗导致依赖 NAD 的生化反应减弱等肝内代谢紊乱，可导致高脂血症、脂肪肝。

5. 血液中过高的酒精浓度可引起肝血管收缩、血流减少、血流动力学紊乱、氧供减少及酒精代谢增加，导致肝功能恶化。

肝细胞损伤发展至肝硬化病理演变过程包括 4 个方面：①致病因素使肝细胞广泛的变性、坏死、肝小叶的纤维支架塌陷。②残存和再生的肝细胞不能沿已塌陷的纤维支架排列，形成再生结节。③细胞因子促进肝纤维化，形成纤维间隔。④增生的纤维组织包绕再生结节或将残留肝小叶重新分割，改建成假小叶这一肝硬化的典型改变。血管受到再生结节挤压，肝动脉、肝静脉、肝内门静脉三者分支失去正常关系，出现交通吻合支，肝脏血液循环紊乱，形成门静脉高压，加重肝细胞缺血缺氧，进一步加重肝硬化。

三、临床表现

肝硬化代偿期可无症状或症状轻微，无特异性。可有乏力、腹胀、食欲减退等。发展至肝硬化失代偿期，可以出现乏力、不规则低热；食欲减退、恶心、呕吐、腹胀；牙龈、鼻腔出血、皮肤紫癜；男性乳房发育、女性闭经；黄疸、腹水、水肿、消化道出血等表现。

体征：查体可见面色晦暗、营养不良，肝掌、蜘蛛痣、男性乳房发育等。腹壁静脉显露或曲张，重者呈水母状。黄疸提示肝功能储备减退。腹水、双下肢水肿最常见。腹部触诊左季肋下触及肿大的脾脏，肝硬化后肝脏虽然缩小多数肋下仍能触及。

肝硬化者出现并发症时可有相应临床表现。

（1）食管胃底静脉曲张破裂出血：呕血、黑便、失血性休克。

（2）肝性脑病：性格改变、计算力下降、行为失常、意识障碍，重者昏迷，是肝硬化者最常见的死亡原因。

（3）感染：呼吸道、泌尿道、胃肠道、胆道感染有相应症状，自发性细菌性腹膜炎发病率较高，发热、腹痛、短期内腹水增长快速，腹部查体可见腹膜刺激征。

（4）电解质紊乱和酸碱平衡失调：低钠、低钾、低氯血症、呼吸性碱中毒、代谢性碱中毒等。

（5）原发性肝癌：当肝硬化患者出现消瘦、肝区疼痛、肝脏进行性增大、低热、血性腹水时应提高警惕。

（6）肝肾综合征：诊断标准如下，①肝硬化合并腹腔积液；②急进型血肌酐浓度在2周内升至2倍基线值，或＞226μmol/L；缓进型血肌酐＞133μmol/L；③输注白蛋白扩容、停用利尿剂2d以上血肌酐没有改善；④无休克；⑤未使用导致肾功能不全的药物或扩血管药物治疗；⑥排除肾实质疾病。

（7）肝肺综合征：指无基础心肺疾病发生在严重肝病基础上的低氧血症，为肺内血管扩张所致，尤以立位加重。治疗效果不好，预后差。

（8）门静脉血栓：腹痛、腹胀加重，腹水增加、脾增大等。

（9）胆石症：发生概率约为30%，胆囊及肝外胆管结石均较为常见。

四、实验室和影像学检查

1. 血常规　常有贫血，脾大脾功能亢进时红细胞、白细胞、血小板三系减少，感染时白细胞增多和／或中性粒细胞分类计数增高。

2. 肝功能　转氨酶轻至中度升高，以AST升高为主，GGT、ALP升高；胆红素升高，直接胆红素、间接胆红素皆升高，为肝细胞性黄疸；白蛋白降低，球蛋白升高，白／球比例倒置。

3. 凝血酶原时间　不同程度延长，大部分凝血因子由肝细胞产生，该项指标一定程度反映肝储备能力，延长时间明显提示肝储备能力低下，预后差。

4. 甲胎蛋白（AFP）　伴随肝细胞坏死与转氨酶一同升高、下降；明显升高警惕原发性肝细胞癌。

5. 腹部超声　酒精性肝硬化早期可见肝脏各径线测值增大，肝实质回声增粗，随着病情进展出现肝包膜增厚，肝脏体积缩小，肝实质回声不均匀；脾大，门静脉系统增宽。

6. CT　酒精性肝硬化早期原有酒精性脂肪肝，肝脏体积较大，肝硬化结节大小基本一致，多表现为细小颗粒；病情进展肝脏体积缩小，结节变大，肝脏表面锯齿状，肝叶比例失调，肝裂增宽，脾脏增大变厚、门静脉系统增宽，腹水等。

7. MRI　较CT有优越性，除上述表现外还具有多方位成像，显示肝内血流、血管形态，反映门静脉系统压力等优点。

8. 电子胃镜　明确有无食管、胃底静脉曲张，合并上消化道出血者，明确病因并进行止血。

9. 肝穿刺活组织检查　大体表现为小结节性肝硬化；肝小叶结构完全毁损，以广泛纤维化和假小叶形成代之。

五、诊断和鉴别诊断

根据以下几点可做出肝硬化诊断

1. 长期大量饮酒史　酒精摄入量80g/d，10年以上可发展为酒精性肝硬化。

2. 有肝功能减退、门静脉高压的症状和体征。

3. 实验室检查　提示白蛋白下降、凝血酶原时间延长、胆红素增高等肝功能失代偿表现。

4. 超声、CT、MRI　提示肝硬化，胃镜检查发现食管胃底静脉曲张。

5. 肝穿刺活检　可确诊。

酒精性肝硬化需与病毒性肝炎、药物性肝损害、自身免疫性肝病等其他肝病及其他原因引起的肝硬化进行鉴别。

六、治疗

1. 一般治疗　戒酒、休息、加强营养，高热量、优质蛋白饮食，补充维生素，禁用肝损害药物。

2. 腹水治疗　限制钠和水的摄入，输注白蛋白提升血浆胶体渗透压，利尿治疗，注意维持水电解质平衡。

3. 并发症治疗

（1）食管胃底静脉曲张破裂出血：生命体征监测、补充血容量纠正贫血、药物止血如生长抑素及其类似物、内镜治疗、经颈静脉肝内门体分流术（TIPS）、三腔二囊管压迫止血治疗等，急诊外科手术因并发症多、死亡率高目前多不采用。

（2）肝性脑病：去除诱发肝性脑病的病因、限制或禁蛋白饮食、减少肠源性氨的吸收，如口服乳果糖或弱酸水灌肠、促进体内氨的代谢如天冬氨酸鸟氨酸使用。

（3）自发性细菌性腹膜炎：选择对革兰氏阴性菌有效抗生素、适当排放腹水、输注白蛋白。

4. 肝移植　对酒精性肝硬化的最佳选择，术前需做好充分准备，移植前戒酒 3 ~ 6 个月，排除其他脏器的严重酒精性损害。

（杨幼林　阴长晴）

第六节　酒精性肝衰竭

一、肝衰竭的分类和诊断的进展

我国 2012 年发布的指南提出，根据病理组织学的特征和病情发展的速度，将肝衰竭分为急性肝衰竭（acute liver failure，ALF）、亚急性肝衰竭（subacute liver failure，SALF）、慢加急性肝衰竭（acute-on-chronic liver failure，ACLF）和慢性肝衰竭（chronic liver failure，CLF）。急性肝衰竭的特征是起病急，无基础肝病史，发病 2 周内出现以 Ⅱ 度以上肝性脑病为特征的肝衰竭综合征；亚急性肝衰竭起病较急，无基础肝病史，发病 2 ~ 26 周内出现肝衰竭表现，慢加急性肝衰竭是在慢性肝病基础上出现的急性肝功能失代偿，慢性肝衰竭是在肝硬化基础上，肝功能进行性减退引起的以腹水或肝性脑病等为主要表现的慢性肝功能失代偿的临床表现。为与国际接轨，该指南提出了慢加急性肝衰竭的概念，过去很多的慢性重型肝炎肝衰竭病例都可归为此类，并对慢性肝衰竭重新进行了明确定义，强调了肝硬化基础上的肝功能进行性减退，避免了过去将这2类肝衰竭都归为慢性肝衰竭的状况。而相应的病理表现为：急性和亚急性肝衰竭同以往变化不大，慢加急性肝衰竭是在慢性肝病病理损害的基础上，发生新的程度不等的肝细胞坏死性病变，慢性肝衰竭主要为弥漫性肝纤维化以及异常结节形成，可伴有分布不均的肝细胞坏死。随着我国饮酒人群的不断扩大，目前酒精性肝病成为仅次于病毒性肝炎的第2大肝病。重症酒精性肝炎（severe alcoholic hepatitis，SAH）是酒精性肝炎（AH）的严重类型，可见于短期内大量饮酒但无肝病史的人群（急性酒精中毒），也可发生在有酒精依赖史的脂肪肝或肝硬化者。表现为发热、肝脏肿大伴触痛、血清胆红素和外周血白细胞显著升高，有慢性肝损伤和门脉高压的表现，易并发感染和多器官功能衰竭。在美国2007年住院病例中AH占0.71%，病死率6.5%；2008年丹麦AH患者近期（28d）病死率15%，死亡者主要为SAH，即使积极治疗，SAH患者近期病死率至今仍高达35%～50%。为此，需加强SAH治疗研究与探索，改善患者的预后。

二、分期

根据临床表现的严重程度，亚急性肝衰竭和慢加急性肝衰竭可分为早期、中期和晚期。

1. 早期 ①明显乏力、厌食、呕吐和腹胀等严重消化道症状；②黄疸进行性加重：血清总胆红素171mol/L或每日上升≥17.1mol/L；③有出血倾向，30%＜凝血酶原活动度（PTA）≤40%；④未出现肝性脑病或明显腹水。

2. 中期 在早期基础上，进一步发展，出现以下两条之一者：①出现Ⅱ度以下肝性脑病和/或明显腹水；②出血倾向明显（出血点或瘀斑），20%＜PTA≤30%。

3. 晚期 在中期基础上，病情进一步加重，有严重出血倾向（注射部位瘀斑等），PTA≤20%（或INR≥2.6），并出现以下四条之一者：肝肾综合征、上消化道大出血、严重感染、Ⅱ度以上肝性脑病。

三、诊断

1. 肝衰竭的临床诊断 依据病史、临床表现和辅助检查等综合分析确诊。

（1）急性肝衰竭。急性起病，2周内出现Ⅱ度及以上肝性脑病（按Ⅳ度分类法划分）并有以下表现者：①极度乏力，有明显厌食、腹胀、恶心、呕吐等严重消化道症状；②短期内黄疸进行性加重；③出血倾向明显，PTA≤40%，排除其他原因；④肝脏进行性缩小。

（2）亚急性肝衰竭。起病较急，15～26周出现以下表现者：①极度乏力，有明显的消化道症状；②黄疸迅速加重，血清总胆红素大于正常值上限10倍或每日上升17.1mol/L；③凝血酶原时间明显延长，PTA≤40%排除其他原因者。

（3）慢性加急性肝衰竭。在慢性肝病基础上，短期内发生急性肝功能失代偿的主要临床表现。

（4）慢性肝衰竭。在肝硬化基础上，肝功能进行性减退和失代偿。诊断要点为：①有腹水或其他门静脉高压表现；②有肝性脑病；③血清总胆红素升高，白蛋白明显降低；④凝血功能障碍，PTA ≤ 40%。

2. 组织病理学检查　在肝衰竭的诊断、分类及预后判定上具有重要价值。由于肝衰竭患者的凝血功能严重降低，肝穿刺具有一定的风险，临床工作中应特别注意。肝衰竭时（慢性肝衰竭除外），肝脏组织学可观察到广泛的肝细胞坏死，坏死的部位和范围因病因和病程不同而不同。按照坏死的范围及程度，可分为大块坏死（坏死范围超过肝实质的2/3）、亚大块坏死（约占肝实质的1/2 ~ 2/3）、融合性坏死（相邻成片的肝细胞坏死）及桥接坏死（较广泛的融合性坏死并破坏肝实质结构）。在不同病程肝衰竭肝组织中，可观察到一次性或多次性的新旧不一肝细胞坏死的病变情况。目前，肝衰竭的病因、分类和分期与肝组织学改变的关联性尚未取得共识。

（1）急性肝衰竭：肝细胞呈一次性坏死，可呈大块或亚大块坏死，或桥接坏死，伴存活肝细胞严重变性，肝窦网状支架塌陷或部分塌陷。

（2）亚急性肝衰竭：肝组织呈新旧不等的亚大块坏死或桥接坏死，较陈旧的坏死区网状纤维塌陷，或有胶原纤维沉积；残留肝细胞有程度不等的再生，并可见细、小胆管增生和胆汁淤积。

（3）慢加急性肝衰竭：在慢性肝病病理损害的基础上，发生新的程度不等的肝细胞坏死性病变。

（4）慢性肝衰竭：主要为弥漫性肝脏纤维化以及异常结节形成，可伴有分布不均的肝细胞坏死。

四、治疗

1. 肝外症状的处理

（1）戒酒并防治戒断综合征：戒酒可显著改善 AH 患者的肝损伤，并降低门脉压力和延缓肝硬化进展。目前尚无特效的戒酒药物。酒精依赖者在停止饮酒或快速减少饮酒量后可出现某些神经系统兴奋症状和精神症状，严重者戒断症状持续 2 周，如果处理不当亦可导致死亡。为此，需酌情使用苯二氮䓬类药物镇静，并补充大量维生素 B_1 以及维持水、电解质平衡。

（2）营养支持治疗：长期酗酒者常有显著的蛋白质热量营养不良的表现，伴不同程度的维生素以及微量元素和矿物质缺乏，主要涉及维生素 A、维生素 D、维生素 B_1、维生素 B_6、叶酸和锌。蛋白质热量营养不良与 SAH 患者感染、肝性脑病、腹水、食管胃静脉曲张破裂出血等密切相关，规律的营养支持治疗虽不能降低患者的近期病死率，但能显著改善营养状态、肝功能指标以及中长期生存率。建议对所有 SAH 者进行营养状态、维生素和微量元素缺乏的全面评估。有必要尽早给予包括肠内营养（enteral nutrition，EN）在内的支持治疗。

（3）控制感染和防治肾衰竭：酗酒者因营养不良和肝功能受损处于免疫抑制状态，容易并发肺炎（特别是吸入性肺炎）、自发性细菌性腹膜炎和尿路感染，可诱发全身炎症反应综合征（systemic inflammatory response syndrome，SIRS）。为此，AH 者入院时常规检查胸片、血培养、尿培养，可进行诊断性腹腔穿刺腹水培养以筛查感染灶。发现感染就应正规抗感染治疗。门脉高压和 SIRS 相同的血流动力学改变使 AH 患者发生肝肾综合征（hepatorenal syndrome，HRS）和肾衰竭的风险增大，容易发生造影剂、氨基糖苷类抗生素和非甾体类抗炎药相关肾毒性损伤。为此，AH 患者应避免"常规"做增强 CT 扫描，慎用肾毒性药物。建议每日监测尿量、血肌酐，以早期发现肾损伤。人体白蛋白可用于治疗 HRS。

2. 肝脏炎症反应的治疗　AH 的发病机制涉及酒精影响肠道微生态和小肠黏膜屏障，导致脂多糖从肠道移位到门静脉血流，通过肝细胞释放肿瘤坏死因子（tumor necrosis factor，TNF）-α 等炎性细胞因子和活性氧，导致肝脏炎症反应和肝细胞损伤，提示针对肝脏的抗炎治疗可有效防治 ASH。糖皮质激素 SAH 患者的短期生存率与外周血白细胞计数、肝性脑病以及是否激素治疗密切相关。激素对于酒精性肝病生存率的改善仅限于 SAH 患者。接受激素治疗者比未行激素治疗者肝功能改善更快且有更高的 28d 生存率（80% 比 66%）。活动性感染被认为是激素治疗的禁忌证，与预后不良密切相关。在激素治疗前 26% 患者可能已并发感染，但对激素治疗有反应者比无反应者在使用激素后现症感染率显著降低，并且感染主要影响激素治疗无反应者的预后，提示激素对肝功能的早期改善有助于感染的防治，普通感染不应作为激素治疗的禁忌证。

3. 早期肝脏移植　一般说，饮酒者需戒酒 6 个月才能接受肝脏移植，对于内科治疗无效的 SAH 者可考虑早期肝脏移植，这只能让小部分患者获益。

仍需寻找能造福大部分无反应患者的新的治疗方案。SAH 的治疗效果至今仍不满意，是病死率极高的疾病。需加强戒酒的宣传以及治疗 SAH 新药的研发，减少饮酒对健康、肝脏的严重危害。

（杨幼林　周一楠）

第七节　酒精性胰腺炎

酒精是公认的急、慢性胰腺炎致病因素，酒精所致的急、慢性胰腺炎统称为酒精性胰腺炎。酒精性胰腺炎与非酒精性胰腺炎相比有以下临床特点：①胰腺炎患者发病前均有明确的大量饮酒史，多数第一次发作时已有 8 ~ 15 年的饮酒史，且饮酒精量大多在 100g/d 以上。②酒精性胰腺炎患者除胰腺炎特点外，多数还有酒精引起的其他系统的损害症状，如酒精性肝损害或神经系统损害的表现。③部分酒精性慢性胰腺炎患者有胰管炎者更易引起胰腺假性囊肿。文献报告，在一组慢性胰腺炎病例中，酒精性胰腺炎 230 例中有 71 例（31%）并发胰腺假性囊肿，而非酒精性胰腺炎 105 例中仅 15 例（14%）发生胰腺假性囊肿，两者相比有明显统计学差异（$p < 0.001$）。据欧美文献统计，饮酒者中，0.9% ~ 9.5% 发生有临床症状的胰腺炎，而 17% ~ 45% 在病理上有胰腺炎的证据。欧美学者通过尸体解剖证实，急性酗酒能导致急性坏死性胰腺炎；每日饮酒 80 ~ 85g，10 年以上可发生慢

性胰腺炎，也有专家认为每日饮酒 150g，6 ～ 8 年即发生慢性胰腺炎。近年来因酒精引起的急、慢性胰腺炎的发病率不断增多，以下就急、慢性酒精性胰腺炎分别讨论。

一、急性酒精性胰腺炎

（一）发病率

西方国家急性胰腺炎发病率为 11.7/10 万人 ～ 79.8/10 万人，急性酒精中毒所致者占 60%。我国急性胰腺炎患者中以酒精为病因的占 3% ～ 30%，其中香港为 12.5%。酒精引起的胰腺损伤是一个渐进的过程，大多数急性酒精性胰腺炎患者第一次发作胰腺炎时，既可能是急性胰腺炎，也可能是慢性胰腺炎。多数急性酒精性胰腺炎发作和短期内连续大量饮酒有关。

（二）发病机制

酒精导致急性胰腺炎的机制可能为：

1. 刺激胰腺外分泌增多和 Oddi 括约肌压力增高学说   酒精能引起十二指肠乳头水肿和 Oddi 括约肌痉挛，使胰管内压力上升，两者作用既有分泌亢进又有胰管压力升高是致胰腺炎的重要因素。酒精吸收后能刺激胃壁细胞分泌盐酸，或直接刺激胃窦 G 细胞分泌胃泌素促使胃酸分泌增加。这种高酸性胃内容物进入十二指肠后，刺激了 S，I 细胞释放多量的胰泌素和促胰酶素，进而促使胆汁及胰液、胰酶分泌增多，使胰管及胆管的分泌压增高。胃泌素也能直接促使胰液分泌。但酒精并非胃泌素分泌的强有力刺激物，故上述作用在胰腺炎的发生中可能不占重要地位。

2. 反流学说   饮酒者恶心、呕吐可使十二指肠液反流入胰管。动物试验发现，以 30% 酒精注入十二指肠可使十二指肠腔内压升高，使十二指肠液反流入胰管造成胰腺炎。

3. 胰管蛋白栓子学说   酒精直接作用于胰腺腺泡，引起细胞内脂质增高，线粒体肿胀，失去内膜，腺泡及腺管上皮变形破坏，胰液内蛋白含量增高，甚至发生蛋白栓子（protein plug），导致胰管阻塞。

4. 中毒性代谢学说   酒精常可发生三酰甘油增高，Cameron 报告 39 例急性酒精性胰腺炎患者中 26 例有高三酰甘油症。有研究认为当血中三酰甘油升高时，胰脂肪酶分解三酰甘油生成游离脂肪酸，游离脂肪酸对胰腺有毒害作用。

5. 其他   酒精易引起消化功能紊乱，暴饮暴食能增加胰腺的分泌。在酒精性疾病中，营养是很重要的问题，实验证明饮酒同时进食高脂餐，易引起代谢紊乱使蛋白质代谢亢进，抑制胃蛋白酶的分泌；反之饮酒时进食低蛋白，直接影响代谢，较易发生胰腺损害或发生急性胰腺炎。长期饮酒的人，容易发生营养物质（锌、维生素、叶酸、尼古丁酸类）缺乏。

（三）临床表现

急性酒精性胰腺炎的临床表现和普通胰腺炎基本相似。主要表现为腹痛、恶心、呕吐、腹胀、发热等症状。重症胰腺炎时可出现休克、肾衰竭、ARDS、败血症、弥散性血管内凝血（DIC）等并发症。

1. 轻症急性胰腺炎　①腹痛：腹痛是胰腺炎最显著、最具特征、最为常见的症状（95%）。疼痛机制：包膜张力增高；局限性腹膜炎；胰胆管痉挛；腹膜后水肿及肿胀的胰腺刺激腹膜后神经丛。部位：一般位于中上腹，可偏左或偏右。特点：急性发作的持续性疼痛（钝痛、刀割样、钻顶样或绞痛），疼痛可向腰背部放射并有阵发性加重；进食后疼痛加重，前倾坐位或弯腰抱膝位可缓解；一般解痉剂不能缓解；水肿型持续 3～5d 自限缓解。②恶心、呕吐：见于 80% 的患者，是肿大的胰腺压迫十二指肠及胰腺炎时，有毒物质引起肠麻痹所致。③发热：发热多为低热或 38℃ 左右，一般系无菌性炎症所致，不提倡使用预防性抗生素治疗。④体征：上腹部压痛，心率增快，无肌紧张与反跳痛，肠鸣音减弱，无移动性浊音。

2. 重症急性胰腺炎　①腹痛：是本病的主要症状，轻重不同，常突然发作于饱餐或饮酒后，疼痛机制是胰包膜的膨胀及渗出所致。可有腹肌紧张，压痛及反跳痛。②恶心：呕吐：放射性和保护性机制；炎症刺激膈肌发生呃逆。③发热：重症患者伴有感染，有中等度以上的发热。④黄疸：是由于胰头水肿压迫胆总管所致。也可感染引起红细胞破坏或胰酶血症破坏红细胞所致。⑤心率增快，血压下降或休克：患者常烦躁不安，面色苍白，皮肤湿冷呈花斑样。⑥肠麻痹：胰腺炎渗出所致是重型胰腺炎的主要临床表现。X-线可见哨兵袢征（sentinel loop sign）和 / 或结肠切割征（colon cut off sign）。移动性浊音阳性。⑦体腔积液：重型胰腺炎时腹腔内或胸腔内有多量渗出或血性积液。⑧胸膜炎和 / 或肺炎：严重时可发生成人呼吸窘迫综合征。⑨电解质紊乱和酸碱失衡：常是重型胰腺炎的后果。⑩皮下瘀斑：出现坏死性胰腺炎时，血性渗出液至皮下在肋及腹股沟部位形成蓝色瘀斑，称为格雷·特纳征（Grey Turner sign）和卡伦征（Cullen sign）。

（四）并发症

1. 局部并发症

（1）急性液体积聚：发生于病程早期，胰腺内或胰周远隔间隙液体积聚，并缺乏完整包膜。

（2）胰腺肿脓和 / 或腹膜后脓肿：发生于起病后 2～3 周，因胰腺及胰周坏死继发感染形成脓肿；表现为高热，腹痛加重，上腹包块，毒血症。

（3）假性囊肿：坏死组织在胰腺本身或其周围被包裹而成。常发生于出现坏死性胰腺炎起病后 3～4 周，好发于体尾部，引起相应的压迫症状。囊液内含有高浓度的胰酶，因此有很大的侵袭性，可侵及肝、脾、纵隔，引起感染、胃肠道梗阻和穿孔、假性动脉瘤形成和出血、脾静脉栓塞继发食管静脉曲张、胆总管梗阻等并发症。多数胰腺假囊肿自行吸收，如逐渐增大，合并感染，可引起周围器官严重并发症者，应行内镜或手术引流。

2. 全身并发症

（1）败血症；

（2）急性呼吸衰竭：成人呼吸窘迫综合征（ARDS）或肺炎；

（3）胰性脑病：出血坏死性胰腺炎时，大量毒性胰蛋白酶、溶血磷脂酰胆碱进入脑内，损坏脑组织和血管，引起中枢神经系统综合征。

3. 弥散性血管内凝血（DIC）；

4. 多脏器功能衰竭（MODS）；

5. 糖尿病；

6. 心力衰竭和心律失常；

7. 消化道出血；

8. 慢性胰腺炎；

9. 急性肾衰竭 由血容量减少，休克，电解质紊乱，或出血感染所致；

10. 真菌感染；

11. 猝死 为胰腺-心性反应所致。

（五）实验室和其他检查

1. 实验室检查

（1）白细胞增高：多有白细胞增高和粒细胞核左移。

（2）淀粉酶测定

1）血清淀粉酶：超过 500U 可确诊，大于 300U 时结合临床可以考虑 AP 的可能。血清淀粉酶较尿淀粉酶增高早，血清淀粉酶常于起病后 2 ~ 6h 开始上升，12 ~ 24h 达高峰。轻症者 24 ~ 72h 可恢复正常，最迟不超过 3 ~ 5d。如血清淀粉酶持续增高达 2 周以上，提示有胰管阻塞或假性囊肿或胰腺脓肿等并发症。病情严重程度与淀粉酶升高程度之间并不一致，出血性坏死型胰腺炎时，由于胰腺泡广泛破坏，血清内淀粉酶值可正常或低于正常。

2）尿淀粉酶：尿淀粉酶较血清淀粉酶上升晚 12 ~ 24h，持续时间 1 ~ 2 周。

3）胰源性腹水或胸水淀粉酶浓度明显增高，有诊断价值。

4）淀粉酶、肝酐清除率比率（cam/ccr）测定提高急性胰腺炎诊断的特异性。计算公式：淀粉酶清除率/肌酐清除率（%）= 尿淀粉酶/血淀粉酶 × 血清肌酐/尿肌酐 × 100%。正常值为 3% ~ 5%。

（3）血清脂肪酶测定：该酶在病程中升高较晚，维持时间为 7 ~ 10d，特异性较高，对起病后就诊晚的急性胰腺有诊断价值。但与淀粉酶一样，也需与肠梗阻、肠穿孔、胆囊炎、胆石症、肠系膜栓塞相鉴别。

（4）血清正铁蛋白（MHA）测定：当腹腔内出血时，红细胞破坏释放的血红素被脂肪酸和弹性蛋白酶的作用转变为正铁血红素，正铁血红素与清蛋白结合形成正铁清蛋白。出血坏死型胰腺炎常于起病后 12h 在血中出现正铁清蛋白酶，而水肿型胰腺炎该指标阴性，可用作为两型胰腺炎的鉴别要点。

（5）血清电解质测定：急性胰腺炎时常发生低血钙，常不低于 2.0mmol/L（8.0mg/dl）。血钙低于 1.75mmol/L（7.0mg/dl）仅见于重症胰腺炎患者。低钙血症可持续至临床恢复后 4 周。血清镁在少数病例降低，暴发性胰腺炎并发肾衰竭时血清钾升高。

（6）高血糖：暂时性血糖增高常见，持久的空腹血糖高于 10mmol/L，反映胰腺坏死，提示预后不良。

（7）肝功能异常：多胆红素升高，转氨酶升高。

（8）C-反应蛋白（C-reactive protein，CRP）：CRP 是组织损伤和炎性的非特异性标志物，CRP 的检测有助于评估急性胰腺炎的严重性，CRP > 250mg/L 提示广泛的胰腺坏死，CRP 值的变化与急性胰腺炎的严重性的预后分数呈正相关。CRP 诊断胰腺坏死的敏感性达 67% ~ 100%。因此，有革兰氏阴性细菌感染和内毒素血症时，测定 CRP 对重症胰腺炎的诊断、病情监控及 CT 扫描的筛选较为简单而快速。

（9）白细胞介素 -6（interleukin-6，IL-6）：IL-6 为一急性反应相蛋白，根据 IL-6 浓度能明显地鉴别轻型与重型急性胰腺炎，有助于早期识别重型急性胰腺炎，可预测疾病的预后。IL-6 浓度＞ 130U/ml，诊断重型胰腺炎的敏感性为 100%，特异性为 71%。

（10）胰腺炎相关蛋白（pancreatitis-associated protein，PAP）：PAP 的改变与疾病的严重性有关，在疾病的恢复期，PAP 浓度逐渐下降。

（11）胰蛋白酶原活性肽（TAP）：急性胰腺炎患者尿中 TAP 含量，同时与 CRP 及重症胰腺炎诊断标准（Ranson）中的指标比较，发现 TAP 诊断重型胰腺炎的准确率为 87%，敏感性为 80%，特异性为 90%，均明显优于 CRP 和 Ranson 诊断指标。

2. 影像学检查

（1）胸片：急性胰腺炎时常有肺部并发症，某些重型胰腺炎患者于起病后 3 ~ 7d 胸片上呈现"休克肺"（shock lung）改变。胰腺炎时的肺部改变主要位于肺下叶。

（2）腹部平片：腹部平片上的改变对胰腺炎缺乏特异性。胰腺钙化主要见于慢性胰腺炎和慢性复发性胰腺炎，急性胰腺炎时少见。有 5% ~ 10% 的急性胰腺炎病例于胰区可见完全的肠袢，即所谓"哨兵袢征"（sentinel loop signs），但该征象在其他腹内疾患时也常见到；"结肠切割征"（colon cut off signs）也是非特异性的。

（3）B 型超声检查：B 超可在床旁检查。出血性坏死型胰腺炎超声图像呈低回声或无回声，亦可见等回声，这取决于液体、组织坏死和内出血等情况。无声区逐渐增加提示有胰腺假性囊肿，该囊肿在早期与周围组织界限不清，当囊肿与周围界限越来越清晰时，囊肿形成。B 超显示胰腺内局部回声明显增强，粗糙不均或有液化提示有坏死性胰腺炎。急性重症胰腺炎者，多有明显肠胀气，影响超声扫描，使 B 超诊断价值降低，显像率为 80% 左右。

（4）CT 检查：目前认为最可靠的影像指标。有胰腺肿大、坏死、渗出等征象。还能反映胰腺炎症侵及周围器官如肝、脾、肾以及引起周围血管、胃肠道的并发症。还有利于急腹症时与溃疡病穿孔、肠系膜血管栓塞的鉴别。在 CT 引导下可以行胰腺囊肿穿刺及胰腺细针穿刺活检。增强 CT 是诊断胰腺坏死的最佳方法。

Balthazar 分级评分系统：

A 级：胰腺现象正常，为 0 分；

B 级：胰腺局限性或弥漫性肿大（包括轮廓不规则、密度不均、胰管扩张、局限性积液），为 1 分；

C 级：除 B 级病变外，还有胰周的炎性改变，为 2 分；

D 级：除胰腺病变外，胰腺有单发性积液区，为 3 分；

E 级：胰腺或胰周围有 2 个或多个积液积气区，为 4 分；

胰腺坏死范围 30%，加 2 分；

胰腺坏死范围 50%，加 4 分；

胰腺坏死范围＞ 50%，加 6 分；

严重度分三级：Ⅰ级，0 ~ 3 分；Ⅱ级，4 ~ 6 分；Ⅲ级，7 ~ 10 分。

（5）磁共振（MRI）检查：对胰腺炎症有很好的诊断价值，急性胰腺炎在 T_2WI 水肿和死亡区，胰周围模糊和渗出积液，胰腺实质不规则改变，可观察小网膜腔、横结肠和主动脉的关系。坏死出血病灶也能被显示出来。如果做 MRA（磁共振动脉造影）MRCP（磁共振胰胆管造影）能使胰胆管显示，有助于鉴别诊断。

（六）诊断与鉴别诊断

1．急性酒精性胰腺炎的诊断　主要依靠患者发病前有大量饮酒史，急性上腹痛伴有腹部压痛或腹膜刺激征；血、尿淀粉酶升高或腹水中淀粉酶升高；B 超、CT 检查或手术发现胰腺炎症、坏死等直接或间接改变。排除其他急腹症可诊断 AP。

2．区别轻症与重症　十分重要，两者预后不同。以下表现按重症胰腺炎处置：

（1）临床症状：烦躁不安，四肢厥冷，皮肤呈斑点状等休克症状；

（2）体征：腹肌强直，腹膜刺激征，格雷·特纳征（Grey Turner sign）或卡伦征（Cullen sign）；

（3）实验室检查：血钙下降 2mmol/L 以下，血糖 > 11.2mmol/L，血尿淀粉酶突然下降；

（4）腹腔诊断性穿刺有高淀粉酶活性的腹水。

3．我国重症胰腺炎诊断标准（APACHE Ⅱ 8 分或 8 分以上）详见表 18-7-1。

表 18-7-1　APACHE Ⅱ评分标准

评分（A）	+4	+3	+2	+1	+0	+1	+2	+3	+4
温度（直肠）/℃	≥ 41	39.0 ~ 40.9		38.5 ~ 38.9	36.0 ~ 38.4	34.0 ~ 35.9	32.0 ~ 33.9	30.0 ~ 31.9	< 29.9
平均动脉压/mmHg	≥ 160	130 ~ 159	110 ~ 129		70 ~ 109		50 ~ 69		< 49
心率/（次/min）	≥ 180	140 ~ 179	110 ~ 139		70 ~ 109		55 ~ 69	40 ~ 54	< 39
呼吸/（次/min）	≥ 50	35 ~ 49		25 ~ 34	12 ~ 24	10 ~ 11	6 ~ 9		< 5
A-a DO$_2$*	≥ 500	350 ~ 499	200 ~ 349		< 200				
PaO$_2$*					> 70	61 ~ 70		55 ~ 60	< 55
pH	≥ 7.70	7.60 ~ 7.69		7.50 ~ 7.59	7.33 ~ 7.49		7.25 ~ 7.32	7.15 ~ 7.24	< 7.15
钠离子浓度/（mmol/L）	≥ 180	160 ~ 179	155 ~ 159	150 ~ 154	130 ~ 149		120 ~ 129	111 ~ 119	< 110

评分（A）	+4	+3	+2	+1	+0	+1	+2	+3	+4
钾离子浓度/（mmol/L）	≥7.0	6.0~6.9		5.5~5.9	3.5~5.4	3.0~3.4	2.5~2.9		<2.5
氯离子浓度/（mmol/L）	≥3.5	2~3.4	1.5~1.9		0.6~1.4		<0.6		
血细胞比容/%	≥60.0		50.0~59.9	46.0~49.9	30.0~45.9		20.0~29.9		<20.0
白细胞计数/（10^9/L）	≥40.0		20.0~39.9	15.0~19.9	3.0~14.9		1.0~2.9		<1.0

A-a DO_2：肺泡-动脉氧分压差；PaO_2：动脉血氧分压；*FiO_2 ≥ 0.5 时记录 A-a DO_2，FiO_2 < 0.5 时记录 PaO_2

4. 国际上重症胰腺炎的诊断标准（Ranson）详见表 18-7-2。

表 18-7-2　Ranson 多种原因指标

	项目	酒精性	胆源性
入院时	年龄	>55 岁	>70 岁
	白细胞计数	>16×10^9/L	>18×10^9/L
	血糖	>11.1mmol/L	>11.1mmol/L
	乳酸脱氢酶	>350U/L	>400U/L
	谷草转氨酶	>250U/L	>250U/L
48h 后	血细胞比容	↓>10%	↓>10%
	血尿素氮	↑>5mg%（>1mmol/L）	↑>2mg%（>0.4mmol/L）
	Ca^{2+}	<8mg/dc（<2mmol/L）	<8mg/dc（<2mmol/L）
	氧分压	<60mmHg（8kPa）	<60mmHg（8kPa）
	BD	>4mmol/L	>5mmol/L
	体液丢失	>6 000ml	>6 000ml

1 级：2 ~ 3 个危险因素，轻型胰腺炎。2 级：3 ~ 4 个危险因素，并有低血压、呼吸受损、肾功能减退、腹水中蛋白 < 50g/L，重型。3 级：> 5 个危险因素，出血坏死性胰腺炎。4 级：病情急剧恶化，持续低血压、酸中毒、多脏器功能受损。这一指标也是 Ranson 预后判断的参考标准。

5. 急性胰腺炎需与如下疾病相鉴别

（1）消化性溃疡急性穿孔：腹痛突然加剧，腹肌紧张，X 线下见膈下有游离气体。

（2）胆石症和急性胆囊炎：多有右上腹痛，Murphy 征阳性，血、尿淀粉酶轻度升高，B 超及 X 线胆道造影可明确诊断。

（3）急性肠梗阻：痛、吐、胀、闭。肠鸣音亢进，可闻及气过水声。X 线腹部平片有液气平面。

（4）心肌梗死：多有冠心病史，心电图有特征性改变，血清心肌酶高。

（七）治疗

控制胰液分泌、止痛、改善胰腺微循环减轻和控制胰腺炎症；防止并发症发生；全身支持疗法和治疗并发症。

1. 一般治疗　多有大量饮酒史或暴饮暴食史，要戒酒。首选禁食、补液、纠正电解质和酸碱平衡，是改善血液循环的重要措施，以中心静脉压观察补液较为恰当。可用葡萄糖氯化钠或乳糖复方氯化钠 4 000ml/d 以上。必要时插胃管引流减少胃酸进入十二指肠引起胰腺分泌增多，也减少胀气和肠麻痹。监测体温，脉搏，心率，血压，尿量。重症胰腺炎必要时转入 ICU。

2. 营养支持疗法　①轻或无并发症的 AP 患者可不用营养支持；②重症者早期应用；③早期胃肠外营养，逐步过渡到肠内途径。营养支持治疗的意义是急性胰腺炎发病主要是激活的胰腺酶，使胰体和胰腺组织自身消化。治疗是使胰腺处于休息状态，减少胰腺外分泌。急性发作时必须禁食，轻症禁食 1 周，重症禁食 2 周，一般 7 ~ 10d。

3. 抑制胃酸分泌药物　H_2 受体拮抗药或质子泵抑制剂可以减少胃酸，预防急性胃黏膜病变的发生。减少胃酸进入十二指肠，减少胰液和胰酶的分泌。

4. 抑制胰酶药物　酶抑制剂的应用是临床上治疗急性胰腺炎的重要手段，尽早应用，能控制或减少并发症。

（1）抑肽酶：急性重型胰腺炎腹腔灌洗中加入该药可减少灌洗液用量，取得良好效果。宜早期大量给药，发病第 1、2 天开始应用，20 万单位静脉注射，或持续静脉滴注，然后改为 10 万单位 /d，直至病情改善。

（2）加贝酯：剂量为 100 ~ 300mg/d，加入生理盐水或葡萄糖盐水 500 ~ 1 000ml 静脉缓慢滴注。滴注过快引起血管疼痛，甚至血压下降。

（3）Miraclid：Miraclid 是日本新研制的胰蛋白酶抑制剂，改善微循环抗休克。对胰蛋白酶，糜蛋白酶，透明胶质酸酶，磷酸肌激酶有较强的抑制作用。

（4）其他胰酶抑制剂：①乌司他丁，急性胰腺炎有效率为 80%，该药适用于急性胰腺炎及慢性复发性胰腺炎的急性发作期。成人初始计量为 2.5×10^4U 至 5.0×10^4U，溶于 500ml 液体内 1 ~ 2h 滴注完，1 ~ 3 次 /d，待病情好转后减量。②降钙素，有良好的治疗胰腺炎症作用，优点是使血、尿淀粉酶迅速下降；细胞恢复正常；体温下降和疼痛消失较快；缩短病程。

（5）生长抑素及其衍生物的作用：生长抑素抑制胰腺分泌、血流动力学作用、细胞保护及刺激网状内皮系统。对胰腺炎有预防作用，死亡率和并发症也下降。生长抑素治疗胰腺炎症的作用：①减少胰酶的分泌；②减少胰管内压；③能消除坏死型毒素；④减少胃酸及体液渗出，包括腹水等作用，有镇痛作用；⑤有细胞和脏器保护作用；⑥缩短住院时间。

5. 抗生素的应用　预防性应用无临床价值。下列情况及早应用：急性胰腺炎 Ranson 诊断指征 3 项或以上阳性者；需要外科手术治疗者；合并吸入性肺炎和尿路感染；有腹膜炎征象或腹腔内疑有感染者等。细菌来源于肠道菌群移居；胆道细菌；血行感染。细菌种类多为大肠杆菌，假单胞菌，厌氧菌，金黄色葡萄球菌等。抗生素选用抗革兰氏阴性菌兼顾厌氧菌的抗生素。如氧氟沙星、环丙沙星，属喹诺酮类。亚胺培南，头孢噻肟、头孢唑肟、美洛西林和哌拉西林。甲硝唑对各类专性厌氧菌均有强大杀菌作用。它属脂溶药物，易透过血胰屏障。

6. 改善胰腺血液循环　保证胰腺的血液循环是防止和阻止胰腺水肿的一项重要措施。低分子右旋糖酐，降低血液黏稠度增加循环血容量改善胰腺血液供应；多巴胺、纳洛酮等均可增加胰组织血液灌注。近年来应用丹参、大黄、川芎嗪等药物也可显著改善急性胰腺炎大鼠血液循环紊乱，且有改善细胞膜功能、控制内毒素血症、清除氧自由基、松弛 Oddi 括约肌及抑制胰酶等作用，从而有效的改善实验性胰腺炎的预后。白蛋白可以减轻或消除胰腺间质水肿。阿托品或 654-2 可以缓解或解除微血管痉挛。

7. 并发症的治疗　多脏器损坏时，如呼吸衰竭（ARDS）是常见的并发症，ARDS 给予呼气末正压人工呼吸；肾衰竭患者应行透析治疗。胰腺囊肿采用手术引流，B 超引导下穿刺引流，超声内镜下内引流术。胰腺脓肿需手术治疗。上消化道出血给予 PPI 静脉点滴。胰性脑病时应用大剂量激素。腹膜炎需腹膜透析治疗。高血糖或糖尿病应用胰岛素治疗。

8. 急性胰腺炎的外科治疗　重型胰腺炎患者 80% 死于感染或与感染有关的并发症，目前的观点是对胰腺坏死组织还未发现感染者以非手术治疗为妥，根据病情发展，一旦有感染则改为手术治疗，降低死亡率。不主张早期实行探查手术。提出"个性化"治疗方案，即对坏死组织未感染的患者进行非手术治疗，若腹腔积液较多应给予腹腔灌洗，以便及时清除和稀释有胰酶的毒性渗出液，减少对机体的损害；若证明胰腺坏死已经发生感染则应及时手术治疗。对于患者已有脏器发生并发症而细菌培养阴性也主张及早手术。

（1）适应证：①重症胰腺炎诊断不明，不能排除其他非手术不可的急腹症；②胰腺脓肿形成或假性囊肿合并感染者；③诊断急性胰腺炎，经内科治疗 24 ~ 72h 症状持续加重，出现弥漫性腹膜炎者腹膜炎经抗生素治疗无好转者。

（2）目的及方法：去除病灶，清除腹腔炎性渗液，以便腹腔灌洗，处理可能的致病原因。手术方式：①规则性胰腺切除；②胰腺坏死组织清除术。

9. 中医治疗　清胰汤：主要成分有柴胡、黄连、黄芩、木香、白芍、大黄粉（后下）、芒硝。

（八）病程和预后

1. 病程可有以下 6 种表现：

（1）无并发症，在 3 ~ 7d 内迅速恢复，约占 80%；

（2）43h 内迅速死亡约占 2% ~ 3%；

（3）呈迁延或波动性经过，在 2 ~ 6 周内相继发生多系统（常为呼吸和肾）衰竭，最后死于败血症、出血、手术或全身衰竭。占 6% ~ 8%；

（4）少数患者持续 1 ~ 6 个月，系由胰大块坏死区未消散所致，病程中常出现需手术治疗的并发症；

（5）在急性发作阶段发生严重并发症，病程约几个月，约 5% 左右死亡；

（6）出现一些罕见并发症，一般不严重，罕有死亡者。

2. 预后　入院前 1 周饮酒精量 > 1 000g 者，易发生严重并发症导致死亡。出现皮肤瘀斑者预计死亡率为 35%。急性胰腺炎总的病死率约为 6% ~ 9%。68% 死于并发症后第 1 周。急性酒精性胰腺炎即使临床和实验室检查都恢复正常后，影像学检查仍有胰腺形态学改变。发作 40 个月后，91% 仍有胰腺外分泌功能的障碍。胰腺炎发作后约 13% ~ 18% 的患者出现胰腺假性囊肿。急性胰腺炎急性发作停止后仍可复发，应戒酒。

二、慢性酒精性胰腺炎

慢性胰腺炎系指胰腺外分泌组织纤维化为特征，胰腺发生反复发作性或持续性炎症病变，使胰腺组织的结构和功能发生不可逆性损伤。临床上表现为反复发作性或持续性腹痛、腹泻或脂肪泻、消瘦、黄疸、腹部包块和糖尿病等。

（一）发病率

欧美国家慢性胰腺炎死亡尸检率为 0.18% ~ 2.8%，人群发病率为 1.0% ~ 8.2%，占住院患者的 0.5% ~ 2.2%。西方国家，酒精是慢性胰腺炎的主要病因（70% ~ 80%）。慢性胰腺炎发病率的增高与饮酒量的增加呈正相关。酒精性胰腺炎大多为男性，很少累及女性。国内统计分析，慢性胰腺炎中，酒精性慢性胰腺炎为 14% ~ 42%，胆源性为 2% ~ 24%。酒精性慢性胰腺炎的平均饮酒时间为 8 ~ 10 年，每日饮酒精量为 120 ~ 170g。

1. 酒精消费量　与慢性胰腺炎发生的危险性之间呈线性相关；

2. 饮酒持续时间越长越易并发慢性胰腺炎。发生外分泌不全的时间约为 13 年，发生内分泌功能不全则一般在 20 年以后；

3. 某些酒精以外的因素可能影响慢性胰腺炎的发生。如进食高脂肪、高蛋白质饮食的饮酒者易患慢性胰腺炎。

（二）发病机制

酒精引发慢性胰腺炎的机制可能为：首先引起胰液理化性质改变，促发胰小管内蛋白栓子形成，引发胰管阻塞，进而引发胰管的胰腺泡组织进行性结构异常；钙与蛋白质栓相结合，先在小胰管内，继之在主胰管内沉积，进一步引发胰腺组织破坏。引发胰纤维化的生化机制尚不清除。有研究显示慢性胰腺炎患者胰组织内转化生长因子-α（TGF-α）及其 mRNA 水平增加，同时 TGF-α 发挥作用的受体-表皮生长因子受体也增加；有研究发现胰组织内酸性和碱性成纤维生长因子过度表达，推测这些因子可能促发细胞增加和分化，引起纤维化发生。

（三）病理分型

1998 马赛-罗马分型：

1. 慢性钙化性胰腺炎　这是最常见的一种类型，其特征是：胰实质内分散性纤维化改变，胰导管内有蛋白栓子、结石，伴胰管损伤。酒精中毒是该型胰腺炎的主要原因。

2. 慢性梗阻性胰腺炎　主要表现为总胰管梗阻，胰管均一性扩张、萎缩最终胰腺泡细胞被纤维组织代替。该型胰腺炎常有胰管内型肿瘤引起，少数为胰管良性狭窄所致。

3. 慢性炎症性胰腺炎　其特征是纤维化、单核细胞浸润和萎缩。常并发于自身免疫性疾病，如原发性硬化性胆管炎。

（四）临床表现

1. 腹痛　最突出的症状，90% 以上的患者有程度不等的腹痛。初为间歇性，后转为持续性腹痛，性质可为隐痛、钝痛、钻痛甚至剧痛，多位于中上腹可偏左或偏右，可放射至后背、两肋部。由于胰腺为后腹膜器官，胰腺炎发作时，炎性介质刺激后腹膜和腹腔神经节，为减轻疼痛，患者常采取前倾屈膝体位或抱膝屈体位疼痛缓解，躺下或进食时疼痛加剧。腹痛的发病机制可能主要与胰管梗阻与狭窄等原因所致的胰管内高压有关，其次是胰腺本身的炎症（合并急性胰腺炎或病灶周围炎等）、胰腺缺血、假性囊肿以及合并的神经炎症也可以引起疼痛。

2. 胰腺功能不全　慢性胰腺炎的后期，可出现吸收不良综合征和糖尿病的表现。由于胰腺外分泌功能障碍引起腹胀、食欲减退、恶心、嗳气、厌食油腻、乏力、消瘦、腹泻甚至脂肪泻。常伴有维生素 A、D、E、K 缺乏症，如夜盲症、皮肤粗糙、肌肉无力和出血倾向等。约半数的慢性胰腺炎患者可因胰腺内分泌功能不全发生糖尿病。虽然慢性胰腺炎的早期就有葡萄糖耐量降低，但症状性糖尿病却发生于病程的较后期。偶有慢性无痛性胰腺炎患者早期以糖尿病为主要表现。

3. 体征　腹部压痛与腹痛不相称，多数仅有轻度压痛。当并发假性囊肿时，腹部可扪及表面光整的包块。当胰头肿大和纤维化肿块及胰腺囊肿压迫胆总管时，可出现黄疸。少数患者可出现腹水和胸水，消化性溃疡和上消化道出血，多发性脂肪坏死，血栓性静脉或静脉血栓形成。

4. 其他　①黄疸；②腹水或腹腔渗液；③疼痛性结节；④多关节炎。

（五）并发症

1. 胰腺假性囊肿　假性囊肿是慢性胰腺炎最常见的并发症，酒精性慢性胰腺炎者合并胰腺假性囊肿的比率（31%），明显高于非酒精性慢性胰腺炎者（14%）。多数发生于慢性酒精性胰腺炎，主要见于胰体部。发生机制可能为胰管破裂，胰液在胰间质内激活，引发胰周围组织坏死；胰液泄入小网膜囊，引起局部间质细胞反应，构成一包囊性纤维化膜性壁。随着胰管压力升高，胰液渗漏增多，囊肿也不断增大。慢性酒精性胰腺炎引起的胰腺假囊肿极少能自然消失，多引起疼痛、黄疸和胰腺炎反复发作。如不及时处理，可引起劳动力丧失，约 14% 患者死于复发性胰腺炎。

2. **胰性腹水**　不到 1% 的慢性胰腺炎病例可发生胰性腹水，系由于假性囊肿或胰管内胰液持续泄露所致。约 60% 的胰性腹水伴有假性囊肿。由于胰性腹水常见于酒精性胰腺炎病例，腹水中胰酶活性、总蛋白或血清蛋白升高是诊断胰性腹水的主要依据。

3. **胰瘘**　如果漏出的胰液中淀粉酶处于高水平即可证实诊断。

4. **脾静脉血栓形成**　慢性胰腺炎可并发脾静脉血栓形成而引起肝外型门脉高压。4% 的慢性胰腺炎患者存在脾静脉闭塞。急性脾静脉血栓形成可伴有急性脾肿大。腹腔动脉造影时细心观察静脉相，可显示静脉曲张和脾静脉缺如。静脉曲张见于食管、胃、十二指肠和结肠，可破裂出血。此种静脉曲张脾切除可治愈。

5. **消化道出血**　慢性胰腺炎可并发消化道出血。

6. **假性动脉瘤**　慢性胰腺炎患者中，5% ~ 10% 并发假性动脉瘤，发生的动脉依次为脾动脉、胃十二指肠动脉、胰十二指肠动脉和肝动脉。

7. **胆总管梗阻**　慢性胰腺炎时 5% ~ 10% 的病例发生胆总管梗阻，由于胰头纤维化，偶尔有假性囊肿压迫所致。大多数病例有严重慢性胰腺炎的证据，如脂肪泻、糖尿病和胰钙化，临床上主要表现为黄疸、腹痛。可并发上行性胆管炎。腹部超声显示胆总管和肝内胆管扩张。内镜逆行胰胆管造影（ERCP）和磁共振胰胆管成像（MRCP）可正确显示胆总管远端狭窄的情况，狭窄可呈渐进行性变细，或呈鸟嘴状或"沙漏状狭窄"。

8. **十二指肠梗阻**　约 5% 的慢性胰腺炎，尤其是结石性酒精性慢性胰腺炎患者发生十二指肠梗阻。有症状性十二指肠狭窄，胰头纤维化，或胰腺囊肿或假性囊肿性压迫，是十二指肠梗阻的主要原因。表现为呕吐和腹痛。

9. **胰腺癌**　约 4% 的慢性胰腺炎可并发胰腺癌。也有学者认为胰腺癌的发生与慢性胰腺炎关系不大。

10. **其他并发症**

（1）骨损害。

（2）维生素 B_{12} 吸收不良。

（3）易感染贾来鞭毛虫。

（4）横结肠或降结肠部分或完全性狭窄。

（六）实验室检查

1. **胰腺外分泌功能试验**

（1）直接刺激试验：胰泌素可刺激胰腺腺泡分泌胰液和碳酸氢钠。静脉注射胰泌素 1U/kg，其后收集十二指肠内容物，测定胰液分泌量及碳酸氢钠浓度。慢性胰腺炎患者 80min 内胰液分泌 < 2ml/kg（正常 > 2ml/kg），碳酸氢钠浓度 < 90mmol/L（正常 > 90mmol/L）。

（2）间接刺激试验：①Lundh 试验，标准餐后十二指肠液中胰蛋白酶浓度 < 6IU/L 为胰功能不全；②胰功肽试验（N-苯甲酰-L-酪氨酰对氨苯甲酸，简称 BT-PABA），试验的原理是胰分泌的糜蛋白酶能分解 BT-PABA 而释出 PABA，后者经尿排出，根据尿 PABA 排出率可反映胰腺泡功能。在口服 0.5g BT-PABA 后，收集 6h 内全部尿液，正常人尿 PABA 排泄率 > 60%。50% ~ 60% 为可疑，< 50% 为异常。判断其结果应注意影响因素，

如尿量、服药、腹泻以及肾功能不全等。

2．吸收功能试验

（1）粪便（72h）脂肪检查：慢性胰腺炎患者因胰酶分泌不足，粪便中性脂肪、肌纤维和氮含量增高。予 80g 脂肪的食物，检测食后 72h 粪便中的脂肪排泄量，正常人平均应 ＜ 6g/d。

（2）维生素 B_{12} 吸收试验：应用 ^{58}Co 标记的维生素 B_{12} 吸收试验显示不正常时，口服碳酸氢钠和胰酶片后被纠正者，提示维生素 B_{12} 的吸收障碍与胰分泌不足有关。

3．淀粉酶测定　慢性胰腺炎急性发作时，血、尿淀粉酶可一过性增高。严重的胰外分泌功能不全时，血清胰型淀粉酶同工酶大多降低。

4．胰腺内分泌测定

（1）血清缩胆囊素（CCK）：正常为 30 ～ 300pg/ml，慢性胰腺炎可高达 8 000pg/ml，与胰外分泌减少，对 CCK 的反馈抑制作用减弱有关。

（2）血浆胰多肽：由胰腺 PP 细胞分泌，空腹血浓度正常为 8 ～ 313pmol/L，餐后血浆中其浓度迅速增高，而慢性胰腺炎患者血浆胰多肽明显下降。

（3）空腹血浆胰岛素水平：大多正常，口服葡萄糖、甲苯磺丁脲（D860）或静注胰高血糖素后血浆胰岛素不上升者，反映胰腺内胰岛素储备减少。

（七）影像学检查

1．腹部平片　显示胰腺弥漫性斑点状钙化，高度提示慢性胰腺炎，敏感性仅 30% ～ 40%。

2．胰腺超声　显示胰管扩张、胰外形不规则、胰实质内有空腔和钙化。超声诊断慢性胰腺炎的敏感性达 70%，特异性达 90%。

3．CT　CT 诊断慢性胰腺炎的敏感性约比超声高 10% ～ 20%，两者特异性相似。CT 显示，慢性胰腺炎表现为胰管扩张，钙化和囊性损害，少见的表现有胰腺增大或萎缩、胰实质密度不均匀等。CT 改变有助于鉴别胰腺癌和慢性胰腺炎，前者胰管扩张呈光滑或鸟嘴状，而后者胰管不规则扩张，伴有钙化。

4．磁共振检查（MRI）　MRI 包括磁共振胆胰管造影（MRCP），能显示胰管扩张、狭窄和充盈缺损。MRCP 能同时显示胰实质和胰管，适用于 ERCP 有禁忌证或检查失败的病例，缺点是不能直接显示结石。

5．ERCP　ERCP 是诊断慢性胰腺炎的"金标准"试验，其敏感性和特异性分别为 90% 和 100%。在轻度慢性胰腺炎时，表现为主胰管轻度不规则，胰管分支轻度扩张。但这些改变不具诊断价值，因在健康老年人也可观察到轻度的胰管扩张和胰管内钙化；中度慢性胰腺炎表现为主胰管扩张、扭曲和狭窄；随着病情加剧，主胰管及其分支发生大的囊性扩张，胰腺变小。在 ERCP 上，慢性胰腺炎通常容易与胰腺癌相鉴别，前者主要表现为胰管多发性狭窄，分支不规则，胰管钙化，而在胰腺癌时胰管则呈单个狭窄区。慢性胰腺炎 ERCP 剑桥分度见表 18-7-3。

表 18-7-3　慢性胰腺炎 ERCP 剑桥分度

正常	主胰管正常，侧支正常
可疑	主胰管正常，3 根以下的侧支异常
轻度	主胰管正常，3 根或 3 根以上侧支异常
中度	主胰管异常，3 根或 3 根以上侧支异常
重度	主胰管异常，3 根或 3 根以上侧支异常，同时伴有下列一种或几种征象：大空洞＞ 10mm，胰管内充盈缺损或结石，胰管梗阻，胰管中度扩张或不规则。

6. **超声内镜（EUS）**　与常规超声和 CT 相比，EUS 可更详细的显示胰腺结构改变，不仅有助于慢性胰腺炎的诊断，也有助于诊断疾病严重度，除了对轻度慢性胰腺炎外，ERCP 与 EUS 在诊断慢性胰腺炎有着良好的一致性。Catolano 等报告 80 例复发性胰腺炎患者中，EUS、ERCP 和胰泌素试验异常者分别有 63、36 和 25 例。对于正常胰腺和重症慢性胰腺炎病例，胰泌素试验与 EUS 的符合率为 100%，但对于轻、中度病例，两者符合率分别为 13% 和 50%。ERCP 与 EUS 的符合率在正常人为 100%，在中度慢性胰腺炎时92%，在重症病例为 100%，轻症仅 17%，因此，轻症慢性胰腺炎的诊断不能单凭 EUS 做出诊断。

7. **胰管镜**　胰管镜可直接观察胰管内病变，如狭窄、阻塞等，同时能进行酒精、细胞刷和胰液收集，对于不明原因的胰腺病变有鉴别诊断价值，尤其适用于仅有胰管口径改变而无胰实质损害者。

8. **组织学检查**　主要用于鉴别慢性胰腺炎和胰腺癌。目前已较少采用剖腹开放性活检。在 CT 或超声引导下，应用细针穿刺抽吸组织作病理学检查，诊断胰腺癌的敏感性可达 80% ~ 90%，特异性达 100%。

（八）诊断

1. **诊断依据**　症状＋功能减退证据＋形态改变证据（胰管变形，胰腺钙化）。

2. **慢性胰腺炎诊断标准**　①有明确的胰腺炎组织学诊断；②有明确的胰腺钙化；③有典型慢性胰腺炎症状体征，有明显的胰腺外分泌障碍和 ERCP 等典型慢性胰腺炎影像学特征，除外胰腺癌；④ EUS 有典型的慢性胰腺炎影像学特征。

3. **诊断程序**　在怀疑有慢性胰腺炎的病例，首先摄腹部平片，如果发现胰钙化，一般可做出诊断；如无钙化存在，则应做超声检查，如果超声所见为非诊断性的，而临床表现高度提示慢性胰腺炎，则应作 CT；如果超声和 CT 均阴性，应作 ERCP，如果上述检查均阴性，胰泌素试验有助于确定有无轻度慢性胰腺炎存在；EUS 有助于确定诊断和判断疾病严重度；胰腺活检仅用于怀疑胰肿瘤存在的病例。慢性胰腺炎的早期诊断检查手段是动态 MRCP、EUS+FNA。

（九）鉴别诊断

1. 应确定患者的腹痛是源于慢性胰腺炎或其他疾病，如消化性溃疡、胆道疾病、肠系膜疾患或胃新生物。鉴别有赖于病史，胃肠钡透与胃、肠镜检查，腹部超声，CT，ERCP，MRCP，EUS 等鉴别。

2．在腹痛或无疼痛黄疸患者，如发现肿块，应确定有无慢性胰腺炎或胰腺肿瘤，壶腹肿瘤存在。ERCP、MRCP、B 超、EUS 检查有助于鉴别，CA19-9 大于 1 000ng/ml 高度提示胰腺癌，进行细针穿刺活体组织检查（EUS+FNA）有助于鉴别，有时需剖腹探查才能明确诊断。

3．应确定脂肪泻是否胰疾病引起，与小肠吸收不良鉴别。

（十）治疗

目前尚无一种理想的治疗慢性胰腺炎方法，治疗原则包括：去除病因；止痛；胰腺外分泌功能不全；治疗并发症。

1．病因治疗　戒酒是酒精性慢性胰腺炎的首要治疗措施。虽然戒酒仅能使约 50% 的患者疼痛缓解，但至少可停止或延缓实质性破坏的进展。对伴有高脂血症的患者，应控制血脂水平。包括：①控制饮食；②改变生活习惯，增强体力活动，减轻体重，忌酒；③恰当应用降血脂药物；④控制可能存在的糖尿病。避免应用引起血三酰甘油升高的药物。

2．止痛治疗

（1）一般止痛措施：戒酒可使 50% 的酒精性胰腺炎患者疼痛缓解。患者应食用液体或半固体食物，多食碳水化合物而少食脂肪、蛋白质（高脂血症、营养不良患者例外）。镇痛剂宜选择成瘾性小者，并从小剂量开始。尽量不用可待因和吗啡类药物。曲马多对呼吸抑制和胃肠功能影响小，常用于慢性胰腺炎时的止痛。芬太尼透皮贴剂可试用于慢性疼痛的患者。

（2）胰酶治疗：肠管内胰蛋白酶在调节胰酶分泌中起重要作用。慢性胰腺炎患者，由于胰酶分泌减少，血浆 CCK 水平升高，刺激胰分泌增加。给予有效的胰酶替代治疗，则可减少胰分泌的刺激，减低胰管内压力，从而使疼痛缓解。

（3）生长抑素及其他类似品：生长抑素能抑制胰分泌，在胰炎症时，尚有细胞保护和维护网状内皮系统功能的作用。此外，该因子有抗感受伤害性活性（antinociceptive activity），提示可用于慢性胰腺炎时的止痛。奥曲肽（Octreotide）是人工合成的长效生长抑素类似品，能抑制 CCK 释放和基础性神经刺激性胰分泌。

（4）减轻胰实质炎症：如有急性炎症加剧，应按急性胰腺炎处理，采取禁食、静脉输液、止痛剂和内科监护。胃酸可促使胰液分泌，增加胰内压，引发疼痛，因此，常用质子泵抑制剂和 H_2 受体拮抗剂，抑制胃酸分泌，有助于减轻胰腺炎症状。

（5）内脏神经切除术。

（6）腹腔神经节破坏术。

（7）胰管结石溶解剂的应用。

（8）改善胰腺血液供应：钙通道阻滞剂（如硝苯吡啶）可增加微循环，使 Oddi 括约肌和胰管松弛，促进胰液排泄，理论上有止痛效果，其疗效尚有待观察。

（9）内镜下治疗：胰管梗阻可由狭窄、管内结石（蛋白质性栓子）、壶腹部狭窄、胰分叉伴 Santorini 管狭窄、囊肿或肿瘤引起。内镜治疗方法包括 Oddi 括约肌切开、胰管内置管和清除栓子（药物溶解、网篮或气囊清除）等。对于胰管狭窄，可通过切开的括约肌，插入导管或气囊进行扩张。也可内镜下置管。在胰管破裂引致假性囊肿、胰性腹水或胰瘘形成时，置管可填塞破裂处，达到治疗目的。一般先用扩张导管对胰管狭窄处进行扩张，并用气囊或网篮去除存在的结石，然后将导管放于狭窄处或架桥于胰管破裂处。

（10）体外震波碎石：对于胰管狭窄而不能扩张，以致结石嵌顿而不易取出的患者，可作体外震波碎石（ESWL）。

（11）硬化治疗：慢性胰腺炎患者胰管结扎后疼痛明显改善。目前对阻塞胰管诱发胰萎缩这一方法的应用价值尚难确定。

（12）手术治疗：内镜治疗尚不能奏效时，手术治疗仍为慢性胰腺炎的最佳手段。

1）适应证：①反复发作的剧烈上腹痛或背痛，经内科治疗无效者；②胰石存在，内镜下治疗失败者；③慢性胰腺炎伴有假性囊肿和胰瘘等并发症者；④合并胆管狭窄；⑤有胰腺肿块存在，不能除外胰腺癌者。

2）手术方法：① Oddi 括约肌成形术；②保留十二指肠的胰头切除术（Beger 术式）；③主胰管空肠侧侧吻合术（Puestow 术）；④保留幽门的胰十二指肠切除术；⑤胰头大部分挖除附加主胰管空肠侧侧吻合术（Frey 术式）；⑥全胰切除术。

慢性胰腺炎患者疼痛的处理程序见图 18-7-1。

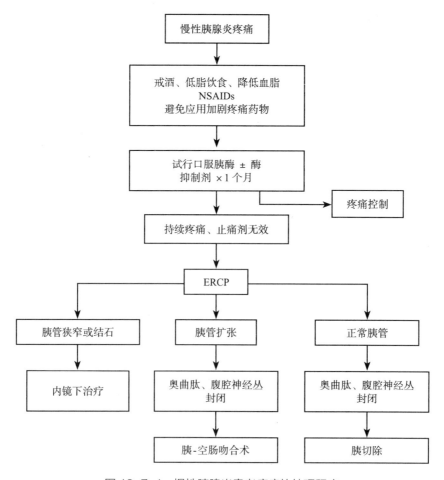

图 18-7-1 慢性胰腺炎患者疼痛的处理程序

3）胰外分泌功能不全的处理：①胰酶制剂的选择；②给药方法，通常餐前服和睡前服用；③临床疗效，大多数患者对常规剂量的胰酶制剂有良好的效果，表现为体重增加或病变稳定，腹泻减轻，腹痛和腹胀消失。

4）并发症的处理：①假性囊肿：慢性胰腺炎假性囊肿如大于 6cm，很少自行消散。如患者持续性腹痛、囊肿不断增大，一般均需处理。治疗方法包括手术切除、内或外引流，以内引流首选。病程超过 6 周的假性囊肿，通常囊壁已成熟，允许做内引流。可作囊肿与胃、十二指肠或空肠吻合术。对紧贴胃或十二指肠的囊肿，可在内镜下进行引流。外引流通常用于感染性假性囊肿或囊肿壁不成熟难以支撑缝合者。可通过手术放置引流管至囊肿内，液体经腹壁流出。此方法较安全，但并发症较内引流为高。在 CT 引导下经皮经腹置管作假性囊肿引流，可替代手术外引流，有研究报道引流成功率达 90%。生长抑素（奥曲肽）可减少胃分泌量，使假性囊肿缩小，对于已做引流者，可缩短引流时间。有研究者主张对所有接受胰腺假性囊肿引流治疗者，均给予一疗程奥曲肽。②胰性腹水：可先 2 ~ 3 周内科治疗，包括禁饮食、胃肠外营养、奥曲肽应用等，约 1/3 病例的腹水可自行消散。如无效，则应作 ERCP，查明胰瘘位置后予以手术治疗。③胰瘘：维持水电平衡，改善营养状态，防止感染。奥曲肽可减少胰分泌和瘘管排泄量。多数胰瘘可自行闭合，如迟迟不闭合，应手术治疗。④脾静脉血栓形成：如并发门脉高压，尤其是食管胃静脉曲张，应作脾切除。

（十一）预后

对慢性酒精性胰腺炎患者来说，腹痛是影响生活质量最重要的因素，疼痛与胰液分泌压力有关而和胰管变形程度无关。约 50% ~ 75% 的患者戒酒后腹痛减轻或缓解。随访文献表明，随着病程的延长，胰腺外分泌功能的改变较小，46.2% 无变化，42.6% 加重，11.2% 有改善。胰腺内分泌功能随着病程的延长而加重，引起糖尿病并发症，视网膜病变 31% ~ 45%，肾血管病变 38%，冠心病 18%。平均 5 年病死率为 12.8% ~ 19.8%，引起死亡的主要原因为大量脂肪泻所致的恶病质和免疫力下降合并感染。继续饮酒者病死率增加 1.6 倍，吸烟者病死率增加 1.4 倍，合并肝硬化者病死率增加 2.5 倍。慢性胰腺炎患者的生存质量一般较差，生存期明显缩短。饮酒、吸烟、肝硬化、高龄是死亡率增加的主要因素。约有不到 25% 的病例死于慢性胰腺炎本身，包括手术后、糖尿病和并发胰腺癌。有些酒精性慢性胰腺炎不进展为钙化和胰外 / 内分泌功能不全，疼痛可自发性缓解，预后相对较好。

（杨幼林）

参考文献

1. 薛成荣. 酒精代谢酶基因多态性与酒精性肝病关系研究探讨. 中国卫生产业,2012,(02):148
2. 苏红, 曹之宪, 林兆鑫. 乙醇对大鼠胃黏膜的影响. 世界华人消化杂志, 2008, 8(3): 355-356

3. 夏玉亭，于中麟. 胃炎临床研究进展. 上海：上海科学技术出版社，2003:303-309

4. 王吉耀. 内科学. 第 7 版. 北京：人民卫生出版社，2007:481-484

5. 中华医学会肝病学分会脂肪肝和酒精性肝病学组. 酒精性肝病诊疗指南. 中华肝脏病杂志，2006，14(3):164-166

6. 中华医学会肝病学分会脂肪肝和酒精性肝病学组. 酒精性肝病诊疗指南. 临床肝胆病杂志，2010，26(3):229-232

7. 中华医学会肝病学分会脂肪肝和酒精性肝病学组. 酒精性肝病诊疗指南. 胃肠病学，2010，15(10):617-621

8. 钱家鸣. 内科学. 第 7 版. 北京：人民卫生出版社，2008:446-456

9. 中华医学会感染病学分会肝衰竭与人工肝学组、中华医学会肝病学分会重型肝病与人工肝学组. 肝衰竭诊疗指南. 中华肝脏病杂志，2006，(14):643-646

10. 王宝恩，尹珊珊. 酒精性肝病的流行病学. 中华肝脏病杂志，2001，(9):312

11. 中华医学会肝病学分会脂肪肝和酒精性肝病学组. 酒精性肝病诊疗指南（2010 年修订版）. 中华肝脏病杂志，2010，(18):167-170

12. 吴云林，徐家裕. 临床胰腺病学. 上海：上海科学技术出版社，1999

13. 钱家鸣. 慢性胰腺炎诊治的回顾和进展. 胃肠病学，2001，(6):129-130

14. 赵平. 慢性胰腺炎的手术治疗及手术期处理. 中国实用外科杂志，1997，(17):198

15. Sibilia V, Rindi G, Pagani F, et al. Ghrelin protectsagainst ethanol-induced gASTric ulcers in rats: studies on themechanisms of action. Endocrinologym, 2003,(144): 353-359

16. Knoll MR, Kolbel CB, Teyssen S, et al. Action of pureethanol and some alcoholic beverages on the gASTric mucosa in healthy humans: a descriptive endoscopic study. Endoscopy, 1998, (30): 293-301

17. Vakevainen S, Mentula S, Nuutinen H, et al. Ethanol-derived microbial roduction of carcinogenic acetaldehyde in achlorhydric atrophic gASTritis. Scand J GASTroenterol, 2002,(37): 648-655

18. Ozdil S, Yanardag R, Koyuturk M, et al. Protective effects of ascorbic acid，DL-alpha-tocopherol acetate，and sodium selenate on ethanol-induced gASTric mucosal injury of rats. Biol Trace Elem Res, 2004, (99): 173-189

19. Rokutan K. Role of heat shock proteins in gASTric mucosal protection. J GASTroenterol Hepatol, 2000, (15), 12-19

20. Tanaka K, Nishimoto K, Tomisato W, et al. Adaptive cytoprotection induced by pretreatment with ethanol protects against gASTric cell damage by NSAIDs. Dig Dis Sci, 2004,(49): 210-217

21. Zayachkivska OS, Konturek SJ, Drozdowicz D, et al. Influence of plant-originated gASTroproteciive and antiulcer substances on gASTric mucosal repair. Fiziol Zh, 2004,(50): 118-127

22. Sibilia V, Torsello A, Pagani F, et al. Effects of hexarelin against acid-independent and acid-dependent ulcerogens in the rat. Peptides, 2004,(25): 2163-2170

23. Iaquinto G, Giardullo N, Taccone W, et al. Role of endogenous endothelin-1 in ethanol-induced gASTric mucosal damage in humans. Dig Dis Sci, 2003,(48): 663-669

24. Kalia N, Bardhan KD, Reed MW, et al. MAST cell stabilization prevents ethanol-induced rat gASTric mucosal injury: mechanisms of protection. J GASTroenterol Hepatol, 2000,(15): 133-141

25. Casa CL, Villegas I, Lastra CADL, et al. Evidence for protective and antioxidant properties of rutin, a natural flavone, against ethanol induced gASTric lesions. J Ethnopharmacol, 2000,(71): 45-53

26. Ajaikumar KB, Asheef M, Babu BH, et al. The inhibition of gASTric mucosal injury by Punicagranatum L (pomegranate) methanolic extract. J Ethnopharmacol, 2005,(96): 171-176

27. Arafa HM, Sayed-Ahmed MM. Protective role of carnitine esters against alcohol-induced gASTric lesions in rats. Pharmacol Res, 2003,(48): 285-290

28. Raphael KR, Kuttan R. Inhibition of experimental gASTric lesion and inflammation by Phyllanthus amarus extract. J Ethnopharmacol, 2003,(87): 193-197

29. Erkasap S, Erkasap N, Aral E, et al. MAST cell stabilizator and antioxidant effects of epidermal growth factor (EGF) on gASTric mucosal injury induced by ethanol in rats. Chin J Physiol, 2005,(48): 1-6

30. Kahraman A, Erkasap N, Koken T, et al. The antioxidative and antihistaminic properties of quercetin in ethanol-induced gASTric lesions. Toxicology, 2003,(183): 133-142

31. Asai K, Buurman WA, Reutelingsperger CP, et al. Modular effects of estradiol on ethanol-induced apoptosis in human intestinal epithelial cells. Scand J GASTroenterol, 2005, (40): 326-335

32. Konturek PC, Brzozowski T, Kania J, et al. Nitric oxide-releasing aspirin protects gASTric mucosa against ethanol damage in rats with functional ablation of sensory nerves. Inflamm Res, 2003, (52): 359-365

33. Uehigashi Y, Yakabi K, Nakamura T. Pretreatment with mild irritant enhances prostaglandin E2 release from isolated canine gASTric mucosal mAST cells. Dig Dis Sci, 1999, (44): 1384-1389

34. Lucey MR, Mathurin P, Morgan TR. Alcoholic Hepatitis. N Engl J Med, 2009, 360(26): 2758-2769

35. Lucey MR, Connor J, Boyer T, et al. Alcohol consumption by cirrhotic subjects: patterns of use and effects on liver function. Am J GASTroenterol, 2008, 103(7):1698-1706

36. Ramond MJ, Poynard T, Rueff B, et al. A randomized trial of prednisolone in patients with severe alcoholic hepatitis. N Engl Med, 1992,(326): 507-512

37. Akrividis E, Botla R, Briggs W, et al. Pentoxifylline improves short-term survival in severe acute alcoholic hepatitis: A double-blind, placebo-controlled trial. GASTroenterology, 2000,(119): 1637-1648

38. Caxif M, Yanuka M, Baraz M, et al. Quantitative estimation of attenuation in ultrasound video images: correlation with histology in diffuse liver disease. Invest Radiol, 2000, (35): 319-324

39. Ataseven H, Yiidrim MH, Yalniz M, et al. Correlation between computerized tomographic findings and histopathologic grade/stage in non—alcoholic steatohepatitis. J Hepatol, 2003, 38: A4177

40. Addolorato G, Leggio L, Ferrulli A, et al. Effectiveness and safety of baclofen for maintenance of alcohol abstinence in alcohol-dependent patients with liver cirrhosis: randomized, double-blind con-trolled study. Lancet, 2007, 370(9603): 1915-1922

41. Cabré E, Rodríguez-Iglesias P, Caballería J, et al. Short-and long-term outcome of severe alcohol-induced hepatitis treated with steroids or enteral nutrition: a multicenter randomized tria. Hepatology, 2000, 32(1): 36-42

42. Lim JK, Groszmann RJ. Vasoconstrictor therapy for the hepatorenal syndrome. GASTroenterology, 2008, 134(5): 1608-1611

43. Kamper-Jorgensen M, Gronbaek M, Tolstrnp J, et al. Alcohol and cirrhosis: dose-response or threshold effect? J Hepatol, 2004, 41(1): 25-30

44. Mendenhall C, Roselle GA, Gartside P, et al. Relationship of protein calorie malnutrition to alcoholic liver disease: a reexamination of data from two Veterans Administration Cooperative Studies. Alcohol Clin ExpRes, 1995, 19(3): 635-641

45. Leery CM, Moroianu SA. Nutritional aspects of alcoholic liver disease. Clin Liver Dis, 2005, 9(1): 67-81

46. Conigrave KM, Degenhardt LJ, Whitfield JB, et al. WHO/ISBRA Study Group. CDT, GGT, and AST as markers of alcohol use:the WHO/ISBRA collaborative project. Alcohol Clin Exp Res, 2002, 26(3): 332-339

47. Majhi S, Baral N, Lamsal M, et al. De Ritis ratio as diagnostic marker of alcoholic liver disease. Nepal Med Coil J, 2006, 8(1): 40-42

48. Graft M, Yanuka M, Baraz M, et al. Quantitative estimation of attenuation in ultrasound video images: correlation with histology in diffuse liver disease. Invest Radiol, 2000, 35(5): 319-324

49. Tilg H, Day CP. Management strategies in alcoholic liver disease. Nat Clin Pract Gastroenterol Hepatol, 2007, 4(1): 24-34

50. Stickel F, Hoehn B, Schuppan D, et al. Review article:Nutritional therapy in alcoholic liver disease. Aliment Pharmacol Ther, 2003, 18(4): 357-373

51. O'Shea RS, Dasalathy S, McCullough AJ. Practice Guideline Committee of the American Association for tlle Study of Liver Diseases, Practice Parameters Committee of the American College of GASTroenterology. Alcoholic liver disease. Hepatology, 2010, 51(1): 307-328

52. Barve A, Khan R, Marsano L, et al. Treatment of alcoholic liver disease. Ann Hepatol, 2008, 7(1): 5-15

53. Tilg H. Day CP. Management strategies in alcoholic liver disease. Nat Clin Pract GASTroenterol Hepatol, 2007, 4(1): 24-34

54. O' Grady JG, Schalm SW, Williams R. Acute liver failure: redefining the syndromes. Lancet, 1993, 342: 273-275

55. Tandon BN, Bernauau J, Grady J, et al. Recommendations of the International Association for the Study of the Liver Subcommittee on nomenClature of acute and subacute liver failure. J Gastroenterol HePatol, 1999, 14: 403-404

56. Mang YM, Chen YK, Gu CH, et al. Reevaluation of the nomenclature and Diagnostic criteria in 477 Patients with severe hepatitis. Zhonghua Ganzangbing Zazhi, 2008, 8: 261-263

57. Ferenei P, Lockwood A, Mullen K, et al. Hepatic encephalopathy definition, nomenclature, diagnosis, and quantification : final report of the working Party at the llth World Congresses of

Gastroenterology, Vienna, HePlogy, 1998, 2（X）2, 35: 716-721

58. SunYL, ZhaoJM, ZhouGD, et al. Cut- off period of subclassification and pathological features of severe hepatitis based on cIinica land pathological analyses. Zhonghua ShiyanHeLinchuang Bingduxue Zazhi, 2003, 17: 270-273

59. Dureja P, Lucey MR. The place of liver transplantation in the treatment of severe alcoholic hepatitis. J Hepatol, 2010, 52(5): 759-764

60. Veldt BJ, LainéF, Guillygomarc'h A, et al. Indication of liver transplantation in severe alcoholic liver cirrhosis: quantitative evaluation and optimal timing. J Hepatol, 2002, 36(1): 93-98

61. Stickel F, Seitz HK. Alcoholic steatohepatitis. Best Pract Res Clin Gastroenterol, 2010, 24: 683-693

62. Mathurin P, Luney MR. Management of alcoholic hepatitis. J Hepatol, 2012, 56: S39-S45

第十九章

酒精相关性生殖系统疾病

第一节 酒精与不孕症

酒精与不孕症（infertility）的关系也引起了学者的广泛关注，由于这是一个新的课题其结论并不确切，需要更多的调查研究与临床试验予以证明。

一、酒精与女性不孕

目前就酒精与女性不孕的关系尚未确定，学术观点主要有以下几方面。

1. 饮酒与不孕有直接的关系　Jensen 等对丹麦 430 对夫妻 6 个月经周期到怀孕的实验表明研究表明，女性每周饮酒小于 6 杯可能怀孕率较不饮酒者降低 39%，每周饮酒达 10 杯以上者怀孕率降低了 66%，该项研究结论认为：即使少量饮酒也会降低女性的生育能力，尽管此报道没有进一步确认结论，但是依旧提醒计划怀孕的女性应该避免饮酒。在一些文章中也确实提到了饮酒可以导致排卵障碍和雌激素异常及月经周期不规律进而影响怀孕概率。例如：Dees 等在动物的研究实验中将小鼠分为对照组和酒精组，结果显示酒精组小鼠血清中的生长因子 GH 和胰岛素样生长因子 IGF，黄体生成素（luteinizing hormone，LH），雌二醇 E2 含量明显受到抑制，其中在 32 个月龄的小鼠中更加明显，而血清中的促卵泡生成素（follicle-stimulating-hormone，FSH），瘦素（leptin LP）则无明显改变，同时结果还提示酒精虽然不影响初潮的年龄但是会使初潮之后的月经推迟，进而影响规律月经模式的形成及发展。由此研究者认为，酒精不利于雌激素分泌的激活，进而指出饮酒也会对青春期和成年女性造成危害。与以上结论相似，Srivastava 等对小鼠和猕猴的实验中在分子水平上进一步证明了这个观点。他们认为酒精不仅影响雌性小鼠、雌猕猴、青春期女孩的下丘脑-垂体的功能，还有一种性腺毒素，能抑制卵巢的功能，抑制血液循环中雌激素的水平。一氧化氮（NO），甾体类急性调节蛋白（steroid acute regulatory protein STAR）都是卵巢内部物质，他们对甾体类物质的产生起截然不同的作用。因此 Srivastava 用即时聚合酶链反应法（real-time-polymerase-chainreaction RT-PCR）评估卵巢 mRNA 编码三种一氧化碳亚基即神经元亚基［n］NOS、内皮素亚基［e］NOS、可诱导亚基［i］NOS 时结果显示酒精并没有改变［n］NOS 的表达方式，但是增加了［e］NOS（$p < 0.05$）和 iNOS（$p < 0.01$）表达水平，猕猴卵巢实验显示酒精降低了 STAR 的表达。而在之后的血清激素水平测定中发现，酒精降低了血清中雌二醇 E2 和黄体生成素 LH 的

水平，但是对促卵泡生成素 FSH 没有影响。此研究结论认为青春期饮酒造成的血清激素水平的变化是由于：酒精增加了卵巢中的 NOS，抑制了 STAR 的表达。由于抑制雌二醇 E2 的形成导致规律月经模式的推迟。grodstein 等基于不孕症专家对于最有可能引起不孕症原因的分类：卵巢因素、输卵管因素、宫颈因素、子宫内膜因素和特发病因素。随访 3 833 名近期生育的妇女与在 7 个不孕不育诊所就诊的 1 050 名妇女发现因饮酒可导致卵巢疾病和子宫内膜异位症而引起不孕症增多，适当饮酒引起卵巢排卵风险率为不饮酒者的 1.3 倍（95%CI：1.0 ~ 1.7），酗酒者为不饮酒的 1.6 倍（95%CI：1.1 ~ 2.3）。摄入任何量的酒精子宫内膜异位症患病率风险比对照组高 50%，其中适量饮酒者患子宫内膜异位症的相对风险率为 1.6（95%CI：1.2 ~ 2.3），酗酒者患子宫内膜异位症的相对风险率为 1.5（95%CI：0.8 ~ 2.7）。因此得出适量饮酒或酗酒都可导致某种类型的不孕症。Hakim 等通过测定 124 名饮酒和咖啡的女性 100 个月经周期的怀孕概率的研究指出在 1 个月经周期中饮酒可以使受孕率较不饮酒者降低 50% 以上，而在饮酒的同时加饮咖啡更可以加重这个比率。在 Eggert 等文献中也指出 18 岁女性人群中高酒精摄入量较适量饮酒者不孕症的相对风险率为 1.59，低酒精摄入量患者较适量饮酒者不孕症的相对风险率为 0.64，这篇文章还表明不论酒精摄入量的高低，都与流产、异位妊娠、盆腔炎的发病率无关。Tolstrup 等以没有生育过并且没有怀孕的丹麦妇女 7 760 人为研究对象，研究酒精摄入及潜在的因素（年龄、文化水平、婚姻状况、生殖器疾病、吸烟）与不孕的关系，通过 4.9 年的随访（368 名妇女不孕）得出在年轻的女性中酒精摄入基线与不孕症无关，但是对 30 岁以上的女性来讲，饮酒是不孕症的显著指标，这个年龄段的女性每周饮酒 7 杯以上不孕症的危险率为 2.26（95%CI：1.19 ~ 4.32）。在小鼠的相关性实验中表明，慢性饮酒对性腺和肝脏均有直接的毒害作用，同时也抑制了小鼠的卵巢功能和睾丸功能。慢性饮酒的雌小鼠阴道开张日龄显著推迟，卵巢质量和子宫质量与对照组相比显著增加，孕马血清促性腺激素（pregnant mare serum gonadotropin, PMSG）处理后啤酒组卵巢和子宫质量与对照组相似，但白酒组卵巢和子宫质量显著低于对照组和啤酒组，并且卵巢对马绒毛膜促性腺激素（eCg）反应性显著降低，在肝脏组织形态学上也体现出了酒精的毒性作用。

2. 酒精与不孕症之间的相关性并不大　例如 Becker 等的报道研究 20 ~ 42 岁的 51 名女性因为慢性饮酒而获得月经不调、妇科疾病与不孕症的概率，并随机抽取 51 名不饮酒的健康女性作为对照组，结果显示慢性饮酒的女性月经周期不规律的概率及刮宫的频率均比不饮酒者高很多，分别为 70% *vs.* 55% 和 38% *vs.* 16%，并且饮酒者的堕胎率较对照组为 63% *vs.* 28%，$p < 0.001$；流产率较对照组为 23% *vs.* 8%，$p < 0.05$；但是在怀孕概率方面两组并没有显著不同，因此得出慢性饮酒可导致月经不调，妇科疾病增加，但是并不会造成不孕。同样 Olsen 等的流行病学研究也赞同此观点，他们在研究吸烟饮酒与生育力降低的关系时选取 1977—1980 年在南丹麦大学欧登塞大学医院就诊的 1 069 名不孕症患者及 4 305 名在 1977—1979 年怀孕的正常女性为参考，通过问卷的方式进行调查，结果显示吸烟、饮酒者不孕率明显高于对照组；但是适当饮酒者只是比对照组晚孕一年，因此得出吸烟可以造成生育能力下降，但是饮酒并不会造成不孕。有关激素方面的研究也有其重要的资料表明饮酒与不孕无关。Kinney 等在研究吸烟、饮酒、咖啡摄入量与预示卵巢年龄的四个指标即窦卵泡计数（antral follicle count，AFC）、促卵泡生成素（follicle-stimulating hormone，FSH）、抑制素 B、雌激素的关系时，选取了 188 名 22 ~ 49 岁的女性为对象，

通过超声影像学检查和血清中的激素水平用线性回归方法来分析吸烟、饮酒以及咖啡的摄入对他们的影响，结果得出吸烟可以提高 FSH 水平 $p = 0.21$（$95\%CI$: $0.04 \sim 0.39$），但是对 AFC、抑制素 B、雌激素并没有影响，而饮酒和咖啡则与以上四个指标皆无关，由此推论出，酒精对女性卵巢功能并没有影响，不会造成女性不孕。在一项关于酒精与肝功能障碍对女性月经周期、血清雌激素受体浓度影响的研究中提到绝经前酗酒的女性月经紊乱和流产率提高，但是不孕症的发病率并没有相应增加。月经来临前及月经期间，女性受性激素分泌影响，体内分解酶的活动能力低下，酒精代谢能力下降，结果使得酒精不易迅速从血液中排泄出去，而是变成了对身体有害的"酸性物质"。为清除这些酸性物质，肝脏就要不断地制造出酶类，由此就会加重肝脏的负担，使引发肝脏功能障碍的可能性也加大，进而影响血清中雌激素的水平导致月经周期紊乱。有报道称，同样是饮酒，女性经期饮酒引发肝损害或酒精中毒的概率将比男性多一半。因为女性在月经期间，体内缺乏分解酶，如果一时摄入过多，将使处于醉酒状态的时间延长、酒醉感觉或症状也会更严重。这也是月经时饮酒容易上瘾、容易引发酒精中毒原因。另外，经期由于不断流血，身体虚弱，抵抗力较差，饮酒会加快血液循环，此时有可能导致月经量增多，若饮凉啤酒，还可能引起痛经等。所以，月经临近或月经期间，原则上应当禁饮白酒。当然，可以适量饮用葡萄酒（50ml 左右为宜），但也不宜过量。Chavarro 等为测定含酒精和咖啡因饮料与排卵障碍性不孕的关系，随访无不孕史并计划怀孕的 18 555 名已婚女性。结果再次随访中只有 438 名女性发生排卵障碍性不孕。比较最高和最低摄入量，其中酒精摄入的相关风险为 1.11（$95\%CI$: $0.76 \sim 1.64$，$p = 0.78$），总咖啡摄入的相关风险为 0.86（$0.61 \sim 1.20$；$p = 0.44$）由此得出，酒精与排卵障碍性不孕无关，而摄入含咖啡因的软饮料与排卵障碍性不孕呈正相关，并且值得进一步研究。Juhl 等在酒精摄入与延迟怀孕的调查中，记录随访 2 年 39 612 名女性延迟怀孕的概率，结果得出没有生育过的女性无论他们是适量饮酒还是酗酒较少量饮酒者而言其等待怀孕的时间延长，在经产妇中只有每周饮酒 > 14 杯时，才与等待时间有很小的联系，而不饮酒的女性较适量饮酒的女性而言其等待怀孕时间较长；因此研究并不支持饮酒降低女性生育能力的观点。

二、酒精与男性不育

不孕症与男女双方都有关系，有关男性饮酒与生育的调查也增多，并得到了比较一致的结论是长期饮酒或大量饮酒可以导致男性生精小管变性、退化、钙化，使精子发生减少、精子畸形、活动精子减少，使生育受到影响。在一项研究酒精对雄性大鼠睾丸生精功能的实验中，将 40 只健康雄性成年 SD 大鼠随机分为 4 组，各组每日分别灌胃给予酒精 0g/kg、2.7g/kg、4.5g/kg 及 7.5g/kg，连续 13 周，之后测定各组大鼠精子计数、精子活动率、精子畸形率，血清睾酮（T）、黄体生成素（LH）、卵泡刺激素（FSH）含量，在光镜下观察睾丸组织的病理变化。结果与对照组相比，酒精组大鼠精子计数减少，精子活动率下降，精子畸形率升高（$p < 0.05$），光镜下酒精组动物睾丸生精细胞退化变性，随剂量增大损伤加重。各酒精组动物血清 T 水平明显降低（$p < 0.01$），血清 LH、FSH 含量亦较对照组明显降低（$p < 0.05$）。该项研究结论认为，酒精是一种睾丸毒物，一方面直接作用于睾丸，抑制精子发生和睾酮合成，另一方面还使下丘脑-垂体轴生殖内分泌功能受损。

还有研究表明饮酒在一定程度上能使精子顶体完整率下降。Kawase 等发现生精细胞在酒精以及其代谢产物以及脂质过氧化物的直接作用下，生精小管变性、退化、钙化，因而使精子发生减少、精子畸形、活动精子减少；杨郑州以未成熟（KM）小鼠为实验动物模型，来探讨长期饮酒对哺乳动物性腺和免疫器官生长发育的影响。试验选用 21 日龄断奶未成熟（KM）小鼠，随机分为 3 组，试验组 I 自由饮用啤酒（含体积分数为 2.8% 的酒精），试验组 II 饮用稀释的白酒（含体积分数为 5% 的酒精），对照组饮用自来水。试验期间定期测量体重；试验 5 周后对体重、脏器重等指标进行称量；同时对肝脏、脾脏和胸腺的组织学形态进行观察。对雄性附睾中精子密度、精子畸形率等进行检测，对睾丸的组织学形态进行观察。实验结果表明：整个试验期啤酒组体重显著增加；脾脏和胸腺受到不同程度的影响；脾脏组织学观察发现不同程度的病变，而胸腺没有发现明显的组织学变化；肝脏重量与形态学的观察也发现了毒性作用。雄性精子密度显著降低，同时精子畸形率明显升高，睾丸间质间隙增宽，生精小管内生精细胞排列紊乱疏松，生精细胞间出现空隙，有的甚至变性、坏死、脱落，生精小管管壁萎缩变薄。长期高浓度过量饮酒者精液中一氧化氮（NO）的含量和生精细胞的凋亡率均升高，精子质量低下。研究提示长期高浓度过量饮酒可致机体产生过度 NO，促使生精细胞凋亡，而致男性不育的因素之一。然而也有研究提示，饮酒可能使精子形态异常率增加，即饮酒者精子头部异常百分率、精子畸形指数增加，但对精子密度及精子活力则无影响。

三、男女双方因素

有研究结果显示每日摄入 60g 酒精且持续 1 周，一些与免疫力有关的物质含量随之发生变化，其中有助于抵抗病毒感染的干扰素（interferon，IFN）含量下降，而另一种名为肿瘤坏死因子-α（TNF-α）的促炎症物质含量会增多。酒精通过这两方面作用削弱人体免疫力，长期过度饮酒就会导致对许多疾病的抵抗力下降，由此可以推断，由酒精引发的免疫性不孕也是值得学者们进一步深入研究的。

因目前酒精对不孕症的影响尚没有明确的结论，也没有统一的界定标准和建议，一切还只处于萌芽之中，还有待于专家学者们的进一步研究证明，进而使酒精与不孕症的相关性更加明确，还可以使人类更加清楚酒精对于妊娠及孕育下一代所带来的危害，为人类文明的进步做出贡献。

（李佩玲　刘梅梅）

第二节　酒精对女性激素的影响

一、流行病学

滥用酒精和酗酒与育龄期妇女的一系列生育功能紊乱有关。闭经、停止排卵、黄体期功能障碍、卵巢病理和高催乳素血症可以发生在依赖酒精的妇女和酒精滥用者。黄体期功能障碍、停止排卵及连续的高催乳素血症也已经从临床研究的应酬饮酒者和酒精依赖的动物模型身上观察到。在总人口中，调查资料表明大量饮酒跟月经周期紊乱以及妇产科手术的高概率有关。新的证据显示大量饮酒是生育障碍与性功能障碍的危险因素。对 1974—1977 年第一次到凯撒医院门诊做产检的 32 019 名妇女进行了一项有意义的调查。这期间一共发生了 1 503 例自然流产。714 例流产发生在妊娠前 3 个月（5 ~ 14 周）；789 例流产发生在妊娠 4 ~ 6 个月（15 ~ 27 周）。总的流产率是 14.4%，发生在妊娠 4 ~ 6 个月的流产占 2.6%。据这些妇女自述饮酒史显示，每日喝一杯或更多的女性相对戒酒或者只是偶尔饮酒的女性，会发生更多的自然流产，而且主要在妊娠第 4 ~ 6 个月。妊娠第 4 ~ 6 个月自然流产的危险因子对于偶尔饮酒者是 1.03，对于每日 1 ~ 2 杯的经常饮酒者是 1.98，对于每日喝 3 杯以上的女性是 3.53。

二、病因和发病机制

尽管现在有越来越多的证据表明，很多生殖系统功能紊乱的症状都与酒精依赖、酒精滥用有关，然而酒精对于月经周期中神经内分泌规律的作用机制却知之甚少。因为来自人类酒精滥用者的数据经常跟健康问题和多种毒品滥用混淆，所以嗜酒动物模型对于系统分析酒精对下丘脑-垂体-性腺-肾上腺轴的影响有重要作用。酒精作用可以在受控条件下的动物模型中研究，在这些条件下，其他药物滥用、营养不良和间断生病等情况并不能影响结果。举例说明，连续停经经常出现在同时伴有肝疾病（肝硬化、肝炎或脂肪肝）的酒精依赖女性身上。对健康雌性猕猴的慢性酒精给药也会导致其出现停经、子宫萎缩、卵巢体积变小。对灵长类动物酒精自身给药模型的不断研究，已经揭示出慢性酒精给药抑制排卵并导致健康动物的黄体期功能紊乱。

（一）闭经潜在的可能机制

1. 酒精可能抑制下丘脑释放内源促黄体激素释放激素（LHRH），伴随着促性腺激素分泌活动的抑制。近来临床数据表明，原发性闭经和继发性下丘脑闭经都与促性腺激素分泌活性受抑制有关。低频率 LH 脉冲是继发性下丘脑闭经常见原因，但有时也可见低量 LH 脉冲。最严重的畸形与 LH 脉冲消失和 LH 低水平相关。闭经的患者可以通过脉冲注射合成 LHRH 来恢复正常的排卵功能。雌性恒河猴酒精模型在闭经时 LH 水平比非酒精 LH 水平低，这些在灵长类中得到的数据与假设一致，闭经可能与促性腺激素水平受抑制直接相关。然而还没有系统的研究去证实和反驳该假设，酒精诱发闭经反映出促性腺激素分泌异常。到现在为止，酒精抑制促性腺激素分泌活性是通过直接影响下丘脑 LHRH 释放还是刺激催乳素或促肾上腺皮质激素释放激素（corticotropin releasing hormone，CRH）仍然未知。在闭经的恒河猴酒精模型中，长期高剂量酒精自我摄食，催乳素水平为 16.3 ~ 63.0ng/ml。免疫细胞化学实验检测显示，垂体前叶表明细胞表面增生。数据表明高泌乳素血症可能与模型中酒精诱导的闭经有关，但这个理论还没有被随后的研究所证明。其他四个闭经周期的检测表明，尽管催乳素水平间歇升高 20.0ng/ml，闭经周期催乳素水平和无酒精正常排卵月经周期的催乳素水平相比差异无意义。给予猴子喂食酒精

3 ~ 35g/（kg·d），闭经97d出现乳溢。但催乳素平均（19.6±1.5），范围在5.7 ~ 29.5。乳溢和乳房增大首先在周期的第25天发现持续到第74天。27 ~ 45d高水平酒精喂食，范围在（4.68 ~ 9.24）g/（kg·d）。催乳素在此期间在5.7 ~ 24之间。LH在此闭经周期中平均水平在（19±2）。临床研究表明乳溢并不总是伴随高泌乳素血症。数据汇总表明高泌乳素血症并非酒精诱导下闭经的雌性恒河猴模型的机制。

2. 当催乳素水平受到刺激，酒精使催乳素水平趋于增加。酒精通过纳洛酮刺激黄体期女性催乳素分泌增加。但是处于早期卵泡期女性，血中酒精值达到高峰（123.0±4.3）mg/dl并没有提高纳洛酮对催乳素的刺激。酒精刺激绒毛膜促性腺激素（chorionic gonadotropin，HCG），使处于黄体期的女性催乳素水平在30min内增加，但是服用安慰剂的女性，催乳素并没有提高。酒精使催乳素分泌增加是否因为纳洛酮和HCG还是未知。但是与酒精有关的雌二醇可以影响催乳素的反应。酒精摄入后使HCG增加，然后雌二醇增加，20min内催乳素增加。雌二醇已知可以增加垂体敏感性并抑制多巴胺。所以，酒精使雌二醇提高可以调节催乳素敏感性抑制多巴胺，导致催乳素增加。

3. 酒精能刺激促肾上腺皮质激素释放激素（corticotropin releasing hormone，CRH）和促肾上腺皮质激素（adreno-cortico-tropic-hormone，ACTH）以及性激素，反过来抑制促性腺激素导致闭经。酒精能刺激CRH，ACTH和皮质醇。摄入合成CRH可以抑制卵巢切除的雌性恒河猴脉冲释放的LH和FSH，但是ACTH和皮质醇却不能。合成的CRH在老鼠的血中检测发现也可抑制内生LHRH。这些数据表明CRH抑制LH和FSH主要是通过下丘脑和垂体轴，而不是肾上腺的活动。酒精使CRH升高对闭经的影响对饮酒女性而言仍有待商榷。

（二）停止排卵和黄体期功能紊乱的可能机制

尽管FSH对滤泡生成并不起决定性作用，但是正常水平的FSH对滤泡的形成和成熟是很必要的。抑制FSH会导致卵泡成熟和排卵延迟并导致黄体期在延迟排卵后功能紊乱。综合研究灵长类的卵巢周期的滤泡生成表明月经周期的1 ~ 4d出现优势卵泡，5 ~ 7d单独的一个卵泡被选择，8 ~ 12d卵泡获得优势。但是如何进行优势选择并不清楚，Goodman和Hodgen假定非固醇类卵巢缩氨酸，抑制素通过滤泡生成期滴定FSH水平精确的影响该过程。滤泡期给予少量FSH测得女性黄体期缺陷。如果酒精中毒直接抑制FSH或调解抑制素使FSH表达活性下调，导致滤泡期失常，就阻止了停止排卵和功能紊乱。

有证据表明，酒精在正常雌性恒河猴月经周期的滤泡期通过合成LHRH抑制FSH。相反，血液中酒精含量达到184 ~ 276mg/dl，LHRH会使FSH、LH在15min内增加。等热量的蔗糖吸收取代酒精，FSH和LH都会在酒精刺激下增加。如果酒精能够抑制滤泡期FSH对内生性LHRH的反应，这可能会导致饮酒女性经期紊乱。卵巢因子调节酒精对垂体FSH的影响的重要的推理证据是，在卵巢切除的恒河猴中酒精并不抑制LHRH来刺激FSH。使用合成LHRH后，在卵巢切除的恒河猴血中酒精达到242 ~ 296mg/dl，FSH和LH增加。非类固醇卵巢缩氨酸抑制素可以不影响LH抑制FSH。在正常人类的月经周期的中晚滤泡期，抑制素反向调节FSH。很可能酒精通过刺激卵巢抑制素来抑制LHRH对FSH的调节，但酒精对抑制素影响的数据还没有获得。高量的LH经常在滤泡期和黄体期功能紊乱的患者中出现，可能导致了滤泡的生成。例如，20 个诊断黄体期功能紊乱的女性的 FSH 水平与 21 个处于早期或晚期滤泡期女性的 FSH 等量。

另一种可能就是酒精增加了雌二醇水平，反过来抑制滤泡期 FSH，损害或延迟滤泡成熟和排卵。有证据表明滤泡生成期早期雌二醇水平增加抑制了 FSH，抑制排卵前卵泡生长，延长滤泡期。黄体期缺陷始终被发现在滤泡期暴露于雌二醇的 6、12、24h。雌二醇增加 30ng/ml 就使 FSH 减少并延长了滤泡期。临床研究显示，正常女性酒精中毒时，其雌二醇水平升高。快速酒精摄入 0.695g/kg 导致雌二醇在基础状态下增加（19.5±4.1）ng/ml。饮酒后血中酒精含量平均 34mg/dl，血浆雌二醇 25min 后达到高峰。研究采集雌二醇标本用时 20min，血浆雌二醇曲线在上升，顶点和下降部分的变化都无意义。酒精使处于基础状态下的黄体中期恒河猴在 150～210min 下雌二醇增加。

酒精中毒通过纳洛酮、环丙甲羟二羟吗啡酮使促性腺激素增加从而雌二醇增加。阿片类拮抗剂增加刺激雌二醇达 45～50pg/ml；雌二醇水平与临床研究的选择性抑制 FSH 相等。

（三）酒精影响垂体和性激素分泌的机制

饮酒后垂体对 LHRH 的敏感性增加，反映出酒精对内生 LHRH 或其他性激素，例如雌二醇的直接作用，就是调节垂体对 LHRH 的敏感性。饮酒后雌二醇水平增加提高 LH 对 LHRH 刺激的反应，正如正常雌性恒河猴 LH 分泌依靠排卵期雌二醇的分泌。与服用安慰剂的相比，饮酒的一组受 LHRH 刺激产生的 LH 更多。该结果与早先的研究关于雌二醇处理的切除卵巢的恒河猴得到的结果是一致的。有证据表明使用雌二醇使垂体对 LHRH 敏感性增加，对正常女性，性腺功能低下的人以及未受损的老鼠都是如此。所以，如果酒精能使卵巢切除的恒河猴雌二醇水平增加，也就能使垂体生成更多的 LH 对 LHRH 的刺激产生反应。尽管卵巢切除术是雌二醇减低了大约 60%，雌性激素由雄性激素和孕激素转换。不幸的是对卵巢切掉的恒河猴使用酒精提高 LHRH 对 LH 的刺激，并没有检测到雌二醇。使用纳洛酮和环丙甲羟二羟吗啡酮后饮酒可以提高血浆中的雌二醇，可以为几种机制提供解释。可能酒精增加了雌二醇的产生或减少了它的消耗。我们发现肝内酒精消耗减少了其他耦合氧化反应的烟酰胺腺嘌呤二核苷酸（NAD），这可能减少了雌二醇氧化为雌酮，从而导致了雌二醇的增加。肝脏和性腺氧化消耗类固醇可使酒精消耗比例受限，当血中酒精含量低时，可以摄入乙醇脱氢酶同工酶减少 NAD 转化为 NADH 的比率。相反可以减少雌二醇（E2）转化为雌酮的比率，并导致 E2 水平增加。相似的假设也可用来解释酒精使男性 LHRH 刺激睾丸酮水平提高。急性酒精摄入可以使肝脏血流增加，而酒精分解代谢提高了肝脏 NADH/NAD 的转化率。摄入酒精及促性腺激素刺激后睾丸酮水平增加部分原因是由于肝脏和性腺的类固醇前体转化，例如：雄烯二醇转化为睾丸酮增加了肝内酒精消耗时 NADH/NAD 的转化率。另外，LHRH 对 LH 的刺激优于对男性和雄性恒河猴睾丸酮的刺激。可能酒精中毒时提高 LH 水平有助于刺激睾丸酮。

三、临床表现

（一）闭经

闭经可分为生理性闭经和病理性闭经，生理性闭经指在青春期以前、妊娠期、哺乳期、绝经期的闭经；病理性闭经为疾病所致。以闭经发生的时期分为原发性闭经和继发性闭经，原发性闭经指 18 岁尚无月经来潮者。月经初潮的年龄与青春期启动的早晚有关，年龄已 16 岁、出现身高的长势且第二性征发育但无月经来潮，或已 14 岁但无第二性征发育、也无身高长势者，这两种情况预示着闭经的可能。继发性闭经为停经时期超过以往 3 个月经周期的期限或停经达 6 个月者。在嗜酒女性中经常有报道闭经或者月经完全停止，闭经可能持续数月或数年，但是酒精影响的耐受程度是否会随时间而增加尚未知。对两名女性病例的报告表明在戒酒期间闭经可能缓解，但是月经周期并没有正常，只有一名女性恢复行经。在闭经的 8 名妇女中，有 7 名在接受嗜酒治疗后自发恢复月经，但是却未报告内分泌测量值。在 22 名欧洲酒精性闭经女性中有 8 名测定出正常的雌激素数值，有对克罗米芬或者 HCG 刺激的雌二醇的阳性反应。垂体功能通过合成 LHRH 估算。欧洲闭经嗜酒女性的 LH 和 FSH 在 LHRH 刺激下（100μg）与正常对照组相比没有明显不同；对于闭经的日本女性 LHRH（100μg）刺激 LH 和 FSH 迅速提高。然而在较轻微的闭经女性中，LHRH 激发的促性腺激素升高的幅度明显更高。酒精性闭经也可能反映异常的促性腺激素分泌模式，但是还没有对嗜酒女性的促性腺激素分泌活动的系统性脉动频率的分析可以确认或反驳这种假设。

（二）自然流产

流产通常是指妊娠过程中，胚胎死亡、胚胎及附属物排出，一般排出的胚胎及附属物 < 1kg，孕周 < 28 周。妊娠在 12 周前终止者称为早期流产。妊娠在 12 周以后，28 周以前终止者称为晚期流产。连续发生自然流产 ≥ 3 次，称为复发性流产或习惯性流产。流产的主要表现为停经后出现腹痛和阴道流血。早期流产开始时出现阴道流血系绒毛与蜕膜剥离血窦开放所致；剥离的胚胎及血液刺激子宫收缩使其排出体外，产生阵发性下腹部疼痛；当胚胎完全排出后，子宫收缩，血窦闭合，出血停止，所以早期自然流产的过程为先出现阴道流血而后出现腹痛。晚期流产先出现子宫节律性收缩，继而胎儿胎盘娩出，通常出血不多，所以晚期流产的全过程为先出现阵发性腹痛后出现阴道流血。

（三）功能失调性子宫出血

功能失调性子宫出血简称功血，是指月经的调节功能失常而非生殖器器质性病灶或全身疾病所引起的不正常子宫出血症，即下丘脑-垂体-卵巢轴（hypothalamic-pituitary-ovarian axis, HPOA）功能失常。主要表现为月经周期、月经期、月经量的紊乱。月经期长短不一，短则 1 ~ 2d，长则 10 余天，有时持续数月不净。月经量不一，少则淋漓流血或似月经量出血，但常多量出血，血流如注或伴有多量血块，大量出血时可发生贫血、失血性休克。月经周期、月经期、月经量完全无规律性，因而何时来潮，血量多少，流血期长短，全无法预料也无预兆。长期反复出血者，导致慢性失血性贫血，体质虚弱。

（四）高催乳素血症

人类生殖各期中催乳素（prolactin，PRL）的正常值高于 25ng/ml 时会出现一系列临床症状。表现为非孕期出现溢乳，轻者挤压乳房有乳液溢出，重者乳液自行外溢，患者常发现内衣有乳渍污染，性状与正常乳汁相似；并有月经稀发，随后闭经；轻度高催乳素血症者仍可有排卵，基础体温显示卵泡期延长，黄体期缩短，孕酮水平低下，因此不容易受孕，即使受精也不容易着床，常出现着床前流产或生化妊娠。

（五）不孕

凡夫妇同居 2 年以上未避孕而未能怀孕者，称为不孕症。其中，从未受孕者称原发性不孕，曾有生育或流产又连续 2 年以上不孕者，称继发性不孕。临床研究表明，嗜酒妇女可能存在几种与月经周期相关的功能紊乱，包括闭经、排卵停止和黄体期功能障碍等，这些都可以导致生育年龄女性不孕。在可控条件下建立的嗜酒动物模型和在健康的应酬饮酒者身上反复发现的生殖功能障碍表明在饮酒女性中这些发现存在普遍性。

四、诊断及鉴别诊断

（一）病史

详细询问患者是否有长期大量酒精摄入病史，月经及月经紊乱的具体情况，如月经量的变化、经期长短及月经周期的变化、闭经时间及不孕的时间等。起病年龄和身体一般情况，既往疾病的诊断、治疗和效果，特别需注意曾用激素的种类、剂量、用药日期和末次服药日期等。

（二）体格检查

1. 全身情况精神和营养状态　是否有贫血或其他病态，如乳房发育情况和有无块物，腹部检查时了解肝脾和肿物情况。

2. 盆腔检查　了解子宫及双侧附件的大小、形态、活动度、是否压痛及有无块状物。在出血期以不进行盆腔检查为妥，但疑有器质性病灶或妊娠并发症者可在消毒条件下做妇科检查。

（三）实验室诊断

1. 超声影像　初诊时可了解有无子宫和卵巢的器质性病变，长期无排卵、闭经患者子宫轻度萎缩，病程久、雌激素水平高可导致子宫轻度增大外，大多子宫和卵巢大小无异常。若子宫腔无积血，可了解有否黏膜下肌瘤、内膜息肉。子宫内膜厚度对治疗、选择药物有参考价值。超声随访子宫内膜厚度有助于治疗方案的选择。

2. 诊断性刮宫术　对病程久、30 岁以上已婚的女性且有数月病程时，应行诊断性刮宫术。可作子宫内膜组织学检查，确立病变性质。对已婚者大量出血时作刮宫术，既可快速止血，又可进行组织学检查。因刮宫术非直视下进行，约有 25% 的漏诊率。

3. 基础体温测量　病程观察时，呈单相型曲线提示为无排卵，治疗后无药物影响时出现双相型曲线提示恢复排卵。

4. 生殖激素测定　未用药时的生殖激素测定可客观地反映当时下丘脑、垂体、卵巢的功能情况。包括 FSH、LH、E2、黄体酮（P）、PRL、T 的水平。

5. 宫颈黏液羊齿状结晶　反映雌激素的状况，如阴道出血期宫颈黏液有羊齿状结晶提示无排卵。

6. 宫腔镜和子宫输卵管碘油造影　两者均可用于检查子宫腔是否有占位性病变。宫腔镜的创伤性大于造影术，但可直接观察，并可作选择性子宫内膜活检，造影术只能借助影像了解子宫腔情况。

（四）鉴别诊断

1. 妊娠相关疾病　异位妊娠、滋养细胞疾病等。
2. 生殖道感染　阴道炎、宫颈炎、输卵管炎、子宫内膜炎。
3. 子宫疾病　子宫颈癌、子宫颈息肉、子宫内膜息肉、子宫内膜癌、子宫肌瘤、子宫腺肌症等。
4. 卵巢分泌雌激素肿瘤卵巢内胚窦瘤等。
5. 其他　宫内节育器、子宫畸形、生殖道损伤等。
6. 药物　抗凝剂、性激素类药物等。
7. 内分泌疾病　肾上腺皮质增生症、肾上腺肿瘤、甲状腺疾病等。
8. 其他系统疾病　肝病、肾病、系统性红斑狼疮等。

五、治疗

（一）一般治疗

改变不良生活方式，戒烟、戒酒、戒除不良毒品的接触，规范作息时间，保证睡眠，调整饮食结构和饮食习惯，肥胖者要通过饮食调节和运动疗法减轻体重。对于自然流产者戒酒一段时间后多可自行恢复，发现早期妊娠即卧床休息，禁性生活，必要时口服保胎药物至前次发生自然流产后 2 周。

（二）闭经的治疗

1. 雌孕激素序贯法　不仅可防止生殖器官萎缩、骨质疏松症状，并能缓解因雌激素减少引起的血管舒缩不稳定症状及因血脂代谢紊乱而引起的心血管疾病。对子宫发不良所致不孕患者可发育子宫，并可负反馈抑制 FSH、LH 的分泌，降低血液循环中的 FSH，减少高 FSH 对卵泡的无排卵消耗过程和 / 或对卵泡 FSH 自身受体的降调节，进一步起到保护残留卵泡的作用。用药方法与剂量就根据患者年龄、症状、有无周期性月经及有无生育要求选定。

（1）无生育要求：仅对月经有要求的已生育妇女，采用戊酸雌二醇 1mg/d，或妊马雌酮 0.625mg/d，连服 22d，第 12 ~ 15 天加服甲羟孕酮 8 ~ 10mg/d，共 7 ~ 10d 的周期疗法。

（2）有生育要求：先采用雌激素，必要剂量加倍以促进和维持子宫的发育，之后口服避孕药使 FSH 抑制到正常水平，并定期停药或加服小剂量雌激素以期待排卵功能的恢复。方法：①促进子宫发育的方法用雌、孕激素序贯的周期疗法；②口服避孕药法，口服 I 号或 II 号避孕药，也可采用去氧孕烯片、屈螺酮炔雌醇、复方孕二烯酮等。一般 3 ~ 6 个周期为一个疗程。口服避孕药疗程结束后可口服小剂量雌激素，以期待促性腺激素反弹上升，从而诱发排卵。

2. 促性腺激素（HMG/HCG）或氯米芬　诱发排卵，根据高促性腺激素对卵巢具有降调节作用的机制，对卵巢早衰患者一般不宜应用促性腺激素或氯米芬来诱发排卵。但雌激素治疗无效后再采用促性腺激素诱发排卵有成功报道，因此对不孕患者，雌激素治疗无效时可试用促性腺激素或氯米芬来诱发排卵。复旦大学附属妇产医院曾对两例对抗性卵巢经 2 年以上连续雌孕激素序贯疗法后采用 HMG（分别用到 5 100IU 及 4 800IU）治疗使卵泡发育成熟，再注射 HCG 15 000IU 诱发排卵成功，其中 1 例妊娠。

（三）功能性子宫出血的治疗

若阴道出血量较多时，应先止血然后再调整月经周期。若阴道出血量少且子宫内膜较薄，可用孕激素使子宫内膜转变为分泌期反应，停药后 3 ~ 5d 月经来潮，子宫内膜脱落，再作周期治疗。若阴道出血不多且子宫内膜较厚，则需应用雌 / 孕激素联合法作周期治疗，既止血又调整周期，使子宫内膜转变为分泌期变化，期望停药后子宫内膜脱落时不至于大出血。

1. 止血　①诊断性刮宫术：适用于已婚、子宫内膜厚且病程久者，刮除长期增生的子宫内膜既可达到快速止血的目的，又可做组织学检查。未婚者行诊断性刮宫术必须征得本人及家属同意，并严格掌握手术指征。②雌、孕激素：对于子宫内膜不厚、少量或中等量阴道出血者，可口服孕酮类药物使子宫内膜撤退性出血，然后转入周期疗法。常用甲羟孕酮 10mg/d，口服 10d；或黄体酮 10mg/d，肌肉注射，共 3d。停药后 3 ~ 5d 月经来潮，于见血第 5 ~ 7 天用周期疗法调整月经周期。若大量阴道流血，要求 24h 内阴道流血量明显减少，48 ~ 72h 流血停止。可用炔诺酮口服 5mg/次，1 次 /8h，流血应在 3d 内停止。随后逐渐递减，每隔 3d 减 1/3 药量，直至维持量在 2.5 ~ 5mg/d，至止血 20d 左右停药。或用妊马雌酮（结合型雌激素）25mg，每 4 ~ 6h 静脉注射一次，通常用药不超过 6 次后出血量明显减少或停止。静脉注射后药物很快被代谢，故不必逐渐减量，一般停药后可转入周期疗法。还可用雌、孕激素联合制剂，如短效避孕药口服，2 片 /次，1 次 /8h，大部分患者 3d 左右阴道流血停止，继而减量，每隔 3d 减 1/3 药量，维持量 1 片 /d，共用 22 ~ 25d，撤退性出血后转入周期疗法。高血压或血栓性静脉炎者禁用。③止血剂：主要作用于子宫内膜的凝血机制，对性激素止血有协助作用，可明显减少出血量。常用药物有非类固醇抗炎药物，如甲芬那酸首次口服 0.5mg，此后 0.25mg，3 次 /d，月经期开始，用药不宜超过 1 周，肾功能不全者慎用；抗纤溶制剂，如氨基己酸，初用量为 4.0 ~ 6.0g 加入 5% ~ 10% 葡萄糖或生理盐水 100ml 中稀释，15 ~ 30min 滴完，维持量 1.0g/h。或用氨甲苯酸、氨甲环酸等。

2. 调节周期法　①雌孕激素与序贯疗法：适用于青春期或生育年龄者。用 17β-雌二醇 2mg/d，妊马雌酮（结合型雌激素）0.625mg/d 或乙烯雌酚 1mg/d，连服 20 ~ 22d，在最后 5 ~ 7d 同时加黄体酮 10mg/d 肌内注射，或在最后 10d 同时服用甲羟孕酮 10mg/d。②雌孕激素联合疗法：适用于生育年龄、子宫内膜较厚、雌激素水平偏高以及子宫较饱满者。可用新一代口服避孕药（去氧孕烯炔雌醇等），1 片 /d，21 ~ 25d 为一周期，月经第 5 天服下一周期，一般用 3 ~ 6 周期。也可诱发排卵或用后半周期法来调整月经周期。③后半周期疗法：主要应用于体内已有一定水平雌激素的患者，利用孕激素作用于增生期子宫内膜，使子宫内膜在雌孕激素影响下腺体呈分泌期变化、间质蜕膜样变，继而停药后出现撤退性出血，以调节月经周期。常用甲羟孕酮 6 ~ 10mg/d，连服 10d，或用黄体酮 10mg/d，肌内注射，共 3 ~ 5 次。

3. 诱发排卵　青春期应以建立有排卵月经周期为目的，诱导其恢复正常排卵。最常用药物为氯米芬，于"月经"或用孕激素撤退性出血的第 5 天开始，50mg/d 口服，连用 5d。若无自发排卵，卵泡成熟可加用绒促性素 5 000 ~ 10 000U 促发排卵。或用尿促性素（MG），一般在"月经"或用孕激素撤退性出血的第 5 天开始，150 ~ 225IU/d 肌注，5 ~ 7d 后超声监测卵泡发育情况，若卵泡达 18 ~ 20mm（成熟卵泡），子宫内膜达 8 ~ 10mm，子宫颈评分 8 ~ 12 分，则停用 HMG，用 HCG 5 000 ~ 10 000IU/d 促发排卵，一般 36h 排卵，指导易孕期性生活。

4. 子宫内膜切除术或子宫切除术　虽然功血的药物治疗效果好，但易复发。如有以下 3 种情况可考虑手术治疗：①反复发生子宫内膜增生过长；②子宫内膜增生过长治疗无效；③无条件随访或不愿作长期药物治疗者，可行子宫内膜切除术或子宫切除术。

（四）高催乳素血症的治疗

应用溴隐亭治疗效果确切，溴隐亭是一种多巴胺受体激动剂，可激活多巴胺受体，抑制催乳细胞增殖与 PRL 分泌。为避免该药头晕、体位性低血压、胃部不适及便秘等不良反应，必须从小剂量开始、餐中服用 1/2 片，2 次/d，3d 后无不适者可改为 1 片，2 次/d。常用剂量为 1 片，3 次/d，服药 2 周后常无乳汁挤出，服药 4 周后闭经者可以出现月经（95.2%）与排卵（90.5%）。当溢乳和闭经症状消失后可以酌情减量。该药最大剂量为 10mg/d，最小维持量为 2.5mg/d。如果伴有甲状腺功能低下者，单用溴隐亭治疗效果不佳，需加用甲状腺素治疗。

（五）不孕的治疗

嗜酒和酗酒导致排卵停止、黄体期功能紊乱、月经不调者戒酒一段时间后，多能自行恢复排卵而受孕；或经过调整月经周期、诱发排卵、指导易孕期性生活后而自然受孕。经过上述治疗不能自然受孕，确有生育要求者，可行人工助孕技术，包括人工授精（artificial Insemination AI）、体外授精胚胎移植技术（in vitro fertilization and embryo transfer，IVF-ET）、胞浆内单精子显微注射（intracytoplasmic sperm injection，ICSI）。

（张广美　贾　坤）

第三节　胎儿酒精谱系障碍

饮酒对健康带来很多问题，特别会对后代产生影响。妇女孕期饮酒导致的母婴健康问题引起社会和科学界的广泛关注。对于孕期饮酒的危害人们很早以前就知道，1834 年，美国一份递呈到议院的报告记载了嗜酒母亲的后代有时具有"饥饿的、萎缩的、畸形的容貌"。1900 年，Sullivan 报告了慢性嗜酒女性流产和死胎率上升，存活的后代癫痫发作增加。

从此以后，不断有临床报告提示母亲嗜酒与后代严重异常之间的关系。胎儿酒精综合征最早是由法国医生 Lemoine 报道于 1968 年，由于这篇文章是用法语写的，并没有引起世人的注意。直到 1973 年，美国医生 Jones 和 Smith 发现了一些具有相同症状的儿童（发育迟缓、特殊颅面部特征、智力低下、关节畸形），他们的母亲都有酗酒史。之后，胎儿酒精综合征才被用来定义这种疾病。

一、概述

关于酒精对人类胎儿的发育毒性最初报道于 1968 年，孕妇饮酒会增加胎儿的自然流产率，造成胎儿出生前死亡及胎儿酒精综合征（fetal alcohol syndrome，FAS）。双亲酒精的摄入对后代的负面影响已经被认知及记录数百年了。包括 1720—1750 年的杜松子酒疫情，和一些 19、20 世纪的报道。FAS 的术语及正式的医学描述是到 1937 年才有的。育龄期父母双方饮酒尤其是妇女孕前、孕期饮酒造成的子代出生缺陷的严重危害已波及西方国家的各经济阶层，这种出生缺陷以 FAS 和胎儿酒精效应（fetal alcohol effect，FAE）为主。一些研究还发现 FAS 和 FAE 等可持续表现于出生后生长发育的各阶段，因此提出一个更为拓展与完善的概念酒精性相关出生缺陷（alcohol-related birth defect，ARBD），遗憾的是至今，不仅 ARBD 发生的确切机制仍属未知领域，且尚缺乏 FAS/FAE 的诊断标准。

胎儿酒精综合征是由于父母双方饮酒尤其是妇女孕前、孕期饮酒造成的子代出生缺陷，大量研究已证实孕期酒精暴露会影响胎儿的生长和发育，主要表现为包括中枢神经系统在内的各种器官畸形。FAS 的主要特征是发育延迟、心脏异常、中枢神经系统异常、颅面部特征异常及骨骼缺陷等，新生儿的 FAS 发生率为 1‰ ~ 2‰。

孕期酒精暴露的危害远不止胎儿酒精综合征。胎儿酒精谱系障碍（fetal alcohol spectrum disorders，FASD）是指由于孕期酒精暴露而产生的一系列影响的总称，包括终生的生理、精神、行为和 / 或学习能力障碍。胎儿酒精谱系障碍并不是临床诊断的专有名词，它广义地涵盖了一系列特定的病症，如胎儿酒精综合征、酒精相关神经系统发育障碍（alcohol-relatedneurodevelopment disorder，ARND）和酒精性相关出生缺陷（alcohol-related birth defect，ARBD）等。

二、发病机制

孕妇饮酒后，酒精通过胎盘进入胎儿体内。胎儿体内分解酒精的脱氢酶少，仅为成人的 3% ~ 4%，并且酒精代谢产生的乙醛可使受精卵染色体碎裂。酒精对胚胎具有广泛的影响，它直接影响糖、脂、蛋白质代谢，影响通过胎盘的氨基酸转运，减少到达胎盘的必需的营养物质。饮酒也会影响中枢神经系统的发育，酒精会选择性地影响 GABA、谷氨酸盐、多巴胺能及类胆碱能神经元系统的功能。酒精能够影响大脑的发育，其影响程度依赖于酒精摄入量，但不同脑区对酒精的敏感程度不同，甚至在同一区域不同的细胞耐受程度也不同，新生儿大脑皮层、海马和小脑对酒精特别敏感。在细胞水平上，酒精干扰细胞分裂和增殖、细胞生长和分化以及成熟细胞的迁移。另有实验证明，酒精干扰神经胶质细胞的发育，这有可能导致细胞迁移、神经元存活及分化的改变，对神经递质系统及其受体的影响及内分泌环境的改变也是影响中枢神经系统发育的重要因素。酒精所致的早期损害是不可逆的。孕期前 3 个月影响较大。

神经干细胞（NSC）是指存在于中枢神经系统（central nervous system CNS）的具有自我更新能力和多向分化潜能的干细胞，具有向中枢神经内各种细胞包括神经元、神经胶质细胞、少突胶质细胞分化的潜能。在胚胎发育过程中，酒精等有害毒素很容易影响分化中的神经干细胞，是发育中的中枢神经系统一致畸形因素。在美国，胎儿期孕妇过量饮酒是导致儿童智力发育迟缓的主要已知原因。其主要症状包括特征性的面容、体格发育迟缓和一系列中枢神经系统症状（智力低下、大脑过小、脑畸形）。较为严重的是中枢神经系统症状，它们将长期存在，并且目前认为是难以恢复的。胎儿出生后表现出来的临床症状与神经系统在不同的发育阶段受到酒精的影响有很大关系。对患者的观察及对动物的研究表明，在大脑发育的关键阶段接触酒精，80% 以上表现为脑容量过小，这个时期主要影响神经系统内胶质细胞的增殖和分化及神经元的分化和突触的形成。

FAS 脑组织损害可能的相关机制如下：

①细胞产能和耗能异常：葡萄糖利用、转运过程受损；蛋白质和 DNA 合成受到抑制；过氧化物应激。②细胞生长、分化过程中的紊乱和失调：细胞周期异常；神经元和胶质细胞形成过程中的异常；细胞尤其是神经元分化、移行、轴突 / 树突形成、突触形成和髓鞘化过程的受损。③某些基因表达受到影响：维 A 酸信号传导途径的下调；某些转录因子表达的改变。④细胞间相互作用的受损：L_1 细胞黏附因子表达和活性的抑制。⑤酒精影响细胞信号传导途径：包括某些促神经生长因子信号传导途径的损伤。⑥细胞损伤和异常死亡：凋亡；过氧化物应激；酒精戒断引起的脑组织谷胱氨酸兴奋性毒性作用。⑦继发性损伤：胎盘功能受损；其他宫内因素的改变；低氧或缺氧环境；酒精代谢产生的乙醛的毒性作用。研究显示，FASD 是美国人群神经发育迟滞最普遍的可预防因素。

酒精通过两大机制削弱神经的活性及功能：①它能抑制生殖、新陈代谢、突触形成以及乙酰胆碱形成所需的胰岛素信号。②它的功能类似神经毒素，引起氧化应激效应、DNA 损伤、线粒体功能障碍。酒精抑制胰岛素信号的传导的调节是在胰岛素受体的水平上进行的，通过两个受损的受体结合来完成这一过程，而且酒精抑制胰岛素信号传导过程使逆转胰岛素受体的酪氨酸激酶活性的磷酸酶的活性增强。因此，PI3K-Akt 的胰岛素活性使其调节神经存活、运动能力、能量代谢、神经可塑性的能力受损。酒精促进 DNA 损伤的神经毒性作用引起线粒体功能障碍及氧化应激作用的发生。所以，子宫长期暴露与酒精的环境中产生中枢神经系统胰岛素抵抗及氧化应激双重效应，我们假定氧化应激在酒精导致神经行为畸形方面起重要作用。我们认为胎儿期长期暴露于酒精环境中对于中枢神经系统的发育及功能所产生的许多显著的不利影响可能通过应用过氧化物酶体扩增激活受体（PPAR）激动剂进行治疗得以抑制和减弱，PPAR 激动剂是通过增加胰岛素应答基因的表达及其功能和削弱细胞氧化应激效应提高胰岛素敏感性。

FASD 的关键发病机制是在发育时期主要存在三个重要阶段，普遍涉及遗传表型重塑。第一，配子时期，即在性别特异基因印记和广泛甲基化后的一个甲基化波动；第二，着床前，其特点是受精卵 DNA 的普遍甲基化；第三，原肠胚形成期的，此期又有一甲基化波动。这是三个时期对正常的表观遗传信号被中断及酒精接触的负面作用特别敏感。大量证据表明，遗传表型的中断影响是微小的，而不是通过是或否的反应方式，从而造成基因表达的上调或下调改变。这与 FASD 多样的临床表现相一致。反映了对酒精接触的动态性影响和个体差异。

虽然母体酒精摄入是酒精胎儿作用的主要原因，但是早已认为即使在没有妊娠期的酒精接触的情况下，男性在孕前的酒精摄入也对胎儿存在影响。男方在女性妊娠前酒精摄入的负面作用已有所记录，包括新生儿体重偏低及认知功能障碍，但机制不明。为了解决这一问题，人们试图从男性酒精摄入对精子 DNA 基因表型造成改变角度入手，进行研究，对此仍需更深层次的研究。目前有大量关于雄性的孕前影响相关的鼠类研究，实验设计方法多样包括不同剂量、给药方式、接触时间长度。得到一个明确的趋势，即增加的酒精接触会造成后代出生体重的下降，后代数量的减少，畸形数量的增加（包括畸形的颅面特征及行为和认知影响）。

宫内胎儿酒精接触的有害作用（包括胎儿酒精综合征和其他 FASD）一直被广泛低估。作用包括由于脑发育异常引起不可逆的认知和行为障碍，产前和产后的发育迟缓及面部畸形。人们认识到双亲酒精接触对子女的影响已有数百年了，但直到近些年才对酒精致畸的分子学机制引起了产生了兴趣。母亲和胎儿的遗传属性（易感和保护等位基因）和特殊额外的环境因素，包括营养不良都对 FASD 的发病有重要影响。FASD 的严重程度取决于酒精接触的级别，接触时胎儿的发育阶段，以及接触的性质。而且，虽然最"脆弱"的是妊娠前 3 个月，但是整个妊娠期都可能受到伤害。母体孕前的酒精接触也会对后代造成伤害。很多发育路径在 FASD 中都受到影响，包括神经发育路径，生长和重塑组织，调控糖皮质激素及平衡视黄醇、胰岛素、一氧化氮水平的代谢通路。另外有一个知识体系支持关于环境诱发的配子和孕后期间的遗传表型重塑作用，认为它是 FASD 的致畸作用持续到成年的重要机制。酒精相关性疾病的跨代遗传已要成为全球负担。FASD 造成障碍是终生的，而避免它需要母体戒酒和避免孕前酒精接触。

FASD 的特征是有宫内酒精暴露史后的胎儿结构和神经异常的连续表现。临床诊断指导已被扩展以帮助确定诊断，并区分为部分婴儿酒精综合征、酒精相关的出生缺陷、酒精相关的神经失常及 FAS。FAS 表现包括颅面畸形（比如上嘴唇唇薄，人中处平滑和眼裂过小）、产前和产后发育迟缓及中枢神经系统异常生长和发育所致的终生的精神、认知和行为障碍。在精神障碍致病因素中，FASD 是最普遍的可以预防的一种。在大多数国家，FAS 的患病率为（0.5 ~ 2）/1 000 成活胎儿。但在一些区域会特别高，据报道在南非西开普省的混合人种社区，患病率为 65.2/1 000 在校儿童，而在北开普省的类似社区患病率为 67.2/1 000 儿童。

酒精相关性疾病占残疾调整生命年的百分比由 1900 年的 3.5%，到 2004 年的 4%，已成为全球负担，并有明显的地区差异。虽然据估计只有 5% ~ 10% 的宫内酒精接触后代可能会有酒精相关缺陷，但这很可能被低估了。很多特发的神经障碍，包括一些自闭症，注意力缺乏多动症（ADHD）可能也是由于酒精接触对神经的作用。在美国，据估计 FASD 影响 1% 的人口并造成沉重的代价。但在一些中低收入国家，患病率可能比估计的高很多。

许多动物研究表示，宫内酒精接触的临床严重程度与发育阶段（时机）、剂量及接触频率（慢性还是急性）都相关。其机制是复杂的基因环境相互作用（尤其是发育阶段）而改变基因表型。妊娠前 3 个月是最敏感阶段，但是对婴儿的伤害可以贯穿整个妊娠期。应用最多的模型是鼠类模型，特别是大鼠和小鼠。通过不同剂量酒精处理，模型出现与人类 FASD 特征极其相似的表型表现，包括特殊的颅面改变，迟缓的生长及行为异常。通过对自交系老鼠株系的相似的酒精接触研究，已经可以明确的一点就是，双亲基因组对胎儿患病风险的影响是非常重要的。基因改变对 FASD 的作用一直未被充分了解。

为了解酒精对成人和脑发育的影响及其他生理影响，人们投入了大量工作，有大量文献阐述酒精对细胞，器官，组织的作用。遗传倾向的研究有限，但对于基因表达、生化标记物、产前及产后的生理作用有深入的探索。这些研究是以目前广泛被研究的肝脏和神经系统的通路相关的病理机制信息为基础的。人们研究了颅面部畸形的起源和机制，并发现了一些加剧或缓解致畸效果的因素包括抗氧化剂、维 A 酸。

在大鼠和小鼠宫内酒精接触模型中，存在普遍的功能缺陷，包括细胞增殖、分化、凋亡，影响组织生长和重塑，特别是神经元的生长和存活。

在对胎儿酒精接触与非接触组进行的基因表达芯片的生物信息学研究中，检测了上游调节区域中的转录因子结合位点和 5′ 端非翻译区潜在的 miRNA 结合位点，以此来分析基因的不同表达。结果显示 microRNA 的功能改变在酒精相关致畸中起着作用。研究还显示，存在影响受体活性的信号传导通路改变，从而影响细胞骨架重组，造成细胞移动性和流动性的改变，对细胞代谢能力方面也有影响。更多鼠类实验（宫内酒精接触）致力于研究中枢神经系统、神经元迁徙、糖皮质激素信号传导、一氧化氮胰岛素视黄醇水平等的改变。

目前已知基因表达的改变是通过 DNA 甲基化和染色质的组蛋白修饰（包括甲基化、乙酰基化、磷酸化）。

三、诊断标准

由于缺乏有效的诊断标准，胎儿酒精谱系障碍的相关数据十分有限。目前，只有胎儿酒精综合征（FAS）有明确的诊断指标，它包括以下几个主要症状：特征性颜面畸形（睑裂短、人中模糊、上唇薄）、生长发育缺陷（如出生体重不足）和中枢神经系统损伤（如小头畸形、结构缺陷和神经系统体征，包括运动技能的损害、眼-手协作不良和震颤等），同时伴有行为和认知障碍（包括智力发育迟缓、学习能力障碍、注意力缺陷、多动、冲动控制能力低下及社会、语言和记忆能力缺损等）。

对胎儿酒精谱系障碍的诊断非常困难，通常需要一个专业小组（包括内科医生、心理医生、病理学家、物理或职业治疗学家）共同进行诊断。主要检查包括体格检查、智力测试及心理、语言和精神评估。如果新生儿的母亲承认孕期有饮酒史，诊断相对容易一些。当然，即使母亲否认孕期饮酒史，也可以通过胎儿酒精综合征的症状表现得到诊断结论。

四、健康问题

在北美洲，妊娠期饮酒是导致精神发育迟滞的主要可预防因素，妊娠期间每 100 人中可有多达 7 人过度饮酒，甚至在不同的妊娠时期有更高的酒精消耗比例。酗酒现象在美国育龄期女性中并未下降。FASD 并不是一种独立的疾病实体，而是广泛涉及疾病严重程度及预后的异质性疾病的总称。FAS 是 FASD 中最严重的一种类型，并与胎儿宫内生长受限、中枢神经系统畸形、智力缺陷及颅面部及骨骼缺陷有关，然而胎儿期饮酒的一些次要影响被分类为酒精相关性先天性缺陷和酒精相关性神经发育缺陷。FASD、FAS 所造成的经济负担很高，而其发病率在过去的 10 年中并未下降。流行病学资料显示，在美国每 1 000 个活婴中 FAS 的发病人数为 0.2 ~ 1.5 人，而酒精相关性先天性缺陷及酒精相关性神经发育缺陷发生于大约 0.9% 的活婴中。

妊娠期酒精滥用的趋势可能间接导致青春期长期慢性或过度酗酒。在这一方面，相伴随的持续的大脑结构和功能的畸形，包括缺乏大脑功能的执行者，视野受限，记忆力下降，这些畸形可能导致妊娠期对酒精的识别能力下降及药品滥用。生育年龄酒精滥用的上升趋势包括妊娠期偶然的酒精滥用，其可能是美国注意缺陷多动障碍（ADHD）高盛行率的原因。患有 ADHD 及视野受损缺陷的儿童的精细动作及小脑学习能力将受到更多的挑战，并且它们的问题如果未被识别或被忽略，出现畸变、异常的社会不可接受行为的风险也会增加。异常的社会不可接受行为包括青少年和年轻的成年人药品和酒精依赖及滥用。事实上，青少年和年轻的成年人药品和酒精依赖及滥用凭借判断和识别能力的削弱增加产前饮酒的风险已经建立了一个恶性循环。胎儿酒精综合征的长期影响涉及行为异常、学习障碍、注意缺陷多动障碍、智力障碍。可预测，中枢神经系统结构和功能异常调节青少年和青年人参加高风险行为的上升趋势，所提到的高风险行为是指妊娠期酒精滥用。

胎儿酒精综合征削弱中枢神经系统的生长和发育妊娠期过度饮酒可致畸形，结果导致发育中的中枢神经系统总体异常，如小头症、白质高度髓鞘化、脑积水、小脑发育不全、神经元迁移紊乱、神经胶质异位。中度的胎儿酒精综合征对机体的损害较小，尽管它们仍可导致结构和功能的异常，包括大脑变异基因表达、认知、行为及能动性缺陷。酒精通过引起促进细胞死亡不可逆性的结构和功能异常及削弱神经传递及神经可塑性调节胎儿酒精综合征在增生的和成熟的神经元细胞上的神经毒性作用。相应的，胎儿酒精综合征引起儿童、青少年、年轻的成年人认知和能动性缺陷。

中国是酒精生产和消耗大国，酒精制品的产量从 1952 年的人均 0.4kg 增长到 1997 年的人均 22.9kg，并且仍在不断增长中。2001 年世界卫生组织对中国五个中心的 24 992 名 15 岁以上的成人进行了调查，显示年饮酒量为 4.51kg，并在所有饮酒者中 55.3% 为酗酒者，女性饮酒种类以葡萄酒和白酒为主。中国女性饮酒及酒精成瘾比率正快速增长，间接导致胎儿受损概率增高。

五、预防和治疗

FASD 会导致终生残疾，而且没有治愈方法。关于 FASD 产生的相关复杂分子学基础及诱发致畸的机制尚缺乏了解。除了环境诱因，有足够的证据表明遗传变异和后天重塑都是重要的风险因素。因为母体和胎儿易感基因的属性很少被了解，没有一个安全的孕期酒精剂量，也没有一个根据其管理的标尺而确保孕妇的安全。一些报道称胎儿生长和发育过程中受到的伤害可以通过早期戒除、教育、营养和生理介入有所缓解，但这些方法所缓解的程度目前也不清楚。因 FASD 的普遍以及其所造成的负担，在北美有些国家已经引入保护性立法方针，但其他国家目前还没有类似举措。

在一些高风险社区和散在孕妇，不仅仅需要针对孕妇的预防方针，也需要注重于双亲孕前酒精摄入及对于饮酒环境的态度。为了更有效的预防 FASD，必须进一步了解 FASD 潜在的分子流程，和孕前及孕后过量饮酒所致的生理和社会后果。FASD 预防策略需要长期规划，并同等重视孕前及孕期戒酒。需要理解的是其作用可能是微小的，但是会通过代代相传而积累。然而如果没有一个有效的预防措施，FASD 的发病率将会增加，同样增加的是因此造成的下一代的疾病负担。

在对于胎儿酒精谱系障碍的研究中最重要的一点结论是，胎儿酒精谱系障碍是可以 100% 预防的。为了预防胎儿酒精谱系障碍的发生，要求妇女在孕期不应饮用任何酒精制品，如果妇女在怀孕期间已经饮用了酒精，应立即戒除以降低更深远的潜在危险。正在计划怀孕的妇女应该戒酒。美国几乎一半的新生儿都是非计划生育的结果，所以育龄妇女应该向其医生进行咨询，以采取措施逐步减少孕期酒精暴露的可能性。公共卫生部门应该常规进行育龄妇女饮酒情况的调查，告知育龄妇女孕期饮酒的危害并建议她们在怀孕期间不饮用任何酒精制品。美国卫生与公众服务部分别在 1990 年、1995 年和 2000 年相继发表了三篇卫生指南，提示孕妇或计划怀孕的妇女应戒酒以避免酒精对胎儿造成潜在危害，并制定了一项国家卫生计划，目标是于 2010 年将孕妇的戒酒率提高到 94%。中国政府也有必要在相关领域制定一系列的方针政策。胎儿酒精谱系障碍的预防策略为解决胎儿酒精谱系障碍问题提供了新的机会，同时也为全世界的家庭带来了希望。

（李佩玲　王红丽）

第四节　酒精相关性功能障碍

一、病因及发病机制

酒精对性的作用较为复杂，一些研究认为酒精有一种"非抑制效应"，也就是说，酒精能降低通常所见的性抑制。然而，酒精是中枢神经的抑制剂，长期大量饮用酒类，可干扰性兴奋激起的反射传递途径，导致性功能损害，从而造成性唤起障碍或无性高潮发生，严重者影响性功能。

（一）饮酒对男性性功能的危害

总结起来有以下五个方面的原因：

1. 男性饮酒后很快转入抑制状态　如果在这短暂的兴奋状态下匆忙性交，会过于激动、鲁莽与粗鲁，甚至失态，性能力容易发生偏差，由于控制性能力的神经系统处于抑制状态，勃起功能障碍就会发生。

2. 血管系统的影响　供应阴茎的动脉是髂内动脉的分支阴部内动脉，其在进入阴茎前分为 3 支。①阴茎内动脉：在阴茎背侧行走，分出 10 个以上的回旋支进入尿道，并供应龟头血液；②海绵体动脉：给阴茎海绵体供血，从阴茎脚部进入阴茎海绵体内，勃起时所需要的血液几乎都来自这一血供；③球部动脉与尿道动脉：供应尿道球部和尿道海绵体。三组大的静脉回流系统分别是：阴茎背浅静脉、阴茎背深静脉、海绵体静脉和脚静脉。刚饮酒后，人会感到发热，面部泛起红晕，由于此时大量血液集中在脑部和皮肤血管，如果此时性交，性器官顿时需要大量血液，会出现供不应求，阴茎不能有效的勃起。当发热与脸部红晕消退后，大量血液会在内脏器官内淤积，人反而感到发冷，如此时性交，性器官依然得不到理想的供血，也会产生勃起功能障碍。长期大量饮酒还可诱发动脉粥样硬化，如果阴茎动脉硬化，血管变狭窄，阴茎海绵体的充血程度就会受到影响，使勃起功能减弱。

3. 对性激素代谢的影响　有资料表明，大量饮酒后血液中雄激素睾酮的数量会随之减少，一方面是由于酒精直接妨碍了睾丸生产睾酮；另一方面由于在酒精刺激下，肝脏加快对睾酮的处理，许多睾酮被分解转变成其他物质。另外，研究还发现，男性每日饮酒量超过40g酒精，并连续饮酒多年时，患肝硬化的危险性增加。一旦发生肝硬化，对睾酮的处理能力减弱，结果造成体内雌激素水平上升，这些都造成勃起功能障碍。

4. 对整体体质影响　长期饮酒或经常醉酒的人，表现出消瘦、乏力、食欲减退，尤其酒精成分刺激胃肠黏膜后，严重妨碍消化功能，引起营养水平下降。在整体体质下降的同时，性能力也随之下降。

5. 对中枢神经系统的影响　目前研究表明大量酒精对性功能抑制的机制由大脑控制的畏惧情绪中枢，解除大脑对性兴奋的抑制，干扰兴奋激起的反射传导途径，大量酒精将迅速抑制人的性行为。过量饮酒也能触发焦虑不安情绪，从而导致勃起失败，造成失败-焦虑-再失败的恶性循环。酗酒者进行神经系统检测，发现脊髓诱发电位延长，表明可影响神经功能，并作用于下丘脑-垂体-性腺轴，抑制垂体分泌促性腺激素，减少间质细胞内睾酮合成，同时加速血睾酮的清除，从而使血睾酮下降。长期酗酒可降低男性血液中雄性激素的水平，引起睾丸萎缩，导致阳痿。

（二）饮酒对女性性功能的危害

饮酒危害女性性功能的原因主要为以下五个方面：

1. 抑制生理性性唤起　随着酒精浓度的增高，性唤起生理反应不断减弱。

2. 由于过量饮酒造成维生素缺乏和肝脏损伤，以及造成性激素代谢异常，类固醇激素生成下降。

3. 酒精引起的神经病理改变干扰性唤起的躯体感觉神经通路。

4. 由于过量饮酒所致营养不良或其神经药理作用可造成大脑皮质损伤，人际间的和性方面的兴趣因此而降低。

5. 继发于过量饮酒引起性功能障碍的疾患如肝硬化、糖尿病、高血压、尿道感染等。在一组伴有肝功能试验异常的酒精中毒者中，57%的女性发现有周围神经疾患，也常发现有贫血。慢性酒精中毒者发展到肝硬化时，可有腹水和周围水肿，这时可发生许多生理变化，给性生活带来困难。性功能损害的女性酒精中毒者中由于血流中持续存在高浓度的酒精，对于中枢神经系统的性反射途径，很可能产生强有力的抑制作用，这是由于改变了神经递质代谢的缘故。

二、临床表现

（一）少量饮酒对男女性功能的影响

实验观察表明，适量饮酒可减少干扰性表现和性愉悦的恐惧情绪和罪恶感。归纳起来，有以下几个方面：

1．少量饮酒可以解除压抑、消除焦虑和紧张感。

2．少量饮酒能够提高女性体内睾酮的水平。

3．少量饮酒能够明显改变一个人的情绪，减轻其紧张状态。

（二）过量饮酒对男性性功能的影响

现代研究发现，大量长期饮酒不仅使性激素的负反馈被破坏、性腺失去代偿，最后还可导致性腺萎缩，因而发生性欲减退、阳痿、射精困难等。临床观察表明在酒精中毒者中，男性约有 50% 患有性功能障碍，若伴慢性肝损害则性功能障碍者可高达 75%。在戒酒之后数月或数年内，性功能恢复至正常者仅占这些病例的 50%。如果大量饮酒，其最终结果一般都会完全失去性交能力。

1．勃起障碍（ED）　指持续性的不能获得和维持充分的勃起以获得满意的性生活，病程 3 个月以上者。

2．性欲减退　男性性欲低下通常是指在体内外各种因素作用下，持续地、反复地对性幻想和性活动不感兴趣，或完全缺乏，不能引起性兴奋，也没有进行性交的欲望，致使性生活能力和性行为水平皆降低。

3．射精障碍　据调查发现，饮酒过量者 5% ~ 10% 的人有射精障碍。如果大量饮酒或长期饮酒其最终结果是射精无力甚至完全失去性交能力。射精障碍主要表现分以下几种：①早泄；②无射精；③逆行射精；④射精疼痛。

4．性行为异常　酒精可能使许多男人对异性表现出过度的侵略性并可能强迫对方做出令对方不快的行为。酗酒者的性要求往往会受到对方的拒绝，从而可能会引发性生活的不快甚至家庭性暴力的发生，严重影响夫妻正常的性行为。

（三）过量饮酒对女性性功能的影响

临床观察表明，酒精中毒女性约有 25% 患有性功能障碍。女性酒精中毒者容易衰老，并且可能过早绝经。据报道，在女性酒精中毒患者中，30% ~ 40% 存在性兴奋减低。在女性酒徒的尸体解剖中，可以经常发现卵巢萎缩性病变，这可能是引起她们生前月经不调和不孕的主要病因之一。

1．性欲减退　主要表现为持续或反复的对性不感兴趣，缺乏性幻想，缺少参与性活动的主观愿望和意识，主动性行为的要求减少，性生活接受能力和性行为水平都降低。

2．性高潮障碍　据调查报告，在女性酒精中毒患者中，30% ~ 40% 存在性兴奋困难，约 15% 表现为性高潮丧失、性高潮的次数或强度显著减低。最近一项研究表明，62 名女性酒精中毒患者中，有 35 名表现不同的性反应不全。

3．性行为异常。

三、诊断及鉴别诊断

（一）病史

详细而准确地采集病史是做出正确诊断的基础。病史采集应该了解患者的主要症状、持续时间、性质、部位、程度、伴随症状、诱因、诊治经过和疗效。还要注意婚姻史、性生活史、生育史及家族史，此外，还需了解患者是否长期服用某些药物、吸食烟酒过度、吸毒、接触放射性物质或化学毒物等。

（二）体格检查

全面体检可以对病因得出初步的定位和定性判断，生殖器是检查的重点。

（三）辅助检查

1. 激素水平测定　主要包括睾酮、LH、FSH、PRL、E2、P 激素。男性性功能障碍者激素水平测定主要用于勃起功能障碍的筛选，主要有三种情况：①血睾酮、LH、FSH 均低，为继发性性腺功能低下，其病变可能在下丘脑、垂体；②血睾酮低，而血 LH、FSH 增高，是原发性性腺功能低下，病变在睾丸；③LH、睾酮均低，而 FSH 正常，是选择性 LH 缺陷造成的睾丸功能低下。由于 PRL 水平的升高可抑制睾酮分泌，凡是性欲与勃起功能同时下降者，就高度怀疑高泌乳素血症，此时血液 PRL 一般大于 20μg/L。女性患者如果 LH、FSH 均升高，而 E2 降低，则考虑为卵巢功能早衰。

2. 超声检查　有助于观察生殖器官发育情况，可排除男女生殖器官先天性发育异常及生殖器官器质性疾病所致性功能障碍。

3. 影像学检查　怀疑垂体腺瘤者，应该进行颅骨蝶鞍 CT 或 MRI 检查。

4. 其他内分泌疾病的诊断　凡怀疑甲状腺功能亢进或低下者，应做甲状腺素水平测定，血尿儿茶酚胺及其代谢物测定有助于诊断肾上腺功能异常。

四、治疗及预后

（一）一般治疗

提倡规范科学的饮食习惯，禁忌酒类、烟类、毒品的不良接触，少食用辛辣刺激性食物。酗酒引起性功能障碍者大多数为功能性病变，大力开展婚前性教育，普及性知识，根据患者实际情况进行性心理咨询，解除心理压力、克服焦虑的情绪，消除各种紧张或消极因素，缓解各种精神压力，有助于恢复正常性功能，对性欲低下及性行为异常者尤为重要。

（二）阴茎勃起功能障碍的治疗

1. 治疗原则　解除病因、恢复满意的性生活是治疗勃起功能障碍（ED）的首要目标。酒精性 ED 患者主要是长期酗酒不良嗜好所致，可以先纠正不良嗜好或在治疗的同时处理。选择治疗方法要重点考虑有效性、安全性和患者及其伴侣的满意度，以及其他生活质量方面的考虑。改变生活方式可以单独进行或与 5 型磷酸二酯酶（PDE5）抑制药同时进行。有研究建议如果同时改变生活方式会使 PDE5 抑制药疗效提高。

2．西医治疗

（1）一线治疗

1）口服药物：PDE5 抑制药可水解在阴茎海绵体组织中的环磷酸鸟苷（cGMP），抑制 PDE5 导致动脉血流增加，进而导致血管平滑肌松弛、血管舒张和阴茎勃起。欧洲药品评价局（EMEA）与 FDA 认可三种 PDE5 抑制药的有效性和安全性。①枸橼酸西地那非：是第一个 PDE5 抑制药。服药 30～60min 后起效，大量脂肪餐后会因延长吸收而降低药效。剂量分为 25mg、50mg、100mg，推荐剂量为 50mg，根据患者的反应及不良反应调整剂量，药效可维持 12h。②他达那非：服药后 30min 起效，药效高峰在 2h 后，药效维持 36h，药效不受食物影响，分 10mg、20mg 两种剂量，推荐起始剂量为 10mg。③伐地那非：服药后 30min 起效，脂肪餐（＞57% 脂肪）后药效降低，剂量分 5mg、10mg、20mg，推荐起始剂量为 10mg。可根据患者反应和不良反应调整，体外试验药效是枸橼酸西地那非的 10 倍，但这并不意味此药有如此高的临床疗效。④阿扑吗啡：是中枢神经作用药（主要是 2 型多巴胺受体激动药），舌下给药需 2mg 或 3mg，此药已在除美国外的多个国家应用。在患者服用硝酸盐类药或各类降压药的情况下，不需禁用阿扑吗啡且不影响生命体征。阿扑吗啡在有效性和满意度方面明显低于枸橼酸西地那非，阿扑吗啡优势在于其安全性，此药仅限于轻、中度勃起障碍患者。⑤其他口服药可能通过各种机制发挥作用，例如，α 肾上腺素能拮抗药作用于中枢和外周神经，主要有育亨宾、地来夸明、曲唑酮、酚妥拉明等。左型精氨酸是氧化亚氮供体，纳美芬或纳曲酮是类阿片受体拮抗药，利马前列素是口服的前列腺素 E 衍化物。

2）局部给药：应用于阴茎的几种血管活性药物包括 2% 的硝酸甘油、15%～20% 的罂粟碱、2% 米诺地尔溶液或凝胶。不良反应为皮肤和龟头红斑、灼热感、过敏反应，性伴侣会出现低血压、头痛等不良反应。此治疗方案尚未在临床推广。

（2）二线治疗

1）阴茎海绵体内注射：海绵窦内注射血管活性药物是治疗勃起障碍的最早的方法，前列腺素 E1 是第一种也是唯一被认可的治疗勃起障碍的海绵窦内注射药物。全身不良反应不常见，仅大剂量使用时出现轻度低血压。禁忌证为对前列腺素过敏、有阴茎异常勃起危险者、出血障碍者。如果勃起超过 4h，应建议患者就诊，以避免任何对海绵窦内的组织损伤，因为有可能导致永久性阳痿。

2）联合治疗：目的是发挥各种疗法的优势以降低不良反应和减少单个药物的使用剂量。其他药物如血管活性肠肽（VIP）、一氧化氮供体（林西多明）、福斯高林、莫西赛利或降钙素基因相关蛋白，多与主要药物合用。混合制剂如罂粟碱（7.5～45mg）加酚妥拉明（0.25～1.5mg），或罂粟碱（8～16mg）、酚妥拉明（0.2～0.4mg）加前列腺素 E1（10～20μg），以上制剂广泛使用且有效率高。

3）尿道内使用前列腺素 E1：一种含前列腺素 E1 的小团粒（MUSETM）已被批准用于治疗勃起障碍。由于尿道和海绵体的血管相互影响，使药物能在这些组织中转运。最常见的不良反应为局部疼痛和头晕。阴茎纤维变性和异常勃起非常少见。尿道出血和感染与给药方式有关。

（3）三线疗法：外科置入人工阴茎适用于药物治疗失败或想永久解决问题的患者。主要的并发症为机械故障和感染。

3．中医中药治疗 应清热利湿，泻肝起阳。

（三）射精障碍的治疗

可予心理治疗、行为疗法、药物治疗、手术治疗以及中医中药治疗。

（张广美 张 献）

参考文献

1. 乐杰. 妇产科学. 第7版. 北京：人民卫生出版社，2009

2. 李潭，张嵘，孙伟，等. 性生活与不孕不育症. 中国性科学，2009，18(3): 36-37

3. 胡序怀，张玲华. 不孕不育症夫妇性生活状况调查分析. 中国性科学，2008，17(3): 47-48

4. 曹开镛. 中医男科诊断治疗学. 北京：中国医药科技出版社，2007

5. 张滨，肖恒军，臧志军，等. 青壮年男性勃起功能障碍病因分析及个性化治疗（附110例报告）. 中华男科学，2006，12(11): 985

6. 刘继红，熊承良. 性功能障碍学. 北京：中国医药科技出版社. 2004

7. Yen SSC, Jaffe RB, Barbieri RL. Reproductive Endocrinology. 北京：科学出版社，2001

8. Wilson Jd, Foster DW, Kronenberg HM, et al. Williams Textbook of endocrinology. 北京：科学出版社，2001

9. Dees WL, dissen gA, Hiney JK, et al. Alcohol ingestion inhibits the increased secretion of puberty-related hormones in the developing female rhesus monkey. Endocrinology SCI, 2000, 141(4): :1325-31

10. Srivastava VK, Dissen GA, Ojeda SR. Effects of alcohol on intraovarian nitric oxide synthase and steroidogenic acute regulatory protein in the prepubertal female rhesus monkey. Journal of Studies on Alcohol, 2007, 68(2): 235

11. grodstein F, goldman MB, Cramer DW. Infertility in women and moderate alcohol use. American Journal of Public Health, 1994, 84(9): 1429-1432

12. Tolstrup JS, Kjaeger SK, Holst C，et al. Alcohol use as a predictor for infertility in a representative population of danish women. Acta Obstet gynecol Scand, 2003, 82: 744-749

13. Tolsen J, Rachootin P, Schiødt AV. Nobacco use, alcohol consumption and infertility. Int J Epidemiol, 1983, 12(2):179-184

14. Chavarro JE, Rich-Edwards JW, Rosner BA, et al. Caffeinated and alcoholic beverage intake in relation to ovulatory disorder infertility. Epidemiology, 2009, 20(3):374-381

15. Juhl M, Nyboe Andersen AM, Grønbaek M, et al. Intake of wine, beer and spirits and waiting time to pregnancy. Human Reproduction SCI, 2003, 18(9):1967-71

16. Clarren SK, ASTley SJ, Bowden dM, et al. Neuroanatomic and neurochemical abnormalities in non-human primate infants esposed to weekly doses of ethanol during gestation. Alcobolism:Clin Exp Res, 1990, 14: 674-683

17. Waldstneicher J, Seminara SB, Jameson JL, et al. The genetic and clinical heterogeneity of gonadotropin-releasing hormone deficiency in the human. J Clin Endocrinol Metab, 1996, 81: 4388

18. Arvat E, Gianotti L, Ramunni J, et al. Effect of galanin on basal and stimulated secretion of prolactin, gonadotropins thyrotropin. Adrenocorticotropin and cortisol in human. Eur J Endoerind, 1995, 133: 300

19. Weigent dA. Immunoregulatory properties of growth hormone and prolactin. Pharmacal Ther, 1996, 69: 237

20. Joydeep DC. Alcoholand the developing fetus-a review. Med Sci Monit, 2000, 6(5): 1031-1041

21. Streissguth AP, Landesman-dwyelS, Martin JC, et al. Teratogenic effects of alcohol in humans and laboratory animals. Science, 1980, 209(4454): 353-361

22. Streissguth AP, Aase JM, Clarren SK, et al. Fetal alcohol syndrome in adolescents and adults. JAMA, 1991, 265(15): 1961-1967

23. dela Monte SM, Wands JR. Role of cantral nervous system insulin resistance in fetal alcohol spectrum disorders. J Popul Ther Clin Pharmacol, 2010, 17(3): e390-404

24. Yasusuke Kimoto, Koichi Nagao, Haruaki Sasaki. JSSM guidelines for erectile dysfunction. International Journal of Urology, 2008, 15: 564

25. Shah PJ, Dinsmore W, Oakes RA, et al. Injection therapy for the treatment of erectile dysfunction:a comparison between alprostadil and a combination of vasoactive intestinal polypeptide and phentolamine mesilate. Curr Med Res Opin, 2007, 23(10): 2577

26. Sen J, godara R, Singh R, et al. Colour doppler sonograghy of flaccid penis in evaluation of erectile dysfunction. Asian J Surg, 2007, 30(2): 122

27. Arafa M, Eid H, Shamloul R. Significance of phentolamine redosing during prostaglandin E penile color doppler ultrasonography in diagnosis of vascular erectile dysfunction. Int J Urol, 2007, 14(5): 476

28. Piccoli gB, Bermont F, Magnano A, et al. Prolactinoma in a diabetic dialysispatient with erectile dysfunction:a difficult differential diagnosis. Rev diabet Stud, 2006, 3(4): 200

29. Lombardo F, gandini L, Jannini EA, et al. diagxosing erectile dysfunction:instruments for endocrine diagnosis. Int J Androl, 2005, 28, Suppl(2): 53

30. Ponholzer A, Madersbacher S. Lower urinary tract symptoms and erectile dysfunction. links for diagnosis，management and treatment. Int J Impot Res, 2007, 19(6): 544

第二十章

酒精相关性血液系统疾病

第一节　酒精与贫血

一、巨红细胞血症、巨幼红细胞性贫血

长期饮酒者可出现巨红细胞血症和巨幼红细胞性贫血。巨红细胞血症特征为平均红细胞体积（mean corpuscular volume，MCV）轻度增大的圆形红细胞，无贫血，无红细胞大小不等，细胞内颗粒分布正常。巨幼红细胞性贫血的特征是在外周血中发现巨幼红细胞和中性粒细胞核分叶过多，骨髓有核细胞增生活跃且有巨幼样变，幼红细胞增多，体积增大，核浆发育不同步，呈"浆老核幼"改变；幼粒细胞可见巨晚幼粒细胞和巨杆状核粒细胞，核分叶过度；巨核细胞见核分叶或不规则块状，数量增多。在酗酒者中，单纯的巨红细胞血症比巨幼红细胞性贫血更为常见。酗酒的巨红细胞血症患者的 MCV 普遍升高。据报道，此现象在酒精中毒人群中的发生率为 25% ~ 96%。检测 MCV 已经被用来作为酗酒检测的一项筛查方法，其敏感性较高，尤其在酗酒的女性人群中，其敏感度为 40% ~ 80%，而且 MCV 增加程度与自我叙述酗酒程度密切相关。MCV 对戒酒的反应较慢，戒酒后，MCV 需要数个月才能恢复正常，所以不适合作为追踪调查的方法。

引起红细胞体积增大的主要原因是叶酸浓度降低。很多研究表明酒精中毒患者伴有低水平的叶酸，但没有缺乏维生素 B_{12} 的证据。酗酒者叶酸缺乏可能与食物缺乏叶酸和酒精微弱的抗叶酸活性有关。另外，酒精摄入可以通过减少经食物吸收的叶酸而加速叶酸的缺失。酒精对骨髓也有直接抑制作用。经动物实验证实，随着酒精浓度的增加，红细胞和网织红细胞数量随之降低。酒精抗叶酸作用可以通过持续摄入叶酸来克服。如果对志愿者进行实验性输注酒精，同时给予足够食物和维生素摄入，则不会发生巨幼红细胞性贫血。严重的巨幼红细胞性贫血有可能导致严重的并发症，增加死亡率，我们建议可以在酒精性饮料中加入叶酸。

二、铁粒幼细胞性贫血

铁粒幼细胞性贫血是血红素合成障碍与铁利用不良所引起的低色素性贫血，其主要特征为骨髓增生明显活跃，红细胞形态有异，并出现环状铁粒幼红细胞＞15%。环状铁粒幼细胞是指铁颗粒呈圆环状排列于细胞核周围的细胞浆内的幼红细胞，是一种病态的幼红细

胞。23% ~ 35% 长期饮酒者骨髓铁染色发现环状铁粒幼细胞增多，出现无效造血。

合并铁粒幼细胞性贫血的酗酒者血涂片特点为，既有巨幼红细胞又有低色素的小红细胞。MCV 在这些患者体内变化也不一致，部分患者 MCV 降低，但大多数在正常范围内，偶有部分患者 MCV 增高。血涂片中还可发现高铁红细胞，即经普鲁士蓝染色后出现的聚集大量颗粒的红细胞。部分患者血涂片可见嗜多染红细胞明显增加，这些细胞被称为网状高铁红细胞。大多数患者的血清铁和 / 或铁蛋白浓度在正常范围内，少数患者升高。血红素生成早期需要由维生素 B_6 在体内转变为具有生物学活性的磷酸吡哆醛（pyridoxal phosphate PLP）作为辅酶来辅助合成氨基乙酰丙酸（ALA）甘氨酸和琥珀酸盐。酒精可以使与血红素合成初期反应相关的磷酸吡哆醛合成障碍，进而使合成血红素的中间反应及最终反应受阻，可能是酒精引起铁粒幼细胞性贫血的机制。曾有研究表明健康志愿者输注酒精能够导致骨髓铁粒幼细胞的出现。维生素 B_6 缺乏或者代谢紊乱可能是酒精中毒患者发生铁粒幼细胞贫血的主要原因之一。

除此之外，酒精本身也能直接导致红细胞内血红素生成抑制。体内实验证实，酒精能够抑制兔的网织红细胞内的血红素合成。研究表明，酒精能够抑制血红素合成过程中亚铁螯合酶、碱性磷酸酶合成酶、ALA- 脱水酶和尿卟啉原合成酶的活性。研究表明，酒精中毒的患者叶酸缺乏是导致其铁粒幼红细胞改变的前提。红细胞的铁粒幼改变与叶酸缺乏有明显的相关性。大约三分之二酒精中毒患者骨髓象中，具有不同程度的巨幼红细胞改变，其中 85% 的患者血清叶酸浓度低下。超过半数的铁粒幼细胞贫血患者具有其他铁代谢障碍，通常是慢性疾病导致的贫血。在骨髓中常常可见环形铁粒幼细胞。

三、溶血性贫血

慢性酒精摄入可导致溶血性贫血。最常见的两种溶血性贫血是存在畸形的红细胞 - 裂口红细胞和棘红细胞。另外，存在低磷酸盐血症时易发生酒精相关性溶血性贫血。由于酗酒者临床表现复杂，如异常的磷酸盐水平，失血及脾肿大，使酗酒者的溶血性贫血不易被确诊。

（一）裂口红细胞性溶血

裂口红细胞是由于红细胞膜缺陷导致显微镜下红细胞形成一个裂口形的形状。由于裂口红细胞变形能力降低，容易滞留在脾脏微血管，而被脾破坏，导致裂口红细胞生命周期明显缩短。正常人裂口红细胞数占红细胞总数的 5% 以下，而在酗酒患者体内这种异常红细胞的数量明显增多。据调查超过 25% 的酗酒者出现血液中裂口红细胞增多现象。

酒精导致裂口红细胞形成的确切机制目前仍然不清楚。酒精相关性肝脏疾病可能在裂口红细胞性溶血发生中起到重要作用。研究发现许多烈性饮酒伴随裂口红细胞增多患者，同时具有肝脏损伤症状。另外，实验证实摄入酒精可导致患者血液内的裂口红细胞增多，停止摄入酒精，裂口红细胞消失，但在重新摄入酒精后，裂口红细胞再次出现。

（二）棘红细胞性溶血

棘红细胞是扭曲红细胞的细胞膜以尖刺样伸出为特征。这些棘突是由于红细胞胞膜内的胆固醇含量过多，导致细胞膜面积增加而细胞体积却并不增加。研究发现，红细胞膜内胆固醇水平的轻微增加会导致红细胞形状变成扁平状，而大量增加的红细胞膜的胆固醇水平会导致红细胞膜变成棘形。棘红细胞很容易瘀滞在脾脏内而被脾清除。

棘红细胞性溶血患者临床症状较多且较重，难以治疗。大约3%的酒精中毒患者会发生棘红细胞性溶血，常伴随程度不同的肝病发生，从而导致患者发生的贫血更为严重而且致命。目前，虽然临床医师尝试很多降低胆固醇水平的药物来治疗棘红细胞性溶血，但均未取得成功。目前认为，脾切除是降低棘红细胞性溶血患者溶血症状的唯一有效手段，然而，酒精中毒患者并发的肝病使手术出血及肝衰竭风险增加。

（三）低磷酸盐血症

尽管低磷酸盐血症导致的溶血很罕见，但在酒精中毒患者发生这种状况却很常见，尤其在酒精脱瘾阶段。三磷酸腺苷（ATP）是为细胞多种生物过程提供能量的化合物，磷酸盐是ATP的一个重要组成成分。酒精摄入促使磷酸从尿液中被排出。严重的低磷酸盐血症可以导致红细胞内的磷酸盐和ATP水平随之降低。ATP储存量降低导致红细胞膜韧性降低，最终引起红细胞极易被脾脏破坏，从而发生急性的溶血性贫血。

（四）Zieve综合征

Zieve综合征又称为酒精性高脂血症综合征、黄疸-过性高脂血症-溶血性贫血综合征、酒精中毒高脂血症溶血综合征。于1958年由Zieve首先报告，1968年Balcerzak命名为Zieve综合征。病因与酒精中毒所致肝细胞损害及不同程度胆汁淤积有关。酒精可引起血浆游离脂肪酸增加，使膜的功能出现障碍，脆性增加导致溶血。此外，酒精中毒所致的胰腺炎及维生素E缺乏，亦与溶血有关。其以酒精中毒合并黄疸、高脂血症、溶血性贫血、酒精性脂肪肝和肝硬化为特征。实验室检查可出现血红蛋白降低，网织红细胞增多，外周血涂片可见红细胞形态改变，如大红细胞、球形红细胞、靶细胞等；红细胞脆性增加；骨髓检查红细胞系统增生活跃；血脂增高，其中以胆固醇、磷脂及三酰甘油为著；血清胆红素增加，碱性磷酸酶增高，肝功能异常；肝脏活检有脂肪浸润及肝硬化改变。一般在禁酒2～3周症状可消失，给予高糖高蛋白饮食，应用多种维生素及保肝药物。此外，尚可针对黄疸、高血脂症和溶血性贫血行相应药物治疗。

第二节　酒精对白细胞数量及功能的影响

一、酒精对白细胞数量的影响

日本一个研究小组对酒精与白细胞数量之间的关系做了大量的调查，经统计学发现：饮酒引起白细胞总数下降，对于从来不吸烟及曾经吸烟的人群来说，随着酒精量摄入的增加，白细胞计数随之降低。其引起降低的机制可能与适量的酒精摄入抑制刺激白细胞增殖的细胞因子的产生和释放，例如抑制肿瘤坏死因子（TNF-α）和白细胞介素（IL）-6的产生和释放。而对于吸烟的人群来说，酒精与白细胞数量的关系尚不明确，需要进一步观察。

二、酒精对白细胞功能的影响

据报道，长期大量饮酒可能对机体免疫系统具有损害作用。研究发现在长期饮酒人群，中性粒细胞凋亡率比没有酗酒的人高。说明酒精可以诱导中性粒细胞和淋巴细胞凋亡。另外长期酗酒者在戒酒过程中中性粒细胞和淋巴细胞仍然会出现自发性凋亡。

在患有酒精依赖的青少年中发现 $CD3^+$、$CD4^+$ 和 $CD8^+$ T 淋巴细胞下降。其中酒精引起适应性免疫 $CD4^+$T 淋巴细胞数量明显下降，功能缺失。酒精诱导的 $CD4^+$T 淋巴细胞的功能障碍主要与 TCR 信号传导和 IL-2 的生成有关。实验发现，酒精抑制 IL-2 的转录和下调编码 IL-2 蛋白的 mRNA 生成。

酒精还可以减少酪氨酸磷酸化和上游区信号蛋白 PLCγ1、LAT、ZAP70、Lck 的活化，它们的表达下降可以抑制淋巴细胞胞膜脂域结构介导的依赖 TCR 的信号传导。长期过度饮酒对 NK 细胞数量、迁移具有不同程度的负性影响。酒精影响 NK 细胞由骨髓向脾的运输，另一方面酒精可以使外周淋巴结内 NK 细胞数量减少。由于酒精使脾中的 CD62L（+）NK 细胞的数量与百分率出现下降，而淋巴结内的 NK 细胞主要来源于 CD62L（+）NK 细胞，因此外周淋巴结内的 NK 细胞数量出现明显下降。NK 细胞数量下降不仅增加血液淋巴系统肿瘤的发病可能，也可以增加其他系统肿瘤发病可能。

第三节 酒精对血小板及凝血功能的影响

酒精影响血小板的数量及其黏附、聚集等功能，长期大量饮酒可导致脂肪肝、酒精性肝炎、酒精性肝硬化等，造成肝功能损害，肝细胞合成凝血物质减少，这些综合因素均可导致凝血机制异常。

一、血小板和凝血因子功能

血小板是骨髓成熟的巨核细胞胞质裂解脱落下来的具有生物活性的小块胞质，血小板主要在以脾为中心的单核-巨噬细胞系统中被吞噬。血小板的主要功能是凝血和止血，修补破损的血管，保护血管内皮、参与内皮修复、防止动脉粥样硬化的作用。在生理条件下，凝血因子一般处于无活性状态，当这些凝血因子被激活后，引起一系列酶促反应。血小板的表面能吸附血浆蛋白和凝血因子Ⅲ，血小板颗粒内含有与凝血有关的物质。当血管受损害或破裂时，血小板受刺激，由静止相变为活化相，迅即发生变形，表面黏度增大，凝聚成团；同时在表面Ⅲ因子的作用下，使血浆内的凝血酶原变为凝血酶，后者又催化纤维蛋白原变成丝状的纤维蛋白，与血细胞共同形成凝血块止血。血小板颗粒物质的释放，则又进一步促进止血和凝血。也就是说人体的凝血机制是由血小板和凝血因子共同参加的。

二、酒精对血小板的影响

1. 酒精对血小板数量的影响 酒精主要在肝脏代谢，但骨髓内细胞同时也参与酒精代谢，其代谢产物乙醛、乙酸等抑制骨髓造血功能，使骨髓内成熟巨核细胞减少，缩短血小板寿命，从而发生血小板减少症。饮酒导致的血小板减少症，停止饮酒即可恢复，甚至出现正常值的 2 ~ 3 倍以上的过度恢复，第 4 周完全恢复正常，在此恢复期间血小板 APD 凝集功能亢进，血栓素 B_2 增加，血小板凝集素增加，出血时间缩短。

另外长期饮酒易引起酒精性肝硬化和继发性脾功能亢进，从而导致血小板减少。脾脏是贮存血液的器官，由白髓和红髓两部分组成，白髓由密集淋巴组织构成，是 T 细胞的主要分布区；红髓由脾窦和脾索组成，包含大量巨噬细胞、B 淋巴细胞和浆细胞，具有血液过滤和清除异物功能。血液中的血细胞主要通过脾索血窦间的基膜小孔进入血窦到达脾静脉。这些基膜小孔直径仅 2 ~ 3μm，而血小板直径为 3 ~ 4μm，故血小板必须在极度变形情况下才能通过，而肝硬化患者的血细胞，尤其白细胞和血小板变形性能降低，因无法通过而导致长期阻留在脾索而被巨噬细胞所破坏，出现以白细胞和血小板减少为特点的血细胞减少表现。

2. 酒精对血小板聚集功能的影响 血小板的聚集分两个时相，第一聚集时相由外源性因素作用引起，发生迅速但聚集松散，聚集后能解聚，故称可逆性聚集。当血小板释放某些内源性物质（如 ADP）时发生第二聚集时相，虽然发生缓慢，但一旦聚集很难解聚，故称不可逆解聚。临床研究发现一些酒精中毒患者血小板聚集功能（PAG）极度低下；而适当饮酒的人第一聚集时相会低于常人，说明有外源性因素引起一相聚集率降低，有类似服用阿司匹林的效果。研究显示酒精主要通过抑制血小板表面黏附分子的活化，抑制钙离子内流，激活血小板表面某些糖蛋白如 Ⅱ b/ Ⅲ a 表面活化物的暴露，进而抑制血小板的聚集，降低血小板的聚集率。

适当饮酒能够降低冠心病发病的危险度，并减少冠心病死亡率及缺血性卒中的发生率。目前研究认为这主要是通过升高血液中高密度脂蛋白浓度，降低血中纤维蛋白原浓度，减少血小板的聚集等起作用。Gaziano 等对 340 例心肌梗死患者进行医学研究，发现每日摄入酒精 39.6g 组，心肌梗死的相对危险度比每个月饮酒 1 次、每次 13.2g 组降低 50% 以上，并发现前组患者血清 HDL 显著增高，载脂蛋白 A_1（$ApoA_1$）、载脂蛋白 A_2（$ApoA_2$）与酒精摄入量呈正相关，因而该研究提出适量饮酒可以降低心肌梗死的相对危险度及冠心病发生率，其机制与 HDL、$ApoA_1$、$ApoA_2$ 升高有关。研究认为酒精降低 PAG，直接抑制血栓形成，是可以降低心肌梗死发病的概率的。酒精对 PAG 抑制的剂量效应关系提示剂量与效应呈正相关，第二聚集时相随酒精剂量增加呈倒 S 型下降，可以认为酒精对 PAG 的抑制以第一聚集时相为主。如果一次饮 100ml 白酒可能因 PAG 严重受抑而易于发生出血导致严重的后果。但一次饮白酒 25 ~ 75ml，对 PAG 的抑制却是适中的，可以预防血栓性疾病的形成。根据该结果提出，酒精摄入量对心血管病死亡率的作用呈 U 型变化，即大量饮酒死亡率迅速上升，少量饮酒死亡率降低。

长期饮酒还可导致脑血管病，饮酒后颅脑外伤合并蛛网膜下腔出血的发生率较未饮酒者明显增加，且出血量大，预后差。这些都与饮酒后血小板聚集功能低下、血液凝固功能异常，血管反应性降低及人体抵抗力降低有关。长期饮酒者戒酒后，血小板 APD 凝集功能容易亢进，血栓素 B_2 增加，血小板凝集素增加，出血时间缩短，发生凝血反应时血小板内钙离子浓度可达正常的 3 倍以上，容易形成血栓，因此戒酒者易患脑梗死、心肌梗死。近年来，国内外酒精相关心血管病的初步研究结论提示，大量饮酒可以使心血管病死亡率增加，而少量或中量适当饮酒可以降低心肌梗死的危险度，降低心血管病的死亡率，但对于适度饮用的酒精量、频率等尚需进一步研究。

三、酒精对凝血功能的影响

长期大量饮酒可以直接损伤肝细胞，而且它在代谢以后形成的副产物乙醛和乙酸盐也对肝脏有毒害作用，可造成肝细胞坏死。长期大量饮酒可以引起肝细胞发生脂肪变性，导致脂肪肝、酒精性肝炎或酒精性肝硬化。同时，饮酒还可导致机体免疫机制紊乱，免疫力下降。肝功能受损可以引起凝血异常。

1. 酒精对维生素 K 依赖型凝血因子Ⅱ、Ⅶ、Ⅸ、Ⅹ的影响 人体内生成的与维生素 K 密切相关的凝血因子主要有Ⅱ、Ⅶ、Ⅸ、Ⅹ，及其调节蛋白 C、蛋白 S 等，称为维生素 K 依赖性凝血因子。生理条件下，上述因子在肝脏内合成过程中，其 N 端的谷氨酸残基需进行加羧基化反应，此反应所需羧基化酶的催化，维生素 K 则是该酶促反应不可缺少的辅酶。长期酗酒，抑制了营养物质的吸收，尤其是维生素的吸收减少，体内维生素 K 缺乏，扰乱了肝脏维生素 K 依赖的凝血因子的合成，肝脏只能合成凝血活性低或无活性的未羧基化相应蛋白质，使凝血异常，主要是使凝血延长，此种延长除了与患者体内依赖维生素 K 的凝血因子的合成减少有关，还与酒精、乙醛改变其空间结构，抑制凝血有关。

2. 酒精对其他凝血因子的影响 2001 年 Mukamal 等调查 3 223 例饮酒者发现只要适当饮酒，酒的种类对凝血因子浓度的影响不大。研究认为，饮酒可通过以下机制影响凝血因子（对维生素 K 依赖型凝血因子Ⅱ、Ⅶ、Ⅸ、Ⅹ除外）：①乙醛与肝素分子作用，改变肝素三级结构，使其更容易与凝血酶、抗凝血酶Ⅲ结合，延长机体的凝血时间，酒精虽不能与肝素形成共价键，但作为有机溶剂，也可影响肝素空间构象，具有抗凝功能；②乙醛与凝血因子蛋白结合，改变空间结构；乙醛与凝血酶原表面和纤维蛋白的结合部位的烷基团结合，抑制两者相结合，延长凝血时间；③酒精通过影响脂质的代谢功能，内皮细胞基因表达上调，抑制垂体后叶素释放，引起血容量不足而激活肾素-血管紧张素释放，导致组织型纤溶酶原激活物（t-PA）增加等，从而影响凝血；④乙醛作用于血中氨基葡糖多聚糖，如硫酸软骨素 A 和 C 等延长凝血时间。

3. 酒精对凝血酶原时间（PT）、活化部分凝血活酶时间（APTT）、凝血酶时间（TT）、纤维蛋白原（FIB）的影响 凝血四项指标包括 PT、APTT、TT、FIB，在临床上已得到广泛应用。药物、黄疸、溶血等是常见的检测干扰因素。PT 是外源性凝血途径的筛选指标，其时间长短反映血浆中凝血酶原、FIB 和因子Ⅴ、Ⅶ、Ⅹ的水平。APTT 是内源性凝血途径的筛选指标，反映凝血因子（Ⅷ、Ⅸ、Ⅺ、Ⅻ）共同途径中凝血酶原、FIB 和因子Ⅴ、Ⅹ的水平。TT 可用来观察凝血因子、血中抗凝物质增多与否。FIB 是共同凝血途径的筛选指标，反映内、外凝血系统共同途径Ⅰ因子的含量正常与否。

酒精对 PT、APTT、TT 的检测是有影响的。酒精可以抑制凝血因子，干扰抗止血药物，止血作用降低。酒精在体内的代谢产物乙醛及体内酸碱度的变化对 PT、APTT、TT、FIB 的检测也有影响。

四、酒精对纤溶系统的作用

纤溶系统是指纤维蛋白溶解酶原转变成有纤溶活性的纤溶酶和作用于纤维蛋白过程中有关的作用物、底物、激活物和抑制物，是一系列蛋白催化的连锁反应，是维持正常人体生理所必需的，若这一平衡遭到破坏，血管内凝血倾向增强和 / 或纤溶活性降低，使纤维蛋白聚积，则可导致血管内血栓形成，纤溶活性增高引起出血。研究发现饮酒后酒精及其代谢物可通过多种途径影响纤溶系统。多中心研究发现，如果每周饮适量白酒 3 ~ 7 次，可降低血中纤维蛋白原含量和血液黏滞度；过量饮酒（每周＞7 次）则损害纤维溶解系统，使纤溶酶原激活抑制因子（PAI-1）升高，组织型纤溶酶原激活物（t-PA）降低，纤维蛋白原（fibrinogen，Fbg）含量增加，血液黏滞度增高。饮酒量增多，血管的内皮细胞分泌纤溶物质增加，机体纤维溶解能力减弱。酒精还影响纤溶酶原激活，长期饮酒使组织型纤溶酶原激活物（t-PA）、尿激酶型纤溶酶原激活物（u-PA）基因表达上调，纤溶酶原激活抑制因子（PAI-1）下降。饮酒可通过改变纤维蛋白原含量及其空间结构、纤溶酶原调节抑制物的含量等影响纤溶系统。给大鼠喂酒精 4 周后，血中纤维蛋白原可减少18% ~ 20%。但停饮酒精后，其在血中的含量可恢复至正常。冠心病患者每日适当饮酒（300ml，含酒精 20g），可以使血中纤维蛋白原的二级结构螺旋减少，稳定性降低，导致维蛋白原量减少，有利于心脏血管的保护。由此可知适量饮酒可提高机体的纤溶能力，过量饮酒则损害纤溶系统。

第四节　酒精与白血病和淋巴瘤的关系

一、酒精与白血病的关系

1. 孕产妇饮酒与儿童白血病的关系　以多个国家病例为研究对象进行的 meta 分析显示，妊娠期间摄入酒精可明显增加该期间暴露于酒精的儿童发生急性髓系白血病（acute myeloid leukemia，AML）的风险，但与急性淋巴细胞白血病（acute lymphoblastic leukemia，ALL）风险的增加无明显相关性。该研究纳入 8 128 例病例和 10 207 例对照者，meta 分析显示，妊娠期间孕产妇饮酒与儿童 AML 风险呈显著正相关，比值比（OR）为1.56，与无酒精暴露相比，妊娠期间孕产妇饮酒不与 ALL 风险增加显著相关。剂量反应分析结果表明，妊娠期间每周多饮 1 杯酒与 AML 的相关性大于与 ALL 的相关性。对儿童年龄数据分析发现，妊娠期间孕产妇饮酒与 0 ~ 4 岁诊断的 ALL 无关，但与 0 ~ 4 岁诊断的 AML 显著相关。关于子宫内酒精暴露可特异性改变幼儿 AML 风险的原因尚不清楚。英国一研究组也指出儿童 AML 风险随妊娠期间孕产妇饮酒量的增加而增加。

由于对这些研究中所摄入酒精的类型知之甚少，因此未能确定妊娠期间暴露十某种类型酒精所产生的白血病风险是否大于暴露于其他类型酒精所产生的风险（如啤酒与葡萄糖或烈酒相比）。基于对这些提供妊娠期间酒精摄入信息进行的 meta 分析表明：儿童 ALL 与妊娠早中晚期酒精摄入均不相关。而 AML 方面的数据显示：妊娠中晚期酒精摄入的比值比稍高于妊娠早期。因此需扩大样本进一步研究妊娠哪个时期酒精摄入与儿童白血病（特别是 AML）风险性最大。各国孕妇在妊娠期间饮酒率报道不一（美国 12%，瑞典 30%，法国 52%，澳大利亚 59%，俄罗斯 60%），对孕妇和孕前女性采取限酒措施，有助于降低酒精对胎儿的不良影响，包括降低儿童 AML 发生率。

2. 白血病患者是否可用酒精物理降温　酒精可以引起血管扩张，并增加皮肤小血管通透性，加重皮肤出血，尤其是胸腹部进行酒精擦浴时，易导致内脏器官充血，进而导致内脏大出血，所以对使用酒精物理降温应谨慎。血液病患者血小板计数大于 $50 \times 10^9/L$ 时，可以应用酒精擦浴，血小板较低时不建议应用酒精擦浴，可以给予温水擦浴，同时口服降温药物。

二、酒精对霍奇金淋巴瘤的影响

很多临床研究发现饮酒不增加霍奇金淋巴瘤（Hodgkin's lymphoma，HL）的患病风险，相反在一定情况下与不饮酒的人相比，饮酒可以降低 HL 的患病风险。在一个多中心病例对照研究发现，在无吸烟史的人群中，饮酒的人比未饮酒的人患 HL 的概率要低。而患 HL 的概率与每周的饮酒次数和数量有关：每次饮酒量相同，每周饮酒次数为 15 ~ 19 次的患 HL 概率最低，而超过 20 次患 HL 概率升高，而每日饮酒的数量不同，患 HL 的概率也有所不同。当每日饮酒量小于 32.0g 时，患 HL 概率较低，每日饮酒量高于 32.0g 时，患 HL 概率有所提高。

酒精对 HL 的另一个影响是饮酒痛，其特点是 HL 患者在饮酒后出现肿瘤部位疼痛，多在饮酒后的数分钟至数小时后出现，部位多位于咽喉、纵隔及中上腹淋巴结，多见于女性，饮酒痛的患者多有纵隔侵犯，其机制不清。

三、酒精对非霍奇金淋巴瘤的影响

饮酒与非霍奇金淋巴瘤（non-hodgkin lymphoma，NHL）患病风险关系尚存争议，通过多项临床研究发现饮酒与患 NHL 的风险没有相关性。Kato 等对生活在夏威夷群岛的 36 名患有 NHL 的日本人进行一项队列研究，发现血液淋巴系统肿瘤的发病与总的酒精摄入量有关，尤其是啤酒的过多摄入可以提高患血液淋巴系统肿瘤的可能；最近的一项研究发现，酒精的摄入与滤泡性淋巴瘤相关，20 岁前就开始饮酒或每日摄入 19g 以上酒精的饮酒者，滤泡性淋巴瘤发生风险增加。而在 1999 年爱荷华州的一个妇女健康研究中心的一项队列研究发现，饮用红酒和白酒可以抑制血液系统肿瘤的发病率。美国、英国、瑞典、意大利等国家进行了一个大样本的综合分析发现（共纳入 15 175 人，病例组 6 492 人，对照组 8 683 人），与未饮酒的人相比，饮酒者罹患 NHL 呈现为低危因素，正在饮酒的人群患有 NHL 的概率是未饮酒者的 0.73 倍。适当地增加饮酒量可以进一步抑制 NHL 发病风险，饮酒超过 40 年可以大约降低 40%NHL 发生概率。在针对不同酒类对 NHL 发病影响的研究中发现，白酒可以降低 NHL 发病风险，而啤酒和饮料酒与 NHL 的关系不明确。然而，酒精对儿童作用则不同，研究发现：不良的饮酒习惯影响患有血液系统肿瘤儿童的存活率，并缩短患病儿童的存活时间。

因此，通过以上大量临床研究发现，一方面饮酒与淋巴瘤的发病之间是否有关没有明确，另一方面适量饮酒能够抑制淋巴瘤的发病。虽然大量饮酒可以损伤免疫系统的防御作用，免疫系统的损伤可以提高患血液病，尤其是 NHL 的风险，但适量饮酒可以减少胰岛素抵抗作用，而糖尿病与 NHL 的发生具有一定相关性，说明适度饮酒可以通过减少胰岛素抵抗，间接抑制 NHL 的发生。酒类饮料，尤其是红酒含有一些具有免疫调节的作用物质（白藜芦醇），它可以增加体液免疫和细胞免疫应答，增强免疫细胞对肿瘤的杀伤作用，同时对肿瘤具有抑制作用。但是大量饮酒可以抑制机体免疫系统，增加细菌和病毒的感染概率，其中病毒感染，比如 EB 病毒，与患淋巴瘤风险密切相关。

四、葡萄酒对淋巴瘤的影响

研究发现葡萄酒可以降低淋巴瘤患病风险，啤酒和其他酒精饮料与之关系不明确。一项前瞻性研究发现，每个月饮用红葡萄酒或白葡萄酒 ≥ 2 次可以降低患 NHL 的风险，而每个月不足 2 次的人患 NHL 的风险没有明显变化。此外，另外一项研究发现 ≤ 16 岁开始饮用葡萄酒的饮酒者患 NHL 的可能性要比 16 岁以后饮酒的人要低。研究发现葡萄酒中含有白藜芦醇等抗肿瘤物质。白藜芦醇（resveratrol）是一种植物雌激素，它可以抑制肿瘤细胞的产生及分化。曾经报道白藜芦醇具有抗淋巴瘤细胞和白血病细胞的作用，其机制可能与调节淋巴瘤细胞抗凋亡蛋白 Bcl-2 有关。发病率较高的滤泡性淋巴瘤和弥散大 B 细胞淋巴瘤，由于 14 号和 18 号染色体移位导致 *Bcl-2* 原癌基因高表达，从而使 Bcl-2 蛋白水平升高。Bcl-2 可以诱导滤泡性淋巴瘤和弥散大 B 细胞淋巴瘤以及其他亚型的 NHL 的产生。而白藜芦醇则可以通过这一机制达到抑制 NHL 的作用。此外白藜芦醇具有免疫调节作用，可能通过 IL-6、TNF-α、TGF-β 因子起到抑制肿瘤增殖分化、增强免疫细胞对肿瘤的杀伤作用。进一步研究发现白藜芦醇还可以调节转录因子，抑制癌基因活化和一些致癌物质的失活，诱导肿瘤生长停滞和凋亡，并抑制肿瘤生长过程中促炎性介质的信号转导。

总之，饮酒对于血液系统肿瘤具有双重作用，它与酒的种类，饮酒的量均具有密切的关系，因此适当饮用一些红葡萄酒和白葡萄酒可以起到抗癌作用，而不建议饮用啤酒以及其他酒精饮料。

（王 巍 周 晋）

参考文献

1. 刘福其，于晓军，李志坚. 饮酒对凝血纤溶机制的影及其临床意义. 临床血液学杂志，2008，21(3):174-176

2. 敬华，夏鹄. 酒精对血小板聚集功能影响的剂量一效应关系. 临床血液学杂志，1997，

10(1):10-12

3. 闫朝春，蒋玲，冯茜，等. 乙醇对凝血功能四项指标检测的影响. 检验医学与临床，2010，7(8):696-697

4. 买霞，陈丽，叶路. 酒精对体外培养人红白血病细胞活性影响的研究. 职业与健康，2002，18(14)

5. Gaziano JM, Buring JE, Breslow JL, et al. Mod-crate alcohol intake, increased of high-densitylipoprotein and its subfraction, and decreased risk of myocardial infarction. The New England Journal of Medicine, 1993, 329:1829-1834

6. Chiu BC, Cerhan JR, Gapstur SM, et al. Alcohol consumption and non-Hodgkin lymphoma in a cohort of older women. Br J Cancer, 1999, 80(9):1476-1482

7. Klatsky AL, Li Y, Baer D, et al. Alcohol consumption and risk of hematologic malignancies. Ann Epidemiol, 2009, 19(10):746-753

8. Lim U, Morton LM, Subar AF, Baris D, et al. Alcohol, smoking, and body size in relation to incident Hodgkin's and non-Hodgkin's lymphoma risk. Am J Epidemiol, 2007, 166(6):697-708

9. Nieters A, Deeg E, Becker N. Tobacco and alcohol consumption and risk of lymphoma: results of a population-based case-control study in Germany. Int J Cancer, 2006, 118(2):422-430

10. Briggs NC, Levine RS, Bobo LD, et al. Wine drinking and risk of non-Hodgkin's lymphoma among men in the United States: a population-based case-control study. Am J Epidemiol, 2002, 156(5):454-462

11. Chiva-Blanch G, Urpi-Sarda M, Llorach R, et al. Differential effects of polyphenols and alcohol of red wine on the expression of adhesion molecules and inflammatory cytokines related to atherosclerosis: a randomized clinical trial. Am J Clin Nutr, 2012, 95(2):326-334

12. Ghare S, Patil M, Hote P, et al. Ethanol inhibits lipid raft-mediated TCR signaling and IL-2 expression: potential mechanism of alcohol-induced immune suppression. Alcohol Clin Exp Res, 2012, 35(8):1435-1444

13. Naude CE, Bouic P, Senekal M, et al. Lymphocyte measures in treatment-na? ve 13-15-year old adolescents with alcohol use disorders. Alcohol, 2011, 45(5):507-514

14. Best CA, Cluette-Brown JE, Teruya M, et al. Red blood cell fatty acid ethyl esters: a significant component of fatty acid ethyl esters in the blood. J Lipid Res, 2003, 44(3):612-620

15. Han JY, Miura S, Akiba Y, et al. Chronic ethanol consumption exacerbates microcirculatory damage in rat mesentery after reperfusion. Am J Physiol GASTrointest Liver Physiol, 2001, 280(5):G939-498

16. Daiker DH, Shipp BK, Schoenfeld HA, et al. Effect of CYP2E1 induction by ethanol on the immunotoxicity and genotoxicity of extended low-level benzene exposure. J Toxicol Environ Health A, 2000, 59(3):181-196

17. Ohki E, Kato S, Horie Y, et al. Chronic ethanol consumption enhances endotoxin induced hepatic sinusoidal leukocyte adhesion. Alcohol Clin Exp Res, 1996, 20(9 Suppl): 350A-355A

18. Le Petit-Thevenin J, Nobili O, Vérine A, et al. Differential in vitro effects of ethanol on glycerolipid acylation and biosynthesis in rat reticulocytes. Biochim Biophys Acta, 1995, 1257(2):103-110

19. Akingbemi BT, Aire TA. Haematological and serum biochemical changes in the rat due to protein malnutrition and gossypol-ethanol interactions. J Comp Pathol, 1994, 111(4):413-426

20. Brecher A, Koterba A P, Basista M H. Coagulation protein III function. Effect of acetaldehyde upon the activation of prothrombin. Alcohol, 1996, 13:423-429

第二十一章

酒精相关性糖尿病

第一节 概 述

糖尿病是一组以慢性血葡萄糖水平增高为特征的代谢性疾病，是由于胰岛素分泌缺陷和／或其生物学作用障碍引起的。糖尿病以糖代谢异常为主，同时伴有脂肪、蛋白质代谢障碍，继而引起多系统损害，导致眼、肾、神经、心脏、血管等组织器官的慢性进行性病变、功能减退及衰竭，甚至发生严重的急性代谢紊乱。

目前，在世界范围内，糖尿病已经成为严重影响患病人群生活质量的常见病、多发病。据世界卫生组织估计，到 2030 年，糖尿病患者可能达到 3 亿多。近 30 年来，我国糖尿病患病率显著增加，根据 2014 年的流行病调查，我国已成为世界上糖尿病患者数量最多的国家，其中以 2 型糖尿病为主，占 90% 以上。

糖尿病的病因和发病机制极其复杂，至今未完全阐明，而且不同类型的糖尿病病因各不相同，但总的来说，遗传因素和环境因素共同参与糖尿病的发病过程。随着 2 型糖尿病发病率的不断攀升，生活方式作为影响糖尿病发生的主要因素已经越来越受到重视。饮酒作为一种重要的生活方式因素与 2 型糖尿病的发生相关，同时，酒精引起的相关肝脏、胰腺等器官的功能改变，亦影响了肝脏以及胰腺对糖代谢的调节。

第二节 病因和发病机制

一、酒精与 2 型糖尿病

越来越多的研究表明，酒精摄入也是糖尿病患病的影响因子。

酒精摄入量与 2 型糖尿病：许多研究表明酒精摄入与 2 型糖尿病发生的关系呈现 U 或 J 型曲线关系。每日饮酒量为低度或中度的个体发生 2 型糖尿病的概率较完全戒酒或每日大量饮酒的个体明显降低。但是亦有一部分研究显示饮酒与 2 型糖尿病的发生率呈正相关，该结论的得出可能与不同的饮酒方式、酒制品类别、健康行为、甚至体重指数等有关。饮酒方式、酒饮料的类型与 2 型糖尿病关系：狂饮可以增加糖尿病患病率。Hodge 的研究显示，在 1 ~ 3d 内摄入超过 210g 的酒精，相比于 1 周内饮用同样剂量的个体，其糖尿病的患病率可以增加 5 倍。酒精饮料的类型对糖尿病的影响有一定争议。大量饮用烈性酒增加患 2 型糖尿病的风险，而果酒有助于降低糖尿病患病风险，这可能与果酒中含有大量多酚从而改善糖耐量有关。

酒精的保护作用：适度酒精可以改善胰岛素抵抗降低糖尿病发病率，这种作用是通过酒精抗炎通路或其他中间代谢途径发挥作用的。适度饮酒，降低空腹胰岛素水平和胰岛素抵抗指数（HOMA-IR），降低血三酰甘油和低密度脂蛋白胆固醇水平，同时血液循环脂联素水平和高密度脂蛋白水平升高。饮酒对 2 型糖尿病血糖控制的影响：饮酒在短期内可以造成餐后血胰岛素水平升高进而降低次日空腹血糖，对餐后血糖无明显影响。因此，2 型糖尿病若正在应用降糖药物，尤其是磺脲类降糖药或胰岛素制剂，不适度饮酒可能造成严重的低血糖。

从长期观察来看，适度饮酒，酒精通过多酚或抗氧化作用机制对 2 型糖尿病发挥积极作用。但过多的酒精摄入可以造成胰腺、肝脏功能障碍进而诱发血糖代谢障碍。

二、酒精性胰腺炎

长期酗酒容易导致胰腺炎，其机制包括：酒精通过刺激胃酸分泌，使胰泌素与胆囊收缩素分泌，促使胰腺外分泌增加；长期饮酒常有胰液内蛋白含量增高，蛋白沉淀致胰液排出不畅，进而引发梗阻与坏死 - 纤维化；Oddi 括约肌痉挛致胰管内压增高。严重的急性胰腺炎或慢性胰腺炎反复发作使胰腺的内分泌功能受损，胰岛 β 细胞数量减少，不能维持血糖的稳态，从而导致糖尿病，该情况在糖尿病分型中既不属于 1 型糖尿病，也不属于 2 型糖尿病，属于其他类型糖尿病。

三、酒精性肝病

肝脏是人体最大的消化器官，酒精进入人体后都是在肝脏进行分解，若分解不彻底残留在肝脏中会导致肝脏的损害，即酒精性肝病（ALD）。ALD 是由长期过量饮酒导致的肝脏损害，可表现为酒精性脂肪肝、酒精性肝炎和酒精性肝硬化三种形式。随着生活水平的提高，我国 ALD 的发病率呈逐年上升趋势。在我国嗜酒者逐年增多，由酒精所致肝损伤的发病率呈逐渐上升的趋势，已成为继病毒性肝炎之后导致肝损害的第二大病因。

肝脏是葡萄糖代谢的重要器官，各种原因引起的肝脏功能损害均有可能导致葡萄糖代谢紊乱，出现糖耐量异常甚至糖尿病。1906 年，Narmyn 将这一类由慢性肝实质损害所继发的糖尿病定义为肝源性糖尿病，以空腹血糖正常或轻度异常和糖负荷后高血糖伴高胰岛素血症为特征。据统计，约有 80% 的慢性肝病患者存在糖耐量异常，其中约 35% 最终发展为糖尿病，而重度饮酒是继肝炎病毒之后的重要导致肝脏功能损害的致病因素。肝源性糖尿病的发生是胰岛素抵抗及分泌进行性损害的共同结果。目前发病机制尚未完全阐明，可能与下列因素有关。

1. 胰岛素抵抗　肝病时肝细胞膜上的胰岛素受体数目减少，受体与胰岛素的亲和力降低，而肝内与胰岛素代谢有关的酶的活性低下，拮抗胰岛素的糖皮质激素、胰高血糖素、生长激素及游离脂肪酸等肝内灭活减少，血浆浓度增高，促使周围组织对胰岛素产生抵抗，致血糖升高。

2. 胰岛素代谢障碍学说 一方面胰岛素清除减少：肝硬化肝内降解胰岛素过程中所需要的谷胱甘肽-胰岛素转移酶及胰岛素酶活力降低，门-腔静脉侧支循环的建立均可使胰岛素不经过肝脏而进入血液循环，因此，肝脏对胰岛素的灭活减少，血中胰岛素水平升高致胰岛素血症。另一方面，胰岛素分泌障碍：肝硬化的初期，胰岛素分泌处于代偿状态，大部分患者甚至出现高胰岛素血症，随着病情进展，高血糖长期刺激胰岛 β 细胞，高糖毒性使胰腺分泌不出足够的胰岛素以达到相对平衡，出现胰岛功能衰竭，胰岛素水平降低，主要见于肝硬化晚期。

3. 门-腔静脉分泌"逃逸学说" 门-腔静脉侧支循环的建立使体内多种物质都不必经过肝脏的代谢而直接进入体循环。饮食中的糖类可直接进入体循环，肝对葡萄糖的摄取率降低，出现葡萄糖"逃逸现象"，发生餐后高血糖。

4. 肝酶缺陷学说 肝内将葡萄糖转化为糖原储备是通过葡萄糖激酶、糖原合成酶、葡萄糖氧化限速酶、己糖激酶等酶类实现的。慢性肝损伤使上述酶类活性降低，肝脏对葡萄糖的处理能力下降，致使餐后血糖升高。同样，由于肝糖原储备和转化能力均下降，糖原储备不足，空腹血糖反而有所下降。

第三节 临 床 表 现

一、基本临床表现

1. 代谢紊乱综合征 2 型糖尿病患者多数起病缓慢，病初可以无任何临床表现，仅仅是在健康体检、手术等情况下常规血糖检测时发现血糖高，或者表现为餐前反应性低血糖，只有血糖升高比较明显的情况下才出现一系列表现。血糖升高后因渗透性利尿引起多尿，继而口渴、多饮；外周组织对葡萄糖利用障碍，脂肪分解增多，蛋白质代谢负平衡，可表现消瘦、乏力、易饥、多食，常被描述为"三多一少"，即多尿、多饮、多食和体重减轻。患者还可以有皮肤瘙痒，女性患者由于高糖易伴发真菌性阴道炎，出现外阴瘙痒。高血糖引起眼晶状体渗透压改变，出现视物模糊。

2. 并发症和 / 或伴发病 一部分患者由于长期血糖代谢障碍，未予重视，直至出现严重的并发症，才发现血糖升高。糖尿病并发症包括急性并发症（糖尿病酮症酸中毒和高血糖高渗状态）、感染性并发症和慢性并发症。慢性并发症较为常见，可遍及全身各重要器官，累及心、脑、肾、眼睛、足部、神经等。

二、特殊病因糖尿病的临床特点

1. 胰腺炎相关性糖尿病 酒精性慢性胰腺炎可部分表现为腹痛，呈间歇性或持续性，后期主要表现为吸收不良综合征和糖尿病的表现。胰腺外分泌功能障碍引起消化系统症状，如腹胀、食欲减退、恶心、厌油腻、腹泻等。胰腺内分泌功能受累可逐渐发展为糖尿病，但起病比较隐匿，若胰腺炎急性发作，胰腺破坏明显，可以表现为糖尿病酮症酸中毒。

2. 肝源性糖尿病　酒精性肝病患者首先有明确的饮酒史，可以表现乏力、头晕、口干、食欲减退，腹部胀满、肝大、肝区隐痛，甚则有面色晦暗，肝掌、黄疸，影像学检查肝脏表面不光滑、质地较硬，严重者有出血倾向、持续低热、腹水、脾功能亢进等酒精性肝硬化的症状和体征。肝功能障碍的临床表现往往掩盖糖尿病的相关临床表现，经常于常规化验时发现血糖升高，而且以餐后血糖升高为特征。

第四节　诊断和鉴别诊断

1. 诊断标准　我国目前采用世界卫生组织糖尿病诊断标准，但资料显示仅检测空腹血糖，糖尿病的漏诊率较高，理想的方法是同时检查空腹血糖及糖负荷后2h血糖。糖尿病诊断标准为：糖尿病症状加任意时间血浆葡萄糖≥11.1mmol/L，或空腹血浆葡萄糖≥7.0mmol/L，或口服葡萄糖耐量试验（OGTT）2h血浆葡萄糖≥11.1mmol/L。需重复检测一次确认，诊断才能成立。

2. 目前关于肝源性糖尿病的诊断　尚无统一标准，美国糖尿病协会（ADA）及世界卫生组织均未将肝源性糖尿病定为糖尿病的独立类型。我国有学者将肝源性糖尿病的诊断要点概括如下：①糖尿病发生之前有明确的肝病史，有时与肝病同时发生；②无糖尿病既往史和家族史，糖尿病症状轻或无；③有明确的肝功能损害的临床表现、血生化检查和影像学检查证据；④符合美国糖尿病协会（ADA）的糖尿病诊断标准；⑤胰岛素释放试验显示，空腹血浆胰岛素水平偏高，餐后胰岛素反应不良或反应延迟；血清C肽释放试验一般正常或下降，C肽与胰岛素的比值明显减少；⑥血糖和糖耐量的好转或恶化与肝功能的改变相关；⑦排除垂体、肾上腺、甲状腺等疾病所引起的继发性糖尿病及原发的1型、2型糖尿病。

3. 鉴别诊断　尿糖阳性需与肾性糖尿、妊娠及非葡萄糖的糖尿鉴别，血糖测定有助于鉴别。甲状腺功能亢进症、胃空肠吻合术后，因碳水化合物吸收快，可引起餐后早期高血糖，甚至出现尿糖阳性，但空腹血糖和餐后2h血糖正常。急性应激状态时，胰岛素拮抗激素如糖皮质激素、生长激素、肾上腺素等分泌增加可引起一过性血糖升高，但应激解除后血糖可恢复至正常范围。

第五节　治疗和预防

糖尿病尤其是2型糖尿病，是复杂的遗传因素和环境因素共同作用的结果，由于病因还不明确，目前治疗上缺乏病因治疗，主要集中于生活方式的干预和高血糖及并发症的控制。

一、糖尿病健康教育

良好的健康教育可充分调动患者的主观能动性，积极配合治疗，有利于控制指标达标并能防止各种并发症的发生和发展。教育患者遵循科学的生活方式，规律生活、控制体重、戒烟和烈性酒、限制酒精的摄入量，同时掌握糖尿病的基础知识、基本的病情指标监测手段和治疗控制要求。

二、医学营养治疗

医学营养治疗是重要的糖尿病基础治疗手段，是病情获得良好控制的前提，应贯穿疾病治疗的始终。糖尿病及糖尿病前期的患者都应接受个体化的医学营养治疗，应控制总能量的摄入，合理、均衡分配各种营养物质。长期嗜酒者常伴有因摄食减少、吸收不良、代谢异常而导致的各种维生素、微量元素和主要营养素缺乏，以致继发性营养不良，从而加重酒精的肝损伤和糖尿病恶化。膳食中碳水化合物所提供的能量应占总能量的 50% ~ 60%，低升糖指数食物有助于血糖控制；膳食中由脂肪提供的能量不超过饮食总能量的 30%，可适当提高多不饱和脂肪酸比例；肾功能正常的糖尿病个体，推荐蛋白质的摄入量占供能比的 10% ~ 15%。饮酒的糖尿病患者饮酒时需把饮酒中所含的热量计算入总能量范围内，鼓励少量饮酒，嗜酒的患者建议戒酒。

三、运动治疗

运动治疗应在医师指导下进行，运动项目要和患者的年龄、病情及身体承受能力相适应。鼓励糖尿病患者养成健康的生活习惯，将有益的体育运动融入到日常生活当中。

四、病情监测

建议患者在医护人员的专业指导下应用便携式血糖计进行自我监测血糖以便及时调整降糖方案，每 3 ~ 6 个月定期复查糖化血红蛋白（glycosylated hemoglobin A1，GHbA1），了解近 3 个月血糖整体控制水平；每年进行 1 ~ 2 次体检，了解糖尿病相关并发症和合并症情况。

五、降糖药物治疗

糖尿病的医学营养治疗和运动治疗是控制血糖的基本措施，在饮食和运动不能使血糖控制达标时应及时应用降糖药物治疗。高血糖的药物治疗多基于导致糖尿病的两个病理生理改变，即胰岛素抵抗和 β 细胞功能缺陷。

1. 促胰岛素分泌剂

（1）磺脲类药物：磺脲类药物主要药理作用是通过刺激胰岛 β 细胞分泌胰岛素，增加体内的胰岛素水平而降低血糖。有功能的胰腺是发挥这一作用的前提条件，因此，胰腺炎引起的继发糖尿病，即胰源性糖尿病，该类药物无降糖作用。磺脲类药物如果使用不当可以导致低血糖，特别是在老年患者和肝、肾功能不全者，需慎用。

（2）格列奈类药物：格列奈类药物是一类快速作用的胰岛素促分泌剂，可改善早相胰岛素分泌。降糖作用快而短，主要用于控制餐后血糖，具有吸收快、起效快和作用时间短的特点，比较适合2型糖尿病早期餐后高血糖阶段或以餐后高血糖为主的老年患者，肝源性糖尿病虽以餐后血糖升高为主，但在严重肝功能障碍情况下，禁用该类药物。

2. 双胍类 目前临床上广泛应用的双胍类药物是盐酸二甲双胍。双胍类药物主要作用机制为抑制肝葡萄糖输出，也可改善外周组织对胰岛素的敏感性，增加对葡萄糖的摄取和利用。许多国家和国际组织制定的糖尿病指南中推荐二甲双胍作为2型糖尿病患者降糖治疗的一线用药和联合用药中的基础用药。二甲双胍的主要副作用为胃肠道反应，单独应用二甲双胍不引起低血糖。双胍类药物禁用于肝、肾功不全，以及严重感染、缺氧或接受全麻手术的患者，避免引起乳酸性酸中毒。此外，酗酒者禁用，因为酒精可增强二甲双胍对乳酸代谢的作用，酒精又可损害肝功能，尤其是能抑制糖原异生而致低血糖。

3. 噻唑烷二酮类 噻唑烷二酮类药物主要通过增加靶细胞对胰岛素作用的敏感性而降低血糖。目前在我国上市的该类药物主要有马来酸罗格列酮和盐酸吡格列酮。主要不良反应为水肿、体重增加，有心力衰竭、严重骨质疏松或活动性肝病者不用或慎用。

4. α-葡萄糖苷酶抑制剂 α-葡萄糖苷酶抑制剂通过抑制小肠黏膜刷状缘的α-葡萄糖苷酶抑制碳水化合物在小肠上部的吸收而降低餐后血糖，适用于以碳水化合物为主要食物成分和餐后血糖升高的患者。该类药物肠道吸收甚微，通常无全身毒性反应，但对肝、肾功能不全者仍应慎用。

5. 胰高糖素样多肽类似物和二肽基肽酶-4抑制剂 胰高糖素样多肽1（glucagon-like peptide 1，GLP-1）由肠道L细胞分泌，可以刺激胰岛β细胞葡萄糖介导的胰岛素分泌，并能抑制胰升糖素分泌，减少肝糖输出，同时具有抑制食欲及摄食、延缓胃排空、改善外周组织胰岛素抵抗的作用。GLP-1在体内迅速被二肽基肽酶-4（DPP-Ⅳ）降解而失去活性。二肽基肽酶-4抑制剂通过抑制二肽基肽酶-4而减少GLP-1在体内的失活，增加GLP-1在体内的水平。有胰腺炎病史的患者禁用此类药物。

6. 钠-葡萄糖共转运蛋白2（sodium-glucose co-transporter2, SGLT-2）抑制剂 SGLT-2是一个新型的糖尿病治疗靶点，与传统糖尿病治疗药物作用机制不同，SGLT-2抑制剂可以从尿中排出体内多余的葡萄糖，从而能够减少糖基化蛋白，改善肝脏和外周组织的胰岛素敏感性、改善β细胞功能，同时能进一步改善肝脏胰岛素抵抗，从而促使较高的肝糖输出恢复正常。

7. 胰岛素 胰岛素治疗是控制高血糖的重要手段。1型糖尿病由于胰岛素绝对缺乏，需要依赖胰岛素维持生命，2型糖尿病患者由于口服降糖药的失效或存在口服药应用禁忌时需要胰岛素治疗控制高血糖。甚至对于血糖较高的初发2型糖尿病患者，非胰岛素类降糖药物很难在短期内使血糖得到满意的控制和改善高血糖症状，早期胰岛素治疗可以显著改善高血糖所导致的胰岛素抵抗和β细胞功能下降。某些特殊类型糖尿病，如胰腺炎引起的糖尿病，需胰岛素治疗，而肝源性糖尿病多数情况下首选胰岛素治疗控制高血糖。

根据来源和化学结构的不同，胰岛素可分为动物胰岛素、人胰岛素和胰岛素类似物。根据作用特点的差异，胰岛素又可分为超短效胰岛素类似物、常规（短效）胰岛素、中效胰岛素、长效胰岛素（包括长效胰岛素类似物）和预混胰岛素（包括预混胰岛素类似物）。

六、肝源性糖尿病的特殊治疗

肝源性糖尿病的治疗报道较少，首先应积极治疗原发病，改善肝脏功能，同时应在治疗中避免加重高血糖的因素，如高糖补液、噻嗪类利尿剂、糖皮质激素，同时应戒酒、纠正离子紊乱和预防感染等应激因素。肝源性糖尿病的饮食以满足机体基本热量和营养需求为原则，并适合肝病患者饮食规定：给予高蛋白、高纤维、低脂肪、平衡热能饮食。降糖方案的选择需兼顾肝功能损害因素，尽量避免应用加重肝脏负担的口服降糖药，如胰岛素促泌剂及双胍类、噻唑烷二酮类降糖药。阿卡波糖由于可以降低餐后早期高血糖，避免下一餐前的低血糖，对以餐后血糖升高为特征的早期患者可以应用，但由于其胃肠道反应，限制了其应用。胰岛素是肝源性糖尿病降糖首选药物，可以不增加肝脏负担，亦不能加重严重肝功能障碍引起的胃肠道反应。由于肝源性糖尿病餐后高血糖为主要特征，餐前胰岛素首选超短效胰岛素类似物，基础胰岛素首选长效胰岛素类似物，可以减少夜间低血糖的发生概率。应用胰岛素的肝源性糖尿病患者定时定量进餐是保证降糖效果的前提，如有病情变化，饮食规律改变，应及时调整胰岛素降糖方案，密切监测血糖，以免发生低血糖。

七、预防

糖尿病及其并发症给人类健康和社会发展带来了严重的负担，由于中国是世界上人口最多的国家，其庞大的人口基数使中国背负着极大的糖尿病负担，糖尿病患者数占全球糖尿病患者总数的1/3。预防和控制糖尿病刻不容缓。预防工作分为三级：一级预防是预防糖尿病的发生，包括糖尿病基本知识的宣教、糖尿病的筛查、提倡健康的行为，如合理膳食、适量运动、戒烟限酒等；二级预防是预防糖尿病并发症，主要是慢性并发症，关键是控制血糖，纠正高血压、血脂代谢障碍、吸烟、肥胖等危险因素；三级预防是减少糖尿病并发症的严重程度及致残率、致死率，提高患者生存治疗。

（刘晓民　王　晶）

参考文献

1. 冯波. 罗格列酮对心肌梗死和心血管死亡风险的影响-14项长期临床研究的Meta分析. 中华内分泌代谢杂志，2008，24:59-61
2. 瑞格列奈临床试验协作组（高妍等）. 治疗2型糖尿病的疗效及安全性. 中华内分泌代谢杂志，2001，17:135-138
3. American Diabetes Association. Economic costs of diabetes in the U. S. in 2007. Diabetes Care, 2008, 31(3):596-615

4. Baliunas DO, TaylorBJ, IrvingH, et al. Alcohol as a risk factor for type 2 diabetes: a systematic review and meta-analysis. Diabetes Care, 2009, 32(11):2123-2132

5. Hu FB, Manson JE, Stampfer MJ, et al. Diet, lifestyle, and the risk of type 2 diabetes mellitus in women. N Engl J Med, 2001, 345(11):790-797

6. Conigrave KM, Hu BF, Camargo Jr CA，et al. A prospective study of drinking patterns in relation to risk of type 2 diabetes among men. Diabetes, 2001, 50(10):2390-2395

7. Hodge AM, English DR, O'Dea K, et al. Alcohol intake, consumption pattern and beverage type, and the risk of type 2 diabetes. Diabet Med, 2006, 23(6):690-697

8. Hendriks HFJ. Moderate alcohol consumption and insulin sensitivity: observations and possible mechanisms. Ann Epidemiol, 2007, 17(5):S40-42

9. Sierksma A, Patel H, Ouchi N, et al. Effect of moderate alcohol consumption on adiponectin，tumor necrosis factor-(alpha)，and insulin sensitivity. Diabetes Care, 2004, 27(1):184-189

10. Brand-Miller JC, Fatema K, Middlemiss C, et al. Effect of alcoholic beverages on postprandial glycemia and insulinemia in lean，young，healthy adults. Am J Clin Nutr, 2007J, 85(6):1545-1551

11. Bantle AE, Thomas W, Bantle JP. Metabolic effects of alcohol in the form of wine in persons with type 2 diabetes mellitus. Metabolism, 2008, 57(2):241-245

12. Shai I, Wainstein J, Harman-Boehm I, et al. Glycemic effects of moderate alcohol intake among patients with type 2 diabetes: a multicenter，randomized，clinical intervention trial. Diabetes Care, 2007, 30(12):3011-3016

13. Crandall JP, Polsky S, Howard AA, et al. Diabetes Prevention Program Research Group. Alcohol consumption and diabetes risk in the Diabetes Prevention Program. Am J Clin Nutr, 2009, 90(3):595-601

14. Banini AE, Boyd LC, Allen JC, et al. Muscadine grape products intake, diet and blood constituents of non-diabetic and type 2 diabetic subjects. Nutrition, 2006, 22(11-12):1137-1145

15. Garcia Compean D, Jaquez Quintana J, Maldonado-Garza H. Hepatogenous diabetes. Current views of an ancient problem. Ann Hepatol, 2009, 8(1):13-20

16. Nielsen MF, Caumo A, Aagaard NK, et al. Contribution of defects in glucose uptake to carbohydrate intolerance in liver cirrhosis：assessment during physiological glucose and insulin concentrations. Anl J, 2005, 288(6):1135-1143

17. Link J T. Pharmacological regulation of hepatic glucose production. Curr Opin Invest Drugs, 2003, 4(4):421-429

18. Tamura A, Ishihara H, Suzuki S, et al. Hypoglycemia associated with hyperinsulinemia in a subject with type 2 diabetesand liver cirrhosis. Nippon Naika Gakkai Zasshi, 2006, 95 (7):1371-1374

19. Purohit V, Gao B, Song BJ. Molecular mechanisms of alcoholic fatty liver. Alcohol Clin Exp Res, 2009, 33(2):191-205

20. Diehl AM. Liver disease in alcohol abusers: clinical perspective. Alcohol, 2002, 27(1):7-11

21. Arteel GE. Alcohol induced oxidative stress in the liver: in vivo measurements. Methods Mol Biol, 2008, 447:185-197

22. Gale E A. Declassifying diabetes. Diabetologia, 2006, 49:1989-1995

23. Turner RC, Cull CA, Frighi V, et al. Glycemic control with diet, sulfonylurea, metformin, or insulin in patients with type 2 diabetes mellitus: progressive requirement for multiple therapies (UKPDS 49). UK Prospective Diabetes Study (UKPDS) Group. JAMA, 1999, 281:2005-2012

24. Hermann LS. Optimising therapy for insulin-treated type 2 diabetes mellitus. Drug Aging, 2000, 17:283-294

25. Chiassion JL, Josse RG, Hunt JA, et al. The efficacy of acarbose in the treatment of patients with non-insulin-dependant diabetes mellitus. A multicenter controlled clinical trial. Ann Intern Med, 1994, 121: 928

26. Drucker DJ, Nauck MA. The incretin system: glucagon-like peptide-1 receptor agonist and dipeptidyl peptidase-4 inhibitors in type 2 diabetes. Lancet, 2006, 368: 1696-1705

27. Gallo LA, Wright EM, Vallon V. Probing SGLT2 as a therapeutic targetfor diabetes: basic physiology and consequences. Diab Vasc Dis Res, 2015, 12:78-89

28. Bolinder J, Ljunggren Ö, Kullberg J, et al. Effects of dapagliflozin on body weight, total fat mass, and regional adipose tissue distribution in patients with type 2 diabetes mellitus with inadequate glycemic control on metformin. J Clin EndocrinolMetab, 2012, 97:1020-1031

29. Xu Y, Limin W, He J, et al. Prevalence and control of diabetes in Chinese adults. JAMA, 2013, 310(9):948-959

30. An Y, Ping Z, Jin Ping W, et al. Cardiovascular and All-Cause Mortality Over a 23-Year Period Among Chinese With Newly Diagnosed Diabetes in the Da Qing IGT and Diabetes Study. Diabetes Care, 2015, 38(7):1365-1371

31. Knott C, Bell S, Britton A, et al. Alcohol Consumption and the Risk of Type 2 Diabetes: A Systematic Review and Dose-Response Meta-analysis of More Than 1.9 Million Individuals From 38 Observational Studies. Diabetes Care, 2015, 38(9):1804-1812

第二十二章

酒精相关性呼吸系统疾病

　　临床和病理医生普通认为酒精存在于呼出气体中，来源于肺脏循环中的肺泡毛细血管，但现实不是这样。一项最近的研究发现（George）表明，大部分呼出的酒精来自于支气管而不是肺脏循环。基于酒精的挥发性及肺脏丰富的血供，使其轻易通过支气管循环从纤毛上皮进入到气管，汽化的酒精还可以沉积回气道随呼气再次被释放，酒精蒸气的这种重复循环使局部气道上皮细胞暴露在高浓度的酒精下。慢性饮酒者气道上皮长期处于这种环境下，可以造成气道上皮损害，而导致酒精相关性肺病。而酒精对呼吸系统的影响主要取决于摄入酒精的浓度、持续时间及摄入的途径。研究表明短时间、低浓度的酒精暴露可以增加黏膜纤毛的清除率，刺激支气管扩张，也可以减弱支气管哮喘和慢性阻塞性肺疾病（chronic obstructive pulmonary disease, COPD）患者的气道炎症损害。而长时间、高浓度的酒精暴露则影响黏膜纤毛的清除率，可以使支气管哮喘的管理复杂化，也可以使包括 COPD 者在内的肺功能和死亡率的结局更加恶化。Burchfe 1976 年曾提出酒精相关性肺部疾病。此后，酒精相关性肺损害逐步被重视。国内外多项研究发现酒精对呼吸系统的免疫功能、肺泡上皮细胞的屏障功能与通透性、抗氧化能力等均有不同程度的影响，而导致酒精相关性肺病。酒精对呼吸系统的损害主要分为两方面：一是酒精对肺组织的直接损害包括对肺防御机制及肺功能影响和由此带来的一系列临床后果；二是酒精对肺的间接损害如酒精与肺炎，酒精诱发支气管哮喘发作，酒精使 COPD 患者肺脏功能急剧下降。本章主要为加深对酒精相关性肺损害的认识，并根据最新研究成果，简述酒精对呼吸系统的影响。

第一节　酒精对呼吸系统的影响

一、酒精与气道的防御机制

　　呼吸系统与体外环境相通，成人在静息状态下，每日约有 10 000L 的气体进出于呼吸道。肺具有广泛的呼吸面积，成人的总呼吸面积约有 100m² （3 亿 ~ 7.5 亿肺泡），在呼吸过程中，外界环境中的有机或无机粉尘，包括各微生物、蛋白变应原、有害气体等，皆可进入呼吸道及肺引起各种疾病，因而呼吸系统的防御功能至关重要。呼吸系统防御功能包括物理（鼻部加温过滤、喷嚏、咳嗽、支气管收缩、黏液纤毛运输系统）、化学（溶菌酶、乳铁蛋白、蛋白酶抑制剂、抗氧化的谷胱甘肽、超氧化物歧化酶等）、细胞吞噬（肺泡巨噬细胞、多形核粒细胞）及免疫（B 细胞分泌 IgA、IgM 等，T 细胞介导的迟发型变态反应，杀死微生物和细胞毒作用等）等。

1. 酒精与黏液-纤毛系统　酒精从肺中呼出，可刺激呼吸道使其防御能力降低，使人易发生肺部感染。动物实验证明，当血中存在高浓度酒精时，将会降低纤毛清除黏附在黏液层里的微粒的移动速度，能损伤气道的保护性机制，使肺部易感染疾病。而酒精损害呼吸道纤毛活动，改变气道黏膜纤毛清除率，这些均取决于酒精摄入的剂量、持续时间及摄入的途径。长时间、高浓度酒精可使气道纤毛对外界刺激脱敏，损害气道黏液-纤毛对病原体的清除率。在大量酗酒者中，酒精介导的纤毛清除率的损伤，破坏了宿主气道的防御机制，加大了肺部感染的概率。

2. 酒精与肺泡上皮细胞功能　动物实验和人体试验均发现了慢性饮酒可以影响肺泡上皮屏障功能，正常情况下肺泡上皮损伤后，通过上皮细胞移行、增生和分化，使裸露的上皮迅速再生并恢复上皮屏障的完整性，慢性饮酒使损伤的修复功能受损，很多肺疾病的发生与之有关。

3. 酒精可抑制声门反射和咳嗽反射，易致误吸。

4. 酒精与免疫系统　急性酒精中毒可以通过多种方式影响机体免疫细胞的功能，如减少白细胞黏附分子的表达、损伤附壁和黏附功能、减少酶的释放、降低趋化吞噬和杀菌能力等。研究表明急性酒精中毒抑制黏附分子 CD18 的上调，从而减弱了内皮细胞受体的结合能力；抑制肺部趋化因子 CXC 的表达来抑制 T 淋巴细胞；还影响中性粒细胞趋化因子 MIP-2、IL-8 的含量；抑制肺 $CD4^+$ 和 $CD8^+T$ 细胞的表达和扩增；抑制粒细胞集落刺激因子（GCS-F）的表达。增加了肺细菌感染的机会，抑制肺泡巨噬细胞分泌 TNF-α 和 IL-1β 等促炎因子。由此可见急性酒精中毒使肺脏的细胞清除率下降，免疫功能降低，患感染性疾病的风险增加。

在慢性酗酒患者中，酒精影响肺部内在的和继发的免疫反应，使中性粒细胞对趋化信号呈低反应性，不能及时杀死细菌，加重肺部病毒感染严重程度，增加继发细菌感染的概率。动物实验表明，慢性饮酒小鼠肺泡巨噬细胞内谷胱甘肽含量下降，影响脂质氧化过程，增加细胞的凋亡。近年来对肺泡吞噬细胞的杀菌能力的研究证明其杀菌能力在很大程度上取决于吞噬小体内的超氧化物阴离子、羟基、单氧和过氧化物等氧化剂的情况。而酒精干扰这一氧化物反应，从而降低了吞噬细胞的杀菌能力。还原物质谷胱甘肽是影响肺泡巨噬细胞吞噬功能的重要物质，对维持肺部正常免疫功能有重要意义。另外，酒精还可延缓吞噬细胞向有毒物质移行的速度，使其活动性减退，从而降低其杀菌能力。此外，动物实验研究证明，酒精通过限制棕榈酸或胞嘧啶核苷二磷酸胆碱的结合，影响肺泡Ⅱ型细胞表面活性物质的更新，进而影响到肺泡表面张力的稳定性。由此可见，酒精可明显干扰机体对细菌、病毒等物质的防御能力，影响细胞免疫，从而导致细菌感染特别是肺部细菌性感染。

5. 慢性饮酒与肺部肾素-血管紧张素系统（renin angiotensin system，RAS）　RAS 是机体内维持血压、水、电解质平衡的重要的神经内分泌系统，血管紧张素Ⅱ（angiotensin Ⅱ，Ang Ⅱ）是该系统中最主要的生物活性物质。国外研究已证实，除循环中的 RAS 外，肺脏局部也存在 RAS。肾素可催化血管紧张素原转化为血管紧张素Ⅰ

（angiotensin Ⅰ，Ang Ⅰ），Ang Ⅰ被血管紧张素转换酶（angiotensin converting enzyme，ACE）降解为血管紧张素（angiotensin），ACE是RAS中的关键酶，在肺毛细血管内皮和肺泡上皮细胞含量丰富。Ang Ⅱ作用广泛，其非血流动力学作用如促进细胞生长和增殖、调节细胞因子、调节细胞外基质代谢、促纤维化等。酒精对肺局部血管紧张素Ⅱ有着重要的影响：酒精的代谢产物乙醛，在体外可使大鼠血浆血管紧张素酶原转化成血管紧张素Ⅰ，研究发现慢性饮酒大鼠和急性呼吸窘迫综合征（acute respiratory distress syndrome，ARDS）患者血管紧张素Ⅱ水平是增高的，他发挥作用依靠与其受体AT1和AT2的结合，其中AT1的活化介导了肺部酒精引起的氧化应激，Ang Ⅱ还激活了肺部还原型烟酰胺腺嘌呤二核苷酸磷酸（reduced nicotinamide adenine dinucleotide phosphate，NADPH）氧化酶使超氧化物产量增加，促进肺泡上皮细胞的凋亡，血管紧张素Ⅱ还可以增强对单核细胞等炎性细胞的趋化，刺激炎性因子表达，加重肺部的炎症反应。

6. 慢性饮酒与肺抗氧化能力 肺泡上皮细胞衬液和Ⅱ型肺泡上皮细胞内的谷胱甘肽（glutathione，GSH）是肺部主要的抗氧化物质。研究发现慢性饮酒可导致活性氧（reactive oxygen species，ROS）大量产生，而肺泡上皮细胞衬液和Ⅱ型肺泡上皮细胞内谷胱甘肽的浓度降低，使其抗氧化能力明显下降，从而影响了肺泡表面活性物质的合成与分泌，加剧了Ⅱ型肺泡上皮细胞凋亡速度，改变了肺泡毛细血管屏障功能和通透性，说明了慢性饮酒通过此环节也可引起肺功能的改变。

二、酒精对肺功能的影响

患者长期饮酒导致肺表面活性物质的合成、分泌减少及肺泡毛细血管的物质交换障碍，肺的代偿功能减退；大量酒精吸收后肺内高浓度酒精及其代谢产物可直接损害肺泡壁使其通透性增强，肺换气功能下降；研究发现，慢性饮酒可导致活性氧簇大量产生，而肺泡上皮细胞衬液和Ⅱ型肺泡上皮细胞内谷胱甘肽的浓度降低，使其抗氧化能力明显下降，从而影响了肺泡表面活性物质的合成与分泌，加剧了Ⅱ型肺泡上皮细胞凋亡速度，改变了肺泡毛细血管屏障功能和通透性，说明了慢性饮酒可引起肺功能的改变。另有许多研究表明，酒精摄入会加重氧化负荷，通过氧化和抗氧化机制引起肺功能的受损。一项对哥本哈根11 135例受试者作肺功能检查的调查发现轻度饮酒对肺功能的影响很小，几乎无任何临床重要性，而严重酗酒时，酒精对肺功能具有确切的消极作用，且有其临床意义。Schunemann等通过随机抽取美国纽约西部地区长期饮酒者1 555例，以问卷调查的方式分析不同种类特殊酒精饮品与一秒钟用力呼气量及最大肺活量之间的关系，多次线性回归结果分析表明总体酒精摄入与肺功能无显著关联，但在分别分析红酒、白酒与肺功能的关系时发现，红酒的作用弱于白酒，此项研究提示，不同种类的酒制品对肺部的不同效应是存在的。

酒精在对肺气道功能的效应可能与以下机制有关：①变态反应可能与个体的过敏体质有关；②气道反应性增强酒精经肺部挥发，可损伤肺泡-毛细血管膜及支气管黏膜上皮细胞，抑制纤毛运动，并使刺激感受器暴露，对刺激的敏感性下降，从而促发支气管的高反应性；③酒精及代谢物直接刺激呼吸道，引起平滑肌痉挛，黏膜水肿及分泌物滞留；④可能与中枢神经作用及精神因素有关。

第二节　酒精与呼吸系统疾病

研究表明酒精与多种肺疾病有关。酒精从肺中呼出，可刺激呼吸道使其防御功能降低，使人易发生肺部感染；酒精摄入加重氧化负荷，通过氧化和抗氧化机制失衡引起肺功能受损；慢性酗酒是急性肺损伤与急性呼吸窘迫综合征的一个危险因素，而且创伤后的ARDS中，慢性酗酒与机械通气需求也有关；酒精的初级代谢产物乙醛通过降低醛脱氢酶的活性诱发支气管收缩，从而引发哮喘；流行病学的调查显示，大剂量饮酒易加剧与吸烟有关危险因素所造成的慢性阻塞性肺疾病及肺癌。

一、酒精与肺炎

1905 年 Osler 谈及大叶性肺炎时就曾指出，酒精中毒是肺炎最重要的诱发因素。有数据表明：酒精中毒者患肺炎人数占同期肺炎患者数的 35%，死于肺炎为一般人群肺炎的 3 ~ 7 倍，而酒精中毒也是复发性肺炎最普遍的促发因素。长期饮酒者中社区获得性肺炎（community acquired pneumonia，CAP）患病率较高。肺炎患者比住院患者每日摄酒量要更高，并且和不是肺炎的患者相比更容易患慢性饮酒损害，甚至对肝硬化和吸烟者同样适用。酗酒与 CAP 高死亡率也有关，因为其增加了细菌感染的发生率，延长了恢复的时间和增加胸片肺部浸润的发现率。更重要的是，酗酒与日益增长的 CAP 死亡率有关。尽管使用抗生素，酒精对死亡率的恶性影响还持续。大量临床资料显示饮酒者肺部感染的发生率明显增加，其中以细菌性肺部感染多见。研究者认为，酒精对机体的防御机制有不利影响，免疫系统活性下降，使饮酒者患者更易发生肺部感染，其发生率与死亡率均高。而且，急性酒精中毒所致的木僵易致呕吐，咽反射减弱，使胃内容物特别是胃酸有可能被误吸入而引起吸入性肺炎，加重甚至发生窒息。大量临床资料显示长期饮酒患者肺炎的病原菌主要是革兰氏阴性菌。病程特点是：长期发热，炎症物质吸收慢，容易复发，并发症多如脓胸、自发性气胸、菌血症和白细胞减少等。

酒精可以直接抑制肺泡巨噬细胞，大量的酒精抑制机体对感染的保护性急性炎症反应，导致功能不全的免疫细胞大量聚集。其次，酒精可以破坏错综复杂的炎症反应链，进一步阻碍酒精宿主消除侵入机体不良因素。研究表明长期饮酒者肺炎的致病菌主要有以下几类：厌氧菌（主要来自口腔）、肺炎链球菌、肺炎杆菌、大肠杆菌、流感嗜血杆菌等。肺炎长期饮酒患者中革兰氏阴性杆菌肺炎发病率亦高。Fuxench 报告 34 例嗜酒患者，59%口咽部有革兰氏阴性杆菌。Tillotson 的 38 例革兰氏阴性杆菌肺炎，18 例是慢性酒精中毒。发生革兰氏阴性杆菌肺部感染的机制是口咽部的分泌物吸入到支气管的结果。但 Snydman等认为革兰阴氏性杆菌作为公认的吸入性肺炎的病原菌不到 15%，嗜酒者口咽部携带的革兰氏阴性杆菌可能是暂时的，或者到呼吸道太少不能引起明显病变，经支气管吸入的革兰阴性杆菌仅占 50%。流感嗜血杆菌肺炎：此型肺炎的症状主要有中度发热、咳嗽、咽痛、气急、胸痛及恶心呕吐。胸片示双侧支气管肺炎，肺叶呈实变影，有时有胸膜病变。诊断主要靠血培养，经气管吸痰和胸腔积液细菌培养可增加诊断率。一般对氨苄青霉素治疗效果较好。目前尚无充足的资料确定饮酒患者中流感嗜血杆菌肺炎是否增加或其预后受影响。肺炎链球菌肺炎：此型肺炎长期发热较多，肺部浸润和脓胸吸收缓慢。若不合并白细胞减少或肝衰竭，不论有无酒精中毒并不影响预后。近年也发现无肝硬化时，死亡率不增加。厌氧菌性肺炎：一是长期饮酒者中牙龈疾患发生率高。重度牙龈损害占 41%。二是嗜酒者酒醉时吸入口咽部分泌物，容易继发厌氧菌感染。厌氧菌性肺炎以相对较急的病程为特征，多数病例少于 7d。抗生素治疗效果好，平均疗程为 10d，给予抗生素后发热持续平均 2.7d，一般在 3 周内 X 线胸片可见好转。诊断厌氧菌感染的依据是：

1. 有恶臭痰或脓胸液。
2. 脓肿或脓胸形成。
3. 症状超过 7d 以上的亚急性或慢性临床表现。
4. 怀疑病变是吸入口咽部分泌物引起者。

克雷伯杆菌肺炎：此型肺炎病情较严重，而酒精中毒是发生此型肺炎的危险因素。咳血性黏稠胶样痰是此型肺炎的特征性表现，但不一定有痰。1/4 以上病例血培养可是阳性。胸片表现多种多样：肺叶性肺炎、多肺叶受累、肺实变、肺脓肿、脓胸、肺不张以及叶间裂向下膨出等。治疗至少应包括一种氨基糖苷类抗生素，如庆大霉素、卡那霉素等。嗜酒者肺结核发病率明显高于一般人群。Jones 等统计过无家可归的嗜酒男性肺结核新发病例为22.2 人 /1 000 人，而同期一般人群仅 0.4 人 /1 000 人。嗜酒者结核菌素阳性率高达 80%。

二、酒精可诱发哮喘的发作

支气管哮喘（bronchial asthma）简称哮喘是由多种细胞（如嗜酸性粒细胞、肥大细胞、T 淋巴细胞、中性粒细胞、气道上皮细胞等）和细胞组分参与的气道慢性炎症性疾病。这种慢性炎症与气道高反应性相关，通常出现广泛多变的可逆性气流受限，并引起反复发作性的喘息、气急、胸闷或咳嗽等症状，常在夜间和 / 或清晨发作、加剧，多数患者可自行缓解或经治疗缓解。人们研究哮喘与酒精的关系已达千年之久，酒精被认为是哮喘的诱导剂的同时也是一种治疗措施。酒精的初级代谢产物乙醛通过降低乙醛脱氧酶的活性诱发支气管收缩，从而引起哮喘。动物数据提示酒精可产生神经源性气道炎症，此因素可能是酒精诱发哮喘的重要机制，此因素可以通过吸入类固醇治疗。Trevisani 等通过瞬时型感受器测量气道炎症引起的酒精喂养的天竺鼠受体电位改变，证实了钙依赖性神经肽释放可产生平滑肌的收缩。临床资料调查结果显示：有些哮喘患者感觉少量饮酒（酒精量不超过 20g）对呼吸功能有短暂的良好影响，这是由于酒精刺激交感-肾上腺系统和下丘脑-垂体-肾上腺皮质系统，血中儿茶酚胺和皮质激素含量短时增高所致。也有哮喘患者即使少量饮酒对呼吸功能也有不利的影响。多量饮酒（酒精超过 20g）可引起许多系统功能不协调，血气成分失常，酸碱平衡障碍；导致肾上腺皮质功能降低，皮质激素减少；哮喘患者发生这些变化，可激发或加重支气管痉挛，致使平喘药疗效明显下降。在临床上有一部分人在饮酒后有面部潮红、胸闷感，实际上其中一些人已经发生了酒精相关性哮喘。若患者既往有支气管哮喘病史，出现意识异常、呼吸困难明显，考虑酒精中毒引起中枢的抑制以及哮喘急性发作引起气道痉挛阻塞所致。纳洛酮治疗急性酒精中毒主要是拮抗 β-内啡肽对中枢神经系统的抑制作用，其有催醒和兴奋延髓、脊髓的作用，同时能改善急性酒精中毒引起的意识障碍，解除呼吸抑制，迅速缓解症状。纳洛酮属于阿片受体拮抗剂，起效时间快，静脉推注 1 ~ 3min，肌内注射 5 ~ 10min 产生效应，血半衰期 30min，治疗急性酒精中毒患者须重复使用药物直至清醒。早期应及时给予解痉平喘（β受体激动剂、茶碱类药物等）治疗，有利于降低气道高反应性，有利于改善通气。在酒精中毒治疗中要注意重要脏器并发症的防治，纠正电解质紊乱和酸碱失衡。

三、酒精可加重慢性阻塞性肺疾病

慢性阻塞性肺疾病（chronic obstructive pulmonary disease, COPD）是一组以气流受限为特征的肺部疾病，气流受限不完全可逆，呈进行性发展，但是可以预防和治疗的疾病。COPD 主要累及肺部，但也可以引起肺外各器官的损害。其病理变化主要表现为慢性支气管炎及肺气肿的病理变化。进行性呼吸困难为其临床标志性改变。除众所周知的吸烟的因素之外，人们对引起 COPD 的其他呼吸道阻塞原因了解甚少。对于过去 50 年关于酒精加剧 COPD 的研究大多数来源于流行病学的调查，部分研究指出大剂量饮酒易加剧与吸烟有关危险因素所造成的 COPD。Saric 等通过观察大量饮酒的工人们的痰量、支气管炎、哮鸣及呼吸道阻塞情况，表明孤立吸烟和饮酒两个因素所造成的 COPD 以及两者的协同效应。Tabak 等从 2 953 个流行病学数据中分析出不饮酒、轻度饮酒、中重度饮酒的酗酒者肺功能曲线呈 U 型分布，从而提示轻度的饮酒对 COPD 的发生具有保护作用，可降低死于 COPD 的风险，大剂量饮酒使肺功能异常的 COPD 患者症状加剧恶化。事实上没有关于酒精和 COPD 的基础研究，原因在于制作肺气肿或呼吸道疾病的动物 COPD 模型需要的时间很长，其两者之间的潜在机制联系和作用尚未了解，临床研究中将饮酒从 COPD 吸烟因素中分离开独立观察有一定困难，动物实验的研究尚待进一步开展。

四、酒精与间质性肺疾病的发病机制

间质性肺疾病（interstitial lung disease，ILD）是一组主要累及肺间质、肺泡和 / 或细支气管的肺部弥漫性疾病。临床上主要表现为渐进性劳力性气促、限制性通气功能障碍伴弥散功能降低、低氧血症和影像学上的双肺弥漫性改变。病程多缓慢进展，逐渐丧失肺泡-毛细血管功能单位，最终发展为弥漫性肺纤维化和蜂窝肺，导致呼吸衰竭而死亡。临床表现为刺激性干咳、无痰，进行性的呼吸困难和活动后明显加重等，病程一般呈进行性发展，最终可以引起呼吸衰竭而死亡。病理学可观察到肺体积增大，表面暗红，切面疏松，有淡红色液体溢出；显微镜下可见肺泡及肺泡间隔不同程度炎症细胞浸润，肺泡壁增厚；肺正常组织结构尚存，肺泡间隔略增宽，伴少量淋巴细胞浸润，肺泡 II 型上皮细胞轻度增生。部分肺组织结构破坏，肺泡腔萎缩，肺泡间隔增宽，伴少量淋巴细胞浸润及肺泡 II 型上皮细胞增生，终末细支气管周围可见少量淋巴结细胞浸润。

酒精与间质性肺病，尤其是与肺纤维的关系，目前国内外很少有报道。酒精造成肺脏的损害以及肺纤维化可能通过以下环节产生：①由于肺脏的血供丰富，容易导致酒精在肺脏蓄积、浓缩；②酒精氧化耗能、正常代谢的紊乱以及毒性的代谢产物等，可造成肺间质损害；③酒精可激活肺组织局部的肾素-血管紧张素系统，使血管紧张素 II 产生增加，通过促进成纤维细胞表型转变、炎症反应等途径引起肺间质纤维化；④酒精诱导可产生多种因子和细胞外基质（extracellular matrix，ECM）的改变。其中转化生长因子-β（transforming growth factor beta，TGF-β）和成纤维细胞生长因子（fibroblast growth factor，FGF）在肺纤维化过程中起了关键作用。大量研究结果证实，细胞因子在肺纤维化发生发展中起关键作用。细胞因子通过自分泌或旁分泌方式发挥其生物学作用，通过与其靶细胞表面相应受体相互作用将生物信号转导至细胞内，启动胞内信号转导级联，调控胞内基因表达，而致肺纤维化。在众多的细胞因子中，转化生长因子-β和成纤维细胞生长因子在纤维化过程中分别起着举足轻重的作用。动物及酗酒受试者中发现长期小剂量饮酒引起的 TGF-β1 蛋白激活造成肺泡上皮屏障损伤。Bechara 等发现慢性饮酒可引起肺泡上皮细胞功能障碍。众所周知，慢性饮酒使大鼠肺内 *TGF-β1* 基因和蛋白表达增加，在大多数酒精肺中 TGF-β1 蛋白以潜伏状态存在，但经活化后释放到肺泡间隙。这些研究表明，慢性酒精摄入的肺组织中 TGF-β1 蛋白的表达增加诱使活化的 TGF-β1 释放到肺泡间隙，从而损伤上皮功能屏障，促使肺泡蛋白质渗漏。而 TGF-β1 通过调控细胞间的黏附，调节 ECM，影响巨噬细胞和成纤维细胞与其他细胞因子的相互作用，在肺纤维化的形成与发展中起关键性作用。碱性成纤维因子（basic fibroblast growth factor，bFGF）对新生血管形成过程中多个环节均有促进作用，并且它作为一种强烈促细胞增殖的细胞因子，在多种器官的纤维化中发挥作用。在肺纤维化过程中，随着肺组织损伤的发生，必然启动组织修复的一系列复杂的调节过程，其中血管的修复和新生起着重要作用，这说明 bFGF 在肺纤维化过程中具有重要作用。

慢性饮酒可以引起大鼠肺组织谷胱甘肽减少，使肺组织的氧化抗氧化系统，发生氧化应激反应；氧化应激产物一方面促进肺成纤维细胞释放大量促结缔组织生长因子（connective tissue growth facto，CTGF），另一方面氧化产物能诱导基质金属蛋白酶抑制剂-1（T1MP-1）的表达而抑制基质金属蛋白酶的活性，进一步说明酒精对肺间质纤维化的形成起重要作用，提示慢性饮酒可以造成大鼠肺损害，导致肺间质纤维化，酒精可能是大鼠肺纤维化的原因之一。

五、酒精与急性肺损伤

急性肺损伤（acute lung injury，ALI）/ 急性呼吸窘迫综合征（acute respiratory distress syndrome，ARDS）是指由心源性以外的各种肺内、外致病因素导致的急性、进行性呼吸衰竭。其主要病理特征为由于肺微小血管通透性增高，肺泡渗出富含蛋白质的液体，进而导致肺水肿及透明膜形成，可伴有肺间质纤维化。病理生理改变以肺容积减少、肺顺应性降低和严重通气 / 血流比例失调为主。临床表现为呼吸窘迫和顽固性低氧血症，肺部影像学表现为非均一性的渗出性病变。

慢性酗酒史可明显增加 ARDS 的发病率及疾病严重程度。一般认为，创伤后的 ARDS 与体内关键性抗氧化物还原型谷胱甘肽缺乏所致氧化 / 抗氧化失衡有关。Fermandez 等对酒精饲料喂养 6 周大鼠的肺组织免疫细胞学研究发现，其中 Clanudin-1 和 Claudin-7 蛋白明显下降，而 Claudin-5 蛋白升高，其中 Claudin-1 和 Claudin-7 蛋白是活体内肺泡上皮屏障的主要成分，它的改变使肺泡上皮屏障的通透性明显增加，肺部感染时发生 ARDS 的概率明显增加。Burnham 等的临床研究也证实了此观点。临床上关于急性酒精中毒引起

ARDS 可能与下列因素有关：①患者长期嗜酒导致肺表面活性物质的合成、分泌减少及肺泡-毛细血管的物质交换障碍，肺的代偿功能减退；②大量酒精吸收后肺内高浓度酒精及其代谢产物可直接损害肺泡壁使其通透性增强，导致急性肺水肿；③酒后昏迷、呕吐、误吸引起吸入性肺炎进而诱发全身性炎性反应，激活补体系统、激肽系统和凝血纤溶系统，引起肺内微血栓形成，通气血流比例失调，导致 ARDS。

大量酒精中毒时低血压时肺内血流灌注不足，肺内压力感受器反射的刺激，导致肺小血管收缩。另外，饮酒后患者呕吐比较多，当时意识障碍，呕吐物可误吸至气管，使呼吸道分泌物增多，通气受阻。以上原因可引起肺通气-血流比例失调，从而使肺泡中的氧不能充分地与肺微小血管内的红细胞进行氧合作用，而肺动脉中的二氧化碳又不能经肺泡弥散排出，结果引起肺泡-动脉血氧分压差增加，导致低氧血症及二氧化碳潴留，出现呼吸衰竭。

治疗：对可疑及高危病例应尽早给予通畅呼吸道，纠正低氧血症，纠正肺微循环障碍，治疗间质肺水肿及原发症，从而提高治愈率。机械通气是救治 ARDS 的关键措施：对呼吸急促合并低氧患者应尽早建立机械通气，避免呼吸肌疲劳；适当加用呼气末正压（PEEP）能有效扩张萎缩的小通气道和肺泡，改善氧合，防治肺不张。ARDS 时迷走神经高度兴奋，肺微循环血管持续痉挛，血小板聚集，血液黏滞等，山莨菪碱能对抗迷走神经引起的血管痉挛，改善通气-血流灌注比；能阻止血小板聚集，减轻微血栓形成；稳定溶酶体膜，减轻肺水肿。小剂量低分子肝素皮下注射可能对防止肺内微血栓形成、阻滞ARDS 进展起一定作用。

六、酒精与肺癌发生的相关性

肺癌是当今世界上严重危害人类健康和生命的常见恶性肿瘤之一，近年来其发病率和死亡率持续上升。肺癌病因复杂，至今病因未完全阐明。已有研究显示饮酒可增加肺癌发病的危险性，但各项研究的结果并不一致。酒的主要代谢物乙醛是已知的致癌物，酒精对组织（包括肺组织）不仅有氧化强化剂作用，还可影响与致癌物代谢相关的酶的表达。除酒精外，酒精饮料还可能含有其他一些致癌物。吸烟已公认是引起肺癌的最重要的致癌因素，饮酒与吸烟可有协同致癌的作用。早在 1984 年，国外学者就提出饮酒可能是肺癌病因之一的推断，但饮酒与肺癌关系的流行病学研究结果并不一致。2007 年，国际癌症研究中心组织专论，对酒精饮料的致癌性进行评估，饮酒与肺癌的关系有待研究和探索。有资料显示男性饮用啤酒，女性饮用烈酒与肺癌有统计学关联，饮用红酒与肺癌无统计学意义。参照美国标准酒精单位的规定标准，我们对饮酒量分级后的分析表明，饮酒与肺癌正相关。

酒精能促进致癌物起作用，可促进癌的生长，增加烟草致癌的能力，同时抑制免疫系统的功能。但是酒精增加肺癌危险性的机制目前尚不清楚，一种途径是酒精通过其初级氧化代谢的乙醛发挥作用，而乙醛在动物实验中是公认的致癌物。除了酒精，酒精饮料还含有一些可能的致癌物，如谷物烘烤时产生的多环芳烃、亚硝胺，以及来自啤酒过滤器的石棉纤维等，而这些物质跟啤酒、烈性的生产工艺有关，这可能与饮用啤酒、烈酒与肺癌关联有一定关系。

（张　薇　王夏珍）

参考文献

1. 陈灏珠. 实用内科学. 第 11 版. 北京：人民卫生出版社，2002:789

2. 马青梅. 248 例急性酒精中毒患者的急诊救护与危害性分析. 中国实用神经疾病杂志，2008，11(11):87

3. Boe DM, Nelson，Zhang P, et al. Acute ethanol intoxication suppresses lung chemokine production following infection with Streptococcus pneumoniae. Infect Dis, 2001, 184(9):1134-1142

4. Zhang P, Bagby GJ, Xie M, et al. Acute cthanol intoxication inhibits neutrophil-2-integrin expression in rats during end toxemia. Alcohol Clin ExpRes, 1998, 22(1):135-141

5. Happel KI, Rudner X, Quinton LJ, et al. Acute alcohol intoxication suppresses the pulmonary ELR-negative CXC chemokine response to lipopolysaccharide. Alcohol, 2007, 41(5): 325-333

6. Mason CM, Dobard E, Zhang P, et al. Alcohol exacerbates murine pulmonary tuberculosis. Infect Immune, 2004, 72(5):2556-2563

7. Standiford, TJ, Danforth，JM. Ethanol feeding inhibits proinflammatory cytokine expression from murine alveolar macrophages exvivo. Alcohol Clin Exp Res, 1997, 21(7):1212-1217

8. Bechara RI, Pelaez A, Palacio A, et al. Angiotensin II mediates glutathione depletion, transforming growth factor-1-expression, and epithelial barrier dysfunction in the alcoholic rat lung. Am J Physiol Lung Cell Mol Physiol, 2005, 289(3):L363-L370

9. Polikandriotis JA, Rupnow HL, Elms SC, et al. Chronic ethanol ingestion increases superoxide production and NADPH oxidase expression in the lung. Am J Respir Cell Mol Biol, 2006, 34(3):314-319

10. Das SK, Vasudevan DM. Essential factors associated with hepatic angiogenesis. Life Sciences, 2007, 81(23~24):177-187

11. Schunemann HJ, Grant BJ, Freudenheim JL, et al. Evidence for a positive association between pulmonary function and wine intake in a population-Based study. Sleep Breathing, 2002, 6(4):161-173

12. Bumham EL, Halkar, R, Burks M, et al. The effects of alcohol abuse on pulmonary alveolar-capillary barrier function in humans. Alcohol Alcoholism, 2009, 44(1):8-12

13. Cohon BH, Colentano DD. Alcohol consumption and airway obstruction. Am rev respiradis, 1980, 121:205

14. Cummiskey M, PE Krumpe, JM Cummiskey, et al. Alcohol and the respiratory tract. Med Clin North Ame, 1984, 68:201

15. Demaria A Jr, Browne K, SL Berk, et al. An outbreak of type Ipneumococcal Pneumonia in a men's shelter. JAMA, 1980, 244:1446

16. Kopanoff DE, Suider DE Jr. Isoniazid-related hepatitis. Amrev respire dis, 1978, 117:97

17. Fisher J, Magid N, Kallman C, et al. Respiratoryillness and hypophosphatemia. Chest, 1983, 83(3):504-508

18. Lebowitz MD. Respiratory symptoms and disease related to alcohol consumption. Am revrespir dis, 1981, 123:16

19. Mannino DM, Buist AS, Petty TL, et al. Lung function and mortality in the United States: data from the First National Health and Nutrition Examination Survey follow up study. Thorax, 2003, 58:388-393

20. Matsuse H, Shimoda T, Fukushima C, et al. Screening for acetaldehyde dehydrogenase 2 genotype in alcohol-induced ASThma by using the ethanol patch test. J Allergy Clin Immunol, 2001, 108:715-719

21. Hanazaki M, Jones KA, Perkins WJ, et al. The effects of ethanol on CA (2+) sensitivity in airway smooth muscle. Anesth Analg, 2001, 92:767-774

22. Mantle D, Preedy VR. Free radicals as mediators of alcohol toxicity. Adverse Drug React Toxicol Rev, 1999, 18:235-252

23. Puddey IB, Croft KD. Alcohol, stroke and coronary heart disease. Are there anti-oxidants and pro-oxidants in alcoholic beverages that might influence the development of atherosclerotic cardiovascular disease. Neuroepidemiology, 1999, 18:292-302

24. Kono H, Rusyn, I, Yin M, et al. NADPH oxidase-derived free radicals are key oxidants in alcohol-induced liver disease. Clin Invest, 2000, 106:867-872

25. Tabak C, Smit HA, Rasanen L, et al. Alcohol consumption in relation to 20-year COPD mortality and pulmonary function in middle-aged men from three European countries. Epidemiology, 2001, 12:239-245

26. Moss M, Bucher, B, Moore FA, et al. The role of chronic alcohol abuse in the development of acute respiratory distress syndrome in adults. JAMA, 1996, 275:50-54

27. Saric M, Lucic-Palaic S, Horton RJ. Chronic nonspecific lung disease and alcohol consumption. Environ Res, 1997, 14:14-21

28. Ortqvist, A, Hedlund, J, Grillner, L, et al. Aetiology, outcome and prognostic factors in community-acquired pneumonia requiring hospitalization. Ew Respir J, 1990, 3:1105-1113

29. Kaplan NM, Braude AL. Areh Intern Med, 1985, 101:515

30. Van MetreT. E. Pneumococcal pneumonia treated with antibiotics. the prognostic significance of certain clinical findings. N Engl J Med, 1954, 251:1048-1052

31. Antonicelli L, Micucci C, Bonifazi F. Is ethanol-induced bronchos-pasm an inflammation-driven event. Allergy, 2006, 61(2):270-271

32. Trevisani M, Gazzieri D, Benvenuti F, et al. Ethanol causes inflammation in the airways by a neurogenic and TRPV1-dependent mechanism. J Pharmacol Exp Ther, 2004, 309(3):1167-1173

33. Ayres JG. The history of the use of alcohol in the treatment of respiratory diseases. Br J Dis Chest, 1987, 81(1):80-86

34. Saric M, Luci c-Palai c S, Horton RJ. Chronic nonspecific lung disease and alcohol consumption. Environ Res, 1977, 14(1):14-21

35. Tabak C, Smit HA, Rasanen L, et al. Alcohol consumption in relation to 20-year COPD mortality and pulmonary function in middle-agede men from three European countries. Epidemiology, 2001, 12(2):239-245

36. Guidot DM, Modelska K, Lois M, et al. Ethanol ingestion via glutathione depletion impairs alveolar epithelial barrier function in rats. Am J Physiol Lung Cell Mol Physiol, 2000, 279(1):L127-35

37. Bechara RI, Brown LAS, Roman J, et al. Transforming growth factor 1 expression and activation is increased in the alcoholic rat lung. Am J Respir Crit Care Med，2004, 170(2):188-94

38. Jones SG, Morrisey K, Williams JD, et al. TGF-betal stimulates the release of pre-formed bFGF from renal proximal tubular cells. Kidney Int, 1999, 56(1):83-91

39. Femandez AL, Koval M, Fan X, et al. Chronic alcohol ingestion alters claudin espression in the alveolar epithelium of rats. Alcohol, 2007, 41(5):371-379

40. Burnham EL, Halkar R，Burks M, et al. The effects of alcohol abuse on pulmonary alveolar-capillary barrier function in humans. Alcohol Alcoholism，2009, 44(1):8-12

41. Laurenzi GA, Guarneri JJ, Endriga RB, et al. Clearance of bacteria by the lower respiratory tract. Science, 1963, 142(1): 1572-1573

42. Laurenzi GA, Guarneri JJ. A study of the mechanism of pulmonary resistance to infection: the relationship of bacterial clearance to ciliary and alveolar macrophage function. Am Rev Respir Dis, 1966, 93(4):134-141

43. EmirgilC, Sobol BJ. Pulmonary function in former alcoholics. Chest, 1977, 72(1):45-51

44. Corrao G, Rubbiati L, Bagnardi V, et al. Alcohol and coronary heart disease:a meta-analysis. Addition, 2000, 95(10):1505-1523

45. Ebbert JO, Janney CA, Sellers TA, et al. The association of alcohol consumption with coronary heart disease mortality and cancer incidence varies ty smoking history. J Gen Intern Med, 2005, 20(2):14-20

46. Sander M, Irwin M, Sinha P, et al. Spie CD. Suppression of interleukin-6 to interleukin-10 ratio in chronic alcoholics: association with postoperative infections. Intensive Care Med, 2002, 28(3): 285-292

47. Samantha M. Yeligar, Michael M. Chen, et al. Alcohol and lung injury and immunity. Alcohol, 2016, 55:51-59

48. Thevenot P, Saravia J, Giaimo J, et al. Chronic Alcohol Induces M2 Polarization Enhancing Pulmonary Disease Caused by Exposure to Particulate Air Pollution. Alcohol Clin Exp Res, 2013, 37(11):1910-1919

49. Sueblinvong V, Tseng V, Smith T, et al. TGFβ1 mediates alcohol-induced Nrf2 suppression in lung fibroblasts. Alcoholism-clinical & Experimental Research, 2015, 38(11):2731-2742

50. Laura R. Hoyt, Jennifer L. Ather, et al. Ethanol and Other Short-Chain Alcohols Inhhibit NLRP3 Inflammasome Activation through Protein Tyrosine Phosphatase Stimulation. HHS Public AcessJ Immunol, 2016, 197(4): 1322-1334

第二十三章
酒精相关性皮肤病

第一节　酒精诱导的皮肤病

一、酒精相关性糙皮病

糙皮病（Pellagra）是由机体内烟酸或色氨酸缺乏所致的营养障碍性疾病，其发病机制与机体烟酸或色氨酸摄入不足、需求增多、代谢异常有关，也称烟酸缺乏症（niacin deficiency）。临床以皮炎、舌炎、肠炎及神经系统症状为主。酒精性糙皮病是糙皮病的一种，1869年由Leudet首先命名，因长期大量饮酒所致。

（一）病因及发病机制

烟酸为水溶性维生素，是烟酰胺腺嘌呤二核苷酸（又称辅酶Ⅰ）和烟酰胺腺嘌呤二核苷酸磷酸（又称辅酶Ⅱ）的重要成分。后两者是细胞代谢过程中氧化-还原反应酶系统的主要辅酶，为人体能量交换及糖类、脂肪、蛋白质等代谢过程所必需。

人体所需烟酸主要由食物直接供给，还可由色氨酸转化，大约60mg色氨酸转化为1mg烟酸。正常成人每日对烟酸的需要量为15～20mg。食物中肝、瘦肉、家禽类、豆类等烟酸含量丰富，乳和蛋类烟酸含量低，但色氨酸含量高，各类谷物烟酸和色氨酸含量均较低。

本病在战争年代较为常见。目前在贫穷落后的地区，特别是以玉米为主食的国家如非洲、拉美等国家偶有流行。在发达国家，主要见于酗酒者、肠胃病患者、服用某些药物如异烟肼、硫唑嘌呤等。慢性肠胃病、肠道手术后等，由于烟酸在肠道中吸收不足导致本病的发生；某些药物如异烟肼、硫唑嘌呤等，因干扰烟酸的前体物质色氨酸的代谢和转化而发生本病。

目前酗酒是糙皮病的主要发病原因之一。酒精性糙皮病在国内外均有较多报道。其可能的致病机制为：①长期大量饮酒往往导致食物摄入不足，从而造成烟酸摄入减少；②酗酒可引起胃肠道损害，影响肠道菌群对色氨酸的转化；③慢性酒精中毒使肝脏对烟酸利用不充分；④酒精本身也增加烟酸的消耗。

（二）临床表现

典型的临床表现为皮肤损害、胃肠道症状及精神改变三联征，即皮炎（dermatitis）、腹泻（diarrhea）和痴呆（dementia），简称为"3D征"。如果患者没有得到很好的治疗会发生死亡（death），因此，有学者称之为"4D症"。三种症状同时存在较少，常表现1～2种，单独皮肤黏膜表现者约占1/3。值得注意的是部分患者仅有神经精神症状而无典型的皮损，称无疹性糙皮病（pellagra）。1981年日本学者Ishii等报道了在74例慢性酒精中毒的死亡患者中，有20例在病程中表现多种多样的神经精神和胃肠道症状，但缺少皮肤损害，通过尸检进一步证实这些患者的确患有烟酸缺乏培拉格病，并提出对于慢性酒精中毒的患者，应该高度警惕无疹性培拉格病的存在。另外，本病可同时伴有蛋白质和多种维生素缺乏表现。本病病程缓慢，好发于春夏季，有复发倾向。

1. 皮肤黏膜损害最为典型　多对称分布于暴露部位和摩擦受压部位，如面、颈、上胸、手背、前臂外侧、小腿伸侧、足背及肩、肘、膝和臀的部位，手背是最常见病变部位。皮损初期为鲜红色，高于皮面的水肿型斑块，境界清楚，类似晒斑，其上可见水疱，具有瘙痒和灼痛感。数周后，皮损变为暗红或棕黑色。病情反复，皮损逐渐肥厚、粗糙，伴有鳞屑、焦痂，可见皲裂和萎缩。部分患者口腔黏膜受累可出现口角炎，地图舌。

2. 消化系统损害　常出现胃酸分泌减少或缺乏，食欲减退，恶心呕吐，伴发肠炎和消化腺萎缩，导致消化不良，腹痛、腹泻症状。

3. 神经系统损害　主要表现为神经衰弱综合征，也可出现易激惹、失眠、乏力、健忘、情绪变化无常等精神症状，逐渐出现幻想、焦虑、抑郁、谵妄、肢体强直、运动失调或瘫痪，最后成为痴呆症。周围神经病变可出现多发性周围神经炎，甚至脊髓炎。部分饮酒患者病情发展迅速仅出现神经系统症状，可迅速死亡，需谨慎诊断。

（三）实验室检查

1. 血清中烟酸含量减少。

2. 尿N′-甲基烟酰胺水平测定　正常人尿N′-甲基烟酰胺24h排出量，每克肌酐大于141μmol或1.6mg。本病患者常少于44.2μmol或0.5mg。

3. 通过口服烟酸24～48h内皮疹得到缓解可辅助诊断本病。

（四）组织病理

不同阶段皮肤组织病理学表现不同。可见角化过度伴角化不全，表皮层色素颗粒增加，棘层与颗粒层之间角质形成细胞呈带状苍白和空泡变性，表皮内或表皮下水疱，真皮内血管周围炎细胞浸润。胶原纤维肿胀，神经有退行性变。

（五）诊断及鉴别诊断

根据皮肤黏膜、消化系统、精神和神经系统三方面表现，临床上可以做出诊断。有学者特别强调对于酗酒者，如果出现营养不良和氨基酸失衡症状应该高度警惕此病。本病需与晒斑、药疹、接触性皮炎、药物光感性皮炎、红斑狼疮及迟发型皮肤卟啉病鉴别。

（六）治疗

1. 去除病因　积极治疗原发疾病。如长期酗酒者需戒酒，加强饮食教育。对于需长期服用异烟肼者应同时服用烟酰胺。

2. 纠正营养不良 调整膳食结构。补充含烟酸和色氨酸的食物，如动物肝脏、肉类、花生、新鲜绿色蔬菜和番茄等。

3. 口服烟酰胺 100～300mg/d，严重病例须增加到 1 000～1 500mg/d。口服有困难者可肌内注射或静脉滴注。

4. 同时补充白蛋白和维生素 B_1、维生素 B_2 或维生素 B_6（吡哆醇）等 B 族维生素。

5. 局部对症处理，可外用防光剂。

二、迟发性皮肤卟啉病

皮肤卟啉病（cutaneous porphyria）是血红素生物合成过程中因遗传缺陷或后天原因导致其中间产物-卟啉和/或卟啉前体的产生和排泄增多，并在体内积聚而产生的一组以光敏性皮肤损害表现为主的疾病。迟发性皮肤卟啉病（porphyria cutaneous tarda，PCT）是皮肤卟啉病中最常见的一型，1937 年由 Waldenström 首次描述。PCT 发病率大约为万分之一，男女发病率相近。临床以光敏性皮炎，皮肤脆性增加，面部多毛，皮肤粗糙、增厚、瘢痕和色素改变为特征，无神经病变，部分患者有肝损害。

（一）病因及发病机制

PCT 是由于尿卟啉原脱羧酶（uroporphyrinogen decarboxylase，UROD）缺乏或活性下降，使尿卟啉积聚而产生的一种皮肤型卟啉病，既可以是先天性的，又可以是获得性的。PCT 分为三型，Ⅰ型（获得型或散发型）：大部分为此型，大约占 80% 左右，UROD 缺乏或活性下降局限于肝脏；Ⅱ型（先天型或家族型）：此型为染色体显性遗传，因 *UROD* 基因突变所致，酶异常可出现在所有组织细胞中；Ⅲ型：此型患者存在 PCT 的特征性临床特征，但 UROD 酶活性正常，为一种病因不明的 PCT。

UROD 是催化尿卟啉原至粪卟啉原的连续脱羧反应的酶。该酶缺乏使尿卟啉原在肝脏蓄积，自尿中排出增多。研究证明铁可以抑制尿卟啉原脱羧酶活性，同时可促进 δ-氨基酮戊酸（aminolaevulinic acid，ALA）及卟啉原合成从而增加尿卟啉原产生，导致尿卟啉Ⅲ蓄积。增加的尿卟啉从血浆渗入到周围组织，在曝光部位真皮上层产生光毒性，导致皮肤病变。

促发 PCT 的因素很多，目前认为与 PCT 发病有关的危险因素有：①遗传因素，为常染色体显性遗传，尿卟啉原脱羧酶基因位于染色体 1q34，见于Ⅱ型 PCT。②铁负荷过多，肝脏铁沉着可见于 80% 以上迟发性皮肤卟啉病患者。③病毒感染，研究发现丙型肝炎与散发性卟啉病有密切相关。在部分地区，80% 的散发型患者合并慢性丙型肝炎，但丙肝病毒抑制卟啉原脱羧酶活性的机制尚不清楚，有待进一步研究。④雌激素，既往认为本病以男性患病为主，但近年来女性患病明显增加，被认为与口服避孕药和服用含荷尔蒙补品增多有关，有文献报道在前列腺癌的男性患者中，PCT 患病风险显著提高，与该病应用雌激素治疗有关。⑤其他，酒精摄入、结缔组织病、肾衰竭、糖尿病、血液病等可合并散发性卟啉病。

Ⅰ型 PCT 中，90% 患者具有酗酒史，其发病与酒精密切相关。酒精在加重和诱导 PCT 发生中的作用是明确的。主要包括以下几方面：①抑制和激活血色素生物合成途径中的某些特定的酶，如使 ALA 合成酶的活性增加，而使 ALA 脱水酶和亚铁螯合酶活性受到抑制，从而促进铁吸收；②促发急慢性肝脏卟啉病生化变化及临床表现的发生；③干扰卟啉代谢，如次级粪卟啉代谢。

（二）临床表现

Ⅰ型和Ⅱ型 PCT 的临床表现相似，病情发展缓慢，常于中年或老年发病，春夏加重，秋冬缓解。

主要临床表现为皮肤对光敏感，皮损多发生于暴露于日光的部位，特别是手背、前臂、面、耳、项背、前胸、小腿、足背等处。可见圆形或不规则形水疱和大疱，周围无红晕，疱液清或为血色，疱壁破溃后可形成糜烂、溃疡、结痂，愈后可出现瘢痕、色素沉着及色素减退。皮肤脆性增加，轻微外伤可引起破坏，出现无痛性红色糜烂。面部可出现多毛现象，女性更为明显，多发生于两颊、颞部、眶周和前额，病情严重者可累及躯干和四肢，毛发可持续生长，变粗，色加深。部分患者可伴有肝脏疾病的临床表现，肝损害多为多发性局限性病变。少数患者可有糖尿病和其他诱发疾病的临床表现。

（三）实验室检查

1. 尿中尿卟啉明显增多，24h 尿中卟啉大于 300μg，主要见于Ⅰ型 PCT。
2. 尿卟啉与粪卟啉比率通常为（3～5）∶1。
3. 将尿样本置于 Wood 灯下，可出现粉红色或珊瑚色荧光。

（四）诊断及鉴别诊断

据皮肤延迟性光敏、皮肤损伤、红色尿，实验室检查尿中尿卟啉排出量大量增加，可作出诊断。诊断应注意有无诱发卟啉病原因，如饮酒、服用雌激素史，化学毒物接触史。60 岁以上发病者应注意有无肝脏肿瘤。

（五）治疗

1. 避免长波紫外线（UVA）照射　穿防晒服，定期应用防晒霜，可起到预防作用。
2. 避免诱发因素　戒酒，谨慎应用雌激素和铁剂，避免接触和使用可诱导此病的化合物。
3. 放血疗法　每两周静脉放血 1 次，约 500ml 或每周放血 1 次，约 300ml。可以减少肝脏的铁含量，使被抑制的 UROD 活性恢复，2～4 个月可使皮肤脆性和水疱缓减，9～12 个月可使尿卟啉聚合物正常化，此治疗的目的是降低血清铁蛋白的含量，但要注意避免诱发贫血。
4. 氯喹治疗　125mg/次，2 次/周，持续 6～12 个月，直到卟啉排泄物达到正常值。氯喹可以与卟啉形成络合物，促使卟啉从胆汁中排除，同时氯喹可以抑制 δ-ALA 的合成，降低肝脏和组织中卟啉浓度。
5. 其他疗法　红细胞生成素（erythropoietin，EPO）可促进血红蛋白合成，减少铁储存。铁螯合剂如去铁胺可以螯合肝脏中的铁，1.5g/d，每周 5d，缓慢皮下注射。
6. 干扰素　干扰素 α 300 万 U/次，隔日 1 次。

第二节 酒精引发或加重的皮肤病

酒精影响人类健康，使机体出现肝衰竭，神经损伤，血液疾病和营养缺乏等，是如今造成某些疾病发生和死亡的重要原因之一。酒精滥用可以引发和加重多种皮肤病，如皮肤红斑、紫癜、银屑病，钱币状湿疹等，此外还可能加重酒渣鼻和青春期痤疮，也会使皮肤和其他系统感染的机会增加。但是通常由酒精引发的皮肤病被其他酒精相关性疾病所掩盖，没能引起人们的足够重视。

一、银屑病

银屑病（psoriasis）是一种 T 细胞介导的慢性炎症性皮肤病，目前为止尚无根治办法。其发病原因是在遗传背景下，与感染、皮肤外伤、药物、肥胖以及神经精神因素等密切相关。长期以来，酒精摄入是否会增加银屑病患病的风险，以及摄入酒精是否会使银屑病加重一直倍受关注。调查及研究报告显示在银屑病患者中酗酒现象十分普遍，多数学者认为酒精及其代谢产物是促使银屑病加剧的危险因素。

Kirby 等的一项研究显示，有 50% 的银屑病患者具有过量饮酒史，而且每周饮酒的量与银屑病病情密切相关。Higgins 等报道某些银屑病患者戒酒后皮损得到较好缓解。更有研究显示，过度饮酒的银屑病患者对治疗效果具有明显的抵抗，饮酒造成患者对药物的依从性差，是患者不能很好地接受药物治疗的主要因素。Tobin 等问卷调查 100 例酒精性肝病患者（男性 80 例，女性 20 例）；年龄介于 29 ~ 81 岁之间，平均年龄 56 岁，结果显示 15 例患者有银屑病病史，其中 8 例是现症斑块性银屑病，即酒精性肝病患者银屑病患病率为 15%，酗酒个体银屑病患病率比普通个体高 1% ~ 3%。15 例银屑病患者中，11 例已经戒酒，2 例少量饮酒（每周饮酒小于 16 单位），2 例仍然过度饮酒（1 例男性每周饮酒大于 21 单位，1 例女性每周饮酒大于 14 单位），所有 4 例饮酒者均有活动性银屑病。

目前已经有大量证据表明饮酒为银屑病发生发展的危险因素之一，但其根本机制还不清楚。其诱发和加重银屑病主要通过以下几种途径：①过量饮酒增加各种感染的风险，特别是溶血性链球菌感染是银屑病产生和复发的重要因素。②酒精能够刺激淋巴细胞和角质形成细胞过度增殖。2003 年 Árpád 等通过在 HaCaT 角质形成细胞中加入不同浓度的酒精，测定不同时间内 HaCaT 细胞的活性和增殖能力，结果显示经酒精处理后，HaCaT 细胞的活性和增殖能力显著提高，与对照组有显著性差异。③慢性酒精中毒能够刺激多种细胞产生炎性细胞因子，影响人体的免疫系统。研究证实，酒精能够促进末梢血单核细胞和巨噬细胞释放 TNF-α，上调 TNF-α 转化酶（TNF-α-converting enzyme，TACE）在末梢血单核细胞中的表达，以及促使 transforming growth factor（TGF）-alpha、interferon（IFN）-gamma 和 interleukin（IL）的产生增加。④饮酒使银屑病的治疗依从性下降，增加诸如补骨脂素、维 A 酸制剂、甲氨蝶呤和环孢素等药物的药理毒性以及药物间相互作用。

二、酒渣鼻

酒渣鼻又称玫瑰痤疮（acne rosacea），是一种发生于鼻及鼻部周围的慢性炎症性疾病。流行病学显示可见于任何年龄，但以 30 ~ 50 岁中年人最为严重，以红斑，毛细血管扩张，丘疹和脓疱为特征，严重者可形成鼻赘，发展为肥大性酒渣鼻。本病分为三期：红斑与毛细血管扩张期、丘疹脓疱期以及肥大期又称鼻赘期。

病因不明，可能为多种因素共同作用的结果。如局部反复感染、气候、饮食、精神因素以及内分泌变化等致局部毛细血管舒缩功能失调，真皮结缔组织弹力纤维变性。

在饮食因素中，如酒、浓茶、咖啡、可可等饮料为促使本病发生发展的重要因素。酒精与酒渣鼻的相关性一直倍受关注。研究发现酒精虽然不是酒渣鼻的直接原因，但是它可以诱发和加重本病，尤其在肥大性酒渣鼻患者中过度饮酒现象非常普遍。酒精可直接或间接地影响血管的舒缩功能，长期慢性饮酒会增加局部感染的机会；另外，饮酒可以改变机体免疫功能。

三、紫癜

紫癜（purpura）是指血液渗出血管外，在皮下、黏膜下出血的总称。分为血管系统和凝血机制障碍两大类。前者主要是由于微血管壁受损或其渗透性、脆性增高所致，后者多由各种原因引起的血小板质或量的异常，凝血活酶、凝血酶生成障碍，凝血酶原减少，抗凝机制障碍以及过多采用抗凝药物所致。国内外已经有较多的相关报道显示部分紫癜的发生与饮酒密切相关。

1993 年 Guccione 等报道了 1 例饮酒和服用对乙酰氨基酚引发的获得性暴发性紫癜（acquired purpura fulminans）。由于长期酗酒导致了肝脏谷胱甘肽的严重消耗以及蛋白酶 C 的缺乏。蛋白酶 C 是一种维生素 K 依赖的抗凝剂，由肝脏产生。

2004 年 Zamir 等报道 1 例 34 岁男性因大量饮酒发生血栓形成性血小板减少性紫癜（thrombotic thrombocytopenic purpura，TTP），证实长期过量饮酒能够使肝脏的微循环发生破坏，促使肝脏小动脉、头部静脉以及冠状动脉痉挛。

2005 年 Chua 等报道 1 例 27 岁男性因饮酒引起 IgA 相关性血管炎，该例患者皮肤上有典型的紫癜样损害，组织学显示在真皮乳头层的血管壁上有 IgA 和 C3 沉积，类似过敏性紫癜（henoch-schonlein purpura，HSP），同时伴有血清 IgA 增高。这些皮损与血清学异常通过戒酒在 6 周内自行缓解。

2010 年 Cheong 等报道了 1 例干燥综合征伴发酒精相关性紫癜的患者，作者进行了酒精激惹实验和连续的皮肤病理活组织检查，发现在血管壁上有 IgA、C3 和纤维蛋白沉积。该报道与 Chua 等观点一致，认为部分患者紫癜发生与酒精相关。

近年来，有较多文献显示酒精可以导致紫癜发生，两者的相关性倍受关注。其致病机制可能是由于酒精导致血管内皮细胞损伤和血管痉挛发生，损伤的血管内皮细胞形成血栓，从而使血管内阻塞引起缺血和坏死，血管痉挛加重了这一过程。酒精引起的血小板和多种因子缺乏，继发纤维蛋白溶解，导致广泛的出血。尽管酒精相关紫癜的报道在逐渐增多，但其发病机制仍不明确，有待进一步研究和探讨。

第三节　酒精相关皮肤表现

长期酗酒不仅可以诱导糙皮病、迟发性皮肤卟啉病、爆发性紫癜等严重的可危及生命的皮肤疾患，还可以使银屑病、痤疮、酒渣鼻和钱币状湿疹等疾病加重以及对治疗产生抵抗，同时可发生诸如蜘蛛痣、掌红斑、瘙痒症、荨麻疹等多种皮肤症状，甚至会导致指甲和舌黏膜的多种形态变化。因此正确识别酒精相关性皮肤症状，及时诊断和进行干预将会降低不良事件的发生。

一、血管改变

在酗酒者中最常见的皮肤症状是血管变化。目前血管扩张确切机制还不清楚，多数认为与血管的舒缩机制受到破坏和雌激素的代谢发生改变有关。

蜘蛛痣（spider nevus or nevus araneus）：是最具有代表性的毛细血管扩张症之一。在纽约陪酒女常用蜘蛛痣的个数判定顾客肝硬化的严重程度。蜘蛛痣是由扩张的小动脉并向四周辐射而成，临床表现为针头大小的，鲜红色的瘀点斑，周围见辐射状或树枝状扭曲的细小毛细血管。常分布在面部、颈前 V 字区、上胸部、上肢和手部。由于这些损害也常见于孕期，因此被认为与雌性激素有关。也见于无肝脏疾病的饮酒者和 10% 的正常人群。

掌红斑（palmar erythema），也称肝掌（liver palms）：本症可以见于湿疹、银屑病、毛发红糠疹和许多遗传性皮肤病，掌红斑也是酗酒者中常见的一种皮肤表现。其临床有两种类型，一种是手掌侧多发性红色斑点伴手部发热，另一种是小鱼际皮肤表面鲜红色斑片，后者最为常见。红斑可单独发生于手掌，足掌也可以同时受累。此红色斑片受压可以发生褪色，患者自觉有波动或刺痛感。

面部潮红斑（flushing）：在酒渣鼻患者、应用双硫仑（disulfiram）药物者和由于代谢酶缺陷的遗传倾向个体中，在饮酒后往往会产生短暂的面部红斑。酒精在体内的代谢过程主要在肝脏中进行，首先是在乙醇脱氢酶的作用下生成乙醛，进而在乙醛脱氢酶作用下转化成乙酸。人体内含有各种蛋白酶的量因人而异，由于上述两种酶的缺乏，酒精不能正常转化成乙酸，产生乙醛蓄积从而产生面部潮红和心跳加速。阿司匹林和抗组胺药物对酒精性面部潮红斑具有很好的控制作用。

二、瘙痒

在酒精滥用的人群中瘙痒是比较常见的。文献报道瘙痒（pruritus）症状的发生早于肝硬化，甚至在肝硬化产生的两年前即有不同程度瘙痒。大约有 40% 肝硬化患者具有严重的瘙痒症状。可表现为全身性的瘙痒，但以四肢伸侧、上背部和掌跖受累最为严重。

三、荨麻疹和过敏反应

荨麻疹和过敏反应（urticarial and anaphylactoid reactions）可发生在摄入酒精后的数分

钟到数小时之内。表现为瘙痒、全身或局部红斑、风团以及血管性水肿。严重者可出现呼吸困难、腹痛腹泻、血压下降、心动过缓和过敏性休克。可能是由于某些患者先天或获得性乙醇脱氢酶缺乏而产生的酒精不耐受症状。部分患者只在摄入白葡萄酒等特殊饮品时发生荨麻疹。这种情况的荨麻疹并不是酒精本身所致，而是由于酒中的添加剂如防腐剂、香料、着色剂或水杨酸盐所致过敏反应。

四、指甲变化

在饮酒者中可以观察到指甲的多种变化，既可累及甲板，又可累及甲床。最为常见的甲床改变是 Terry 甲（Terry nails），在大约 80% 的肝硬化患者中都可以见到，它表现为甲近端因毛细血管扩张而呈白色，而甲的远端 1 ~ 2mm 处呈正常的粉红色，可以为一个指甲或全部指甲受累。甲板的改变可呈现凹甲亦称匙状甲（spoon nail），甲板扁平或凹陷。骨关节肥大所致的杵状指（clubbing fingers）常见于肺部疾病，但是在肝硬化患者中杵状指有 10% ~ 15% 的发生率。肝硬化的杵状指与骨关节肥大无关，而是与手指处的外周血流增加和甲床结缔组织过度增生有关。

五、口腔变化

在酗酒者的口腔内可以见到多种改变。常发生口唇干燥脱屑和黑色多毛舌，后者一般与全身疾病和病原微生物繁殖相关。另外长期酗酒导致维生素 B 缺乏，后者引发舌炎改变，表现为牛肉红色、表面光滑伴有萎缩。其他口腔改变如黏膜白斑、慢性齿龈炎、慢性腮腺肿胀等均可发生。

六、其他

除上述常见的酒精相关的皮肤表现以外，酗酒与脂溢性皮炎、皮肤肿瘤等也具有一定的相关性。Rosset 等研究结果显示在酒精滥用者中，脂溢性皮炎的发病率是正常人群两倍，认为可能与不良的卫生习惯和免疫受抑制有关。酒精滥用也是某些皮肤肿瘤发生的危险因素，特别是增加了口腔鳞状细胞癌发生的风险，其机制可能为酒精破坏免疫系统，加之饮酒导致营养缺乏使黏膜修复功能和各种蛋白酶功能紊乱。

总之，酗酒可以导致许多皮肤的异常病变，其中某些皮肤改变轻微可治愈，但是有些病变则比较严重，可累及多个器官和系统，从而对生命造成威胁，应引起患者和医生高度重视。

（郑淑云）

参考文献

1. 黄丽萍. 烟酸缺乏症的临床分析. 实用中西医结合临床，2011，11(2): 68

2. Mark A Oldham, Ana Ivkovic. Pellagrous encephalopathy presenting as alcohol withdrawal delirium: A case series and literature review. Addict Sci Clin Pract, 2012, 7(1): 12

3. Prousky JE. Pellagra may be a rare secondary complication of anorexia nervosa: a systematic review of the literature. Altern Med Rev, 2003, 8(2): 180-185

4. Piqué-Duran E, Pérez-Cejudo JA, Camesele D, et al. Pellagra: a clinical histopathological and epidemiological study of 7 cases. Actas Dermosifiliogr, 2012, 103:51-58

5. Norihiko Terada, Kensuke Kinoshita, Shijima Taguchi, et al. Wernicke encephalopathy and pellagra in an alcoholic and malnourished patient. Br Med J, 2015, 10:1-3

6. Michael J Plakke, Sarah Haseltine Van Tassel, Anthony A Donato. Sun, iron, alcohol and intrinsic liver disease: a recipe for failure. Br Med J, 2013

7. Robert Dawe. An overview of the cutaneous porphyrias. F1000Res, 2017, 6:1906

8. Jalil S, Grady JJ, Lee C, et al. Associations among behavior-related susceptibility factors in porphyria cutanea tarda. Clin Gastroenterol Hepato, 2010, 8(3): 297-302

9. De Matteis F. Porphyria cutanea tarda of the toxic and sporadic varieties. Clin Dermatol, 1998, 16(2): 265-275

10. Murphy GM. The Cutaneous Porphyrias: a Review. The British Photodermatology Group. Br J Dermatol, 1999, 140(4): 573-581

11. Köstler E, Wollina U. Therapy of porphyria cutanea tarda. Expert Opin Pharmacother, 2005, 6(3):377-383

12. Yugal Kishor Sharma, Pankaj Shukla, Roopa Nayak, et al. Association of Dermatoses with Duration and Quantum of Alcohol Intake: A Comparative Cross-sectional Study. Indian J Dermatol, 2017, 62(2): 184-190

13. Maria Cecilia Teixeira de Carvalho Bruno, Carlos Alberto B. Mendes de Oliveira, Maria Aparecida Constantino Vilela. Study on dermatoses and their prevalence in groups of confirmed alcoholic individuals in comparison to a non-alcoholic group of individuals. An Bras Dermatol, 2013, 88(3):368-375

14. Corey P Parlet, Jeffrey S Kavanaugh, Alexander R, et al. Chronic ethanol feeding increases the severity of Staphylococcus aureus skin infections by altering local host defenses. J Leukoc Biol, 2015, 97(4): 769-778

15. Liu SW, Lien MH, Fenske NA. The effects of alcohol and drug abuse on the skin. Clin Dermatol, 2010, 28:391-399

16. Higgins E. Alcohol, smoking and psoriasis. Clin Exp Dermatol, 2000, 25(2): 107-110

17. Cassano N, Vestita M, Apruzzi D, et al. Alcohol, psoriasis, liver disease, and anti-psoriasis drugs. Int J Dermatol, 2011, 50(11): 1323-1331

18. Árpád Farkas, Lajos Kemény, Márta Széll, et al. Ethanol and acetone stimulate the proliferation of HaCaT keratinocytes-The possible role of alcohol in exacerbating psoriasis. Arch Dermatol Res,

2003, 295(2): 56-62

19. Kazakevich N, Moody MN, Landau JM, et al. Alcohol and skin disorders: with a focus on psoriasis. Skin Therapy Lett, 2011, 16(4):5-6

20. Carsten Sauer Mikkelsen, Helene Ringe Holmgren, Petra Kjellman, et al. Rosacea: a Clinical Review. Dermatol Reports, 2016, 8(1): 6387

21. Recent advances in the understanding and management of rosacea. F1000Prime Rep, 2014, 6: 50

22. Guccione JL, Zemtsov A, Cobos E, et al. Acquired purpura fulminans induced by alcohol and acetaminophen. Successful treatment with heparin and vitamin K. Arch Dermatol, 1993, 129(10):1267-1269

23. Zamir D, Polychuck I, Leibovitz I, et al. Thrombotic thrombocytopenic purpura due to alcohol binge drinking. Eur J Intern Med, 2004, 15(4): 262-263

24. Chua IC, Aldridge CR, Finlay AY, et al. Cutaneous IgA-associated vasculitis induced by alcohol. Br J Dermatol, 2005, 153(5): 1037-1040

25. Udo Bonnet, Claudia Selle, Katrin Isbruch, et al. Recurrent purpura due to alcohol-related Schamberg's disease and its association with serum immunoglobulins: a longitudinal observation of a heavy drinker. J Med Case Rep, 2016, 10: 301

26. Sunil Dogra, Rashmi Jindal. Cutaneous Manifestations of Common Liver Diseases. J Clin Exp Hepatol, 2011, 1(3): 177-184

27. Woeber K. The skin in diagnosis of alcoholism. Ann N Y Acad Sci, 1975, 252: 292-295

28. Sarkany I. The skin-liver connection. Clin Exp Dermatol, 1988, 13(3): 152-159

29. Sarkany I, Graham-Brown RAC. Cutaneous manifestations of gASTrointestinal and renal disorders. In: Fitzpatrick TB, Eisen AZ, Wolff K, Freedberg IM, Austen KF, editors. Dermatology in general medicine. 4th ed. New York: McGraw-Hill. 1993, 2029-2045

30. Truitt EB Jr, Gaynor CR, Mehl DL. Aspirin attenuation of alcohol induced flushing and intoxication in Oriental and Occidental subjects. Alcoho Alcohol Suppl, 1987, 1: 595-599

31. Shellow WV. The skin in alcoholism. Int J Dermatol, 1983, 22(9): 506-510

32. Clayton DE, Busse W. Anaphylaxis to wine. Clin Allergy, 1980, 10(3): 341-343

33. Berman JE, Lamkin BC. Hepatic disease and the skin. Dermatol Clin, 1989, 7(3):435-448

34. Binh Y Goldstein, Shen-Chih Chang, Mia Hashibe, et al. Alcohol Consumption and Cancer of the Oral Cavity and Pharynx from 1988 to 2009: An Update. Eur J Cancer Prev, 2010, 19(6): 431-465

35. Larato DC. Oral tissue changes in the chronic alcoholic. J Peridontol, 1972, 43(12): 772-773

36. Graham S, Dayal H, Rohrer T, et al. Dentition, diet, tobacco, and alcohol in the epidemiology of oral cancer. J Natl Cancer Inst, 1977, 59(6):1611-1618

37. Dirk W Lachenmeier. Safety evaluation of topical applications of ethanol on the skin and inside the oral cavity. J Occup Med Toxicol, 2008, 3: 26

第二十四章

酒精相关性股骨头坏死

第一节　概　　述

股骨头坏死（avascular necrosis of femoral head，ANFH）是由不同病因引起的股骨头血液供应破坏或骨细胞变性导致骨的有活力成分（骨细胞、骨髓造血细胞及脂肪细胞）死亡的病理过程。

自 1922 年 Axhausen 报道酒精中毒患者易患骨坏死疾病以来，人们就开始探讨饮酒与股骨头坏死之间的关系。1968 年 Jones 证实酒精中毒可引起股骨头软骨下坏死，具有骨坏死的全部特征。日本难治性疾病流行病学研究会的流行病学调查结果指出酒精是引起 ANFH 的一个危险因素。该研究会分别在 1955—1976 年、1977—1982 年、1987 年和 1994 年对特发性骨坏死进行日本全国流行病学调查后发现，在所有非创伤性骨坏死病例发病原因中，由于酗酒所致者占 25% ～ 50%。结果表明：过量饮酒和特发性股骨头缺血性坏死之间有密切联系。日本学者 Mastsuo（1988）年流行病学调查研究显示，饮酒发生 ANFH 的相对危险度（RR）为 7.8，并且存在明显的剂量关系，每周饮酒小于 400ml、400 ～ 1 000ml 和大于 1 000ml 的相对危险度分别为 3.3、9.8 和 17.9，说明长期过量饮酒与 ANFH 存在确定的联系。尽管酒精与骨坏死的相关性目前已较为明确，但是，其导致特发性骨坏死的病理过程尚未完全清楚，许多学者从不同方面对其进行了研究。酗酒可引起血液循环中游离脂肪酸升高，从而可形成脂肪栓子和引起局部血管炎。Soloman 提出，酒精中毒患者易并发脂肪栓塞。累及股骨头时，引发血管栓塞，造成骨供血障碍，而引起股骨头坏死。增高的游离脂肪酸可促进前列腺素的分泌，后者可使局部易发生血管炎而栓塞，导致骨缺血、坏死。HodgesDL 提出酒精中毒可导致骨组织强度下降，骨小梁稀疏、断裂，骨结构破坏，最后出现软骨下显微骨折，从而引起骨单位结构破坏，使骨组织发生坏死。Chernetsky 等临床研究证实，酒精性骨坏死患者的骨髓造血细胞减少，脂肪细胞增多增大，骨细胞脂质沉积，骨质疏松和空骨陷窝增多，与激素性骨坏死病理改变相似。流行病学研究证实，酒精中毒特别是慢性酒精中毒，与骨坏死发生有明显关系，其引起股骨头坏死的发病率仅次于外伤性和激素性，排第三位。

人体绝大部分组织损伤以后不会恢复成原组织，只能用肉芽和纤维瘢痕组织修复。但骨组织与其他组织不一样，其具有强大的修复再生能力，能够修复形成新的骨组织。股骨头坏死以后通常发生骨修复，只是在修复的过程中，由于其力学承受能力下降，容易发生骨质塌陷，股骨头变形，后期即使骨修复后也不可能恢复到正常的形态。人类认识股骨头坏死这种自然修复过程经历了很长时间。目前对股骨头坏死的自然病程和塌陷发展的速度还不十分了解，通常认为股骨头坏死病程发展速度比较快。一般在出现疼痛 2 年内出现股骨头塌陷，确定诊断后 3 年内有 50% 患者不得不手术。许多患者在出现症状 4 ~ 6 个月内就发生轻度塌陷。

第二节　病　　因

酒精所致的股骨头缺血坏死在饮酒人群中发病率较低（0.3%），但是在首诊为股骨头缺血坏死的患者中，酒精性的可占 31.8%，酒精所致的股骨头缺血坏死的主要发生在年龄较大者（平均年龄为 49 岁），男性（97%）大部分发生股骨头塌陷（90%）。过度饮酒可致股骨头缺血坏死。欧美国家统计，酒精中毒者占一般居民中的 4%。在非外伤性股骨头缺血性坏死中，约有 14% ~ 74% 的患者有过量饮酒史。Hirota 报道的对照研究显示，间断性饮酒者的 RR 为 3.2，经常性饮酒者为 13.1，每周饮酒 < 320g、320 ~ 790g 和多于 800g 的 RR 分别为 2.8、9.4 和 14.8。同时应该注意的是这类患者中常合并有胰腺炎、肝脏疾患和某些创伤。为什么在酒精中毒的患者中能造成骨缺血性坏死，这种病理机制还不清楚。可能是胰酶释放造成脂肪坏死，继而钙化，X 线片上所见骨硬化病变，即代表了脂肪坏死后的钙化区，另一种解释是过量饮酒可导致一过性高脂血症，并使血液凝固性发生改变，因而可使血管堵塞、出血或脂肪栓塞，造成缺血性坏死。

第三节　发　病　机　制

一、高胆固醇及骨细胞脂肪变性坏死学说

过量饮酒及使用糖皮质激素后，导致体内脂质代谢紊乱，因此股骨头内骨细胞质会出现脂质沉积，并融合成脂肪滴，引起骨细胞的“占位性病变”，出现细胞核受压、裂解，以致死亡。1960 年，De'Seze 等首先报道了高脂血症与骨坏死的关系。相继许多学者在此方面做了大量研究工作。已证实，在实验动物和患者股骨头软骨下动脉内发现脂肪栓子。股骨头软骨下血管与软骨平面呈垂直走行并扩展为血窦，然后折转 180°，终止于骨静脉。高黏滞血液容易在此处滞缓，使脂肪栓子容易沉积，便于形成脂肪栓塞，使营养血管闭塞，既而出现骨细胞缺血坏死。近年来，已见用脂质清除剂预防激素导致的骨质疏松、骨坏死的报道。

二、血栓形成和脂肪栓塞学说

Glueck 等通过对 31 例继发性 ANFH 患者进行研究发现，74% 的患者有一个或更多的

原发性易凝固性疾病，推测原发性、遗传性 ANFH 易形成血栓，或低纤维蛋白原引起的股骨头血栓性静脉闭塞，引起静脉高压和缺氧，从而导致骨坏死。Jones 等首先提出了血管内凝血学说，把它作为非创伤性骨坏死发病过程中的一个中间环节。血栓形成需具备 3 个条件：血流缓慢、血液凝固性高、血管内皮细胞受损。处于高危状态的髋关节病变患者，上述任何异常，均可导致血栓形成，从而引起股骨头坏死。长期饮用大剂量烈性酒后可发生谷丙转氨酶（ALT）、谷草转氨酶（AST）和三酰甘油（TG）升高，血中脂质增高则进入肝细胞的脂肪酸超过其代谢能力，使肝脏内的三酰甘油增多，堆积在肝脏内形成脂肪肝。一方面肝脏释放出极低密度脂蛋白及乳糜颗粒供组织利用；另一方面，血内极低密度前 β 脂蛋白乳化不全，脂蛋白球相互联合，在周围血流中构成脂肪栓子造成血管栓塞，引起组织缺血坏死。当周围循环中的脂肪物质增多，聚集成脂肪球，使血流滞缓，而股骨头内的血管解剖特征及其负重的功能，易使脂肪栓子停留该处，造成微循环障碍，骨细胞缺血坏死。

三、骨质疏松学说

Wange 认为长期应用激素，易引起骨质疏松，这种现象在患者及动物模型中均可看到。在骨质疏松的基础上，通过机械应力使软骨下骨小梁发生微骨折，由于细微损伤的累积，对抗机械应力下降、从而出现塌陷，进一步压迫骨髓干细胞和微血管，最终发生骨坏死。过量饮酒后可以出现骨小梁变细、稀疏，面积分数降低，导致骨质疏松。饮酒可造成维生素 D 代谢紊乱，甲状旁腺和性腺功能减退，骨细胞代谢降低，成骨能力减弱，发生骨质疏松，导致局部受力面积减少而产生高应力。骨结构负重时引起股骨头内微小骨折而塌陷，压迫骨内小血管引起缺血坏死。

四、氧自由基代谢紊乱

研究表明，血浆超氧化物歧化酶（SOD）活性下降，过氧化脂质（LPO）含量升高，说明氧自由基参与骨坏死的病理过程。氧自由基一方面损害骨内微循环，造成微血栓，引起缺血，另一方面可以直接损害蛋白，引起骨内细胞变性坏死。长期饮用大剂量烈酒后发生酒精中毒，酒精在体内代谢过程中产生的毒性作用可使自由基生成增多，导致自由基主要清除剂之一的 SOD 活性下降。而自由基具有强烈的引发脂质过氧化作用，使 LPO 的反应增强，膜受体、蛋白酶和离子通道功能障碍。细胞膜和亚细胞器是过氧化脂质的重要损伤部位，通过影响细胞膜的通透性导致血管内皮细胞损伤，小动脉发生纤维变性和粥样硬化，导致股骨头局部缺血。

五、股骨头坏死的病理改变

正常的股骨头组织学表现为骨小梁分布规则，按压力骨小梁和张力骨小梁分布，软骨组织排列规则，细胞分布均匀，骨陷窝内细胞均匀分布。股骨头缺血性坏死的病理形态学上分为四期。

1.Ⅰ期　坏死期

（1）骨小梁：缺血2h骨细胞出现死亡，6h骨质还没有结构改变，骨细胞坏死的形态学表现首先是骨陷窝中骨细胞的消失，大约4h后，60%骨细胞陷窝空虚。骨细胞进一步坏死，骨小梁开始呈灶状坏死、骨溶解吸收、陷窝扩大。

（2）髓内成分：6h后髓腔造血细胞坏死，48h后骨母细胞、成骨细胞及破骨细胞才坏死。直到2d后才发现骨髓细胞、毛细血管内皮细胞及骨细胞相继发生固缩、变形或溶解、骨陷窝内空虚。

骨髓腔内脂肪细胞的坏死出现较迟，需经2~5d后才见到，表现为细胞核消失，局灶性脂肪细胞破裂并融合成脂肪小囊，在一些脂肪细胞周围见有红染浆液渗出物，但坏死的骨质肉眼上未见异常。骨髓成分见造血细胞出现坏死，细胞轮廓清晰及核固缩，还可见到颗粒状嗜酸性颗粒，静脉窦充血，间质出血或水肿。

（3）关节软骨：开始由于有滑液营养关节软骨可以没有坏死，以后逐渐呈现灶状坏死，相邻骨组织出现充血及炎性反应。

2.Ⅱ期　修复期，此期可见新生血管及新生纤维组织长入坏死区，形成肉芽组织。在坏死骨小梁一侧，出现破骨细胞，骨质出现吸收现象，而另一侧出现成骨细胞及开始新骨形成，构成潜行性代替现象。此时，肉眼见坏死区呈灰白色，质脆软，镜下见各种坏死组织成分，由于坏死组织崩解而引起周围骨质交界处的炎性反应，并见炎细胞浸润至坏死区，坏死处境界清晰。由于坏死灶周围活骨组织反应性充血伴随出现局部骨组织吸收、周围骨组织疏松，密度低于坏死骨组织，坏死区边缘见有增生的幼稚间胚叶细胞、毛细血管及一些胶原纤维侵入坏死区的髓腔内。骨坏死2周后，骨小梁之间的原始间叶细胞和毛细血管增生，骨小梁表面间叶细胞逐渐分化成为骨细胞并合成新骨（极向分化）。新生骨最初以编织骨的形态覆盖整个骨小梁，逐渐增厚，继而表面变为板样骨。未分化间叶细胞和破骨细胞穿入死骨区进行吸收清除，并由新生骨代替，最后变为活骨，后经晚期塑造，变化为成熟骨小梁。增生肉芽组织由正常骨组织向坏死骨组织伸展，与破骨细胞一同清除死骨。而这些肉芽组织逐渐转变为胶原纤维，周围部分坏死的骨小梁被不等量、不规则的新生网状骨组织包绕，逐渐吸收坏死骨小梁并取而代之。关节软骨由于可从关节液中取得营养而不发生坏死；关节软骨在修复晚期才变化。

3.Ⅲ期　坏死骨组织表现为股骨头表面关节软骨面不光滑，失去光泽，呈黄色或棕色。在股骨头负重区见关节软骨增厚，切面见坏死骨质区呈灰白色，常见软骨下方有清楚的骨折裂隙，使软骨与下面骨质易于分离。紧贴软骨下面有一层骨松质则呈现为致密的硬化骨。镜下见坏死区的修复过程较明显，修复从坏死区外向内扩展，坏死骨小梁间有较多增生的间叶细胞、新生毛细血管及不等量的胶原纤维填充，同时坏死区内的间叶细胞可分化为骨母细胞及形成新骨，坏死骨组织被逐渐吸收，最后坏死骨组织为新生骨所替代，从而完成爬行替代。由于爬行替代的过程较早发生于坏死区周围软骨下部分，故坏死骨被吸收较早，而新生骨硬度较低，接受压力后就出现软骨下骨小梁骨折，由于关节软骨下方骨小梁骨折及修复组织进入，可出现软骨面皱缩。由于股骨头外形呈球形，关节软骨下区骨组织被吸收较早，新生组织骨机械性强度弱，故该处易发生多处骨小梁骨折。由于关节软骨组织可从关节液中吸收营养，早期无明显变化，后期可出现皱缩，关节软骨下骨折区常见纤维蛋白渗出，逐渐形成纤维软骨性骨痂。X线常见不规则的致密影和半月形透亮区的特征表现。

4. Ⅳ期　股骨头塌陷，髋关节骨性关节炎爬行替代过程中，新生血管长入，肉芽组织变为纤维组织，新生骨逐渐变为成熟骨。一般认为新修复的骨组织受压力作用后发生塌陷，往往修复能力越强，范围越大，塌陷率越高，且塌陷多在坏死骨与正常骨交界处。此时，由于股骨头塌陷导致关节面的不平整，关节软骨的应力集中，软骨细胞坏死，软骨碎裂脱落，软骨下骨质外露，形成髋关节骨性关节炎。

第四节　临床表现

患者多有短期大量饮酒或长期小量饮酒史，甚至酗酒史。多见于饮酒 10 年以上，年龄 30 ~ 50 岁之间的中青年。而且患者多为久居潮湿阴冷的地区，常常具有饮酒御寒驱湿的习惯。据统计，长年酗酒者发病率在 10% ~ 20%，伴有胰腺炎、脂肪肝、营养不良及外伤者发病率更高。

一、自觉症状

1. 疼痛　股骨头坏死早期可以没有临床症状，而是在拍摄 X 线片时发现的。最早出现的症状是髋关节或膝关节疼痛，疼痛可为持续性或间歇性。站立行走时加重，有自腹股沟向膝部放射痛，休息后减轻。骨折或脱位复位后，逐渐或突然出现膝关节疼痛、钝痛或酸胀不适等，常向腹股沟区或臀后侧或外侧，或膝内侧放射，该区有麻木感。疼痛性质早期多不严重，但逐渐加重，也可受到外伤后突然加重。经过保守治疗后可以暂时缓解，但经过一段时间会再度发作。早期疼痛多由于髋关节充血、水肿、炎性渗出（致痛物质）、髋关节囊肿胀所致，晚期疼痛多由股骨头及髋臼等骨质改变导致的骨性关节炎而痛。原发疾病距离疼痛出现的时间相差很大。例如：减压病常在异常加压后几分钟至几小时出现关节疼痛，但 X 线片上表现异常可数月乃至数年之后。长期服用激素常于服药后 3 ~ 18 个月之间发病。股骨颈骨折并脱位，疼痛发生的时间为伤后 15 个月 ~ 17 年，其中 80% ~ 90% 的患者在伤后 3 年内发病。酒精中毒的时间很难确定，一般有数年至数十年的饮酒史。

2. 活动受限　早期患者髋关节活动正常或轻微丧失，表现为外展和内旋活动障碍，特别是内旋。这是一个重要体征。如骑自行车患髋跨坐上车困难，盘腿下坐患髋受限，穿鞋及系鞋带不能进行，进一步出现下蹲困难。在平卧位伸髋及屈膝屈髋 90° 位进行屈伸、内收、外展及内旋检查，双侧对比，才能发现。随病情发展活动范围缩小，晚期由于关节囊肥厚挛缩，髋关节向各方向活动严重受限，髋关节融合，出现髋关节僵直。

3. 跛行　早期患者由于股骨头内压增高及无菌性炎症，可有间歇性跛行，多为自主保护性或疼痛反射的一种表现，多休息后好转。以后逐渐出现进行性缩短性跛行，慢步下也会跛行，必须扶拐行走。晚期患者出于股骨头塌陷、骨性关节炎及髋关节半脱位可有持续性、永久性跛行。儿童患者跛行更为明显。骨性关节炎患者由于疼痛及晨僵，常有跛行，晚期由于屈曲、外旋、内收畸形，跛行加重。

二、体格检查

1. 局部深压痛　常见于腹股沟中点和内收肌止点压痛，其次为臀后外旋肌群区压痛，但不放射。在急性无菌性炎症期压痛加重。

2. 局部疼痛　常见于股骨大转子，其次为足跟部叩痛。在急性无菌性炎症期表现明显。

3. 局部肿胀　急性炎症期髋关节有肿胀，系充血、渗出所致。非急性炎症期无明显肿胀。

4. 髋关节功能障碍　患髋的外展、外旋或内旋动作受限，后期由于髋关节畸形而各个方向功能活动均受限。

5. 髋关节功能试验

（1）Thomas 征阳性：患者仰卧位，将健侧髋膝关节极度屈曲同时腰部贴近床板，患髋呈屈曲畸形。而患髋下肢"伸直"时腰部前凸明显加大即为阳性。

（2）"4"字试验阳性：患者仰卧，健侧下肢伸直，患肢屈曲外旋，使足置于健侧膝上方，医生一手压住患侧膝关节，另一手压住健侧髂前上棘，髋关节产生疼痛为阳性。

（3）Allis 征阳性：患者仰卧位，双下肢髋膝关节屈曲，两足并齐置于床面，观察双膝高低差，如一侧低于另一侧即为阳性，说明患者已经处于股骨头坏死晚期。

（4）单腿独立试验（Trendelenburg 征）阳性：患者患侧腿单腿站立，骨盆下降低落，髋关节疼痛，健侧单腿站立正常，或令患者患肢单腿站立并跳跃时，髋关节疼痛即为阳性。

（5）Ortolani 试验阳性：患儿仰卧位，屈髋屈膝关节各 90°，检查者手掌扶患侧膝关节，使髋关节同时外旋，健侧膝关节可以靠近床面（成人正常情况时不能），而患侧膝关节则不能靠近床面。如能接触床面先有一滑动声响，检查者可明显感到，此为暂时关节复位声。

（6）Ober 征阳性：患者侧卧，受检的患侧在上，使健侧髋膝关节屈曲至 90°，或抱膝于胸前，患侧伸髋，屈膝，嘱患者将患髋内收，如有伴阔筋膜张肌或髂筋束挛缩者则内收受限，患侧膝关节不能接触床面或引起腰椎向患侧侧凸以代偿者为阳性。

（7）骨盆倾斜：早期由于疼痛而产生保护性姿态，病变后期，股骨头颈真正变短粗时，由长期代偿性倾斜发展为永久性失代偿倾斜。

（8）步态异常：早期跛行多由于髋关节疼痛、骨盆倾斜、患肢假性短缩所致。晚期由于股骨头变扁、颈变短、髋关节半脱位畸形所致。双侧同时病变则表现为鸭步。

（9）患肢短缩：早期由于疼痛而产生保护性姿态，而非下肢真性短缩所致。病变后期，股骨头颈真正变短粗或髋关节半脱位时，下肢短缩明显。

（10）臀肌及大腿肌肉萎缩：病变后期，由于患肢长期功能活动减少，出现患侧臀肌及大腿肌肉废用性萎缩。

（11）髋关节半脱位：如大粗隆凸出、沈通线不连续，Nelaton 线上移，Bryant 三角底边小于 5cm。

（12）特殊体征：髋关节发育不良患者由于患肢短缩，肌萎无力，便会出现跛行。病情较轻者跛行不明显，但令患者快走或跑步时则明显表现出来，如为双侧发病者则表现步态蹒跚或呈"鸭步"。放射性股骨头坏死患者可见腹股沟区皮肤淋巴结水肿，皮肤颜色广泛变暗、菲薄和色素沉着，触之皮肤丧失柔软弹性，变得硬韧，并有过敏性压痛，逐渐出现慢性顽固性溃疡面，若合并感染，坏死皮肤会出现经久不愈的窦道，甚至出现鳞状上皮癌性改变。创伤性股骨头坏死患者髋周外伤则伤口渗血不止，或局部血肿伴压痛。

第五节　检　　查

一、影像学检查

　　酒精相关性股骨头坏死的影像学表现及其分型与其他原因引起的非创伤性股骨头骨坏死表现相一致，文献报道中未见酒精性股骨头坏死的单独分型。股骨头坏死是常见的骨病之一，其病理发展过程中有基本的病理表现，即死骨块、吸收带、新骨带。它是常规 X 线、CT、MRI 诊断的基础。作为股骨头坏死的影像诊断方法，最常用的是 X 线片，其次是 CT。而 MRI 由于对早期股骨头坏死的发现要优于 CT，所以对于有症状而常规 X 片和 CT 无异常发现的患者加做 MRI 是非常有必要的。而血管造影现在更多地成为一种治疗手段。由于股骨头坏死是一个坏死、吸收、再生的病理过程，所以在诊断治疗过程中如何综合运用不同的影像诊断手段来帮助了解病变发展的程度是骨科医生应该了解和掌握的。国际骨循环研究协会（Association Research Circulation Osseous，ARCO）对股骨头坏死分期中各种影像诊断表现加以比较，见表 24-5-1。

表 24-5-1　ARCO 股骨头坏死分期

	0 期	1 期	2 期	3 期	4 期
临床表现	所有检查都正常或不能诊断	X 线片、CT 正常，但 MRI 或骨扫描有异常	无半月征 X 线异常；硬化、骨小梁缺失，局部有囊变	半月征 X 线片和 / 或股骨头关节面扁平	骨关节炎、关节间隙变窄，髋臼改变，关节破坏
检查方法	X 片，CT，MRI，骨扫描	MRI 骨扫描定量基于 MRI	X 线 片、CT，骨扫描 定量基于 MRI 及 X 线片	X 线片、CT 定量基于 X 线片	X 线片
部位	无	内侧	中央	外侧	无
	无	定量 股骨头受累面积	定量 半月征长度	定量 股骨头表面塌陷及圆顶压低	
病变范围		轻度：病变范围小于股骨头的 15% 中度：病变范围占股骨头的 15%～30% 重度：病变范围大于股骨头的 30%		轻度：病变范围小于股骨头的 15% 或股骨头塌陷小于 2mm 中度：病变范围占股骨头的 15%～30% 或股骨头塌陷 2～4mm 重度：病变范围大于股骨头的 30% 或股骨头塌陷大于 4mm	

从表 24-5-1 里可以看出，在股骨头坏死的各个时期，对于定量和诊断的影像方法并不是一成不变的，合理的运用才能达到最好的诊疗效果。下面就各种影像诊断方法逐一讨论。

（一）X 线检查

常规 X 线平片是股骨头坏死患者最早接受的基本影像诊断，且传统的 X 片对股骨头坏死的分期非常重要。

成人股骨头坏死的早期 X 线片改变表现为：股骨头颈连接处硬化；股骨颈下表面骨膜增厚。仅仅凭借 X 线片征象诊断早期股骨头坏死是困难的，认识早期征象并结合临床病史是进一步检查的依据。

（二）CT 检查

CT 发现股骨头坏死早于 X 线平片。即使在坏死早期，股骨头完整无碎裂或轻微的碎裂，星芒结构就已发生扭曲。

（三）MRI 检查

股骨头坏死的 MRI 表现如下：

1. 早期　在平片和 CT 未发现异常的时候，MRI 就能显示股骨头有灌注缺损，T_1 加权像显示低信号强度。而 T_2 加权像为高信号，其表现类似水肿表现。此时病程为可逆的。随着股骨头坏死进一步发展，在还没有修复或反应改变，MRI 表现坏死区为伴反应性边缘的等脂肪信号区，即股骨头边缘部出现等脂肪密度区，并有环形边界，此时病程已经不可逆转。

2. 中期　股骨头内病变区稍显不均匀，股骨头可以轻度变扁或塌陷，可伴有关节积液，表现为在 T_1 加权像时股骨头上部软骨下方局限性低信号区，在 T_2 加权像时呈高信号。

3. 晚期　股骨头大部分或全部为低信号，中间夹杂有斑点样高信号，头变细、塌陷。在坏死区周围有低信号带。在坏死区和正常骨髓之间产生一个反应性交接面，表现为一个弯曲低信号带，之后此信号区增宽，在 T_1、T_2 加权像上均为低信号。T_2 加权像时由于化学位移现象，高信号晚下降，同时在低信号的内侧又出现一相似的线状高信号，这就是所谓双线征。股骨头坏死时均伴有关节积液，量较正常多，但积液的多少与坏死的程度没有相关性。关节液在 T_1 加权像上是低信号，在 T_2 加权像为明显高信号。

（四）血管造影检查

针对股骨头坏死而行血管造影，更多的是一种介入治疗的手段。除了能直观显示病变区域血管的狭窄和闭塞以明确诊断和评估治疗效果外，还能将有效药物直接注入股骨头供血动脉而起到治疗效果。

（五）核素扫描检查

MiKi 根据非创伤性因素所致的股骨头缺血性坏死核素显像，将股骨头缺血性坏死分为四型。

Ⅰ型：放射性摄取正常；

Ⅱ型：放射性摄取量减少或完全缺如；

Ⅲ型：为混合型，即摄取量增加或减少混合存在；

Ⅳ型：为摄取量增加。

放射性物质摄取量增加是股骨头坏死骨周围有大量新生血管和肉芽组织将死骨吸收、移除的结果。Ⅱ型为早期，Ⅲ型为修复期，Ⅳ型为晚期。所谓晚期即大部分死骨与坏死的骨髓被吸收移除，并有新骨形成，这种分型反映了股骨头坏死的不同类型，又表明了骨坏死不同的发展阶段。

二、关节镜检查

股骨头坏死的治疗方法较多，治疗效果的评价较为困难，其原因之一是较难确定治疗部位的病理状况，因此有必要了解治疗前股骨头的形态和关节软骨的质量。然而，即使是借助现代影像学手段，也仍然不能直观地反映出关节软骨的真实情况，关节镜为我们了解关节内情形提供了新的手段。

关节镜检查的意义关节镜检查具有损伤小、操作简单的优点。可以直接观察髋关节内部病变，但其观察视野局限，在关节镜的监视下，观察股骨头关节表面的损伤情况，可以了解关节软骨是否有断裂，判断塌陷的程度，从而决定是否采用保留关节的手术或选择何种手术力法。在放大 20 倍的情况下，不仅可以观察到股骨头内骨组织坏死范围、程度，使治疗更加准确，避免了死骨的残留，而且还能在术中进行微观检查，使诊断更加明确，通过关节镜观察能直接取组织活检。镜检的同时，可以将一些小的骨赘及凸凹不平处用刨削器进行修整，取出关节内剥脱的软骨和游离体，处理滑膜的病变，使手术后疼痛症状得以缓解。

三、骨组织内压力测定

骨内压是一种组织压力或间隙压力，称髓内压更为准确。股骨头缺血性坏死患者，由于股骨头静脉回流受阻，常有骨内压增高。

骨组织内压力测定的意义：压力试验可以使我们发现潜在的病理变化，当病变尚不足以使骨内压力发生病理变化时，进行本试验，可使骨髓血液循环超负荷而诱发局部压力升高，从而能早期发现病理变化，证明股骨头内静脉回流紊乱，并预示股骨头内有血液淤滞。

四、髓芯活检

早期诊断可以防止股骨头塌陷，是治疗股骨头缺血坏死的关键。组织学检查是诊断股骨头缺血性坏死的明确指标。髓芯活检亦称为核心活检、髓芯活检、轴心活检、岩心活检、中心活检，是一种直接取得病灶进行病理观察和镜检的手段。

髓芯活检的意义：髓芯活检所取标本为股骨头骨松质组织，对股骨头缺血性坏死早期诊断是很重要的。在取材的同时，它又进行了髓内减压，从而打破了静脉淤滞而造成缺血的恶性循环，对于股骨头的修复有利。从治疗角度来讲，通过髓芯活检减低了髓内压，可以缓解疼痛，防止病情的进一步发展，促进股骨头血管的再生。但是，如果髓芯活检没有到达坏死区域交界区，则标本上只能见到骨松质，这个时候不能做出诊断。这种假阴性结果是由于不适当取材造成的。活检能到达已证实坏死的交界区，将会显示坏死骨小梁及表面的新生骨。

五、血液学检查

常年饮酒可导致肝功能异常和血脂异常和骨坏死。王义生等通过给家兔大剂量烈性酒后发现，GGT、ALT、AST 水平升高和三酰甘油、胆固醇水平升高，SOD 水平下降，表明有肝细胞损伤和高脂血症。

第六节 治 疗

股骨头坏死是一种较严重的疾病，且病程长、治疗难、后果严重，故及时而恰当地进行治疗对股骨头坏死的预后具有重要意义。

一、早期诊断、早期治疗

股骨头坏死的早期诊断与及时治疗对股骨头坏死的预后具有最重要的意义。股骨头坏死是一个复杂的渐进病理过程，从早期股骨头内出现点状局限性的坏死灶，到晚期股骨头塌陷形成严重的骨关节炎而致残，其间可历时一年或数年。因股骨头坏死早期，髋关节内只处于无菌炎症期，关节囊内充血、渗出、囊内压增高、股骨头处于缺血状态，但股骨头骨小梁尚未断裂，股骨头尚未塌陷变形，炎变及坏死尚可修复，且不留任何畸形，故股骨头坏死的治疗贵在早期诊断与及时治疗。然而股骨头早期 X 线照片表现不明显，临床表现又无特异性，治疗较为困难，故要详细地询问病史。并将其与查体及 X 线表现三者紧密地结合起来去分析病症。在病变早期给予治疗，有可能减缓或停止病程的发展，促使病变骨质的再生修复。而到了股骨头坏死的中、晚期，则现有的治疗手段都无法逆转病程的进展。因而对股骨头坏死进行早期诊断、早期治疗是争取较好疗效的关键环节。酒精性股骨头坏死的患者病史往往比较容易获取：明确的大量饮酒甚至酗酒史。故应首先去除病因，戒除酒精摄入。

最早期的治疗均采用非侵入性方法，中药治疗在治疗早期股骨头坏死方面有着肯定的疗效，且患者比较容易接受。西医学的治疗往往只是缓解症状，无法延缓股骨头坏死的发展，常常是到了中晚期，西医学的手术治疗方式才真正地发挥作用。

二、制动、避免负重及功能锻炼

早期股骨头坏死，股骨头及髋关节只是处于无菌性炎症期，坏死不严重，股骨头尚未变形，故制动、避免负重具有重要意义。制动有利于关节无菌性炎症的消除；避免负重可预防股骨头坏死处继续受压，使病情进展，防止股骨头小梁被压而引起骨折及塌陷。成人可拄拐避免负重。避免负重最少在半年，长至1年半。同时也要注意到，由于治疗周期长，长期卧床常带来许多副作用，如患肢肌肉萎缩、关节僵硬等，所以制动要与功能锻炼相结合，就是在不负重下，积极、刻苦地开展功能锻炼，保持肌肉、筋膜、关节囊、韧带的正常功能，这样不但可以防止副作用，而且可以促进和改善骨的血液循环，促进血管的再生和侧支循环的形成，从而促进骨的替代爬行及新骨形成。

三、药物治疗

包括中药和西药。根据中医辨证分型论治，拟定系列中药，通过内服和外治法（敷、熏、擦、熨、浴）两条途径进行治疗。西药可服用吲哚美辛、银杏叶片、双氯芬酸等。还可结合针灸、推拿、牵引、热疗等辅助方法。这些治疗均可起到改善局部血液循环，松解关节粘连，促进髋关节滑液分泌，改善活动功能，改善关节软骨营养和修复的作用。

四、正确选择手术治疗方案

手术也是治疗股骨头坏死的不可缺少的治疗方法，但由于损伤大，故应恰当而正确地选择与应用。一般早期股骨头坏死应积极应用保守治疗，中晚期股骨头坏死患者可选用手术治疗，有些人认为手术越早，效果越好。毕竟手术造成的创伤不利于股骨头坏死的修复，因此临床上并不主张一律手术，且还应根据股骨头坏死的程度、畸形及年龄等综合情况来选择各种不同手术方法，对于老年患者，其病变虽然属早期或较早期，但为了提高其生活质量避免长期卧床，也可此时即选择关节置换术。如第Ⅰ、Ⅱ期患者；行髋关节滑膜或关节囊切除术，股骨头与颈钻孔减压术，带肌肉、血管蒂骨块移植术，骨膜或软骨移植包裹术等；第Ⅲ期股骨头塌陷变形，但髋臼无损伤者可行粗隆间旋转截骨术与骨痂延长术，第Ⅳ期患者则考虑作关节成形术或髋关节融合术及成人人工股骨头或全髋关节置换术等。

五、自体骨髓干细胞移植

近年来，干细胞工程技术的兴起和发展为自体骨髓干细胞移植治疗股骨头坏死提供了理论基础依据。骨髓干细胞具有多向分化潜能，在特定的理化条件与细胞因子的诱导下，定向分化为其他组织细胞，促进受损组织修复。杨晓凤等应用自体外周血干细胞移植治疗各种缺血性下肢血管病取得显著疗效，证明干细胞可在缺氧条件下分化形成新生血管，使缺血组织得到有效血流灌注，遏制组织进一步坏死，缺血状态获得改善。但据临床的治疗结果显示临床一般认为Ficat、Ⅰ、Ⅱ、Ⅲ期患者为本疗法的最佳适应证，疗效优良率

78%，Ⅳ期患者经自体骨髓干细胞移植治疗，治愈的可能性不大，多为部分缓解临床症状及恢复关节功能，延缓或终止病情进展。

六、其他

避免与酒精接触是最好的预防酒精性股骨头坏死的方法，具体方法如下：

1. 预防性治疗　尽量远离致病的接触环境，同时改变不良的饮酒习惯，一般需禁止饮酒。

2. 排毒、解毒、防毒　可以适当的口服解毒药。催化、导泻、排毒，以消除酒精的持续作用。

3. 高压氧疗法　高压氧疗有利于改善和纠正组织缺氧和器官缺氧。

4. 血液净化治疗　血液净化治疗的基本原理是应用净化技术，从肾外排除循环血液中的代谢废物、药物、毒物以及其他有害和过敏物质，同时以人工辅助完成某脏器功能，从而起到治疗疾病的作用。其常见技术分为 4 种：透析、滤过、灌流和分离。临床治疗过程中，4 种常规技术多综合应用。

（谷佳傲　关国发）

参考文献

1. 沈云鹏，李景银．李景银．用补肾活血祛湿法治疗酒精性股骨头坏死临床经验．辽宁中医药大学学报，2013，(1):198-199

2. 陈雷雷，何伟，张庆文，等．中医药治疗股骨头坏死临床试验的系统评价．中华中医药杂志，2012(3):710-715

3. 张小磊，酒精性股骨头坏死的发病特点、中医证候特点及血脂代谢相关性分析．北京中医药大学，2014:17

4. 王义生，毛克亚，李月白．酒精性股骨头缺血性坏死发病机制的实验研究．中华骨科杂志，1998，18(4): 231-233

5. 杨晓凤，吴雁翔，王红梅等．自体外周血干细胞治疗 62 例缺血性下肢血管病临床研究．中华内科杂志，2005，44(2): 277-283

6. Jones JP. Etiology and pathogenesis of osteonecrosis. 中华骨科杂志, 1994, 14:153

7. Matsuo K, Hirohata T, Sugioka Y, et al. Influence of alcohol intake, cigarette smoking, and occupational status on idiopathic osteonecrosis of the femoral head. Clin Orthopm, 1988, 234:115-123

8. Suh KT, Kim SW, Roh HL, et al. Decreased osetogenic differentiation of mesenchymal stem cells in alcohol-induced osteonecrosis. Clin Orthop Relat Res, 2005, (431):220-225

9. Gold EW, Cangem i PJ. Incidence and pathogenesis of alcohol induced osteonecrosis of the femoral head. Clin Orthop, 1979, 9(143): 222-226

10. Wang YS, Mao KY, Li YB. An experiment al study on the pathogenesis of alcohol induced avascular necrosis of the femoral head. Chin J Orthopedics，1998, 18(4): 231-233

11. CASTro FP, Harris MB. Differences in age, laterality, and Steinberg stage at initial presentation in patients with steroid-induced, alcohol-induced, and idiopathic femoral head osteonecrosis. J ArthroplASTy, 1999, 14(6): 672-676

12. Noel D, Djouad F, Jorgense C. Regenerative medicine through mesen chymal stem cells for bone and cartiliage repair. Curr Opin Investig Drugs, 2002, (7): 1000-1004

13. Mont MA, Hungerford DS. Current concepts rivew: non-traumatic avascular necrosis of the femoral head. J Bone Joint Surg(Am), 1995, 77: 617

14. Jones JP. Intravascular coagulation and osteonecrosis. Clin Orthop, 1992, 277: 41

15. Jones JP. Etiology and pathogenesis of osteonecrosis. 中华骨科杂志, 1994, 14:153

16. Kawai K, Tamaki A, Hirohata K. Steroid-induced accumulation of lipid in the osteocytes of the rabbit femoral head. J Bone Joint Surg(Am), 1985, 67: 755

17. Noel D, Djouad F, Jorgense C. Regenerative medicine through mesen chymal stem cells for bone and cartiliage repair. Curr Opin Investig Drugs, 2002, (7): 1000-1004

第二十五章

酒精与营养代谢性疾病

第一节 酒精与营养物质代谢的关系

一、酒精的营养价值

据史料记载，地球上最早的酒，应是落地野果自然发酵形成。酒是使用粮食或水果，经过发酵、蒸馏、陈酿及勾兑等环节而制成，因方法不同，其中酒精含量也不尽相同。日常生活中饮用的酒类，含有大量的水分，其酒精含量一般在 4% ~ 60% 左右，故可称酒水。通过现代工业手段，可以从石油副产品乙烯中，经直接或间接水合作用而制成工业酒精。因其酒精浓度高达 99%，几乎不含有水，故称无水酒精。有些人似乎完全依赖饮酒生存。那么，酒精中含有营养物质吗？

（一）碳水化合物

酿酒的基本物质是谷物和水果。谷物和水果中含有大量的糖类物质，经过发酵生成酒精，所以纯粮食或水果酿造的酒中都含有一定量的碳水化合物。一般成年人每日需要消耗大约 300g 碳水化合物。每升啤酒或葡萄酒中含有不到 2% 的碳水化合物，大约 15L 多的啤酒或葡萄酒中才能含有 300g 的碳水化合物。也就是说，一个成年人每日需要消耗十几升的葡萄酒或啤酒，才能获取每日推荐量的碳水化合物。酿酒的加工过程之一是蒸馏。糖在蒸馏的过程中不能被蒸发，所以经过蒸馏的酒中几乎不含有碳水化合物，饮用蒸馏得到的酒是得不到碳水化合物的。

（二）蛋白质

一般成年人每日推荐摄入量的蛋白质女性是 44g，男性是 55g。酒精可以使蛋白质沉淀，所以酒精中几乎不含有蛋白质。在酿造啤酒和葡萄酒过程中，蛋白质在煮沸时大部分被过滤掉了，只剩下葡萄酒中的 0.1 ~ 2.0g/L，啤酒中 0.63 ~ 6.2g/L。蛋白质不会挥发，因此在蒸馏的酒水饮料中没有蛋白质。这就是说，一个成年人每日需要消耗十几至几十升的葡萄酒或啤酒，才能获得每日推荐摄入量蛋白质。因此，许多嗜酒者体内缺乏蛋白质，严重影响机体的组织器官结构、免疫系统以及其他正常的生理功能。

（三）脂肪

用于制作酒品的水果和谷物，本身含有很少量的脂肪。因此，大多数酒品中的脂肪含量很低。啤酒中脂肪含量最多不超过 0.06%。

（四）维生素

只有啤酒和葡萄酒中含有维生素。通过蒸馏得到的酒品中通常发现没有维生素。啤酒中维生素 B 族的含量高于葡萄酒，但其中只有尼克酸的含量到达每日推荐量。

（五）水

无论是酿造的酒还是蒸馏的酒，都含有一定的水分。经过现代工业化学合成制造的酒精，除含有水外，不含有任何营养物质。人体每日大约需要 2 000～2 500ml 的水进行物质代谢，如每日饮酒中含水量接近这个数量时，机体并不感到缺水。

（六）膳食纤维和矿物质

蒸馏酒中几乎不含有膳食纤维和矿物质。

（七）能量代谢

1g 酒精全部氧化可产生 29.3kJ（7kcal/g）的能量，但这种能量绝大部分以热的形式释放出来，吸收利用相对较困难。

二、酒精在体内的代谢

经口摄入的酒精一般通过口腔、食管、胃、肠黏膜等部位吸收，于 5min 左右即可出现在血液中，然后再分布到体内的各种组织器官中。待到 30～60min 时，血液中的酒精浓度就可达到最高点。空腹饮酒比饱腹时的吸收率要高得多，烈性酒的吸收率和血液浓度更高。研究表明，胃内可吸收 20% 的酒，其余可在十二指肠及小肠吸收。一次饮酒的 60% 于 1h 内吸收，2h 可全部吸收。吸收入血的酒精有 90%～95% 在肝内氧化，其余可由肺、肾以原型缓慢排出。催化乙醇氧化的代谢酶有乙醇脱氢酶、乙醛脱氢酶、微粒体乙醇氧化系统和过氧化氢酶。由于乙醇脱氢酶的 Km（米氏常数）值较低，只有 0.2～2.0mmol/l，故对酒精的亲和力较大；而微粒体酒精氧化系统的 Km 值较高，达 8～10mmol/l，对酒精的亲和力较小。当血液中酒精处在低浓度至中等浓度时，主要由乙醇脱氢酶催化乙醇氧化成乙醛；当血液酒精处在高浓度时，微粒体乙醇氧化系统被诱导，促使更多的乙醇被氧化变成了乙醛。乙醛进一步代谢最终生成二氧化碳和水。酒精在人体内氧化和排泄速度缓慢，被吸收后积聚在血液和各组织中，脑组织中的酒精浓度是血液酒精浓度的 10 倍。只有极少量酒精没有氧化分解直接经肾脏从尿液中排出，或经肺脏从呼吸道呼出，或经皮肤汗腺随蒸发排出。绝大多数酒精主要在肝脏中代谢，经乙醇脱氢酶（ADH）分解而形成乙醛，然后再由乙醛脱氢酶作为辅酶而转变为乙酰辅酶 A，且可进一步降解为乙酸而再氧化为 CO_2 和 H_2O；或通过枸橼酸循环转变为其他重要的生化化合物，包括脂肪酸。当酒精被转变为乙醛并进一步转变为乙酰辅酶 A 时，产生了辅酶 I（烟酰胺腺嘌呤二核苷酸 Nicotinamide adenine dinucleotide，NAD），改变了 NADH（还原型辅酶Ⅰ）与 NAD 的比例以及肝脏的氧化还原状态。同时半乳糖耐量减低，三酰甘油合成增加，脂质过氧化增加，参与枸橼酸循环活力减低，这可能是脂肪酸氧化减低的原因。

三、酒精对营养代谢过程的影响

酒精可以通过多种途径影响糖、脂肪、蛋白质等物质在体内的物质代谢和能量代谢。

（一）酒精对糖代谢的影响

糖类物质的营养价值主要是供给能量。正常人体内糖代谢的中心问题之一是维持血糖浓度的相对恒定，一般为每 10ml 血液中含葡萄糖 70 ～ 110mg 或 3.9 ～ 5.6mmol/L。进食后葡萄糖大量增加，超过血糖浓度的那部分葡萄糖在肝脏内迅速转变成肝糖原贮存起来。当饥饿或葡萄糖摄入不足使血糖浓度低于 160mg/100ml 或 3.9mmol/L 时，肝糖原迅速分解成葡萄糖进入血液，以维持血糖浓度。长期饮酒者葡萄糖摄入不足，机体因饥饿引起脂肪分解增加而产生大量酮体，称为酮症。酮体分子小，溶于水，可通过血脑屏障。但酮体代谢释放的能量远远低于葡萄糖，不能满足机体需要，因而影响了脑组织的能量代谢。要避免酮症的发生必须保证每 100g 的膳食中至少要含 5g 糖类物质，或每日膳食中须有 50 ～ 100g 糖类。脂肪分解除生成酮体外还生成大量的脂肪酸，脂肪酸通过进一步生成乙酰 CoA 氧化供能。脂肪酸不能通过血脑屏障，因此脑组织不能利用脂肪酸供能。酒精损害肝细胞，使肝糖原的合成与分解代谢功能明显下降，不能及时补充血糖，导致血糖代谢进一步紊乱。临床上重要的糖代谢紊乱主要是血糖浓度过高（高血糖症）和过低（低血糖症）。酒精与糖代谢紊乱的关系，早已引起科学家的关注并进行了较为全面系统的研究。结果发现急、慢性酒精中毒时会导致严重的低血糖，但在一定条件下摄入酒精又可导致高血糖。其原因可能是由于酒精损害内分泌腺体和胰腺等组织器官，引起糖尿病。糖尿病可因酗酒引起胰岛功能衰竭，加重糖代谢紊乱。

（二）酒精对蛋白质代谢的影响

肝脏是机体内合成白蛋白的唯一场所，白蛋白的半衰期大约 21d。血清中白蛋白（albumin）含量低是酒精性肝病以及其他各种肝病的重要表现之一。长期摄取过量酒精，是酒精性肝硬化患者蛋白质摄入减少的一个基本起因，但肝脏实质细胞的减少与丧失是白蛋白合成减少的直接病变所在。体内研究证明，单一剂量的酒精会使肝脏核糖体蛋白质合成减少。氨基酸的代谢也可因嗜酒而发生影响，首先是肠道对氨基酸的吸收减少。长期饮酒，粪便中氮的排出增加，但也有肝内蛋白与尿素合成增加的现象，其中的价值还不清楚。在上述条件下，肝脏有关降解蛋氨酸的酶增加，故发现蛋氨酸分解产物 α-氨基-n-丁酸在血浆中增加。

（三）酒精对脂质代谢的影响

在嗜酒者中最易发生高脂血症和脂肪肝。嗜酒者脂肪氧化减少、脂肪酸的合成增加以及酮体的生成增多，其结果是使过多的三酰甘油堆积在肝内引起肝细胞脂肪变性

（steatosis），或者以脂蛋白形式释放到血液中，引起高脂血症（hyperlipemia），尤其是同时摄入含脂肪多的食物。过量摄入酒精引起的血中三酰甘油过高、极低密度脂蛋白（VLDL）上升属于第四型高血脂，称之为酒精中毒性高血脂（alcoholic hyperlipidemia）。少数嗜酒者还可在血液中包括空腹血中看到乳糜颗粒，或乳糜微粒样的分子。严重的高血脂即使是在禁食时，血乳糜小粒（chylomicronemia）也可能会出现。这些因素有导致冠状动脉硬化的危险。长期摄入酒精还能使血浆中胆固醇与三酰甘油都升高，表现为所有的脂蛋白组分都增加，血清胆固醇在血中脂蛋白明显过高时，出现于 VLDL 粒子中。停止饮酒 2～3 周以后，血清三酰甘油会明显的降低，大部分的人可恢复至正常；另一些人虽有明显的减少，却仍高于正常。大部分由酒精引发性的高血脂，血浆三酰甘油的清除仍正常，表示周边三酰甘油吸收力无缺损。这提示，酒精中毒者脂质升高是由于肝脏酯化脂肪酸增加及合成 VLDL 增加。血脂蛋白过高的原因，可能因长期饮酒造成脂质基础代谢缺损，也可能因少数患者周边三酰甘油清除有遗传性的缺损，糖尿病也可能是其中原因之一。慢性酒精摄入会增加肠道制造 VLDL，不仅使 VLDL 上升，高密度脂蛋白（HDL）也会增高。戒酒 2～3 周后可恢复正常，这种变化表示此种异常主要是因近日饮酒所致。酒精引起 HDL 升高的机制尚不清楚，但很明显这不是来自于肝脏的损伤。HDL 的升高可对抗粥样性硬化（atherosclerosis）的产生。如此是否适量摄入酒精，导致 HDL 之升高可作为冠状动脉性心脏病发生率较低的部分解释？血中三酰甘油严重过高而且肝脏肿大的患者常伴有溶血性贫血，以前这种病症被称为 Zieve's syndrome，现在知道酒精中毒者会产生这些症状。

（四）酒精对维生素代谢的影响

维生素 A 又称视黄素，属于一种醇，和酒精共享某些代谢途径。对于健康成人，视黄素类的物质在肝脏组织储存量相当大，缺乏时需要通过食物或药物补充。少量到中量饮酒者，不会出现维生素 A 缺乏的情况。长期大量酗酒、出现酒精性肝硬化时，才会出现血浆中维生素 A 的缺乏，产生夜盲症、合成精子能力下降、呼吸道感染发生率增高、皮肤角化和干燥、尿路结石、腹泻等损害。在补充维生素 A 时要当心维生素 A 中毒，特别是已患肝病时更易出现中毒情况。所以目前并不主张常规给重度饮酒者补充维生素 A，可以引导酗酒患者尽量减少饮用酒量。β 胡萝卜素是合成维生素 A 的化学前体，对人体无毒，可以补充；但有一些流行病学研究报道中提到，在补充 β 胡萝卜素的吸烟人群中，肺癌的患病率有增加。维生素 A 作为视黄醇贮存于肝脏，其贮存能力受肝疾病的影响。嗜酒者也往往有锌缺乏的现象，锌的缺乏也会导致维生素 A 的缺乏。

维生素 D 第一次羟化 D_3 发生在肝脏，肝细胞受损时，激活膳食性维生素 D 的能力下降。长期慢性饮用酒精也可以使细胞色素 P450 系统对活性维生素 D 降解增加。酒精也可以引起肾上腺皮质功能亢进和对甲状腺的刺激，影响钙结合蛋白的代谢，因而骨的代谢也会受牵连。重度饮酒者维生素 D 的摄入量、吸收和活性均下降，因此会影响到人体骨骼的代谢，所以重度饮酒者易出现骨质疏松和骨折现象。维生素 K 是人体所必须的一种凝血物质，酒精所致的肝脏损害会引起合成凝血物质的功能障碍，同时伴有维生素 K 的缺乏。维生素 K 缺乏症的主要表现是出血倾向增加，常见瘀斑、鼻衄、血尿、胃肠道出血和术后出血，也可见颅内出血、咯血不常见。维生素 K 浓度低下会导致骨矿物质密度降低和骨折。补充维生素 K 后可改善未羟基化骨化三醇的羟基化水平，同时改善骨矿物质密度，但两者相互关系尚未阐明。长期大量饮酒无论是否患酒精性肝硬化，维生素 E 水平都是低的，这是因为摄入量减少而需要量增加，所以要注意补充。维生素 E 缺乏常见疾病如习惯性流产、进行性肌营养不良和心肌病。维生素 E 补充疗法可应用于有维生素 E 缺乏症危险性的患者，以预防或改善轴索营养不良的恶劣后果。在大量补充维生素 E 的同时也要相继补充维生素 K，因为维生素 E 可干扰维生素 K 的功能，而造成人体的出血倾向。

酒精也可影响水溶性维生素的代谢，尤其是 B 族维生素，导致肝脏与其他器官的损害。维生素 B 族包括多种化合物，酒精可以降低肝脏对叶酸的亲和性，降低机体利用叶酸、维生素 B_1 和维生素 B_{12} 的能力，增加磷酸吡哆醇的排出。维生素 B_1 又称硫胺素，缺乏的主要症状与神经系统（干性脚气病）和心血管系统（湿性脚气病）有关。摄入过量酒精是硫胺素缺乏的主要原因，80% 以上的重度饮酒者都会出现硫胺素营养状况受损。"干性脚气病"是指神经系统缺乏硫胺素而出现的，其特征是有多种神经系统损害的症状和体征。周围神经系统的损害主要表现为周围神经炎，伴有肢端感觉障碍，包括局部区域感觉过敏或感觉麻木，肌张力逐渐消失，可导致手腕下垂或肢体完全麻痹；对中枢神经系统的损害有意识改变、精神失常、眼肌肉麻痹、共济失调。此种维生素的缺乏也可引起性格改变、抑郁、缺少进取心和记忆力减退，类似严重的韦尼克脑病和 Wernicke-Korsakoff 综合征。硫胺素缺乏在心血管系统的症状可能较明显，包括运动性呼吸困难、心悸、心动过速和其他有心电图不正常（主要是 R 波平坦、T 波倒置和 QT 间期延长）的心脏异常，以及高输出量心力衰竭。这种衰竭称为"湿性脚气病"，有广泛的水肿，主要是由于蛋白质摄入不足引起的低蛋白血症或并发肝脏疾病，并伴有心室功能衰竭所致。其主要原因是酒精的替代使膳食摄入不足，所以大量饮酒者应当每日补充维生素 B_1，严重时必须静脉注射硫胺素治疗。成人每日约有 1mg 硫胺素可完全被组织分解，这大约是最小需要量。为了尽快纠正硫胺素缺乏综合征，静脉剂量可加至每升静滴液中含 100mg 硫胺素。一旦硫胺素缺乏症得到纠正，就不必再注射或给予超过每日需要量的硫胺素，除非胃肠道功能紊乱妨碍了硫胺素的摄入和吸收。临床所见的硫胺素缺乏综合征按其缺乏的程度依次排列为脚气病、韦尼克脑病、Wernicke-Korsakoff 综合征和醇中毒性多发性神经系统病。由于正常的糖代谢需消耗硫胺素，在低营养状态的患者中多次观察到给予葡萄糖可促使硫胺素缺乏的急性症状发作，在纠正内源性高血糖症的过程中，亦发生这种现象。因此对任何硫胺素状况可疑的患者，应用葡萄糖的输液前或同时应当补充硫胺素。在急诊室急救的所有醇中毒患者应当常规补给 50～100mg 硫胺素。硫胺素缺乏的临床上症状似乎与缺乏量有关，严重缺乏时引起韦尼克脑病和 Wernicke-Korsakoff 综合征，缺乏稍轻者发生脚气病性心脏病，多发性神经炎则见于更轻度缺乏者。

维生素 B_2 又称核黄素，在酗酒者中缺乏也很常见，主要原因是摄入量低和生物活性利用率低。缺乏的症状首先出现咽喉炎和口角炎，然后为舌炎、唇损害（红色剥脱唇）、面部脂溢性皮炎、躯干和四肢出现皮炎，随后有贫血和神经系统症状。有些患者有明显的角膜血管增生和白内障形成。核黄素缺乏并不单独出现，多伴有其他 B 族维生素的缺乏，所以没有典型症状。牛奶和乳制品是维生素 B_2 的主要来源，大量饮酒的人应当注意补充这类食物。有 50%～90% 长期酗酒者会表现出维生素 B_6（PLP）缺乏。肝脏有形成活性维生素 B_6 的能力，可因酒精的摄入而降低或完全被阻断。因为维生素 B_6 是水溶性的，所以会大量从尿液排出。有研究发现如果酗酒者继续大量饮酒，补充维生素 B_6 并不一定能改善维生素 B_6 的缺乏状况。这是因为维生素 B_6 必须在肝脏中进行多步骤的活化，才会对人体有用，酒精阻断或干扰了这个过程。维生素 B_6 缺乏会导致皮炎、舌炎、贫血等疾病。叶酸缺乏在饮酒者中最为常见的。叶酸缺乏会导致巨幼红细胞性贫血、酗酒性孕妇畸胎等。

烟酸缺乏时引起的疾病为糙皮病。糙皮病的特点是以皮肤、胃肠道和中枢神经系统损害为主的症状和体征，常表现为皮炎、腹泻、痴呆，即三联征或称为"3D"。现在糙皮病最常发生在慢性酒精中毒、蛋白质热量不足和多种维生素缺乏时。首先在手背出现一种与晒斑类似的红斑疹，随后在其他曝光的部位（前额、颈和脚）也被涉及，最终这种损害可更加广泛的蔓延。皮肤症状的特点是对称性的，并可变黑、脱皮和形成瘢痕。与 CNS 有关的严重的病例可出现妄想、幻觉和痴呆。生物素缺乏的症状和体征包括舌炎、萎缩性舌炎、感觉过敏、肌肉痛、倦怠、厌食、轻度贫血和心电图改变。胆碱缺乏的动物表现为多种损害，如肝脂肪聚集、肝硬化、肝细胞癌发病率增加，出血性肾损害和共济失调。然而这些缺乏症状在人类未得到证实。

维生素 B_{12}（钴胺素）缺乏可损伤脊髓、脑、视神经和周围神经。多数恶性贫血患者出现神经系统疾病的症状。首先表现为全身性无力和感觉异常，包括麻刺感、"针刺感"或其他难以说清的感觉。随着病情进展，患者变得步态摇曳、肢体无力及僵硬，尤其是腿部。如不予治疗，会出现共济失调性截瘫，伴有不同程度的强直和挛缩。

维生素 C（抗坏血酸）每日必须吸收约 60mg，其抗氧化特性表现为能防止一氧化氮的自由基降解，减少动脉硬化和抑制人体血小板聚集。维生素 C 摄入不足可导致坏血病，常见于单身老人、酒精中毒者、有药瘾及其他饮食不适当者，包括婴儿。自发性维生素 C 缺乏症经常有牙齿松动、牙龈炎和贫血，这可能由于抗坏血酸在血红蛋白合成中有特殊的功能。在临床实践中自发性维生素 C 缺乏症的症状常常因为其他营养素不足而复杂化。

（五）酒精对矿物质代谢的影响

长期饮酒影响各种矿物质的摄入、吸收以及代谢，导致机体内多种矿物质水平低下，严重影响组织器官的功能。锌是乙醇脱氢酶的辅助因子，长期饮酒消耗大量锌离子，导致酒精中毒者血液中的 Zn、Ca 及 Mg 水平都下降。除影响维生 A、维生素 D 的合成与代谢外，酒精还可以通过抑制依赖维生素 D 作用的代谢通道而影响对钙的吸收。短时间内大量摄入酒精可增加铁在肝的吸收，可能是由于胃液分泌增加而引起，故嗜酒的人也会从食物或铁剂中吸收过多的铁；同时胰脏功能不全、叶酸缺乏以及肝硬化都可以影响铁的吸收，过多的铁本身也可以造成肝的损害。在嗜酒者中较少有缺铁性贫血，除非存在着失血的因素，因此这类患者并不需铁剂作为辅助治疗。

第二节　酒精与营养代谢疾病

一、机体营养代谢状态的评价指标

人体营养状况的评价内容由两部分组成：营养评价和代谢评价。

（一）营养状态评价

包括客观和主观指标两方面。前者主要通过体格检查、人体测量和实验室检查获知，后者则主要通过病史、主诉等获得。营养评价也是对营养支持治疗后临床效果评价的主要指标。目前常用的机体营养状况评价内容包括：

1. 体重　体重过度降低或增加均可视为营养不良。其评判标准为在 6 个月内因非主观原因比平时体重降低或增加 10% 左右，或比过去 1 个月的体重降低或增加 5%，或体重为理想体重的 ±20%。其中体重增加可能系水潴留所致，也可为肥胖所致。肥胖属营养不良的另一类型，在此不作详述。

2. 体质指数（body mass index，BMI）　BMI ＝体重（kg）/ [身高（m）]^2。亚洲人正常值为 18.5 ~ 23，< 18.5 为偏瘦，23.1 ~ 25 为超重，> 25 为肥胖。

3. 肌力和握力　颞肌、三角肌、肩胛上和肩胛下肌、二头肌、三头肌和四头肌的大小及肌力测试，可早期提示肌肉强度和功能的衰退或变化情况。

4. 三头肌皮褶厚度（TSF）　间接判断体内脂肪储备量。正常值：男性 11.3 ~ 13.7mm；女性 14.9 ~ 18.1mm。

5. 上臂肌围（AMC）　用于判断全身骨骼肌群量。AMC（cm）＝上臂中点周径（cm）- 3.14×TSF（mm）。正常值：男性 22.8 ~ 27.8cm；女性 20.9 ~ 25.5cm。

6. 生物电阻抗（BIA）测定　根据各类组织不同的传导性能，测算人体总液量、细胞外液和细胞内液量，利用所测体内液体量可算得脂肪和非脂肪组织（瘦组织群）含量。

7. 双能 X 线吸收法（dual energy X-ray absorption，DEXA）　根据不同密度的组织衰减光子程度不同的原理，应用两种不同能量的光子经横断面透过人体某一部位，记录能量的衰减程度计算出不同组织的含量。DEXA 主要用于骨密度测定、计算脂肪组织和骨骼外的非脂组织，是近年来人体测量学的一大发展。

8. 肌酐身高指数（CHI）　尿肌酐排泄量与体内骨骼肌量相关，可用于判断体内骨骼肌分解程度。24h 尿肌酐排出量（mg）CHI（%）＝相应身高的理想 24h 尿肌酐（mg）× 100%。理想 24h 尿肌酐排出量由标准量表查得。

9. 尿 3-甲基组氨酸　测定 24h 尿中的 3-甲基组氨酸排出量，可了解骨骼肌分解状况。

10. 血清蛋白　不同血清蛋白质的半衰期各不相同，白蛋白、转铁蛋白、前白蛋白和纤维连接蛋白的半衰期分别为 21、8、2d 和 15 ~ 20h。半衰期短的血清蛋白质水平的变化更有助于反映短期内营养状况的变化。同时也反映内脏蛋白质状况。

11. 细胞免疫功能　包括总淋巴细胞计数，自然杀伤细胞（NK）、淋巴因子激活的杀伤细胞（LAK 细胞）活性，T 细胞亚群比例的变化和迟发性皮肤超敏反应。

12. **主观症状** 包括食欲、有无进食或吞咽困难、味觉和嗅觉的异常及腹胀、腹泻等。

13. **体格测量指数** 是反映人体营养状况的综合指标。体格测量指数大体归为三类，包括纵向测量指标、横向测量指标和重量测量指标，主要包括对身长、身高、坐高与顶臀长、体重、头围、胸围、上臂围、皮脂厚度等方面的测量。它反映机体营养状况的整体水平，可以使用标准体质量评价人群的营养状况。

14. **营养风险筛查** 营养风险筛查（NRS）是由医护人员实施的简便的筛查方法，用以决定是否需要制订或实施肠外肠内营养支持计划，是欧洲肠外肠内营养学会（ESPEN）于 2002 年推荐使用的筛查工具。营养风险筛查是指结合疾病和创伤等应激状态对机体营养代谢的影响程度，和 / 或营养不良等因素所造成营养功能障碍的风险所共同定义的。它能够动态地评估患者有无营养风险。其方法简单易行、实用，对酗酒引起的营养代谢紊乱的住院患者意义重要。它通过 4 方面问题来评定住院患者是否处于营养风险及程度如何，是否是营养支持的适应证以及预后如何。采用评分的方法对营养风险加以量度：对于总评分 ≥ 3 分的住院患者要求制订营养支持计划，最高分是 7 分；对评分暂时 < 3 分者，暂不进行临床营养支持，但需定时再次进行 NRS。营养风险筛查的原则如下：①已有营养不良（营养不足）或有营养风险的患者接受营养支持有可能改善临床结局，包括减少并发症的发生率、缩短住院时间等；②如果不存在营养不良（营养不足）和 / 或营养风险，营养支持有可能增加并发症或增加费用；③有必要对每一位入院患者进行营养风险筛查，评估其是否存在营养风险，并根据筛查结果，采取相应措施，如制订肠外、肠内营养支持计划；④现阶段推荐每一个入院患者都接受营养风险筛查承担此项工作的人员应当是病区护士或主管医师。

（二）代谢状态评价

包括对人体各脏器功能的检查和分析，以及人体对营养干预后产生的代谢反应。机体代谢状况评价内容包括：

1. **氮平衡** 正常情况下人体蛋白质处于动态平衡中，一部分分解，一部分又同时合成，完成人体组织的更新、修复。蛋白质中含有氮，是人体唯一的氮来源。食物蛋白质中所含的氮，称之为膳食氮，蛋白质分解产物从粪便及尿中排出，这些氮分别称粪氮及尿氮。当膳食中摄入的氮与从粪、尿及其他途径如皮肤等排出的氮相等时，称之为氮平衡。当摄入氮大于排出氮时，称正氮平衡，反之称负氮平衡。在生长发育期的婴幼儿，其机体所吸收的蛋白质相当一部分用于生长发育、合成新组织，故处于正氮平衡。当人体患病、发热时，摄入蛋白质减少，或蛋白质分解增加，机体就会处于负氮平衡。久之可引起机体蛋白质不足或缺乏，表现出疲乏、体重减轻、抵抗力下降、血浆蛋白含量下降等。氮平衡测定有助于判断体内蛋白质合成与分解代谢程度。氮平衡（g/d）= 24h 摄入氮量 –24h 排出氮量。24h 排出氮量可经凯氏定氮法测定 24h 排出物中的含氮量，也可按（24h 尿素氮 +3）计算。蛋白质在体内不能被完全氧化分解，其代谢废物尿素、尿酸、肌酐等有机物质，随尿液排出体外。这些物质可以产生能量，为 5.44kJ/g。

2. **呼吸商（respiratory quotient，RQ）** 是指一切具有呼吸功能的动物及植物，在呼吸作用时所释放的 CO_2 的摩尔数和吸收的 O_2 的摩尔数的比例，又称呼吸系数。非蛋白呼吸商是生理学中的一个重要概念，指的是糖和脂肪在体内氧化时放出的 CO_2 量与消耗的 O_2 量的比值。各种营养物质氧化时，耗氧量与二氧化碳的产生量取决于其本身的化学组成，因此测定非蛋白呼吸商可以估计某段时间内机体氧化营养物质的种类和它们之间的比例。一般认为，RQ 能比较准确地反映机体中三大营养物质氧化分解的比例，推测能量的主要来源。如测出的 RQ 接近于 1.00，反映此时体内氧化的营养物质主要为糖；如 RQ 接近于 0.71，则反映体内氧化的营养物质主要是脂肪。因为人类的膳食多为混合食物，所以 RQ 一般多在 0.85 左右。在长期饥饿的情况下，人体主要靠分解蛋白质营养素供能时 RQ 接近于 0.80。

3. 人体每日总能量消耗（total daily energy expenditure，TDEE） 以指导每日的能量摄入。由于基础能量消耗（BEE）约占 TDEE 的 60% ~ 65%，故 TDEE 的数值一般主要通过用 BEE 乘以经验系数来获得。BEE 一般通过仪器实测或根据公式预测获得。由于 BEE 实测的条件苛刻，实际操作中很难办到，故临床上多用测定静息能量消耗（REE）来替代 BEE。REE 一般较 BEE 高出 10% 左右。临床上更常用的是根据基础能量消耗预测公式即 Harris-Benedict 公式（H-B 公式）来预测 BEE，人体能量的需要常常以非蛋白热量来计算，又称能量计算，是至今一直作为临床上计算机体 BEE 的经典公式：

男：BEE（kcal/d）= 66.4730 + 13.7513W + 5.0033H–6.7750A，

女：BEE（kcal/d）= 655.0955 + 9.5634W + 1.8496H–4.6756A，

其中，W 表示体重，单位为 kg；H 表示身高，单位为 cm；A 代表年龄，单位为岁。近年来，多数研究结果表明，H-B 公式较我国正常成人实际测量值高出了 10% 左右，因此在估计正常人体的能量消耗时需要注意。

4. 葡萄糖、蛋白质、脂肪酸氧化率 氧化率是指转化为 CO_2 的碳占燃料中碳的百分率。

5. 基础代谢率 指单位时间内人体基础代谢所消化的能量或单位时间内人体体表面积（m^2）所消耗的基础代谢。

6. 重要脏器功能 尤其是肝、肾功能，影响各种物质代谢。

（三）有关营养代谢紊乱的常用名词

1. 营养支持（nutrition support） 是指经口、胃肠道或肠外途径为患者提供较全面的营养素。包括肠内营养（enteral nutrition，EN）和肠外营养（parenteral nutrition，PN）两种营养支持方式。

2. 肠内营养 是指经消化道给予营养素。根据营养素组成分为整蛋白型肠内营养和要素型肠内营养。根据给予肠内营养的途径，分为口服法和管饲法。

3. 肠外营养 是指为无法经胃肠道摄取营养物或摄取的营养物不能满足自身代谢需要的患者，经静脉提供包括氨基酸、脂肪、糖类、维生素及矿物质在内的营养素，以抑制分解代谢、促进合成代谢并维持功能蛋白的功能。所有营养素完全经肠外获得的营养支持方式称为胃肠道外全面营养（total parenteral nutrition，TPN）。

4. 营养不良（malnutrition） 因能量、蛋白质及其他营养素缺乏或过度，并对机体功能乃至临床结局发生不良影响（包括肥胖在内）。

5. 营养不足（under nutrition） 通常指蛋白质-能量营养不良（protein-energy

malnutrition，PEM），即由于能量或蛋白质摄入不足或吸收障碍，造成特异性的营养缺乏症状和体征。目前，体质指数（BMI）低于 18.5，白蛋白低于 30g/L（没有明显肝肾功能障碍）的患者可以认为是营养不足。

6. 重度营养风险（severe nutritional risk）　是因疾病或手术造成的急性或慢性营养代谢受损，营养支持可能带来临床结局的改善。常见于营养风险筛查（nutrition risk screening，NRS）≥ 3 分，白蛋白低于 30g/L 者（没有明显肝肾功能障碍）。注意：营养风险（nutrition risk）不是指发生营养不良的风险，而是指营养因素影响患者结局的风险。

二、酒精所导致的营养代谢疾病

人体每日都需要从膳食中获取各种营养物质来维持其生存、健康和社会生活。如果长期摄取某种营养素不足或过多就可能发生相应的营养缺乏或过剩的危害，引起营养或代谢性疾病。酒精可以抑制食欲、替代食物、影响胃肠道的消化或吸收，损害各个组织器官。长期过多的摄入酒精，可通过多种途径引起营养代谢障碍，最终导致营养和 / 或代谢性疾病发生。

（一）营养病

已知机体对各种营养物质均有一定的需要量、允许量和耐受量，当一种或多种营养物质不足、过多或比例不当时，就引起了营养病。营养病的病因容易寻找，其发病机制多已清楚。根据发病的条件，营养病可以分为两大类：原发性营养失调和继发性营养失调。原发性营养失调是由于摄入营养物质不足、过多或比例不当引起，而非由于器官性或功能性疾病所致，例如摄入过量脂肪食物引起的单纯性肥胖，或因饮酒长期摄入低热量的食物引起营养不良等。继发性营养失调是由于器质性或功能性疾病所致的营养失调，而非营养物质供给不当引起。常见的原因有：

1. 进食障碍　如口、咽、食管疾病所致的摄食困难，精神因素所致的摄食过少、过多或偏食；

2. 消化、吸收障碍　酗酒引起慢性肝、胆、胰及胃肠道等消化道疾病，先天性运输维生素 B_{12} 的球蛋白缺乏；

3. 物质合成障碍　如酒精性或其他肝硬化失代偿期，由于白蛋白合成障碍引起的低白蛋白血症；

4. 机体对营养需求的改变　如发热、甲状腺功能亢进症、肿瘤、慢性消耗性疾病、手术后，以及一些生理性因素如生长发育、妊娠等，机体需要营养物质增加，如供应不足可致营养缺乏；中年以后，体力活动减少，如摄食量不相应降低，结果能量过多，导致肥胖等；

5. 排泄失常　如多尿可致失水，腹泻可致丢失钾，长期大量蛋白尿可致低蛋白血症。

（二）代谢病

狭义的代谢病是指由于先天性或遗传性原因等，导致中间代谢某个环节障碍所引起的疾病。这些疾病往往具有明确的家族遗传史或相对特异的临床表现，是由于先天性缺乏某种物质代谢所需的酶引起，如半乳糖酶缺乏引起半乳糖代谢障碍所致的半乳糖血症，丙酮酸脱氢酶缺乏引起丙酮酸代谢障碍所致的丙酮酸血症。广义的代谢性疾病除包括先天性或遗传性代谢疾病外，还包括获得性代谢病，如各种原因所致的水、电解质代谢紊乱、酸碱平衡失调，碳水化合物、脂肪、蛋白质代谢障碍所致的负氮平衡等。酒精引起的代谢障碍属于广义的代谢性疾病的范畴。长期大量饮酒，导致机体对各种营养物质的摄入减少，各个组织器官的结构和功能受到严重影响，物质代谢和能量代谢发生紊乱。因此嗜酒者的营养代谢紊乱是多方面的。

　　肝脏是机体营养物质代谢的主要场所，是三大营养物质合成与分解代谢的化工厂。酒精所致的营养代谢紊乱，与肝脏功能密不可分。肝脏在维生素的贮存、吸收、运输、改造和利用等方面具有重要作用。肝脏是体内含维生素较多的器官，维生素 A、D、K、B_2、PP、B_6、B_{12} 等在体内主要贮存于肝脏，其中肝脏中维生素 A 的含量占体内总量的 95%。因此维生素 A 缺乏形成夜盲症时，食用动物肝脏有较好疗效。肝脏所分泌的胆汁酸盐可协助脂溶性维生素 A、D、E、K 的吸收，所以肝胆系统疾患可伴有脂溶性维生素的吸收障碍。严重酒精性肝病时，维生素 B_1 的磷酸化受影响，引起有关代谢的紊乱；也可引起维生素 K 及 A 的吸收、储存与代谢障碍表现为出血倾向及夜盲症。多种维生素在肝脏中参与合成辅酶，例如将烟酰胺（维生素 PP）合成 NAD^+ 及 $NADP^+$；泛酸合成辅酶 A；维生素 B_6 合成磷酸吡哆醛；维生素 B_2 合成黄素腺嘌呤二核苷酸（FAD），以及维生素 B_1 合成 TPP 等，对机体内的物质代谢起着重要作用。酒精可以损害肝脏细胞，引起各种物质代谢紊乱，从而导致各种相应疾病发生。

　　维生素 C 最重要的作用是参与促进机体蛋白质合成的生化反应，如结缔组织中的胶原蛋白、组织细胞间质和神经递质的合成等过程。胶原蛋白对于人体的组织细胞、牙龈、血管、骨骼、牙齿的发育和修复都是一种重要的物质。饮酒可以使维生素 C 缺乏，胶原合成减少，血管壁和骨骼的脆性会增加，使血管易于出血，骨骼易骨折，牙龈易出血。维生素 C 能促进氨基酸中酪氨酸和色氨酸的代谢，延长机体寿命。并且可以改善脂肪和类脂（特别是胆固醇）的代谢，预防心血管疾病，改善机体对铁、钙和叶酸的利用，帮助铁的吸收，并有助于治疗缺铁性贫血。维生素 C 是一种抗氧化剂，可有效地防治心脑血管疾病、癌症等严重影响人类生存质量的疾病。维生素 C 还可以降低毛细血管的通透性、刺激凝血功能、增加人体对外界环境和疾病的抵抗力和免疫力，并参与解毒功能，保护肝脏，具有抗组胺及阻止致癌物质生成的作用。

　　酒精是一种亲神经物质，神经系统是其损伤的主要靶器官之一。一次大量饮酒可出现急性神经精神症状，长期饮酒则产生慢性神经精神症状，甚至出现神经系统不可逆性损害。有关酒精导致神经系统损伤的机制尚未完全阐明，现认为可能与下列因素有关：

　　1. 影响维生素 B_1 代谢　抑制维生素 B_1 的吸收以及在肝脏内的储存，导致患者体内维生素 B_1 水平明显低于正常人。一般情况下，神经组织的主要能量来源于糖代谢，在维生素 B_1 缺乏时，焦磷酸硫胺素减少可造成糖代谢的障碍，引起神经组织的供能减少，进而产生神经组织功能和结构上的异常。此外，维生素 B_1 的缺乏还能够造成磷酸戊糖代谢途径障碍，影响磷脂类的合成，使周围和中枢神经组织出现脱髓鞘和轴索变性样改变。

　　2. 具有脂溶性，可迅速通过血脑屏障和神经细胞膜，并可作用于膜上的某些酶类和受体而影响细胞的功能。

3．其他原因　酒精代谢过程中生成的自由基和其他代谢产物也能够造成神经系统的损害。因长期大量饮酒导致维生素 B_{12} 的缺乏，使组织正常代谢缺少辅酶，引起脊髓侧索、后索和周围神经变性，有时亦可累及视神经和脑白质，称为酒精性亚急性联合变性。临床主要表现为：四肢麻木、站立不稳、脚踩棉花感，双侧膝腱反射亢进，双侧跟腱反射消失，双侧巴氏征阳性，四肢呈手套及长靴型障碍，关节位置觉、音叉震颤觉消失，闭目难立征阳性，肌电图为周围神经损害。治疗主要是补充维生素 B_1 和维生素 B_{12}。神经-内分泌组织由内分泌腺和分布于全身的各种组织中的激素分泌细胞组成，包括下丘脑、垂体、甲状腺及甲状旁腺、胰腺、肾上腺、性腺等内分泌腺，以及分布全身的弥散性神经内分泌细胞系统。酒精进入体内后，可以到达身体的各个部位，当酒精摄入量达到可以破坏局部组织细胞的程度时，引起组织细胞损伤。主要分为两方面，一是酒精直接损伤内分泌组织细胞，使其产生和分泌的激素减少，引起内分泌功能减退，导致营养代谢过程紊乱；二是酒精对局部组织细胞膜的溶解破坏，也引起一定程度的疾病。小量到适量的酒精对糖尿病者是否有害尚不清楚，但酒精摄入会干扰糖尿病患者的饮食控制，许多含有酒精的饮料是立即以吸收的碳水化合物形式提供热量。营养学家认为，脂肪摄入的减少可证明酒精代谢可获得热量，因此可立即被吸收的碳水化合物应自正常饮食中减少。用胰岛素治疗者，摄取大量酒精是很危险的，因为酒精会促进胰岛素的降血糖作用。过量摄入酒精也会导致血中脂蛋白升高，尤其是糖尿病及先天性脂质异常的患者。无糖尿病或有中度糖尿病的慢性酒精中毒者，都可能发生酮中毒；这些患者在数周进食不足后，会开始代谢失调且有严重反复呕吐而造成代谢性碱中毒。酒精性酮中毒在女性更易发生，有些患者会反复突然发病。因营养素摄取不足，血清胰岛素会降低，生长激素、肾上腺素、皮质醇（cortisol）及血糖增高素会上升。酒精引发的酮中毒，会因 NADH 对 NAD$^+$ 比例增加，而使血浆中 β 羟基丁酸（β-hydroxy butyrate）对乙酰乙酸盐（acetoacetate）的比值上升。治疗酮中毒只需自静脉注射葡萄糖盐液，无需给予胰岛素的处理。酒精性低血糖症有 2 个时相，一个在餐后 3～4h 发生的酒精性低血糖症，由酒精刺激胰岛素分泌所致；另一个发生于餐后 8h 左右，是由于酒精中的主要成分酒精进入肝细胞浆中，在酒精脱氢酶作用下生成乙醛，乙醛在乙醛脱氢酶作用下生成乙酸。在此氧化过程中 NAD$^+$ 不断被还原为 NADH，两者比值（NADH/NAD）升高抑制了乳酸转变为丙酮酸，从而阻碍了糖异生作用。在肝糖原耗竭的情况下，造成低血糖症。长期大量饮酒导致慢性酒精中毒，引起下丘脑-肾上腺轴功能异常。低血糖刺激 ACTH 分泌反应性降低，血糖上升缓慢亦是低血糖发病原因之一。慢性酒精中毒，反复发作的低血糖对生长激素分泌的兴奋作用减弱及交感神经对低血糖兴奋反应能力低下，都是低血糖的致病因素。酗酒 8～10 年即可引起慢性胰腺炎，从而导致糖耐量降低，形成酒精性高血糖症与糖尿病。

对离子酸碱平衡的影响急性酒精中毒多发生代谢性酸中毒，约占 76.9%，引起低血钾，严重者可导致代谢性麻痹、高血氯；慢性酒精中毒可引起镁离子水平降低，常伴发低血钾、低血氯。

酒精性红斑多见于中年女性，系由饮酒所致的全身皮肤红斑性皮疹，皮疹分布广泛对称，尤以躯干和四肢为重，有不同程度的瘙痒感，发疹后经 1～2d 皮损消退，不留痕迹。部分患者有低热、头晕、乏力、恶心、厌食和咽部梗阻感。其发病机制尚不清楚，一般认为是机体对酒精产生变态反应所致。但酒精通常不会是过敏物质，推测其过敏物质可能是酒中的其他化学成分如酵母、着色剂、香精等，或为酒精在人体内经乙醛代谢为乙酸，由乙酸引起的速发型变态反应所致。国外一些著名的医学专家做过临床测验：按纯酒精计算，一个体质正常的人，每公斤体重每日饮 1g 酒精是不会影响身体健康的。依以此计算，一个体重 60kg 的人，每日可以饮 60g 酒精，折合 65 度白酒为 2 两，或啤酒 2L，或葡萄酒 0.5kg。但人的体质不一样，对酒精耐受性有差别，再加上酒的品种、人的生活习惯及气候条件等的不同，究竟喝多少酒算超量，应视具体情况而定。每日适量饮低度酒，如饮用酒精含量在 12% ~ 14% 的葡萄酒等，可以促进人体新陈代谢，具有抗氧化、防止脂质过氧化、防止细胞凋亡的功能，有益健康。超量酒精可以损害全身的组织细胞，引起各种各样的疾病。

饮酒后，由于酒精代谢过程中释放出热能，人体的热量暂时得到满足，抑制了机体对其他营养素摄入的需求，导致能量物质摄入不足。当机体继续需要能量时，只能依靠自身贮存的组织分解来释放能量。机体在正常情况下摄入足够的葡萄糖，维持血糖浓度，除提供机体氧化分解释放大量的能量外，其余部分以糖原的形式贮存起来，以备机体在食物摄入不足时提供能量。长期酗酒所致的碳水化合物摄入明显不足，葡萄糖在体内贮存的时间又很短暂，所以很快在体内消耗殆尽。体内贮存能量最大和最多的物质结构是脂肪组织，正常人的体脂约占体重 15% ~ 20%，每克脂肪氧化可释放能量 9.3kcal，比糖多一倍以上。脂肪被利用时，水解成脂肪酸和甘油。脂肪酸是脂肪供能的主要成分，血浆游离脂肪酸含量虽小，但具有很快的转运率，可以迅速被组织摄取氧化。当机体需要能量时，脂肪组织分解可以满足需要。酗酒者平时摄入食物很少，机体脂肪贮存不多，当机体脂肪分解释放热量不足时，就会分解机体自身的蛋白质充当热能。长此以往可导致嗜酒者出现更加严重的营养不良，皮下脂肪组织日益减少、变薄，甚至消失，嗜酒者人体消瘦、体重下降，甚至恶病质状态；器官萎缩导致脏器功能受到损害；机体的抵抗力、免疫力明显下降，最终导致衰竭。

肝脏是机体代谢的调节中心，目前公认的是慢性肝病患者存在着明显的营养代谢问题。既往国内外对肝硬化患者的研究较多，有学者认为，三大营养素代谢异常是肝硬化患者的独立预后因素，也有研究表明蛋白质营养不良是肝硬化患者死亡的独立危险因素，营养支持治疗对于改善慢性肝病患者预后是非常必要的。慢性肝病患者存在明显的能量代谢异常，慢性重症肝炎、肝硬化和慢性轻型肝炎患者的静息能量消耗测量值均低于 H-B 公式计算的正常预计值，呈低代谢状态。关于肝硬化患者能量消耗总量的报道不一，有研究认为 58% 的肝硬化患者能量代谢基本正常，12% 为低能量代谢状态；也有研究认为，肝硬化患者呈高能量代谢状态，即患者脂肪氧化率高。高代谢者常体重下降，更易出现营养不良，其病死率增加。有关高代谢的原因不明，有些学者认为其与性别、病原学、疾病严重程度、蛋白质缺乏、腹水或肿瘤无关。大部分学者认为肝硬化时高代谢，其患者临床预后较正常代谢和低代谢患者要明显差。有研究指出，肝硬化患者呼吸商明显低于健康对照者，表现为脂肪氧化明显增加和碳水化合物氧化明显降低。能量代谢的这种变化类似于饥饿状态，可能会导致营养不良。夜间给予肝硬化患者能量后，其呼吸商、碳水化合物及脂肪氧化率明显恢复，最后接近于正常水平。提示夜间供能可能对纠正肝硬化患者代谢异常及预防营养不良有一定作用。因此认为，肝硬化患者睡前适当地补充葡萄糖，能使之经济地利用燃料，减少脂肪和蛋白质的消耗。慢性肝病患者营养不良的发生将增加并发症和病死的风险。饮食的不合理将进一步增加肝性脑病、感染及消化道出血的风险，并使顽固性腹水的发生率明显增加。尽管大量研究都表明营养不良的确会减低患者的生存时间，但也存在争议。因为人们不能确定病死率的增加是由营养不良造成还是由疾病本身进展造成。也有一些学者认为营养不良可以作为预测预后独立风险因子。营养不良反过来可加重酒精对肝脏的伤害，加快肝纤维化、肝硬化的进展。

慢性肝病患者的营养支持治疗包括 3 种。①能量摄入：2009 年欧洲肠外肠内营养学会制定的肝病肠外营养指南指出，肝硬化患者的整体能量消耗测量值大约为基础代谢率的130%，临床实践认为肝硬化患者的能量需求是基础代谢率 1.3 倍。如果可能，应采用间接测热法测量静息能量消耗值。目前国内外学者将应用间接能量测定仪（代谢车）测定静息能量消耗的方法视为"金标准"。酒精性脂肪性肝炎患者伴有中度或者重度营养不良者，经口或肠内营养方法不能满足需求时，应立即开始肠外营养支持，推荐给予基础代谢率1.3 倍的能量。完全肠外营养时推荐以葡萄糖作为碳水化合物来源，应占 50% ~ 60% 的非蛋白质能量需求，脂肪占 40% ~ 50% 的非蛋白质能量需求。轻、中度营养不良患者氨基酸供应量为每日 1.2g/kg，严重营养不良患者则为每日 1.5g/kg。②营养素摄入：2009 年欧洲肠外肠内营养学会制定的肝病肠外营养指南指出，慢性肝病，特别是肝硬化患者营养素摄入应以葡萄糖作为碳水化合物来源，占非蛋白质能量需求的 50% ~ 60%；脂肪乳中非饱和脂肪酸的含量应低于传统纯大豆油乳剂，并占 40% ~ 50% 的非蛋白质能量需求。氨基酸供应量对于无营养不良的代偿性肝硬化患者应为每日 1.2g/kg，对于伴有严重营养不良的失代偿性肝硬化患者则为每日 1.5g/kg。轻度肝性脑病患者（≤Ⅱ度）可以直接使用标准氨基酸制剂；重度肝性脑病患者（Ⅲ ~ Ⅳ度）则应使用含较多支链氨基酸和较低芳香族氨基酸、甲硫氨酸、色氨酸的制剂。③慢性肝病患者在肠外营养的前 2 周推荐补充全面营养素。

营养失衡在慢性酒精性肝病患者中非常常见，不仅可以严重削弱肝脏的储备功能及再生能力，而且作为一个明确、独立的危险因素影响患者的预后。慢性肝病的营养支持研究仍处在起步阶段，尚有许多问题在研究探讨中。重视慢性肝病患者的营养治疗，其重要的责任之一是让患者将营养支持的理念和方法引入家庭生活，提高生活质量。治疗的目标是通过合理、适宜的膳食营养和营养支持治疗干预使广大的肝病患者促进思维清晰，改善情绪；提高体能；改善睡眠质量；提高对感染的抵抗力；提高智商；延缓和降低疾病的复发；延长生命。这一目标的实现也是对"最佳营养"的检验。

酒精可以损害全身的器官、组织和细胞，引起各种各样的疾病，包括中枢神经系统疾病、心血管系统疾病、消化系统疾病、血液系统疾病、泌尿生殖系统疾病、骨骼疾病以及内分泌系统疾病等，相关章节已有描述。这里有一个问题应该引起注意：酒精可以引起从头到脚各个系统的损害，但同样的酒精，同样的摄入量，对不同的人却产生不同的组织细胞损害。其中的原因还不太清楚，可能与机体对酒精的敏感性不同、个体差异或基因多态性有关。饮酒量的多少与器官损伤的轻重呈正相关。机体各系统发生损伤的顺序依次是神经系统、消化系统、肺脏、心脏、肾脏、代谢紊乱及休克、DIC。其发生机制是：①酒精的代谢产物乙醛的直接毒性作用；②酒精直接溶解胃黏膜表面的脂蛋白酶，破坏胃黏膜屏障，导致氢离子返渗，胃黏膜糜烂、出血、甚至穿孔；③抑制中枢神经大脑皮层，进而影响皮层下延髓、脊髓，故可视酒精为神经毒素；④损害血管壁，使血管壁通透性增强，导致肺水肿、脑水肿；⑤损害心脏，使心肌细胞发生组织代谢改变，心肌坏死、间质纤维化或肌膜线粒体改变，导致心肌炎、心律失常；⑥兴奋交感神经，使儿茶酚胺释放量增加，血管收缩，各器官造成相应损害；⑦此外，长期饮酒还是高血压、冠心病、肌皮炎、股骨头坏死等疾病的诱发因素或高危因素之一。长期过量饮酒引起的各组织系统的损害，越来越受到人们的重视，相关疾病报道越来越多。在分行业的体检统计结果中，已经显示出行业特点，趋于流行病或已符合职业病的范畴，应引起社会的高度重视。应提倡节制饮酒，减少酒精相关性疾病的发生。

（高善玲　刘明娜）

参考文献

1. 高恒波. 2014 年急性酒精中毒诊治共识解读. 临床误诊误治 , 2014,(10):5-6

2. Yang AM, Inamine T, Hochrath K, et al. Intestinal fungi contribute to development of alcoholic liver disease. J Clin Invest, 2017, 127(7): 2829-2841

3. Dubinkina VB, Tyakht AV, Odintsova VY, et al. Links of gut microbiota composition with alcohol dependence syndrome and alcoholic liver disease. Microbiome, 2017, 5(1): 141

4. Llorente C, Jepsen P, Inamine T, et al. Gastric acid suppression promotes alcoholic liver disease by inducing overgrowth of intestinal Enterococcus. Nat Commun, 2017, 8(1): 837

5. Pavlov CS, Varganova DL, Casazza G, et al. Glucocorticosteroids for people with alcoholic hepatitis. Cochrane Database Syst Rev, 2017, 11: CD001511

6. Zeng T, Zhang CL, Zhao N, et al. Impairment of Akt activity by CYP2E1 mediated oxidative stress is involved in chronic ethanol-induced fatty liver. Redox Biol, 2017, 14: 295-304

7. Marin V, Poulsen K, Odena G, et al. Hepatocyte-derived macrophage migration inhibitory factor mediates alcohol-induced liver injury in mice and patients. J Hepatol, 2017, 67(5): 1018-1025

8. Xu MJ, Zhou Z, Parker R, et al. Targeting inflammation for the treatment of alcoholic liver disease. Pharmacol Ther, 2017, 180: 77-89

9. Yi HS, Lee YS, Byun JS, et al. Alcohol dehydrogenase III exacerbates liver fibrosis by enhancing stellate cell activation and suppressing natural killer cells in mice. Hepatology, 2014, 60(3): 1044-1053

10. Haseba T, Ohno Y. A new view of alcohol metabolism and alcoholism-role of the high-Km Class IIIalcohol dehydrogenase (ADH3). Int J Environ Res Public Health, 2010, 7(3):1076-1092

11. Lertwattanasakul N, Shigemoto E, Rodrussamee N, et al. The crucial role of alcohol dehydrogenase Adh3 in Kluyveromyces marxianus mitochondrial metabolism. Biosci Biotechnol Biochem, 2009, 73(12):2720-2726

12. Vignau J, Soichot M, Imbenotte M, et al. Impact of tryptophan metabolism on the vulnerability to alcohol-related blackouts and violent impulsive behaviours. Alcohol Alcohol, 2010, 45(1):79-88

13. Birley AJ, James MR, Dickson PA, et al. ADH single nucleotide polymorphism associations with

alcohol metabolism in vivo. Hum Mol Genet, 2009, 18(8):1533-1542

14. Kimura Y, Nishimura FT, Abe S, et al. Polymorphisms in the promoter region of the human class II alcohol dehydrogenase (ADH4) gene affect both transcriptional activity and ethanol metabolism in Japanese subjects. Toxicol Sci, 2009, 34(1):89-97

15. Kerr D, Penfold S, Zouwail S, et al. The influence of liberal alcohol consumption on glucose metabolism in patients with type 1 diabetes: a pilot study. QJM, 2009 Mar, 102(3):169-174

16. Sozio M, Crabb DW. Alcohol and lipid metabolism. Am J Physiol Endocrinol Metab, 2008, 295(1):E10-16

17. Hazelwood LA, Daran JM, van Maris AJ, et al. The Ehrlich pathway for fusel alcohol production: a century of research on Saccharomyces cerevisiae metabolism. Appl Environ Microbiol, 2008, 74(8):2259-2266

18. Rizzo WB, Craft DA, Somer T, et al. Abnormal fatty alcohol metabolism in cultured keratinocytes from patients with Sjögren-Larsson syndrome. J Lipid Res, 2008, 49(2):410-419

19. Birley AJ, James MR, Dickson PA, et al. Association of the gASTric alcohol dehydrogenase gene ADH7 with variation in alcohol metabolism. Martin NG. Hum Mol Genet, 2008, 17(2):179-189

20. Nabb DL, Szostek B, Himmelstein MW, et al. In vitro metabolism of 8~2 fluorotelomer alcohol: interspecies comparisons and metabolic pathway refinement. Toxicol Sci, 2007, 100(2):333-144

21. Volcik K, Ballantyne CM, Pownall HJ, et al. Interaction effects of high-density lipoprotein metabolism gene variation and alcohol consumption on coronary heart disease risk: the atherosclerosis risk in communities study. J Stud Alcohol Drugs, 2007, 68(4):485-492

22. Crabb DW. Alcohol deranges hepatic lipid metabolism via altered transcriptional regulation. Trans Am Clin Climatol Assoc, 2004, 115:273-287

23. Gyamfi MA, Kocsis MG, He L, et al. The role of retinoid X receptor alpha in regulating alcohol metabolism. J Pharmacol Exp Ther, 2006, 319(1):360-368

24. Fasano WJ, Carpenter SC, Gannon SA, et al. Absorption, distribution, metabolism, and elimination of 8-2 fluorotelomer alcohol in the rat. Toxicol Sci, 2006, 91(2):341-355

25. Dragoni S, Gee J, Bennett R, et al. Red wine alcohol promotes quercetin absorption and directs its metabolism towards isorhamnetin and tamarixetin in rat intestine in vitro. Br J Pharmacol, 2006, 147(7):765-771

26. Sadzuka Y, Inoue C, Hirooka S，et al. Effects of theanine on alcohol metabolism and hepatic toxicity. Biol Pharm Bull, 2005, 28(9):1702-1706

27. Matsuo K, Ito H, Wakai K, et al. One-carbon metabolism related gene polymorphisms interact with alcohol drinking to influence the risk of colorectal cancer in Japan. Carcinogenesis, 2005, 26(12):2164-2171

28. Maruko A, Ohtake Y, Suzuki A, et al. Development of an experimental system for evaluation of stress effect on ethyl alcohol metabolism using radiorespirometric analysis in rat. Biol Pharm Bull, 2004, 27(4):567-569

29. Misiti F, Giardina B, Mordente A, et al. The secondary alcohol and aglycone metabolites of doxorubicin alter metabolism of human erythrocytes. Braz J Med Biol Res, 2003, 36(12):1643-1651

30. Kotani T, Yamamoto T, Yurimoto H, et al. Propane monooxygenase and NAD+-dependent secondary alcohol dehydrogenase in propane metabolism by Gordonia sp. strain TY-5. J Bacteriol, 2003, 185(24):7120-7128

31. Haveman SA, Brunelle V, Voordouw JK, et al. Gene expression analysis of energy metabolism mutants of Desulfovibrio vulgaris Hildenborough indicates an important role for alcohol dehydrogenase. J Bacteriol, 2003, 185(15):4345-4353

32. Venkataramaiah TH, Plapp BV. Formamides mimic aldehydes and inhibit liver alcohol dehydrogenases and ethanol metabolism. J Biol Chem, 2003, 278(38):36699-36706

33. Molotkov A, Duester G. Genetic evidence that retinaldehyde dehydrogenase Raldh1 (Aldh1a1) functions downstream of alcohol dehydrogenase Adh1 in metabolism of retinol to retinoic acid. J Biol Chem, 2003, 278（38）:36085-36090

34. Koll M, Beeso JA, Kelly FJ, et al. Chronic alpha-tocopherol supplementation in rats does not ameliorate either chronic or acute alcohol-induced changes in muscle protein metabolism. Clin Sci (Lond), 2003, 104(3):287-294

35. Raben A, Agerholm-Larsen L, Flint A, et al. Meals with similar energy densities but rich in protein, fat, carbohydrate, or alcohol have different effects on energy expenditure and substrate metabolism but not on appetite and energy intake. Am J Clin Nutr, 2003, 77(1):91-100

第四篇

酒精相关性疾病的综合治疗

第二十六章

酒精相关性疾病的内科治疗

急性酒精中毒和慢性酒精中毒在临床工作中成为常见疾病，一些严重的酒精中毒性疾病存在着极大的风险，死亡率较高，有的患者突然死亡，无法明确诊断及死亡原因，所以临床医师应该掌握酒精相关性疾病的内科治疗，尤其是重危患者的抢救措施，挽救患者的生命，减少致残率。酒精相关性疾病内科治疗涉及的范围较广泛，本章只选择部分重点内容进行论述，详细内容请查阅相关章节。

第一节　急性酒精中毒

急性酒精中毒是正在饮酒或刚饮过酒后而导致的精神和躯体异常。根据可知的饮酒史、呼气和呕吐物中有浓厚的酒精气味，急性酒精中毒的临床表现及血液或呼气中酒精浓度，诊断急性酒精中毒比较容易，但是还要考虑急性酒精中毒患者伴随的其他疾病：①伴有脑外伤，急性酒精中毒时患者共济失调，意识障碍，极易摔倒或不避危险（车辆等）而致脑外伤；②伴发脑血管病，急性酒精中毒时容易情绪激动，血压迅速升高，发生脑出血的风险较大；③合并糖尿病，急性酒精中毒可使患者血糖升高或降低，易导致酮症酸中毒昏迷或低血糖性昏迷；④合并镇静药物或毒品中毒，吸毒者绝大多数都饮酒。饮酒者许多人原有严重失眠，过量饮酒后入睡前自服过量的镇静药物，容易出现混合中毒的现象，增加了危及生命的风险；⑤合并感染、脑器质性疾病、躯体疾病等，需详细的进行躯体、神经系统检查及相关的 CT 或 MRI、实验室检查等，以便及时发现相关疾病，防止误诊，贻误治疗时机。

一、一般处置

1. 催吐　意识清晰者，饮酒时间 2h 内，可进行催吐，排除胃内酒精，减少酒精的进一步吸收。方法：用物品刺激咽后壁，反射性呕吐。

2. 洗胃　饮酒时间在 2h 内，胃内容物未排空前，胃内存有一定量的酒精、可进行洗胃清除胃内酒精减轻酒精中毒，如果饮酒时间超过 2h，胃内酒精已经排空、吸收、洗胃没有任何作用。

二、药物治疗

（一）精神运动性兴奋状态

抗精神病药物控制兴奋躁动状态：①氟哌啶醇，5～10mg 肌内注射，根据病情，可间隔 15～30min，重复肌内注射，直至安静状态，一般日剂量为 10～30mg。②如果身体状态好，无呼吸抑制，可应用苯二氮䓬类药物，地西泮 10～20mg 肌内注射或缓慢静脉注射，重复应用，至安静状态。也可应用氯丙嗪 25mg 加异丙嗪 25mg，肌内注射，30～60min 重复应用，直至安静状态。注意观察呼吸、血压等。禁用巴比妥类药物，巴比妥类既抑制呼吸的启动，又抑制呼吸节律。③非典型抗精神病药物，利培酮口服液 0.5～1ml 口服，每 30～60min 重复应用，可达 3～6ml/d，或喹硫平、奥氮平等，从小剂量开始，逐渐加量达到安静状态。

（二）昏迷患者的抢救

患者一旦进入昏迷状态，病情变化快，抢救及时可转危为安，延误抢救可突然死亡，必须立即组织抢救。①有休克者，首先抗休克治疗。②有呼吸中枢抑制者，酒精对呼吸中枢的抑制作用与麻醉剂对呼吸中枢的抑制作用类似，安全剂量范围比较狭窄，呈陡坡状（J 型），突然死亡者，多数是由呼吸中枢抑制所致，呼吸中枢兴奋剂的应用显的非常重要，尼可刹米 0.375g 肌内注射或静脉注射。洛贝林 12mg、利他林 20mg，加入 5% 葡萄糖 250～500ml 中静脉滴注。吸氧或呼吸机、气管插管等。③纳洛酮，是阿片受体拮抗剂，药理作用是解除酒精对呼吸中枢抑制，给药 1～2min 后呼吸频率增加，镇静作用被逆转，血压降低恢复正常，控制病情进展。用法，纳洛酮 0.4～0.8mg 立即静脉注射/肌内注射或 2～3mg 静脉滴定，重复应用至意识清醒，个别患者剂量可达 10～15mg/d。④其他措施，甲氯芬酯、氯酯醒、克脑迷、血液透析等。

（三）癫痫持续状态

如果应用具有呼吸中枢抑制作用的抗癫痫药物与酒精对呼吸中枢的抑制作用有叠加作用，增加患者的死亡率，应加以预防。应用对呼吸中枢无抑制作用的抗癫痫药物，常用药物如下：①利多卡因，100mg 稀释于 10% 葡萄糖 20ml 中，在 2min 内静脉注射。200～600mg 稀释于 5% 葡萄糖 250～500ml 中静脉滴定，根据病情 6h 内可达 1 000～1 200mg。注意有心脏传导阻滞，心动过缓者，慎用或禁用。②苯妥英钠（DPH），由于 DPH 蛋白结合率为 70%～95%，只有 10% 为游离状态具有抗癫痫作用。开始必须大剂量 8～10mg/kg，有人主张更大剂量 14～20mg/kg，药物快速达到有效血浓度，达到抗癫痫作用。用法：稀释成 5% 溶液（注射用水或生理盐水稀释）缓慢静脉滴注，每分钟不超过 50mg。注意严重心脏病者慎用或不用。③地西泮，各型癫痫状态的首选药物，一般 2～3min 生效。用法：成人 10～20mg 不稀释，以 3～5mg/min 速度静脉注射，15min 后复发可重复给药，总量可达 60～90mg。或 100～120mg 溶于 5% 葡萄糖溶液 500～1 000ml 中，缓慢静脉滴注。注意，有呼吸中枢抑制者禁用，应用过程中出现呼吸中枢抑制应停用，应用前或同时应用呼吸中枢兴奋剂更安全。

第二节 慢性酒精中毒相关性疾病

慢性酒精中毒相关性疾病是指饮酒者长期大量饮酒，酒精及其代谢产物（乙醛等）对机体细胞的直接和间接毒性和营养物质（维生素、叶酸、电解质、蛋白质、酯类等）缺乏，导致全身各种器官或系统的损害性疾病，各种疾病临床症状各异，发展速度不同，在具体患者身上，往往多种疾病相互重叠，某些疾病病情危重，死亡率较高，如能得到及时有效的治疗，可降低死亡率和致残率。

一、韦尼克脑病

韦尼克脑病（WE）是慢性酒精中毒的重症，死亡率 10% ~ 20%，是可逆性综合征，及时治疗，可以挽救生命，也可防止发展成为 Kossakoff 综合征。

WE 主要是由于严重的维生素 B_1 缺乏所致，这时抢救的最大危险是在未补充维生素 B_1 前，常规的补充葡萄糖加维生素 C，静脉注射或滴定，造成病情迅速恶化或突然死亡。这时大剂量补充维生素 B_1，不是单纯的供给营养物质，而是挽救患者的生命。应用维生素 B_1 的原则：①必需在应用葡萄糖前或同时进行；②肠道外应用；③足剂量。用法：①维生素 B_1 50 ~ 100mg 立即静脉注射或肌内注射，持续 2 周至正常进食；②维生素 B_1 200 ~ 600mg 加入 5% 葡萄糖溶液 250 ~ 500ml 中，静脉滴注，12h 内总量可达 1 000mg。注意：①维生素 B_1 少见过敏者，罕见过敏性休克；②同时纠正低钾，低镁等离子异常。

二、糙皮病性脑病

糙皮病是由于烟酸 / 烟酰胺缺乏导致的皮肤、消化道、精神、神经症状，尸检资料中，糙皮病常与胼胝体变性、WE 并存，糙皮病治疗及时其疗效惊人，精神错乱、谵妄患者可在一夜间迅速缓解，转为安静，意识清晰，24h 内舌红肿，口腔感染、恶心、呕吐、腹胀等症状迅速消失。治疗不及时可发展为痴呆或突然死亡。本病非典型者的临床表现与 WE 不易区分，所以当 WE 用大剂量维生素 B_1 治疗无效时，应用烟酰胺治疗，可获显著疗效。用法：①烟酰胺 100mg、3 ~ 5 次 /d 口服；②烟酰胺 100mg、1 ~ 2 次 /d 肌内注射，注射局部疼痛；③烟酰胺 300 ~ 500mg 加入 10% 葡萄糖溶液 250 ~ 500ml 中，1 ~ 3 次 /d，静脉滴定。严重病例，一日总量可达 1 000 ~ 1 500mg。

三、湿性脚气病性心脏病

湿性脚气病性心脏病是由于机体缺乏维生素 B_1，三羧酸循环障碍，ATP 合成减少，心肌供能不足，导致酒精性心肌病和心肌力不足，同时小动脉扩张，血流量增加为高输出量状态造成心脏功能不全。临床医师在慢性酒精中毒的治疗过程中，出现心功能不全的症状。如果未认识到该患者的心衰是由于维生素 B_1 缺乏所致，在抢救急性心衰的过程中，按常规应用葡萄糖加维生素 C 和强心药物而未应用维生素 B_1，使心肌细胞内的维生素 B_1 耗竭，导致急性心功能衰竭，突然心搏骤停，这时医生还不知道为什么死亡；也可能在抢救 WE 过程中应用了大剂量维生素 B_1，同时治愈了湿性脚气病性心脏病，却不知道是如何治好了心脏病。所以在急诊室急救所有慢性酒精中毒患者时，常规肠道外补给维生素 B_1 50 ~ 100mg 是必要的，维生素 B_1 最大量可达 1g/24h。

（陈华昌　辛　凤）

第三节　酒精戒断综合征

酒精戒断综合征（alcohol-withdrawal-syndrome，AWS）是饮酒者长期大量饮酒，突然中断或减量饮酒导致血液中酒精浓度水平下降，出现的一系列临床症状，严重者震颤谵妄（delirium tremens，DT），死亡率为 5% ~ 15%。临床医师对于每位 AWS 的患者，如果病情允许都需进行详细的躯体，神经、精神方面的检查及必要的实验室化验和辅助检查。以便明确是否有如下合并症：外伤、感染、低血糖、高血糖、酮症酸中毒、电解质紊乱、肝性脑病、胰腺炎、肝肾综合征、癫痫等。

首先确定是门诊治疗还是住院治疗：

门诊治疗的患者：① AWS 较轻；② 45 岁以下；③身体状态良好；④没有合并症。

门诊治疗的方法：①地西泮（diazepam）5 ~ 10mg/次，3 次 /d 口服或肌内注射。劳拉西泮（lorazepam）1 ~ 2mg，3 次 /d 口服或肌内注射；②也可第 1 天"负荷剂量法"（loading dose method）：地西泮 20 ~ 30mg，分次静脉应用或肌肉注射；③维生素 B_1 100mg，1 次 /d 肌内注射。

住院治疗的患者：① AWS 严重；② 45 岁以上；③身体状态不好；④有合并症。住院治疗，如果患者处于谵妄，休克、昏迷状态，立即组织抢救。谵妄状态时需进行鉴别，是酒精戒断性震颤谵妄，还是慢性酒精中毒者过量饮酒所致急性酒精中毒性谵妄，主要从饮酒时间进行判断。震颤谵妄一般发生饮酒后 6h 以后，血液中酒精浓度水平（BAL）开始下降后，有明显的震颤伴有谵妄等。酒精中毒性谵妄，常发生在饮酒过程中或刚饮完酒后，BAL 处高峰时发生谵妄状态。

一、苯二氮䓬类药物治疗

苯二氮䓬药物是 AWS 治疗的主要药物。酒精的中枢神经药理学作用是通过作用于 GABA 系统，加强中枢 GABA 的抑制作用，使 $GABA_A$ 受体下调，同时神经中枢自身上调兴奋性谷氨酸系统的 NMDA 受体，使中枢兴奋-抑制功能，处于相对的动态平衡稳定状态，当 BAL 下降后，中枢的谷氨酸系统过度兴奋，发生一系列的戒断症状。苯二氯䓬类药物与酒精的药理作用是交叉耐受性。应用苯二氯䓬类药物治疗 AWS 的机制是加强 GABA 的中枢抑制作用和外周肌肉松弛作用，快速有效的控制 AWS 的症状。

（一）逐日替代递减法

我国临床医师多首选地西泮，美国多首选氯氮䓬，地西泮优点是半衰期（$T_{1/2}$）17h，其代谢产物去甲羟基地西泮 $T_{1/2}$ 是 24h，达到有效剂量后血药浓度稳定，疗效可靠不波动。缺点是轻度抑制呼吸和降低血压，慢性阻塞性肺病、吸入性肺炎、低血压慎用。用法：①地西泮 5 ~ 10mg，3 ~ 4 次 /d 口服；②地西泮 10 ~ 20mg，2 ~ 3 次 /d 肌内注射；③地西泮 10 ~ 20mg，2 ~ 3 次 /d 静脉注射或滴注。根据戒断症状的严重程度增加药物剂量，应用几次后，患者出现嗜睡，可以减量，大部分患者地西泮的需要量为 20 ~ 40mg，理想状态是即控制症状，又不致于过度镇静。第 1 天需每 1 ~ 2h，评估 1 次患者的各种症状的状态，决定下一次需要的药量。多数患者第 2 ~ 3 天后，每 4 ~ 6h 评估 1 次，直到体征消失。

（二）负荷剂量法

适应证是不需考虑有呼吸抑制的患者，优点：①快速控制戒断症状；②缩短戒断症状持续的时间；③预防某些并发症的发生，如癫痫、兴奋躁动患者导致躯体衰竭等。用法：①地西泮 10 ~ 20mg/ 次，静脉注射或肌内注射；②地西泮 10 ~ 30mg/ 次，静脉滴注。半小时至 2h 给药 1 次，直到患者镇静下来，至少地西泮需要 40 ~ 60mg，多数患者不需要继续增加剂量。少数对药物耐受性高的患者，地西泮剂量高达 100 ~ 200mg/d。缺点是药物剂量大，给药速度快，地西泮及其代谢产物去甲基地西泮，可能蓄积中毒，包括过度镇静，共济失调，呼吸抑制等。应用地西泮过程中，密切观察病情，达到理想状态，即轻度镇静，就应减量或停用。不需要追加剂量，防止病情波动，以防中毒。

如果发现苯二氮䓬类药物中毒，选用氟马西尼（flumazenil）拮抗苯二氮䓬类药物的呼吸抑制，低血压和过度镇静作用。用法：氟马西尼 0.2mg/2ml 静脉注射，30s 后 0.3mg，1min 后每隔 30s 给予 0.5mg，最高总量为 5mg。2h 内监测是否再度呼吸抑制。禁用于癫痫持续状态，颅内压增高者。

（三）劳拉西泮（lorazepam）和奥沙西泮（oxazepam）

两种药物的优点是不经过肝脏 P_{450} 酶代谢，主要与葡萄糖醛酸结合代谢，无活性代谢产物，无肝脏毒性。适用于肝脏损害，严重心脏病的患者。缺点是半衰期短（$T_{1/2}$）6 ~ 10h，病情可能波动，需要密切观察病情变化。用法：劳拉西泮 2mg，3 ~ 4 次 /d 口服，肌内注射或静脉注射。奥沙西泮 15mg，2 ~ 4 次 /d 口服。

（四）氯氮䓬

氯氮䓬 25 ~ 50mg，口服或肌内注射，1 次 /h，直至安静，然后 1 次 /4 ~ 6h，严重者可缓慢静脉注射。

（五）氯美噻唑（clomethiazole）

在欧洲广泛应用于 AWS 的治疗。

应用苯二氮䓬类药物一般 3 ~ 7d 内逐渐减量直到症状消失后停用。

二、抗精神病药物

AWS 出现精神症状，即使是轻微的错觉如将静滴管看成是蛇，也可能是严重戒断状态的前兆。有些谵妄轻度意识水平下降，认知损害比较隐蔽，表情茫然，淡漠，需仔细观察评估。幻觉、妄想、兴奋躁动、木僵、谵妄等精神症状，一旦出现就应考虑应用抗精神病药物治疗。

1. 精神运动性兴奋状态　①氟哌啶醇，5 ~ 10mg/ 次，肌内注射。可根据病情需要增加剂量，一般日剂量 10 ~ 30mg 或更大剂量。多数患者同时应用苯二氮䓬类药物，一般不会出现锥体外症状和静坐不能；②氯丙嗪：应用于没有呼吸抑制、癫痫、严重肝脏损害和心脏病患者。氯丙嗪 25 ~ 50mg 加异丙嗪 25 ~ 50mg，肌内注射，2 ~ 4 次 /d，镇静后抗精神药物应减量或停用。

2. 精神运动性抑制状态　舒必利 100 ~ 200mg，2 ~ 3 次 /d 口服或舒必利 100 ~ 600mg，1 次 /d 静脉滴注。严重木僵状态，先进行无抽搐电休克治疗（MECT），木僵状态缓解后应用药物治疗。

3. 非典型抗精神病药物　常用药物：喹硫平、奥氮平、阿立哌唑、利培酮、齐拉西酮等，优点是不良反应轻，安全有效，一旦精神症状消失，抗精神病药物应减量逐渐停用。

三、控制肾上腺素功能亢进的药物

适用患者有心率快，震颤、出汗、高血压等自主神经功能紊乱症状，无心脏传导阻滞。用法：①普萘洛尔 10 ~ 20mg，2 ~ 3 次 /d 口服；②阿替洛尔（atenolol），25 ~ 50mg，1 ~ 2 次 /d，日最大剂量 100mg；③可乐定（clonidine）0.075 ~ 0.15mg，2 ~ 3 次 /d 口服，可逐渐加量至 0.2 ~ 0.8mg/d。危重高血压（180mmHg 以上）者，0.15 ~ 0.3mg，极量 0.6mg 加入 25% 葡萄糖 20 ~ 40ml 中，缓慢静脉注射，同时口服降压药物，监测血压，防止血压下降太快造成低血压。注意该类药物不可突然停药，以免引起交感神经亢进的撤药综合征。

四、其他药物

抗癫痫药物：卡马西平（carbamazepin）、奥卡西平（oxcarhazepine）、托吡酯（topiramate）、加巴喷丁（gabapentin）等治疗 AWS 有较好的疗效。

钙通道拮抗剂：尼莫地平（nimodipine）、尼群地平（nitredipine）、卡罗维林（caroverine）、维拉帕米（verapamil）等，保护心脏功能使心率恢复正常等。

第四节　酒精性肝病

酒精性肝病（alcoholic liver disease，ALD）是酗酒者短期大量饮酒或长期饮酒，导致肝脏损害，包括轻症酒精性肝病（mild alcoholic injury，MAI）、酒精性脂肪肝（alcoholic fatty liver，AFL）、酒精性肝炎（alcoholic hepatitis，AH）、酒精性肝纤维化（alcoholic hepatic fibrosis，AHF）、酒精性肝硬化（alcoholic cirrhosis，AC）等，常与酒精所致的其他躯体疾病共存。

一、戒酒和体育锻炼

酒精性肝病是由于酒精及其代谢产物（乙醛等）造成肝脏的病理性改变，导致肝脏各阶段的病变，如果酗酒者在轻度酒精性肝病至酒精性脂肪肝阶段，能够完全戒酒，限制动物脂肪和糖类的摄入，选择不饱和脂肪酸的植物油，高蛋白饮食，控制饮食量，坚持长期适当的体育锻炼，可达到完全康复的目的。在酒精性肝炎和酒精性肝纤维化阶段，能彻底戒酒，配合保肝促进肝细胞恢复和抗纤维化的药物，是可以逆转肝功能和肝结构的变化。在酒精性肝硬化阶段彻底戒酒，可以阻止肝硬化进一步发展。所以酒精性肝病患者，终身戒酒是非常重要的，如果不能彻底戒酒，也要尽量减少饮酒量，男性每日限制在 40g 纯酒精以内，女性每日限制在 20g 以内。

二、支持疗法及营养物质的补充

酒精性肝病患者，多数有营养不良，静脉补充蛋白质、热量、低脂、多种维生素、叶酸及缺乏的电解质（K、Mg、Na、Ca、Zn 等），无肝性脑病者，可高蛋白质饮食，有利于肝细胞及其肝结构的修复和机体的需要。

三、降脂类药物

酒精性脂肪肝阶段主要应用降脂类药物治疗。

1. 月见草油（evening-primrose-oil）　月见草种子含 γ- 亚麻酸和亚油酸、能降低血浆中胆固醇、三酰甘油，抑制血小板聚集，减少血栓素 A_2（TXA_2）的生成。用法：月见草油 1.5 ~ 2.0g，3 次 /d 口服，常用规格 300、350、500mg。注意：服用后可有恶心，继续用药可减轻消失。

2. 亚油酸（linoleic acid）　是从大豆油的皂化物中提取和减压蒸馏后获得的不饱和酸、含纯亚油酸 65% 以上，加维生素 E 作为抗氧化剂。能与胆固醇结合成酯，使其降解为胆酸并排泄，降低血浆中胆固醇和三酰甘油的作用。用法：亚油酸 1 ~ 2 丸，3 次 /d 餐后服。

3. 烟酸生育酚酯（tocopheryl nicotinate）　能抑制低密度脂蛋白（LDL）和极低密度脂蛋白（VLDL）的合成，对激肽酶引起毛细血管通透性亢进有抑制作用，改善微循环，抑制胆固醇合成，促进胆固醇排泄到胆汁中。用法：烟酸生育酚酯 100 ~ 200mg/ 次，每日 3 次，餐后服用。注意偶有轻度头晕、胃肠道症状。

4. ω-3 脂肪酸［omega（ω）-fatty acid］　能抑制肝内脂质及脂蛋白合成，降低血浆中胆固醇、三酰甘油、LDL、VLDL，增加高密度脂蛋白（HDL）的生成，抗血小板聚集和抗血栓作用。用法：ω-3 脂肪酸 1 ~ 2 丸，3 次 /d 口服。注意，大剂量可有消化道不适，有出血疾病者禁用。

5. 藻酸双酯钠（alginic-sodium-diester）　制自海洋生物，为酸性多糖类药物，有类肝素样生理活性，降低血浆中胆固醇、三酰甘油、LDL、VLDL 水平，升高 HDL 水平，降低血液黏稠度，扩张血管、改善肝脏微循环等作用。用法：藻酸双酯钠 1 ~ 2 片，3 次 /d 口服。注意：罕见过敏，有出血史、严重肝肾功能不全者禁用。

四、酒精性肝炎的治疗

（一）复方丹参注射液加复方氨基酸

复方丹参注射液：①改善肝脏微循环，增加肝脏血液供应，较多的营养物质进入肝脏，有利肝细胞的修复；②对酒精性肝细胞炎症，灶状或片状坏死，中性粒细胞浸润，肝脂肪的消退，减轻胆汁淤积，促进肝细胞再生，有良好疗效；③有效抑制纤维细胞的核分裂，抑制肝纤维增生，抗肝纤维化，促进已形成的肝纤维化重吸收。

多数酗酒者营养不良，负氮平衡，修复破坏的肝细胞及其他结构，需要大量的氨基酸，尤其是必需氨基酸，补充支链氨基酸的复方氨基酸制剂，提供肝脏修复所需的蛋白质，也提供能源，维持正氮平衡，促进肝脏修复。用法：复方氨基酸注射液 250 ~ 500ml，1 次 /d 静脉滴注。复方丹参注射液 20 ~ 30ml 加入 5% 葡萄糖注射液 250 ~ 500ml，1 次 /d 静脉滴注。

（二）水飞蓟宾（silibinin）

水飞蓟宾是从水飞蓟果实中提取分离的一种黄酮类化合物，有明显保护和稳定肝细胞的作用，清除活化氧，对抗脂质过氧化及抑制一氧化氮产物，抗酒精性肝损害，促进肝细胞再生，抗肝纤维化及调节免疫功能和肝脏修复的作用：用法：水飞蓟宾 2 片,3 次 /d 口服。

（三）瓜蒂素

瓜蒂素为甜瓜蒂的提取物，主要成分为葫芦素 B、D、E 能阻止肝细胞空泡变性，坏死肝组织炎性反应，肝细胞脂肪变性，抑制肝纤维增生的作用，能消退黄疸，降低血清氨基转移酶，胆红素等作用，消除水肿，对蛋白倒置和高球蛋白血症也有明显的纠正作用，用法：瓜蒂素 1 ~ 3 片，3 次 /d 口服，注意偶有头晕，胃肠道症状。

（四）促肝细胞生长素（hepatocyle grouth promoting factors，PHGF）

本品是从乳猪新鲜肝脏中提取的小分子量多肽类活性物质，能刺激肝细胞 DNA 合成，促进肝细胞再生。能减轻急性肝坏死时脂质过度氧化，稳定细胞膜，活跃肝细胞生物氧化，保护肝细胞，促进肝细胞修复，降低谷丙转氨酶，还有抗肝纤维化作用。用法：促肝细胞生长素 40mg、2 次 /d 肌内注射或 80 ~ 120mg 加入 5% 葡萄糖 250 ~ 500ml、1 次 /d 静脉滴注，1 个月为一疗程，也可视病情而定。注意：有过敏体质者慎用，偶有低热。

（五）还原型谷胱甘肽（GSH）

GSH 提供肝脏代谢过程中的甲基，提高肝脏酶的活性，减少肝细胞膜、线粒体膜的氧化损伤，提高肝脏解毒功能，减少三酰甘油的堆积，降低转氨酶和退黄疸作用。用法：GSH 0.6g/ 次，1 ~ 2 次 /d 肌内注射或静脉滴注。

其他药物，S- 腺苷甲硫氨酸、苦参碱、复方甘草酸苷等也有保护修复肝细胞作用。

五、抗肝纤维化

（一）己酮可可碱（pentoxifylline）

是一种非选择性磷酸二酯酶抑制剂，通过增加细胞内 cAMP 和 cGMP 浓度来减少 TNF-α 基因的转录、抑制 TNF-α 合成，抑制各种细胞因子的表达，包括 IL-5、IL-12 的产生，抑制胶原蛋白 I 的沉积和纤维化的过程，改善肝脏微循环，降低肝肾综合征的风险。用法：己酮可可碱 100 ~ 400mg，3 次 /d 口服。或 100 ~ 400mg 溶于 5% 葡萄糖 250 ~ 500ml 中，90 ~ 150min 滴注，注意急性心肌梗死、严重冠心病、孕妇禁用，低血压慎用。

（二）干扰素 α

阻止胶原组织沉积，通过减少胶原细胞的 mRNA 水平，降低胶原的产生，同时具有抑制病毒繁殖调整免疫，抗肿瘤等效应，对于酒精性肝纤维化，肝硬化伴有乙肝病毒感染、肝肿瘤患者更适用，用法：干扰素 α 第 1 周 300 万单位皮下注射，每周 2 ~ 3 次；第 2 周每次 500 ~ 600 万单位，每周 1 次；第 3 周每次 900 ~ 1 000 万单位，每周 1 次，连续 6 周，共 8 周为 1 疗程。注意，高剂量时可有生物制剂反应即发热、流感样症状，肌肉酸痛，少数患者有转氨酶，血肌酐升高，偶有轻度骨髓抑制者。

（三）秋水仙碱

通过多种机制抑制肝细胞的微管聚合，抑制胶原分泌等干扰胶原的合成，增加胶原酶的产生，具有抗纤维化作用，但治疗肝纤维化作用尚有争议。用法，秋水仙碱 0.5 ~ 1mg，2 ~ 3 次 /d 口服，用量可达 4 ~ 8mg/d。注意，少数有消化道症状，罕见骨髓抑制者。

（四）磷脂酰胆碱（PPC）

PPC 是从大豆中提取的一种磷脂，是细胞膜和亚细胞膜的重要组成部分，长期饮酒导致生物膜，尤其是线粒体膜上的磷脂和磷酸软磷脂的缺乏。PPC 在体内形成细胞膜骨架和修复生物膜损伤。有抗氧化、抗炎、保护细胞膜及细胞器等作用，通过增加肝胶原降解从而起抗纤维化作用。

（五）中药抗纤维化作用

单药：①丹参，体外细胞培养，研究发现，丹参可有效抑制纤维细胞的核分裂，减少胶原蛋白和纤维连接蛋白的产生。对大鼠酒精性肝损伤及肠道屏障功能均有保护作用，临床应用能显著降低肝纤维化指标，改善肝功能及肝病症状。常用治疗肝炎及肝硬化等。②黄芪，能减轻总胶原及Ⅰ、Ⅲ、Ⅳ型胶原在肝脏的病理性沉积，使胶原蛋白明显下降，显著提高自然杀伤细胞（NK）活性调节免疫功能。对肝纤维化有预防和治疗作用，随着疗程的延长而增强。③三七，能抑制中央静脉下成纤维细胞及星状细胞的增殖，缩小门脉内径、降低门脉压，改善微循环，增加肝细胞供血供氧，改善肝细胞功能，防治肝纤维化和肝硬化作用，具有活血化瘀、止血、补虚强壮等功效。

方剂：① 861冲剂（丹参、黄芪、鸡血藤等），有研究通过861冲剂对由CCl₄所致肝纤维化大鼠作用的研究证明其可抑制肝组织中网状纤维结缔组织增加及沉积，调控贮脂细胞的Ⅳ型胶原的表达。减轻肝细胞损伤，具有显著的阻止及逆转肝纤维化作用，部分早期肝硬化者，经治疗后肝纤维隔离变细、变窄、假小叶变的不典型。②扶正化瘀胶囊（虫草菌丝、丹参、桃仁、松黄、七叶胆等），刘平等针对动物模型的研究证明该药有良好的促进肝内胶原纤维降解，吸收逆转肝纤维化的作用。③小柴胡汤（柴胡、人参、半夏、黄芩、甘草、生姜、大枣），动物实验证实其能增加肝细胞生长因子、抑制转化生长因子，提高机体免疫功能，防治肝纤维化作用。

第五节　酒精性肝性脑病

酒精性肝性脑病（alcoholic hepatic encephalopathy，AHE）是酗酒者短期大量饮酒发生急性大量肝细胞坏死和急性肝衰竭，导致急性肝性脑病或长期饮酒造成弥漫性肝脏损坏如肝硬化失代偿期及门体分流等，导致慢性肝性脑病，以代谢紊乱为基础，临床表现是精神异常，意识障碍，最终导致昏迷的脑功能障碍综合征。病因及发病机制复杂，应早期诊断，早期治疗。

一、去除诱因

有感染者抗感染。消化道出血者确定出血部位，止血、排除积血，输新鲜血，避免大量利尿、放腹水。纠正水、电解质紊乱及酸碱平衡失调。慎用镇静药物，必要时用异丙嗪（promethazine）、氯苯那敏（chlorphenamine），需减少剂量。

二、纠正氨中毒

1. 限制蛋白质的摄入、保证营养与热量　昏迷期禁食蛋白质，静脉滴注葡萄糖，支链氨基酸，新鲜血液或血浆。苏醒后开始蛋白质20g/d，增至40g/d，完全清醒60g/d。平日蛋白质不低于40g/d，不高于70g/d为宜。以免引起氮平衡紊乱。每日热量保证

1 200 ～ 1 600kcal，以糖类和蛋白质为主，同时补充各种维生素，通过静脉、鼻饲、饮食供给。

2. 肠道清洁、酸化和菌群的抑制与调整　减少肠道氨的产生和吸收，降低血氨。①导泻剂：乳果糖（lactulose）、乳梨醇（lactitol），两种药物不被肠道吸收，具有导泻作用，排除肠道内的含氮物质、积血等，并且被肠道细菌分解为乳酸和乙酸降低肠道pH（5 ～ 6）减少氨的产生。乳果糖用法：A. 粉剂 10 ～ 30g，3 次 /d，口服；B. 糖浆（60%）15 ～ 30ml，3 次 /d 口服；C. 灌肠，粉剂 100 ～ 200g 溶于 500 ～ 800ml 生理盐水溶液中。乳梨醇 0.3 ～ 0.5g/kg，3 次 /d 进餐时服用。也可用 25% 硫酸镁（magnesium sulfate）30 ～ 60ml，口服。大黄导泻，宜从小剂量开始，调整到适当剂量，每日 2 ～ 3 次软便。②抗生素，首选利福昔明（rifaximin）200mg，3 次 /d 服用。巴龙霉素（paromomycin）0.5g，4 次 /d 服用。两种药物无肾脏损害的副作用，适用有肾功能不全的患者。也可用新霉素（neomycin）2 ～ 4g/d，分次服用，肾功能不全者禁用，抗生素使用期不应过长，以免引起菌群失调或二重感染。③活菌制剂：A. 乳酸杆菌奶，乳酸杆菌在结肠内繁殖，产生乳酸降低 pH，又抵制革兰氏阴性杆菌的繁殖；B. 地衣芽孢杆菌活菌胶囊 500mg，3 次 /d；C. 粪肠球菌 SF68，勿与抗生素合用，有效且无不良反应。

3. 降血氨药物　①L- 鸟氨酸-L-aspartate（OA）：OA：5 ～ 20g 溶于 5% 葡萄糖液 250 ～ 500ml 中，1 ～ 2 次 /d 缓慢静脉滴注，连续 7d。注意偶有恶心、呕吐，多为一过性的，不需停止治疗；②乙酰谷酰胺（acetyglutamide）：600 ～ 900mg 加入 10% 葡萄糖 250 ～ 500ml 中，缓慢静脉滴注。注意：滴注太快引起血压下降；③精氨酸（arginine）：15 ～ 20g 加入 5% 葡萄糖液 500ml 中，缓慢滴注。注意：滴注太快引起恶心呕吐，流涎，潮红。用盐酸盐可引起氯性酸中毒。肾功能不全者禁用；④天冬氨酸钾镁（potassium magnesium aspartate）：10 ～ 20ml 加入 5% 葡萄糖 250 ～ 500ml 中，1 次 /d 缓慢静脉滴注，重症黄疸者 2 次 /d。注意：不能静注或肌注；肾功能不全、高血钾者禁用；除洋地黄中毒者外，房室传导阻滞者慎用；监测血钾、血镁，防止高钾、高镁血症。

三、纠正氨基酸代谢障碍

静脉滴注支链氨基酸，纠正低蛋白血症，促进蛋白质合成，参与能量代谢的作用，临床有效率 30% ～ 80%，支链氨基酸注射液 250ml 加入等量 10% 葡萄溶液中，1 ～ 2 次 /d 缓慢静脉滴注，2 ～ 3 周一疗程。

四、其他药物

1. 纳洛酮（naloxone）　是一种合成的阿片受体拮抗剂，对呼吸心血管抑制有明显疗效。对肝性脑病昏迷有促醒作用。纳洛酮 0.4 ～ 0.8mg，静脉、肌内、皮下、气管给药均可。

2. 左旋多巴（levadopa）　能透过血脑屏障进入脑内合成多巴胺，去甲肾上腺素等神经递质，竞争取代假性神经递质，使意识恢复。左旋多巴 200 ～ 400mg 加入 10% 葡萄糖液 250 ～ 500ml，1 ～ 2 次 /d 静脉滴注。或溶于 100ml 生理盐水中灌肠。清醒后改为口服，

2 ~ 5g/d 分次服用。

3. 氟马西尼（flumazenil） 是苯二氮䓬类受体拮抗剂，肝性脑病时对苯二氮䓬类受体有拮抗作用，解除 GABA 对大脑的抑制作用。有的学者不支持该学说，尚有争议。氟马西尼用量报道差异较大，常用 0.5 ~ 2mg 溶于生理盐水 20ml 中，5min 内静脉注射。也有用氟马西尼 25mg，2 次 /d。部分患者应用氟马西尼后产生短暂而明显的改善。

五、抗精神病药物

关于肝性脑病患者精神异常使用抗精神病药物治疗的文献几乎没有。氟哌啶醇仍然是肝性脑病精神异常时最常用的药物。非典型抗精神病药物，代谢广泛，对肝脏影响小，低剂量应用，仍然是很好的药物选择。氯丙嗪对肝脏毒性风险较高，应避免使用。用法：①精神运动性兴奋状态时，宜选用氟哌啶醇，非典型抗精神病药物等；②精神运动性抑制状态时，宜选用舒必利、阿立哌唑等。

六、糖皮质激素的应用

目前，对于糖皮质激素治疗 AHE 一直存在较大的争议，本文论述供大家参考。糖皮质激素抑制细胞免疫功能，抑制转录因子，减少肝细胞膜特异脂蛋白、透明小体等新抗原的产生，抑制乙醛络合物形成和胶原基质的产生，抑制纤维增生，对防止肝纤维化有间接作用。

2002 年 Mathurin 等综合美国和法国 215 个临床病例进行 meta 分析，判别函数值（maddreys discriminant function score，DF 值）大于 32 的重症患者糖皮质激素比安慰剂组能显著提高患者 28d 生存率 [（84.6% ± 3.4%）vs.（65.1% ± 4.8%），$p < 0.01$]。对并发肝性脑病的重性酒精性肝炎患者有效率达 27% ~ 40%。2010 年中华医学会肝病学分会酒精性肝病治疗指南，糖皮质激素可改善重症酒精性肝炎（有脑病者或 Maddrey 指数＞ 32）患者的生存率。适应证：①重症酒精性肝炎；②酒精性肝性脑病；③ 32 ＜ DF 值＜ 54；④血清总胆红素（TBIL）＞ 171μmol/L，D/T ＞ 50%。禁忌证：致命性或活动性感染、消化道出血、肾衰竭。王炳元等推荐用法为甲泼尼龙（mehtyl prednisolone）80 ~ 120mg，1 次 /d 静脉滴注。第 3 天血清总胆红素（TBIL）下降 10% 以上及第 7 天下降 30% 以上，作为糖皮质激素有效的指标，改为口服泼尼松（prednisone）30 ~ 60mg，待 TBIL 降到 40μmol/L 以下时逐渐减量。如果第 3 天 TBIL 下降＜ 10% 或第 7 天下降≤ 30%，说明该患者对糖皮质激素不敏感，可直接停药。个别患者早期（前 3d）反应良好，1 周后效果不佳，不可骤然停药，应继续观察 1 周，仍然效果不佳时再逐渐减量停药。欧美常见的治疗方案是泼尼松 40mg/d，连续 4 周后一次性停药。也有逐渐减量在 5 ~ 10mg/d，疗程 1 ~ 6个月，更长者达 1 ~ 2 年，定期随访、检测肝功能及其他化验指标。注意：①糖皮质激素治疗 40% 无效，其他治疗也效果不佳；② 26% 治疗前并发感染。对激素治疗有效者比无效者，激素治疗后感染率显著下降，所以普通感染在有效抗感染治疗的同时，不应作为激素治疗的禁忌证。

七、肝移植

对于终末期酒精性肝病患者，及时肝移植，可能是唯一能延长生命的方法。1983 年国际肝移植会议推荐，酒精性肝病进行肝移植应戒酒至少 6 个月，才考虑肝移植术。大部分重性酒精肝病患者住院 2 个月内死亡。这些患者在能够接受肝移植前就已经死亡。国内外学者，对酒精性肝病，肝移植后长期追踪研究结果显示短期和长期存活率与其他疾病肝移植存活率没有差别。笔者主张，酒精性肝病患者，经过肝移植前评估适合肝移植者，尽早进行肝移植，以提高患者生存率，不应等待戒酒 3 ～ 6 个月后进行肝移植。

总之肝性脑病病因多，病理机制复杂，任何原因导致大脑功能障碍，都可能出现神经精神异常，不可能用单一原因和机制解释所有问题。所以肝性脑病时，必须根据病情，采取综合措施，个体化治疗，使各项检测指标趋于正常，才能达到预期效果。

第六节　酒精性急性胰腺炎

一、禁食胃肠减压和体液与营养支持

轻症者可进少量清淡流食，忌食脂肪和刺激性食物。中重症者患者常有恶心、呕吐和肠麻痹，食物和胃液进入十二指肠，刺激胰腺分泌各种胰酶和胰酶原，导致胰腺水肿、炎性细胞浸渍、坏死，进一步加重病理损害。中重者必须禁食和胃肠减压。呕吐、胃肠减压丢失大量液体和电解质、酸性液体等，常需禁食 1 ～ 2 周，所以必需通过肠道外营养过渡到肠道内营养，补充大量水、电解质、各种维生素、蛋白质和碳水化合物等，保证机体的需要，维持内环境稳定。

二、镇痛、解痉

剧烈腹痛时，常用哌替啶（pethidine）、曲马多（tramadol）肌内注射。不宜单独应用吗啡，导致 oddi 括约肌收缩，必须用时，需合用阿托品缓解 oddi 括约肌收缩：有括约肌痉挛者，效果佳。或可用异丙嗪 25 ～ 50mg 肌内注射，有镇静加强镇痛的作用；阿托品有明显松弛平滑肌的作用，但可加重麻痹性肠梗阻并使心率加速，宜慎用；异可利定有一定中枢镇静、镇痛，非特异性松弛平滑肌、扩张冠状动脉、无阿托品副作用，10mg/次，3 次 /d 口服。注意偶有过敏者。剧痛不缓解者应用普鲁卡因（procaine）0.5 ～ 1.0g 加入生理盐水 500 ～ 1 000ml 静脉滴注。注意极少数过敏者，需皮内试敏。溴己新（bromhexine）可降低胰液黏稠度，使蛋白栓子不易形成，减轻疼痛。用法：溴己新 4 ～ 8mg、肌注 2 次 /d。成人 8 ～ 16mg/次、3 次 /d 口服。注意：胃十二指肠溃疡者慎用。三甲噁唑烷二酮和二甲噁唑烷二酮：能溶解胰管内钙化性结石，用法：三甲噁唑烷二酮 0.6g/d 口服，2 ～ 4 周后逐渐增加到 1.2g/d，最高剂量 1.5g/d。疗程数月至 2 年以上。

三、抑制胃酸分泌的药物

减少胃酸和胰酶的分泌，预防和恢复应激性胃、十二指肠溃疡。用法：①西米替丁（cimetidine）200mg/次、肌内注射、1次/4～6h；②泮托拉唑（pantoprazole）80mg/d、静脉滴注；③奥美拉唑（omeprazole）20～120mg/d、剂量大于50mg/d分2次、静脉滴注。注意：偶有过敏者、严重肾功能不全者禁用，严重肝功能不全者慎用，必要时剂量减半。

四、抑制胰酶活性和胰液的分泌

抑制胰蛋白酶、脂肪酶、淀粉酶、糜蛋白酶、纤维蛋白酶、凝血酶、磷脂酶 A_2、弹性酶、胃蛋白酶的活性、胃酸、胰液的分泌，减轻胰腺的水肿和阻止胰腺细胞、组织的破坏。

1. 加贝酯（gabexate、fox）　用法：加贝酯100～200mg加入林格液或5%葡萄糖液中，1～3次/d缓慢静脉滴注，每小时控制在1mg/kg，滴注过快引起血管疼痛、血压下降，用5～7d。

2. 奥曲肽（octreotide）　适用于门静脉高压的食管静脉曲张出血、应激性溃疡、消化道出血、重型胰腺炎。用法：奥曲肽0.1mg、3～4次/d皮下注射、疗程3～20d。注意：禁用于过敏者、儿童、孕妇、哺乳期妇女。慎用肾、胰腺功能不全、胆石症者。注射部位可有疼痛、针刺感15min后缓解，偶有高血糖、糖耐受异常、肝功异常、胆石症、消化道症状。

3. 抑肽酶（aprotinin）　用法：①20～80万U/d静脉滴注、7～10d；②10～20万U/d静脉注射；③5～10万U加入腹腔灌洗液中直至病情好转。注意：罕见有过敏者性休克者、尤其停药数天后再用者。

4. 乌司他丁（ulinastatin）　用法：（2.5～5.0）$\times 10^4\mu$溶于500ml溶液中、1～2h静脉滴注，1～3次/d、病情好转后减量。

5. 生长抑素（somatostatin）　用法：①0.2mg/d静脉注射；②每日3.5μg/kg静脉滴注，3～7d。

6. 甲磺酸卡莫司他（camostat mesilate）　用法：每次200mg，3次/d口服，根据病情适当增减。注意偶见过敏、瘙痒、血小板减少。

五、改善胰腺血液循环

复方丹参注射液、舒血宁、低分子右旋糖酐等药物，能改善胰腺血液循环、降低血液黏稠度，供氧、蛋白质等营养物质、消除水肿、排除毒素、促进胰腺细胞和组织的修复与再生。白蛋白能提高胶体渗透压、消除胰腺水肿。

六、抗生素的应用

预防性应用无临床价值。只有胰腺炎合并感染（胰腺脓肿、腹膜炎、呼吸道、消化道感染等）时，才需应用。消化道感染：常选用喹诺酮类或氨基糖苷类如氧氟沙星、庆大霉素等。呼吸道感染：常用头孢类如头孢噻肟钠、美洛西林、哌拉西林等。甲硝唑对各种厌氧菌均有强大杀菌作用，透过血胰屏障、疗效较好。

七、中医治疗

（一）中药方剂

1. 初期　急性水肿性胰腺炎，治疗原则：通里攻下为主，辅以舒肝理气、活血化瘀。方剂组成：柴胡15g，黄芩10g，胡黄连10g，白芍15g，木香10g，延胡索10g，大黄10～30g（后下），芒硝1g（冲）。

2. 进展期　急性重型胰腺炎，治疗原则：清热解毒及活血化瘀，辅以通里攻下，方剂组成：柴胡15g，黄芩、胡黄连、木香、延胡索、枳实、厚朴各10g，大黄10～20g（后下）。随证加减：邪热炽盛加白头翁、败酱草、金银花、蒲公英。湿热黄疸加茵陈、栀子、龙胆草。血瘀重者加：丹参、赤芍、郁金、当归。

3. 恢复期　治疗原则：扶正固本为主，方剂组成：①香砂六君子汤：木香、砂仁、人参、白术、茯苓、甘草、陈皮、半夏；②一贯煎：北沙参、麦冬、当归、生地黄、枸杞、川楝子。

（二）单味中药

大黄、黄芩、柴胡、栀子、丹参、川芎等。

八、手术治疗

坏死性胰腺炎并发感染者考虑外科手术。重症病例经过72h保守治疗，病情进一步恶化者，是手术治疗或腹腔冲洗的指征。

第七节　戒酒的药物治疗

要想彻底治愈慢性酒精依赖患者的疾病，必须使患者彻底戒酒，彻底戒酒并非易事，目前国内外常用的戒酒药物如下。

一、双硫仑

双硫仑（disulfiram）是乙醛脱氢酶抑制剂，酒精（乙醇）在体内的代谢过程是酒精在乙醇脱氢酶的作用下代谢为乙醛。乙醛在乙醛脱氢作用下代谢成乙酸，最终代谢成二氧化碳和水。双硫仑是乙醛脱氢酶的不可逆阻滞剂，应用双硫仑后，饮酒5～10min，双硫仑抑制体内的乙醛脱氢酶，乙醛不能代谢成乙酸，体内大量乙醛储积即"乙醛储积综合征"，较快出现恶心、呕吐、头晕、出汗、血压下降，胸闷、呼吸困难等症状，出现时间和严重程度取决于饮用酒精的量和个体差异，一般持续 30min 至 2h，有个别死亡的报道。用法：双硫仑 100 ～ 500mg/d。因为机体内合成乙醛脱氢酶，完全恢复正常需 6 ～ 14d。所以停服双硫仑后，机体对酒精的敏感性持续 6 ～ 14d 后才能恢复正常状态。不推荐：有严重冲动、精神疾病，自杀者应用。禁忌证：①孕期有致畸作用；②中重度肝肾功能不全、心脏病；③服用隐藏形式的含有酒精药物或食品，如止咳糖浆，炖菜加料酒，用酒精物理降体温等。一旦完成治疗，3 ～ 6 个月后需检测肝功能和血常规。

二、纳曲酮

纳曲酮（naltrexone）是阿片受体的完全拮抗剂。能阻断酒精促进大脑内源性阿片的释放。有证据表明也阻断脑内被酒精激活的多巴胺通路（奖赏环路）减低酒精依赖者对酒精的渴求。发挥其戒酒作用。用法：纳曲酮 25mg，1 次/d，1 周后加至 50mg/d，3 ～ 6 个月检测 1 次肝功能。禁忌证：阿片戒断者，严重肝功能损害者。副作用：消化道症状，少数转氨酶升高，罕见关节、肌肉痛、横纹肌溶解。疗效多数报道近期疗效较好。美国一项大样本（$n = 627$）研究，在严重酗酒者的退伍军人管理医院中进行 1 年的追踪研究，结果显示该药治疗无效。

三、阿坎酸

阿坎酸（acamprosate）是 GABA 的激动剂，有减少饮酒作用，确切作用机制不明确。能阻断谷氨酸受体（GluR2/3，NMDAR），减轻谷氨酸的过度兴奋，增加 GABA 系统的作用，有点像"人造酒精"的作用机制，但不引起欣快，也无镇静作用，不引起躯体依赖。欧洲等 20 多个国家广泛应用于戒酒治疗，用药 5 ～ 8d 起效，近期有一定的效果。但有一项 538 例前瞻性、随机、双盲安慰剂对照研究，在 1 年研究结束时未见有意义的优势，一旦复饮，阿坎酸的戒酒作用就不明显了。用法：阿坎酸 333mg，3 次/d，根据耐受情况逐渐增加剂量，一般情况下体重少于 60kg 的患者给予 1 333mg/d，体重超过 60kg 者可达 1 998mg/d，日剂量分成 3 次，餐时服用。副作用：失眠、头痛、头晕、恶心、腹胀、腹泻、皮肤瘙痒，性功能障碍者少见。禁忌证：肾衰竭。

四、中药戒酒

小剂量瓜蒂对酒精的渴求有抑制作用。窦建军选择 103 例饮酒 5 ～ 28 年，日饮酒量最低在 200g 以上的酗酒者，应用瓜蒂戒酒治疗，半年时，日饮酒量降至 100g 以下者 85 例（97.13%），其中 18 例（20.17%）完全戒断。王辉等应用瓜蒂散选择 60 例酒精依赖者，戒酒治疗半年时戒断率为 93.3%。其机制是通过瓜蒂的恶心、呕吐、泻下作用与酒精建立起条件反射的厌恶方法，降低饮酒渴求，达到戒酒降低饮酒量的作用。注意补充液体、电解质，防止水-电解质紊乱和酸碱平衡失调。

（陈华昌　刘　薇）

参考文献

1. 初晓，译. 精神科药物治疗手册. 北京：人民卫生出版社，2008

2. 郭斌，等，译. 亚当斯-维克托神经病学. 北京：人民卫生出版社，2002

3. 姜佐宁. 药物成瘾-临床特征与药物治疗. 第 2 版. 北京：人民卫生出版社，2003

4. 金有豫，译. 古德曼吉尔曼治疗学的药理学基础. 北京：人民卫生出版社，2004

5. 吕秋云，译. 心身医学. 北京：北京大学医学出版社，2010

6. 司天梅，黄继忠，于欣，译. Stahl 精神药理学精要：神经科学基础与临床应用. 北京：北京大学医学出版社，2011

7. 王维治. 神经病学. 北京：人民卫生出版社，2006

8. Abenavoli L, Masarone M, Federico A, et al. Alcoholic Hepatitis: Pathogenesis, Diagnosis and Treatment. Reviews on Recent Clinical Trials, 2016, 11(999):159-166

9. Bird RD, Makela EH. Alcohol withdrawal: what is the benzodiazepine of choice. Ann pharmacother, 1994, 28(1):67-71

10. Criddle, David N. The role of fat and alcohol in acute pancreatitis: A dangerous liaison. Pancreatology, 2015, 15(4):S6-S12

11. Catherine Rongey, Neil Kaplowitz. Current concepts and controversies in the treatment of alcoholic hepatitis. World Journal of Gastroenterology, 2006 November, 12(43):6909-6921

12. Im GY, Lucey MR. Practical Concerns and Controversies in the Management of Alcoholic Hepatitis. Gastroenterology & Hepatology, 2016, 12(8):478

13. Johnson J, Wilson DE, Deboisblanc BP. Missed Opportunities for Health Promotion Intervention in the Management of Alcohol Withdrawal Syndrome. Journal of the Louisiana State Medical Society Official Organ of the Louisiana State Medical Society, 2016, 168(2):35-40

14. Mirjana J, Marko A. Person- and People-Centered Integrated Health Care for Alcohol Dependence - Whether It Is Real in the Present Moment. Frontiers in Public Health, 2016, 4

15. Kopelman MD, Thomson AD, Guerrimi I, et al. The koraskoff syndrome: clnical aspects, psychology and treatment. Alcohol Alcohol, 2009, 44(2):148-154

16. Kapas I, Majteny K, Toro K, et al. Pellagra encephalopathy as a differential diagnosis for Creutzfeldt-Jakob disease. Matab Brain Dis, 2012, 27(2):231-235

17. Litten RZ, Allen J, Fertig J. Pharmacotherapies for alcohol problems :a review of research with focus on developments since 1991. Alcohol clin Exp Res, 1996, 20(5):859-876

18. Malouf R, Brust JC. Hypoglycemia:causes, neurological manifestations and outcome. Ann Neurol, 1985, 17(5):421-430

19. Miller NS. Pharmacotherapy in alcoholism. JAddict Dis, 1995:14(1):23-46

20. Apte MV, Wilson JS, Korsten MA. Alcohol-Related Pancreatic Damage. Alcohol Health & Research World, 1997, 21

21. Mckeon A, Frye MA, Dlelanty N. The alcohol withdrawal syndrome. J Neurol Neurosurg Psychiatry, 2008, 79(8):854-862

22. Maziyar Amini, Bruce A Runyon. Alcoholic hepatitis 2010: A clinicians guide to diagnosis and

therapy. World Journal of Gastroenterology, 2010, 16(39):4905-4912

23. Odegard ERossow I. Alcohol and non-fatal drug overdoses. Eur Addict Res, 2004, 10(4):168-172

24. Paparrigopoulos T, Tzavellas E, Karaiskos D, et al. Complete recovery from undertreated wernicke-korsakoff syndrome following aggressive thiamine treatment. In vivo, 2010, 24(2):231-233

25. Raffaele Pezzilli, Antonio M. Morselli-Labate. Alcoholic Pancreatitis: Pathogenesis, Incidence and Treatment with Special Reference to the Associated Pain. International Journal of Environmental Research and Public Health, 2009, 6:2763-2782

26. Campanella S, Petit G, Verbanck P, et al. How cognitive assessment through clinical neurophysiology may help optimize chronic alcoholism treatment. Neurophysiologie Clinique/clinical Neurophysiology, 2011, 41(3):115-123

27. Wallengren J, Thelin I. Pellagra-like skin lesious associated with wernice's encephalopathy in a heavy wine drinker. Acta Derm venereol, 2002, 82(2):152-154

28. Wijnia JW, Wetering BT, Zwart E, et al. Evolution of wenicke-korsakoff synchome in self-neglecting alcoholics: preliminary results of relation with wernicke-delirium and diabetes mellitus. AmJ Addict, 2012, 21(2):104-110

第二十七章

酒精相关性疾病的外科治疗

第一节　酒精性肝病

　　酒精性肝病（alcoholic liver disease，ALD）是因长期大量饮酒所导致的肝脏疾病。初期通常表现为酒精性脂肪肝，进而可发展成酒精性肝炎、酒精性肝纤维化及酒精性肝硬化，从而引起门静脉高压、肝衰竭等。本病在欧美等国家多见，在肝脏疾病发病中占相当高的比例，在一些酗酒严重的国家如美国、法国、德国、意大利、西班牙等，ALD 的发病率较高。ALD 在我国的危害现在虽不如西方国家突出，但近几年发病率迅速上升。在我国，其发病率仅次于病毒性肝炎而居肝病的第 2 位。研究发现，酒精及其代谢产物乙醛对肝细胞的毒性作用是引起酒精性肝病的主要因素，同时很多其他因素，如性别、营养、遗传、乙型肝炎病毒（HBV）和丙型肝炎病毒（HCV）感染等也与酒精性肝病有关，尤其值得注意的是酒精性肝损害可增加机体对 HBV 和 HCV 的易感性；反之，慢性病毒性肝炎也会使患者对酒精的敏感性增高，从而易患酒精中毒和使慢性肝炎加重。ALD 从症状上早期发现比较困难，因为其早期一般没有特异症状和体征。但有如下表现时，应特别加以注意，如腹胀，腹部满闷不适，乏力，不饮酒就无力，双侧肋区胀痛或肋缘外不适，肋下有包块，消化不良，易腹泻，尿黄，晨尿发红，巩膜黄染，低热，面色晦暗，手掌色红，蜘蛛痣，腹水，黑便，手颤，性功能减退等。这些均可能是酒精性肝病的表现，应特别加以注意。

　　ALD 的发病机制是复杂的、多方面、多途径、多层次的损伤。目前，ALD 的发病机制尚未完全明确，但大量研究已证实其主要是由酒精及其代谢产物对肝脏的直接毒性作用，导致肝细胞代谢紊乱、肝组织免疫系统受损、肝脏微循环障碍、低氧血症和各种营养物质缺乏等损伤。酒精在肝内主要通过乙醇脱氢酶和微粒体氧化酶两系统代谢，代谢过程中均产生乙醛。长期过量饮酒，酒精氧化为乙醛时，还原型辅酶Ⅰ增多，抑制脂肪酸氧化，导致肝细胞内三酰甘油（TG）形成增多，引起脂肪肝。过量的乙醛和脂质过氧化可直接损伤肝细胞，并通过激活 Kupffer 细胞生成大量细胞因子而引起炎症，同时激活肝星状细胞（HSC）合成过多的细胞外基质，引起肝纤维化。这些病变的不同组合，在 ALD 的发生、发展过程中形成了酒精性肝炎、酒精性脂肪肝、酒精性肝纤维化和酒精性肝硬化。在 ALD 的疾病中，各种病变有相当的重叠，如最早出现的肝细胞脂肪变性也可见肝炎和肝纤维化，如患者继续饮酒，甚至可见于肝硬化晚期。至今尚未有治疗 ALD 的有效药物，因而外科治疗仍为目前治疗严重酗酒导致 ALD 引起的门静脉高压症、终末期酒精性肝病及肝癌的最佳选择。

一、酒精性肝病所致门静脉高压症的外科治疗

（一）非手术准备

1. 戒酒及营养支持　戒酒是治疗 ALD 的根本。戒酒虽然不能使酒精性肝硬化病变逆转，但对减慢其发展有一定作用。保持良好的营养，补充各种维生素，静脉输入高渗葡萄糖液以补充热量，输液中可加入维生素 C、胰岛素、氯化钾等。注意维持水、电解质、酸碱平衡。病情较重者可输入白蛋白、新鲜血浆。

2. 肝炎活动的患者可给予保肝、降酶、退黄疸等治疗如葡醛内酯、维生素 C。必要时静脉输液治疗，如促肝细胞生长素 80 ~ 120mg/d，还原型谷胱甘肽 1.2g/d，甘草酸类制剂等。

3. 口服降低门静脉压力的药物　普萘洛尔，国内常用量 10 ~ 20mg，3 次 /d，或者 40mg，2 次 /d。应从小量开始，递增给药。硝酸酯类，如硝酸异山梨酯 5 ~ 10mg，2 ~ 3 次 /d，极量每次 20mg。钙通道阻滞剂，如硝苯地平 10 ~ 20mg，3 次 /d，急症给药可舌下含服。

4. 补充 B 族维生素和消化酶　如复合 B 族维生素 2 片，1 次 /d。

5. 脾功能亢进的治疗　可服用升白细胞和血小板的药物，如利血生 20mg，3 次 /d。鲨肝醇 50mg，3 次 /d。氨肽素 1g，3 次 /d。

6. 腹水的治疗

（1）一般治疗：包括卧床休息，限制水、钠摄入。钠的摄入量每日可为 250 ~ 500mg/d。一旦出现明显利尿或腹水消退，钠的摄入量每日可增 1 000 ~ 2 000mg。一般每日摄水量应限于 1 500ml。如血清钠低于 130mmol/L，每日摄水量应控制在 1 000ml 以下。血清钠低于 125mmol/L，每日摄水量应减至 500ml 至 700ml。

（2）利尿剂治疗：如双氢克尿噻 25 ~ 100mg，隔日或每周 1 ~ 2 次服用。氨苯蝶啶 50 ~ 100mg/d，饭后服用。使用螺内酯和呋塞米的比例为 100mg ∶ 40mg。开始用螺内酯 100mg/d，呋塞米 40mg/d。如利尿效果不明显，可逐渐加量。利尿治疗以每日减轻体重不超过 0.5kg 为宜，以免诱发肝性脑病、肝肾综合征。腹水渐消退者，可将利尿剂逐渐减量。

（3）反复大量放腹水加静脉输注白蛋白：用于治疗难治性腹水。每日 1 次或每周 3 次放腹水，每次 4 000 ~ 6 000ml，同时静脉输注白蛋白 40g。

（4）提高血浆胶体渗透压：每周定期少量、多次静脉输注血浆或白蛋白。

（5）腹水浓缩回输：用于治疗难治性腹水，或伴有低血容量状态、低钠血症、低蛋白血症和肝肾综合征患者，以及各种原因所致大量腹水急需缓解患者的症状。

7. 上消化道大出血的治疗　对于有黄疸、大量腹水、肝功能严重受损的患者（Child-Pugh C 级）发生上消化道大出血，如果进行急症手术，死亡率可高达 60% ~ 70%。对于这类患者尽量采用非手术治疗。

（1）及时补足血容量，纠正休克，但应避免过度扩容，防止门静脉压力反弹性增高而引起再出血。

（2）使用止血药物：如肾上腺色腙片、维生素 K，若出血仍不止，可使用脑垂体后叶素 20 单位加入 5% 葡萄糖 200ml 内缓慢静脉滴注，必要时 4h 后重复注射。

（3）内镜治疗：内镜下治疗食管胃底静脉曲张，可分为内镜下注射硬化剂和内镜下曲张静脉套扎。

（4）三腔管压迫止血：原理是利用充气的气囊分别压迫胃底和食管下段的曲张静脉，以达止血目的。

（5）经颈静脉肝内门体分流术（transjugular intrahepatic portosystemic shunt，TIPS）：经颈静脉肝内门体分流术用于治疗门静脉高压，因其相当于分流手术，肝性脑病发生率高，且支架长时间放置后出现狭窄或堵塞，因此限制了其应用。目前主要适用于药物和内镜无效、肝功能差的食管胃底曲张静脉破裂出血的患者和等待行肝移植的患者。

（二）手术治疗

ALD引起的门静脉高压症同样可发生上消化道出血，如果不能及时有效的处理和应对，会出现休克等情况，危及生命，死亡率较高。

1. 治疗原则　外科手术治疗主要是解决食管胃底曲张静脉破裂出血，其次是纠正脾大和脾功能亢进。严格掌握手术适应证是提高疗效、降低术后并发症的关键。

（1）肝功能评估：除肝移植外，酒精性肝硬化引起的门静脉高压症的外科手术治疗只是治标的方法，主要是控制上消化道大出血，并不能治愈酒精所致的肝硬化。外科手术治疗后患者的预后与肝功能状态有着密切的关系。为客观评估肝脏功能，比较常用的是Child-Pugh分级（表27-1-1）。

表 27-1-1　肝脏功能 Child-Pugh 分级

检查项目	分级标准		
	A	B	C
血清胆红素 /（μmol/L）	34.2	34.2 ~ 51.3	> 51.3
白蛋白 /（g/L）	> 35	30 ~ 35	< 30
腹水	无	易控制	难控制
肝性脑病	无	轻	重、昏迷
营养状态	优	良	差、消耗性

（2）手术适应证：对于没有黄疸、没有明显腹水的患者（Child-Pugh A、B级）发生上消化道大出血，应争取即时或短暂时间准备后行外科手术。食管胃底曲张静脉一旦破裂出血，就会有很大可能反复出血，而每次出血必将给肝脏带来损害。积极采取手术止血，不但可以防止再出血，而且是预防发生肝昏迷的有效措施。急症手术的适应证：①患者以往有大出血的病史，或本次出血来势凶猛，出血量大，或经短期积极止血治疗，仍有反复出血者，应考虑急诊手术止血；②经过严格的内科治疗48h仍然不能控制出血，或经过短暂止血又复发出血，应积极行急诊手术止血。预防性手术的适应证：西方国家普遍不赞成预防性手术。肝硬化患者仅有40%出现食管胃底静脉曲张，而有食管胃底静脉曲张的患者中约有50% ~ 60%并发大出血，这说明有食管胃底静脉曲张的患者不一定都发生大出血。临床上还可以看到，本来不出血的患者，在经过预防性手术后反而引起大出血。因

此，对于有食管胃底静脉曲张，但是没有出血的患者，尤其对于没有食管胃底静脉曲张的门静脉高压患者，是否应进行预防性手术，值得探讨。近年来资料表明，倾向不作预防性手术，但是对于有重度食管胃底静脉曲张，特别是镜下见曲张静脉表面有"红色征"，为了预防首次急性大出血，可酌情考虑行预防性手术，主要是断流术。

2．手术方法　主要分为两类：一类是通过各种不同的分流手术来降低门静脉压力；另一类是阻断门奇静脉间的反常血流，达到止血的目的。两类手术各有优缺点，应根据手术时机、患者肝功能状态和血流动力学状况及外科医生的经验等因素选择手术方法。急诊手术的术式应以贲门周围血管离断术为首选。该术式对患者打击较小，能够达到即刻止血，又能维持入肝血流，对肝功能影响较小，手术死亡率及并发症发生率低，术后生存质量高。

（1）门体分流术：门体分流术可分为非选择性分流和选择性分流（包括限制性分流）两类。①非选择性门体分流术：是将入肝的门静脉血流完全转入体循环，代表术式是门静脉与下腔静脉端侧分流术及门静脉与下腔静脉侧侧分流术。非选择性门体分流术还包括肠系膜上静脉与下腔静脉"桥式"（H）分流术和中心性脾-肾静脉分流术（切除脾，将脾静脉近端与左肾静脉端侧吻合）。非选择性门体分流术治疗食管胃底静脉曲张破裂出血效果好，但术后血栓形成发生率较高，并且因门静脉血分流入下腔静脉，门静脉血中含有肝营养因子，其丢失可造成肝细胞再生障碍。某些毒性物质亦可绕过肝脏直接作用于脑组织，故肝性脑病发生率高达30%～50%，易引起肝衰竭。门静脉高压症的门静脉压力升高是引起食管胃底曲张静脉破裂出血的原因，但亦是维持门静脉血向肝灌注的保证，是机体的一种代偿反应。因此，非选择性门体分流术目前已逐渐被摒弃，而改为限制性门体分流。②选择性门体分流术：旨在保存门静脉入肝血流的同时降低食管胃底曲张静脉的压力。代表术式是远端脾-肾静脉分流术。选择性分流术在理论上可降低食管胃底曲张静脉的压力，同时又可维持门静脉压。但随着时间的推移，这种选择性的降压作用可逐渐丧失，远期疗效不佳，加之手术操作复杂，在国内推广极其有限。另外，虽然该术式术后肝性脑病发生率较低，但由于手术技术较困难和复杂、出血量多，不适于急诊出血、大量腹水及脾静脉口径较小的患者，一般也不选择此术式。限制性门体分流术：大口径的门静脉分流术，因术后肝性脑病发生率高，预后不佳而逐渐被摒弃。限制性门体分流术是将分流量控制在适当的程度，既能有效降低门静脉压，又能保持一定的门静脉血供肝。代表术式是限制性门-腔静脉分流（侧侧吻合口直径控制在10mm），此术式随着时间的延长，吻合口径可自行扩大，如同非选择性门体分流术；门腔静脉"桥式"（H型）分流（桥式人造血管口径约为8～10mm）（图27-1-1），此术式术后近期可形成血栓，术后需要抗凝治疗。

（2）断流术：脾切除同时手术阻断门奇静脉间的反常血流称为断流术，以达到止血的目的。目前国内、外对门静脉高压症做外科手术治疗多倾向于采用断流术。它不仅适用于大出血的紧急手术止血，也适用于择期性手术。优点是对肝功能影响小，术后肝性脑病发生率低，手术操作相对简便，容易掌握。断流手术方式中以脾切除加贲门周围血管离断术最为有效。其在控制出血同时，能够维持门静脉血向肝灌注，有利于肝细胞的再生和功能改善。贲门周围血管的局部解剖十分重要。贲门周围血管分为4组：①冠状静脉，包括胃支、食管支和高位食管支。高位食管支起自贲门上方3～4cm或更高处的食管肌层，向下注入冠状静脉的凸起部。时有异位高位食管支，起源于贲门以上5cm以上的食管肌层，

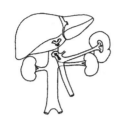

（1）门-腔静脉端侧分流术

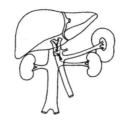

（2）门-腔静脉侧侧分流术

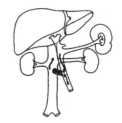

（3）肠系膜上-下腔静脉"桥式"分流术

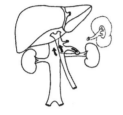

（4）中心性脾-肾静脉分流术

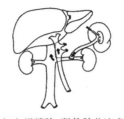

（5）远端脾-肾静脉分流术

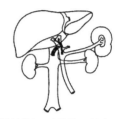

（6）限制性门-腔静脉"桥式"分流术

图 27-1-1　门体分流术示意图

注入胃冠状静脉主干或门静脉左干；②胃短静脉，多为 3～4 支，与胃短动脉伴行，分布于胃底的前后壁，注入脾静脉；③胃后静脉，起始于胃底后壁，伴同名动脉下行，注入脾静脉；④左膈下静脉，可单支或多支进入食管下段左侧肌层。门静脉高压时，这 4 组贲门周围静脉都会显著扩张，甚至直径达到 0.6～1.0cm 以上。彻底切断与结扎这 4 组静脉及其伴行的动脉，才能彻底阻断门奇静脉间的反常血流。手术中要求做到"彻底"和"完全"的断流。这种断流术称为贲门周围血管离断术（图 27-1-2）。断流手术方式还包括食管下横断术、食管下端和胃底切除术、胃底横断术等。

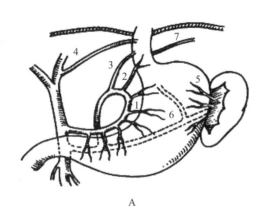

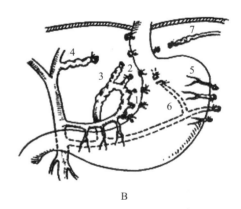

图 27-1-2　贲门周围血管的局部解剖及贲门周围血管离断术示意图

A. 贲门周围血管局部解剖示意图；B. 贲门周围血管离断术示意图；1. 胃支；2. 食管支；3. 高位食管支；
4. 异位高位食管支；5. 胃短静脉；6. 胃后静脉；7. 左膈下静脉

（3）腹腔镜手术：随着腹腔镜技术的日益成熟和器械的不断改良更新，使得腹腔镜在外科领域的应用越来越多。腹腔镜手术大致分为完全腹腔镜手术和手助腹腔镜手术两大类。完全腹腔镜手术风险和难度相对较大，手助腹腔镜技术可以完成巨脾切除加贲门周围血管离断，其手术时间短、创伤小、恢复快，术后患者生存质量优于开腹组。另外，机器人腹腔镜手术的临床应用将有可能成为巨脾切除加贲门周围血管离断的手术治疗中一种新的手术方法。

（三）门静脉高压症手术后的并发症及处置

1. 近期并发症及处置

（1）术后腹腔出血：酒精性肝硬化门静脉高压症患者肝功能均有损害、凝血机制差，加之手术野大，容易产生大范围渗血。故手术时止血应做到完全彻底，术后及时使用维生素 K_1 及凝血酶原复合物等止血药物，如怀疑腹腔内有活动性出血应立即再次进腹止血。

（2）肝性昏迷：术后肝性昏迷患者多为术前肝功能 C 级，术前术中失血本身就是肝性昏迷的诱因之一。预防和处理肝性昏迷应强调严格掌握手术适应证，术后即采用驱除肠道积血的方法，早期使用抗昏迷药物，及时改善支链氨基酸 / 芳香族氨基酸比值。

（3）左膈下积液与感染：脾脏切除后脾窝处遗留较大间隙，术后渗血渗液易于积聚，大块结扎脾蒂组织容易形成小的液化灶，引流不畅常导致左膈下积液甚至感染，因此手术时应仔细止血，避免大块结扎组织，术终时注意将大网膜填充脾窝，做好通畅引流。如遇患者体温持续不退、血象高、局部压痛，经 B 超探查定位可反复经皮抽吸，必要时手术引流。

（4）发热：术后发热的原因有吸收热及感染等，其中感染的原因很多，有肺部的、切口的及腹腔内的，对于感染的预防和处理，关键在于使用足量有效的抗生素，一旦脓肿形成应作好通畅引流。发热如能排除感染，使用小剂量的吲哚美辛往往可以收效。

（5）术后近期复发出血：常见原因有急性胃黏膜病变及断流不够彻底。对前者的预防和处理是使用抑酸分泌剂，常用奥美拉唑。对于后者，则要求术者尽可能从严掌握手术适应证，使之能从容手术，彻底断流，如出现复发出血，并得以证实，只要患者条件允许应立即再作贲门周围血管离断术。

2. 远期并发症及处置

（1）消化道再出血：多为食管胃底静脉曲张再出血。经胃镜检查确诊后，先作非手术治疗，包括输血、输液、应用垂体后叶素、生长抑素、局部使用去甲肾上腺素等。使用三腔二囊管或四腔管压迫止血，若治疗无效，可行门奇静脉断流或门体静脉分流术，也可以在胃镜检查同时作硬化剂治疗。

（2）腹水：也是常见的并发症之一，出现腹水后应限制钠的摄入，低盐饮食，使用利尿剂。对顽固性腹水，在检查腹水无感染的情况下，可作腹水回输或转流手术。

二、酒精性肝病终末期的外科手术治疗

酒精性肝病不同发展阶段的治疗侧重点不同。终末期酒精性肝病，表现在难以逆转的腹水；门静脉高压症并出现上消化道出血；严重的肝功能损害（Child 分级 C 级）；出现

肝肾综合征；出现进行性加重的肝性脑病；肝硬化基础上并发肝癌等。由于没有疗效确切的药物，肝移植成为目前唯一有效的治疗手段。肝移植的方法及移植后生存率与其他良性非酒精性肝病类似，但在很多方面又有其独特之处。因为酒精性肝病患者移植前的很多因素可影响移植后的治疗效果，所以对移植前相关因素的分析有助于对移植患者进行选择和评价，并可能通过干预措施改善临床治疗效果，获得肝移植治疗的更大效益。

（一）肝移植的适应证

ALD 是否是肝移植的适应证仍存在分歧。主要原因是：① ALD 患者接受肝移植后很多移植者又将恢复酗酒，造成移植肝功能损害，影响长期生存率；②酗酒是一种"不良"行为，患者应对自己的行为负责；③酗酒损害肝脏、神经系统、心血管、肾脏，改变营养状态，增加了肝移植围手术期的并发症和死亡率。但是经过近年来临床实践发现，终末期酒精性肝病的患者在进行仔细的医学、心理学评估，包括对长期戒酒可能性的评估非常重要。只要做好移植术前的严格评估和选择，确定肝移植的合适时机，移植后的存活状况与其他病因的晚期肝病相似，甚或略优于其他晚期肝病。因此，肝移植已成为延长终末期酒精性肝病患者生存时间的唯一有效措施。

终末期酒精性肝病肝移植的适应证国内外尚无统一标准。目前普遍认为，在做好术前医学及心理学评估的基础上应给予酒精性肝病患者平等的肝移植机会，手术时机应个体化，符合以下条件时应考虑行肝移植手术：戒酒或药物治疗无效；肝脏病变严重或出现终末期肝病表现，如顽固性腹水、反复食管胃底静脉曲张破裂出血、肝性脑病、自发性腹膜炎、肝肾综合征等；怀疑小肝癌存在（单个结节＜ 5cm，1 ~ 3 个结节＜ 3cm）；无严重的肝外酒精中毒性疾病，如心肌病、坏死性胰腺炎、严重的营养不良、感染等；戒酒 6 个月以上，并行包括心理学在内的综合评估，确定有较低的术后恢复酗酒倾向。有些严重的酒精性肝病患者，估计在戒酒等治疗后肝功能可以恢复，暂不考虑肝移植。虽然在 1983年国际肝移植会议推荐应戒酒至少 6 个月后才考虑肝移植术，但最近的实践显示，术前戒酒时间并不是一个可靠的术后是否恢复饮酒的预测因素，对术后生存率也没有显著影响。但一定时间的戒酒有助于患者营养状况、心血管和肾功能的改善，提高对手术的耐受性和降低术后感染的发生率。

（二）肝移植术前准备

终末期酒精性肝病患者的肝移植术前准备非常关键，患者和医生均应努力做好，才能保证整个手术的成功率，保证患者的远期生存期和生活质量。术前准备主要包括术前评估、术前心理准备、术前检查、术前处理及术前 ICU 监护等。

1. 术前评估　Child-Pugh 评分系统是评价肝脏功能最广泛应用的分级方法。但是Child-Pugh 评分系统的局限性在于它对疾病判断缺乏预见性。因此，其对终末期酒精性肝病肝移植的评估同样是不完美的。肝移植受者术前除了医学评估外，还需要包括心理学在内的综合评估。①医学评估：对于肝移植受体移植前的总体健康状态的评估，包括对肝脏本身的功能评估及对肝脏外的心脏、胰腺、肾脏、神经系统的终末期损害以及全身营养状况的评估，主要体现在可能影响肝移植成功的一些潜在状态上。终末期酒精性肝病患者尚可伴有其他多器官损害，常见的有心肌病、胰腺炎、营养不良、中枢神经系统损害、感染等。这些疾病将使患者对肝移植术的耐受性下降，感染的易感性增加，增加围手术期的死亡率，降低长期生存率。因此，术前应做相应的检查和评估。心肌病是酒精性肝病患者常见的伴发疾病，它将增加患者肝移植术的风险。超声心动图和 12 导联心电图检查可评估患者术中的心血管风险和术后恢复潜力，对疑似有冠状动脉疾病者应行心导管检查。对于中枢神经系统损害，临床上行脑 CT 或磁共振检查，如有结构性坏死表现则可判断预后不良，应慎重考虑肝移植的可行性；②心理学评估：肝移植术后恢复酗酒可能损害移植肝的功能，影响肝移植治疗酒精性肝病的长期疗效。因此，人们希望通过术前评价来选择术后恢复酗酒倾向较低的酒精性肝病患者施行肝移植，提高肝移植的长期疗效。目前有多个预测模式被用于术前评价。美国 Beresford 等提出，术后有较长戒酒时间的预测因素包括：①患者认识到酒精中毒问题的严重性；②有稳定的居住处；③患病前有稳定职业；④至少有一个关系密切的人对患者的戒酒提供精神上的支持。但若患者存在下列情况，则有较高的术后恢复酗酒倾向：①曾有心理或精神障碍；②有不稳定的性格特征；③曾多次戒酒失败；④有滥用药物的习惯；⑤社会关系隔绝。其他被用于预测患者术后能否坚持长期戒酒的因素包括：术前酗酒的时间、饮酒的家族史、年龄、患者及家庭对酗酒的认同等。心理学评估还包括术前教育的内容，如让患者充分了解戒酒、肝移植和对酒精中毒的处理办法等。

2．术前心理准备　酒精依赖的患者入院后戒酒，部分患者会出现幻觉、多语、失眠、注意力涣散、自杀倾向、人格改变等。所以在肝移植前，对患者进行有效的心理调节十分必要，这将为移植做好充分的心理准备。首先，患者入院后杜绝一切酒的来源，医生应告知患者其自身疾病的原因及酒精中毒的危害，酒精对于患者的生理及心理的影响，戒酒对于肝移植术后的意义等。对于表现有酒精依赖性精神症状的患者，可以给予少量的精神类药物。此外，医生较为详细的告知患者有关手术的一些情况，手术中可能出现的意外，手术后可能出现的并发症，同时也要介绍一些有效的防治措施，使患者明白即使出现了危险情况，只要进行积极有效的治疗仍然可以转危为安的，特别注意指导和帮助患者进行自我心理的调节，使患者有一个良好的心理状态，增强战胜疾病的信心，积极配合治疗。同时，医护人员自身也要进行必要的心理准备，充分认识自身承担的责任与义务。

3．术前检查　肝移植术前全身性系统检查主要是对心、肺、肾等重要脏器。具体来说可以分为常规检查、特殊检查和个体化检查这三类。

常规检查：主要有血液、尿液、粪便、痰液检查，血糖、肝肾功能及离子等，以及胸部 X 线平片、心电图、腹部 B 超检查。

特殊检查：主要有肝脏彩色超声和腹部磁共振或 CT 血管成像（了解门静脉、肝动脉、肝静脉和下腔静脉的解剖和血流情况），以及胆道系统的磁共振成像（了解肝内外胆道的解剖结构）。

个体化检查：主要是根据初步检查的结果决定是否进行更深入的检查，如乙肝患者加做 HBV-DNA 和病毒耐药变异株的检查；原有心肺疾病的患者选择性加作肺功能测定、超声心动图、冠脉造影、24h 动态心电图等。

4．术前供受体配型及备血供受体配型　首先是 ABO 血型，该系统是人体一个主要组织相容性系统，对于肝移植，一般认为最好血型相同。HLA（组织相容性抗原）配型，HLA-A、B、C、DR 及 DQ 位点抗原可由血清方法检出，其对延长移植物存活时间相当重要。HLA-A、B、C、DR 及 DQ 位点全相同者为最理想的候选，一条单倍体相同者次之。备血，由于原位肝脏移植术中创伤大，受者凝血功能差，术中需要输注各种成分血，一般认为准备 48h 以内的新鲜血（包括全血）是必要的。随着输血医学的发展，成分血输注比例越来越高，欧美发达国家成分血的输注几乎达到 100%。肝移植术前备血总量控制在 5 000 ~ 10 000ml，其中全血 2 000 ~ 3 000ml，悬浮红细胞 8 ~ 20U，新鲜冰冻血浆 1 000 ~ 2 500ml，冷沉淀 5 ~ 9U 及相应数量的血小板是比较合理的。随着血细胞分离机的问世及普及，机采血小板在临床应用越来越多，但机采血小板存在需提前预约、价值昂贵、难以长期保存等缺陷。因此，术前备血要尽量准确，避免浪费，同时为了应对手术意外大出血，浓缩血小板的贮备仍是必不可少的。

5. 术前处理　终末期酒精性肝病患者在肝移植术前等候期时，患者机体状态较差，生存状态不稳定，随时可能死于酒精性肝病的并发症。所以，对于等待肝移植的患者需要给予相应的处理，以保持稳定的状态，满足移植的需要。等候期状态稳定的患者可以给予密切的监测病情变化及相应的对症治疗，而对于重要并发症应特别加以注意。①腹水，有效的腹水治疗主要包括控制钠盐摄入，以及螺内酯联合呋塞米的利尿治疗。②食管、胃底静脉曲张破裂出血是严重的终末期酒精性肝病患者的并发症，病情凶猛，死亡率高。③自发性细菌性腹膜炎，如果腹水白细胞计数 > 2.5×10^8/L，腹水细菌培养阳性，排除腹腔其他明显感染灶后，应用抗生素治疗。④肝性脑病是常见并发症之一，治疗主要包括去除诱因，降血氨，抑制肠道菌群，降低蛋白质摄入以及足够的能量支持。乳果糖为常用降血氨药。⑤营养不良，蛋白质-热量缺乏是此类患者最多见的营养问题，但除了适当地补充蛋白质热量之外，对行静脉营养的患者，还应加入脂肪成分，同时建议增加维生素和微量元素的摄入。⑥其他需肝移植解决的并发症，包括肝肺综合征、肝肾综合征及肺门高压，术前对症治疗效果不理想，最好的治疗还是肝移植。

6. 术前 ICU 监护及隔离病房准备　对于一般状态较差，以及肝衰竭的终末期酒精性肝病患者需要术前 ICU 监护。ICU 监护及处置主要包括利尿、保肝、营养支持和纠正凝血功能，这些是保证肝移植手术及术后恢复顺利的重要因素。一般肝移植患者术后抵抗力弱，为避免感染，需要住在 ICU 隔离病房，待病情稳定后转出隔离病房，所以，需要术前准备隔离病房。

（三）肝移植手术方法

肝移植标准术式是原位肝移植和背驮式肝移植。原位肝移植将受体下腔静脉连同肝脏一并切除，并将供体肝脏作原位的吻接，即将移植肝与受体的肝上及肝下下腔静脉、门静脉、肝动脉和胆总管分别作端端吻合（图 27-1-3）。背驮式肝移植则保留受体下腔静脉，将受体肝静脉根部合并成形后与供体的肝上下腔静脉吻合，其优点是当作供、受体肝上下腔静脉吻合和门静脉吻合时，可完全或部分保留下腔静脉的回心血流，以维持受体循环的稳定，术中可不必用静脉转流系统。

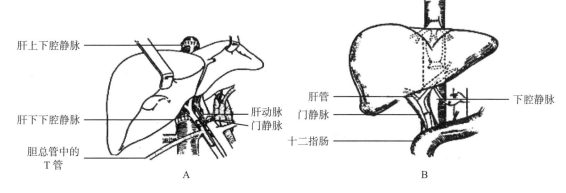

图 27-1-3 肝移植标准术式示意图
A. 原位肝移植；B. 背驮式肝移植

肝上下腔静脉
肝下下腔静脉
胆总管中的
T管
肝动脉
门静脉

A

肝管
门静脉
十二指肠
下腔静脉

B

（四）术后处置

1. 术后监测

（1）临床监测：①生命体征心电监护仪，术后 24h 内每 30 ~ 60min 测量体温、脉搏、呼吸、血压 1 次。以后若生命体征稳定，可适当延长测量间隔时间；②观察伤口渗血情况以便及时发现术后出血；③观察患者意识与复苏情况，及时记录术后苏醒时间，观察患者的意识状态，四肢感觉与活动情况，以防止可能出现的并发症；④观察体温变化，定时测量体温，必要时采取保暖措施。发热在抗感染的基础上主要以物理降温为主；⑤观察有无超急排斥反应，注意患者的精神症状、体温、食欲、睡眠及胆汁排出的量与颜色，结合血生化指标的变化，及时发现急性排斥的发生；⑥观察大便，通过大便的颜色和性状，并结合临床症状和体征，可在一定程度上反应肝脏的功能情况；⑦观察各引流管，妥善固定各引流管，保持引流管通畅，注意各引流液的量和性质，判断有无活动性出血，肝脏分泌胆汁情况等，并作详细记录。

（2）实验室监测：①血、尿常规，1 次 /d；②血生化检查，主要电解质（钠、钾、氯）、凝血功能、肝功能（谷草转氨酶、谷丙转氨酶、肌酸磷酸激酶、总蛋白、白蛋白）和血胆红素测定；③血气分析；④免疫功能，如淋巴细胞、补体、免疫球蛋白等；⑤细菌培养，包括血、尿、粪、咽部、痰、伤口分泌物、引流物、胆汁等；⑥他克莫司（FK506）或血环孢素 A 血药浓度测定。

（3）特殊检查：在移植术后，如有床边 B 型超声波，则可每 24h 检查 2 次，主要观察移植肝以及腹腔内有无积血、腹水，胸腔内有无反应性积液，肝动脉，门静脉血流情况，有无栓塞等。其他特殊检查，如需搬动患者至相应检查科室，在正常情况下不必施行。彩色超声波、CT、磁共振、发射计算机断层、数字减影血管造影及胆道造影等特殊检查各有适应证，一般在怀疑有相应的并发症时才选用。

2. 引流管处理

（1）胃管：负压抽吸、定时冲洗，注意观察引流物的量及性状，并可通过胃管注入药品，恢复排气及排便即可拔除胃管。

（2）尿管：保留期间定时进行生理盐水冲洗，生命体征稳定后，尽可能早期拔除尿管，拔除尿管前进行膀胱功能训练。

（3）中心静脉插管、动脉压管及其他有创导管：中心静脉插管可保留一段时间（有些可长达几周）用来维持输液，但需定期换药，防止感染，如怀疑中心静脉插管感染，应立即拔除。其他各管均在循环稳定24h后及早拔除。

（4）腹腔引流管：保持腹腔引流管通畅，防止血凝块堵塞，当引流量减少至近于消失时，可行彩超检查证实腹腔无明显液体，可逐步退出腹腔引流管至拔除。

（5）T管：一般来说肝脏移植术后，胆道均放置T管，除引流胆汁和支撑胆管外，它尚有助于观察病况、诊断病情，有时甚至可经过T管对胆管的某些并发症进行治疗。术后胆管的胆汁均需进行细菌培养，术后2~3周可行造影，无胆瘘、胆道狭窄、结石和感染及出血，则夹闭T管。有黄疸或考虑患者有感染的情况下，应放开T管，首先观察胆汁的量、颜色等，做涂片检查有否脓球及真菌孢子，同时送细菌培养。拔管一般应在3~6个月或更久，拔管前应做T管造影，确保无胆管并发症，同时做胆汁培养和药敏。保留期间可交替应用生理盐水冲洗，或根据胆汁培养结果应用相应药物冲洗。

3. 营养支持与体液平衡　营养支持，肝移植后营养需要量很高，经腹部引流和第三间隙的蛋白丢失量也很多，因此，肝移植术后患者的营养补充非常重要。其营养的补充一般遵循两个原则，即根据肝的代谢及肝功能状况补充营养和尽早从胃肠道进食。一般每日需补充热量30kcal/（kg·d），葡萄糖与脂肪乳各补充一半热量，脂肪乳最好使用中长链及浓度较低的，这样对肝脏负担小。另外可根据肝肾功能适当补充支链氨基酸。

体液平衡，液体补充原则为累积损失量、额外损失量和生理需要量。但是肝移植患者病情严重，手术创伤大、时间长，液体的进出量多，对患者的生理干扰非常大。因此，必须结合临床表现和各项检查结果来决定补液量的多少。通常的补液为晶体和胶体，胶体的补充需根据胶体的丢失情况、肝功能情况等补充。最常用的胶体液有全血、血浆和人血清白蛋白等。一般来说，晶体液约占全部液量的2/3，胶体液占1/3，胶体中血浆和人血清白蛋白交替使用。补液过程中需要注意电解质平衡，重点需注意高钠、低钾、低钙血症等。根据血液检测结果，进行钾、钙、镁等离子的补充。持续高血钾常提示早期肝功能不良。除此之外，微量元素也应及时补充。肝移植患者术后常出现酸碱平衡失衡现象，故必须经常进行血气分析，有异常时要查明原因。只要纠正病因，一般都能恢复正常，如病因暂时不能纠正，则需对症处理。

4. 抗凝　术后早期即应严密监测出血时间、凝血时间、血小板、弥散性血管内凝血（DIC）功能等，为预防吻合口血管处血栓形成应酌情给予抗凝治疗，如低分子肝素0.3ml/d皮下注射。

5. 抗排斥

（1）以环孢霉素A（CsA）为主的联合方案：即CsA加激素、吗替麦考酚酯或硫唑嘌呤。①CsA，术前晚及术晨各口服200mg。术后早期以静脉持续输注为主，5mg/（kg·d）（根据血药浓度调节用量），血药浓度谷值（口服前）保持在500~600ng/ml。改为口服后10mg/（kg·d）（根据血药浓度调节用量），各期血药浓度谷值：术后1个月内400ng/ml；术后1~3个月300~400ng/ml；术后3~6个月250~300ng/mg；术后6个月~1年150~200ng/ml；术后1年以后100~150ng/kg。②激素，术中甲泼尼龙1g静脉滴注；术后第1天：甲泼尼龙500mg、1次/d静脉注射；术后第2天：甲泼尼龙160mg、2次/d静脉注射；术后第3天：甲泼尼龙120mg、2次/d静脉注射；术后第4天：甲泼尼龙 80mg、2 次 /d 静脉注射；术后第 5 天：甲泼尼龙 40mg、2 次 /d 静脉注射；术后第 6 天：甲泼尼龙 20mg、2 次 /d 静脉注射；术后第 7 天：甲泼尼龙 20mg、1 次 /d 或泼尼松 20mg 口服、1 次 /d；3 个月内：泼尼松 20mg、1 次 /d 口服；3 ~ 6 个月：泼尼松 15mg、1 次 /d 口服；6 个月后：泼尼松 5 ~ 10mg、1 次 /d 口服。③吗替麦考酚酯，术后早期 1g、2 次 /d 口服（或胃管内注入），其后逐渐减量，半年后可考虑停药。④硫唑嘌呤，1.5mg/（kg·d）口服（或经胃管内注入），其后逐渐减量为 1mg/（kg·d），术后 9 个月后可考虑停药。吗替麦考酚酯与硫唑嘌呤可任选一种，吗替麦考酚酯相对副作用较小，但价格较贵；硫唑嘌呤价格便宜但副作用较大。

（2）以他克莫司（FK506）为主的联合方案：即 FK506 加激素、吗替麦考酚酯或硫唑嘌呤。FK506 0.15mg/（kg·d）口服（或胃管内注入），血药浓度谷值（服药前）维持在 10 ~ 15ng/ml。

FK506 静脉用法：5mg（1 支）加入 5%GS 50ml 中，入微量泵，每日按（0.01 ~ 0.05）mg/kg 24h 泵入。FK506 口服：饭前 1h 或饭后 2h 口服。或经胃管应用：将胶囊内的药粉倒入容器，加入 50ml 水。用注射器推入胃管，再用 50ml 水冲洗容器、注射器、胃管。胃管加闭 45 ~ 60min。

FK506 血药浓度：术后 1 个月 15 ~ 20ng/ml，2 ~ 3 个月 10 ~ 15ng/ml，3 个月以后 5 ~ 10ng/ml。浓度低于 5ng/ml 易发生急性排斥反应，高于 15ng/ml 有肾毒性。70% 一年内可考虑单用。

6. 抗感染

（1）抗细菌治疗：肝移植术后预防性应用抗生素，一旦发生感染尽可能按照细菌培养及药敏结果选择抗生素。抗细菌药物以广谱为主，其范围应覆盖革兰氏阳性菌、阴性菌及厌氧菌。抗生素的选择应是对肝、肾毒性小的药物。

（2）抗真菌治疗：真菌感染是肝移植术后死亡的重要原因之一，因为应用各种导管及广谱抗生素的大量使用，真菌感染率较高，大多在术后 2 个月内发生。应按照培养和药敏的结果进行治疗，但即使培养是阴性结果，如果出现不明原因的发热使用抗生素效果不佳时，建议加用抗真菌药物如氟康唑或两性霉素 B 等。

（3）抗病毒感染：最常见的是巨细胞病毒感染，可引起移植肝的排斥反应等严重后果。肝移植术后患者应定期做巨细胞病毒抗原和抗体的血清学检查，一旦发现巨细胞病毒抗原阳性，如无任何症状，即病毒血症，也应使用更昔洛韦治疗，直至病原学检查阴性为止。

（4）其他：结核分枝杆菌、支原体等的感染较为少见。

7. 肝移植术后并发症及处置　肝移植术后各种并发症的出现仍然是影响肝移植近期疗效及长期生存率的重要因素。因此，重视肝移植术后并发症的处理，是提高肝移植长期疗效的重要环节。肝移植术后主要并发症包括移植肝功能不良、腹腔内出血、血管并发症、胆道并发症、排斥反应及感染。

（1）移植肝功能不良：移植肝功能不良是移植肝衰竭的常见原因，其发生是不可预测的，最严重者称原发性无功能，许多患者因此丧失生命。移植肝功能不良病因不明，如供体年龄大、脂肪肝、血流动力学不稳定，手术中的肝脏再灌注损伤、缺血损伤、血栓形成，受体的免疫反应、内毒素、药物毒性等，许多因素促进其发生。移植肝功能不良将会导致严重的凝血障碍，代谢紊乱而死亡。偶尔可早在手术中发生，更多的是移植后数日。再次移植是唯一可挽救患者的措施。

（2）腹腔内出血：肝移植术后腹腔内出血常发生在术后 48h 之内，发生率为 20% 左右，分为活动性血管性出血和凝血功能障碍引起的手术创面渗血。常见原因有：①血管结扎线脱落；②肝断面组织发生缺血坏死；③腹腔内感染，脓肿形成，腐蚀主要血管，如腐蚀肝动脉破裂出血；④凝血功能障碍导致手术创面渗血，终末期肝病凝血功能障碍、术后肝功能恢复不良凝血因子缺乏及外源性凝血因子补充不足，导致凝血功能障碍致手术创面渗血。腹腔内出血应给予积极的抗休克及补充凝血物质等治疗，视出血原因分别治疗。首先保持引流管通畅，短期观察后，如仍不能保持血流动力学稳定，引流管仍有较多鲜红血性液引出，应尽早行剖腹探查止血。若血管结扎线脱落，重新缝扎出血血管；若是肝断面出血、重新作妥善缝合；若肝动脉破裂，则需考虑作血管移植术，即使少数患者探查并未见明显活动性出血，但清除腹腔血凝块对于患者术后恢复及减少腹腔感染的发生亦是有利的。

（3）血管并发症：血管并发症是肝移植术后常见且严重的并发症之一，往往导致移植物的丢失及患者的死亡。血管并发症主要是肝动脉和门静脉的狭窄和血栓，肝动脉和门静脉的狭窄主要和吻合技术及血管内膜条件有关，随着手术技术的成熟，狭窄发生率较低，并且术后可以通过血管扩张成形术治疗。肝动脉和门静脉的血栓形成是最常见且最严重的血管并发症，术后早期发生的血管栓塞多引发广泛肝组织坏死，导致肝衰竭而死。如肝动脉某一或多个分支栓塞，则形成区域性或多个局限性肝坏死，可继发感染而成脓肿或败血症死亡。晚期发生的血管阻塞可因感染等血管病变引起，慢性肝动脉血栓形成，则可导致慢性肝功能不全。术后常规多普勒超声监测有利于早期诊断，一旦明确诊断应及时行肝动脉取栓和重新吻合，对于已发生肝内脓肿及胆道缺血坏死和胆瘘的患者，积极给予抗感染、护肝、支持对症治疗，等待再次肝移植。

（4）胆道并发症：胆道并发症主要包括胆瘘和胆管狭窄，这是造成肝移植失败及影响存活率的重要原因之一。胆瘘主要包括吻合口漏、非吻合口漏和 T 管拔除后胆瘘。绝大多数胆瘘见于胆总管端端吻合口，主要是吻合有张力或缝合技术不完善所致。早期确实的瘘口修补或重新吻合可获得较好预后。胆管狭窄可以发生在吻合口或非吻合口，前者多系手术技术失误，如缝合过密等原因所致，后者则由于胆管供血不足、灌注损伤或供肝保存时间过久引起胆管壁损伤，ABO 血型不相符的肝移植所致的血管性排斥也可引起。胆管狭窄临床表现为梗阻性黄疸、继发胆管炎症和胆泥形成。轻度狭窄可通过药物治疗达到消炎利胆效果，较重的狭窄可行经内镜球囊扩张放置支架或经皮肝胆道球囊扩张加金属支架，介入治疗效果不佳者可手术行胆管空肠吻合，经以上治疗仍无效，肝功能进行性恶化的应行再次肝移植术。

（5）排斥反应：排斥反应包括急性排斥反应及慢性排斥反应。肝移植后急性排斥反应发生的时间不等，多在术后 5～10d。发热不适（伴有病毒感染样综合征），腹泻、肝区触痛等为急性排斥反应时的症状。血清 ALP、GGT、胆红素或 AST 升高，伴多核白细胞升高。T 型管引流的胆汁量减少、变淡、呈水样及 PT 时间延长等。术后最初 10d 的急性排斥反应，典型的表现为正在逐步下降的血胆红素、ALP、GGT 停止在高水平。如再度回升或明显回升则提示为严重排斥反应，需作尽快处理。提高皮质激素的用量，急性排斥反应可以满意地得到控制。可用静脉冲击法，也可提高口服量，提高皮质激素剂量。慢性排斥反应是远期移植肝损失的一个重要原因。典型表现为肝功能不良，而且呈进行性下降，伴肝脏酶和血胆红素的升高。慢性排斥反应的组织学表现为汇管区纤维化，血管内膜下巨噬细胞浸润，肝小动脉消失和偶尔毛细胆管消失（Vanishing 胆管综合征）。组织学呈现这种类型时，患者对加大免疫抑制药无反应而逐步导致肝功衰竭。慢性排斥反应的治疗效果不佳，皮质激素和单克隆抗体效果很差，FK506 单独或与其他药物联合应用有一定效果。多数慢性排斥反应进行性加重，最终导致移植器官衰竭，再次肝移植通常是最后的治疗手段。

（6）感染：感染是肝移植患者的常见并发症。菌血症的发生大约为普通手术患者的 6 倍。细菌感染多在术后 4 周内，之后多以病毒感染为主，并且是感染致死的主要原因。发热的患者应进行检查，找出致病原因积极治疗。既往的培养结果对诊断至关重要，有时甚至可避免致死性的感染。以下为参考检查程序：①胸片，必要时加作腹片；②痰镜检与培养，包括军团菌（Legionella）和真菌；③尿镜检、培养；④唾液、尿巨细胞病毒（CMV）培养；⑤血 CMV 培养；⑥所有引流液、伤口、管道作细菌与真菌培养；⑦血细菌与真菌培养。术后常见的细菌感染是具有多重耐药的葡萄球菌，如耐甲氧西林表皮葡萄球菌（MRSE）、耐甲氧西林金黄色葡萄球菌（MRSA）等，选用万古霉素或替考拉宁均能获得良好疗效；真菌感染以各种念珠菌常见，可选择氟康唑等药物；病毒以 CMV 常见，常应用更昔洛韦预防及治疗。控制感染应以预防为主，术后常规使用抗生素、抗病毒及抗真菌药物。

虽然终末期酒精性肝病患者肝移植术后的并发症较多，但是其疗效与其他慢性肝病患者肝移植一样，均有较高的长期生存率和良好的生活质量，移植后免疫排斥反应和其他相关并发症的发生率也没有增加。合并 HBV、HCV 感染及肝癌者预后较差。理论上讲，恢复饮酒将会导致移植肝的再损害和功能衰竭。但经过术前评估和选择后接受肝移植的酒精性肝病患者移植后酗酒复发率较低。有研究显示，恢复饮酒并没有影响肝移植治疗酒精性肝病的长期生存率、围手术期死亡率及移植肝排斥发生率，只有极少数患者（1.5%～5%）移植肝的功能丧失与恢复饮酒有关。因此，肝移植是目前治疗终末期酒精性肝病的有效措施。

三、酒精性肝病所致肝癌的外科治疗

长期酒精摄入是肝癌发生的危险因素之一。虽然在国内单纯酒精性肝硬化并发肝癌不如肝炎后肝硬化并发肝癌常见，但国外报道其发生率却很高，一组 21 例酒精性肝硬化患者在 2 年随访中有 4 例（19%）发生肝癌，另一报道 12 例酒精性肝硬化患者有 2 例（17%）发生肝癌，此数据足以引起人们的高度重视。酒精在肝脏中代谢，酒精对肝细胞有损害，但目前尚没有酒精本身直接致癌的证据，流行病学研究表明，饮酒与肝癌的发生发展有一定的关系。酒精与肝癌的发生其可能的机制：①乙醛是酒精在体内氧化的中间产物，是造成肝细胞损伤的重要物质，同时也是一种重要的致癌物。乙醛通过与细胞内蛋白或 DNA 结合，影响 DNA 修复，导致细胞损伤，从而发挥其致畸、致突变、致癌作用。②长期大量饮酒导致维生素及微量元素的缺乏，导致体内某些重要代谢过程发生改变，如

DNA甲基化过程的改变等，进而导致肝癌的发生。③酒精与免疫：急性及慢性酒精摄入均可削弱机体的免疫功能，使得机体对肝癌细胞的免疫监视能力下降，肝癌细胞得以在体内存在并扩散。④酒精性肝硬化癌变，即长期或大量饮酒者出现酒精性肝炎、脂肪肝及酒精性肝硬化，导致转氨酶升高，诱发酒精性肝癌。此外，除了酒精本身的危险因素外，更重要的是酒精能增强其他危险因素（如吸烟、肝炎病毒感染、黄曲霉素等）的作用，从而增加肝癌发生的风险。

（一）非手术治疗

主要是对症治疗。首先应戒酒，其他为营养支持、保肝治疗以及相应的抗肿瘤药物化疗、放射治疗、局部消融、介入、免疫生物治疗和中医中药等。

（二）手术治疗

与原发肝癌的手术治疗大体相同，主要包括肝切除术和肝移植术。但由于有肝硬化的存在，手术切除范围相对受限，并应特别注意残余肝功能的保护。

1. 肝切除术　肝切除术包括根治性切除和姑息性切除。一般认为，根据手术完善程度，可将肝癌根治切除标准分为3级。

Ⅰ级标准：完整切除肉眼所见肿瘤，切缘无残癌。

Ⅱ级标准：在Ⅰ级标准基础上增加4项条件。

（1）肿瘤数目≤2个；

（2）无门脉主干及一级分支、总肝管及一级分支、肝静脉主干及下腔静脉癌栓；

（3）无肝门淋巴结转移；

（4）无肝外转移。

Ⅲ级标准：在Ⅱ级标准基础上，增加术后随访结果的阴性条件，即术前血清AFP增高者，术后2个月内AFP应降至正常和影像学检查未见肿瘤残存。

2. 肝切除术的适应证

（1）患者的基本条件：主要是全身状况可以耐受手术；肝脏病灶可以切除；预留肝脏功能可以充分代偿。具体包括：一般情况良好，无明显心、肺、肾等重要脏器器质性病变；肝功能正常，或仅有轻度损害（Child-Pugh A级），或肝功能分级属B级，经短期护肝治疗后恢复到A级；肝储备功能［如吲哚菁绿15分钟滞留率（ICGR15）］基本在正常范围以内；无不可切除的肝外转移性肿瘤。一般认为ICG15＜14%，可作为安全进行肝大块切除术而肝衰竭发生概率低的界限。

（2）根治性肝切除的局部病变：必须满足下列条件：①单发肝癌，表面较光滑，周围界限较清楚或有假包膜形成，受肿瘤破坏的肝组织＜30%；或受肿瘤破坏的肝组织＞30%，但是无瘤侧肝脏明显代偿性增大，达到标准肝体积的50%以上；②多发性肿瘤，结节＜3个，且局限在肝脏的一段或一叶内。对于多发性肝癌，相关研究均显示，在满足手术条件下，肿瘤数目＜3个的多发性肝癌患者可从手术中显著获益；若肿瘤数目＞3个，即使已手术切除，其疗效也并不优于肝动脉介入栓塞等非手术治疗。

（3）腹腔镜肝切除术：目前腹腔镜肝癌切除术开展日趋增多，其主要适应证为孤立性癌灶，＜5cm，位于2～6肝段；具有创伤小、失血量和手术死亡率低的优点。故有学者认为对于位置较好的肝癌，尤其是早期肝癌者，腹腔镜肝切除术表现较好；但是仍然需要与传统的开腹手术进行前瞻性的比较研究。

（4）姑息性肝切除局部病变：必须符合下列条件：①3～5个多发性肿瘤，超越半肝范围者，行多处局限性切除；②肿瘤局限于相邻的2～3个肝段或半肝内，无瘤肝组织明显代偿性增大，达到标准肝体积的50%以上；③肝中央区（中叶或Ⅳ、Ⅴ、Ⅷ段）肝癌，无瘤肝组织明显代偿性增大，达到标准肝体积的50%以上；④肝门部有淋巴结转移者，切除肿瘤的同时行淋巴结清扫或术后治疗；⑤周围脏器受侵犯者一并切除。

3. 肝移植　目前在我国对于肝癌进行肝移植手术技术已经成熟，选择合适的适应证是提高肝癌肝移植疗效，保证极为宝贵的供肝资源得到公平有效利用的关键。关于肝癌肝移植适应证，国际上应用最为广泛的是米兰（Milan）标准，1996年由意大利国家癌症中心的马扎费若（Mazzaferro）等提出，主要内容是单个肿瘤直径小于5cm，或2～3个肿瘤直径均在3cm以下，无重要血管侵犯，无肝外转移。符合此标准移植后效果良好，5年无复发存活率可达75%～83%。其他还有美国加州大学旧金山分校（UCSF）标准和匹兹堡（Pittsburgh）改良TNM标准，以及中国杭州标准和上海标准等。

酒精在肝癌发病中的作用不容忽视，饮酒次数越多，饮酒年限越长，总酒精摄入量越大，肝癌的危险越大。因而积极开展卫生宣教、控制酒精摄入量可能是降低肝癌发病率的有效措施之一。此外，随着人类基因组计划的完成，更多的系统生物学研究手段如生物芯片技术、生物信息学技术等的产生，以及肝脏蛋白质组研究计划的兴起，ALD以及肝癌的研究也必将获得更大的发展和进步。

第二节　酒精性上消化道出血

关于酒精性肝硬化导致门静脉高压食管胃底静脉曲张所引起的上消化道出血已在上节详细叙述，本节主要介绍酒精直接引起的上消化道出血，这种情况在临床上并不少见，其常表现为呕血和/或黑粪。但是，如上消化道出血在短时间内即出现急性周围循环衰竭的征象，此时可无呕血和/或黑粪。所以，首先必须排除各种病因所致的中毒性休克、心源性休克或过敏性休克。其次，尽早进行直肠指检，以发现尚未排出的黑便，有助于早期诊断。再次追问病史，检查鼻咽部，排除鼻出血、拔牙或扁桃体切除术时吞下的血液而引起的呕血与黑粪，同时不可忽视对使用某些药物和食物的询问，因口服骨炭或铋剂等均可致黑粪。通过早期识别，确立上消化道出血。同时估计出血量，粪便隐血试验阳性者提示每日出血量在5～10ml，黑便的出现一般须每日出血量在50～100ml。胃内储积血量在250～300ml可引起呕血。一次出血量不超过400ml时，因轻度的血容量减少可由组织液与脾贮血所补充，并不引起全身症状。凡上消化道大量出血（1 000ml），特别是出血较快者有头昏、乏力、心悸、心动过速和血压偏低等表现。随出血量增多，症状更为明显，引起出血性休克。动态观测血压、心率及血色素评估出血量。酒精性上消化道出血的机制复杂。首先，酒精在胃内吸收后，直接损伤胃黏膜的上皮细胞，破坏胃黏膜的屏障作用；同时酒精损伤黏膜下的血管，破坏血管内皮，引起血管扩张，使血流缓慢，血浆渗出到血管外，局部产生大量的炎性介质使白细胞浸润，导致胃黏膜充血、水肿、糜烂、出血。其次，酒精还可以刺激壁细胞，加速胃酸分泌，使胃黏膜毛细血管通透性增高，引起胃黏膜循环障碍，导致胃肠黏膜糜烂、出血。再次，酒精亦可增加十二指肠液反流入胃腔的概率，反流液中的胆汁和各种胰酶，亦参与了胃黏膜的破坏而引发出血。

总体而言，除酒精以外能够引起上消化道大出血的病因很多，在不同的国家，甚至同一国家的不同地区报道都有差异。我国常见原因有胃十二指肠溃疡、门静脉高压症、出血性胃炎、胃癌及胆道出血等。在临床上还应考虑一些少见或罕见的病因，以免造成漏诊与误诊，如系统性红斑狼疮、血小板减少性紫癜及尿毒症等。所以，当遇有上消化道出血的患者时，首要的是明确病因，在排除上述因素后应进一步追问患者是否有长期饮酒和急性饮酒病史。如确诊为酒精性上消化道大出血，应进行如下治疗：

一、非手术准备

（一）一般治疗

对上消化道大出血宜取平卧位并将下肢抬高、头侧卧，保持呼吸道通畅，以免大量呕血时血液反流引起窒息，必要时吸氧、禁饮食。少量出血可适当进流食，对肝病患者忌用吗啡、巴比妥类药物。严密监测生命体征，记录出血量及每小时尿量，保持静脉通路，必要时进行中心静脉压测定和心电图监护。

（二）补充血容量、纠正酸碱失衡

大出血的患者，入院后快速建立静脉通道。当血红蛋白低于90g/L，收缩压低于90mmHg时，应立即输入足够量全血。在配血过程中，输注平衡液以尽快补充血容量。开始滴速宜快，待血压回升后减慢。晶体液对维持血容量的作用短暂，只限于满足患者对每日水分的需要，故不宜过多，以免发生组织水肿。老年人及心功能不全者输血输液不宜过多过快，否则可导致肺水肿，最好进行中心静脉压监测。如血源困难可给右旋糖酐或其他血浆代用品，但右旋糖酐用量24h内不宜超过1 000ml，以免抑制网状内皮系统，加重出血倾向。补充血容量时，血压不宜升至过高，血压较高时，易发生再出血。患者的血浆 pH < 7.35、$PaCO_2$ > 46mmHg（61kPa），说明有呼吸性酸中毒，须采取措施予以纠正。若患者 $PaCO_2$ 降低，提示存在代谢性酸中毒，给予 $NaHCO_3$ 溶液。

（三）止血措施

一般先采用非手术治疗，如果无效再考虑外科手术。

1. 药物治疗 在积极合理输液输血抗休克的前提下，利用药物止血。常用止血药为酚磺乙胺、注射用血凝酶、抗纤溶药、垂体后叶素等。近年来对胃炎出血，可用去甲肾上腺素8mg加入冰盐水100ml口服或作鼻胃管滴注，也可使用凝血酶，经纤维内镜或口服应用，口服用量一般为2 000 ~ 20 000U，1 ~ 6h可重复。凝血酶需临床应用时新鲜配制，且服药同时给予 H_2 受体拮抗剂或奥美拉唑以便使药物作用得以有效发挥。

2. 三腔双囊管压迫 适用于酒精性肝病引起的食管、胃底静脉曲张破裂出血。即时止血效果明显，但必须严格遵守技术操作规程以保证止血效果，并防止窒息、吸入性肺炎等并发症发生。

3. **纤维内镜直视下止血**　目前常用的有：

（1）局部喷洒5%碱式硫酸铁溶液；

（2）组织黏合剂如国产TH胶，其有遇到水、血液、组织液立即固化的特性。或用凝血酶30 000U溶于生理盐水30ml中喷洒；

（3）经内镜注射硬化剂至曲张的静脉，对酒精肝病引起的食管静脉曲张效果好。硬化剂有乙氧硬化醇、鱼肝酸油钠等。一般多主张注射后用H_2受体拮抗剂或奥美拉唑，以减少硬化剂注射后因胃酸引起溃疡与出血；

（4）经内镜作高频电凝止血或激光止血，成功率可达90%以上，适用于不宜手术的高危患者。特别是血管硬化不宜止血的老年患者；

（5）经内镜食管曲张静脉套扎（EVL）治疗，此方法安全、操作简便、容易掌握，使得食管静脉曲张消失率近60%，在急诊出血时也亦适用该方法。

4. **经皮肝胃冠状静脉栓塞术（PTO）**　PTO用于胃底静脉曲张破裂出血经垂体后叶素或三腔双囊管压迫治疗失败的患者。

二、手术治疗

急诊胃镜检查是诊断急性酒精性胃黏膜病变并发上消化道大出血的首选方法。当患者有活动性出血，而胃镜检查又未能发现出血病灶时，应采取血管造影检查。出血性胃炎的动脉造影表现是弥漫的、细小的、不规则的多个小血管出血，呈斑点状。急性酒精性胃黏膜病变并上消化道出血可先行保守治疗，以消化性溃疡为标准施行药物疗法，并嘱患者戒酒。对来势凶、出血量大、进展快、内科治疗不能奏效的病例，应及时中转手术。手术中切开胃壁探查未见活动性出血的病例，可能是患者处于不同的血容量和血压状况时，胃黏膜的病理表现不同、低血压时表现为肉眼不易见到的弥漫性、隐匿性渗血，血压回升后出现肉眼可见的显性渗血或活动性出血。在这种情况下，不应终止手术，须观察血压提升后的胃黏膜表现。上消化道出血探查部位的顺序为：胃窦部＞十二指肠＞胃底＞幽门管＞胃体。切除范围主要取决于术中耐心仔细的探查和动态观察，其次要顾及术后的胃功能。对急性胃黏膜病变并发出血时手术切除范围，包括胃体窦和十二指肠球部即可取得良好效果。另外，要严格掌握手术指征，尽可能明确出血部位，内科治疗要积极可靠，术后仍需严密观察患者出血情况。参考其他原因上消化道出血的手术适应证，酒精性上消化道大出血在以下情况应行急诊手术治疗：①出血后短时间内出现休克，说明出血来自较大动脉，非手术治疗难以止血；②在6～8h内输入600～800ml血液后，血压、脉搏及全身情况不见好转或一度好转后又迅速恶化，说明出血仍在继续且速度较快；③近期曾发生过大出血，这种患者多难以止血且止血后再出血的可能性大；④内科治疗期间发生的大出血，非手术治疗效果不佳；⑤年龄在60岁以上伴有动脉硬化症的患者，出血多不易停止；⑥并存瘢痕性幽门梗阻或急性穿孔的患者；⑦出血来自较大动脉的可能性大、出血不易停止。手术目的是止血。手术探查应仔细按顺序检查，重点检查胃小弯、幽门及十二指肠球部，必要时剖胃探查或切开十二指肠外侧腹膜检查球部后壁及术中胃镜协助，常可发现出血病灶。不宜行盲目性胃大部分切除术，因为盲目性胃大部分切除术是上消化道出血术后再出血的常见原因。对于溃疡病大出血并休克者，先缝扎胃左、右动脉和胃网膜右动脉，可减慢溃疡出血速度，使手术能较从容完成。十二指肠溃疡出血，一般采用胃大部切除术，也可采用半胃切除加选择性迷走神经切除术。术中发现酒精引起的胃十二指肠溃疡出血，胃大部切除术既可彻底止血，又可根治溃疡；或者酒精引起的上消化道出血，经过慎重考虑，具有胃大部切除术的适应证，而行胃大部切除术后，术后存在以下并发症，应给予注意。

（一）术后胃出血

胃大部切除术后，一般在 24h 以内出血不超过 300ml，可以从胃管引流出少量暗红色或咖啡色血性内容物，多为术中残留胃内的血液或胃肠吻合创伤面少量渗出的缘故，属于术后正常现象。如果短期内自胃管引流出较大量的血液，尤其是鲜血，甚至呕血、黑便、严重者出现出血性休克，是少数病例因切端或吻合口有小血管未结扎或缝合不够紧密；胃黏膜被钳夹伤或旷置的十二指肠溃疡止血不彻底等原因所致的出血。出血也可能是继发的，即在手术后 4 ~ 6d 发生，多因结扎或缝合过紧，致使组织坏死，结扎线脱落所致。较严重的早期出血，甚至发生休克，需要果断再次探查止血。继发性出血多不十分严重，大部分经保守治疗即可自行止血。

（二）十二指肠残端破裂

这是胃大部切除术毕Ⅱ式吻合术后最严重的并发症之一，多发生在术后 4 ~ 7d，死亡率很高，约 10% ~ 15%。十二指肠残端缝合过紧、过稀或结扎过紧均能造成残端愈合不良。输入空肠袢梗阻、胆汁、胰液及肠液滞留在十二指肠腔内，十二指肠膨胀，肠腔内压力不断增高而致残端破裂。表现为右上腹突然发生剧烈疼痛，局部或全腹明显压痛、反跳痛、腹肌紧张等腹膜炎症状。右上腹穿刺可抽出胆汁样液体。一旦确诊，应立即手术。在十二指肠残端处放置双腔套管持续负压吸引，同时也要引流残端周围腹腔。保护伤口周围皮肤以防消化液的腐蚀。以静脉营养法或空肠造瘘高营养流食维持水、电解质平衡和充足的营养。此外，要应用抗生素防治腹腔感染。如因输入空肠袢梗阻所致，可行输入空肠与输出空肠吻合，解除梗阻。经上述处理，多能治愈。预防方法是：要妥善缝合十二指肠残端，残端缝合有困难者，可插管至十二指肠腔内作造瘘术。溃疡病灶切除困难者，可选择病灶旷置胃大部切除术式，避免十二指肠残端破裂。

（三）胃大部切除术后的梗阻现象

胃大部切除毕Ⅰ式吻合，梗阻机会较少，仅偶尔发生吻合口梗阻。如应用毕Ⅱ式吻合，梗阻机会较多，现分述如下。

1. 吻合口梗阻　主要表现为进食后上腹胀痛、呕吐，呕吐物为食物，多无胆汁。梗阻多因手术时吻合口过小、或缝合时胃肠壁内翻过多、吻合口黏膜炎症水肿所致。前两种原因造成的梗阻多为持续性的，不能自行好转，需再次手术扩大吻合口或重新作胃空肠吻合。黏膜炎症水肿造成的梗阻为暂时性的，经过适当的非手术治疗可自行症状消失。梗阻性质一时不易确诊，先采用非手术疗法，暂时停止进食，放置胃肠减压，静脉输液，保持水电解质平衡和营养；若因黏膜炎症水肿引起的梗阻，往往数日内即可改善。经 2 周非手术治疗仍有进食后腹胀，呕吐现象，应考虑手术治疗。

2. 输入袢梗阻 有急、慢性两种类型。急性输入袢梗阻多发生在结肠前近端空肠对胃小弯的术式，特别是近端空肠过短，肠系膜牵拉过紧，形成一条索带，压迫近端空肠，使被压迫的一段十二指肠和空肠成两端闭合肠袢，且可影响肠壁的血运，而发生坏死或穿孔。有时过长的输入空肠袢，穿过空肠系膜与横结肠之间的孔隙，形成内疝，也可发生绞窄。主要表现为上腹部疼痛，呕吐，呕吐物不含胆汁，有时偏右上腹可触及包块。这一类梗阻容易发展成绞窄，应及早手术治疗。慢性不全输入袢梗阻，产生原因是输入空肠袢在吻合处形成锐角或输入空肠袢过长发生屈折，使输入空肠袢内的胆汁、胰液、肠液等不易排出，将在空肠内发生潴留而形成梗阻。输入空肠段内液体潴留到一定量时，强烈的肠蠕动克服了一时性的梗阻，将其潴留物大量排入残胃内，引起恶心、呕吐。临床表现为食后约 15 ~ 30min 左右，上腹饱胀，轻者恶心，重者呕吐，呕吐物主要是胆汁，一般不含食物，呕吐后患者感觉症状减轻而舒适。多数患者术后数周症状逐渐减轻而自愈，少数症状严重持续不减轻者需手术治疗，行输入和输出空肠袢之间侧侧吻合术。

3. 输出袢梗阻 多为大网膜炎性包块压迫，或肠袢粘连成锐角所致。在结肠后吻合时，横结肠系膜的孔未固定在残胃壁上而捆束着空肠造成梗阻。主要表现为呕吐，呕吐物为食物和胆汁。确诊应借助于钡餐检查，以示梗阻的部位。症状严重而持续应手术治疗以解除梗阻。

（四）胃肠吻合口破裂或瘘

多发生在术后 1 周左右，一般来说，大多由缝合不当、吻合口张力过大、局部组织水肿或低蛋白血症等原因所致组织愈合不良等引发。胃肠吻合口破裂常引起严重的腹膜炎。如发生较晚，局部已形成脓肿逐渐向腹壁外穿破而发生胃肠吻合外瘘。如因术后早期吻合口破裂，须立即手术进行修补，多能成功。但术后一定保持可靠的胃肠减压，加强输血、输液等支持疗法。如吻合口破裂发生较晚，局部已形成脓肿或瘘，除了引流外，也要胃肠减压和支持疗法，一般在数周吻合口瘘常能自行愈合。若经久不愈者，则应考虑再次胃切除术。

（五）倾倒综合征

倾倒综合征是胃大部分切除术后比较常见的并发症，在毕Ⅱ式吻合发生机会更多。根据症状在术后和进食后发生的迟早，临床上将倾倒综合征分为早期倾倒综合征和晚期倾倒综合征二类。一般认为此两者表现不同，性质各异的倾倒综合征，有时同时存在，致临床表现混淆不清。

1. 早期倾倒综合征 发生在进食后半小时内，表现为进食后上腹胀闷、心悸、出汗、头晕、呕吐及肠鸣腹泻等。患者面色苍白、脉搏加速、血压稍高。治疗主要采用饮食调整疗法，即少量多餐，避免甜食，手术治疗应慎重。关于这种症状发生原因尚不十分清楚，但根据临床表现，一般认为早期倾倒综合征的原因有两种：一是残胃缺乏固定，进食过量后，胃肠韧带或系膜受到牵拉，因而刺激腹腔神经丛引起症状，所谓机械因素；二是大量高渗食物进入空肠后，在短期内可以吸收大量的液体，致使血容量减少，即透渗压改变因素。

2. 晚期倾倒综合征　多在食后 2 ～ 4h 发作，表现为无力、出汗、饥饿感、嗜睡、眩晕等。发生的原因由于食物过快地进入空肠内，葡萄糖迅速被吸收，血糖过高刺激胰腺产生过多胰岛素，继而发生低血糖现象，故曾称为低血糖综合征。预防倾倒综合征的发生，一般认为手术时胃切除不要过多，残胃适当固定，胃肠吻合口不要太大。术后早期应少食多餐，使胃肠逐渐适应。一旦出现症状多数经调节饮食，症状逐渐减轻或消失。极少数患者症状严重而经非手术治疗持续多年不改善者，可考虑再次手术治疗。行胃肠吻合口缩小，或将毕Ⅱ式吻合改为毕Ⅰ式吻合。

（六）营养障碍

胃是容纳食物并进行机械和化学消化场所。食物因胃的运动而与酸性胃液混合成食糜，其蛋白质也在酸性基质中经胃蛋白酶进行消化，食物中的铁质也在胃内转变为亚铁状态以便吸收。当胃大部切除术后，少数患者可能出现消瘦、贫血等营养障碍。

1. 消瘦　胃大部切除术后，胃容积缩小，胃肠排空时间加快，消化时间缩短，食糜不能充分与消化液混合，致使消化功能减退。患者便次增多，多为稀便，粪内含不消化的脂肪和肌纤维，患者的进食热量不足，体重逐渐减轻。处理上主要是调节饮食，注意饮食的热量和营养价值。给予胃蛋白酶、胰酶或多酶制剂。

2. 贫血　胃大部分切除后，胃酸减少，毕Ⅱ式吻合后食物不经过十二指肠，小肠蠕动快，影响铁盐的吸收，而发生缺铁性小红细胞贫血。极少数患者因缺乏抗贫血内因子，致维生素 B_{12} 的吸收障碍而发生营养性巨幼红细胞贫血。前者给予铁剂而后者给予注射维生素 B_{12} 治疗。

（七）碱性反流性胃炎

碱性反流性胃炎是胃大部切除后一种特殊类型病变。由于胆汁、胰液反流，胆盐破坏了胃黏膜对氢离子的屏障作用，使胃液中的氢离子逆流弥散于胃黏膜细胞内，从而引起胃黏膜炎症、糜烂、甚至形成溃疡。临床主要表现为：上腹部持续性烧灼痛，进食后症状加重，服用抗酸药物无效；胆汁性呕吐，呕吐后症状不减轻，胃液分析胃酸缺乏；食欲差，体重减轻，胃炎常引起长期少量出血而导致贫血。胃镜检查显示慢性萎缩性胃炎。这一并发症非手术治疗效果不佳。症状严重应考虑手术治疗。手术可改行 Roux-en-Y 型吻合术，效果良好。

（八）胃排空障碍

胃大部切除术后排空障碍属动力性通过障碍，发病机制不清。术后拔除胃管后，患者出现上腹部持续性饱胀、钝痛，并呕吐出带有食物和胆汁的胃液。多数患者经过保守治疗、禁食、胃肠减压、营养支持、给予胃动力促进剂等多能好转。

第三节　酒精性胰腺炎

　　酒精性胰腺炎（alcoholic pancreatitis）可以是急性，但大多数为慢性。过量饮酒是急性胰腺炎的主要原因之一，而长期酗酒是慢性胰腺炎的主要原因之一。美国每年有1/2 ~ 2/3 的急性胰腺炎与过量饮酒有关。国内酒精性胰腺炎较少见，可能与饮酒量少，习惯慢酌和酒菜同进有关。酒精可能通过以下数条途径引起急性胰腺炎：①酒精引起高三酰甘油血症或直接毒害作用，包括其对胰酶的自身抑制能力降低，胰液中脂质微粒体酶的分泌和脂肪降解增加，高尔基复合体功能失调，从而使脂质微粒体酶与胰液混合，由于微粒体酶中的组织蛋白酶可将胰蛋白酶原激活为胰蛋白酶，进一步激发其他胰酶的活化而导致组织损伤。②十二指肠内压升高，十二指肠液反流入胰管。③Oddi 括约肌痉挛、乳头炎、水肿导致胰管内压升高；酒精刺激胰腺分泌，增加胰腺对胆囊收缩素刺激的敏感性，胰液中胰酶和蛋白质含量增加，钙离子浓度增高，易形成胰管内蛋白质沉淀，脱落的管腔上皮细胞及其他杂质和沉淀的胰管内蛋白质形成栓子阻塞小胰管，导致胰管、腺泡细胞和胰岛细胞结构的进一步改变。如同时存在其他危险因素，如高脂肪、高蛋白饮食，吸烟等，由于其引起消化酶、糖蛋白和酸性黏多糖的大量分泌，使蛋白易在小胰管沉积，并加速胰腺组织钙化，从而可能起协同致病作用。④酒精刺激胃窦部 G 细胞分泌胃泌素，激发胰腺分泌。⑤酒精经胃吸收，刺激胃壁细胞分泌盐酸，继而引起十二指肠内胰泌素和促胰酶素分泌，最终导致胰腺分泌亢进等。对于一般轻型的胰腺炎，经临床非手术治疗，大部分可以痊愈。但重症（坏死性）胰腺炎，应积极进行手术治疗，手术后仍然有各种并发症和很大的危险性，并有一定的死亡率。所以要重视因饮酒而引起的急性胰腺炎。无症状的酒精性胰腺炎在欧洲多在饮酒＞150g/d，6 ~ 12 年后才会发生。有症状的酒精性胰腺炎仅 5%，但尸解时有 10% ~ 20% 慢性胰腺炎。对于长期酗酒引起的慢性胰腺炎，患者必须戒酒，外科手术治疗的目的主要是减轻疼痛、延缓疾病的进展，不能根治。急性酒精性胰腺炎腹痛为主要表现和首发症状，突然起病，程度轻重不一，可为钝痛、刀割样痛、钻痛或绞痛，呈持续性，可有阵发性加剧，一般胃肠解痉药物不能缓解，进食可加剧。疼痛部位多在中上腹，可向腰背部呈带状放射，取弯腰抱膝位可减轻疼痛。水肿型腹痛 3 ~ 5d即可缓解。坏死型病情发展较快，腹部剧痛延续时间较长，由于渗液扩散，可引起全腹痛。极少数年老体弱患者可无腹痛或轻微腹痛。恶心、呕吐及腹胀多在起病后即出现，有时频繁吐出食物和胆汁，呕吐后腹痛并不减轻。同时有腹胀，甚至出现麻痹性肠梗阻。多数患者有中度以上发热，持续 3 ~ 5d。持续发热 1 周以上不退或逐日升高、白细胞升高者应怀疑有继发感染，如胰腺脓肿或胆道感染等。重症胰腺炎还常发生低血压或休克，此时患者烦躁不安、皮肤苍白、湿冷等；有极少数休克可突然发生，甚至发生猝死。主要原因为有效血容量不足，缓激肽类物质致周围血管扩张，或并发消化道出血。水、电解质、酸碱平衡及代谢紊乱，多有轻重不等的脱水，低血钾，呕吐频繁可有代谢性碱中毒。重症者尚有明显脱水与代谢性酸中毒，低钙血症，部分伴血糖增高，偶可发生糖尿病酮症酸中毒或高渗性昏迷。体格检查时轻症急性胰腺炎患者腹部体征较轻，往往与主诉腹痛程度不十分相符，可有腹胀和肠鸣音减少，无肌紧张和反跳痛。重症急性胰腺炎患者上腹或全腹压痛明显，并有腹肌紧张，反跳痛，肠鸣音减弱或消失，可出现移动性浊音，并发脓肿时可扪及有明显压痛的腹块。伴麻痹性肠梗阻且有明显腹部胀满，腹水多呈血性，其中淀粉酶明显升高。少数患者因胰酶、坏死组织及出血沿腹膜间隙与肌层渗入腹壁下致两侧胁腹部皮肤呈暗灰蓝色，称格雷·特纳征（Grey Turner sign）；如致脐周围皮肤青紫，称卡伦征（Cullen sign）。患者因低血钙引起手足搐搦者，为预后不佳的表现，系大量脂肪组织坏死分解出的脂肪酸与钙结合成脂肪酸钙，大量消耗血清钙所致，也与胰腺炎时刺激甲状腺分泌降钙素有关。

慢性酒精性胰腺炎时主要有胰腺分泌功能不足和并发症的表现。一般认为酒精性慢性胰腺炎症状繁多而无特异性，腹痛常是本病首发与主要表现，约占90%，初为间歇性后转为持续性腹痛，多位于上腹正中或左、右上腹，可放射至背、两胁、前胸等处。腹痛多因饮酒、饱食或高脂肪餐诱发。疼痛与体位变换有关，平卧位加重，前倾坐位或弯腰时可减轻。胰腺外分泌功能不全除有食欲减退、食后上腹饱胀及腹胀、不耐受油腻食物等外，还可表现为脂肪泻、脂溶性维生素（A、D、E、K）缺乏等症状。典型病例可出现五联征：上腹疼痛、胰腺钙化、胰腺假性囊肿、糖尿病及脂肪泻。但是同时具备上述五联征者并不多，临床上常以某一或某些症状为主要特征。

2002年国际胰腺病学联合会制定了外科治疗急性胰腺炎的循证医学指导建议。指导建议共11条，其中7条适用于酒精性胰腺炎的治疗，详见如下：①轻型胰腺炎不是外科治疗的指征；②对CT证实的坏死性胰腺炎应用预防性抗生素能降低感染率，但不一定提高生存率；③对有感染表现的患者作细针穿刺加细菌学检验，区分无菌性和感染性坏死；④有感染症状及体征的感染性胰腺坏死是手术治疗及放射介入引流的指征；⑤无菌性胰腺坏死的患者应采用保守疗法，仅对一些特殊病例行手术治疗；⑥除非有特定指征，在发病后14d内对坏死性胰腺炎患者不推荐施行早期手术；⑦手术或其他干预手段应尽量有利于脏器的保护，包括坏死组织的清除与术后持续腹膜后引流相结合，充分清除坏死组织和渗液。此急性胰腺炎手术处理的指导建议，是根据循证医学的要求，从文献检索中查出有关资料整理进行讨论，着重在手术处理的有关方面。近年来，对重症急性胰腺炎的治疗有一个深入认识与反复实践的过程，在我国亦然，治疗方法在不断地改进。并且认识逐渐趋向一致。除手术处理外，其他的一些治疗措施如生长抑素的应用、鼻胆管引流与持续血液滤过等也都在研究与实践中。

而对于慢性酒精性胰腺炎由于临床表现和病程经过的差异，治疗方法应个体化，主要是戒酒、营养支持、胰酶替代疗法及止痛剂的应用。

一、非手术准备

（一）急性胰腺炎

急性胰腺炎全身反应期、水肿型胰腺炎及尚无感染的出血坏死性胰腺炎起初均应采用非手术治疗。主要治疗原则是尽量力求停止胰腺的自身消化，即通过禁食、全静脉营养及胃肠减压等，减少胰腺酶的分泌，或应用胰酶抑制剂，防止继发感染。

1. 控制饮食和胃肠减压　轻型者可进少量清淡流质饮食，忌食脂肪、刺激性食物，重症者需严格禁饮食，以减少或抑制胰液分泌。

2. 解痉止痛　诊断明确的情况下给予止痛药，同时给予解痉药。盐酸哌替啶、阿托品肌注，在腹痛剧烈时予以应用。禁用吗啡止痛，因其导致 Oddi 括约肌痉挛。

3. 抑制胰腺分泌及应用胰酶抑制剂　H_2 受体阻断剂可间接抑制胰腺分泌；生长抑素效果较好；胰蛋白酶抑制剂如抑肽酶，具有抗蛋白酶及胰血管舒缓素的作用。

4. 应用抗生素　抗生素宜早应用，一般常用青霉素、链霉素、庆大霉素、氨苄青霉素、磺苄青霉素、先锋霉素等，为控制厌氧菌感染，可同时使用甲硝唑。由于胰腺出血坏死、组织蛋白分解产物常是细菌繁殖的良好培养基，故在重型病例中尤应尽早使用，可起到预防继发感染及防止并发症等作用。

5. 抗休克　重型者常早期即出现休克，主要由于大量体液外渗，可使循环血量丧失40%，会出现低血容量休克。

6. 中药治疗　呕吐基本控制后，经胃管注入中药。常用复方清胰汤加减。呕吐不易控制者可用药物灌肠。

（二）慢性胰腺炎

1. 患者必须完全戒酒　戒酒虽不能使疾病静止或治愈，但可使病情延缓。

2. 营养支持治疗　可给予高蛋白质（100 ~ 120g/d，其中一半应为动物蛋白质）、高能量和低脂（30 ~ 50g/d）的易消化食物，必要时需给予静脉营养和 / 或肠内营养治疗。对长期脂肪泻患者，还应给予胰酶制剂，并注意补充脂溶性维生素及维生素 B_{12}、叶酸，适当补充铁剂、钙剂及各种微量元素。

3. 镇痛　止痛剂在酒精性胰腺炎时可长期维持使用，但应尽量少用成瘾的麻醉镇痛剂；大剂量的胰酶制剂，有时可减轻疼痛，神经阻滞术通常可使腹痛暂时缓解。

4. 消化不良　特别是脂肪泻的患者，大量的外源性胰酶制剂有一定的治疗作用。由于胰酶的活性与酸碱环境有关，最佳 pH 为大于 6.0。当 pH 低于 4.0 时，脂肪酶便失活；pH 小于 3.5 时，胰蛋白酶便会失活。故使用具有抗酸作用的外源性胰酶疗效最佳。如无抗酸膜的胰酶制剂，联用 H_2 受体拮抗剂甚或质子泵抑制剂，可提高疗效。

5. 控制糖尿病　控制饮食并采用胰岛素替代疗法。

二、手术治疗

（一）适应证

1. 胰腺坏死合并感染　在严密监测下考虑手术治疗，行坏死组织清除及引流术；
2. 胰腺脓肿　可选择手术引流或经皮穿刺引流；
3. 胰腺假性囊肿　视情况选择手术治疗、经皮穿刺引流或内镜治疗；
4. 胆道梗阻或感染　有条件进行 EST 时给予手术解除梗阻；
5. 病情严重非手术治疗无效　高热不退及中毒症状明显者；
6. 诊断未明确　疑有腹腔脏器穿孔或肠坏死者行剖腹探查术。

（二）手术方式

1. 最常用的是坏死组织清除加引流术　将胰腺坏死组织清除，可防止严重感染及坏死病灶的发展，清除胰腺周围和腹膜后的渗液、脓液以及坏死组织，彻底冲洗后放置多根引流管从腹壁或腰部引出，以便术后灌洗和引流。

2．胰被膜切开及引流 适用于胰腺肿胀明显者，可减轻胰腺的张力，有助于改善胰腺血运和减轻腹痛。切开后在小网膜囊放置通畅而充分的腹腔引流或双腔管引流，以减少腹内继发性损害、渗出及坏死，防止感染。

3．胰腺切除 包括部分或全胰切除。一般只切除坏死部分，以免胰腺坏死继续发展和感染，减少并发症的发生。在胰腺坏死 75% 时或十二指肠受到严重破坏这种特定的情况下，可作全胰切除，有成功的报告，但死亡率高，操作亦有一定困难，且生存中终生需外源胰岛素维持。

4．持续腹腔灌洗 可消除腹腔内对全身有影响的有毒物质，如渗出的各种酶、坏死组织、蛋白分解产物、细菌、毒素及渗出液等，有利于本病的预后。可经腹壁插入多孔硅塑料管，将含有肝素、抗生素的平衡盐液注入腹腔，每次 1 000 ~ 1 500ml，约 15 ~ 20min 后注完，保留 20 ~ 30min，然后放出灌洗液。依据渗出液的改变，每 1 ~ 2h 重复一次，注意勿伤及肠管及注入量大时加重呼吸困难。

5．腹腔镜治疗 腹腔镜在早期手术中，对机体干扰小、创伤小，术后恢复快，对坏死病灶可适当清除，降低腹腔及腹膜后压力，于胰腺周围准确放置引流，有利于术后灌洗。如术中发现胰腺感染性坏死或胰腺周围脓肿，或经腹腔镜灌洗引流术后出现腹腔感染，则应及时中转为剖腹手术，以利于彻底、充分引流。

（三）并发症的治疗

1．并发腹腔大出血的外科治疗 酒精胰腺炎并发腹腔内大出血多为腐蚀性或感染性动脉瘤破裂出血。腐蚀性动脉瘤出血多见于病程后期假性囊肿形成后，腹腔出血按来源依次为胃十二指肠动脉、胰十二指肠动脉、脾动脉和结肠中动脉，而静脉性出血则以脾静脉及其属支多见。出血部位主要通过增强 CT 扫描和选择性动脉造影确认。其中增强 CT 扫描可以明确出血部位、范围、出血量以及是否有假性胰腺囊肿内动脉瘤的发生；选择性动脉造影对假性动脉瘤的定位诊断意义重大，对治疗出血的患者可以准确显示出血血管的出血量及出血速度，并对治疗抉择提供依据。酒精胰腺炎并发腹腔大出血的治疗，紧急止血最有效的方法是经股动脉选择性动脉造影栓塞（TAE）作为首选的治疗方法。此方法成功率高，可以迅速控制非感染性出血如胰腺囊肿腐蚀性动脉瘤的大出血，并可作为感染性大出血的急救措施，为进一步手术治疗创造机会。如果是脾动脉或其分支或胃十二指肠分支出血则止血相对安全。对于 TAE 止血失败或止血后复发出血者行手术止血，缝扎未受感染或腐蚀的出血血管主干起始部（如脾动脉乃至腹腔干）止血是最常用的方法。另外，手术时机的选择也非常重要。过早手术时，坏死组织与正常组织界限不清，清创性切除时可能伤及血管，造成术中及术后出血。过分强调延期手术，胰腺坏死组织感染机会增大，感染性出血的发生率亦随之增加。因此，积极预防胰腺坏死组织感染，恰当选择坏死组织清除时机及手术方法，以及防止术后感染包括真菌感染等综合性防治措施，是降低酒精性胰腺炎并发腹腔大出血的关键。

2．并发胃肠道瘘的外科治疗 酒精胰腺炎并发胃肠道瘘多见于其残余感染期，以结肠瘘最为多见。胃肠道瘘的发生率依次为结肠、小肠、十二指肠、胃瘘及胆瘘较少。发生胃肠道瘘的原因如下：①手术时期不当，延误手术时期造成严重的胰液外侵，侵及消化道导致瘘的形成。②不合理的手术方式，感染坏死病灶清除不彻底，反复多次的病灶清除及过大范围的手术操作，加重腹腔脏器的损伤并导致局部血供障碍。③胰腺部病理改变愈严重，发生瘘的概率愈大。④手术操作不当或过于粗暴。另外，消化道出血后行动脉血管栓塞也可能是原因之一。

酒精胰腺炎并发消化道瘘多数情况下可以经过非手术治疗而达到治愈，除消化道瘘的一般治疗外，彻底的清除坏死组织，建立通畅的、有效的引流是保证瘘口自愈的基本条件。对于少数的非手术治疗难以治愈的患者，需在适当的时机进行手术治疗，术前充分考虑胰腺的稳定情况，胰腺周围及腹腔的感染情况，胃肠道的功能情况等。

（吴德全　胡彦华）

参考文献

1. 吴东，钱家鸣. 急性胰腺炎的液体治疗：复苏时机、液体种类及监测方法，临床肝胆病杂志，2017，33(1):12-16

2. 李非. 急性胰腺炎外科干预的时机及技术探讨. 临床肝胆病杂志，2017，33(1):32-35

3. Arasaradnam RP, Donnelly MT. Acute endoscopic intervention in non-variceal upper gastrointestinal bleeding. Postgrad Med J, 2005, 81(952):92-98

4. Agaev BA, Mamedova NA. Postoperative treatment of acute pancreatitis. Khirurgiia (Mosk), 2009, (8):73-76

5. Altamirano J, Bataller R, Cardenas A, et al. Predictive factors of abstinence in patients undergoing liver transplantation for alcoholic liver disease. Ann Hepatol, 2012, 11(2):213-221

6. Brůha R, Dvořák K, Dousa M, et al. Alcoholic liver disease. Prague Med Rep, 2009, 110(3):181-190

7. Bakker OJ, van Santvoort HC, Besselink MG, et al. Dutch Pancreatitis Study Group. Prevention，detection，and management of infected necrosis in severe acute pancreatitis. Curr GASTroenterol Rep, 2009, 11(2):104-110

8. Bonnet S, Sauvanet A, Bruno O, et al. Long-term survival after portal vein arterialization for portal vein thrombosis in orthotopic liver transplantation. GASTroenterol Clin Biol, 2010, 34(1):23-28

9. Burra P, Senzolo M, Adam R, et al. ELITA. ELTR Liver Transplant Centers. Liver transplantation for alcoholic liver disease in Europe: a study from the ELTR (European Liver Transplant Registry). Am J Transplant, 2010, 10(1):138-148

10. Bachmann K, Izbicki JR, Yekebas EF. Chronic pancreatitis: modern surgical management. Langenbecks Arch Surg, 2011, 396(2):139-149

11. Bruha R, Dvorak K, Petrtyl J. Alcoholic liver disease. World J Hepatol, 2012, 4(3):81-90

12. Beck WC, Bhutani MS, Raju GS，et al. Surgical management of late sequelae in survivors of an episode of acute necrotizing pancreatitis. J Am Coll Surg, 2012, 214(4):682-688

13. Corrao G, Torchio P, Zambon A, et al. Exploring the combined action of lifetime alcohol intake and chronic hepatotropic virus infections on the risk of symptomatic liver cirrhosis. Collaborative Groups for the Study of Liver Disease in Italy. Eur J Epidemiol, 1998, 14(5):447-456

14. Chauhan S, Gupta M, Sachdev A, et al. Cullen's and Turner's sign associated with portal hypertension. Lancet, 2008, 372(9632):54

15. Caputo F, Stefanini GF. An in-depth psychosocial and biochemical evaluation in transplant recipients for alcoholic liver disease should be planned. J Clin GASTroenterol, 2010, 44(6):456

16. Czerepko M, Hać S, Sawicka W, et al. Enteral nutrition without the use of an endoscope in patients with severe acute pancreatitis. Pol Przegl Chir, 2011, 83(11):630-633

17. Dumonceau JM, Giostra E, Genta R, et al. In vivo microscopic examination of the esophagus for the detection of cancer before liver transplantation in patients with alcoholic cirrhosis. Endoscopy, 2006, 38(3):282-284

18. De Rai P, Zerbi A, CAStoldi L, et al. ProInf-AISP（Progetto Informatizzato Pancreatite Acuta，Associazione Italiana per lo Studio del Pancreas［Computerized Project on Acute Pancreatitis，Italian Association for the Study of the Pancreas］）Study Group. Surgical management of acute pancreatitis in Italy: lessons from a prospective multicentre study. HPB（Oxford），2010, 12(9):597-604

19. Gallerani M, Simonato M, Manfredini R, et al. Investigators of the GIFA Study（Gruppo Italiano di Farmacovigilanza nell'Anziano）. Risk of hospitalization for upper gASTrointestinal tract bleeding. J Clin Epidemiol, 2004, 57(1):103-110

20. Gupta R, Wig JD, Bhasin DK, et al. Severe acute pancreatitis: the life after. J GASTrointest Surg, 2009, 13(7):1328-1336

21. Gao B, Bataller R. Alcoholic liver disease: pathogenesis and new therapeutic targets. GASTroenterology, 2011, 141(5):1572-1585

22. Hassan-Montero L, Bueno P, Olmedo C, et al. Gene expression profiling in liver transplant recipients with alcoholic cirrhosis. Transplant Proc, 2008, 40(9):2955-2958

23. Hearnshaw SA, Logan RF, Lowe D, et al. Acute upper gASTrointestinal bleeding in the UK: patient characteristics，diagnoses and outcomes in the 2007 UK audit. Gut, 2011, 60(10):1327-1335

24. Harper SJ, Cheslyn-Curtis S. Acute pancreatitis. Ann Clin Biochem, 2011, 48(Pt 1):23-37

25. Imvrios G, Papanikolaou V, Tsoulfas G, et al. The evolution of the role of liver transplantation in treating alcoholic cirrhosis in Greece. Transplant Proc, 2008, 40(9):3189-3190

26. Irving HM, Samokhvalov AV, Rehm J. Alcohol as a risk factor for pancreatitis. A systematic review and meta-analysis. JOP, 2009, 10(4):387-392

27. Jelski W, Kutyłowska E, Szmitkowski M. The role of ethanol in pathogenesis of pancreatitis. Pol Merkur Lekarski, 2011, 30(175):66-68

28. Knechtle SJ, D'Alessandro AM, Armbrust MJ, et al. Surgical portosystemic shunts for treatment of portal hypertensive bleeding: outcome and effect on liver function. Surgery, 1999, 126(4):708-711

29. Kitahara K, Kawa S, Katsuyama Y, et al. Microsatellite scan identifies new candidate genes for susceptibility to alcoholic chronic pancreatitis in Japanese patients. Dis Markers, 2008, 25(3):175-180

30. Kat'uchová J, Radonak J. Current alternatives in the surgical treatment of chronic pancreatitis-a review article. Cas Lek Cesk, 2011, 150(7):378, 383

31. Khan J, Solakivi T, Seppänen H, et al. Serum lipid and fatty acid profiles are highly changed in patients with alcohol induced acute pancreatitis. Pancreatology, 2012, 12(1):44-48

32. MacMath TL. Alcohol and gASTrointestinal bleeding. Emerg Med Clin North Am, 1990, 8(4):859-872

33. Mizoue T, Tokui N, Nishisaka K, et al. Prospective study on the relation of cigarette smoking with cancer of the liver and stomach in an endemic region. Int J Epidemiol, 2000, 29(2):232-237

34. Montero Pérez FJ, del Campo Vázquez P. Clinical prediction of endoscopic signs in active or recent upper gASTrointestinal bleeding. Med Clin（Barc）, 2003, 120(16):601-607

35. Maruyama K, Otsuki M. Incidence of alcoholic pancreatitis in Japanese alcoholics: survey of male sobriety association members in Japan. Pancreas, 2007, 34(1):63-65

36. Mole D, Garden OJ, Iredale J. Alcohol and global health: focus on acute pancreatitis needed. Lancet, 2009, 374(9694):976-967

37. McCullough AJ, O'Shea RS, Dasarathy S. Diagnosis and management of alcoholic liver disease. J Dig Dis, 2011, 12(4):257-262

38. Morell B, Dufour JF. Liver transplantation-when and for whom it should be performed. Ther Umsch, 2011, 68(12):707-713

39. Neuberger J, Webb K. Liver transplantation for alcoholic liver disease: knowing the future informs the present. Am J Transplant, 2010, 10(10):2195-2196

40. Orloff MJ, Orloff MS, Girard B, et al. When is liver transplant indicated in cirrhosis with bleeding varices? Transplant Proc, 2001, 33(1~2):1366

41. O'Shea RS, Dasarathy S, McCullough AJ. Practice Guideline Committee of the American Association for the Study of Liver Diseases. Practice Parameters Committee of the American College of GASTroenterology. Alcoholic liver disease. Hepatology, 2010, 51(1):307-328

42. Orloff MJ, Isenberg JI, Wheeler HO, et al. Alcoholic versus nonalcoholic cirrhosis in a randomized controlled trial of emergency therapy of bleeding varices. J Surg Res, 2012, 174(1):98-105

43. Peynircioğlu B, Erkuş F, Cil B, et al. Mesenteric angiography of patients with gASTrointestinal tract hemorrhages: a single center study. Diagn Interv Radiol, 2011, 17(4):368-373

44. Suzuki A, Mendes F, Lindor K. Diagnostic model of esophageal varices in alcoholic liver disease. Eur J GASTroenterol Hepatol, 2005, 17(3):307-309

45. Szentkereszty Z, Kotán R, Damjanovich L，et al. Surgical treatment of acute pancreatitis today. Orv Hetil, 2010, 151(41):1697-1701

46. Stokkeland K, Ebrahim F, Ekbom A. Increased risk of esophageal varices，liver cancer, and death in patients with alcoholic liver disease. Alcohol Clin Exp Res, 2010, 34(11):1993-1999

47. Savić Z, Vracarić V, Hadnadjev L, et al. Experience in the treatment of some complications of portal hypertension in alcoholic liver cirrhosis. Vojnosanit Pregl, 2011, 68(11):917-922

48. Takeshita T, Yang X, Inoue Y, et al. Relationship between alcohol drinking ADH2 and ALDH2 genotypes and risk for hepatocellular carcinoma in Japanese. Cancer Lett, 2000, 149(1 ~ 2):69-76

49. Timerbulatov VM, Timerbulatov ShV, Sagitov RB. Hemostasis in acute gASTrointestinal bleeding. Khirurgiia (Mosk), 2010,(3):20-26

50. Varma V, Webb K, Mirza DF. Liver transplantation for alcoholic liver disease. World J GASTroenterol, 2010, 16(35):4377-4393

51. Yadav D, Papachristou GI，Whitcomb DC. Alcohol-associated pancreatitis. GASTroenterol Clin North Am, 2007, 36(2):219-238

52. Bukong TN, Iracheta-Vellve A, Gyongyosi B, et al. Therapeutic benefits of spleen Tyrosine kinase inhibitor administration on binge drinking-induced alcoholic liver injury, steatosis, and inflammation in mice. Alcohol Clin Exp Res, 2016, 40(7): 1524-1530

53. Ambade A, Satishchandran A, Gyongyosi B, et al. Adult mouse model of early hepatocellular carcinoma promoted by alcoholic liver disease. World J Gastroenterol, 2016, 22(16): 4091-4108

54. Szabo G, Satishchandran A. MicroRNAs in alcoholic liver disease. Semin Liver Dis, 2015, 35(1):36-42

55. Samokhvalov AV, Rehm J, Roerecke M. Alcohol consumption as a risk factor for acute and chronic pancreatitis. A systematic review and a series of Meta-analyses. EBioMedicine, 2015, 2(12):1996-2002

第二十八章
酒精相关性疾病的急诊科治疗

急性酒精中毒（俗称醉酒），指过量饮酒或酒精饮料后，中枢神经系统出现先兴奋后抑制的状态。重症者可出现呼吸衰竭及循环衰竭，还可引起肝内糖原的耗竭而导致低血糖。中毒后，可诱发多种并发症出现，重者是致命性的，甚至死亡。因此，急诊医生要高度重视急性酒精中毒并发症，早期发现、早期干预，防止漏诊、误诊发生。

第一节　急性酒精中毒合并急性上消化道出血

急性上消化道出血在急性酒精中毒者中十分常见，主要原因是急性胃黏膜损伤，其他常见原因为食管静脉曲张、消化性溃疡、十二指肠炎、急性食管炎等。

长期大量饮酒可导致酒精性脂肪肝，进而可发展成酒精性肝炎、酒精性肝纤维化及酒精性肝硬化。肝硬化消化道出血大多数由于食管-胃底静脉曲张破裂，但还应考虑其他因素如并发消化性溃疡、急性出血糜烂性胃炎、贲门黏膜撕裂综合征等。静脉曲张破裂出血可因粗糙食物、化学性刺激及腹内压增高等因素而引起，常表现为呕血与黑便。若出血量不多，可仅有黑便。大量出血则可致休克，并诱发腹水和肝性脑病，甚至死亡。出血后原来肿大的脾脏可缩小，甚至不能触及。

一、急性酒精中毒引起急性胃黏膜损伤的机制

酒精具有亲脂性和溶脂能力，高浓度酒精可直接腐蚀胃黏膜组织，引起胃黏膜急性炎症，黏膜出现充血、水肿、出血、糜烂及溃疡形成等。酒精尚可影响胃酸分泌，使胃组织产生损伤性介质，导致胃黏膜损伤性因素增强，损伤胃黏膜屏障；同时可减少胃黏膜保护性物质含量、影响胃黏膜微循环使胃黏膜保护性因素削弱而致胃黏膜损伤。

二、临床表现

急性酒精中毒导致上消化道出血时，临床表现可起病骤然，突然呕血、黑便，也可表现为频繁恶心、呕吐胃内容物后呕吐血性液体。出血可呈间歇性、反复多次，重者出现失血性休克。伴上腹部不适，烧灼感、疼痛、恶心、呕吐及反酸等症状。

三、治疗

1. 一般治疗　卧床休息，流质饮食，必要时禁食水，监测生命体征，防止其他并发症发生。

2. 补充血容量、支持治疗　静脉输入葡萄糖生理盐水、人工胶体，必要时输血。

3. 止血药　口服止血药如云南白药，或用去甲肾上腺素 8mg 加入 100ml 冷盐水中，每 2 ~ 4h 口服 1 次。

4. 抑制胃酸分泌　抑酸药能提高胃内 pH，有利于止血和预防再出血。临床常用质子泵抑制剂和 H_2 受体拮抗剂。在各种质子泵抑制剂中，埃索美拉唑是起效较快的药物，可 80mg 静脉注射后以 8mg/h 的速度输注持续 72h。在没有埃索美拉唑的情况下，可用奥美拉唑或泮托拉唑、兰索拉唑、雷贝拉唑。常用的 H_2 受体拮抗剂有法莫替丁、雷尼替丁等。

5. 对严重的急性上消化道出血者，静脉联合应用生长抑素和质子泵抑制剂。生长抑素使用方法：首剂量 250μg 快速静脉滴注或缓慢推注，继以 250μg/h 静脉泵入或滴注，疗程 5d。

6. 内镜治疗　内镜检查为上消化道出血病因诊断的关键检查，应尽量在出血后 24 ~ 48h 内进行。对药物治疗出血控制不佳者可在胃镜下治疗，喷洒止血药或电凝止血、激光止血、微波止血、机械止血。食管静脉曲张者可行曲张静脉套扎术或注射硬化剂。

7. 三腔管压迫止血　原理是利用充气的气囊分别压迫胃底和食管下段的曲张静脉，以达止血目的。

第二节　急性酒精中毒合并颅脑外伤

急性酒精中毒合并颅脑外伤临床常见，国外报告高达 30% ~ 50%。即使是轻度醉酒者，其运动及操作功能也受损害，自我调节能力下降，易激惹，易与人争斗，因此易发生事故。醉酒者行动迟缓，手眼配合协调能力下降，保护性反应差，故而伤情严重而复杂，容易误诊误治，导致严重不良后果。

一、病因

急性酒精中毒患者主要因交通事故、斗殴、摔伤、高处坠落等原因导致颅脑外伤。轻者头皮挫裂、头皮血肿，严重者可有头颅骨折、头挫裂伤、蛛网膜下腔出血、硬膜下血肿、硬膜外血肿、脑出血等。

二、临床表现

急性酒精中毒后意识不清与脑外伤后意识障碍早期往往难以鉴别，尤其是闭合性损伤，容易造成漏诊、误诊。一般以下情况应行头颅 CT 检查：①有头部外伤史但不能详述具体情节的昏迷患者；②饮酒后出现神经定位体征者；③饮酒量或酒精浓度与意识障碍不相符者；④经纳洛酮促醒等常规治疗 2h 意识状态无好转反而恶化者。

醉酒后颅脑外伤的特点如下：

1．酒后患者反应迟钝，自我保护能力差，受伤常较重，合并伤多见。

2．病情严重程度易被醉酒掩盖，易漏诊、误诊。

3．易呕吐误吸致吸入性肺炎，甚至窒息。

4．意识状态变化不易被察觉。

5．应激性溃疡发生率高于未饮酒颅脑损伤患者。

6．醉酒后脑挫裂伤区动脉痉挛，静脉淤血，血管通透性增加，导致血管源性脑水肿，引起组织缺血缺氧及能量代谢障碍，使脑损伤区血管出现更严重的病理变化-坏死，同时酒精对血小板聚集和促凝功能都有抑制作用，故出血不易控制，更易出现迟发性颅内血肿。

7．医务人员及家属主观上重视不够，尤其是初次头颅 CT 阴性或仅有轻微改变者。

三、治疗要点

在接诊急性酒精中毒患者时，应详细询问病史，了解患者饮酒量、饮酒后受伤情况、饮酒和受伤时间，头部受伤部位，询问家属或目击者患者的昏迷时间以及有无中间清醒期、呕吐次数和量，并立即检测生命体征、意识、头皮有无损伤、瞳孔、鼻唇沟、四肢活动情况及病理征等，并做好记录。发现外伤或有受伤史者，及时请外科会诊。

1．保持呼吸道通畅，呕吐时头转向一侧，避免误吸，必要时气管插管或气管切开。

2．密切观察病情，瞳孔和肢体活动变化更能客观反应病情变化。颅脑损伤患者早期瞳孔变化以一侧为主，单纯酒精中毒瞳孔变化为双侧。

3．动态复查头颅 CT。颅脑损伤后 72h 内是血肿高发期，故必要时应动态复查头颅 CT，及早发现迟发性血肿。

4．尽早使用纳洛酮催醒，在纳洛酮使用 2h 后意识仍不见好转甚或恶化者，多考虑为颅脑损伤所致。

5．全面系统检查，避免遗漏合并伤，休克、血气胸、颈髓损伤等危及患者生命的，更须及时抢救。

6．醉酒者常躁动，应慎用镇静剂，以免掩盖病情。必要时适量用地西泮，用氯丙嗪须注意血压，禁用有呼吸抑制的吗啡、哌替啶等。

7．兼顾处理酒精对躯体其他方面的损害，预防应激性溃疡，纠正水电解质紊乱等。

第三节　急性酒精中毒合并胰腺炎

酒精不但对肝脏有毒性作用，对胰腺也同样具有毒性作用，可引起急性或慢性胰腺炎。据欧美文献统计，在酗酒者中，0.9% ~ 9.5% 发生有临床症状的胰腺炎，而 17% ~ 45%

仅在病理上有胰腺炎的证据。国外研究报道，酗酒是急性胰腺炎发病的主要因素。在国内，急慢性胰腺炎绝大多数为胆源性病因所致，但近年来，随着国内生活的巨大变化，酒精相关性疾病渐趋增多，急性酒精中毒导致的胰腺炎也呈上升趋势，而且多为急性重症胰腺炎，并发症多，死亡率高，甚至因产生心肌抑制因子而发生猝死，应引起临床高度重视。

酒精引起的胰腺损伤是渐进发展的过程，大多数急性酒精性胰腺炎患者第一次发作时已有 8 ~ 15 年的饮酒史，饮酒精量多在（100 ~ 150）g/d（折合 50 度白酒 250 ~ 375ml/d）以上，患者第一次发作胰腺炎时，即可能是急性胰腺炎，也可能是慢性胰腺炎。多数急性酒精性胰腺炎发作与短期内连续大量饮酒有关。

急性酒精中毒合并胰腺炎发病机制、病理改变及分型、临床表现、诊断详见本书第十八章，本节不再赘述。

一、治疗

在积极治疗酒精中毒的基础上进行：

1. 常规处理　禁食，胃肠减压，建立补液通道补液，监测评估病情。补液量包括基础需要量和流入组织间隙的液体量。

2. 减少胰酶分泌　可选择生长抑素及其类似物（如奥曲肽 25 ~ 50μg/h 静脉滴注维持或生长抑素 250μg/h，连续 72 ~ 120h，静滴维持）。通过抑制胃泌素、胃酸及胃蛋白酶分泌，减少胰腺内分泌和外分泌，保护胰腺细胞，有助于阻止病情进展。

3. 抑制已分泌胰酶活性、抑制炎症反应　可选择乌司他丁 10 ~ 20 万 IU 静脉滴注 3 次/d，伴有严重的炎症反应时可以适当增加剂量，早期足量应用，持续静脉输注，或加贝酯 300 ~ 600mg 静脉滴注 1 次/d。

4. 抑制胃酸分泌　可使用 H_2 受体阻滞剂或质子泵抑制剂，通过减少胃酸进入十二指肠时对胰腺的刺激作用，减少胰酶的分泌。但老年患者应注意避免过度抑酸。

5. 纠正糖代谢及水盐电解质内环境紊乱。

6. 营养支持，补充维生素、矿物质　酒精性胰腺炎急性期首选静脉补充复合 B 族维生素，直至患者恢复均衡膳食，过渡为口服复合 B 族维生素。营养支持应充分考虑到受损器官的耐受能力，并保持胰腺休息。

在急性应激期营养支持应掌握"允许性低热卡"原则，即 20 ~ 25kal/（kg·d），在应激与代谢状态稳定后，能量供给量需要适当地增加到 30 ~ 35kal/（kg·d），但要根据患者具体情况个体化调整热量供给。对于重度胰腺炎，应常规留置空肠营养管，在肠道通畅、病情缓解后尽早开展空肠营养。进行肠内营养时，应注意患者腹痛、肠麻痹、腹部压痛等胰腺炎症状和体征是否加重，并定期复查血常规、电解质、血脂、血糖、肝功能及肾功能等，以评价机体代谢状况，调整肠内营养的剂量。

7. 器官功能保护对症支持治疗　早期液体复苏：对于有效循环血量不足或血液浓缩的患者，一经诊断立即进行液体复苏，必要时使用血管活性药物。在 3 ~ 6h 早期目标指导治疗（EGDT）达标。老年患者及心功能损害的患者应注意输液速度，避免诱发或加重心衰。首选晶体液，注意晶体与胶体的比例，必须保证尿液至少 30ml/h，以避免可能的肾功能损伤。

止吐：可选昂丹司琼 4 ~ 8mg 静脉注射/静脉滴注，1 次/d。

镇痛：疼痛剧烈时考虑镇痛治疗。在严密观察病情下使用哌替啶 50mg 肌注。应避免使用吗啡或胆碱能受体拮抗剂，因前者会收缩 Oddi 括约肌，后者会诱发或加重肠麻痹。

恢复肠道功能：25% 硫酸镁 10～20ml，1 次/d 口服，中药生大黄或其他含大黄的制剂如大黄通便颗粒 5g，2 次/d、清胰汤 1 剂、1 次/d 经胃管内或口服，预防肠麻痹，减少肠道细菌逆行感染的可能。

针对急性肺损伤或呼吸功能衰竭的治疗：重度胰腺炎发生急性肺损伤时给予鼻导管或面罩吸氧，维持血氧饱和度在 95% 以上，动态监测患者血气分析结果。当发展至 ARDS 时，行机械通气（肺保护性通气策略）并大剂量、短程应用糖皮质激素。

针对急性肾损伤或肾衰竭的治疗：控制液体量，维持内环境稳定，限制蛋白质摄入量，避免肾毒性药，必要时肾脏替代治疗。

其他脏器功能的支持：出现肝功能异常时予以保肝药，弥散性血管内凝血时依病情给予抗凝治疗、补充凝血因子、抗纤溶疗法或溶栓疗法。

8. 并发感染时尽早抗感染治疗　胰腺感染的致病菌主要为革兰氏阴性菌和厌氧菌等肠道常驻菌。抗生素的应用应遵循：广谱覆盖肠道杆菌及厌氧菌、脂溶性强、有效通过血胰屏障等三大原则。疗程为 7～14d，特殊情况下可延长应用。要注意真菌感染的诊断，临床上无法用细菌感染来解释发热等表现时，应考虑到真菌感染的可能，可经验性应用抗真菌药，同时进行血液或体液真菌培养。

9. 外科会诊，必要时转外科治疗　当重度胰腺炎有以下征象时考虑外科或介入治疗：胰腺假性囊肿直径＞6cm，且有压迫现象和临床表现；胰腺脓肿或坏死继发感染。外科介入有多种方式，介入时机视具体情况而定：对于合并腹腔间隔室综合征、胆道梗阻者，应在早期行外科介入治疗；局部并发症的处理一般宜在发病 4 周以后进行。

二、预后

急性胰腺炎的预后主要与取决于病变程度及有无并发症。大多数患者病程呈自限性，20%～30% 的患者临床经过凶险，总体病死率为 5%～10%。根据一份德国的统计资料，114 例急性胰腺炎患者中 25 例（18%）发作第二次急性胰腺炎，8 例（6%）复发 2 次以上。酒精性胰腺炎更易引起复发。

在急性酒精性胰腺炎患者，即使临床和实验室检查都恢复正常后，影像学检查仍有胰腺形态学改变。在发作的 40 个月后，91% 酒精性胰腺炎仍可有胰腺外分泌功能的障碍。酒精性胰腺炎者较其他原因胰腺炎者更容易发生胰腺假性囊肿。

第四节　急性酒精中毒合并心脏损害

急性酒精中毒除引起消化系统、神经系统病变外，还可导致心肌细胞损伤，导致与酒精中毒有关的心律失常（频发期前收缩、心房纤颤或房扑等），急性酒精中毒能使已有的心脏基础疾病恶化诱发急性冠脉综合征，甚至发生猝死。

一、酒精致心肌损伤的机制

1. 酒精破坏肌细胞的完整性，导致心肌细胞通透性改变，使心肌酶升高。

2. 酒精有利尿和扩血管作用，使心脏前后负荷发生改变，从而引起心功能改变。

3. 酒精抑制 Na^+-K^+-ATP 酶和 Ca^{2+}-ATP 酶的活性，导致心肌细胞兴奋性改变，易发生心律失常。

4. 急性酒精中毒后交感-肾上腺髓质系统活性增强，儿茶酚胺分泌增加，刺激冠状动脉上的 α-肾上腺能受体，引起冠状动脉痉挛、收缩，导致心肌缺血缺氧，甚至心肌梗死，并可增加心律失常的发生。

5. 酒精还能破坏心肌细胞线粒体和肌浆网的结构，导致线粒体氧化磷酸化功能受损，且使脂肪代谢异常，导致 ATP 产生减少，同时肌浆网结合和释放 Ca^{2+} 的功能受损，影响兴奋-收缩耦联，使心肌收缩力减弱。

6. 饮酒后的心肌缺血缺氧及脑 β-内啡肽的产生增加，导致心肌细胞的损伤。

二、治疗

急性酒精中毒意识不清或不能准确叙述病史者应常规检查心电图，特别是既往有心脏病史或高危因素者，更须密切监测心电图及心肌酶学变化，发现异常及时治疗。在给予急性酒精中毒常规治疗的同时，营养心肌、改善心肌供血、控制心律失常，注意补液量，避免加重心脏负担，急性冠脉综合征者按急性冠脉综合征治疗原则处理。

（王丽娜）

参考文献

1. 郝伟. 酒精相关障碍的诊断与治疗指南. 北京：人民卫生出版社，2014

2. 葛均波. 内科学. 北京：人民卫生出版社，2013

3. 张瑜，张炳太. 急性胰腺炎相关致病危险因素的研究进展. 中国现代医药杂志，2013，15(1):117-120

4. 中华医学会消化病学分会胰腺疾病学组，中华胰腺疾病杂志编辑委员会，中华消化杂志编辑委员会. 中国急性胰腺炎诊治指南（2013，上海）. 中华消化杂志，2013，33(4):217-222

5. 孙备，贾光. 重症急性胰腺炎治疗的争议与共识. 中华消化外科杂志，2012，11(4):314-317

6. 贺竞敏. 奥曲肽联合乌司他丁治疗急性胰腺炎疗效观察. 临床合理用药杂志，2001，4(1):44-45

7. 曹得胜. 乌司他丁治疗急性胰腺炎 96 例. 陕西医学杂志，2010，39(6):751-752

8. 江正辉，王泰龄. 酒精性肝病. 北京：中国医药科技出版社，2001

9. 急性酒精中毒诊治共识专家组. 急性酒精中毒诊治共识. 中华急诊医学杂志, 2014, 23(2):135-138

10. 罗宇航. 急性酒精中毒合并上消化道出血的门、急诊治疗. 中国社区医师, 2016, 32(2):47-48

11. 方进琳. 急性酒精中毒并发上消化道出血45例诊治体会. 内科, 2015, 10(2):235-236

12. Salim A, Ley EJ. Cryer HG, et al. Positive serum ethanol level and mortality in moderate to severe traumatic brain injury. Arch Surg, 2009, 144(9):865-871

13. Golan JD, Marcoux J, Golan E, et al. Traumatic brain injury in intoxicated patients. J Trauma, 2007, 63(2):365-369

14. Gumey JG, Rivara FP, Bthoho A. The effects of alcohol intoxication on the initial treatment and hospital course patients with acute brain injury. J Trauma, 1992, 33:709-713

15. Anderson F, Thomson SR, Clarke DL, et al. Acute pancreatitis demographics, aetiological factors and outcomes in a regional hospital in South Africa. S Afr J Surg, 2008, 46(3):83-86

16. Banks PA, Freeman ML. Practice Parameters Committee of the American College of GASTroenterology. Practice guidelines in acute pancreatitis. Am J GASTroenterol, 2006, 101(10):2379-2400

17. Sakorafas GH, Tsiotou AG. Etiology and pathogenesis of acute pancreatitis: current concepts. J Clin GASTroenterol, 2000, 30(4):343-356

第二十九章

酒精相关性疾病的中医中药研究及治疗

现代医学把由于饮酒引起的各种疾病称为酒精相关性疾病，其涵盖了多个系统多个脏器的疾病，在中医学中则属于"酒伤"的范畴。《黄帝内经》是论述酒伤致病的源头，对饮酒致病论述颇多。如在《素问·风论》篇提出"漏风"病名，"饮酒中风，则为漏风"，并具体论述了该病症状；《素问·病能论》篇提出"酒风"病名，"有病身热解堕，汗出如浴，恶风少气，此为何病？岐伯曰：病名曰酒风"，并列举了治疗方药；《灵枢·论勇》篇提出"酒悖"病名，记载了酒精异常兴奋精神的作用，"当是之时，固比于勇士，气衰则悔。与勇士同类，不知避之，名曰酒悖也"。《黄帝内经》对酒伤致病的论述，是我们学习和研究酒伤理论的起点和基础。

《黄帝内经》是论述酒伤致病的源头，但却没有提出明确的病名。从张仲景在《金匮要略》中提出"酒（黄）疸"，王叔和在《脉经》中，以"酒病"涵盖因酒所致的多种疾病，巢元方在《诸病源候论》中提出"酒癖"病名，到李东垣在著作中专篇论述"酒客病"，并立名方葛花解酲汤等；朱丹溪在《格致余论》中指出饮酒不当可致消渴、臌胀、喘哮、癫痫、失明等16种病症；张景岳提出了"酒鼓"及"酒厥"；万全于《万氏家传点点经》一书，提出"酒客伤酒"累及诸脏证候等。虽然对于饮酒之危害有了不断深入的认识，但却未能明确提出概括性的病名。直到公元1611年朝鲜医家许浚在《东医宝鉴·杂病篇·卷四》"内伤"条目之下首次提出"酒伤"的病名。以"酒伤"命名因酒而致诸病，是病因加病理的命名方式，科学、缜密、精炼且限定词少，又有一定的内涵和外延，反映了该病全过程的规律及特点，突出了根本性矛盾，有病因可查，病机可究，规律可循，治法可依，预后可测，符合中医疾病命名原则。

"酒"是疾病发生的原因，"伤"是疾病的病机实质所在，突出了因酒所致疾病的总体特征。从"酒病"到"酒伤"虽然一字之差，却将认识本病的思路由模糊引向了明确，由表象引向了本质，由内容空泛引向了内涵丰富，有利于医者抓住疾病的本质，提纲挈领地认识和治疗本病。可见，"酒伤"病名是在长期、反复的临床实践中不断修订而确立下来的。

第一节 病 因 病 机

一、古代医家对酒性的认识

酒性种类极多，总由水谷精微发酵、酝酿而成，其性主热，其味有甘有辛，有苦有淡。祖国医学认为少量饮酒可防病治病，有益于健康，《黄帝内经·汤液醪醴论》篇即提到酒在医疗上的作用"邪气时至，服之万全"，后世还有"酒为百药之长"的说法。然而长期、过量饮酒或饮用劣质酒等饮酒不当又会损伤人体，变生多种复杂病证。《黄帝内经》最早记载了过量饮酒为致病因素之一。《素问·上古天真论》云："以酒为浆，以妄为常，醉以入房，以欲竭其精，""故半百而衰也"，已经认识到过量饮酒，耗伤精气，散失真元，致人早衰。在《灵枢·论勇篇》还描述了酒的特性，"酒者，水谷之精，熟谷之液也，其气慓悍"，《素问·厥论》篇也说"酒气盛而到悍"，说明酒性慓悍酷烈，易耗气伤血。

宋代以后，酿酒技术有了重大突破，能够酿造出高浓度的烧酒，酒精对人体的危害日渐突出，医家对酒及酒伤的认识也更加深入。金代李东垣十分重视酒伤研究，在其主要著作中均立专篇论酒病，如《内外伤辨惑论·下篇·论酒客病》云："夫酒者，大热有毒，气味俱阳，乃无形之物也"，认为酒可伤元气，损阴血，增阴火。其弟子罗天益对酒的特性认识精辟，对酒的性味、性质及其致病特点均论述准确，他在《卫生宝鉴·饮伤脾胃》中说："酒味苦甘辛，火热有毒，……久饮伤神损寿，若耽嗜过度，其酷烈之性挠扰于外，沈注之体，淹滞于中，百脉沸腾，七神迷乱，过伤之毒一发，耗真之病百生。"

明代张景岳在《景岳全书》中云："酒性宣通而不停聚"，"诸鼓之中，则尤以酒鼓为最危难治之证"，可见当时已认识到酒性之辛散宣通，走窜脏腑，所致疾病以酒鼓最为难治。李时珍在《本草纲目》中记载"少饮则和气行血，壮神御寒，消愁遣兴；痛饮则伤神耗血，损胃之精，生痰动火"。这一时期，把所饮过量之酒作为一种湿热毒邪的观念逐步被确定下来，如明代万全认为酒为湿热毒邪，过量饮用则伤害脏腑，证见多端，故《万氏家传点点经》中云："酒毒湿热非常，肆意痛饮，脏腑受害，病发不一"。清代黄宫对酒的性质及致病特点也认识深刻，他在《本草求真》中也有类似论述，"酒性种类极多，然总由水谷之精，熟谷之液，酝酿而成。故其味有甘有辛，有苦有淡，而性皆主热，……若恣饮不节，则损胃烁精，动火生痰，发怒助欲，湿热生病，殆不堪言"。

综上所述，历代医家都认为酒属湿热有毒之邪，味甘、苦辛，性温，有毒，入心、肝、肺、胃经，并归纳为以下几个特点：①酒由水谷酿造而成，少饮可防病治病；②酒性辛散，易走窜脏腑；③酒为阳邪，其性宣通，易兴奋精神，扰乱神志；④酒为湿热毒邪，其气酷烈慓悍，易耗气伤阴，化火生痰；⑤酒毒伤人，证见多端；⑥酒有致瘾性。

二、病机探讨

酒毒致病，先犯脾胃，再传他脏他腑，这是酒病的基本规律。因此，尽管酒病症候错综复杂，变化多端，但万变不离其宗，均先由脾胃及气血的损伤引起。饮酒致病的机制有三：其一是湿热内蕴，酒病产生的主要病机是湿热内蕴，即所谓皆因"酒热内郁不得外泄"。因为酒性大热有毒，热毒蕴结体内则发为多种疾病。《本草衍义补遗》中云："其湿中发热，近于相火"，《格致余论》中又云："醉饱则火起于胃"。所以饮酒之人，因湿热蕴结体内，则易发各种里实热证，这是酒病主要发病机制。其二是痰郁气滞，里热蕴结或湿聚日久必成痰，痰浊内阻，气机不畅，则是产生酒病又一发病机制。酒性喜升，气必随之，痰郁于上，溺涩于下，即饮酒后痰郁气滞而常常表现为小便不畅。其三是耗气动血，《格致余论》中云："肺受贼邪，金体必燥，恣饮寒凉，其热内郁，肺气得热，必大耗伤。"又云："多酒之人，酒气熏蒸面鼻，得酒血为极热。"

酒毒湿热之邪，由口而入，初伤脾胃，次犯肝胆，渐及肾脑和形体官窍，病位由浅入深，由局部而全身。酒性辛热有毒，其气酷烈慓悍，甚而挟瘀血痰饮水湿相兼为患，易耗气伤阴，形成虚实交错，正虚邪恋，缠绵难愈之势。酒伤病机演变复杂，初、中、末期各有特点，又重叠交错，不易明辨。根据其病史长短、病机演变、证候特点等，大体可归纳如下：

（一）脾胃虚弱

易病酒伤素体禀赋不足，脾胃虚弱易发酒伤之病，甚至可以说是本病的发病基础。《黄帝内经》将酒伤内因责之为"阴气虚"，《素问·厥论篇》云："酒入于胃，则络脉满而经脉虚，脾主为胃行其津液者也，阴气虚而阳气入，阳气入则胃不和，胃不和则精气竭，精气竭则不营其四肢也"。在《圣济总录》中也多次提及"胃弱之人""胃虚谷少"等与酒癖、酒黄疸的发生密切相关。

（二）酒毒所伤

初在脾胃，初期为伤酒阶段，多属实属热，以气滞、气逆证候为主。嗜酒过度，兼食膏粱厚味，酒毒湿热之邪蕴结中焦，伤胃及脾，脾胃运化失职，气机升降失常，则呕恶酸腐酒食，胸腹痞满，纳谷不理。故《灵枢·论勇篇》云："其入于胃中，则胃胀，气上逆，满于胸中，肝浮胆横"，又如《景岳全书.饮食篇》云："凡饮酒致伤者……以酒湿伤脾，致生痰逆呕吐，胸肠痞满，饮食减少。"

（三）酒毒癖积

病袭肝胆中期肝脾俱伤，气血同病，邪实而正虚不著。因酒毒湿热蕴结中焦，则脾土壅滞，土壅木郁，肝失条达，络脉失和，气机不畅，渐则气滞血癖，气、血、痰与酒毒湿热相互搏结，凝结成块，停滞于胁腹之下则为酒癖。此时，邪气渐盛，正气稍衰，证见胁下积块增大，质地中等，胁胀而痛，饮食减少，面色萎黄，形体逐渐消瘦。故《诸病源候论·卷二十·癖病诸候》云："……酒与饮俱不散，停滞在于胁肋下，结聚成癖，时时而痛，因即呼为酒癖，其状胁下气急而痛。"另外，又有酒疸者，嗜酒过度，湿热郁蒸，胆液不循常道，胆热液滋，浸淫肌肤而发黄疸。如《圣济总录·黄疸门》谓："大率多因酒食过度，水谷相并，积于脾胃，复为风湿所搏，热气郁蒸，所以发黄为疸。"

（四）酒毒蔓延

五脏受戕末期气、血、水俱病，肝、脾、肾皆损，而成本虚标实之证。肝脾肾在生理上密切相关，肝、脾病久必累及于肾。脾虚不运，肾精衰减，而致肾阳不足，膀胱气化不利，命门火衰，更进一步导致脾阳虚，脾肾阳虚，水湿潴留更甚。肝肾精血同源，肝气郁久化热伤阴，肝阴不足必然导致肾阴不足，则肝肾阴虚。若病势日重，湿热酒毒上蒙清窍或内扰心神则出现神昏、窍闭；引动肝风则卒生抽搐、痉厥；若病势进一步恶化，证见昏睡肢冷、两手撮空、脉微欲绝等，则为气阴耗竭、元气将绝的脱证。故《医方类聚》说："酒有大热大毒。……若醉饮过度，盆倾斗量，毒气攻心，穿肠腐胁，神昏志谬，目不见人，此丧生之本也。"明代万全在《万氏家传养生四要》中亦论述了酒客病酒，停而不散，伤及五脏的证候。

（五）酒毒浸淫

由内及外酒毒浸淫，郁于体内，不得外泄或消散，欲出体表而损害形体五官九窍，多见于中后期。如酒毒湿热内蕴，薰蒸肝胆，胆热液泄，滋于肌肤而发酒疸；癖热阻于肝脾络脉，而见腹部脉络暴露，颈、脚部血缕、血痣；热毒灼伤血络则有吐血、衄血见证；湿热酒毒之邪上逆于肺胃则有口出秽气，身有异味等证，酒毒湿热上冲肺窍，则可见酒糟鼻；临床也有因肝肾阴虚不能濡养耳目，酒毒循经上扰清空见耳聋、目昏、头痛等证者。

综上所述，本病的发生发展过程是正邪抗争的过程，各期病机不同，初起以标实为主，病位重点在脾胃，主要为气滞、气逆证候；中期则邪实而正虚不著，病位重点由脾胃及肝胆，主要为肝脾俱伤，气血同病；后期则本虚标实互见，气、血、水俱病，肝、脾、肾皆损。

第二节 辨证论治

一、辨证要点

（一）辨表里

辨清表里，对指导治疗，防止变生他证有着十分重要的意义。表证有表寒、表热之别，还有表寒里热，表热里寒之分。如酒病初发，口吐淡水白沫，身冷脉缓，为脾土受病，上焦受寒，证属表寒；若身热，则为表热证。治法前者宜发汗散寒，后者宜解表清热。再如酒后感受风寒，证见时寒时热，四肢困软，证属内伤湿热，外感风寒，脉缓有神者，解表发汗即愈；若脉数无神，为脏腑已受重伤，宜解表清里。对酒病初发，形如感冒，实为里证者，则须作认真鉴别。酒病表证的误治，是导致酒病根深蒂固的主要原因。所以酒病初发的正确辨证，是及早、彻底根治的关键。

（二）辨寒热

酒性大热，这是历代医家的共识。如李东垣说：酒性大热有毒，气味俱阳。朱丹溪则主张通过饮冷来抑其大热大毒，否则轻者或呕吐，或自汗，或疮痏，或鼻，或自泄，或心脾痛。重者消渴内疽，肺痿内痔，膨胀失明，或喘哮劳嗽，癫痫。万全也认为酒性最劣，火毒非常。一般来说，酒毒致病，以热证常见，如酒痰、酒厥、酒痫、酒淋、咳血、吐血、头痛不休、酒毒成疽等。但在其发展变化过程中，也不乏寒证，这是在辨证中应十分注意的。如酒病初发，湿困脾胃，用大黄朴硝下之，则导致脾胃虚寒。再如酒病，遍身发胀，不红不肿，疼痛等症，则为酒与寒邪流入皮肤的寒证。酒伤脾胃所致的黄疸，就有湿热与寒湿的不同。故酒毒为病有寒热之别，万全即在《万氏家传点点经》中深刻地指出：伤阳周身冷，伤阴遍身蒸。

（三）辨虚实

虚与实在慢性酒病中如酒疸、酒痫、酒蛊、酒瘕、鼓胀、怔忡等较为常见。酒病迁延日久，必致脏腑气血亏虚，正虚邪实。治疗上须根据标本虚实，或先攻后补，或先补后攻，或攻补兼施。因此，在虚实夹杂的复杂症候中，应注意辨别其主次。如酒疸辨证，症见皮肤焦枯，时发寒热，腹胀胸满，腰脚痛，以气滞湿阻的实证为主，症见发肤焦枯，冷汗常作，饮食不思，四肢逆冷，脉沉迟细，则以脾胃阳虚为主。

二、治则与治法

（一）治疗原则

治酒病当遵守急则治其标，缓则治其本的原则。不论是先除标以救本，还是先救本后除标，或是标本同治，都始终突出脾胃之本这个重点。酒病的产生，自脾胃开始；酒病的治疗，当以脾胃为本。治标之后，一定固后天之本，或补脾益气，或导气醒脾，或行气和中，或温中散寒，或健脾和胃，或补血健胃等等，均着眼于后天之本，使邪去正复。辨证活用温清消补之法，着眼于虚实两端。

1. 消补兼施散湿邪　金元医家李东垣全面阐述了饮伤证治的法则，提出了"消补兼施，散渗结合"的基本治疗大法，并创制了治酒病名方葛花解醒汤。朱丹溪对此进行了全面继承，如《丹溪治法心要》中云："因酒为病或呕吐，或腹胀，用葛花解醒汤。"《格致余论》中亦云："其始也病浅，……尚可发散而去之。"同时，丹溪在李东垣的治饮伤思想影响下，常用补中益气汤加减或用黄芪配干葛等治疗酒病发热病证，并称之为补气化湿法，其实质即东垣散、渗、消、补法中更加突出了补、散之意。

2. 当补气养血清虚热　酒性热善升而易动血，动血则可造成血虚与血热，故治疗多用血药，如血虚者以补气化湿配以四物汤，或以补气化湿不应即以四物汤加味；若以血热，则以四物汤加黄芩、黄连等，养血兼以清热。又如治酒糟鼻，用四物汤加陈皮、炒黄芩等，认为酒糟鼻的治疗"须用融化滞血，使之得流，滋养新血可以运化，病乃可愈。"与"血属阴难成易亏"的学术思想分不开，不仅弥补了东垣治酒病重散、渗而欠清、润的不足，对酒病的治疗更为全面。

（二）治疗方法

历代医家关于酒伤之病的治法颇多，有效方药亦层出不穷，自《素问·病能论》篇所载以泽泻、白术治疗酒风，到金代李东垣所创葛花解醒汤治疗酒伤轻证，对酒伤病的治法方药已臻成熟。但是酒伤病机演变多端，症状变化复杂，证型重叠交错，临证须谨守病机，明辨虚实，审时度势，因势利导。

1. 涌吐酒食法　对于饮酒过量，时间短暂，酒食之邪停留胃中，未被吸收，或停滞不化，尚未入肠，证见恶心欲吐，脘腹胀满或痛，体质强壮，尚耐涌吐者，则依《内经》"其高者，因而越之"之旨，用本法促使其呕吐，以达到祛邪治病的目的。如用鸡翎扫喉探引以助吐，或服用盐汤探吐方以促使呕吐，逐邪外出，邪去则正自安。但需引起注意的是，涌吐法只适用于气壮邪实者，若体质虚弱者慎用或以小量渐增的方法，吐后当休息，不宜马上进食，待肠胃功能恢复，再予流食或易消化食物以将养胃气。

2. 健脾养胃法　适用于脾胃虚弱或嗜酒过度，伤脾碍胃者。酒为湿热毒邪，饮用过量，蕴结中焦，损伤脾胃，致脾胃功能不足，运化失职，加之素体脾胃虚弱，易招致酒毒损害，故应少饮酒或戒酒，平时宜注意对脾胃的顾护，常食糜粥以自养。若脾胃虚弱较甚者，又当服用补益脾胃方剂或于治疗酒病方中配伍应用，以培补后天，防止传变，实寓"治未病"的先机。如《素问·病能论》篇所载治酒风方中就配伍以白术健脾益气，并饭前服用以增强补遗之力；后世医家治疗酒伤方中亦多用米粉、白面等以养胃气；金代李东垣尤重脾胃，所创名方葛花解醒汤中更以人参、白术、茯苓等益气扶正养胃。

3. 清热利湿养阴法　酒为湿热毒邪，其气酷烈慓悍，蕴阻中焦，土塞木郁，则湿热之邪缠绵不去，易化火生痰，伤阴，故清热利湿养阴为酒伤主要治法。若湿热酒毒薰蒸肝胆，胆热液泄，溢于肌肤而发黄者，则予《金匮要略》之茵陈蒿汤化裁应用以清利湿热退黄疸；兼有热毒化火，耗气伤阴明显者，则佐以益气养阴之品如玄参、生地、麦冬等。但又当注意清热利湿不可过用寒凉，以免冰伏湿热之弊，亦不可过用苦燥，恐更伤气阴，宜用泽泻、猪苓等甘淡之品，渗利湿热方属惬当。

4. 芳香化浊法　湿热酒毒之邪，首先损及脾胃，而脾又喜燥而恶湿，故湿浊内阻中焦，则脾胃健运失常。此时当予芳香化湿药物之辛香温燥，以舒畅气机，宣化湿浊，健脾醒胃，对于脾胃为酒湿所困而致的脘痞、呕恶、口甘多涎、苔腻等证，有较好疗效，如砂仁、白豆蔻等。临床应用时，应根据湿邪的寒、热性质不同，适当配伍寒、热药物；又湿阻则气滞，行气有助于化湿，故常与行气药配伍使用：因脾虚而生湿者，又当与补脾药同用。

5. 凉血解毒法　适用于酒毒湿热之邪挟癖热阻于肝脾络脉，腹部脉络暴露，颈、胸部血缕、血痣或热毒灼伤血络有吐血、衄血、便血见证者。用本法以凉血化癖，泻火解毒，有出血症状较重者，可酌加三七粉等以止血化癖，若出血量较大见气随血脱者，又当佐以人参等益气固脱之品。

6. 消癖散结法　适用于因酒毒湿热蕴结中焦，脾土壅滞，肝络不畅，气、血、痰与酒毒湿热相互搏结，凝结成块，停滞于胁腹之下则为酒癖或酒鼓等证。此时，病至中后期肝脾肾俱伤，气血水同病阶段，邪气渐盛，正气稍衰，证见胁下积块增大，质地渐硬，胁胀而痛，饮食减少，面色萎黄，形体逐渐消瘦。当应用本类消癖散结药物配伍理气活血、化痰行水诸药，尤当注意不可过用攻伐，值此本虚标实之际，要处处顾护正气，勿犯虚虚实实之弊。若病至晚期，或兼以温补脾肾之阳，或兼以滋补肝肾之阴，并时时注意调补脾胃。若病情迁延至终末期，出现神昏窍闭者，又当急予清心开窍之安宫牛黄丸等灌服。

三、分证论治

（一）酒疸

因酒伤所致的黄疸病，以目黄、身黄、小便黄等为主要症状，可见于酒精性肝炎、酒精性肝硬化等。

1. 湿热蕴结

症状：初起目白睛发黄，迅速至全身发黄，色泽鲜明，右胁疼痛而拒按，壮热口渴，口干口苦，恶心呕吐，脘腹胀满，大便秘结，小便赤黄、短少，舌红，苔黄腻或黄糙，脉弦滑或滑数。

治法：清热利湿，通腑化瘀。

方药：茵陈蒿汤。

方中茵陈味苦微寒，入肝、脾、膀胱经，为清热利湿、疏肝利胆退黄的要药；栀子清泄三焦湿热，利胆退黄；大黄通腑化瘀，泄热解毒，利胆退黄；茵陈配栀子，使湿热从小便而去；茵陈配大黄，使瘀热从大便而解，三药合用，共奏清热利湿，通腑化瘀，利胆退黄和解毒之功。本方可酌加升麻、连翘、大青叶、虎杖、田基黄、板蓝根等清热解毒；金钱草、丹参以疏肝利胆化瘀；车前子、猪苓、泽泻等以渗利湿邪，使湿热分消，从二便而去。

茵陈四苓汤适用于湿邪偏重较明显者，若湿热相当者，尚可选用甘露消毒丹。该方用茵陈、滑石、木通清热利湿，利胆退黄，引湿热之邪从小便而出；黄芩、连翘清热燥湿解毒；石菖蒲、白蔻仁、藿香、薄荷芳香化湿，行气悦脾。原方中贝母、射干的主要作用是清咽散结，可去之。本方诸药配合，不仅利湿清热，芳香化湿，利胆退黄，而且调和气机，清热透邪，使壅遏之湿热毒邪消退。若湿困脾胃，便溏尿少，口中甜者，可加厚朴、苍术；纳呆或无食欲者，再加炒麦芽、鸡内金以醒脾消食。

2. 寒湿阻遏

症状：身目俱黄，黄色晦暗不泽或如烟熏，右胁疼痛，痞满食少，神疲畏寒。腹胀便溏，口淡不渴，舌淡苔白腻，脉濡缓或沉迟。

治法：温中化湿，健脾利胆。

方药：茵陈术附汤。

方中茵陈除湿利胆退黄，附子、干姜温中散寒，佐以白术、甘草健脾和胃。胁痛或胁下积块者，可加柴胡、丹参、泽兰、郁金、赤芍以疏肝利胆，活血化瘀；便溏者加茯苓、泽泻、车前子。黄疸日久，身倦乏力者加党参、黄芪。

3. 脾虚湿郁

症状：多见于黄疸久郁者。症见身目俱黄，黄色较淡而不鲜明，胁肋隐痛，食欲减退，肢体倦怠乏力，心悸气短，食少腹胀，大便溏薄，舌淡苔薄白，脉濡细。

治法：健脾益气，祛湿利胆。

方药：六君子汤加茵陈、柴胡。

方中人参、茯苓、白术、甘草健脾益气，陈皮、半夏健脾燥湿，茵陈、柴胡利湿疏肝利胆，诸药合用，共奏健脾益气、疏肝利胆、祛湿退黄之功。血虚者可加当归、地黄养血，湿重苔腻者可少加猪苓、泽泻。

4．脾虚血亏

症状：面目及肌肤发黄，黄色较淡，面色不华，睑白唇淡，心悸气短，倦怠乏力，头晕目眩，舌淡苔白，脉细弱。

治法：补养气血，健脾退黄。

方药：小建中汤。方中桂枝配生姜、大枣辛甘生阳，白芍配甘草酸甘化阴，饴糖缓中健脾。并酌加茯苓、泽泻以利湿退黄，黄芪、党参以补气，白术以健脾，当归、阿胶以养血。

（二）酒癖

主要症状为胁肋胀痛或胁下痞块，相当于现代医学的酒精性肝炎、酒精性肝纤维化、早期酒精性肝硬化。

1．肝气郁结

症状：胁肋胀痛，走窜不定，甚则连及胸肩背，且情志不舒则痛增，胸闷，善太息，得嗳气则舒，饮食减少，脘腹胀满，舌苔薄白，脉弦。

治法：疏肝理气。

方药：柴胡疏肝散。方中柴胡疏肝解郁，香附、枳壳、陈皮理气除胀，川芎活血行气通络，白芍、甘草缓急止痛，全方共奏疏肝理气止痛之功。若气滞及血，胁痛重者，酌加郁金、川楝子、延胡索、青皮以增强理气活血止痛之功；若兼见心烦急躁，口干口苦，尿黄便干，舌红苔黄，脉弦数等气郁化火之象，酌加栀子、黄芩、胆草等清肝之品；若伴胁痛，肠鸣，腹泻者。为肝气横逆，脾失健运之证，酌加白术、茯苓、泽泻、薏苡仁以健脾止泻；若伴有恶心呕吐，是为肝胃不和，胃失和降，酌加半夏、陈皮、藿香、生姜等以和胃降逆止呕。

2．瘀血阻络

症状：胁肋刺痛，痛处固定而拒按，疼痛持续不已，入夜尤甚，或胁下有积块，或面色晦暗，舌质紫暗，脉沉弦。

治法：活血化瘀，理气通络。

方药：血府逐瘀汤。方用桃仁、红花、当归、生地黄、川芎、赤芍活血化瘀而养血，柴胡行气疏肝，桔梗开肺气，枳壳行气宽中，牛膝通利血脉，引血下行。若瘀血严重，有明显外伤史者，应以逐瘀为主，方选复元活血汤。方以大黄、桃仁、红花、穿山甲活血祛瘀，散结止痛，当归养血祛瘀，柴胡疏肝理气，天花粉消肿化痰，甘草缓急止痛，调和诸药。还可加三七粉另服，以助祛瘀生新之效。

3．湿热蕴结

症状：胁肋胀痛，触痛明显而拒按，或引及肩背，伴有脘闷纳呆，恶心呕吐，厌食油腻，口干口苦，腹胀尿少，或有黄疸，舌苔黄腻，脉弦滑。

治法：清热利湿，理气通络。

方药：龙胆泻肝汤。方中龙胆草、栀子、黄芩清肝泄火，柴胡疏肝理气，木通、泽泻、车前子清热利湿，生地、当归养血清热益肝。可酌加郁金、半夏、青皮、川楝子以疏肝和胃，理气止痛。若便秘，腹胀满者为热重于湿，肠中津液耗伤，可加大黄、芒硝以泄热通便存阴。若白睛发黄，尿黄，发热口渴者，可加茵陈、黄柏、金钱草以清热除湿，利胆退黄。久延不愈者，可加三棱、莪术、丹参、当归尾等活血化瘀。对于湿热蕴结的胁痛，祛邪务必要早，除邪务尽，以防湿热胶固，酿成热毒，导致治疗的困难。

4. 肝阴不足

症状：胁肋隐痛，绵绵不已，遇劳加重，口干咽燥，两目干涩，心中烦热，头晕目眩，舌红少苔，脉弦细数。

治法：养阴柔肝，佐以理气通络。

方药：一贯煎。本方为柔肝的著名方剂。组方原则宗叶氏"肝为刚脏，非柔润不能调和"之意，在滋阴补血以养肝的基础上少佐疏调气机，通络止痛之品，宜于肝阴不足，络脉不荣的胁肋作痛。方中生地、枸杞滋养肝肾，沙参、麦冬、当归滋阴养血柔肝，川楝子疏肝理气止痛。若两目干涩，视物昏花，可加草决明、女贞子；头晕目眩甚者，可加钩藤、天麻、菊花；若心中烦热，口苦甚者，可加栀子、丹参。肝阴不足所致胁痛，除久病体虚，失血等原因外，尚有因使用香燥理气之品太过所致者。一般说来，气滞作胀作痛，病者苦于疼痛胀急，但求一时之快，医者不察病起于虚，急于获效，以致香燥理气太过而伤肝阴，应引以为戒。

（三）酒臌

系因饮酒过度所致的臌胀证，相当于现代医学的酒精性肝硬化失代偿期伴有腹水。

1. 气滞湿阻

症状：腹部胀大，按之不坚，胁下胀满或疼痛，饮食减少，食后腹胀，嗳气后稍减，尿量减少，舌白腻，脉弦细。

治法：疏肝理气，健脾利水。

方药：柴胡疏肝散合胃苓汤。方中柴胡、枳壳、芍药、川芎、香附疏肝理气解郁；白术、茯苓、猪苓、泽泻健脾利水；桂枝辛温通阳，助膀胱之气化而增强利水乏力；苍术、厚朴、陈皮健脾理气除湿。若苔腻微黄，口干口苦，脉弦数，为气郁化火，可酌加丹皮、栀子；若胁下刺痛不移，面青舌紫，脉弦涩，为气滞血瘀者，可加延胡索、丹参、莪术；若见头晕失眠，舌质红，脉弦细数者，可加制首乌、枸杞子、女贞子等。

2. 湿热蕴结

症状：腹大坚满，脘腹绷急，外坚内胀，拒按，烦热口苦，渴不欲饮，小便赤涩，大便秘结或溏垢，或有面目肌肤发黄，舌边尖红，苔黄腻或灰黑而润，脉弦数。

治法：清热利湿，攻下逐水。

方药：中满分消丸合茵陈蒿汤、舟车丸。中满分消丸用黄芩、黄连、知母清热除湿；茯苓、猪苓、泽泻淡渗利尿；厚朴、枳壳、半夏、陈皮、砂仁理气燥湿；姜黄活血化瘀；干姜与黄芩、黄连、半夏同用，辛开苦降，除中满，祛湿热；少佐人参、白术、甘草健脾益气，补虚护脾，使水去热清而不伤正，深得治鼓胀之旨。湿热壅盛者，去人参、干姜、甘草，加栀子、虎杖。茵陈蒿汤中，茵陈清热利湿，栀子清利三焦湿热，大黄泄降肠中瘀热。攻下逐水用舟车丸，方中甘遂、大戟、芫花攻逐腹水；大黄、黑丑荡涤泻下，使水从二便分消；青皮、陈皮、槟榔、木香理气利湿；方中轻粉一味走而不守，逐水通便。

3. 寒湿困脾

症状：腹大胀满，按之如囊裹水，胸脘胀闷，得热则舒，周身困重，畏寒肢肿，面浮或下肢微肿，大便溏薄，小便短少，舌苔白腻水滑，脉弦迟。

治法：温中健脾，行气利水。

方药：实脾饮。方中附子、干姜、白术温中健脾；木瓜、槟榔、茯苓行气利水；厚朴、木香、草果理气健脾燥湿；甘草、生姜、大枣调和胃气。水肿重者，可加桂枝、猪苓、泽泻；脘胁胀痛者，可加青皮、香附、延胡索、丹参；脘腹胀满者，可加郁金、枳壳、砂仁；气虚少气者，加黄芪、党参。

4. 肝肾阴虚

症状：腹大坚满，甚则腹部青筋暴露，形体反见消瘦，面色晦暗，口燥咽干，心烦失眠，齿鼻时或衄血，小便短少，舌红绛少津，脉弦细数。

治法：滋养肝肾，凉血化瘀。

方药：六味地黄丸或一贯煎合膈下逐瘀汤。六味地黄丸中熟地黄、山茱萸、山药滋养肝肾，茯苓、泽泻、丹皮淡渗利湿。一贯煎中生地、沙参、麦冬、枸杞滋养肝肾，当归、川楝子养血活血疏肝。膈下逐瘀汤中五灵脂、赤芍、桃仁、红花、丹皮活血化瘀，川芎、乌药、延胡索、香附、枳壳行气活血，甘草调和诸药。偏肾阴虚以六味地黄丸为主，合用膈下逐瘀汤；偏肝阴虚以一贯煎为主，合用膈下逐瘀汤。若津伤口干，加石斛、花粉、芦根、知母；午后发热，酌加银柴胡、鳖甲、地骨皮、白薇、青蒿；齿鼻出血加栀子、芦根、藕节炭；肌肤发黄加茵陈、黄柏；若兼面赤颧红者，可加龟板、鳖甲、牡蛎等。

5. 酒臌出血

症状：轻者齿鼻出血，重者病势突变，大量吐血或便血，脘腹胀满，胃脘不适，吐血鲜红或大便油黑，舌红苔黄，脉弦数。

治法：清胃泻火，化瘀止血。

方药：泻心汤合十灰散。泻心汤中大黄、黄连、黄芩大苦大寒，清胃泻火；十灰散凉血化瘀止血。酌加参三七化瘀止血；若出血过多，气随血脱，汗出肢冷，可急用独参汤以扶正救脱。还应中西医结合抢救治疗。

（四）酒悖

酒悖指饮酒之后的一种异常精神心理状态，相当于现代医学的酒精性精神障碍、酒精依赖等。

1. 痰气郁结

症状：精神抑郁，表情淡漠，沉默痴呆，出言无序，或喃喃自语，喜怒无常，秽洁不分，不思饮食。舌红苔腻而白，脉弦滑。

治法：理气解郁，化痰醒神。

方药：加味导痰汤。方用二陈汤理气调中，燥湿祛痰；加枳壳、南星、生姜即导痰汤祛风涤痰；黄芩、黄连、竹沥清心热，泻心火；瓜蒌、桔梗顺气化痰；人参、大枣和中健脾：以防攻伐太过；乌梅收敛生津，以防疏泄太过。可加入郁金、石菖蒲、苍术以加强理气解郁醒神。若痰浊壅盛，胸膈督闷，口多痰涎，脉滑大有力，形体壮实者，可暂用三圣散取吐，劫夺痰涎。因药性猛悍，自当慎用。若吐后形神俱乏，宜以饮食调养。若神思迷惘，表情呆钝，言语错乱，目睛不瞬，舌苔白腻，为痰迷心窍，治宜理气豁痰，宜窍散结。先以苏合香丸，芳香开窍，继以四七汤加胆南星、郁金、石菖蒲之类，以行气化痰。

若不寐易惊，烦躁不安，舌红苔黄，脉滑数者，此痰郁化热，痰热交蒸，干扰心神所致，宜清化痰热，可用温胆汤加黄连合白金丸，取黄连清心火，白金丸手少阴药，白矾酸咸能软顽痰，郁金苦辛，能去恶血，痰血去则心窍开而病已。

2. 痰火扰神

症状：素有性急易怒，头痛失眠，两目怒视，面红目赤，烦躁，遇较大精神刺激，突然狂乱无知，骂詈号叫，不避亲疏，逾垣上屋，或毁物伤人，气力逾常，不食不眠，小便黄，大便干，舌质红绛，苔多黄燥而垢，脉弦大或滑数。

治法：清泄肝火，涤痰醒神。

方药：程氏生铁落饮。方以生铁落平肝重镇，降逆泄火；钩藤除心热平肝风而泄火；胆南星、贝母、橘红、茯苓涤痰化浊；石菖蒲、远志、茯神、朱砂宜窍宁心复神；天冬、麦冬、玄参、连翘养阴清热解毒；丹参活血化瘀。若大便秘结者，加大黄、枳实泄热通腑。若痰火壅盛而舌苔黄腻垢者，用礞石滚痰丸逐痰泻火，再用安宫牛黄丸清心开窍。若神较清，可用温胆汤合朱砂安神丸主之，清热化痰，养阴清热，镇心安神。

3. 火盛伤阴

症状：酒伤日久，其势较戢，呼之能自止，但有疲惫之象，多言善惊，时而烦躁，形瘦面红而秽，大便干结，舌红少苔或无苔，脉细数。

治法：滋阴降火，安神定志。

方药：二阴煎。方中以生地、麦冬、玄参养阴清热；黄连、木通、竹叶清心泻火安神；茯神、酸枣仁、甘草养心安神定志。亦可合《千金》定志丸以资调理，方中党参、甘草益气健脾；茯神、远志、石菖蒲养心安神开窍。

4. 热陷心包症状：神志昏迷，高热烦躁，怒目狂叫，或手足抽搐，口臭便秘，尿短赤，舌红苔黄，脉弦数。

治法：清心开窍。

方药：安宫牛黄丸、紫雪丹、至宝丹或用醒脑静注射液。若症见神情淡漠呆滞，口中秽气，舌淡苔浊腻，脉弦细者，当治以化浊开窍，选用苏合香丸、玉枢丹等。若病情进一步恶化，症见昏睡不醒，汗出肢冷，双手撮空，不时抖动，脉微欲绝，此乃气阴耗竭，元气将绝的脱证，可依据病情急用生脉注射液静滴及参附牡蛎汤急煎，敛阴固脱。并应中西医结合积极抢救。

第三节　中医药防治酒伤病的现代研究进展

一、临床研究

（一）辨证分型

目前针对酒精性肝硬化的辨证论治研究较少，多为酒精性肝病分期治疗。中国中西医结合学会消化系统疾病专业委员会 2004 年将肝硬化分为肝气郁结证、水湿内阻证、湿热蕴结证、肝肾阴虚证、脾肾阳虚证及瘀血阻络证 6 型。殷文慧等将酒精性肝硬化腹水

32 例辨证为肝郁湿阻证、湿热蕴结证、脾虚湿困证、脾肾阳虚证及肝肾阴虚证。董海峰等将酒精性肝硬化辨证为肝郁血瘀、脾虚水停及湿热稽留 3 型。何玲燕则认为酒精性肝硬化证型主要为肝郁脾虚证、脾虚湿盛证、湿热内蕴证、气滞血瘀证、肝肾阴虚证及脾肾阳虚证。

（二）自拟方治疗

陈全寿等采用具有健脾化湿解酒、疏肝活血软坚的软肝消水汤（药物组成：葛根 20g，生黄芪 50g，扁豆、海藻、鸡内金、土鳖虫、青皮、丹参各 10g，青黛 6g，白术、泽泻、莱菔子、昆布、柴胡各 15g，茵陈 18g）治疗酒精性肝硬化腹水 25 例，结果一般在第 1 疗程可见初效，2 个疗程以上者效果渐增。许亦斌等用清肝活血方（药物组成：柴胡 12g，黄芩 9g，丹参 9g，鳖甲 6g，葛根 9g）治疗酒精性肝损伤 60 例，结果显示该方对酒精性肝损伤患者食欲减退、恶心、呕吐及黄疸有较好的改善作用，并可降低肝纤维化标志物、细胞因子水平及抗肝脏脂质过氧化损伤，对酒精性肝病有明显防治作用，其作用机制为稳定肝细胞膜、纠正肝内脂质代谢紊乱、调节免疫功能、抗肝纤维化及促进酒精的肝内代谢。杜景海采用化痰活血汤（药物组成：柴胡 20g，黄芪 30g，丹参 30g，黄精 30g，何首乌 20g，生山楂 30g，夏枯草 15g，全瓜蒌 30g，桃仁 15g，枳实 10g，泽泻 15g，茯苓 20g，郁金 15g，枸杞子 20g）治疗酒精性肝损伤 30 例，并与西医护肝药物治疗 30 例对照观察。结果：治疗组总有效率 86.7%，对照组总有效率 53.3%，2 组总有效率比较差异有统计学意义（$p < 0.05$），治疗组疗效优于对照组；治疗组还可显著改善丙氨酸氨基转移酶（ALT）、三酰甘油（TG）及总胆固醇（TC）指标。任延明等用八味护肝胶囊（由沙棘、大黄、西洋参、黄芪、虎杖、水蛭、泽泻、牡蛎）治疗酒精性肝损伤 42 例，结果总有效率 85.7%。

（三）经方治疗

郭晓萍等采用加味四逆散（药物组成：柴胡 12g，白芍药 10g，枳实 10g，丹参 15g，姜黄 10g，郁金 10g，茯苓 15g，白术 10g，甘草 6g）治疗酒精性肝病（包括酒精性肝硬化）40 例，结果发现加味四逆散可有效改善酒精性肝病患者的症状和体征，使肝功能、血脂及肝纤维化标志物等各项指标明显改善，总有效率 97.5%，提示加味四逆散具有改善肝功能、调节肝内脂质代谢及抗肝纤维化作用，对酒精性肝病有良好的治疗效果。

二、实验研究

（一）复方研究

复方鳖甲软肝片是我国首个批准用于抗肝纤维化治疗的中药，但其治疗机制尚未完全明确。目前实验及临床研究发现，复方鳖甲软肝片抗酒精性肝纤维化的作用机制主要有：①促进机体产生大量抗氧化因子，提高机体对自由基的清除能力；②保护肝细胞，修复肝细胞损伤，降低转氨酶；③显著改善肝脏微循环，从而降低肝门静脉压力，预防由于门脉高压引发的并发症；④显著降低动物血清中Ⅳ型胶原及层粘连蛋白（LN）水平，因而有效阻止肝窦毛细血管化和窦周纤维化的进程；⑤通过干预血清转化生长因子-β1（TGF-β1）

蛋白表达及其信号传导途径而阻断肝纤维化的进展。韩向晖等利用酒精-玉米油-吡唑复合试剂制备大鼠慢性酒精性肝损伤模型，予清肝活血方（药物组成：柴胡 12g，黄芩 9g，丹参 9g，鳖甲 6g，葛根 9g）9.5g/（kg·d）灌胃治疗 2 周。研究发现，清肝活血方可降低血清总同型半胱氨酸（tHcy）水平及鼠肝细胞内质网应激（ERS）凋亡相关因子的表达从而减轻肝纤维化小鼠炎症及纤维化程度。季光等研究发现，清肝活血方可下调 CD14、Toll 样受体 4（TLR4）及核因子-κB（NF-κB）的表达，保护肝细胞。郭晓萍等采用酒精灌胃法制备酒精性肝病大鼠模型，以加味四逆散（由柴胡、白芍药、枳实、白术、茯苓、丹参、姜黄、郁金、甘草等组成）灌胃治疗。研究发现，加味四逆散可明显减轻肝组织损伤，显著降低脂质过氧化产物丙二醛（MDA）含量，使肝组织超氧化物歧化酶（SOD）、谷胱甘肽过氧化物酶（GSH-PX）及过氧化氢酶（CAT）含量明显升高（$p < 0.05$），从而保护肝细胞，防治酒精性肝病。

（二）单味药研究

1. 枳椇子　枳椇子为枳椇的带有肉质果柄的果实或干燥成熟种子，《本草纲目》中记载，枳椇子有"止渴除烦，除膈上热，润五脏，利小便"的作用，有利湿热、除烦渴、解酒毒之功效。枳椇子对急、慢性酒精中毒有预防和治疗作用。陈春晓研究发现，枳椇子对酒精诱导大鼠的实验性肝损伤具有保护作用，可以减轻酒精引起的大鼠肝脏脂肪变性及炎症细胞浸润，减少纤维增生。张永昕等研究发现，枳椇子总黄酮能显著降低慢性酒精性肝病模型大鼠血清中 ALT、AST、TNF-α、HA 及 LN 含量，减少肝组织产生 MDA，升高 IL-10 水平，从而减轻酒精引起的炎症反应，并可对抗肝纤维化形成，对酒精引致肝损伤有良好的防治作用。

2. 三七　张洁等以 56 度白酒 5g/（kg·d）连续灌胃 14d 建立酒精性肝病大鼠模型，同时分别以 1.2g/（kg·d）和 0.6g/（kg·d）的三七粉灌胃进行干预 14d，观察三七对酒精性肝病的防治作用。研究发现，三七高、低剂量组大鼠肝组织脂肪变及炎症程度，血清 AST、ALT、HA 及 LN 水平均明显减轻（$p < 0.05$）。提示三七可明显减轻酒精性肝病大鼠肝组织脂肪变和炎症程度，改善肝功能和纤维化指标。

3. 粉防己碱　粉防己碱是粉防己的主要活性成分，有着广泛的药理作用，抗纤维化是其重要的药理作用。赵宏贤等用含 10% 小牛血清的 RP-MI1640 培养基培养大鼠 HSC，观察粉防己碱对 HSC 增殖的影响。研究发现，粉防己碱在 0.5 ~ 1mg/L 范围内显著抑制大鼠 HSC 增殖，粉防己碱通过抑制细胞周期素 D1（CyclinD1）及增殖细胞核抗原（PCNA）表达，使细胞周期停滞于 G0/G1 期，有效地抑制肝脏胶原合成，发挥抗肝纤维化作用。

4. 冬虫夏草　吴建良等发现冬虫夏草能使 CCl_4 肝纤维化小鼠模型血清 ALT 水平下降、白蛋白含量上升，肝脏炎症反应及胶原沉积减轻，IL-4 及干扰素 γ（IFN-γ）蛋白表达量明显降低（$p < 0.05$），具有良好的抗肝损伤和肝纤维化作用，其作用机制可能与下调异常增高 Th 免疫应答有关。李凤华等以二甲基亚硝胺诱导大鼠肝纤维化，探讨冬虫夏草菌丝对二甲基亚硝胺诱导的大鼠肝纤维化的作用，结果显示冬虫夏草菌丝对二甲基亚硝胺诱导的 SD 大鼠肝纤维化模型具有下调肝组织羟脯氨酸、Ⅳ型胶原和 TIMP-2 含量，对 MMP-2 含量有升高作用，具有显著的抗纤维化作用。

5. 丹参　王玮炜等观察丹参对酒精所致大鼠急性肝损伤肝组织的保护作用，结果显示模型组大鼠的肝组织呈现明显的水样变性和脂肪变性，并可见少量片状肝细胞坏死，而丹参组肝细胞未见坏死改变，水样变性和脂肪变性程度也较轻。郭晓红观察丹参酮ⅡA对体外培养 HL-7702 细胞株的作用发现，丹参酮ⅡA 在 1～2μg/mL 剂量范围内对 HL-7702 肝细胞无细胞毒性，超过该剂量时，其细胞毒性表现为细胞存活率下降和肝细胞合成分泌的 ALT、乳酸脱氢酶（LDH）水平增高；可改善 TNF-α 所致肝细胞存活率下降及 ALT、LDH 水平的增高；可抑制活化 HSC 增殖。白顺滟等研究发现，丹参对大鼠酒精性肝损伤及肠道屏障功能具有双重保护作用。

6. 苦参　韩海啸研究氧化苦参碱对体外乙醛造模后 HSC 增殖抑制及促凋亡作用的影响。选取乙醛造模后 HSC-T6 为体外模型，以四甲基偶氮唑盐比色法（MTT 法）分别检测 800、400、200、100μg/mL 浓度氧化苦参碱药物血清对 HSC-T6 作用 48h 后的抑制情况。结果显示，800μg/mL 氧化苦参碱对 HSC-T6 细胞生长的抑制率最高（51.31%），HSC-T6 在 G0/G1、凋亡期（apop 期）细胞比例较模型组明显上升（$p < 0.05$），DNA 合成期（S 期）细胞明显下降（$p < 0.05$）。提示氧化苦参碱可明显抑制 HSC-T6 增殖和诱导其凋亡。

7. 大黄　刘均艳等采用腹腔注射硫代乙酰胺（TAA）法复制急性肝衰竭 SD 大鼠模型，予大黄煎剂 2ml/kg 灌注干预。研究发现，急性肝衰竭 SD 大鼠肝脏存在过氧化损伤，大黄能使急性肝衰竭大鼠 ALT、AST 及总胆红素（TBIL）下降，血清内毒素含量降低，肝脏内 SOD 活力升高，MDA 含量降低，减轻内毒素血症及过氧化损伤。

8. 黄芪　孙玉凤等用 40% CCl$_4$ 花生油溶液造成大鼠肝纤维化模型，并予黄芪煎剂 1ml/100g 质量灌胃，观察对肝纤维化 SD 大鼠的影响。结果显示，黄芪能降低肝纤维化 SD 大鼠血清 ALT、HA、Ⅳ型胶原、Ⅲ型前胶原及 LN 水平，改善肝组织纤维化程度，其作用机制可能与其保护肝细胞、抑制胶原合成并促进其降解有关。王登妮等研究认为，黄芪抗肝纤维化的机制主要有：①减轻肝脏的损伤性改变，降低肝组织羟脯氨酸及肝纤维化指数（FI）；②降低血浆内毒素含量、ALT 及肝组织 MDA 水平；③减缓肠源性内毒素血症可能为防治肝纤维化的作用机制之一。

9. 赤芍药　韩海啸等研究灌服赤芍药水提物后的犬血清对乙醛造模后的 HSC 的促凋亡作用。采用乙醛造模后的肝星状细胞株 HSC-T6 作为体外研究模型，以赤芍药水提物给比格犬一次性灌胃，取给药前的血清、给药后 2、3h 血清作为实验药物血清。结果显示，给药后 2、3h 2 个时间点的含赤芍药水提物血清对 HSC-T6 细胞都有显著的促凋亡作用，且能显著增加 HSC-T6 细胞在 G0/G1 期的比例及显著降低 S 期的比例，这可能是其抑制 HSC-T6 细胞增殖及促凋亡的原因之一。

第四节　转归与预后

本病的转归与酒伤的性质、体质强弱、治疗护理等因素有关。酒疸、酒癖、酒臌、酒悖虽性质不同，轻重有别，但在一定条件下可互相转化。若酒疸患者体质差，病邪重，病久不愈日益加深，可迅速加重导致急黄；也可因热毒炽盛，内陷心包，或大量出血，可出现肝肾阳气衰竭之候；久治不愈，可转为酒癖、酒臌。慢性迁延损害脑髓可出现酒悖病症。一般来说，酒疸预后良好，唯酒疸急黄邪人心营，耗血动血，预后多不良。若久治不愈，化热伤阴动血，转变为转为酒癖、酒臌、酒悖则预后不良；若出现肝肾阳气衰竭之候，则预后极差。

第五节　预防与调摄

本病病程相对较长，除了药物治疗以外，精神状态、生活起居、休息营养等，对本病有着重要的辅助治疗意义。具体内容包括：

一、精神调摄

由于本病易于迁延、反复甚至恶化，因此，患病后一般思想顾虑较重，多虑善怒，致使病情加重。所以，医患结合，讲清道理，使患者从自身疾病的束缚中解脱出来，而不要为某些症状而惶惶不安，忧虑不宁。

二、饮食有节

患病后可有食欲减退，恶心呕吐，腹胀等症明显，所以调节饮食为主要的辅助疗法。既往强调高糖、高蛋白、高热量、低脂肪饮食，以保证营养供应，但应注意要适度，不可过偏。应彻底禁酒，进食富于营养而易消化的饮食，禁食生冷、油腻、辛辣，不吃油炸、坚硬的食物，避免损伤血络。更忌暴饮暴食，以防重伤脾胃，使病情加重。

三、起居有常

病后机体功能紊乱，往往容易疲劳，故在急性期或慢性活动期应适当卧床休息，有利整体功能的恢复；急性期后，根据患者体力情况，适当参加体育锻炼，如练太极拳、气功之类，尤其对酒悖患者病情康复有帮助。

第六节　治疗难点与策略

中医药防治酒精相关性疾病临床取得了确切的疗效，有关作用机制的研究，验证了中药多环节、多靶点、多途径的作用机制。这些研究成果对于证实中药治疗酒精相关性疾病的有效性提供了现代科学依据，为今后中医药复方治疗酒精相关性疾病的临床与科研提供了可资借鉴的宝贵经验。但还有待完善：①目前中医药研究多停留在临床观察总结阶段，缺乏对照及大宗病例的前瞻性研究，疗效判断标准不一，缺乏客观的评价标准；②中药复方研究中用药重复，缺乏特色；③复方剂型需要改革：研究中应当充分利用酶反应技术、超临界流体萃取技术等常用的提纯技术对现有药方精简，研制出适宜口服或静脉的用药，方便患者接受；④近年来随着发病机制的研究深入，中药对酒精相关性疾病作用机制的研究亦日趋广泛和深入细化，却没有统一、严格的造模与认证标准；⑤中药复方与"证"的对应关系，在实验研究中体现甚少，虽有部分实验力图建立与证相似的模型，但其区分并不严格。这些均需要在今后的研究工作中逐一深入与细化。

我国近年来酒精相关性疾病的发病率呈上升趋势。如何发挥中医药优势防治该病是我们需重视的研究课题，于国家的长远之计具有重大意义。在加强有关酒精相关性疾病的中医基础研究、开发治疗该病的有效方药的同时，更应该强调未病先防、防重于治，早期一经发现，立即戒酒，防止传变。

（李　明）

参考文献

1. 王东坡，骆斌. 朱丹溪饮伤证治思想探讨. 北京中医药大学学报，2005，28(1):23-24
2. 禄保平.《黄帝内经》"酒伤"理论析要. 浙江中医杂志，2004，39(4):146-147
3. 陈宝松.《万氏家传点点经》酒病论治特色浅析. 广西中医药，1998，21(1):38-40
4. 王东坡，谭学林，李东垣. 饮伤证治理论初探. 中医杂志，2001，42(8):453-455
5. 杨柱. 酒伤理论探讨及其对防治酒精性肝病的指导作用. 成都中医药大学，2001
6. 张声生，李军祥. 非酒精性脂肪性肝病中医诊疗专家共识意见（2017）. 中医杂志，2017，58(19):1706-1710
7. 刘成海，危北海，姚树坤. 肝硬化中西医结合诊疗共识. 中国中西医结合消化杂志，2011，19(04):277-279
8. 殷文慧，刘皎林. 中西医结合治疗酒精性肝硬化腹水32例. 内蒙古医学杂志，2005，37(5):452-453
9. 董海峰，李金凤，孙海潮. 酒精性肝病与中医辨证关系. 齐齐哈尔医学院学报，2000，21(2):175
10. 何玲燕. 酒精性肝硬化的中医证候特点研究. 北京中医药大学，2009
11. 陈全寿，卢聚沛. 软肝消水汤治疗酒精性肝硬化腹水25例. 浙江中医杂志，1995，30(4):149
12. 许亦斌，季光. 清肝活血方防治酒精性肝病的临床研究. 江苏中医药，2003，24(9):18-21
13. 杜景海. 化痰活血汤治疗酒精性肝病临床观察. 中华中医药学刊，2007，25(4):854-855
14. 任延明，任世存，乔晓鸣. 八味护肝胶囊治疗酒精性肝病42例临床观察. 江苏中医药，2004，25(9):25-26
15. 郭晓萍，程宇甫，袁勤钊，等. 加味四逆散治疗酒精性肝病临床研究. 中国中医药信息杂志，2006，13(6):13，14
16. 阚兴. 培土益肝汤联合复方鳖甲软肝片与水飞蓟宾治疗肝郁脾虚型代偿期酒精性肝硬化随

机平行对照研究. 实用中医内科杂志, 2016, 30(07):47-49

17. 韩向晖, 王见义, 郑培永, 等. 清肝活血方及其拆方抗酒精性肝损伤大鼠肝细胞内质网应激性凋亡的作用及机制. 中国中西医结合杂志, 2011, 31(5):653-658

18. 高奇峰, 石国新. 清肝活血方治疗酒精性肝病的临床研究. 深圳中西医结合杂志, 2015, 25(04):66-67

19. 黄强, 吴春明, 陈靓. 加味四逆散对大鼠酒精性脂肪肝的实验研究. 中华中医药学刊, 2016, 34(11):2768-2770

20. 余选良, 朱肖鸿, 冯舒婷. 枳椇子治疗酒精性肝病现状. 浙江中西医结合杂志, 2017, 27(04):342-344

21. 张洁, 刘庆生, 王小奇, 等. 三七对酒精性肝病防治作用的研究. 医学研究杂志, 2008, 37(3):35-36

22. 徐博, 沈楠, 安英, 等. 汉防己多糖对急性酒精性肝损伤小鼠氧化应激及肝细胞凋亡的影响. 中国药房, 2017, 28(07):885-888

23. 钱福永, 王家传, 王玉梅. 人工冬虫夏草菌液预防实验性肝纤维化的作用机制. 广东医学, 2016, 37(03):346-348

24. 李凤华, 刘平, 熊卫国, 等. 冬虫夏草菌丝对二甲基亚硝胺诱导的大鼠肝纤维化的作用. 中西医结合学报, 2006, 4(5):514-517

25. 韩智慧. 丹参素改善急性酒精性肝损伤的代谢组学研究. 广东药科大学, 2016

26. 郭晓红, 刘立新, 张东梅, 等. 丹参酮ⅡA对损伤肝细胞的保护作用及活化肝星状细胞的抑制作用. 中国药物与临床, 2009, 9(1):13-17

27. 白顺滟, 彭燕, 肖思洁, 等. 酒精性肝损伤大鼠肠道屏障功能改变及丹参的保护作用. 中国中西医结合消化杂志, 2009, 17(1):44-47

28. 韩海啸, 李军祥, 江义墩. 氧化苦参碱对肝星状细胞增殖抑制和促凋亡作用的影响. 中国中西医结合消化杂志, 2009, 17(1):41-43

29. 刘均艳, 朱坚胜, 赵海红, 等. 大黄对急性肝衰竭大鼠肝脏过氧化损伤及 HIF-1α 表达的影响. 浙江中西医结合杂志, 2011, 21(4):225-228

30. 王莹, 刘馨宇, 王沙沙, 等. 黄芪粗提物对小鼠急性酒精性肝损伤的保护作用。延边大学农学学报, 2016, 38(02):105-108

31. 黄进, 张晨, 詹菲, 等. 黄芪多糖对肝纤维化大鼠 TGF-β1/Smads 信号通路的影响. 中华中医药杂志, 2015, 30(06):2184-2186

32. 张荣臻, 毛德文, 王璐. 不同剂量大黄、赤芍对肝衰竭大鼠肝功能的影响. 辽宁中医杂志, 2017, 44(07):1518-1519

第三十章

酒精相关性疾病的针灸治疗

第一节　慢性酒精中毒性周围神经病

一、概述

慢性酒精中毒性周围神经病是酒精中毒最常见的慢性并发症之一。慢性酒精中毒性周围神经病主要病理改变为以轴突为主的实质性、节段性脱髓鞘改变。该病起病隐匿，开始往往无自觉症，其临床症状的出现往往迟于病理改变。

从发病的临床表现来看，本病应属中医学"血痹"范畴。中医学认为，嗜酒过度，损伤脾胃，而脾胃又为后天之本，津液气血资生之源，脾主四肢肌肉，脾胃受纳运化功能失常，津液气血生化之源不足，则肌肉筋脉失去濡养，四肢麻木无力，而成本病。

二、临床表现

以感觉障碍为主，最初为肢体远端疼痛、感觉异常和感觉迟钝，症状和体征下肢较上肢重，震动觉敏感性普遍受累，运动神经受累较晚，表现为下肢末端无力，腱反射减弱或消失，跟腱反射改变较膝反射早，病变严重者可有肌萎缩，可合并植物神经功能障碍，与其他原因引起的周围神经病有共同点。

三、治疗方法

（一）基本治疗

治则：通经活络止痛，益气生津养阴。以局部取穴和足阳明胃经腧穴为主。

主穴：胃俞、脾俞、膈俞、血海、足三里、阴陵泉、三阴交、后溪、申脉、腰夹脊。

配穴：上肢疼痛，配曲池、合谷；上肢或手指麻木，配少海、手三里。

方义：本方取穴侧重阳明之经，阳明多血多气，又"主润宗筋"，宗筋约束骨骼，利于关节，本组处方重在调理阳明，补益气血，舒筋通络，故取胃俞、脾俞；夹脊穴位于督脉之旁，与膀胱经第一侧线的脏腑背俞穴相通，可调整脏腑阴阳，通行气血；膈俞、血海活血调血；阴陵泉、足三里调补脾胃；三阴交健脾、补肝、益肾、滋阴；后溪、申脉均为八脉交会穴，分属手足太阳经，且后溪通督脉，申脉通阳跷脉，二穴上下相配，功在疏导气血。

操作：毫针补法，或平补平泻。

（二）其他针灸疗法

1．皮肤针法 用皮肤针重叩脊背两侧和四肢局部疼痛部位，以局部渗血为度。

2．电针法 针刺得气后，接通电针仪，用连续波刺激 20 ~ 30min。

3．穴位注射法 在疼痛部位局部选穴，选用当归注射液、威灵仙、防风注射液或维生素 B_1、维生素 B_{12} 注射液，每穴注射 0.5 ~ 1ml。

4．三棱针法 在病变局部用三棱针点刺或散刺出血，再加拔火罐。适用于病程长，或以麻木为主者。

第二节 酒精中毒认知障碍

一、概述

酒精中毒认知障碍属中医学"呆病"范畴。中医学认为，本病发生多于先天遗传、年迈体虚、七情内伤、久病耗损、中毒外伤等有关。其主要病因在于肝肾亏虚、气血不足、经脉失养、髓海补充，此外尚有痰浊、瘀血阻滞经络等继发因素。病变脏腑主要在于肾，其次为心、脾。

二、临床表现

起病缓慢，主要是精神功能障碍和出现神经系统的症状。早期仅表现为记忆力和思维敏捷性的轻度减退，对环境的适应能力下降，难以持久从事某一项工作，或出现神情淡漠、寡言少语、善忘迟钝等。后期可出现记忆障碍、神情呆滞、语言颠倒、思维异常、行为怪癖、智力衰退等。

（一）肝肾亏虚

记忆力减退，暴发性哭笑，兼见头昏眩晕、手足发麻、震颤、失眠，舌质红、苔薄黄，脉弦数。

（二）髓海不足

记忆力减退，词不达意，兼见头晕耳鸣，懒惰思卧，腰膝骨软，步履艰难，舌淡红，苔薄白，脉沉细弱。

（三）痰浊蒙窍

表情呆板，行动迟缓，终日寡言，坐卧不起，记忆力丧失，二便失禁，舌胖嫩而淡、边有齿痕、苔白厚而腻，脉滑。

（四）瘀血阻络

神情淡漠，反应迟钝，常默默无语，或离奇幻想，健忘易惊，舌质紫暗、有瘀点或瘀斑，脉细涩。

三、治疗方法

（一）基本治疗

治则：填精益髓，醒脑调神。

主穴：百会、四神聪、太溪、大钟、悬钟、足三里。

配穴：肝肾亏虚，配肝俞、三阴交；髓海不足，配肾俞；痰浊蒙窍，配丰隆、中脘；瘀血阻络，配膈俞、内关。

方义：本病病位在脑，"脑为髓之海"。百会、四神聪均位于巅顶，通过督脉内入络脑，乃局部取穴，以醒神开窍、健脑益智；肾主骨生髓，补肾即能生髓，太溪、大钟可补肾养髓；悬钟为髓海之会穴，补之亦可补养脑髓，髓海得充，可健脑益智；足三里补益后天、化生气血以助生髓之源。

操作：诸穴常规针刺。四神聪刺向百会穴；百会针下得气后，加灸 20min，1 次 /d，或隔日 1 次。

（二）其他针灸疗法

1. 耳针法　取心、肝、肾、枕、脑点、神门、肾上腺。每次选用 3 ~ 5 穴，毫针浅刺、轻刺，留针 30min；也可用王不留行籽贴压。

2. 头针法　取顶中线、额中线、颞前线、颞后线。每次选 2 ~ 3 穴，毫针刺法。

第三节　戒酒综合征

一、概述

戒酒综合征是指长期饮酒，在成瘾、产生依赖性后，突然中断而出现的烦躁不安、呵欠连作、流泪流涎、全身疲乏、昏昏欲睡、感觉迟钝等戒断现象。中医学并无此病名，但在"郁证""多寐""咳嗽""痫证""虚损"等病症中有类似表现。中医学认为，戒酒综合征主要与胃、脾、心、脑等关系密切。

二、基本治疗

治则：调和气血，宁心安神。

主穴：百会、脾俞、肾俞、神门、足三里、三阴交。

配穴：烦躁不安、精神抑郁，配水沟、心俞、内关；头昏、腰膝酸软，配肝俞；恶心、呕吐，配内关、中脘；腹痛、腹泻，配天枢、上巨虚。

操作：诸穴常规针刺。留针 40 ～ 60min。可用电针，宜持续保持较强针感。

三、其他针灸疗法

耳针法取胃、口、内分泌、皮质下、神门、咽喉。每次选用 3 ～ 5 穴，毫针浅刺、轻刺，留针 30min；也可用王不留行籽贴压。

电针法针刺得气后，接通电针仪，用连续波强刺激 40 ～ 60min。

（孙远征）

参考文献

1. 章明星，王蕊，刘阳阳，等. 基于现代文献总结针灸治疗周围神经损伤选穴规律. 北京中医药大学学报，2015，38(12):857-864

2. 马力颖，宫树丰. 近 20 年针灸治疗周围神经损伤实验研究的文献计量学分析. 针灸临床杂志，2012，28(4):48-50

3. 刘吉琴，柯宗萍，谢丹丹，等. 针灸治疗 2 型糖尿病周围神经病变对腓神经神经传导速度影响的 Meta 分析. 上海针灸杂志，2016，36(1):105-110

4. 冯华，李瑶. 针灸治疗改善老年轻度认知功能障碍患者认知功能及生活质量的临床研究. 神经损伤与功能重建，2016，11(1):89-90

5. 朱才丰，蔡圣朝，徐斌. 温阳补肾针灸治疗轻度认知功能障碍临床观察. 中医药临床杂志，2014，26(8):795-797

6. 张晓羽.《伤寒论》烦躁症之针灸治疗. 中医药导报，2015，21(23):4

7. 徐波，宗蕾，侯文光. 针灸治疗阿片依赖戒断后稽延期戒断症状的临床研究进展. 上海针灸杂志，2013，32(9):782-785

8. 卫哲，董哲，孙远征，等. 温针灸对吗啡戒断大鼠 NR2B 受体表达影响的研究. 针灸临床杂志，2012，28(5):56-58

第五篇

饮酒与酒精依赖

第三十一章

酒的营养学研究

第一节　酒的起源

一、国外酒的起源

国外已有证据表明大约在 12 世纪，人们第一次制成了蒸馏酒。当时蒸馏得到的烈性酒并不是饮用的，而是作为助燃的燃料，或作为溶剂，后来又用于药品。国外的蒸馏酒大都用葡萄酒所蒸馏。英语中的 "spirits" 来源于拉丁语 "spiritus vini"。后来 Paracelsus 又把葡萄蒸馏的烈性酒称为 "alcohol"（意指：the fiest，the noblest）。

世界上较早的蒸馏酒是由爱尔兰和苏格兰的古代居民凯尔特人在公元前发明。当时的凯尔特人使用陶制蒸馏器酿造出酒精含量较高的烈性酒，这也是威士忌酒的起源。公元 43 年，凯尔特人传统的蒸馏方法得到了改进，改善了蒸馏器的密封性，提高了蒸馏效率，导致威士忌酒产量大为提高。到公元 10 世纪，威士忌酒的酿造工艺已基本成熟。白兰地酒是以葡萄为原料的蒸馏酒，含酒精 40% ~ 50%，白兰地的原产地是西亚，公元 10 ~ 13 世纪流入欧洲。朗姆酒又译作兰姆酒，是糖蜜蒸馏酒，约在 1650 年诞生于西印度群岛的巴巴多斯，为美洲人所喜爱，1667 年起简称为朗姆酒（Rum）。味道厚重浓烈型的朗姆酒含酒精 43% ~ 49%。伏特加是一种无色透明，没有独特香气和风味的蒸馏酒，含酒精 33% ~ 45%。它最早由俄国在 14 世纪发明。因在加工时除去了香味成分，因此质地非常纯。它最初流行于俄国和波兰，第二次世界大战后扩展到了美国和西欧。由于伏特加无色无味，欧美多用其代替其他烈性酒。

二、中国酒的起源

在中国，酿酒具有悠久的历史。它品种繁多，品质各异，各具独特的酿造技术。在长期历史发展的进程中，由于劳动人民不断发明创造，酒的品种越来越多。

我国酒的历史，可以早到上古时期，其中《史记·殷本纪》关于纣王"以酒为池、悬肉为林"，"为长夜之饮"的记载，以及《诗经》中"十月获稻、为此春酒"和"为此春酒，以介眉寿"的诗句等，都表明我国酒之兴起已有五千多年的历史。但是，针对酒的起源问题缺乏相应的史料记载，多是民间传说（如上天造酒说、猿猴造酒说、仪狄造酒说、杜康造酒说）、考古资料对酿酒起源的佐证以及酒是自然形成的说法。

第二节　酒的生成特点及分类

酒的主要成分是酒精。基本生产原理是将原料中的糖类在酶的催化作用下，首先发酵分解为寡糖和单糖，然后在一定温度下，由酒精发酵菌种作用转化为乙醇，这个过程称酿造，不需氧也可以进行。

$$(C_6H_{10}O_5)_n + nH_2O \xrightarrow{\text{水解}} nC_6H_{12}O_6 \xrightarrow{\text{发酵}} 2nC_2H_5OH + 2nCO_2 \uparrow$$

发酵只能使酒精达到 15% 左右（啤酒只有 3% ~ 5%），要提高酒精度数需要通过蒸馏。酒类按其生产工艺一般可分为三类：蒸馏酒、发酵酒和配制酒。

一、蒸馏酒

蒸馏酒（distilled wines）是以粮谷、薯类、水果等为主要原料，经发酵、蒸馏、陈酿、勾兑而制成，酒精度在 18% ~ 60%（V/V）。因原料和具体生产工艺不同，蒸馏酒的种类繁多，风味各异，如威士忌（Whisky）、白兰地（Brandy）、伏特加（Vodka）、朗姆酒（Rum）、金酒（Gin）和我国的白酒等。我国的白酒俗称"烧酒""老白干"等，按不同的生产工艺可分为固态法白酒、固液结合法白酒和液态法白酒三类。

二、发酵酒

发酵酒（fermented wine）是以粮谷、水果、乳类等为原料，主要经酵母发酵等工艺而制成，酒精度小于 24%（V/V）。根据原料和具体工艺的不同，分为啤酒、葡萄酒、果酒和黄酒等。

（一）啤酒

啤酒是以麦芽（包括特种麦芽）为主要原料，加酒花，经酵母发酵酿制而成的、含二氧化碳、起泡、低酒精度 [2.5% ~ 7.5%（V/V）] 的发酵酒。

（二）葡萄酒

葡萄酒是以新鲜葡萄或葡萄汁为原料，经全部或部分发酵酿制而成的、酒精度等于或大于 7%（V/V）的发酵酒。按酒中二氧化碳的含量和加工工艺分为平静葡萄酒、起泡葡萄酒和特种葡萄酒三类；根据酒中的含糖量和总酸、二氧化碳压力等又可分为若干类，如平静葡萄酒可进一步分为干酒、半干酒、半甜酒和甜酒。

（三）果酒

果酒是以新鲜水果或果汁为原料，经全部或部分发酵酿制而成的、酒精度在 7% ~ 18%（V/V）的发酵酒。

（四）黄酒

黄酒是以稻米、黍米、黑米、小麦、玉米等为原料，加曲、酵母等糖化发酵剂发酵酿制而成的发酵酒。黄酒是我国主要酒种之一，酒精度约为 15 度。

三、配制酒

配制酒（mixed wines）又称露酒，是以发酵酒、蒸馏酒或食用酒精为酒基，加入可食用的辅料或食品添加剂，进行调配、混合或再加工制成的已改变了原酒基风格的饮料酒。这类酒含有糖分、色素以及不同含量的固形物，酒的度数依酒的种类不同而不同，如竹叶青、三蛇酒、橘子酒、人参酒、玫瑰酒等。

第三节　酒的主要成分

酒的最主要成分是酒精和水，约占 99%，其他约占 1%，其中包括杂醇油、多元醇、糖、总醛类、总酸类、总酯类、杂醇、维生素和矿物质等成分。这些成分虽然含量少，但是影响酒的口味和风格。总的来说，不同的酒，其主要成分不同，但酒的主要成分主要有以下几种。

1. 乙醇　酒的主要成分是乙醇和水，其他物质含量都很低。酒精不是酒的主要营养成分，只是氧化后可释放较高热量，属热能物质。

2. 酸　是酒中的重要呈味物质，它与其他香味物质共同构成酒所特有的芳香。含酸量小的酒，酒味寡淡，后味短；含酸量大的酒，则酒味粗糙。

3. 酯　是酒中的香味物质，对酒的气味影响最大。一般优质酒的酯类含量都比较高，为 0.2% ~ 0.6%。优质酒又比普通酒的酯含量高一倍，所以优质酒的香味浓郁。

4. 高级醇　是指碳链的长度比酒精长的醇类，其中主要是异丁醇和异戊醇，在水溶液里呈现油状物，所以又叫杂醇油。各种高级醇都有各自的香气和口味，是构成酒的香气成分之一。

5. 多元醇　多元醇在酒中呈现甜味。酒中的多元醇类以甘露醇（即己六醇）的甜味最浓。多元醇在酒内可起到缓冲作用，使酒味更加丰满醇厚。

6. 酚类化合物　酚类化合物使酒呈现特殊的香气。

7. 维生素　大多数果酒中含有微量的维生素（vitamin），如维生素 A、维生素 B_1、维生素 B_2、烟酸、维生素 C 等。维生素是维持机体生命活动过程所必需的一类微量的低分子有机化合物。维生素的种类很多，化学结构各不相同，在生理上既不是构成各种组织的主要原料，也不是体内的能量来源，但它们却在机体物质和能量代谢过程中起着重要作用。

8. 矿物质　不同种类的酒中还含有一定量的钾、钠、钙、镁、铁、锰、锌、铜、磷、硒等矿物质。这些矿物质在机体正常功能发挥过程中起着非常重要的作用。

第四节　酒 与 健 康

一、健康饮酒的原则

酒属于高热能物质，所以过量饮酒会使食欲减低，长期大量饮酒可能会改变正常的饮食习惯，从而导致机体一些营养物质的缺乏，如蛋白质、维生素和矿物质等。但在日常生活中，很多人由于饮酒环境和饮酒氛围的影响导致过量饮酒，比较理想的饮酒方法就是掌握正确的饮酒原则，并了解一些常见的解酒方法，以达到饮酒有利于身体健康的目的。

1. 适量饮酒　考虑过量饮酒对健康的损害作用和适量饮酒的可能对健康有益，中国营养学会建议成年人适量饮酒的限量值为：成年男子一日饮用酒的酒精量不超过 25g，相当于 750ml 啤酒，或 250ml 葡萄酒，或 75ml 38 度白酒，或 50ml 高度白酒；成年女性一日饮酒的酒精量不超过 15g，相当于 450ml 啤酒，或 150ml 葡萄酒，或 50ml 38 度白酒。

2. 饮用优质酒　由于酿酒的用水、原料、工艺过程不同，所以酒的品质各异。好酒味道香甜，且不容易醉。而质量差的酒则味道苦涩，且对身体健康有害。所以饮酒应该在适量的基础上挑选质量较好的优质酒。

3. 不空腹饮酒　空腹状态下，血中胰岛素处于较低水平，在饮酒过程中会刺激消化液的分泌，同时也会刺激胰岛素的分泌，这就会使血糖继续降低，从而出现低血糖的症状。另外，空腹饮酒，肝脏很快将酒精吸收，这会抑制肝糖原的分解和糖异生，也会导致低血糖的发生。此外，酒精对口腔、食管、胃部都有一定的刺激作用，不仅引起这些部位的不适和灼烧感，还会对其他器官造成伤害。研究表明，如果空腹大量饮酒，酒精进入胃肠只需 20 ~ 30min 就能完全吸收，对大脑刺激较大。因此，饮酒之前应先吃些食物，以便延缓机体对酒精的吸收，同时也起到对胃黏膜的保护作用，也会减轻酒精对大脑的伤害。

4. 不要饮酒过快　饮酒过快，尤其是一饮而尽，会使胃突然受到刺激而引发胃炎，同时由于酒精极易吸收，会使大脑皮层神经细胞处于不正常的兴奋状态，从而容易使人失去理智、易激动。对于脑动脉硬化者还会有脑卒中发生的危险。所以饮酒应缓慢多次进行。

5. 不要饮冷酒　饮冷酒进入腹内先会给胃冷的刺激，接着又会有局部的烧灼感，这样一冷一热反复刺激容易引起胃痉挛，尤其是冬季更不能饮冷酒。

6. 不要病中饮酒　患者不宜饮酒，特别是肝胆疾病、心血管疾病、胃或十二指肠溃疡、癫痫、老年痴呆、肥胖患者等，应该尽早忌酒。患肝炎或患其他肝病的人，应该忌酒，即使酒精含量很低的啤酒也不宜饮用，以免加重病情。因为酒精能阻止肝糖原的合成，使周围组织的脂肪进入肝脏，并能加速肝脏合成脂肪的速度。有肝炎的患者，在肝细胞大量受到破坏的情况下，就比较容易形成脂肪肝。同时酒精在肝内先变成乙醛，才能继续参加三羧酸循环，进行彻底的代谢，最后被氧化成二氧化碳和水，同时释放能量，以供人体活动时的能量消耗。肝炎患者由于乙醛在肝脏内氧化成乙酸的功能降低，使乙醛在肝内积蓄起来，而醛类是一种有毒的物质，对肝脏实质细胞可产生直接的毒害作用。

7. 孕期不能饮酒　酒精对大脑的亲和力很强，对成人如此，对腹中的胎儿也是一样。酒中的酒精能通过脐带中的血液危害胎儿，胎儿越小，对有害因素越敏感。饮酒会使胎儿的大脑和心脏受到毒害，可能造成胎儿发育迟缓，死亡率提高，出生后智力低下等。有研究表明，孕期饮酒极易导致流产、婴儿易患胎儿酒精综合征，甚至胎儿畸形等不良的妊娠结局。

8. 酒后不要接触农药　饮酒后，酒精进入人体，使皮肤血管扩张、血流加快、皮肤通透性增加，这时如果皮肤接触到农药，就会很快被吸收进入血液，弥散在空气中的农药也会随呼吸进入体内造成中毒。另外酒精也会与进入体内的农药发生协同作用，使中毒极易发生。

9. 情绪波动和运动后不要饮酒　情绪波动是因人的感情受到了不良刺激的生理反应。人在感情不正常时往往很难控制自己，容易情绪激动，呼吸加深，心跳加速。这和剧烈运动后的生理反应有相似之处。人在生气或剧烈运动后，血中的尿酸会迅速上升，达到较高程度。尿酸是嘌呤的代谢产物，如果尿酸过高就可能导致高尿酸血症，甚至诱发痛风。凡患此病的人，如果饮酒易导致痛风急性发作，出现关节红肿，剧烈疼痛。因此，为避免诱发痛风病，在剧烈运动或生气后不要立即饮酒。

10. 酒后不要洗澡　洗澡会使人体内的葡萄糖大量消耗，出汗会使钾、钠离子大量丢失。与此同时，由于洗澡消耗体力而使血糖有不同程度的下降，这样肝脏中原来贮存的肝糖原就要不断地转化为葡萄糖补充到血液中，使血糖维持在正常水平。但酒精能阻碍肝脏对葡萄糖储存和转化成肝糖原。因此，酒后洗澡会使肝脏来不及补充血液中消耗的葡萄糖。洗澡时皮肤受热血管扩张和酒精对血管的扩张作用，极易导致血压下降，容易使人发生虚脱或休克。酒后洗澡还会因眼部充血而发生眼疾。因此酒后不要马上洗澡。

11. 不要与碳酸饮料同饮用　碳酸饮料中含有大量的二氧化碳，二氧化碳具有促进酒精在胃肠吸收的作用。反之，酒精还能促使汽水中的二氧化碳大量产生，两者相互促进，对人体产生危害。如果胃内二氧化碳增多就会使人感到腹胀，若胃肠道有溃疡，这时很容易发生胃穿孔，造成消化道大出血。血液中的二氧化碳增多对患有高血压病的人也很不利，因为血液中气体会导致血压的迅速上升。因此，汽水和酒不能掺在一起喝，即使先喝汽水，再饮酒也同样不利。尤其应注意，在醉酒以后切不可以用汽水去解酒。

12. 不同时饮用多种酒　不同的酒混合饮用会促进人体对酒精的吸收，极易致醉，会使人出现头晕、恶心、呕吐及其他中毒的症状。几种酒同时进入体内也会给胃肠带来多种刺激，增加肝脏负担，从而降低机体的耐受力。所以，饮酒时切勿多种酒同时饮用。

13. 酒后不要过度用眼　酒中含有少量的甲醇，而甲醇能使视神经萎缩，严重者使视神经中毒导致失明。酒后过度用眼会引起眼睛疲劳，造成视力下降。所以饮酒后最好休息一段时间再看电视、电影。

二、常见的解酒方法

酒的主要成分是乙醇。在体内由乙醇脱氢酶分解成乙醛。乙醛再由乙醛脱氢酶分解变成乙酸，之后分解成二氧化碳和水。人体内，都存在乙醇脱氢酶，而且数量几乎相等。但很多人缺少乙醛脱氢酶。这种酶的缺少会使乙醛不能被完全分解成乙酸，而是以乙醛的形式继续留在体内，使人饮酒后产生恶心呕吐、嗜睡等醉酒症状。所以对于饮酒的人，特别是乙醛脱氢酶缺乏的人应该掌握一定的解酒方法和酒菜的搭配，以减少饮酒对机体健康的危害。

1. 饮酒前饮杯牛奶　胃中的蛋白质，脂肪和碳水化合物会减缓血液吸收酒精的速度。

所以饮酒前饮杯牛奶可帮助分解酒精。同时牛奶可在胃壁形成保护膜，阻止酒精进入血液后很快达到肝脏，以此减少酒精对胃的伤害作用。

2. 饮酒时注意饮水　酒精有利尿的作用，饮酒后会使人体从尿中带走大部分水分和一部分电解质，使人处于脱水状态。饮酒时饮水可以让人体迅速补充丢失的水分，同时有助于酒精尽快随尿液排出体外。所以饮水可以起到解酒的作用，饮用烈性酒时向酒里加入冰块也是同样的道理。

3. 豆腐解酒　饮酒时宜多以豆腐类菜肴做下酒菜。因为豆腐中的半胱氨酸能分解酒精。

4. 蔬菜解酒　蔬菜与人的生活关系密切，常见的蔬菜解酒方法是将蔬菜（一般是白菜、白萝卜、白薯）中任一种，切碎后加入白糖和适量的醋，搅拌均匀，当凉菜食用，可以达到解酒的效果。因为蔬菜中含有大量的水分和维生素，可有效补充呕吐造成的水分和维生素的缺失；同时白糖可以在体内吸收后补充饮酒后的低血糖，乙酸可以与酒精发生化学反应，降低体内酒精含量。另外，适量的芹菜榨汁饮服也可以醒酒，尤其可消除醉酒后的头疼脑胀、面部潮红等症状。

5. 水果解酒　水果中含有大量的维生素、矿物质、植物化学物、膳食纤维以及一定量的水分。膳食纤维中的纤维素遇水后能迅速膨胀，释放出大量阳离子，可以把酒精包裹起来延缓其进入血液的时间。通常将水果用榨汁机榨成果汁后服用，效果最为显著，而且可以改善过度饮酒的人次日皮肤油腻或起皮屑的症状。

6. 药物解酒　酒精中毒较重者应及时寻求医生的帮助，立即采用药物解酒。

三、酒的营养作用

随着经济的发展和人们自我保健意识的不断提高，饮酒已成为正常的饮食活动和一种独特的饮食文化，从营养学的角度讲，适量饮酒，并掌握一定的饮酒原则是有益于机体健康的。尤其适当喝葡萄酒、红酒和啤酒。

现代医学研究表明，酒具有一定的营养作用。适量饮酒能降低患心血管疾病的危险，如心肌缺血、心肌梗死等，同时，适量饮酒还能够促进脑部的血液循环。但不同的酒，其营养价值是不同的。

（一）白酒

白酒俗称烧酒，由谷物酿造而成，是一种高浓度的酒精饮料，其酒精含量约在50%～60%。白酒芳香浓郁、醇和软润，品味多样。但白酒由于酒精含量较高，所以人体摄入量受到一定的限制，其营养价值有限。但白酒的成分很复杂，例如茅台酒，经检验，其中含有香味素多达70余种。这些物质中有不少是人体健康所必需的。白酒不同于黄酒、啤酒和果酒，除了含有极少量的钠、铜、锌外，几乎不含维生素和钙、磷、铁等，所含有的主要还是水和酒精。通常认为白酒有活血通脉、助药力、增进食欲、消除疲劳的功效。但应适量饮用，因为饮用少量低度白酒可以扩张小血管，促进血液循环，延缓胆固醇等脂质在血管壁的沉积，可以预防动脉粥样硬化性疾病。

（二）啤酒

啤酒因其营养价值高，口感好，很受消费者的欢迎，现在已成为世界上饮用非常广泛的饮料之一。随着人民生活水平的提高，消费者对啤酒的营养、质量的要求也越来越高。啤酒含有的酒精含量较低，一般在 3% ~ 5% 左右。它是大麦加辅料经糖化后，用啤酒花、酵母发酵后制成的，因此含有丰富的营养素，有液体面包之称。

1. 啤酒的营养价值

（1）啤酒中的产能营养素：每升啤酒中约含有 50g 碳水化合物，淀粉糖化过程的水解完全部分，如葡萄糖、麦芽糖、麦芽三糖，在发酵过程中被酵母转变成酒精；水解不彻底的部分称作低聚糊精，成分主要是支链寡糖，一般不会使血糖增加或导致龋齿病的危险性增加。每升啤酒约有 3.5g 蛋白质的水解产物，即肽类和氨基酸，这些产物几乎完全可以被人体消化吸收。

（2）啤酒中的矿物质：啤酒从原料和优良酿造的水中可以得到多种矿物质，如表 31-4-1 所示。啤酒属于低钠饮料，啤酒中 1 : 4.5 的钠钾比例有助于人们保持细胞内外的渗透压平衡，也有利于人们解渴和利尿。钙是人们骨骼生长的必需离子，镁是人体代谢系统中酶作用的重要辅基。啤酒中含有的锌通常处于络合态，有利于人体的吸收。锌是人体中酶的重要辅基，也有利于人体的组织生长。

表 31-4-1　啤酒中的矿物质含量　　　　　　　　单位: mg/L

名称	含量
钙	40 ~ 140
磷	90 ~ 400
镁	60 ~ 200
钾	330 ~ 1 100
钠	40 ~ 230
铁	0.1 ~ 0.5
锌	0.01 ~ 1.48
硒	< 0.4 ~ 7.2

（3）啤酒中的维生素：啤酒从原料和酵母代谢的产物中得到丰富的水溶性维生素。特别是叶酸，有助于降低人们血液中的高同型半胱氨酸含量，血液中高同型半胱氨酸会增加人体患心血管疾病的风险。

叶酸（folic acid），亦称维生素 M 或维生素 BC，是一种由喋啶杂环、对氨基苯甲酸及谷氨酸三部分组成的 B 族维生素。叶酸是 DNA 合成时一碳单位传递过程所必需的辅酶，主要参与：①嘌呤的从头合成；②胸腺嘧啶脱氧核苷（dTMP）的合成；③丝氨酸和甘氨酸的相互转化。叶酸除了通过腺嘌呤、胸腺嘧啶影响 DNA 和 RNA 的合成外，还可以通过蛋氨酸代谢影响磷脂、肌酸、神经介质的合成；参与细胞器蛋白合成中启动 tRNA 的甲基化过程。

生物素（维生素 H，维生素 B_7）是一种含硫的 B 族维生素，具有 8 种同分异构体，但仅有右旋生物素（d- 生物素）天然存在于自然界并具有生物素活性，啤酒中存在的就是右旋生物素。生物素具有重要的生理功能，它不仅是一种微量的生长因子，而且是机体乙酰辅酶 A 羧化酶（acetyl-CoA carboxylase，ACC）、丙酮酸羧化酶（pyruvate carboxylase，PC）及 3-甲基巴豆酰辅酶 A 羧化酶（methyl cartonyl-CoA carboxylase，MCC）的辅酶，参与调解葡萄糖、氨基酸和脂肪酸的代谢。有研究表明，生物素调节与细胞生物学和胎儿发育密切相关的一些基因表达。DNA 芯片技术和其他一些技术都表明，生物素可调控细胞因子及其受体、癌基因、葡萄糖代谢基因及胞内生物素稳定相关基因的转录。啤酒中维生素的含量详见表 31-4-2。

表 31-4-2　啤酒中维生素的含量

名称	含量 /（mg/L）
维生素 A	0
维生素 D	0
维生素 E	0
维生素 K	0
维生素 C	< 30
维生素 B_1	0.003 ~ 0.8
核黄素	0.02 ~ 0.8
维生素 PP	3 ~ 8
维生素 B_6	0.07 ~ 1.7
叶酸	0.04 ~ 6
维生素 B_{12}	0.003 ~ 0.03
生物素	0.002 ~ 0.015

（4）啤酒中的植物化学物：啤酒中存在多种植物化学物和抗氧化物质。如原料麦芽和酒花中得到的多酚类化合物，多酚类化合物主要指酚酸和类黄酮。酚酸中的香草酸和阿魏酸可以减轻脂质的过氧化。黄酮类化合物如槲皮素、儿茶素、葛根素等的许多生物活性均与其抗氧化活性有关。黄酮类化合物可以阻止不饱和脂肪酸、花生四烯酸的过氧化，从而减少对生物膜的破坏，也可经单电子转移方式直接清除单线态氧、羟自由基等。黄酮类化合物也可以通过与蛋白质发生沉淀反应，作用于与自由基有关的酶，如槲皮素可以抑制黄嘌呤氧化酶的活性，槲皮素、桑色素对细胞色素 P450 也有抑制作用，从而抑制体内的脂质过氧化过程。此外，黄酮类化合物可与具有诱导氧化作用的金属离子络合，如槲皮素、芦丁等在 Fe^{2+} 参与的氧化体系中的抗氧化活性与其络合 Fe^{2+} 的能力有关。

在酿造过程中形成的还原酮和类黑精以及酵母分泌的谷胱甘肽等都可以消除氧自由基、猝灭单线态氧，具有很好的抗氧化作用。其中谷胱甘肽（GSH）是由谷氨酸、半胱氨酸和甘氨酸组成的三肽。第一个肽键由谷氨酸 γ- 羧基与半胱氨酸的氨基组成，分子中半胱氨酸的巯基是该化学物的主要功能集团。GSH 的巯基具有还原性，可作为体内重要的还原剂，保护体内蛋白质或酶分子中巯基免遭氧化，使蛋白质或酶处于活性状态。在谷胱甘肽过氧化物酶的催化下，GSH 可还原细胞内产生的 H_2O_2，使其变成 H_2O，与此同时，GSH 被氧化成氧化型谷胱甘肽，后者在谷胱甘肽还原酶的催化下，再生成 GSH。此外，GSH 的巯基还有嗜核特性，能与外源的嗜电子毒物如致癌剂或药物等结合，从而垄断这些化学物与 DNA、RNA 或蛋白质结合，以保护机体免遭毒物侵害。有些啤酒中由于酿造的需要，还增加了一定量的具有抗氧化作用的维生素 C。

2. 啤酒的保健功效

（1）活化胃的作用：啤酒中含有多种活化胃作用的成分，如含有适量酒精，具有促进食物从胃流向小肠的功能，并且很容易吸收；啤酒中的碳酸气体会刺激胃壁，促进胃液的分泌，增进食欲；酒花的苦味也能刺激食欲，有助于消化。除此之外，啤酒中所含的蛋白质成分也有刺激胃酸分泌的作用。

（2）促进胃液和消化酶分泌：啤酒中酒精浓度在 4% ~ 5%，与其他含酒精饮料相比处于较低水平，低浓度的酒精具有促进胃酸分泌的作用，从而进一步促进胰脏分泌出胰蛋白酶。

（3）抑制胃炎和胃溃疡：幽门螺杆菌感染可能是导致胃溃疡的主要因素，它分泌的毒素附着在胃壁上，损害人体细胞导致急性胃炎和胃溃疡。研究发现，幽门螺杆菌毒素与啤酒花中的多酚结合以后，就会失去附着胃壁的能力，所以适量饮用啤酒有助于预防急性胃炎和胃溃疡。

（4）对循环系统的作用：饮用啤酒之后，血液中出现的酶类会使血液中的血纤维蛋白溶解活性上升。血纤维蛋白是血纤维蛋白原在凝血酶原作用下生成的不溶性蛋白质，与血小板一同凝结成血栓，成为脑卒中等疾病的主要原因。适度饮用啤酒，使血液循环加快，可以预防血栓的形成。少量饮用啤酒可以使产妇的乳量增加，增加母乳中维生素的含量。在妊娠期内应控制饮酒，产后适当饮用啤酒可以促进血液循环，加速产后体力的恢复。啤酒中所含橙皮苷（hespendin）及芦丁（rutin）均有强化毛细血管的作用，从化学角度讲，两者都是黄酮素的诱导体，统称为生物类黄酮。其作用机制还未明确，可能有直接作用于毛细血管，减少毛细血管的透过性，增大毛细血管壁抵抗性的作用。

（5）利尿：啤酒中含有异黄酮配糖体的槲皮素具有利尿作用。另外，啤酒中的酒精也有利尿作用。

（6）解除疲劳：啤酒是高营养、高热量的饮料，因为所含的酒精、糖类等都属于高热量成分，同时，啤酒还含有大量的水分，且渗透压更接近人体体液，所以能够迅速调节人体内的物质代谢平衡。因此，饮用啤酒能够使人及时恢复体力，消除疲劳。

（7）作为低盐食品：在肾病和肾硬化症患者的食谱中增添啤酒可以达到长期、严格限制盐分摄取过量的目的。因为啤酒特有的适度热量和低盐含量不会给患者带来热量上的不足和加重肾脏的负担。但应注意严格控制啤酒的摄入量。

（8）补充维生素：人体缺乏维生素，就会发生相应的特有生理功能失调的症状。如缺乏硫胺素又称维生素 B_1 就会患脚气病或多发性神经炎症状，而使人感到疲劳。啤酒中含有丰富的水溶性维生素，所以适量饮用啤酒可以防止维生素缺乏所引起的疾病。

（9）镇静、安眠的作用：啤酒中含有酒花，酒花有增强食欲、镇静、安眠的作用。德国人常用酒花作浴液沐浴，对神经过敏、肌肤粗糙等有特殊的功效。最近日本用酒花作家庭浴剂、用酒花作枕头填充料。这是因为酒花中所含的蛇麻酮有镇静作用，枕之入睡，更可使人熟睡。有许多人睡前喝点啤酒，觉得有酒意之后入睡，会睡得更好，所以啤酒在西方国家常被作为安眠剂。

（三）黄酒

黄酒是古老的饮料酒之一，被人们誉为"液体蛋糕"。按照最新的国家标准，黄酒的定义是：以稻米、黍米、黑米、玉米、小麦等为原料，经过蒸馏，拌以麦曲、米曲或酒药进行糖化和发酵酿制而成的各类酒称之为黄酒。黄酒是我国的主要酒种之一，一般酒精度为 15 度左右。

黄酒的营养成分齐全，含有糖分、糊精、有机酸、酯类、甘油、高级醇和维生素 B_1、维生素 B_2 和烟酸。其总固形物为 3.5 ~ 240g/L 含氮物 1.6 ~ 2.8g/L，碳水化合物为 28 ~ 200g/L。主要分为以下几类：

1. 能量　人体需要能量来维持生命，维持正常的生理活动，如维持基础代谢、食物特殊动力学作用、体力活动以及生长发育等的能量需要。人体能量主要来自食物。而黄酒属于高能量食物，每升绍兴加饭酒可供给 1 200kcal 的能量，相当于每日人体（18 岁轻体力劳动的成年男子）需要能量的二分之一左右。和啤酒相比，相当于啤酒的 2.85 ~ 5.65 倍，相当于葡萄酒的 2.37 倍。因此，饮用黄酒 300ml 可提供 350kcal 的能量，相当于摄取 100g 大米或面粉所提供的能量。

2. 氨基酸　黄酒中含有 18 种氨基酸，其中一些是人体必需氨基酸。所以有人把黄酒称作"液体蛋糕"。每 100ml 黄酒可提供赖氨酸 51.72mg。赖氨酸是人体组织需要较多的必需氨基酸，缺乏时会出现食欲减退，精神不振，易疲劳的症状。苯丙氨酸为人体内合成甲状腺素的主要氨基酸，每 100ml 黄酒可提供苯丙氨酸 31.50mg。苏氨酸是成糖氨基酸，缺乏时易使人食欲减退、产生疲劳，每 100ml 黄酒内含苏氨酸 28.27mg。甘氨酸可形成谷胱甘肽、肌酸及胆碱，每 100ml 黄酒内含甘氨酸 24.98mg。谷氨酸参与脑组织中酶促反应，每 100ml 黄酒内含谷氨酸 34.09mg。

3. 碳水化合物　每升黄酒约含有碳水化合物 28 ~ 200g。主要为葡萄糖、糊精、纤维素和淀粉。碳水化合物是主要的产能营养素，是人体能量的主要提供者，具有贮存和提供能量，构成体组织、节约蛋白质和抗生酮的作用。碳水化合物供给不足，人体就容易消瘦、工作无力气；碳水化合物过多则易使人体重过高，导致易患肥胖症和糖尿病等多种疾病。黄酒可分为干、半干及甜型等几种类型。干型黄酒适合于肥胖人、糖尿病患者；半干型适合于中老年人；甜型酒适合于体型瘦弱的人、营养不良患者和井下工人、沿海渔民以及低温环境的工作者。

4. 维生素　黄酒的原料米中含有大量 B 族维生素，在浸渍糯米（或小米、玉米）时，水溶性维生素极易溶解在浆水内。同时，淀粉转化成糖，产生有机酸，经过微生物酶作用将糊粉中的蛋白质分解成氨基酸，因此，浆水的营养很丰富。在黄酒的酿制过程中，因蒸制时间短（时间为 20 ~ 23.5min），气温低（8 ~ 11℃），因此，黄酒中的维生素 B_1、维生素 B_2 和尼克酸保存率比日常捞饭、蒸饭的 B 族维生素丰富，可成为人体 B 族维生素的良好来源。

综述可以看出黄酒具有较高的营养价值，所以在日常生活中黄酒深受人们的喜爱，但也应适量合理的饮用黄酒。

（四）果酒

果酒是利用水果本身的糖分被酵母菌发酵后制成的酒，具有水果的风味。好果酒的酒液清亮、透明，没有沉淀物和悬浮物，给人一种清澈感。在我国，果酒的命名，主要是根据果酒酿造的原料进行命名，如苹果酒、葡萄酒、广柑酒、荔枝酒、山楂酒、刺梨酒等。这些果酒均具有原料果实的香味和营养成分。

葡萄酒也称作红酒，是用新鲜的葡萄或葡萄汁经发酵酿成的酒精饮料。通常分为红葡萄酒和白葡萄酒两种。研究表明，葡萄的营养价值很高。葡萄酒因来自于葡萄，故保留了绝大部分葡萄果实原有的营养成分如：碳水化合物、蛋白质、矿物质、有机酸、各种醇类及多种维生素等。在葡萄的酿制浸渍过程中，不仅葡萄酒中生成了有别于葡萄的新成分，而且葡萄酒中葡萄的大多数原有营养成分的含量也有所增加，形成了葡萄酒的独特风味和营养价值。

葡萄酒的营养成分及功效：

1. 糖类　葡萄酒含有多种糖类，例如葡萄糖和果糖。每升葡萄酒含葡萄糖和果糖 40 ~ 220g，戊糖 0.5 ~ 1.5g，这些糖都能直接被人体吸收。此外还含有可溶性纤维，如树胶质和黏液汁（0.01 ~ 0.9g/L）。纤维素虽然不是营养成分，但具有重要的营养学价值，如增强肠道功能、降低血糖和胆固醇，还能控制体重和减肥。

2. 醇类　葡萄酒中的醇类比较复杂。每升葡萄酒除含酒精 70 ~ 180ml 外，还有少量的杂醇油、苯乙醇、二醇类、异丁三醇、丁二醇。多元醇有甘油、甘露密醇、醛类、酯类。三个碳以上的为高级醇，主要包括乙戊醇、正丁醇、仲万醇、异丁醇等。这些醇类虽然含量很少，但它们是形成葡萄酒风味必不可少的成分。

3. 维生素　葡萄酒中的维生素 B_1 含量 0.008 ~ 0.08g/L，维生素 B_2 含量 0.08 ~ 0.045mg/L，维生素 B_5（泛酸）含量 0.98mg/L，维生素 B_6（吡哆酸）含量 0.06 ~ 0.08mg/L，维生素 PP（尼克酸）含量 0.65 ~ 2.1mg/L，叶酸含量 0.4 ~ 0.45mg/L，维生素 B_{12} 含量 12 ~ 15mg/L，维生素 C 含量 12 ~ 15mg/L。

4. 氨基酸　葡萄酒中含有几十种氨基酸，其中脯氨酸与色氨酸约占总氨基酸 70%，其次是赖氨酸、谷氨酸和丝氨酸，再次是丙氨酸、天冬氨酸、组氨酸、亮氨酸等。

5. 酯类　在葡萄酒中发现的酯类由于醇和酸的多样性组合成酯的种类很多。仅就脂肪族来说，低级醇、高级醇与低级酸、高级酸相对应，就可以组成四套酯类。低级酸的酯中还有多羟基酸的酯类（丁二酸二乙酯、苹果酸、苹果酸二乙酯）。还发现了芳香族醇酯（乙-醋酸苯乙基）、芳香族酸酯（肉桂酸乙酯、水杨酸乙酯）。葡萄酒中发现的酯类有66种。

6. 矿物质　葡萄酒中还含有矿物质，矿物质中包括常量元素和微量元素。常量元素中有钠、硫、磷、钾、钙、镁、铁等，微量元素有铜、锰、碘、铬、锌、氟、硒、钴、钼等，这些矿物质在人体中起着重要的作用。

7. 有机酸　葡萄酒中含有与人体密切相关的有机酸，主要是每升葡萄酒含酒石酸

2 ~ 7g，苹果酸 0.5 ~ 0.8g，琥珀酸 0.2 ~ 0.9g，柠檬酸 0.1 ~ 0.75g。

8. 植物化学物　葡萄酒中含有大量植物化学物，主要为多酚类化合物，包括黄酮醇和黄烷酮醇类、白藜芦醇类、儿茶素类等类黄酮类化合物和羟基肉桂酸类、安息香酸类等酚酸类化合物。其中生物利用价值较高的主要有白藜芦醇和单宁（鞣酸）等。

白藜芦醇（resveratrol）：又称为芪三酚，化学名 3，5，4- 三羟基二苯乙烯，属于非黄酮类多酚化合物（图 31-4-1）。白藜芦醇是一种生物性很强的天然多酚类物质，它是在植物在遇到真菌感染、紫外线照射等不利条件时产生的植物防御素，对植物本身起保护作用。它在葡萄中含量尤为丰富，每克新鲜的葡萄皮中约含有 50 ~ 100μg，而在红葡萄酒中的浓度高达 1.5 ~ 30mg/L。它对人体健康具有诸多的积极作用，如抗肿瘤、抗心血管疾病、消炎、免疫调节、抗菌抗病毒及抗衰老等。

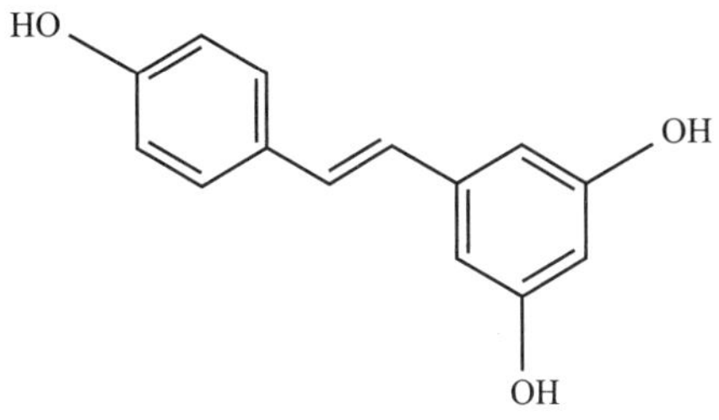

图 31-4-1　白藜芦醇的化学结构

白藜芦醇的生物学作用：

（1）抗肿瘤作用：在白藜芦醇的多种生物学作用中最引人注目的是抗肿瘤作用，其抗肿瘤作用表现为对肿瘤的引发、促长和进展 3 个阶段均有抑制作用。白藜芦醇可通过多种机制对人类肝细胞癌、乳腺、胃癌、肺癌、直肠癌、前列腺癌、白血病等多种肿瘤细胞产生不同程度的拮抗作用。

白藜芦醇具有抑制肿瘤细胞增殖的作用。白藜芦醇对小鼠肥大细胞 P815 细胞株和人髓性白血病 K562 细胞株的 DNA 合成都有很强的抑制能力，机制为通过清除小蛋白 RNA 还原酶的酪氨酰基来抑制 RNA 还原酶的活性。白藜芦醇还能抑制 DNA 聚合酶，从根本上降低 DNA 的合成能力，从而达到抑制细胞增殖的作用。在治疗小鼠肝癌时，发现白藜芦醇通过干扰细胞增殖周期来抑制细胞增殖，阻止细胞进入有丝分裂期，使得细胞处于 S 期和 G2/M 期。白藜芦醇能以剂量和时间依赖的蛋白激酶抑制蛋白 p21 的产生，并能减少细胞周期素 Dl、D2、E 和细胞周期依赖素的蛋白激酶 2、4、6 的蛋白表达，进而抑制人类表皮癌 A431 细胞的 Gl 期至 S 期的转化，最终将导致细胞凋亡。

白藜芦醇具有诱导肿瘤细胞凋亡的作用。在一项以几种人急性淋巴细胞性白血病细胞株为对象的研究中，发现其可能通过诱导线粒体膜电位的渐进性丢失，增加半胱氨酸天冬氨酸蛋白酶（caspase-9）的活性而诱导细胞凋亡。研究指出，白藜芦醇通过影响 CD95-CD95L 途径（即 Fas-Fas 途径）中 Fas 受体在细胞膜上的重新分布，改变了相关死亡功能域和 caspase-8 分布，进而触发凋亡过程，且这种作用不受 Fas 或 FasL 拮抗剂的抑制。体外实验发现较高剂量白藜芦醇（≥ 44μmol/L）可增加人乳腺癌细胞株 KPL-1、MCF-7、MKL-F、Bax 及 Bak 蛋白的表达，同时减少 Bcl-x 蛋白的表达，并激活 caspase-3，进而导致细胞的凋亡。在人食管癌细胞株 EC-9706 也发现了类似的现象进一步肯定了这一作用，并指出该作用存在剂量与时间的依赖性。

（2）抗心血管疾病：流行病学调查发现，法国人虽动物性脂肪摄取量与欧美等国家相似，但冠状动脉粥样硬化性心脏病发病率和死亡率要低得多，只有欧美等国家的 1/3，这一现象被称为"法国悖论"。其原因被认为是法国人大都喜欢饮用红葡萄酒。进一步研究发现其中起主要作用的是红葡萄酒中所含成分白藜芦醇。近年来，白藜芦醇对心血管系统的保护作用越来越引起学者们的注意。

白黎芦醇具有减少心肌缺血再灌注损伤作用。在大鼠缺血再灌注模型研究中发现白黎芦醇预处理对再灌注损伤有强大的保护作用，可减少室性心动过速及心室颤动的发生率和持续时间，降低病死率，还可以增加颈动脉血中一氧化氮的含量，降低乳酸脱氢酶水平。此外，白黎芦醇预处理能促进缺血后心室功能的恢复和减少心肌梗死面积，同时能增加心肌一氧化氮和降低心肌丙二醛的含量。

白黎芦醇对血管有广泛的舒张效应。白黎芦醇可抑制离体的内皮完整的大鼠动脉对去甲肾上腺素的收缩反应性，且有剂量依赖性。另外，还发现白黎芦醇可使内皮剥脱的动脉环舒张，且 L- 精氨酸不能阻断该效应，提示白黎芦醇的舒张血管效应与一氧化氮密切相关，其对阻力动脉的舒张作用强于传导动脉。研究发现，白黎芦醇对消瘦及肥胖大鼠所引起的舒血管作用机制不同。其中消瘦大鼠即内皮功能完整的动物，白黎芦醇主要经由一氧化氮起作用，而肥胖大鼠即内皮功能受损的动物则不是由该途径发挥作用。但其舒血管最大效应一致，不受内皮功能完整与否的影响。

白黎芦醇具有抗动脉粥样硬化、防治冠状动脉粥样硬化性心脏病的作用。脂质代谢紊乱、血小板聚集、血管内皮损伤及平滑肌细胞增殖等都可使动脉粥样硬化的形成及进展，冠状动脉粥样硬化性心脏病主要由冠状动脉粥样硬化引起。研究表明，白黎芦醇能通过多种机制起到抗动脉粥样硬化，从而防治冠状动脉粥样硬化性心脏病的作用。白黎芦醇可使高密度脂蛋白升高，调节低密度脂蛋白胆固醇的比例，抑制 LDL 的氧化修饰的数量及延长其氧化过程的时间。且白黎芦醇作为铜离子螯合剂可以抑制 LDL 的氧化，发挥自由基清除剂的作用。

（3）抗炎作用：白黎芦醇能抑制脂多糖激活巨噬细胞诱导型一氧化氮合酶，从而抑制炎因子一氧化氮的生成发挥抗炎作用，该途径是通过下调核因子 kB 的活性、同时抑制环氧合酶 2 的活性而产生的。在白黎芦醇干预佛波醇酯处理的人单核细胞研究中发现白黎芦醇能抑制 IL-8 基因转录而减少 IL-8 的生成，其机制可能是归功于对激活蛋白 1 的激活机制。白黎芦醇（5 ~ 10mg/kg）能减轻早期结肠炎模型损伤的程度，减少中性粒细胞浸润，降低细胞因子水平，能明显降低 PGD2 的浓度，可能机制是下调环氧合酶 2 表达；此外，白黎芦醇（10mg/kg）能减轻慢性结肠炎模型结肠损伤，使下降的 PGE2 恢复正常水平，可能机制是减少环氧合酶 2 和核因子 KBP65 蛋白的表达。在牛黄胆酸逆行胰胆管注射诱发重症急性胰腺炎大鼠模型上发现，白黎芦醇（30mg/kg）能减轻重症急性胰腺炎大鼠胰腺的病理损伤，抑制核因子 kB 的激活，降低血浆的 TNF-α 和 IL-8 的水平。

（4）免疫调节作用：白黎芦醇双向调节抗 CD3、抗 CD28 所诱导 CD8+ 和 CD4+ T 淋巴细胞的增殖，低浓度促进增殖，高浓度抑制增殖，对于 CTL 细胞的增殖和 NK 细胞毒活性的激活具有同样的效应。研究发现低剂量白黎芦醇能促进小鼠细胞介导的免疫反应，白黎芦醇（0.75 ~ 6μmol/L）剂量依赖性的促进小鼠 T 淋巴细胞的增殖和 IL-2 的产生；白黎芦醇有剂量依赖性的促进脾淋巴细胞工 IFN-γ 和 IL-12 的生成，同时抑制 IL-10 的产生；白黎芦醇（4mg/kg）灌胃给药能对抗酒精对小鼠迟发型超敏反应的抑制作用；白黎芦醇能逆转酒精对脾淋巴细胞中巨噬细胞数量和主要组织相容性抗原-Ⅱ分子表达的下调作用。体内试验发现，即使白黎芦醇在体外能明显抑制 T 细胞的增殖和溶解细胞的产生，但口服白黎芦醇（2mg/d）4 周不能诱发血液细胞毒性，而仅仅轻度减弱 T 细胞介导的免疫反应。

（5）其他：白黎芦醇还具有抗衰老，减轻多种因素造成的组织器官损伤及保护肝细胞等多种作用。研究称白黎芦醇通过激活长寿基因 *Sirt 1* 发挥抗衰老作用。

单宁酸（单宁、鞣酸 Tannic Acid）一种高度可溶性植物多元酚类化合物，具有收敛性、抗氧化性、抗病毒及抗癌性等多种生物活性。近年来在抗癌性方面有较多研究。最初由研究发现单宁能显著延缓如癌症等蛋白毒性有关的病理过程。有研究称单宁能诱导肿瘤细胞的凋亡，进而抑制胆管癌细胞的生长。流式细胞学检测显示单宁能显著抑制人结肠癌细胞 SW620 由 S 期向 G2 期转化，使细胞有丝分裂的合成原料减少，并且抑制了肿瘤中生物大分子的合成并抑制肿瘤细胞增殖，将肿瘤细胞停滞在 G1 ~ S 期，即单宁通过抑制肿瘤细胞的有丝分裂从而阻止肿瘤细胞的增殖。有研究发现鞣酸通过激活含半胱氨酸天冬氨酸蛋白水解酶（caspases）7 和 9 而引起乳腺癌细胞的凋亡。此外，单宁还可以与镉、铅等重金属螯合而降低在体内器官组织中蓄积。单宁可以增加肠道肌肉中的平滑肌纤维的收缩性。因此，葡萄酒可以调整结肠的功能，对结肠炎有一定的疗效。

四、酒的医疗保健作用

"酒为百药之长"一说出自《汉书·食货南志》，这是我国古人对酒在医药上应用的高度评价。酒在医学上的应用，是祖国医学家的一大发明。

（一）驱寒

酒的种类很多，其主要成分是酒精。酒进入人体后，酒精便开始氧化供能，而产生的能量便被人体所吸收。通常情况下，1g 酒精可产生约 29.4J 的能量。人体每千克体重每小时可分解酒精约 0.1g，所以饮酒可以补充人体的能量，增强机体的御寒能力。古人认为，"酒少饮则和血行气，壮神御寒"。正由于适量饮酒可以御寒，所以海上捕鱼的渔民、森林采伐的伐木工人、深进挖掘的矿工都喜欢饮用热酒。

（二）增进食欲

酒是以粮食和水果为主要原料酿造而成，因此酒中含有多种人体健康所需要的营养成分，例如：啤酒中含有一定数量的碳水化合物、蛋白质、矿物质和多种维生素。这些营养成分都能对胃产生刺激作用，适量饮用含酒精百分之十左右的低度酒可以增加胃液的分泌，增进人的食欲。所以，进食之前少量饮用一点酒，能够提高食欲并有益于消化。

（三）舒筋活血

由于酒中的主要成分酒精不仅可以提供较多能量，而且具有较强的刺激作用，因此它可以代替某些药品，对人的外伤有消肿、止痛的作用。我国民间很早就有用酒来为发生扭伤或因寒湿引起疼痛的患者进行治疗，这主要是利用酒可以舒筋活血的作用。

当然，酒的保健作用是相对而言的，日常生活中适量饮用一点酒，对人的健康有益，而且酒还可以代替某些药品，对医治某些疾病，起到辅助作用。从这个意义上说，酒对人的健康不亚于药品。

五、保健酒

保健酒是传统药酒的分支，是普通白酒的延伸。已有数千年的历史，是中国医药科学的重要组成部分。中国的历代医药著作中几乎无一例外地有用药酒治疗疾病的记载。如今随着科学技术的进步，从中药浸酒的传统工艺的基础上已发展到利用萃取、浸提和生物工程等现代化工艺手段，提取中药中的有效成分制成高含量的功能型药酒。

保健酒的主要特点是在酿酒过程中或在酒中加入中草药和其他具有营养的成分。因此，药酒和保健酒两者并无本质上的区别。其中，药酒是以治疗疾病为主要目的，有特定的医疗作用；而保健酒则是以滋补养生健体为主，有一定的保健作用。保健酒适用于特定人群食用，具有调节机体功能的作用，并不以治疗为目的，其具备三种属性：食品属性、功能属性和非药品属性。

在我国保健酒主要依据 GB/T17204-1998《饮料酒分类》标准进行分类，通常根据保健酒原材料的特点、生产工艺将其划分为果露酒。即：果酒，顾名思义就是以水果为原材料，采用发酵法、半发酵法和调配法加工而成的饮料酒；露酒，则是指以蒸馏酒、发酵酒或食用酒精为酒基，以食用的动植物、食品添加剂作为呈香、呈味、呈色物质，按一定生产工艺加工而成，改变了其原酒基风格的饮料酒。我国古代中医学把保健酒归入药酒一类，适量饮用有一定的保健功用，但市场的保健酒是否具有相应的保健功能，仍需要进行进一步的科学研究。

六、药酒

药酒作为中药的传统剂型用于治疗疾病和养生保健源远流长，在我国医药史上具有重要地位，为中华民族的繁衍生息起到了不可忽视的作用。

随着生产力的发展以及人们对医药的认识和知识的不断丰富，人们认识到酒对某些疾病具有一定的治疗作用，而且，用药材浸泡酿制的酒具有很好的治疗效果，于是，药酒作为中药的一个剂型出现了。

近年来，随着经济的发展和科学技术水平的提高，我国酿酒事业和药酒生产得到了空前的发展，药酒的生产趋于标准化，质量显著提高，并从国家层面将药酒规范列为国家药典的重要内容，使药酒的质量和疗效有了可靠的保障。

药酒是用白酒或黄酒经过浸泡加工炮制的中药而成的酒。药酒作为中药的一个剂型用于治疗和保健，应用数千年而不衰，与其特点及作用关系密切。药酒是一种集治病强身于一体的饮料，在享受酒的甘醇之时，又可以祛病健身，无服药打针之苦楚，易为人们所接受。药酒取材容易，制作简单，费用低廉，使用方便，既可内服，又能外用。是大众化的药物，已病自治，方便有效。酒本身是一种很好的杀菌剂，有防腐、消毒作用，并能增强药物的稳定性。所以，药材浸泡在酒中，能长期保存而无变质之虞，且不会因浸泡时间长久而影响药酒的疗效，同时，酒能除去动物药的腥味及植物药的异味，保证药酒口味纯正。酒本身具有舒筋活血之功，能增强人体的血液循环，提高机体对药物吸收能力，增强抵抗外界对人体的不良影响和侵袭。酒的主要成分酒精是一种很好的溶剂，可以把药材中的大部分水、酒溶性物质或不易溶解的有机物质溶解出来，从而增强药物的作用，使药酒充分发挥其效能。然而不同种类药酒的具体作用同保健酒一样，还需要进一步的科学验证。

（潘洪志　荣胜忠）

参考文献

1. 孙长颢，王舒然，赵丹. 分子营养学. 北京：人民卫生出版社，2006

2. Muñoz-González I, Espinosa-Martos I, Rodríguez JM, et al. Moderate consumption of red wine can modulate human intestinal inflammatory response. J Agric Food Chem, 2014, 62(43):10567-10575

3. Janega P, Klimentová J, Barta A, et al. Red wine extract decreases pro-inflammatory markers, nuclear factor-κB and inducible NOS, in experimental metabolic syndrome. Food Funct, 2014, 5(9):2202-2207

4. Mainente F, Zoccatelli G, Lorenzini M, et al. Red wine proteins: two dimensional (2-D) electrophoresis and mass spectrometry analysis. Food Chem, 2014, 164:413-417

5. Mazué F, Delmas D, Murillo G, et al. Latruffe N. Differential protective effects of red wine polyphenol extracts（RWEs）on colon carcinogenesis. Food Funct, 2014, 5(4):663-670

6. Azevedo J, Oliveira J, Cruz L, et al. Antioxidant features of red wine pyranoanthocyanins: experimental and theoretical approaches. J Agric Food Chem, 2014, 62(29):7002-7009

7. Droste DW, Iliescu C, Vaillant M, et al. A daily glass of red wine associated with lifestyle changes independently improves blood lipids in patients with carotid arteriosclerosis: results from a randomized controlled trial. Nutr J, 2013, 12(1):147

8. Mangoni AA, Stockley CS, Woodman RJ. Effects of red wine on established markers of arterial structure and function in human studies: current knowledge and future research directions. Expert Rev Clin Pharmacol, 2013, 6(6):613-625

9. Ziberna L，Kim JH, Auger C，et al. Role of endothelial cell membrane transport in red wine polyphenols-induced coronary vasorelaxation: involvement of bilitranslocase. Food Funct, 2013, 4(10):1452-1456

10. Franco L, Bravo R, Galán C，et al. Effect of non-alcoholic beer on Subjective Sleep Quality in a university stressed population. Acta Physiol Hung, 2014, 101(3):353-361

11. Chiva-Blanch G, Magraner E, Condines X, et al. Effects of alcohol and polyphenols from beer on atherosclerotic biomarkers in high cardiovascular risk men: A randomized feeding trial. Nutr Metab Cardiovasc Dis, 2014, 4753(14)251-258

12. Sezer ED, Akçay YD, Ilanbey B, et al. Pomegranate wine has greater protection capacity than red wine on low-density lipoprotein oxidation. J Med Food, 2007, 10(2):371-374

13. Winiarska-Mieczan A, Krusiński R, Kwiecień M. Tannic Acid Influence on Lead and Cadmium Accumulation in the Hearts and Lungs of Rats. Adv Clin Exp Med, 2013, 22(5):615-620

14. Sen HM, Ozkan A, Guven M, et al. Effects of Tannic Acid on the Ischemic Brain Tissue of Rats. Inflammation, 2015, 20

15. Sun NJ, Woo SH, Cassady JM, et al. DNA polymerase and topoisomerase II inhibitors from Psoralea corylifolia. J Nat Prod, 1998, 61(3):362-366

16. Adhami VM, Afaq F, Ahmad N. Involvement of the retinoblASToma (pRb)-E2F/DP pathway during antiproliferative effects of resveratrol in human epidermoid carcinoma (A431) cells. Biochem Biophys Res Commun, 2001, 288(3):579-585

17. Potter GA, Patterson LH, Wanogho E, et al. The cancer preventative agent resveratrol is converted to the anticancer agent piceatannol by the cytochrome P450 enzyme CYP1B1. r J Cancer, 2002, 86(5):774-778

18. Martín AR, Villegas I, Sánchez-Hidalgo M, et al. The effects of resveratrol, a phytoalexin derived from red wines, on chronic inflammation induced in an experimentally induced colitis model. Br J Pharmacol, 2006, 147(8):873-885

19. Boydens C, Pauwels B, Decaluwé K, et al. Van de Voorde J. Relaxant and antioxidant capacity of the red wine polyphenols, resveratrol and quercetin, on isolated mice corpora cavernosa. J Sex Med, 2015, 12(2):303-312

第三十二章

青少年饮酒问题

第一节 青少年饮酒的概述

一、青少年期的概念

青少年期（adolescence）一词来源于拉丁语的 adolescere，本意是成长（grow up）、生长至成熟（come to maturity）。青少年期是指从标志青春期开始的第一性征及第二性征的出现到发育成熟的大约 10 年的过渡期。因为个体出现性征的时间存在很大差异，有的早在 9 岁、10 岁即开始，有的则延迟至 14 岁、15 岁才出现，而且男女出现性征的时间也有差别，所以青少年期并无明确的年龄界定。根据国家、民族、文化背景和研究目的等的不同，青少年期的定义也存在差异。WHO 定义青少年期为 12 ～ 19 岁；我国把青少年期定义为 11、12 岁至 17、18 岁，相当于中学教育阶段，其中，11、12 岁至 14、15 岁是少年期，又称青春期；14、15 岁至 17、18 岁是青年初期。大多数西方国家对青少年期的界定更为宽泛一些，界定为 11、12 岁至 21、22 岁，即从青春期开始直至完成大学学业阶段。而非洲和以色列没有青少年期这一年龄阶段，一到 13 岁就举行一种特殊仪式，表示其进入了青年期。

二、青少年期的特点

青少年正处于身体发育、智力发展、心理完善及人格形成的关键时期，在此期间身高体貌出现显著变化，脑部神经系统发育日趋完善以及第二性征逐渐明显。同时青少年对新鲜事物好奇心强，易冲动，但缺乏良好的控制力、自制力和完全分辨事物好坏的能力；渴望冒险，寻求刺激，但面对危险时不懂得规避，甚至主动挑战危险以寻求突破；要求自我新主张，迫切需要认同感，但有时会盲目模仿，走向极端。而且伴随青少年的不断成长，家长约束力逐渐减弱，自由空间增加和经济实力的增强，使得青少年越来越要求主导自己的自由，使其与同伴、社会的接触越来越紧密。这一切导致青少年接触危险因素的机会增加，当面对这些前所未有的压力、欲望和挑战时，青少年既无已获得的经验去参考，又无足够的能力去应对这些问题。正是由于青少年这些独有的特点，很可能会使其为寻求刺激、释放压力以及满足好奇心而开始饮酒、吸烟、吸毒和迷恋网络等，其中饮酒行为颇为常见。

正是由于青少年期特有的生理及心理特点，导致青少年一旦开始饮酒，便较容易危险性饮酒，即长时间或过量饮酒，将会给其身体发育和智力完善带来诸多不良影响，如损害中枢神经系统、引起肌无力、导致性早熟以及增加消化系统疾病、肿瘤和心血管系统疾病的风险等；也易发生情绪失控，导致青少年犯罪、吸毒、自杀和抑郁等发生率增加，从而导致一系列健康问题和社会问题。

三、法定饮酒年龄

为了控制青少年饮酒问题，各国采取一系列措施来努力减少青少年饮酒行为，如颁布法定饮酒年龄的规定等。各国法定饮酒年龄是各个国家根据不同的社会文化、民族信仰以及经济消费等情况而制定的，对年龄的界定差别较大，例如美国法定饮酒年龄为 21 岁，日本和新西兰为 20 岁，中国、英国、德国、丹麦及俄罗斯均为 18 岁，瑞典和波兰为 16 岁，阿拉伯地区终生禁酒，而有些国家（如哈萨克斯坦）并没有法定饮酒年龄的规定。

四、流行病学

青少年饮酒问题在世界大多数国家已成为令人担忧的公共卫生问题之一。WHO 发布的《2011 全球饮酒与健康报告》显示，全球年龄 15 ~ 29 岁的人群中每年死于酒精相关原因者约有 320 万人，占该年龄层所有死因的 9%。报告还指出酒精已是世界第三大导致疾病发生的危险因素，而且与一些严重影响社会发展的问题息息相关。

（一）美国青少年饮酒情况

美国政府十分重视青少年饮酒问题，每年都会进行多项全国范围内的青少年饮酒情况的调查研究。权威的调查有监督未来调查（monitor the future，MTF）和国家毒品使用及健康调查（national survey on drug use and health，NSDUH）等。MTF 是由美国密歇根大学社会学院负责的调查研究，自 1975 年起其每年都会对美国中学生的物质使用情况进行调查，包括酒精、烟和大麻等，其早期的调查对象仅为 17 岁的青少年学生，自 1991—2011 年 MTF 主要针对 13、15 岁和 17 岁青少年学生的饮酒情况进行调查，综合其 2017 年及之前发布的调查结果发现：在美国 13 ~ 17 岁的中学生人群总饮酒率呈逐年下降趋势，如 1991 年为 80.1%，2001 年为 65.5%，2011 年为 51.5%，2016 年则下降为 41.9%；13 ~ 17 岁的中学生人群总饮酒率随年龄增加呈上升趋势，如在 2010 年，13 岁的总饮酒率是 70.1%，15 岁升高至 83.8%，17 岁则达到 88.0%；而在 2016 年，13 岁青少年近 30d 内的饮酒率是 7%，15 岁升高至 20%，17 岁则达到 33%。美国 13 ~ 17 岁中学生人群的醉酒率总体呈下降趋势，从 1991 年的 46.3% 降至 2001 年的 43.4% 再到 2011 年的 32.5%，最后降至 2016 年的 26.4%。在 2016 年，13 岁、15 岁和 17 岁青少年的醉酒率较其 90 年代青少年醉酒率最高峰分别下降了 75%、60%、51%。NSDUH 是由药物滥用和心理健康服务管理局（Substance Abuse and Mental Health Service Administration，SAMHSA）发起的调查研究，每年会对美国 12 岁以上青少年及成人的药物使用情况进行调查，最新一次数据更新在 2016 年 9 月，其公布的最新数据显示，随年龄增加饮酒率逐渐上升，其中 12 ~ 13

岁青少年过去 30d 的饮酒率为 3.1%，14～15 岁为 12.4%，16～17 岁为 24.6%，18～20 岁为 48.9%，21～25 岁为 70%。该调查还发现 2010 年，美国有 1 千万 12～20 岁青少年近 30d 内饮酒的比例为 26.3%，其中男性饮酒率为 28.3% 高于女性饮酒率的 24.1%。

另外，一些调查还显示青少年在非常小的年龄即开始饮酒，且首次饮酒年龄逐年降低。同时还发现尽管一些青少年是从大学才开始饮酒，但更多的青少年是在更小时即开始饮酒，比如高中、初中、甚至小学。一项流行病调查数据显示 1965 年青少年平均首次饮酒年龄为 17.5 岁，到 2003 年青少年的首次饮酒年龄则下降到 14 岁。

（二）欧洲青少年饮酒情况

自 1995 年开始，欧洲关于酒精及其他毒品使用情况的校园调查计划（the european school surgery project on alcohol and other drugs，ESPAD）每四年针对 15～16 岁青少年学生的饮酒等情况进行一次调查。纳入调查计划的欧洲国家最初仅为 26 个，在 2016 年 9 月新发布的 2015 年的调查研究中，参加调查的国家已增加到 35 个，包括瑞士、意大利、英国和俄罗斯等，综合 1995—2015 年 20 年的调查结果可得到以下趋势：欧洲青少年饮酒率仍较高，但自 1995 年以后青少年饮酒情况有部分改善，从 2003—2015 年青少年总饮酒率及阶段饮酒率均显著下降，虽然男性饮酒率一直较高，但男女下降趋势无明显性别差异。①总饮酒率从 1995 年 89% 下降至 2015 年的 81%；②过去 30d 的饮酒率从 1995 年的 56% 下降至 2015 年的 47%；③过去 30d 的狂饮性饮酒率呈先上升后下降趋势：从 1995 年的 36% 逐年增加，2007 年最高峰为 42%，2011—2015 年间又逐年下降（男性从 44% 降至 37%，女性从 38% 降至 33%），2015 年与 1995 年数据基本持平为 35%。另外 78% 的青少年表示很容易获取酒精类饮料。

（三）日本青少年饮酒情况

早在 1989—1991 年，日本曾在 9 个辖区的 49 所学校进行了调查，其中包括小学、初中和高中共 12 892 名 6～18 岁的学生，从小学五年级到高中三年级的调查结果显示，男生每月饮酒率从 13.0% 升高至 59.0%，女生从 7.0% 升高至 50.0%，性别差异有统计学意义。

自 1996 年起，日本开始每四年进行 1 次关于初、高中学生饮酒情况的全国性调查。截止到 2012 年，总共进行了 3 次，即 1996 年、2000 年及 2004 年，综合这 3 次调查结果，发现自 1996—2004 年，初、高中男生过去 30d 的饮酒率逐渐降低，而初、高中女生过去 30d 的饮酒率却呈先升高后降低的趋势；同时期的初、高中男生过去 30d 的饮酒率高于女性；高中生过去 30d 的饮酒率均较初中生高（表 32-1-1）。

表 32-1-1　1996—2004 年日本初、高中学生过去 30d 的饮酒率调查情况表

	男生饮酒率 / %			女生饮酒率 / %		
	1996 年	2000 年	2004 年	1996 年	2000 年	2004 年
初中生	29.4	28.0	20.5	24.0	25.5	20.0
高中生	49.7	48.7	36.2	40.8	40.8	34.1

（四）韩国青少年饮酒情况

2006 年，韩国疾病预防和控制中心对韩国公立及私立中学的 15 ~ 19 岁初、高中学生（即七年级到十二年级）进行危险行为的调查，结果发现 15 ~ 19 岁的韩国男性和女性青少年学生的总饮酒率分别为 61.9% 和 61.1%，过去 30d 的饮酒率分别为 30.0% 和 26.9%；同时发现这些青少年在中学阶段前曾饮用过酒精及其饮品的男、女生比例分别为 19.9% 和 15.2%。同年，韩国健康与福利部进行的一项针对韩国青少年危险行为的调查发现，韩国青少年平均饮酒年龄已经从 1998 年的 15.1 岁下降至 2006 年的 13.1 岁。

（五）中国青少年饮酒情况

目前我国青少年饮酒问题日益严重，已成为危害青少年身心发展的重要问题之一，并且引起社会和政府的高度重视。2003 年由 WHO 发起、联合国儿童基金会（United Nations International Children's Emergency Fund, UNICEF）、联合国教育、科学及文化组织（United Nations Educational, Scientific and Cultural Organization, UNESCO）及联合国艾滋病规划署（joint United Nations Program on HIV/AUDS, UNAIDS）开展的全球学校学生健康状况调查（Global School-based Student Health Survey，GSHS），分别有 17 个非洲地区、9 个美洲地区、10 个东地中海地区及 2 个西太平洋地区（中国和菲律宾）参加了此次调查。中国的北京、杭州、武汉和乌鲁木齐 4 个城市的 13 ~ 15 岁初中生参加了这次调查，调查结果显示：曾饮用过酒精及其饮品的比例为 36.5%，北京最低为 32.9%，乌鲁木齐最高为 41.2%，男性青少年均高于女性，且随着年龄及年级的增长曾饮用过酒精及其饮品的比例逐渐上升；醉酒率为 9.9%，并随着年级和年龄的增加以 2% 的速度增长，并且醉酒率存在性别差异，男生醉酒率是女生的 2.3 倍；首次饮酒年龄不超过 13 岁的比例为 31.3%，其中北京最低为 27.4%，武汉最高为 37.6%，男性青少年均高于女性，且随着年龄及年级的增长首次饮酒年龄不超过 13 岁的比例逐渐上升；至少有 1 次因为饮酒而产生不良后果（如逃学、打架、感到不舒服、生病和与家人或朋友发生矛盾等）的比例为 5.1%，并随着年级及年龄的上升而增加。尽管我国目前还没有开展青少年饮酒情况的全国性调查，但综合 2006—2011 年浙江省、上海、成都和长沙四个省市针对初、高中学生的饮酒情况进行抽样调查，总体趋势如下：这四个省市的学生总体饮酒率为 31.0% ~ 63.0%，且有逐年增加和低龄化的趋势。例如 2006 年，针对上海市青浦区的 2 584 名 16 ~ 19 岁中学生（男 1 139 名，女 1 445 名）进行健康危险行为问卷调查，结果显示：影响青少年健康的危险行为（如烟酒及吸毒等）普遍存在，至少存在 1 种健康危险行为的比例为 94.3%，其中曾经饮用过酒精及其饮品的比例为 50.1%，过去 30d 的饮酒率为 17.1%，过去 30d 过量饮酒率为 4.9%，而且男生均高于女生，职业学校和中专学生高于全日制高中学生，且随年级升高饮酒率上升。2009 年浙江省针对 30 个县（区）的 221 所学校中 249 个班级 11 638 名初、高中学生进行集中调查，结果显示：曾经饮用过酒精及其饮品的比例为 63.0%，城市高于农村（67.1% 和 60.3%），男生高于女生（70.7% 和 54.9%）；过去 30d 的饮酒率为 27.5%，城市高于农村（31.7% 和 24.9%），男生高于女生（32.9% 和 21.8%）；总体醉酒率为 23.9%。2016 年研究者对香港 1 738 名初中生的饮酒情况进行调查，结果显示：曾经饮用过酒精及其饮品的学生比例为 48.6%，每月定期饮酒的学生比例为 16.2%，计划在未来一年内饮酒的学生比例为 40.3%。

第二节　青少年饮酒的原因

青少年饮酒的原因错综复杂，中国、美国、欧洲、日本、韩国及其他一些国家相继对青少年人群饮酒情况及原因进行了调查、监测以及基础研究，逐步认识到青少年饮酒的原因主要与以下几个方面密切相关，包括遗传因素、环境因素和自身因素等。

一、遗传因素

遗传因素与青少年饮酒存在一定关系。美国健康与人类服务机构撰文指出有酗酒父母的青少年将来酗酒的概率是非酗酒父母的青少年的 4 ~ 10 倍，而且这些青少年对酒精的耐受力明显强于其他青少年。我国马永兴等于 2008 年针对 6 251 例酒精依赖者和 4 083 例非酒精依赖患者的家系进行回顾性总结发现父或母为酒精依赖者，其子女酒精依赖的发生率分别为 27% 和 4.9%；而且 30.8% 的酒精依赖者，至少有一位双亲同是酒精依赖者。

还有研究发现，酗酒者的子女与非酗酒者的子女相比有一定的脑改变，较易发生饮酒行为，而且首次饮酒年龄偏小，饮酒程度较重。Begleiter 及其同事于 1984 年在 *SCIENCE* 杂志上发表的研究发现：酗酒者及其后代脑电波的一个显著特点是出现 P3，即事件相关电位，是平均诱发电位晚发正波成分中的一种，常出现在刺激后 30ms，被认为是反映认知过程的客观生物学指标。其酒精依赖者 P3 波幅明显低于非依赖者，酒精依赖易感者的皮层功能低下，P3 波幅降低，进一步研究发现 P3 是青少年日后酗酒的危险因素之一。

近年来，分子遗传学研究揭示青少年饮酒可能与饮酒相关酶基因有关，主要包括乙醇脱氢酶（*ADH*）基因、乙醛脱氢酶（*ALDH*）基因、单胺氧化酶（*MAO*）基因、多巴胺（DA）受体基因和 5-HT 系统基因等。

二、环境因素

除遗传因素外，环境因素也不同程度地影响着青少年的饮酒行为。

（一）家庭环境

青少年的生长发育和生活习惯以及个体行为的形成受家庭成员（尤其是父母）的影响较大。研究显示父母饮酒，其子女饮酒概率增大，是父母不饮酒者的 2.2 倍；父母对子女饮酒所持态度会影响青少年的饮酒行为，父母持无所谓态度的青少年将来饮酒的可能性是父母持反对态度者的 3.7 倍，父母持不反对态度将升高青少年的饮酒率。

2006 年，中国台湾中部地区青少年饮酒情况调查发现，父母、兄弟姐妹、亲朋好友等身边重要人的饮酒行为会增加青少年学生的饮酒行为；母亲文化程度较高，有利于青少年的生活学习，不良嗜好发生的概率较低，较少发生饮酒行为。此外，有研究报道青少年在童年时有过不良经历，如被虐待、忽视、目睹家庭暴力（尤其是母亲受虐）等，长大后出现的饮酒、吸烟和吸毒发生率增加。在 18 岁前曾被独自关在家中的青少年更容易饮酒。

这些可能是青少年在需要关爱时而无法得到家庭及社会的关爱，处于离群状态，心理上十分孤独，非常容易产生借酒消愁想法而开始饮酒。

（二）校园环境

校园是青少年主要活动场所之一，也是影响青少年饮酒的环境因素之一，其中学习成绩和同学会影响青少年的饮酒情况。

1. 学习成绩　研究表明成绩差的青少年与成绩优秀的青少年相比，更容易产生吸烟、饮酒和其他药物滥用的行为问题，原因可能是那些不能在学校日常生活中表现优异的青少年，会试图通过其他途径获得周围人的肯定或重视，其中一部分人可能转向诸如药物滥用、饮酒等问题行为。

2. 同学影响　青少年饮酒行为与同学饮酒及同伴认同感有关。青少年常有与同学一同饮酒的现象。一项调查报道：有少数饮酒同学的青少年，其饮酒可能性比无饮酒同学者高 3.3 倍，有多数饮酒同学的青少年饮酒可能性比无饮酒同学者高 6.7 倍。另一项研究则发现在大多数同学怂恿或诱导饮酒下，76.8% 的青少年会饮酒；在少数同学赞成而多数人不反对下，34.5% 会饮酒。此外，饮酒的青少年更有可能选择饮酒的同学作为朋友，而且反过来在这些朋友的影响下，其他青少年也有可能学会饮酒。

（三）社会环境

1. 社会文化及习俗　自古以来，我国就有以酒助兴的传统、文人雅士写下无数赞颂酒的文字，且祖国传统医学认为酒精可以活血化瘀、舒筋活络和开胃生津。这些习俗对饮酒行为的影响是潜移默化、无法忽视的。而且许多人把饮酒作为社交礼仪必需的。也有研究报道文化的变迁对人们的饮酒行为有着重要影响，例如与持中国传统文化价值观念的学生相比，持西方文化价值观念的"西化"学生成为饮酒者的可能性是前者的 4.5 倍。调查发现，男性饮酒率比女性高与我国的传统文化及社会背景有一定的关系，中国传统文化认为，女性在社交场合大量饮酒有失大雅，导致中国女性的饮酒率及酒精相关问题的发生率明显低于男性；中国女性的饮酒率也明显低于其他国家的女性。

2. 大众媒体　大众媒体日益渗透并进入青少年的生活，越来越大地影响他们的饮酒行为。Hanewinkel 等于 2012 年在 6 个欧洲国家对 1.6 万名 10 ~ 19 岁的青少年进行调查，结果表明青少年饮酒行为与电影画面有着明显关联。在经常看到饮酒画面的青少年中，有 27% 的青少年曾至少一次饮酒超过 70g 以上。青少年越经常接触电影中的酒精画面，在现实生活中就越容易狂喝烂饮。市场营销也会对青少年产生影响。一项调查表明：酒精广告做的越深入青少年心理，或者青少年看到的酒精广告条数越多，青少年购买酒精的比例就越大，饮酒人数也越多。

三、自身因素

青少年自身因素与饮酒、吸烟及打架等不良行为的发生密切相关。

1. 身体素质　身体素质较好，经常锻炼身体的青少年，较少发生饮酒行为，推测与其对外界的抗打击能力较强有关，故饮酒、吸烟、打架等不良行为的发生率较低。

2．心理期望　心理期望包括饮酒期望和拒绝饮酒的自我效能期望，两者在青少年饮酒行为的产生和维持中相互作用并影响着饮酒行为。饮酒期望是饮酒行为的促进因素，青少年的饮酒期值越高将来饮酒的可能性也越大，而且产生危害也越大，因此它成为个体当前饮酒行为的重要指标，能够预测未来甚至成年后的饮酒行为。饮酒的自我效能期望是青少年饮酒行为的抑制因素，属于健康保护因素。例如，有些青少年因高考失败，一方面精神空虚，会产生饮酒期望，另一方面也不甘心就此"堕落"，唤醒拒绝饮酒的自我效能期望。若在正确心理辅导下，青少年拒绝饮酒的自我效能期望增加，会重新振作起来，避免步入过量饮酒者的行列。反过来，坠入饮酒的行列，甚至导致吸烟和吸毒等。而且有的青少年错误认为饮酒能够体现其男子汉气魄、饮酒很神气很酷等，这种错误导向会很大程度上促进开始饮酒，增加其饮酒行为。

3．性格类型　青少年性格类型也深深影响饮酒行为。目前青少年的性格可分三类，以中立型为主，内向次之，外向最少。就其饮酒行为来说，中立型性格的青少年饮酒率较少（45.19%），而内向或者外向型性格的青少年饮酒率均较高（分别为59.59%及54.54%）。原因可能是由于内向型青少年较孤独、不善交际、严肃、敏感、缺乏信心，易借酒消愁。而外向型青少年喜怒无常、性格开朗、善于交际，易借饮酒沟通感情。

4．其他物质使用　青少年饮酒还与其他物质使用（如吸烟、吸毒等）有关。相比不吸烟者，吸烟青少年的饮酒率明显增高。吸烟与饮酒有着很大程度的重叠性。同样的情况在吸毒者中也可发现。

导致青少年饮酒还有其他一些原因。针对青少年饮酒原因的探索，2006年我国学者林佳静曾对我国台湾中部在校青少年饮酒的主要原因进行调查，结果显示：因为减轻压力而饮酒的青少年比例最高，为93.6%；其次为节日应景，所占比例为80.3%；再次为旁人影响、自我诠释及好奇心，所占比例分别为78.7%、37.7%和31.9%；因为媒体影响而饮酒的青少年比例最低，为28.9%。

第三节　青少年饮酒的危害

青少年处于身体发育和心理成长的重要时期，在负责控制和决策区域的脑部完全发育成熟前，青少年的大脑仍在发展变化，正是这些发展变化导致了青少年及儿童寻求新刺激，更多尝试冒险行为如滥用毒品、吸烟和饮酒等。此期间饮酒尤其是长期大量饮酒，会对他们的生长发育和健康带来许多不良影响，从而引起一系列的健康问题和社会问题。

一、青少年饮酒产生的健康问题

青少年处于神经系统、内分泌系统和骨骼系统发育逐渐趋于成熟的阶段，饮酒对于这些正在发育器官的结构和功能影响甚大，而且长期大量饮酒还可能影响肝脏、心脏和胃肠道等器官的结构和功能，进而使青少年患一系列酒精相关性疾病。

（一）饮酒对青少年大脑的影响

1. 青少年大脑发育特点 青少年处于脑部神经生化、纤维结构和组织成分发生动态变化的时期，一方面负责高级认知功能和情感的前额叶皮层、边缘系统和白质相关纤维进一步发育，使青少年更好地适应复杂的社会心理环境，另一方面脑部的不完全发育使青少年从事危险行为和患心理疾病的概率增加。其大脑发育的特点如下：

（1）在结构上：青少年期脑部发育特点主要表现为灰质体积和密度的下降，而白质体积和密度却增加，额叶这种变化更明显，这些改变的机制主要是突触剪裁和神经元的髓鞘化。

灰质：大脑半球被覆灰质称大脑皮质，主要由神经元的胞体构成，起到神经中枢的作用。人类脑灰质的发育曲线呈抛物线形，灰质容积在 12 ~ 14 岁达到顶峰，随后灰质容积和密度均下降。灰质容积的下降先从纹状体和感觉运动皮层开始，随后是前额叶，最后是前额叶背侧。皮层容积下降和厚度下降的机制与神经元间无用连接的选择性修剪、胶质细胞减少、神经纤维网和皮层内部髓鞘数目下降有关。

白质：白质是神经细胞中突起集中的部分，承担着传递指令的功能。与灰质区域不同，青少年期白质的容积和密度均增大，尤其是额顶叶区。Giedd 等于 1999 年研究发现白质的体积和密度在整个青少年时期一直在增加，直到成人初期，这种增加表现为髓鞘化的增加。另外，2008 年 Giorgio 等研究还发现不同白质通路的成熟速率亦不相同。随着年龄增长，右侧胼胝体以及右侧放射冠上部区域的白质是成熟速率最快的。大脑的这种胼胝体持续纤维化的过程对联系运动与感觉皮层有重要作用，有助于提高这一阶段青少年个体的运动技能。

额叶：青少年的脑部其他区域基本发育完成，但额叶仍然处于发育中并且会持续发育到成年期。青少年期前额叶皮层会发生大量的突触裁剪。生命早期，大脑中所产生的突触远远超出了信息加工所需要的水平，直到青少年期，突触表现出了明显的结构重组，皮层突触的总数减少。在选择性的裁减了过多而不必要的神经元联结后，信息加工的能力会进一步提高，效率亦更高，信息加工也更为集中。

（2）在功能上：青少年的大脑可以像成人大脑一样完成很多复杂的事情，但尽管青少年生理特征与成人相似，认知能力和成人还是有很大的差距。青少年大脑的发育主要表现在认知功能、情绪调节和记忆功能等。

认知能力：青少年被认为是充满矛盾的时期，伴有更多的冲动性行为、叛逆和反社会行为，这主要与青少年额叶发育不完全有关。对青少年个体甚至是儿童而言，由于前额叶皮层发育尚不完全，青少年在执行功能方面存在缺陷导致其注意力常常分散或发生过多无意义动作等。青少年行为和认知变化不稳定性的原因主要是青少年大脑皮层的发育，尤其是前额叶的发育。当脑部负责认知功能区域的神经回路建立形成时，青少年的认知发育和行为水平就会趋于稳定，同时青少年的大脑神经环路也变得更加复杂和有效。

记忆能力：由于额叶突触密度的变化，青少年的记忆速度和效率继续增强，他们记忆的精确性已与成人类似。随着额叶发育成熟，青少年思维和解决问题的能力也逐渐加强。

情绪调节能力：当外界情绪刺激机体时，脑部一些区域会对这些刺激进一步加工，这些负责加工的脑部结构中，最主要的就是边缘系统区域，此时边缘系统中的某些神经递质水平会有所变化，包括多巴胺和 5- 羟色胺。这些神经递质的变化可能会使个体更加情绪化，对压力反应更大，与此同时却降低对远期奖励的反应性。正是青少年对奖励敏感性的下降这一特征驱使青少年寻求冒险性行为。而且青少年期个体对奖励敏感性的降低以及寻求更多感官刺激，也许就是个体对心理健康问题抵抗力降低的原因。

2. 饮酒对青少年大脑发育的影响　饮酒会影响成人的神经系统功能，而青少年脑部发育不完善，酒精对于青少年脑部结构和功能的影响远远超过其对成人的影响。青少年饮酒造成的脑部损害主要体现在三个区域，即酒精影响了大脑的海马、胼胝体和额叶的结构和功能。

（1）海马：青少年期海马区形成大量的突触并且树突数目增加，使得短时记忆能力迅速提高。研究发现青少年饮酒会降低海马容积，而海马主要负责学习和记忆功能，因此酒精损伤海马后会直接影响青少年的学习和记忆功能。2000 年 De Bellis 等研究证实，与对照组相比，酒精应用所致精神障碍的青少年左侧、右侧海马容积均降低，而且海马容积的降低程度与首次饮酒年龄及酒精应用所致精神障碍综合征持续的时间相关，越早开始饮酒的青少年以及饮酒持续时间越长的青少年，其海马容积越小，对学习和记忆能力影响越大。2005 年 Nagel 等研究仅有酒精应用所致精神障碍而无其他药物滥用的青少年，仅见左侧的海马容积降低，但是饮酒并未影响右侧海马容积。2007 年 Medina 等研究显示，饮酒的青少年表现出左侧海马容积减低，并且饮酒的严重性和左侧海马容积减低相关。总之，以上的研究提示了饮酒对青少年海马结构和功能的复杂影响。

（2）额叶：青少年饮酒可能会减低前额叶白质容积，减低空间记忆过程中的额叶皮层反应，使记忆力、信息回收、空间视觉功能和认知功能受损，并且这些损害能一直持续到成年阶段。另外，由于女性的前额皮质容积较男性小，女性饮酒可能更容易出现空间记忆功能的缺失和灰质 / 白质容积比率减低。2005 年 De Bellis 等研究酒精应用所致精神障碍青少年的额叶皮层结构时发现，有酒精应用所致精神障碍的青少年，前额叶皮层的总容积和白质容积明显变小。2008 年 Medina 等通过 MRI 检测酒精应用所致精神障碍者，显示其女性青少年的前额叶及相应白质容积与女性对照组相比较小；而男性青少年的前额叶和相应白质容积较男性对照组大，说明酒精对青少年前额叶容积的影响有性别差异性。Squeglia 等于 2011 年对 16～19 岁狂饮青少年进行了研究，发现近期狂饮的女性青少年左额叶四区域：额极、眶部、眶上额和缘前扣带回皮层增厚 8%，视觉空间能力、抑制和注意力较差，但是狂饮的男性青少年在这些区域的皮层却变薄 7%，具体原因不详。

（3）胼胝体：目前关于酒精对于青少年胼胝体完整性影响的研究结果并不一致。Tapert 等于 2003 年研究发现：与对照组相比，有酒精应用所致精神障碍的青少年，其胼胝体的压部和体部白质束完整性减低，还发现胼胝体的完整性与酗酒的持续时间和戒断症状显著相关。然而 De Bellis 等分别于 2000 年和 2008 年研究发现酒精应用所致精神障碍的青少年，其胼胝体和正常青少年并没有差异。

（4）其他：青少年一次性大量饮酒可引起急性酒精中毒，皮质功能受到抑制，表现出一系列思维和行为释放的症状，继而出现共济失调、呕吐和嗜睡等，意识障碍进一步加深时可出现昏迷和抽搐，严重者可影响到延髓呼吸中枢可引起死亡。青少年长期大量饮酒可能引起慢性酒精中毒，使周围和中枢神经系统发生脱髓鞘和轴索变性，进而引起酒精中毒性多发性神经病、营养性弱视、Wernicke-Korsakoff 综合征、皮质小脑变性、脑桥中央髓鞘溶解症、脑血管病和癫痫等诸多疾病。

（二）饮酒对青少年内分泌系统的影响

1. 青少年内分泌系统发育特点　人的一生经历着两次生长发育加速期，第一次加速期是在出生前后，青少年期则是人类生长发育第二个加速期，在此期间下丘脑-垂体-性腺轴、下丘脑-垂体-甲状腺轴、下丘脑-垂体-肾上腺轴和生长激素对于青少年的生长发育起着重要的调节作用。①下丘脑-垂体-性腺轴：青少年期中枢神经系统逐渐发育成熟，下丘脑-垂体-性腺轴进入活动期，下丘脑分泌的促性腺激素释放激素增多，促进垂体分泌促性腺激素，包括黄体生成素（luteinizing hormone，LH）和卵泡刺激素（follicle-stimulating hormone，FSH），其中 LH 能促进女性黄体形成和男性睾丸间质细胞成熟，FSH 能促女性卵泡成熟和男性精子发育，并且 FSH 和 LH 能刺激分泌雄激素、雌激素和孕酮，在这些性激素的作用下，女性和男性生殖系统逐渐发育成熟。②下丘脑-垂体-甲状腺轴：甲状腺激素对于青少年的生长发育也起到重要作用，其能调节青少年生长、促进骨关节和脑部的发育。从出生至青少年甲状腺活动逐渐减低。另外，甲状腺激素和生长激素有协同作用，没有甲状腺激素，生长激素也不能很好地发挥其促生长的作用。③下丘脑-垂体-肾上腺轴：下丘脑-垂体-肾上腺轴也能调节青少年生长发育，尤其是肾上腺分泌的雄激素在青少年期分泌增加，促进女性生殖系统发育，还能和生长激素一起促进女性青少年生长发育。④生长激素：从出生至青少年这一阶段，垂体分泌的生长激素（growth hormone，GH）是影响生长最为重要的激素，青少年期生长激素的分泌达高峰，分泌量高于儿童期或成年期。生长激素的分泌主要受下丘脑分泌的生长激素释放激素和生长激素抑制激素的调节。另外，甲状腺激素、雌激素和睾酮也能促进生长激素的分泌。生长激素与生长激素受体结合直接发挥促进生长和代谢的作用。生长激素的部分效应还诱导靶细胞如肝细胞合成胰岛素样生长因子（insulin-like growth factor，IGF），也曾称为生长素介质，间接促进生长发育。

2. 饮酒对青少年内分泌系统的影响　关于饮酒对于内分泌系统影响的人类及动物实验研究较少，主要研究饮酒对于青少年下丘脑-垂体-性腺轴和生长激素的影响。

（1）饮酒对青少年内分泌系统的影响：1986 年 Diamond 等研究发现饮酒可降低男性青少年睾酮、LH 和 FSH 水平。1993 年 Block 等发现饮酒可降低女性青少年的雌激素水平。2000 年 Frias 等研究显示，急性酒精中毒能减低男性和女性青少年的 GH 的水平，而不影响 IGF-1 或者 IGF 锚定蛋白-3 水平。另外，因醉酒急诊入院的青少年，血催乳素、促肾上腺皮质激素和皮质醇水平均升高，其中，女性青少年的睾酮水平升高，而男性青少年的睾酮水平减低。

（2）饮酒对动物内分泌系统的影响：在对雌性恒河猕猴的研究中，2000 年美国 Dees 等发现，与对照组相比，每日给予雌性青少年期恒河猕猴鼻饲酒精，其体内 GH、IGF-1、FSH 和雌二醇的水平降低。与此同时还发现虽然饮酒对这些动物的初潮年龄没有影响，但会使月经周期延长，因此扰乱正常的月经周期。2001 年 Dees 等发现酒精可抑制雌性生殖激素的分泌，从而使雌性青春期来临延迟。2001 年 Dees 和 Srivastava 等分别研究发现酒精能干扰女性卵巢内调节系统，包括 IGF-1 及其受体、一氧化氮系统和类固醇急性调节蛋白（steroidogenic acute regulatory protein，STAR），这些激素均可降低雌二醇的分泌。因此，酒精不仅对下丘脑-垂体-卵巢轴的激素分泌有影响，而且还可能直接影响卵巢内部本身的调节系统。在对雄性大鼠的研究中，多项研究均证实短期和长期酒精暴露可使雄性青少年期大鼠血清睾酮水平减低。1999 年 Emanuele 等在对下丘脑、垂体及性腺进行研究时发现，睾丸是酒精作用的主要靶器官。1997 年 Steiner 和 Tentler 等研究还发现短期和长期暴露于酒精均能影响雄性青少年大鼠的 GH 水平，而 IGF-1、生长激素释放因子和生长激素释放激素表达因酒精暴露时间不同而不同。

（三）饮酒对青少年骨骼系统的影响

1. 青少年骨骼发育特点　青少年处于一生骨骼发育变化最大的时期，这期间骨骼发育的最大特点主要是变长、增粗和骨量增加。决定人高矮的因素是下肢骨和脊椎骨，青少年期下肢骨和脊椎骨的发育特别迅速，所以身高增长较快。①骨的变长、增粗：青少年期间骨的变长和增粗主要以长骨的变化最为明显，由于每根长骨的两端都附着软骨（称骺软骨），内有软骨细胞，它在青少年期迅速繁殖、成熟和肥大，而且血液和营养物质的充分供给，促使软骨骨化，下肢骨变长，人的身体显著长高。在骨变长的同时，骨膜内的成骨细胞也不断地增殖，产生新的骨组织，使骨表面增厚进而骨骼增粗。②骨量增加：从出生到青年时期，女性的骨量大约从 70g 增长到 2 400g，男性的骨量大约从 95g 增长到 3 300g。青少年期骨量的大小主要受遗传和环境因素共同影响，环境因素主要以钙摄入量、性激素水平和体育锻炼为主。骨密度值和骨矿含量值是广泛应用的直接反映骨量的重要指标，临床上也以这两个指标减低作为诊断骨质疏松症的依据。骨量峰值代表个体一生中所能达到的最大骨密度值或骨矿含量值，骨量峰值的高低与原发性骨质疏松症发生密切相关。骨量峰值的 50% 是在青少年期积累的，在此期间骨密度值约增长约 50%，骨矿含量约增长 2 倍。自青少年期开始，骨量增长开始出现性别差异，女性一般比男性早 2 年出现骨量快速增长，但男性获得骨量的时间相对较长，而且男性的骨形态大小和骨皮质厚度都要比女性大。

2. 饮酒对于青少年骨骼系统影响　关于饮酒对于骨骼系统影响的人类和动物实验研究较少，主要关于这一研究结果并不一致，但是大多数研究认为饮酒可能减低骨的密度和长度。

（1）饮酒对青少年骨骼系统的影响：1992 年 Fehilv 等进行了一项随机对照试验，对英国的 581 名儿童进行为期 14 年的随访，结果发现前臂的骨矿化密度和饮酒量呈负相关。而 2002 年 Elgán 等对瑞典 16 ～ 24 岁的女学生进行问卷调查，结果却显示女性青少年饮酒对其跟骨密度没有影响。

（2）饮酒对动物骨骼系统的影响：Sampson 等先后在 1996 年和 1999 年研究 4 周龄的雌性大鼠，发现给予其酒精喂养后骨长度、骨密度和骨重量均减低，停止酒精喂养后骨长度和骨密度并不能完全恢复。1999 年 Wezeman 等给予雄性青少年大鼠连续 60d 酒精喂养，同样发现饮酒的大鼠四肢长度变短、骨的干骺端及骨皮质生长受限。这种饮酒对骨骼的影响可能与酒精减少成骨细胞数量和降低其功能有关，与睾酮水平的减低有关，而与 IGF-1 的降低无关，并且戒酒不能完全恢复骨代谢。

（四）其他

青少年饮酒可影响肝脏功能，抑制免疫力，甚至增加肿瘤的发病率，长期大量饮酒还可能影响心脏的结构和功能。酒精主要在肝脏代谢，大量饮酒可引起肝脏转氨酶升高，而且对于肥胖和超重的青少年，即使少量饮酒也可能造成肝损害。长期大量饮酒还可能引起酒精性脂肪肝、酒精性肝炎甚至酒精性肝硬化。青少年饮酒还能增加肿瘤的发病率，如口腔肿瘤、喉癌、咽癌和食管癌等。研究发现酒精能够降低机体免疫力，增加细菌和病毒感染概率，导致感染性疾病的发病率和死亡率增加。尤其是艾滋病、结核、肺炎、肝炎患者，如果继续饮酒或滥用酒精，其感染性疾病的发病率和死亡率进一步增加，机制主要与酒精的潜在免疫抑制作用有关。长期大量饮酒还可能引起胰腺炎、出血性卒中、酒精性心肌病、心律失常、高血压病和心力衰竭等。

二、青少年饮酒引发的社会问题

酗酒的社会成本是十分惊人的，酒精受害者不仅仅是饮酒的青少年，导致其身体健康受到很大影响，更因青少年饮酒行为的无序性和随机性，导致一系列死亡、犯罪、性侵犯和交通事故等危险事件，从而威胁着许多无辜人的生命和健康，严重影响社会安定和谐。

（一）死亡

青少年饮酒最严重的健康危害是由于狂饮导致的急性酒精中毒。美国 CDC 等多家机构多年数据发现，每年大约有 5 000 名年龄低于 21 岁的青少年死于饮酒相关问题，其中 1 900 名死于机动车事故、1 600 名他杀、300 名自杀，还有数百名死于其他事故，如坠落、烧伤和溺水等。2004 年美国运输部死亡报告分析系统（US Department of Transportation Fatality Analysis Reporting System）显示，车祸死亡者中 45% 涉及饮酒的青少年。

（二）犯罪

青少年饮酒和滥用酒精是促成犯罪行为的一个因素。普遍认为，大量的饮用酒精可能增加了冒险、反社会和暴力行为的趋势，增加了青少年实施犯罪行为的危险性和可能性。Hingson 等于 2000—2002 年发现青少年饮酒可导致其当时和成人后受到非主观伤害、酒后打架斗殴和发生车祸等。青少年饮酒还可能会导致其损坏他人财产、辱骂打伤他人和酒后驾车撞伤撞死他人甚至暴力杀死他人等犯罪事件的发生。

（三）性行为及性侵犯

青少年酒精消费与危险的性行为之间的关联，也是一个重要的公共健康问题。Cooper 等于 1994 年和 1997 年的研究显示，青少年饮酒会导致危险性性行为，包括不想要的、未受保护的性行为以及多性伴侣，还会增加意外怀孕率、艾滋病和梅毒等性传播疾病的发病率。美国每年有大约 50 000 例遭受与酒精相关的性侵犯，其中 43 000 例是醉酒学生所为。青少年饮酒与过早启动性行为相关联，较频繁的性行为和较少使用避孕工具都增加了艾滋病病毒的传染和其他性传播疾病的危险。2004 年 Grunbaum 等也证明饮酒会导致青少年发生危险的性行为。

（四）物质依赖

美国 Grant 等于 1997 年研究发现大约 40.0% 的 15 岁以下开始饮酒的青少年将来会成

为酒精依赖者。双胞胎调查已证实，15 岁以下开始饮酒的青少年酒精成瘾率是 21 岁以后开始饮酒者的 4 倍。与 21 岁后才开始饮酒的青少年相比，15 岁前开始饮酒的青少年更容易出现其他药物滥用问题。

（五）酒后驾车

酒后驾车是青少年受伤、致残和死亡的一个主要危险因素。2003 年美国青少年危险行为监理（youth risk behavior surveillance，YRBS）对 9 年级到 12 年级共 15 240 名公立和私立学校的学生进行问卷调查发现在调查前 30d 内，12.1% 的学生酒后驾车至少一次。2010 年 NSDUH 具体调查了不同年龄段青少年的酒驾率，调查发现 16 ~ 17 岁青少年在过去 1 年的酒驾率为 5.8%，18 ~ 20 岁的比例升到 15.1%，21 ~ 25 岁进一步增长至 23.4%。

第四节 青少年饮酒问题的干预与预防

青少年饮酒问题是一个亟待解决的社会问题，其对国家、社会、学校和家庭可造成严重的不良影响。社会和文化因素强烈影响青少年的思想和行为，青少年期将是实施干预最好的阶段，这个阶段的干预可以改变孩子的生活路线，也许会使其走向远离酒精的道路。因此，需要各级政府、学校和家庭共同努力来帮助和引导青少年远离不良嗜好，避免或减轻饮酒对青少年个体和社会造成的不良影响。对于青少年饮酒问题的干预主要以积极引导和教育为主，重点在于预防青少年饮酒所引发的相关问题。干预方法主要包括两个不同的策略：环境水平的干预和个人水平的干预。环境水平的干预是指通过为青少年营造良好的生活环境，从而降低青少年饮酒的机会，增加违反最小法定饮酒年龄和其他酒精使用法律的惩罚力度，减低社区对青少年饮酒的容忍度实现对青少年饮酒的干预和预防。个人水平的干预是指通过改变青少年对酒精的知识、期望、态度、欲望、动机和技能使青少年能更好的抵制饮酒的影响和减少接触酒精的机会。

一、以家庭为基础的干预和预防策略

父母对酒精的态度以及对青少年饮酒的教育很大程度上影响着青少年的饮酒行为。所以，父母应该规范自身行为，并重视对青少年的行为教育，才能一定程度上降低青少年的饮酒率。

1. 帮助青少年树立正确饮酒观念　父母应向青少年宣传关于饮酒的法律法规和过量饮酒的危害，不仅要针对其身心健康方面危害，更应着眼于其社会危害，如饮酒导致的车祸、暴力和意外伤害等后果，努力培养青少年的社会责任感，使其建立正确的饮酒观念。家庭成员共同制定严格的饮酒制度，规定可以饮酒的时间和场合以及饮酒量，父母首先要遵守此制度，为青少年树立榜样。

2. 给青少年足够的成长空间　父母可以通过关心青少年的生活状况等方式给予青少年成长所必须的关爱；鼓励青少年独立成长，在他们遇到困难时给予适当帮助，对青少因好奇而尝试酒精饮品的行为进行正确引导和教育。同时，还应让青少年融入家庭生活，如做家务和参加家庭聚会等活动，这些措施的实施会使青少年愿意和家人分享学习和生活中困难和挫折，正确对待并勇于战胜困难。良好的家庭环境有助于帮助青少年形成良好的生活习惯，避免其对酒精成瘾和依赖。建立和睦的家庭氛围和合理的家庭生活方式，让青少年在成长过程中具有安全感，能够使其形成良好的行为习惯。

二、以学校为基础的干预和预防策略

学校对预防和干预青少年饮酒及饮酒相关问题的作用尤为重要。以学校为基础的计划会直接影响青少年对饮酒的态度并改变影响个体饮酒的因素。

1. 加强健康教育　饮酒行为的低龄化提示应在学校尽早开始学生健康教育。建议将健康教育纳入中小学教学计划，每学期设置 1 ~ 2 次专题讲座，提高师生对酒精危害的意识，强化学生心理素质、自控能力和辨别是非的能力，以利于及早预防和矫正错误的饮酒行为，从而使青少年在健康知识、生活态度、饮酒动机、抵抗他人诱导和抗拒饮酒等方面得到根本改善。

2. 制定行为规范　目前许多国家已经推出了以学校为基础的干预和预防的有效策略，这些策略具体方案主要是在社会中为青少年树立不饮酒的榜样，教会青少年制定行为规范的方法，如何调解社会压力以及抵制饮酒诱惑的能力。

三、以社会为基础的干预和预防策略

重视大众媒体在促进健康生活方式方面的积极作用。媒体能够以生动活泼、喜闻乐见的形式，向青少年传播积极的生活态度和健康的生活方式。倡导健康群体活动（如体育竞赛、文娱活动及休闲活动等）；鼓励青少年参加社会公益活动，培养其社会责任感，建立正确的人生观和价值观等。针对学生饮酒的群体集聚性特点，有针对性地选择一些示范学校，有计划、有步骤地开展各种拒绝饮酒的宣传教育。加强媒体机构的社会责任感，严格控制大众媒体为赢利目的而无限制的播放酒类广告等。

四、加强和改善相关法律和法规

加强和完善青少年饮酒的相关法律和法规能一定程度上减低青少年饮酒率。我国应尽早制定符合国情的法律法规并严格执行，从青少年抓起，从而减低全民饮酒率。具体措施包括提高法定饮酒年龄，提高公众对于饮酒相关政策的支持度，提高酒精销售价格，严格控制未达到法定饮酒年龄的青少年购买酒精的途径，严厉的惩罚未满法定年龄饮酒的青少年和向其出售酒精饮品的销售者，限制青少年酒精饮品的浓度等。

五、心理治疗

对于未饮酒或少量饮酒的青少年，通过健康教育和积极引导可能解决其饮酒问题，但是对于重度过量饮酒和酒精依赖者，需要通过心理治疗及药物治疗等方法帮助其戒酒，常见的治疗方法如认知疗法、厌恶疗法、社会支持性治疗、长期随访治疗和药物疗法等。

（尹新华　任梓齐）

参考文献

1. 冯秀英，黄耀峰，付玉美，等. 上海市青浦区青少年健康危险行为调查. 中国学校卫生，2006，27(3):63-64
2. 胡桃，钱玲，侯培森. 国内外青少年饮酒行为影响因素的研究发展. 中国健康教育，2006，22(2):142-145
3. 胡玉坤，郑晓瑛，陈功，等. 厘清"青少年"和"青年"概念的分野-国际政策举措与中国实证依据. 青年研究，2011，4(4):5-19
4. 林丹华，范兴华，潘瑾. 环境和个体因素与青少年饮酒行为的关系. 心理发展与教育，2010，11(3):66-67
5. 钱玲，易厚广，田本淳，等. 中国四城市13～15岁初中生酒精和其他药物滥用现状调查. 中华流行病学杂志，2006，27(6):483-487
6. 荣宁宁，耿德勤. 酒精中毒性脑病研究进展. 中华医学杂志，2009，9(7):399-403
7. 王浩，俞敏，胡如英，等. 浙江省中学生饮酒情调查. 疾病监测，2009，24(1):60-62
8. 肖新才，苏宜香. 影响青春期骨量发育的因素. 国外医学卫生学分册，2004，31(1):47-52
9. 姚捷，许娴，王茜，等. 医学生饮酒行为及其影响因素分析. 中国学校卫生，2006，27(5):17-19
10. 荫士安. 儿童营养与骨骼发育的最新进展. 卫生研究，2004，33(6):122-124
11. 杨娇，腾英，周欢，等. 青少年饮酒行为及其影响因素的Logistic分析. 现代预防医学，2009，36(13):2497-2499
12. Allen CD, Lee S, Koob GF, et al. Immediate and prolonged effects of alcohol exposure on the activity of the hypothalamic-pituitary-adrenal axis in adult and adolescent rats. Brain Behav Immun, 2011, Suppl 1:S50-60
13. Au WM, Ho SY, Wang MP, et al. Cross-sectional study on parental pro-drinking practices and adolescent alcohol drinking in Hong Kong. BMJ Open, 2016, 6(2):e009804
14. Begleiter H, Porjesz B, Kissin B. Event-related brain potentials in boys at risk alcoholism. Science, 1984, 225(4669):1493149-6
15. De Bellis MD, Van Voorhees E, Hooper SR, et al. Diffusion tensor measures of the corpus callosum in adolescents with adolescent onset alcohol use disorders. Alcohol Clin Exp Res, 2008, 32(3):395-404
16. Dees WL, SrivASTava VK, Hiney JK. Alcohol and female puberty: The role of intraovarian systems. Alcohol Research & Health, 2001, 25(4):271-275
17. Diamond FJr, RingenbergL, MacDonald D, et al. Effects of drug and alcohol abuse upon pituitary-

testicular function in adolescent males. Journal of Adolescent Health Care, 1986, 7:28-33

18. Dong-Sik Kim, Hyun-Sun Kim. Early Initiation of Alcohol Drinking, Cigarette Smoking, and Sexual Intercourse Linked to Suicidal Ideation and Attempts: Findings from the 2006 Korean Youth Risk Behavior Survey. Yonsei Med J, 2010, 51(1):18-26

19. Ellen DWitt. Puberty, hormonesand, sex differences in alcohol abuse and dependence. Neurotoxicology and Teratology, 2007, 29:81-95

20. Elgan C, Dykes AK, Samsioe G. Bone mineral density and lifestyle among female students aged 16 ~ 24 years. Gynecological Endocrinology, 2002, 16:91-98

21. ESPAD Group, ESPAD Report 2015: Results from the European School Survey Project on Alcohol and Other Drugs, Publications Office of the European Union, Luxembourg, 2016

22. Fehily AM, Coles RJ, Evans WD, et al. Factors affecting bone density in young adults. American Journal of Clinical Nutrition, 1992, 56:579-586

23. Frias J, Torres JM, Rodriguez R, et al. Effects of acute alcohol intoxication on growth axis in human adolescents of both sexes. Life Sci, 2000, 67(22):2691-2697

24. Giorgio A, Watkins KE, Douaud G, et al. Changes in white matter microstructure during adolescence. Neuroimage, 2008, 39(1):52-61

25. Grunbaum Jo Anne, Kann Laura, Kinchen Steve, et al. Youth Risk Behavior Surveillance-United States 2003. Journal of School Health, 2004, 74(8): p307-324

26. Hanson KL, Medina KL, Nagel BJ, et al. Hippocampal volumes in adolescents with and without a family history of alcoholism. Am J Drug Alcohol Abuse, 2010, 36(3):161-167

27. Johnston LD, O'Malley PM, Miech RA, et al. Monitoring the Future national survey results on drug use, 1975-2016: Overview, key findings on adolescent drug use, Ann Arbor: Institute for Social Research, The University of Michigan, 2017

28. Kawabata T, Maruya N, Nakamura M, et al. Smoking and alcohol drinking behavior among Japanese adolescents-results from "Japan Know Your Body Study". Nihon Koshu Eisei Zasshi, 1991, 38(12):885-899

29. Lan NC, Hemzmann C, Gal A. Human monoamine oxidase A and B genes map to Xpll.23 and are deleted in a patient with Norrie disease. Genomics, 1989, 4(4):552-559

30. Mauras N, Rogol AD, Haymond MW, et al. Sex steroids, growth hormone, insulin-like growth factor-1: Neuroendocrine and metabolic regulation in puberty. Hormone Research, 1996, 45:74-80

31. Medina KL, McQueeny T, Nagel BJ, et al. Prefrontal cortex volumes in adolescents with alcohol use disorders: Unique gender effects. Alcohol Clin Exp Res, 2008, 32(3):386-394

32. Miech RA, Johnston LD, O'Malley PM, et al. Monitoring the Future National Survey Results on Drug Use, 1975-2016: Overview, Key Findings on Adolescent Drug Use. Institute for Social Research, 2017, 1(3):715

33. Ozaki Y, Higuchi S, Suzuki K, et al. Status of adolescent drinking habits in Japan: results of the 1996, 2000 and 2004 surveys. Nihon Arukoru Yakubutsu Igakkai Zasshi, 2007, 42(6):590-594

34. Sachio Matsushita, Kenji Suzuki, Susumu Higuchi, et al. Alcohol and Substance Use among Japanese High School Students. Alcoholism: Clinical and Experimental Research, 1996,

20(2):379-383

35. Squeglia LM, Sorg SF, Schweinsburg AD, et al. Binge drinking differentially affects adolescent male and female brain morphometry. Psychopharmacology（Berl）, 2012, 220(3): 529-539

36. Sunita B，Susan FT. Adolescent Brain Development and the Risk for Alcohol and Other Drug Problems. Neuropsychol Rev, 2010, 20:398-413

37. Wezeman FH, Emanuele MA, Emanuele NV, et al. Chronic alcohol consumption during male rat adolescence impairs skeletal development through effects on osteoblAST gene expression, bone mineral density, and bone strength. Alcoholism: Clinical and Experimental Research, 1999, 23:1534-1542

38. Yu BK, Oh YJ, Lee JC, et al. A study of adolescent smoking and drinking in Korea. Korean J Pediatr, 2009, 52(4):422-428

第三十三章

老年饮酒问题

第一节　老年饮酒特点

一、老年人饮酒是否安全

我国传统医药学认为：酒为水谷之气，味辛甘，性热，入心、肝二经。适量饮酒有畅通血脉、活血行气、祛风散寒、健脾胃及引药上行、助药力之功效。《本草纲目》说得更清楚："酒少饮则和血行气，痛饮则伤神耗血，损胃亡精，生痰动火"。尤其是老年人由于器官生理功能减退，新陈代谢的能力逐渐下降，饮酒更得讲究科学，在饮酒中养生，在养生中益寿。医学研究证明，老年人不仅对酒的耐受力降低，而且按每公斤体重标准剂量所测得的血液酒精水平也会比年轻时高。这是因为随着年龄的增长，老年人的肌肉组织块变小，脂肪组织块增大，全身水的含量降低，酒精在体内赖以分布的空间变小了，于是便产生较高的血液酒精水平。这就告诉我们，老年人的生理特点不允许他们像年轻时那样饮酒了。

因此，我们一直提倡忌酒，认为此举有利于减少心血管、肝脏疾病的发生率。但最近国外的一系列大型的临床流行病学调查却发现，适量饮酒罹患致死与非致死性冠心病的风险比不饮酒者要低得多，而心血管病是人类死亡的主要原因。最近，国外对 51 项研究所做的分析显示，每日饮酒少于 20g，可使冠心病风险减少 20%。在糖尿病、高血压、陈旧性心肌梗死患者中，也得到同样结果，而糖尿病、高血压又常与冠心病合并存在。适量饮酒对人体的益处，与酒精能升高高密度脂蛋白（可防治冠状动脉粥样硬化发生、发展），抗血小板血栓形成及提高人体对胰岛素的敏感性有关，从而防治冠心病的发生和发展。由于慢性心力衰竭是老年人群致死的主要原因，美国 Abramson 医师对 2 235 名老人进行了适量饮酒与慢性心力衰竭风险关系的研究，其慢性心力衰竭的发生率几乎减少 50%。对有心肌梗死病史或左心室功能障碍者不主张终身忌酒，可鼓励适量饮酒。然而，适量饮酒也可能带来一些不良反应，因此有过脑出血史或大肠癌、乳腺癌、肝癌患者不宜饮酒。至于葡萄酒、白酒或啤酒哪一种对心脏病患者有益，上述的研究表明三者的益处无差异，这说明起保护作用是酒精。有证据证实，少量饮酒可以保护心脏，大量饮酒则会出现健康问题，包括罹患癌症的危险将增加。丹麦研究人员最近研究发现，改变饮酒习惯的人，其健康状况也出现了相应变化。比如，以前从不饮酒者在选择每日饮少量酒后，死于心脏病的危险降低。而坚持少量饮酒者在放弃这一习惯后，心脏出现问题的危险略有上升。此外，增加每日饮酒量者与继续保持原有习惯者相比，前者死于癌症的风险也较高。在这项研究中，研究人员对居住在丹麦的 14 654 名老年人进行了 10 年半的研究，就他们的饮酒量的多少进行了调查。研究人员把每周饮酒不到一杯者看为从不饮酒者，把每周饮酒 1 ~ 6 杯者看作少量饮酒者，把每周饮酒 6 ~ 13 杯者看作适量饮酒者，而把每周饮酒超过 13 杯者看作大量饮酒者。研究人员发现，先前饮少量酒者在选择不饮酒后，死于任何疾病的危险增加，而死于心脏病的危险会增加 40% 以上。那些饮少量酒，发展到适量饮酒，再发展到大量饮酒者，死于癌症的危险会增加，而先前不饮酒者在选择每周饮两杯酒后，死于心脏病的风险会降低。

二、老年人过量饮酒

（一）适量饮酒因人而异

"适量饮酒"尚无统一的标准。习惯以单位时间（日或周）内饮用酒精饮料的单位数作为饮酒量，不同国家或地区采用的饮酒量单位标准不尽一致。所谓 1 单位饮酒量在美国、加拿大等北美地区相当于 12g 酒精（或称乙醇）；在西欧、澳大利亚相当于 10g 酒精；而在日本则相当于 21g 酒精。同时，适量饮酒的界定也不同。2005 年美国膳食指南推荐适量饮酒系指平均每日饮酒量女性不超过 1 单位，男性不超过 2 单位（即每日酒精量不超过 24g）。而在澳大利亚，平均每日饮酒量男性不超过 4 单位（单日内不超过 6 单位）；女性不超过 2 单位（单日内不超过 4 单位），并建议每周有 1 ~ 2d 不饮酒。2016 年中国居民膳食指南中建议严禁酗酒，如饮酒尽可能饮用低度酒，并控制在适当的限量以下，建议成年男性一日饮用酒的酒精量不超过 25g，成年女性一日饮用酒的酒精量不超过 15g。饮用酒精量（克）＝饮酒量（ml）× 酒度数 ×0.8（酒精密度）。根据 2016 年《中国居民膳食指南》中所建议的成年男性一日饮用酒的酒精量不超过 25g，成年女性一日饮用酒的酒精量不超过 15g，根据表 33-1-1 进行换算：

表 33-1-1　不同性别每日适宜饮酒量

酒（分类）	男（日饮酒量）	女（日饮酒量）
60 ~ 70 度白酒（高度酒）	< 45 ~ 52ml	< 27 ~ 31ml
50 ~ 60 度白酒（高度酒）	< 52 ~ 63ml	< 31 ~ 38ml
40 ~ 50 度白酒（中度酒）	< 63 ~ 78ml	< 38 ~ 47ml
30 ~ 40 度白酒（低度酒）	< 70 ~ 104ml	< 47 ~ 63ml
10 ~ 20 度黄酒或葡萄酒	< 156 ~ 313ml	< 94 ~ 188ml
10 度啤酒	< 625 ~ 781ml	< 375 ~ 469ml

老年人尚无统一标准，但需要酌情减量。

（二）老年人酒精依赖综合征或酒精滥用的定义、分型及特征

流行病学研究显示：在年逾65岁的老年人中，"过量"饮酒的人占3%～9%。酒精滥用或依赖的老年人在所有老年人中大约占2%～4%，其中男女比例约为5∶1。因饮酒到门诊或病房接受诊治的人非常多，初次就诊的老年人中，因酒精滥用或依赖的患者占4%～13%，其病程为其寿命的33%。按目前的诊断标准，在病房接受药物治疗或外科手术的患者中，存在酒精滥用或酒精依赖的人占有5%～43%的比例。

1. 定义　在新的诊断标准中，酒精依赖综合征的定义包含药物依赖症、晨起饮酒、不能抑制的饮酒、酒后心理满足感、饮酒急剧的减少或中断便产生戒断综合征。酒精滥用与酒精依赖存在的界线最重要的不是酒精依赖的强弱和有无，而是饮酒后醉酒行为和饮酒量在生物学上是否有抑制，也就是说身体依赖是否成立。DSM-Ⅳ将酒精滥用定义为：对一个人的生活造成明显伤害的不正确的饮酒方式，包括健康、法律、职业等问题或导致社会、家庭功能破坏方面的伤害。酒精依赖虽然有连续的依赖过程，但还不至于引起明显的生物学变化，一旦超过这个界限，病理变化将长期被维持，这就是酒精依赖不能治愈的原因。酒精依赖是一种严重的伤害，在日常生活中如何判断周围的人是否对酒精有依赖呢？表现为以下特征中的3项或3项以上：

（1）视饮酒为生活中最重要或非常重要的事，在心中占据中心地位，念念不忘；

（2）饮酒量较初期饮酒时逐渐增加；

（3）饮酒速度增快；

（4）经常独自一个人或者是背着家人偷偷饮酒；

（5）以酒当药，用来解除情绪困扰；

（6）有藏酒行为；

（7）酒后常常有遗忘表现；

（8）无计划饮酒，常常出现酒后误事的现象；

（9）晨起饮酒，俗称"睁眼酒"，部分人甚至会在夜间醒来后饮酒；

（10）睡前饮酒；

（11）喜欢空腹饮酒，饮酒时不吃主食且很少吃菜；

（12）在情况允许的时候选择酒的品牌；

（13）因为饮酒与家人争吵，影响家庭和睦，或因饮酒影响工作；

（14）曾经戒过酒，但时间不长又旧病复发，不能控制。

2. 酒精依赖症的分型及特征　酒精依赖症可以被分为Ⅰ型和Ⅱ型：Ⅰ型为中年发病，很少有自发的酒精探索活动，犯罪性也很少，主要表现为意志丧失型饮酒，其性格倾向表现为缺乏对新事物的探索和强烈的报酬依赖。亲生父母如果是这种类型的酒精依赖症的话，其子女的酒精依赖症被称为环境限定型。Ⅱ型为青年时发病，经常有酒精探索行动，犯罪性很高，人格倾向为对新事物的探索倾向很强烈，回避和报酬依赖倾向很少。如果亲生父母是此型患者，则其子女的发病率将很高，与环境因素无关，因为这种酒精依赖症只限于男性发病而又被称为限男型，对女性而言，大多数也只表现为身体不适症状。

（三）晚年开始饮酒或旧态复发

晚年开始饮酒或复饮的危险因素包括：社会地位的改变，如丧偶、退休、朋友的去

世、休闲时间增多、功能状态发生改变。晚发型中，有酒精依赖家族史的人通常比早发型的少；同时晚年开始饮酒与人种因素有密切关系：包括白种人、男性、高收入者、受教育较多的人。研究表明，超过 65 岁的老年人中，3% ~ 9% 的老年人都经常大量饮酒（每日多于 2 杯酒）。20% 住院老年人都是饮酒过多的，酒精过量而就医者约 10% ~ 50% 是 60 岁以上的老年人。老年男性比起老年妇女，成为酗酒者的可能性要高 5 倍。在老年人中，酒精中毒的发病率和死亡率都增加了很多。酒精依赖分为早发性和晚发性。早发性酗酒者占老年酗酒者约 70%，这些患者在他们的生活中，都出现了问题。在早发性酗酒中，家族酗酒现象比晚发性酗酒要多很多；晚发性酗酒者占了老年酗酒者约 30%，他们发病通常是在 50 岁后，引发的一个主要原因是生活压力（即配偶死亡、退休）。最近的一次社会调查显示，老年人与 65 岁以下人群相比，酒精滥用的流行性较小。然而，老年人的物质滥用很容易被遗漏，有时是因为被忽略，有时是将这些问题归于其他原因。有物质滥用的老年人更可能有药物的交互作用。一些临床上被认为有酒精滥用的老年人很可能在早年就发生过酒精中毒，并且认为当时他们曾受社会地位下降或者家庭关系疏远的影响。另外，这其中 1/3 的人此后开始饮酒并且出现健康问题，进而在遇到突发的生活事件（例如亲人死亡或退休）而引发了酗酒。在饮酒时，因热量来源于酒精而导致食物摄取减少，所以有酒精滥用的老年人更可能会伴有苯二氮䓬类药物依赖和营养不良，尤其是叶酸和维生素 B_1 缺乏，结果发展为肝硬化。由于药物的相互作用导致高血压或休克，也可能会出现其他的健康问题。最近的一项研究显示，在急性酒精中毒过程中记忆功能容易受到损害，因此，在制定老年人"退瘾"计划时这点是值得认真考虑的。与年轻人相比，老年人各种情绪的变化（例如情绪低落、寂寞、自责、孤独）更可能导致酒精滥用复发。认知行为治疗对老年人和青年人同样有效，但个体治疗对老年人比对成年人更为有效。据 Johnson 报道，老年人倾向于选择速度相对较慢的、较成熟有效的治疗方法，因为他们能够很好的耐受药物治疗，例如环丙甲羟二氢吗啡酮和阿克普罗塞特都会有一定的效果。

（四）老年人酒精代谢和酒精中毒

1. 老年人酒精代谢　老年人血液中酒精的浓度更高，更容易出现急性毒性效应，如：平衡功能障碍、精细动作欠准以及认知功能下降。老年女性比老年男性更易出现这些反应，但还缺少比较完整的研究。这些毒性效应反应了酒精含量分布及代谢差异，酒精在老年人体内的代谢是通过肝脏完成的，乙醇脱氢酶（ADH）是负责酒精代谢的酶，酶在胃部和肝脏代谢酒精。随年龄的增长，胃部的乙醇脱氢酶相应的减少。因此，酒精在胃部代谢的量就减少了很多，更多酒精就会被转移到肝部代谢，然而肝脏无法迅速代谢额外酒精，因此血液中酒精含量也就随着增加。老年人的体脂和脂肪的分布也会随着年龄而发生相应的改变，如果老年人与年轻人饮等量的酒、他们血液中的酒精水平会高于年轻人。血脑屏障也会随年龄而发生相应的改变，这使得老年人更易遭受酒精毒性的影响。老年人饮酒的次数比以前有所减少，但每次饮酒的量更多，其毒性也更强，老年人可以减少饮酒的总量。随着年龄增加，即使饮酒的量或度数都没有发生任何变化，老年饮酒而引发的不良反应依然是会增加的。年龄增长后，身体的脂肪含量的增加，体重减少，这会导致身体总的水分减少，而老年人饮入体内的酒，就为身体提供了水分。这样，饮酒导致血液中酒精含量增加。

2. 老年人酒精中毒　酒精中毒俗称醉酒，一次饮用大量的酒类饮料会对中枢神经系统产生先兴奋后抑制作用，重度中毒可使呼吸、心跳抑制而死亡。酒精中毒是由遗传、身体状况、心理、环境和社会等诸多因素造成的，但就个体而言差异较大，遗传被认为是起关键作用的因素。

（1）急性酒精中毒：急性酒精中毒者发病前往往有明确的饮酒过程，呼气和呕吐物有酒精的气味。急性酒精中毒的表现大致可分为三期：兴奋期：眼睛发红（即结膜充血），脸色潮红或苍白，轻微眩晕，语言增多，逞强好胜，口若悬河，夸夸其谈，举止轻浮，有的表现粗鲁无礼，感情用事，打人毁物，喜怒无常，绝大多数人在此期都自认没有醉，继续举杯，不知节制，有的则安然入睡。共济失调期：动作笨拙，步态蹒跚，语无伦次，发音含糊。昏睡期：脸色苍白，皮肤湿冷，口唇微紫，心跳加快，呼吸缓慢而有鼾声，瞳孔散大。严重者昏迷、抽搐、大小便失禁，呼吸衰竭死亡。有的急性酒精中毒患者也可能出现高热、休克、颅内压增高、低血糖等症状。急性酒精中毒可分以下三种：

1）普通性醉酒（common drunkenness）：又称单纯性醉酒或生理性醉酒，是由一次大量饮酒引起的急性酒精中毒。先是自制能力差，兴奋、话多、言行轻佻、不加考虑等类似轻躁狂的兴奋期症状，随后可出现言语凌乱、步态不稳、困倦嗜睡等麻痹期症状。可伴有轻度意识障碍，但记忆力和定向力多保持完整。多数经数小时或睡眠后恢复正常。

2）病理性醉酒（pathological drunkenness）：这是个体特异性体质引起的对酒精过敏反应。发生于极少数人，以往从不饮酒，一次少量饮酒就出现较深的意识障碍，多伴有紧张惊恐、片段的幻觉和被害妄想，常突然产生目的不明的攻击、伤人等行为，受害人多为其亲友或陌生人。病理性醉酒发生突然，持续时间不长，数十分钟至数小时，多以深睡告终。醒后患者对发作过程不能回忆，或只能忆及片段情节。

3）复杂性醉酒（complex drunkenness，CPD）：这是介于普通性醉酒和病理性醉酒之间的一种中间状态。一般患者均有脑器质性疾病或躯体疾病，如癫痫、颅脑外伤、脑血管病、肝病等。在此基础上，对酒精耐受力下降，当饮酒量超过以往的醉酒量时，便发生急性酒精中毒反应，出现明显的意识障碍。常伴有错觉、幻觉、被害妄想，可出现攻击和破坏行为。发作常持续数小时，醒后对事件经过可存在部分回忆，而不是完全遗忘。

（2）慢性酒精中毒：慢性酒精中毒是一种进行性的、潜在的可以致人死亡的疾病，其特征表现为对饮酒的强烈渴望、耐受性增加、依赖性增强和不加以控制。对酒精的依赖一些人表现明显，而对另外一些人则可能不明显。慢性酒精中毒能够导致许多疾病，包括低血糖、肾脏疾病、脑和心脏损害、皮肤血管扩张、慢性胃炎和胰腺炎等。慢性酒精中毒在男性可导致阳痿；怀孕妇女则对胎儿产生损害作用；并增加患者喉、食管、胃、胰腺和上消化道癌的危险性。因为嗜酒者饮食很少正常，他们可能患有营养缺乏症，严重酗酒则损伤肝脏功能，五个人中至少有一个发展成肝硬化。

三、识别老年饮酒问题的方法

临床访谈是识别酒精问题的最佳途径：以往接受住院治疗的老年人或初次就诊的老年人的酒精滥用和酒精依赖问题都未曾得到应有的诊断。有几种简便的检查方法都具有较好的敏感性和特异性。CAGE 访谈被认为是既快捷又敏感的方案，首先问患者：在他们的一生中是否都饮过酒，如果他们回答"是"，就应该对以下四个问题进行询问：

（1）你是否曾希望或打算戒酒（cut down）？

（2）你是否曾因为别人告诉你有酒精问题而恼怒（annoy）？

（3）你是否曾对自己的饮酒而感到内疚（guilt）？

（4）你是否曾在晚上临睡前或早晨眼睛一睁时就要饮酒（eye-opener）？

无论老年人对哪一个问题回答"是"，都要对其饮酒史进行详细的调查，注意是怎样的饮酒方式影响了他或她的生活。参考一些带插图的医学小册子或咨询医学教育工作者都有助于尽早发现酒精问题。

（王丽华　陈丽霞）

第二节　老年饮酒与各系统疾病

研究表明，酒精需经过消化系统被肠胃直接吸收，进入血管，饮酒后几分钟，迅速扩散到人体的全身。酒首先被血液带到肝脏，在肝脏过滤后，到达心脏，再到肺，从肺又返回到心脏，然后通过主动脉到全身动脉，到达大脑的高级神经中枢，酒精对大脑的神经中枢的影响最大。人体本身也能合成少量的酒精，正常人的血液中含有 0.003% 的酒精。血液中酒精浓度的致死剂量是 0.7%。大量的长时间的饮酒，既会对记忆力、注意力、判断力、功能及情绪反应都有严重伤害，又会发生心肌病，引起心脏肌肉组织衰弱并且受到损伤，而纤维组织增生，严重影响心脏的功能，同时，连续过量饮酒能损伤肝细胞，干扰肝脏的正常代谢，进而可致酒精性肝炎及肝硬化。不适当的饮酒对人体各个脏器产生严重危害。

一、神经系统

慢性酒精中毒对神经系统损害较广泛且较严重，症状的轻重与饮酒时间、饮酒量及饮酒方式密切相关，一般发生在饮酒史 10 年以上，每日饮酒折合纯酒精 125ml 以上，饮酒方式为空腹、很少进食，临床主要表现为：

1. 韦尼克-科萨科夫综合征（Wernicke-Korsakoff syndrome）　表现为精神症状（注意力和记忆力障碍、定向力障碍、淡漠、嗜睡以及痴呆）、眼外肌麻痹和躯体性共济失调。以记忆障碍、学习不能、虚构、淡漠、定向不能为特征。早期可出现眼震，常有前庭功能异常，头颅 CT 可有脑萎缩、小脑萎缩，脑电图异常。

2. 小脑皮质变性（cerebellar cortex degeneration）　以下肢及躯干小脑性共济失调为主要症状，站立时两脚分开很宽，行走不稳、步态蹒跚，向前走时尤为明显，不能急转弯，突然站起也很困难，跟膝胫试验不准，上肢可无症状或仅有轻度动作笨拙。无或不持续眼震及轻度构音障碍，头颅 CT 可见小脑萎缩。

3. 多发性周围神经病（multiple periphery mental illness）　维生素 B_1 缺乏导致焦磷酸硫胺素的减少，糖代谢障碍，神经组织供能缺乏，影响神经髓鞘物质磷酸类的合成及代谢，导致周围神经损害。其临床表现为四肢末端对称性感觉障碍，肌电图可发现神经源性损害。

4. 癫痫（epilepsy）　酒精中毒所致癫痫有几种情况，酒精中毒伴发癫痫发作的类型是多样的，多以小发作或精神运动性发作为主，脑电图可见癫痫波。

5. 酒精中毒性肌病（alcohol toxic myopathy）　临床上分为急性型、慢性型、低钾型。急性型肌病是在一次性大量饮酒后，出现急起的肌肉疼痛、触痛、肿胀、并可能有运动障碍和痛性痉挛。慢性型肌病多由长期酗酒所致，也可由急性型转变而来，病初表现为弥散性肌无力，后出现具有特征性的近端肌无力，尤其以骨盆带肌肉为主，常见肌萎缩，肌肉疼痛和触痛，腱反射减弱或消失，少有痛性痉挛。低钾型肌病在临床上类似低钾性周期性瘫痪的表现。实验室检查可见血清磷酸肌酸激酶升高。

6. 脑桥中央髓鞘溶解症（central pontine myelinolysis，CPM）　急性或亚急性起病，发病典型者其首发症状为眼球运动障碍，听力和前庭功能障碍，进而有迅速发展的皮质脊髓束和皮质延髓束综合征：四肢肌张力增高、腱反射亢进及构音障碍、吞咽困难等临床表现，死亡率较高。

7. 胼胝体变性（corpus callosum degeneration）　早期出现智能和记忆力减退，肢体抖动和癫痫样发作。进行性发展到后期，呈完全性痴呆，强笑强哭，四肢强直，肌肉萎缩，不能行走和卧床不起，去皮质状态等。

8. 酒精性痴呆（alcoholic dementia）　表现为短期、长期抽象思维及理解判断障碍，人格改变，部分患者有皮质功能受损表现，如失语，失认、失用等。

9. 原发性震颤（essential tremor，ET）　为常见的运动障碍性神经系统疾病，震颤是其唯一的临床特征，主要表现为姿势性震颤及动作性震颤，往往见于一侧上肢或双上肢，头部也常累及，下肢较少受累。

10. 脑卒中（stroke）　长期大量饮酒可发生脑血管意外，其发病机制包括：

（1）因诱发心律失常和心脏室壁运动异常而引起梗死；

（2）促进脑动脉硬化的形成和发展，引起血管痉挛，诱发高血压；

（3）增加血小板的聚集作用和血液的黏稠度；

（4）激活凝血系统；

（5）刺激脑血管平滑肌收缩或促使脑代谢发生改变，造成脑血流量减少；

（6）饮酒后血浆皮质醇、肾素、加压素等水平升高及肾上腺能神经活动加强；

（7）酒精不仅可以直接抑制血小板生成与成熟，使血小板寿命缩短，同时可伴发多种血液凝固功能障碍而引起脑出血。

二、呼吸系统

肺脏是一对外开放的器官，易发生呼吸道感染。老年人由于呼吸系统解剖学变化和生理功能退化，全身和呼吸道防御功能与呼吸功能均明显降低，极易发生呼吸道感染，使业已减退的呼吸功能进一步恶化而引起呼吸衰竭。酒精对肺的影响有很重要临床意义，其挥发性使得气道上皮处于高浓度酒精下，在这种环境下可以造成气道上皮损伤，而诱发或加重酒精相关性肺病。酒精可以引起肺组织谷胱甘肽的减少，使肺组织的防御系统受损；依据酒精诱导产生 TGF-β1，肺组织中羟脯氨酸含量增加，证明酒精对肺纤维化的形成起重要作用，提示慢性饮酒可导致肺纤维化。由于老年人肺部正常防御功能下降，饮酒亦可引起肺炎，特别是对于有脑血管病等疾病长期卧床的患者来讲，其临床表现至少有下述一个以上的症状，包括发热或低体温、寒战、新出现的有痰或无痰的咳嗽、慢性咳嗽患者呼吸道分泌物的颜色发生改变、胸部不适、或出现呼吸困难，体检发现呼吸音改变或局限性湿性啰音，胸片上出现急性浸润。还可能有一些非特异性症状，如乏力、肌痛、腹痛、食欲缺乏和头痛等表现。慢性呼吸衰竭急性加剧，是我国临床上最常见的老年人慢性呼吸衰竭类型。老年人饮酒可使慢性阻塞性肺疾病和肺心病患者急性发作，因肺部感染加重而出现气道阻塞，通气功能下降，而出现呼吸衰竭。早期可表现为Ⅰ型呼吸衰竭，随着病情逐渐加重，通气功能愈来愈差，可表现为Ⅱ型呼吸衰竭，经治疗好转后Ⅱ型呼吸衰竭可经Ⅰ型呼吸衰竭阶段后最终趋于稳定。但必须明确对于部分老年人严重阻塞性肺疾病患者即使在病情缓解期，患者的呼吸功能仍处于呼吸衰竭状态。老年人免疫功能低下，饮酒是其发病的一个重要因素。

三、消化系统

适量饮酒可以适度刺激胃黏膜，促使胃液分泌增多，食欲增强，有益消化。然而，长期摄入酒精，酒精对胃黏膜组织具有很强的腐蚀性，破坏表面黏液层和黏液细胞，并破坏胃黏膜的正常代谢所需的生理环境。酒精还可通过增强胃黏膜损伤因素、削弱胃黏膜保护因素和使细胞内钙超载等机制引起胃黏膜损伤。酒精代谢产生的乙醛具致癌作用和致突变作用。特别对于老年人，人体代谢发生障碍，通过酒精本身和它的衍生物乙醛可使肝细胞反复发生脂肪变性、坏死和再生，而导致酒精性肝病，包括酒精性脂肪肝、酒精性肝炎、肝纤维化和肝硬化等。近来研究发现，酒精对肝细胞还具有直接毒害作用，主要由于酒精在肝细胞内氧化消化辅酶，抑制了线粒体的三羧循环，使肝细胞内脂肪酸的氧化过程减弱，导致肝细胞脂肪变性。长期过量饮酒在消化系统还会损害胃黏膜和小肠的超微结构及吸收功能，使硫胺素、维生素 A、叶酸等吸收减少，导致营养不良和贫血。过量的酒精还能刺激胃黏膜充血水肿，导致食管炎、胃炎、胃溃疡、十二指肠球部炎症，易造成"侵蚀性胃炎"，引起消化不良、腹泻、呕吐，也可诱发胃癌或肠癌。酒精对胰腺的内、外分泌均有损伤作用，且饮酒与胰腺肿瘤亦有某种程度的相关。酒精引起的胰腺损伤主要表现为胰腺腺泡细胞活性下降及调亡等改变，胰腺水肿甚至胰腺萎缩，可引起慢性胰腺炎、继发性糖尿病、胰腺肿瘤等多种疾病。酒精引起的胰腺病变与脂肪酸乙基酯上升相关。以往认为酒精性肝硬化在我国较少见，估计占肝硬化 5% 左右，随着酒类消耗日益增多，发病率亦逐渐上升。酒精 80%～90% 由肝脏代谢，中间代谢产物中的乙醛有相当大的肝毒性，它可以使肝细胞膜脂肪过氧化，破坏肝细胞的微管结构，降低其功能，损伤线粒体等，促使肝间质纤维组织增生，并可引起肝内炎细胞浸润。这种情况与个体营养状态、易感性物质接触及遗传因素有关。女性比男性更易发病。其临床表现无特异性，除具有一般肝硬化的症状外，蜘蛛痣、男性乳房发育、前列腺肥大、睾丸萎缩、胰腺炎、末梢神经炎较常见。对于老年人由于其代谢功能下降，及酒精大部分是经过肝脏代谢，故老年饮酒可使肝细胞膜损伤，攻击肝脏细胞 DNA，最终导致肝癌。

四、心血管系统

有关研究表明，长期饮酒可使内皮素（ET-1）、肿瘤坏死因子（TNF-α）、白细胞介素（IL-6）增高及一氧化氮（NO）水平下降，说明心血管内皮的屏障遭到破坏，内皮舒张平衡功能障碍。同时内源性 NO 抑制物如非对称性二甲基精氨酸（asymmetric dimethylarginine，ADMA）的增多，也是导致血管内皮损伤的原因，血管内皮的损伤是动脉粥样硬化的始动环节。其主要临床表现为心绞痛、心肌梗死，严重时亦可发生猝死。老年人由于其本身特点，有的对疼痛刺激不敏感，如出现心前区不适应及时就诊，以防急性心肌梗死及猝死发生。酒精是引起继发性非缺血性扩张性心肌病的主要原因之一，在心血管系统可呈现酷似扩张型心肌病的表现，称为酒精性心肌病（alcoholic cardiomyopathy，ACM），其机制是：酒精及其代谢产物乙醛可干扰线粒体的呼吸，影响心肌细胞膜对离子的通透性，抑制钙离子的结合转运及与肌原纤维之间的作用，从而干扰兴奋-收缩耦联，同时抑制钠泵活性，使钾镁从细胞内丢失增加，引起除极和复极不均，传导性减慢，成为折返和自律性电生理异常的基础。酒精可直接引起心肌细胞坏死、间质纤维化，干扰红细胞对铁的利用，产生高铁血红蛋白血症，形成大红细胞，增高血液黏滞度。酒精性心肌病的临床表现为平时无自觉症状，或仅表现为心悸、胸闷，严重者可表现为充血性心力衰竭。可有心律失常，以房颤最为多见，其次是房扑、频发室性期前收缩、短阵室速甚至阿-斯综合征。除非同时伴有冠心病或主动脉瓣狭窄，一般 ACM 不会发生心绞痛，但可出现不典型胸痛，也有以心绞痛为突出表现者，可能与乙醛释放儿茶酚胺刺激大冠状动脉上的 α-肾上腺素受体而致冠脉痉挛有关。有文献报道老年饮酒可引起Ⅱ度房室传导阻滞，可能是酒精及其代谢产物乙醛影响心肌电生理活动，引起心肌的传导时间和不应期延长，致使窦性激动下传心房过程中受到不同程度阻滞。或酒精引起自主神经失调使迷走神经张力突然增高所致。饮酒与血压关系相关研究结果显示，随着酒精摄入量的增加，收缩压和舒张压均有升高的趋势，增加了患高血压病的危险性，这说明，饮酒与血压的关系独立于其他传统危险因素，酒精摄入量 ≥ 20g/d 是高血压的独立危险因素。研究显示，在年轻女性中饮酒与血压不存在正相关关系，而在老年女性中存在，这可能与老年女性性激素缺乏有关。因老年人受各种自身因素的影响，老年饮酒与高血压关系的具体机制还不确定，根据现有证据，最有可能的原因是酒精直接作用于血管平滑肌，并有可能是由 Ca^{2+} 内流介导的。

五、皮肤损害

烟酸缺乏症就是由过度饮酒引起的，其发病机制是大量饮酒者主、副食吃得少而使烟酸及其前体色氨酸、维生素摄取不足；长期饮酒可导致慢性酒精中毒，使肝脏对烟酸利用不充分，且酒精也增加体内烟酸的消耗。烟酸缺乏症又称糙皮病，是由于人体内烟酸缺乏引起的一种以皮肤黏膜、胃肠道及神经精神症状为主的营养缺乏及代谢障碍性皮肤病。其主要临床表现为典型的三联征：皮炎、腹泻和痴呆。三者同时存在较少，常见皮肤和胃肠道症状，亦有仅见精神障碍，无皮疹者称无疹性糙皮病。发疹前 1～2 个月往往已有口炎和慢性腹泻，或有历时较久的前驱症状如口腔烧灼感、消化不良、腹泻或便秘、头昏、头痛、失眠、记忆力减退、注意力不集中、疲劳、虚弱和体重减轻等。皮损多位于暴露部位，常对称分布，如手背、指背、腕、前臂外侧、面、颈项、上胸、足背、踝和小腿伸侧，亦可发生于易受摩擦部位，如肩、肘、膝和臀等处。早期经曝晒后于露出部位出现鲜红或紫红斑，界限清楚，略高起，有瘙痒或烧灼感，酷似晒斑，后皮损转红褐色，有明显水肿，严重者红斑上发生大疱，可继发感染形成脓疱，或疱破裂、表皮剥脱形成大片糜烂，伴浆液渗出，或形成溃疡，干燥后结痂，2～3 周后损害呈红棕色或棕黑色，变得粗糙并有鳞屑，亦可有皲裂和毛囊角化，其边缘可见 1～2mm 宽较红的部分，似一道镶边。急性发作时可有高热、谵妄、衰竭等症状。反复发作的慢性病例，皮损水肿不明显，但皮肤增厚和皮纹明显、颜色转暗带棕黑色、粗糙而缺乏弹性，伴角化过度、干燥性鳞屑、皲裂、出血或覆有血痂。老年患者皮肤干燥，鳞屑呈片状，小腿伸侧有鱼鳞病样改变。偶尔皮损累及鼻周，呈现带有黑头粉刺的脂溢性皮炎，与核黄素缺乏者相似。皮损常于夏季发作或加剧，冬季减轻或消退，愈合时有大片脱屑，留有萎缩、色素沉着或色素减退。口角炎以口角湿白、糜烂为主，亦可见口角和唇干燥皲裂、脱屑。早期舌炎为舌尖和舌边充血发红、蕈状乳头肥大，重者舌缘皲裂，舌面糜烂或有浅溃疡，后期舌乳头萎缩、干燥、光滑发红似牛肉。炎症可累及口腔黏膜、齿龈、咽喉和食管，自觉疼痛，唾液增多，影响进食，常有继发感染。会阴、生殖器、肛门周围及黏膜病变可与口腔炎同时发生。直肠和阴道黏膜有炎症或溃疡，阴道分泌物增多，使附近皮肤浸渍或继发感染。

六、精神疾病

长期饮酒形成酒精依赖后，突然断酒或急骤减少饮酒所引起的以神经精神系统症状为主要表现的一组症状群，称为酒精戒断综合征（alcohol withdrawal syndrome, AWS）。通常说来，只有当血酒精浓度降到 0.15g/dl 以下时，才会出现戒断综合征，其发病机制为：小剂量酒精入血后作用于 γ-氨基丁酸受体（gamma-aminobutyric acid-receptor，GABAR），γ-氨基丁酸对大脑皮质的抑制作用，而呈皮质下脱抑制的兴奋状态；大剂量则抑制脑干中枢引起昏睡和昏迷；戒酒使酒精对 γ-氨基丁酸作用减弱，呈中枢释放状态，表现异常兴奋。血中去甲肾上腺素升高，出现交感神经兴奋状态。临床上将 AWS 分为 3 级，1 级：明显震颤及出汗，无幻觉及意识障碍；2 级：急性阶段有明显的震颤、大汗及幻觉。但幻觉可以是暂时的，睡前及醒前的恶梦与幻觉不相平行；3 级：除包括 2 级各项外，还应有意识障碍，可以是间歇性，并有定向力及近记忆障碍。老年饮酒所致精神症状多种多样，患者多为外向型性格及与其文化程度相关，以幻觉、妄想、情感不稳、动作怪异、人格改变多见，其中幻觉最常见，其次为妄想症。幻听常用第三人称称呼患者，内容不愉快和敌意，如责骂、威胁等。幻视形象生动，多为动物类如猫、狗、蛇等，鲜明逼真，场面恐怖，为此患者焦虑、紧张、惊恐，出现怪异动作。患者在幻觉或被害妄想支配下，出现逃跑、躲藏，严重者可自杀，对幻觉、妄想中的对象发起攻击等行为。由于长期饮酒导致患者社会功能减退，特别是人格改变，变得自私，缺乏对家庭和社会责任感，有家庭暴力行为。

第三节 老年饮酒问题的预防与干预

一、宣传教育、加强干预、心理指导、人文关怀

老年期酒精依赖的问题日益突出，老年饮酒导致不良事件的风险增加，包括易摔伤，意外事故，酒精与药物的相互作用，原有基础疾病的并发症等。酒精的摄入量一般难以衡量，尤其是对老年人。因为饮酒标准的变异，统计漏报等更增加了困难性。世界卫生组织在高血压防治指南（WHO/ISH2003）中指出：规律饮酒（每日 1 ~ 3 标准份）者冠心病的危险似有减少。但是，大量饮酒可增加其他心脏疾病和脑卒中的危险（尤其在狂饮之后）。过量饮酒会增加老年人骨折，尤其是髋骨骨折的发生率。第 32 届世界卫生大会已将饮酒列为世界范围的主要公共卫生问题，饮酒及其相关的问题日益受到关注。

随着时间的延长，慢性酒精中毒性精神和躯体障碍的危险性增大，尤其老年期患者因脑器质性的改变，对酒精更为敏感，更易形成依赖。酒精依赖者即使节制饮酒，慢性酒精中毒也会缓慢地进展。应用 meta 分析方法对检索到的国内 10 个吸烟、饮酒与缺血性脑卒中关系的研究结果进行定量综合分析，归因危险度分析显示一般人群中 35% 的缺血性脑卒中病例分别由饮酒引起，即在自然人群中若能去除饮酒这一危险因素，人群缺血性脑卒中发病率可减少 1/3 以上。因此，积极开展限酒宣传干预是缺血性脑卒中病因预防的重要措施。对于老年饮酒的预防与干预主要从以下两方面：

（一）宣传教育，加强干预

加强对饮酒问题老年人的健康知识宣传。让酒精依赖者意识到嗜酒的危险性和严重性，如过度饮酒会对工作、家庭、自身、他人造成严重不良后果，深刻认识酒精的危害性，从而弱化或纠正不良癖好，警戒自己，抑制对饮酒的渴望。只有酗酒者真正认识到酒精依赖的危害性并要求戒酒，并在其他治疗方法的辅助作用下进行康复，才可能摆脱对酒精的依赖。利用广播电视、宣传窗、媒体和电脑网络等多种形式对广大群众进行健康教育，改变世俗观念，使患者和家属在认知态度和行为上有所改变，最终达到戒酒的目的。健康教育的主要内容有：酒精在体内的分布、代谢和排泄，酒精依赖的病因、临床表现、酒精对人体的危害性及酒精依赖的治疗、康复等知识。由于老年人中文化、职业、社会地位不同，对健康教育接受能力有很大差异，应根据患者不同层次选择易接受的教育内容。对文化层次高，求知欲强，接受新知识快的患者除常规宣教外，可根据患者需要增加教育内容。在老人离退休前要由有关机构对他们进行酒精和依赖的教育，离退休后可由社区的某一组织定期向老人们讲解。如发现问题，保健人员要进行告诫和给予适当的处理，并强调其严重性。常用的宣教方式有口头讲解，提供详细的书面健康教育内容，将健康教育处方刊登健康教育宣传专栏等。提倡平衡膳食合理营养、戒烟、避免酗酒、进行适度的体育锻炼、生活规律、保持平静的心态和乐观的情绪。同时构建社区老年饮酒公共防治网站，在网站上对老年人的饮酒问题进行宣传教育，宣传对象不仅仅是有饮酒问题的老年人，因为对于老年饮酒的预防与干预，家属可能是医生的最佳助手之一。

（二）给予心理指导，人文关怀

酒精依赖是由于饮酒所致的对酒渴求的一种心理状态，可连续或周期性出现。饮酒问题的老年人多存在以下心理：

1. 抑郁心理 酒精依赖患者由于各种原因会出现情绪低落，悲观绝望，自责自罪。严重到一定程度自觉生不如死，可以导致自杀行为及躯体疾病的产生。

2. 情绪休克 由于酗酒的缘故，工作、家庭、社会交往处处不如意，矛盾重重，挫折和打击不断。如此恶性循环，最后引起更严重的焦虑、恐惧感，出现不顾一切，蛮干的意向，心理疏导毫无反应，这就是创伤后的"情绪休克"，是心理创伤最为严重的反应。

3. 失望心理 由于对婚姻家庭、职业等问题不能做出正确的处理，得不到支持，精神压力太重，酗酒者出现抑郁、失望，有时还会产生轻生念头。

4. 依赖心理 患者缺乏戒酒的决心，出现强烈和强制的饮酒渴求。醉酒后产生恐惧感及孤独感，要求别人陪伴，产生依赖情绪。

5. 夸大心理 酒精依赖的患者多数饮酒后心情愉快，酒后喜欢交往，过高评价自己，吹嘘自己才华出众，是权威显贵，神通广大。

6. 嫉妒心理 酒精依赖者对超过自己或对自己构成某种影响的人往往存在不满情绪。

对于饮酒问题的老年人做如下心理指导和人文关怀：

（1）积极有效地和患者交流、沟通，了解其家庭环境和成长环境，分析其心理状态，给予心理支持治疗，安慰指导患者，使其从不安、烦闷、抑郁的情绪中解脱出来。

（2）通过戒酒成功的典型病例做现身说法，使患者消除顾虑，增强战胜疾病信心。

（3）组织患者观看健康教育音像片，形象生动的教育患者，使其对疾病有正确认识，改变不利于健康的行为，彻底戒酒。

（4）寻求社会家庭的支持，饮酒问题老年人多产生自卑脆弱孤独等一系列负性心理，他们渴望得到社会亲人朋友的理解关心和支持，故亲朋好友多陪伴患者，精神上给予鼓励，生活上多帮助，树立戒酒的信心和勇气。丰富患者的生活内容，协调周围关系，杜绝酗酒的环境，转移患者对酒的渴望。

（5）教会患者正确应对不良刺激，学会注意转移，树立正确的人生观和价值观，指导患者进行自我心理护理。

二、晚发型饮酒不当的预防

饮酒不当的患者可以分为两类：一生中大半时间都有酒精问题的人（早发型）和50岁以后才开始出现问题的人（晚发型）。在酒精依赖的老年人中，约有1/3的人在晚年发病。晚年出现酒精滥用或依赖问题的人估计每年约为0.63例/100人。晚发型的人出现酒精问题可能与生活中的压力有关，如情感障碍、退休、丧偶或经济拮据以及其他方面的原因。发现患者存在酒精问题后，大多可以通过一种门诊特别方案得到最好的治疗。但对部分患者来说，这个特别方案的某些特殊要求使他们拒绝参与这个方案。还有，尽管对一些晚发型酒精问题的人治疗是有效的，但有证据提示他们自己并不太积极寻求治疗。部分患者在门诊初诊时就可以开始治疗。如果他们的酒精滥用或酒精依赖问题没有得到完全的戒断或缓解，那么，如何才能使他们信服某个治疗方案便成了整个处理计划的关键问题。患者是否能够按照医生的要求持之以恒地坚持治疗，这一点很重要，但就医生来说，他们能否与患者建立良好的医患关系也同样重要，因为这可能影响到患者是否愿意继续接受治疗。良好的医患关系有助于预防过量饮酒。定期向患者询问饮酒情况、所面临的主要压力、退休或独立性丧失等生活中的一些重大变故，这是认识饮酒等多种问题的关键所在。预防饮酒问题进一步恶化的最主要措施就是要及时发现这些问题。如果医生在患者身上所花的时间太少或者患者在许多医生之间换来换去就诊，要建立这种医患关系就会更加困难。社会也可在酗酒的预防方面发挥一定的作用。一些自身的活动中心、教堂或社区大学能够为老年人提供教育和社会支持。为患者提供健康护理的人应该定期了解他们休闲时间的安排情况和癖好，这也有助于支持他们的社会功能。由没有酒精滥用问题的人所组成的纯净的社会组织就是预防晚发型酒精问题的重要力量。酒精依赖是一种社会适应不良行为的表现，也是一种较严重的社会性酒精滥用问题。必须注重酒精和心理治疗，取得家庭和社会支持的综合运用，尤其是家庭社会的心理支持对预防复发起重要作用。虽然酒精滥用属于一种慢性疾病，病程中患者易于缓解，也易于恶化，但他们仍然可以获得一种比较理想的远期结果。只要对酒精问题老年人给予较多的关注与家庭支持，并合理地安排好空闲时间，就能使患者纠正不良的饮酒习惯。文献显示：老年患者对治疗的反应事实上与年轻人差不多。治疗酒精问题不仅能提高老年人的生活质量和改善人际关系，而且酒精对人体的许多毒性作用还可以得到逆转。

三、慎用或禁用药物

（一）抗生素类药物

双硫仑（disulfiram）是戒酒药物，也称双硫醒、戒酒硫或厌酒硫。应用该药后，再饮酒即出现面部潮红、头痛、眩晕、腹痛、恶心、呕吐、气急、心率加快、血压降低、嗜睡、幻觉，甚至休克等症状。以致使有饮酒嗜好者，不再想饮酒，大剂量饮酒尚可造成死亡。上述反应称之为双硫仑样反应（disulfiram-like reaction）。其机制是双硫仑分子中的硫胺基的酯化后的结构不可逆的抑制肝脏中乙醛脱氢酶，致使酒精的中间代谢产物-乙醛的代谢受阻，体内酒精氧化成乙醛后不能继续氧化成乙酸，血液中乙醛浓度增加而引起双硫仑样反应。日本全国癌症协会以上述症状为指标，对头孢唑林等11种头孢菌素进行了双硫仑样反应的研究，结果发现其中6种可发生双硫仑样反应。这6种头孢菌素是头孢哌酮、头孢甲肟、头孢孟多、头孢米诺、头孢美唑、氟氧头孢。通过分子结构分析发现，这6种头孢菌素都是在母核7-氨基头孢烷酸（7-ACA）环的3位上含有甲硫四氮唑侧链，而3位上有甲硫四氮唑的头孢菌素，在中性溶液中水解成甲基氮唑硫醇，然后甲基四氮唑硫醇以硫酮式重排形成与双硫仑分子中的硫胺基的酯化后的结构相似的结构而抑制了乙醛代谢，便产生了与双硫仑相似的反应（表33-3-1）。

表 33-3-1 可出现双硫仑样反应的抗生素

药物种类	药物名称
头孢菌素类	头孢哌酮、头孢替安、头孢美唑、头孢甲肟、头孢米诺钠、拉氧头孢钠、氟氧头孢钠、头孢孟多、头孢尼西钠，头孢曲松钠、头孢氨苄、头孢克洛、头孢噻肟
硝基咪唑类	甲硝唑、替硝唑、奥硝唑、塞克硝唑
呋喃类	呋喃妥因、呋喃唑酮
其他	氯霉素、红霉素、异烟肼、灰黄霉素、诺氟沙星、利巴韦林，酮康唑

双硫仑样反应的症状多于饮酒后 15 ~ 30min 或静脉输入含有酒精的溶液时，其严重程度与用药剂量及饮酒的多少呈正比，并有持续性。对酒精敏感者尤为突出。另外，肝功能异常（包括脂肪肝）者，双硫仑样反应程度重、时间长。由于双硫仑样反应的药物对乙醛脱氢酶的抑制是不可逆的。因此，在使用上述药物期间直至停药后 1 周，患者不能饮酒（包括含酒精饮料）、口服或静脉输入含酒精的药物（如氢化可的松注射液）。但由于个体差异，个别患者在应用大剂量头孢哌酮 15d 后饮酒依然出现双硫仑样反应。亦有报道指出，即使用酒精消毒皮肤、应用含有酒精的食品及药品如酒心巧克力、藿香正气水，亦可引发双硫仑样反应，故应引起广大医护人员的高度重视，尤其对 45 岁以上的心脑血管疾病的患者应特别提高警惕。医务人员要高度重视药物引起的双硫仑样反应，注意对患者的健康宣教，预防为主。发现疑似双硫仑样反应的患者，应详细询问近期用药史和饮酒史，做好诊断和鉴别，以免误诊。

（二）苯二氮䓬类药物

地西泮是常用的安眠药，它能增加酒精对中枢神经系统的抑制作用。酒精还能增加这类药物的吸收，使它们的血药浓度升高。有文献报道，酒精对劳拉西泮的抗焦虑效应可产生协同作用。

（三）抗组织胺药物

抗组织胺药物易引起嗜睡，合用酒精加重嗜睡，不同镇静作用强度的抗组织胺药物所产的不良反应不一样。苯海拉明与酒精合用后，加重酒精对受试者的平衡、反应速度和思维能力的损害。酒精与阿司咪唑合用既不影响精神性运动能力，也不加重酒精中毒反应。

（四）抗凝药物

酒精可影响抗凝血药物对肝脏酶类的作用，从而使其抗凝血作用增强，导致药品半衰期缩短，影响药效。如阿司匹林，华法令，阿司匹林和酒精都对胃黏膜有损伤，饮酒可加重阿司匹林对消化道的刺激性，严重者可致消化道出血。

（五）H_2 受体阻断剂

西咪替丁等能使血中酒精浓度升高。双盲法研究证明服用西咪替丁 7d 再饮酒，血中酒精浓度升高 12%，患者自诉容易酒醉。但另有研究证明西咪替丁不影响受试者血酒精浓度，不发生明显的相互作用。进一步研究证明西咪替丁不影响酒精在体内的消除速率，可能是由于药物改变了肠道对酒精的吸收速率。

（六）降糖药

主要包括氯磺丙脲、格列本脲、格列吡嗪、甲苯磺丁脲。饮酒会使血糖下降引起严重低血糖，同时酒精增强了微粒体酶活性而使口服降糖药半衰期缩短，影响药效，另外氯磺丙脲与酒同用可引起严重头痛、恶心、呕吐、眩晕等症状。二甲双胍口服降糖药与酒精在体内相遇有引起酸中毒的危险。

（七）降压药

饮酒可使血管扩张，增强药物的降压作用引起突发性低血压。维拉帕米能使血中酒精浓度升高并延长持续时间。这一相互作用可能是维拉帕米抑制了肝脏对酒精的代谢，因而减少了酒精的体内代谢和排泄所致。

（八）吩噻嗪类药物

如氯丙嗪，异丙嗪，这类药物使酒精分解代谢延缓，加重恶心、呕吐、头痛、颜面潮红等中毒症状。饮酒可加重氯丙嗪等的副作用和低血压反应，加重氯普噻吨的中枢抑制作用。

（九）血管扩张药

胍乙啶、戊双比铵、苄甲胍、噻嗪类等，与酒精有协同性扩张血管作用，联合应用可加重低血压反应，严重时可造成低血压休克，甚至危及生命。

（十）抗癌药物

甲氨蝶呤是一种抗叶酸类抗癌药，与酒精合用可增加甲氨蝶呤的肝脏毒性。由于酒精能干扰胆碱合成而增加肝脏毒性，导致转氨酶明显升高，所以服用甲氨蝶呤时应禁酒。丙卡巴肼的氧化产物具有抗肿瘤作用，与酒精同时引用可出现双硫仑样反应。

（十一）其他

对乙酰氨基酚：酒精能增加扑热息痛的肝毒作用，有酗酒史的患者服大剂量扑热息痛易发生严重的肝损害和急性肾衰；别嘌醇：别嘌醇是治疗高尿酸血症、慢性痛风的主要药物，别嘌醇与酒精相互作用可增加血清中尿酸含量而使别嘌醇药效降低，有报导服用别嘌醇后饮酒致双硫仑样反应。建议服用别嘌醇的患者在服药期间不要饮酒，以避免类似不良反应的发生；苯巴比妥、苯妥英钠等药物，少量饮酒能诱导肝药酶活性，使代谢速度加快，半衰期缩短，药效降低，大量饮酒可因酒精与药物竞争相同的代谢酶而抑制或减弱药酶活性，减慢药物代谢，导致药效增强，加重中枢神经系统抑制；妥拉唑林：是 α 受体阻断剂，可扩张周围血管，降低血压。服用妥拉唑林患者，饮酒后易发生双硫仑样反应，表现为潮红、头痛、头胀、心悸等；硝酸甘油：自 1965—1980 年以来大量研究资料证明，心脏病患者饮酒后会大大地增加体位性低血压，虚弱，头晕和晕厥的危险性，两药对血管扩张作用具有相加性，最强的不良反应发生在饮酒后 1h 服硝酸甘油。

超过 60 种不同的死亡原因是由饮酒导致的，饮酒导致的死亡原因是一个"J"型曲线。由于各个国家收集数据的方法不同，由饮酒直接或间接导致的死亡比例有所不同。饮酒导致死亡的疾病包括多种癌症、高血压、肝硬化、胰腺炎、认知障碍、暴力和意外。对于有饮酒问题的老年人，社会、家庭应支持和理解他们，共同帮助饮酒问题的老年人恢复正常的生活秩序，建立健康的生活方式。

（张荟雪　王丽华）

参考文献

1. 王增武，范国辉，张林峰，等. 北方农村地区男性代谢综合征与饮酒关系研究. 中华疾病控制杂志，2015，19(4):348-351

2. 黄鹏，王达平，刘榴，等. 长期危险饮酒对酒精依赖者心血管功能的影响. 中国神经精神疾病杂志，2016，42(2):42-44

3. 马玉霞，张兵，王惠君，等. 饮酒行为对我国 9 省成年居民高血压患病的影响研究. 中国慢性病预防与控制，2011，19 (1):9-11

4. 玛丽. 安. 法西娅. 美国最新临床医学问答-老年医学. 北京：海洋出版社，2000，122-127

5. 钱桂生. 老年人呼吸系统疾病的临床特点. 中华保健医学杂志，2011，13(3):177-179

6. 冉宏，陈冰源. 服用别嘌醇后饮酒致双硫仑样反应 1 例. 人民军医，2011，54(1):37

7. 孙虹，陈彪，孙菲等. 吸烟、饮酒对中老年原发性震颤发病的纵向影响. 中国神经精神疾病杂志，2009，35(1):15-17

8. 徐俊冕，严和骏. 心理医学. 上海：上海医科大学出版社，1990:142

9. 肖云. 老年期慢性酒精中毒的临床分析. 中国实用医药，2011，6(36):81-82

10. Crabbe JC, Phillips TJ, and Belknap JK. The complexity of alcohol drinking: studies in rodent genetic models Behav. Genetm 2010, 40:737-750

11. Di Minno MN, Franchini M, Russolillo A, et al. Alcohol dosing and the heart: updating clinical evidence. Semin Thromb Hemost, 2011, 37(8):875-884

12. Ewig S, Welte T, ChASTre J, et al. Rethinking the concepts of community acquired and health-care-associated pneumonia. Lancet Infect Dis, 2010, 10:279-287

13. Fan AZ, Li Y, Zhang X, et al. Alcohol consumption, drinking pattern, and self-reported visual impairment. Ophthalmic Epidemiol, 2012, 19(1):8-15

14. Gage S, Melillo KD. Substance abuse in older adults: policy issues. J Gerontol Nurs, 2011, 37(12):8-11

15. Heuberger RA. Alcohol and the Older Adult: A Comprehensive Review. J Nutr Elder, 2009, 28(3):203-235

16. Hatchett BF, Holmes KY, Patterson B, et al. Beliefs of older Mexican American women about

alcohol and alcohol use. Ethn Subst Abuse, 2011, 10(4):337-362

17. Holmwood C. Alcohol and drug problems in older people. BMJ, 2011, 24.343-350

18. Immonen S, Valvanne J, Pitkala KH. Prevalence of at-risk drinking among older adults and associated sociodemographic and health-related factors. Nutr Health Aging, 2011, 15(9):789-794

19. Jupp B, Krstew E, Dezsi G, et al. Discrete cue-conditioned alcohol-seeking after protracted abstinence: pattern of neural activation and involvement of orexin receptors Br. J. Pharmacol, 2011, 162:880-889

20. Kiefer F, Mann K. Acamprosate: how, where, and for whom does it work? Mechanism of action, treatment targets, and individualized therapy. Curr Pharm. Des, 2010, 16:2098-2102

21. Kolla BP, Schneekloth TD, Biernacka JM, et al. Trazodone and alcohol relapse: a retrospective study following residential treatment. Am J Addict, 2011, 20(6):525-529

22. Kelly AB, Chan GC, Toumbourou JW, et al. Very young adolescents and alcohol: evidence of a unique susceptibility to peer alcohol use. Addict Behav, 2012, 37(4):414-419

23. Lucchetti G, Peres MF, Lucchetti AL, et al. Religiosity and tobacco and alcohol use in a brazilian shantytown. Subst Use Misuse, 2012, 47(7):837-846

24. Lejoyeux M, GASTal D, Bergeret A, et al. Alcohol use disorders among patients examined in emergency departments after a suicide attempt. Eur Addict Res, 2012.18(1):26-33

25. Mukamal KJ, Robbin JA, Cauley JA, et al. Alcohol consumption, bone density, and hip fracture among older adults: the cardiovascular healthy study. Osteoporos Int, 2007, 18(5):593-602

26. Miller TR, Spicer RS. Hospital-admitted injury attributable to alcohol. Alcohol Clin Exp Res, 2012, 36(1):104-112

27. O'Conne ll H, Ch in AV, Hamilton F, et al. A systematic review of the utility of self-report alcohol screening instrument s in the elderly. Int J Geriat r Psychiatry, 2004, 19:1074-1086

28. Powell J. Alcohol and drug abuse issues in older persons as revealed through the comprehensive drug，alcohol，and mental health treatment systems. Care Manag J, 2011, 12(3):108-114

29. Ripley TL, Stephens DN. Critical thoughts on current rodent models for evaluating potential treatments of alcohol addiction and withdrawal, Br J Pharmacol, 2011, 164:1335-1356

30. Sorock GS, Chen LH, Gonzalgo SR, et al. Alcohol-drinking history and fatal injury in older adults. Alcohol, 2006, 40:193-199

31. Spanagel R, Kiefer F. Drugs for relapse prevention of alcoholism: ten years of progress Trends Pharmacol. Sci, 2008, 29: 109-115

32. Spanagel R. Alcoholism: a systems approach from molecular physiology to addictive behavior. Physiol Rev, 2009, 89:649-705

33. Soderpalm B, Lof E, Ericson M. Mechanistic studies of ethanol's interaction with the mesolimbic dopamine reward system. Pharmacopsychiatry, 2009, S87-S94

34. Shaw BA, Agahi N, Krause N. Are changes in financial strain associated with changes in alcohol use and smoking among older adults?Stud Alcohol Drugs, 2011, 72(6):917-925

35. Siegel M, DeJong W, Naimi TS, et al. Alcohol brand preferences of underage youth: results from a

pilot survey among a national sample. Subst Abus, 2011, 32(4):191-201

36. Spanagel R. Alcoholism: a systems approach from molecular physiology to addictive behavior Physiol. Rev, 89, 649-705

37. Vengeliene V, Celerier E, Chaskiel L, et al. Compulsive alcohol drinking in rodents Addict. Biol, 2009, 14:384-396

38. Vergés A, Jackson KM, Bucholz KK, et al. Deconstructing the age-prevalence curve of alcohol dependence: Why "maturing out" is only a small piece of the puzzle. J Abnorm Psychol, 2012, 121(2):511-523

第三十四章

饮酒与酒精滥用

第一节　概　　述

一、社交饮酒

所谓社交饮酒（sociability drinking），即只在特定场合如节假日、聚会才饮酒。适量饮酒，可以减轻人的疲劳，使人忘却烦恼，令人心情舒畅，增加社交活动和节日中的欢聚喜庆气氛。社交广泛并适量饮酒有益健康，日本一项最新研究表明，适量或少量饮酒再加上高层次的社会支持能够降低患心脏病和卒中的概率。但是，过量饮酒，以至饮酒成瘾，不仅危及自己的健康和家庭的幸福，对社会也会造成种种危害。不同的地区、民族社交性饮酒有着不同的方式和习惯。祝酒是各国社交场合常用的方式。在我国古代，就有饮酒习俗，封建社会的宴饮活动，座位安排都很有讲究。对于现代社交饮酒的方式，座次灵活安排，以尊敬老人、尊敬师长、尊重宾客、爱护儿童为原则。

二、酒精滥用

一般而言，如果一个人过度使用酒精而无法自我节制，导致在认知上、行为上、身体上、社会功能或人际关系上的障碍或损伤，且明知故犯，无法克制，就达到酒精滥用（alcohol abuse）的程度。酒精滥用者往往使用初期就被诊断为酒精滥用，有些人就会发展成为酒精依赖，然而，也有部分人长时间饮酒没有成为酒精依赖。酒精滥用与酒精依赖最大的区别在于有无耐受性和戒断症状。在饮酒早期如果没有出现耐受性增加和躯体戒断症状就不能诊断为酒精依赖，有些人即使由于酒精滥用导致一些问题，但也不会引起酒精依赖的程度。不同的诊断标准有不同的提法，ICD-10 称为有害性饮酒，DSM-Ⅳ 称为酒精滥用。

第二节　流 行 病 学

在一般成年人中，一生中滴酒不沾者占 5%，只在特定场合如节假日、聚会才饮酒的人即所谓社交饮酒者占80%，问题饮酒者占10%，而真正的酒精依赖者只占5%。WHO指出，酒精的有害性使用在全球都是对健康危害最为严重的问题之一。同时，与酒精相关的社会损害急剧上升。如韩国，与酒后驾车相关的交通事故和伤亡在1994—2004年间增长了41%。同时，发展中国家的有害饮酒模式（暴饮、外出就餐饮酒、在公共场所饮酒等）要远远多于发达国家。近十年来，发达国家的酒精人均消费量、酒精所致问题的发生率都有下降趋势，而用于酒精依赖治疗、康复、研究的投入却在不断增加。

酒精滥用问题同样是个由来已久的世界性问题，由于它是合法的饮料，对其危害公众认识不够。我国酒精滥用及酒精依赖问题同样也相当严重，不容忽视。郝伟等1998年在全国六个地区对23 513名受试者进行的饮酒相关问题的调查显示，84%的男性和30%的女性有过饮酒行为，其中16%的男性和2.5%的女性每日饮酒。男女两性酒精依赖总的时点患病率为3.43%。已有种种迹象表明，除了酒精滥用和酒精依赖患病率在逐年增加外，酒精中毒性精神障碍发病率也在上升。

除了酒精依赖的患病率逐渐上升之外，罹患酒精滥用的特点也呈现了以下变化趋势：①国家公务人员饮酒比例上升，如在内蒙古自治区乌拉特前旗的流行病学调查发现，酒精滥用的发生与国家行政职能机关的干部职业有关；②女性的饮酒率上升，出现酒精依赖的比例也有所增加；③饮酒有低龄化的趋势，出现酒精滥用的年龄有所提前。

第三节　致病因素

一、生物学因素

（一）遗传研究

遗传因素在酒精滥用中起到重要的作用。大量有关酒精与药物依赖的遗传或家族性研究已证明，动物对某些药物依赖的形成具有显著的遗传性。尤其是成瘾的易感性是有遗传学基础的，如不同品系的小鼠对吗啡依赖的形成具有显著差异，有些品系的鼠极易造成阿片类依赖的动物模型，而有些品系则很难。此外，家系、双生子及寄养子研究均发现，药物滥用的易感性因素是由基因所决定的。例如，酒精依赖的遗传度为52%～63%。目前发现有两个途径将这一易感性从上一代传至下一代，一是直接遗传的酒精/药物依赖易感性，另一个是间接的方式，将反社会人格传给下一代。家系研究表明，药物依赖或滥用家系成员中，药物滥用、酒精滥用、反社会人格、单相抑郁的相对危险性分别为对照家系的6.7、3.5、7.6和5.1倍。导致酒精中毒的遗传和生化缺陷尚未证实。尽管酒精中毒者其嫡子的发病率要比寄养子高，但是酒精中毒者的子女酗酒的比例仅略高于普通人群。许多学者相信酒精中毒的发生一般有其遗传和生化的易患性。一些数据显示酒精中毒者较不易发生醉酒，亦即他们的中枢神经系统对酒精反应的阈值较高。有些学者将酒精滥用与慢性酒精中毒综合征区分开来，认为前者可见于任何酗酒者，而后者仅见于存在遗传易患缺陷的人。

（二）生化因素

临床发现酒精中毒与抑郁症关系密切，从血小板单胺氧化酶含量测定中，却已发现酒精中毒者低于正常对照组。因为血小板单胺氧化酶含量在很大程度上受控于遗传因素，因此推测嗜酒者的情绪状态与遗传素质的影响有关。此外，近年还发现了嗜酒者脑脊液中5-羟吲哚乙酸较常人显著低下，这也提示酒精中毒与神经递质功能上存在着关联。

（三）产前因素

重度酗酒孕妇娩出的婴儿常表现出生理缺陷，如体重轻和体型小等。最值得注意的是，孕妇纵酒时有可能使子宫中婴儿产生酒精依赖，致胎儿娩出后即出现以神经生理功能障碍为主要表现的戒酒综合征。此外，据研究大凡在胎儿时期有过胎内酒精依赖者，至成年后较常人更易于酗酒成瘾，重新激活酒精依赖问题。

二、心理因素

（一）情绪冲突

心理分析学派认为个体早年心理发育不良与心理创伤可以形成一种受压抑的痛苦心理冲突。酗酒行为可视为个体抑制功能的释放，使被压抑的各种心理冲突得以表现。酗酒也可被视为对自我的攻击行为。

（二）人格倾向

运用明尼苏达多项人格问卷（MMPI）测试嗜酒者发现，抑郁分值与精神病态分值显著向病理数值增加。提示嗜酒者具有抑郁的人格倾向，与上述心理分析研究结果相符。

（三）习得理论

持习得理论观点者认为，嗜酒者以饮酒解脱焦虑情绪开始，继而从中习得一种正性的情绪体验，在不断正性强化中形成这种习得的习惯行为，逐渐固化为难以矫正的依赖行为。

三、社会因素

在漫长的历史长河中，饮酒不但成为朝堂上的礼仪庆典、宗庙中的祭祀活动、文人墨客的吟诗唱歌的重要组成部分，也深入到百姓的日常生活。婚丧嫁娶、年节团聚，都会饮酒助兴。饮酒成为中国社会能够普遍接受的一种行为，在一些特定场合，成为必不可少的活动。在我国一些少数民族如云南佤族、海南黎族崇尚豪饮，敬老待客皆贡之以酒。国际上也是如此，在许多国家里，人们以他们自己的葡萄酒感到特别的自豪。目前饮酒作为青年人交往的一种方式，在发展中国家越演越烈。这些都是酒精滥用、酒精依赖的促发因素。

四、重大创伤应激

对于绝大多数酒精滥用者来说，发生过程是缓慢的，有些要历经数年甚至数十年。但也有一些酒精滥用者从一次不愉快的生活应激事件（如离婚、失恋、失业或亲人的亡故、重大灾难等）后，产生以过量纵酒来解除焦虑、抑郁的心理应对方式。如此情况下，有些具有成瘾素质的个体，在不断增加饮酒量的情况下，很容易演变成为酒精依赖者。

第四节　临床表现

一、社交饮酒

现代人在交际过程中，酒作为一种交际媒介，迎宾送客时饮酒，聚朋会友时饮酒，彼此沟通时饮酒，传递友情时饮酒，酒发挥了独到的作用。根据个人的状况适当饮用含有酒精的饮料，包括白酒、啤酒、红酒等，饮酒量因人而异以不发生醉酒、大脑始终保持清醒状态为宜。不过，即使适量饮酒每个人的反应也不尽相同。

二、酒精滥用

酒精滥用与酒精依赖有时较难区分，没有本质上的区别常常被混为一体。酒精滥用与酒精依赖最大的区别在于有无耐受性和戒断症状。酒精滥用常常给个体带来种种不利影响，如经常因饮酒迟到、早退、旷工、旷课（影响工作学业），常因酒后开车被罚款或者造成交通事故（导致法律问题），或因饮酒造成躯体或精神损害（有害性饮酒），但该个体仍继续饮酒，不能自控。酒精中毒者最常见的器官组织损害为肝硬化，周围神经病变，脑损伤及心肌病，常伴有心律不齐。此外，胃炎较为常见，胰腺炎也有发生。酒精具有对肝脏的直接毒性效应，而大量饮酒继发的营养不良可加重这种效应。有的酒精中毒者会发生不可逆性肝功能损害，由此影响糖原储存，干扰糖原代谢，易发生低血糖。食物摄入不足也会产生症状性低血糖。酒精的直接作用以及所伴有的营养缺乏（尤其是硫胺素）可引起常见的周围神经退行性病变及脑损害。酒精性心肌病可严重滥用酒精约10年后发生，可能是酒精对心肌的直接毒性效应，与营养状况无关。其临床表现为心脏扩大及充血性心力衰竭，病理表现为弥漫性心肌纤维化与心肌肥大，伴有糖蛋白浸润。此外，酒精滥用所致的硫胺素缺乏会引起一种心肌病变（"脚气病性"心脏病），出现高排血量心衰，并会因为电解质失衡而产生心脏传导系统的紊乱。年轻的酒精中毒者可因摄入过量酒精心电图异常，心律不齐和猝死。至于胃炎，可能与酒精对胃液分泌的效应有关，可以见到分泌量增多，酸度增加，而胃蛋白酶却较低。

酒精为亲神经物质，对中枢神经有抑制作用。饮酒后有松弛、温暖感觉，消除紧张，解乏和减轻不适感或疼痛。一次大量饮酒可产生醉酒状态，是常见的急性酒精中毒。

（一）急性酒精中毒（acute-alcoholism）

急性酒精中毒的饮酒量、血酒精含量和中毒体征的关系，常因饮酒史、饮入的速率以及吸收、代谢和排泄的变化而表现不同。主要表现如下：①最近饮酒；②在饮酒过程中或饮酒后不久发生具有临床意义的不良行为或心理改变（例如，不适当的性行为或攻击行为、情绪不稳、判断损害、社交或职业功能损害）；③饮酒过程中或饮酒后不久出现下列症状或体征：言语含糊不清，共济失调，步态不稳，注意及记忆损害，木僵或昏迷。急性酒精中毒的表现可分为三个阶段。第一阶段：兴奋期，表现为眼部充血，颜面潮红，头晕，人有欢快感，言语增多，自控力减低；第二阶段：共济失调期，表现为动作不协调，步态不稳，身体失去平衡；第三阶段：昏睡期，表现为沉睡不醒，颜色苍白，皮肤湿冷，口唇微紫，甚至陷入深昏迷，以至呼吸麻痹而死亡。

酒精主要由小肠吸收后进入血液。因为吸收快于氧化和排泄，所以会在血液中积聚下来。饮入的酒精中 5%～10% 以原形从尿、汗及呼气中排出；其余部分以 5～10ml/h 纯酒精的速率氧化成 CO_2 和水；每毫升产生 7kcal 热量。酒精的主要效应是抑制中枢神经系统。血液中酒精浓度（BAC）达 50mg/dl（11mmol/L）时产生镇静或安定作用；50～150mg/dl（11～33mmol/L）时，动作协调性受损；150～200mg/dl（33～43mmol/L）时，致酒精过量；300～400mg/dl（65～87mmol/L）时，意识丧失。BAC > 400mg/dl（> 87mmol/L）可能致死。BAC 较难确切测定，一般可以呼气中的酒精含量进行估算。

（二）酒精中毒所致幻觉（alcoholic-hallucinosis）

大多数酒精滥用患者在习惯性饮酒或大量饮酒后（常在 24h 内）出现以幻觉为主要症状的精神状态。幻觉多是在意识不完全清晰状态下出现的，以幻听多见，持续数日、数周、数月后消失，极少超过半年。患者受幻听影响常有强烈的情感及言语反应，表情恐惧、焦虑不安，患者可把大门紧闭，到处躲藏或找警察要求保护，夜间加重，严重者可出现自杀。

（三）酒精中毒所致嫉妒妄想（alcoholic-delusional-jealousy）

是指患者坚信配偶对己不忠的妄想。有的学者认为与长期饮酒引起的性功能降低、阳痿等使性生活不能满足有关，也有的学者认为与酒精滥用患者病前的人格及夫妻关系的不平衡等因素有关。

（四）酒精中毒所致心境障碍（alcoholic-mood-disorder）

国外学者曾报道患者及其家属提供的病史，在酒精滥用者中情感障碍的 2/3 是在饮酒后引起的。有的表现为严重的抑郁障碍，有些患者表现为躁狂。

（五）酒精中毒所致痴呆（alcoholic-dementia）

在长期大量酗酒的患者中，有的出现脑器质性痴呆。患者脑电图可有低波幅慢波，脑影像学显示脑室扩大，大脑皮质特别是额叶的显著萎缩。

第五节　治　　疗

一、药物治疗

药物治疗一般被作为是急性酒精中毒、弱镇静剂中毒（如抗组胺药物，巴比妥药物，苯二氮䓬类药物），阿片类中毒的辅助治疗。给予一些药物治疗可以降低镇静剂和酒精中毒的危害。这些药物治疗似乎与酒精中毒相互矛盾，但可以降低酒精的氧化反应，并可以加速其他药物的分解代谢。如在急性酒精中毒期可以降低华法林的代谢，使它的抗凝效果增加。然而，慢性酒精中毒者华法林的代谢是加快的，抗凝效果就会减弱。三环类抗抑郁剂由于它的抗组胺作用可以加重急性酒精中毒的镇静作用，临床使用要注意。

吩噻嗪类药物在急性酒精中毒使用可以导致呼吸抑制和心血管意外的发生。酒精因为有一定的镇静作用，因此对于高血压者有一定的降压作用。酒精对降血糖药有一定的协同作用，如甲苯磺丁脲，慢性酒精中毒者可以加速它的代谢，因此减缓降血糖作用。

（一）急性酒精中毒的治疗

酒精滥用者常常发生急性酒精中毒，一次大量饮酒后出现的行为异常：行为脱抑制，冲动，判断力下降，共济失调，言语不清，水平眼震，记忆丧失。因社交性饮酒而导致轻中度急性酒精中毒的现象经常发生，饮酒者及周围的人们大多不在意，认为只要让酒醉者睡睡就行了。但因饮酒过量而致死的案例时有发生，尤其是原来有慢性疾病者，若不注意节制，饮酒过量，更容易发生意外。因此，如果饮酒者一旦出现急性酒精中毒症状时，就要注意观察饮酒者的意识变化，必要时进行现场急救。急性酒精中毒症状的轻重与饮酒量、个体敏感性有密切相关，大多数成人致死量为纯酒精 250 ~ 500ml（白酒酒精浓度为 50% ~ 60%）。轻度酒精中毒者：可让其侧卧，以防吸入性肺炎，注意保暖，并给予适量浓茶或咖啡。治疗可用柑桔皮适量，焙干，研成细末，加入食盐少许，温开水送服，或绿豆 50 ~ 100g，熬汤饮服。重度酒精中毒者：应用筷子或勺把压舌根部，迅速催吐，然后用 1% 碳酸氢钠（小苏打）溶液洗胃以减少酒精的吸收，药物治疗可以给予纳洛酮 0.8 ~ 1.2mg 肌内注射或静脉点滴，如患者兴奋难以控制可以肌肉注射氟哌啶醇 2.5mg，另外可以给予静脉点滴高浓度葡萄糖以促进酒精的排泄。

（二）酒精中毒所致精神和行为障碍的治疗

酒精所致的精神病性症状治疗在给予苯二氮䓬类药物替代脱瘾治疗的同时，给予抗精神病药治疗，可首选非典型抗精神病药，尽可能选用对肝脏毒副作用小的药，如帕利哌酮、利培酮、阿立哌唑等。

（三）酒精所致的心境障碍治疗

根据患者情感反应的不同类型给予相应的治疗药物，如果表现为兴奋、话多、夸大、易激惹等躁狂相，可给予碳酸锂或丙戊酸钠合并喹硫平或奥氮平等；如果出现情绪低落、兴趣减低、少语少动等抑郁症的表现，给予抗抑郁剂治疗，可选用 SSRIs 类，如西酞普兰、艾司西酞普兰、舍曲林等，如果伴有失眠、性功能下降可以合用曲唑酮治疗。

（四）其他辅助治疗

长期酒精滥用的患者由于长期进食不好，经常会出现电解质的缺乏，如钾、钠、镁、磷等，可以造成严重的后果。特别是血钾的缺乏可引起心功能紊乱，所以电解质紊乱的及时纠正是非常重要的。维生素的缺乏是酒精依赖的另一个特点，与患者长期进食少以及酒精抑制小肠吸收维生素有关。叶酸缺乏可导致贫血。B族维生素缺乏可引起韦尼克脑病、痴呆及周围神经炎。因此，治疗初期就要给予大量维生素。另外酒精的代谢主要经过肝脏，由于长期大量滥用酒精，患者多数出现肝功能损害甚至肝硬化，因此，保肝、护肝治疗非常重要。

二、非药物治疗

社交性饮酒往往不需要特殊的药物治疗，主要以心理行为干预为主，酒精滥用者的心身障碍最为广泛，他们的焦虑、抑郁、幻觉妄想和自杀的发生率明显增加，而性功能则明显减退。对于酒精滥用者可以应用各种不同的心理治疗，但一般认为集体心理治疗比个别心理治疗更为有效。具体可以采用以下方法。

（一）快速暴露疗法

适用于有良好求治动机的患者，在短期内给予酒刺激。

（二）系统脱敏疗法

逐步讲解饮酒对人体的危害，把酒放在旁边让患者看，倒一杯酒让患者闻，让患者首先从思想上认识饮酒的危害性，逐步在行动上抵制饮酒。

（三）厌恶疗法

在整个治疗过程中如患者出现觅取行为即保护于床上、给予电针刺激。

（四）冥想法

通过静坐关注呼吸以及觉察内心中饮酒的冲动，使患者平复情绪以及对饮酒行为提高掌控感。

每日进行1次心理治疗，给予患者讲解疾病的有关知识。引导患者转变观念，配合治疗。整个治疗过程中强调各种心理疗法的联合应用。如：快速暴露的同时配合系统脱敏法、冥想法；系统脱敏法配合冥想法；快速暴露疗法配合系统脱敏法、厌恶法、冥想法；厌恶法合快速暴露疗法等。对不同患者、不同时期分别采用各种疗法分别进行、交替进行或数法同用。引导患者对目前情景进行自我检查，并以积极的想法看待自己，使之增强信心，指导患者进行有效的情绪控制。在加强认识的基础上，逐步培养良好的生活卫生习惯，规范患者的行为，使患者有力量去克服自己的问题。在消除各种反射方面做了实质性的改进，变回避为直视。与患者一起讨论疾病的性质、病程、治疗的意义、预后、对家庭关系及朋友关系、职业的影响等。把被动治疗变为主动配合，以调动主观能动性为核心。针对患者的否认失去自制、否认个人对家庭的痛苦和对家庭关系的影响，正确处理和引导，给予实事求是的评价。帮助消除消极部分，发扬积极部分。鼓励参与各项活动，表扬每一进步，帮助患者树立战胜疾病的信心。

第六节 预防复发

一、药物预防复发

（一）双硫仑

抑制乙醛脱氢酶的代谢，使酒精和乙醛在体内堆积，使饮酒者面部潮红、头痛、恶心呕吐、头晕等，造成患者对反应的恐惧和厌恶来达到戒酒的目的。但双硫仑服用后有一定危险，只能在医护人员的监护下进行治疗，所以使用很有限。使用剂量 200 ~ 250mg/d。

（二）阿坎酸钙

属于 GABA 受体激动剂，主要是通过乙酰化过程透过血脑屏障，刺激 GABA 抑制性神经的传导，并且拮抗兴奋性氨基酸尤其是谷氨酸而达到降低患者对酒精的依赖程度。

（三）阿片受体拮抗剂

酒精具有激发脑内啡肽的作用，对脑内啡肽有拮抗作用的药物纳曲酮，在动物实验中纳曲酮可以减少动物对酒精的摄入，减少酒精的正性强化作用。一些研究表明患者服用纳曲酮后对酒的渴求程度降低。

（四）抗抑郁剂

有动物实验研究表明 5- 羟色胺的缺乏与嗜酒的形成有关，西酞普兰与安慰剂的临床对照研究显示，西酞普兰的疗效为 52%，安慰剂为 30%，当患者合并抑郁的症状时抗抑郁剂疗效更明显。

二、非药物预防复发

防止酒精对心身的危害，并达到持久地戒除嗜酒习惯，是治疗酒精滥用的最终目标。酒精滥用的治疗特别是预防反复大量饮酒、醉酒不是单靠药物能够解决的。因此，复发的预防不仅是帮助患者远离酒精，还要帮助患者从他个人反复滥用酒精的经历中找到怎样具体预防复发的措施。匿名戒酒者协会（Alcoholics Anonymous，AA）是一种成功用于酒精依赖的治疗方法，对于酒精滥用同样也可以适用。

AA 是世界上最富盛名的自助组织，从 1935 年第一个 AA 组织成立算起，已经 70 多年。现在 AA 组织已几乎遍布全世界。据 20 世纪 80 年代中期统计，仅美国国内就有 AA

组织 13 000 个，成员 42.5 万人；全世界有 AA 组织 2.5 万个，成员 80 万人，可见其影响之广。

最初创立 AA 的是一名叫 Bill 股票经纪人和外科医生 Bob，两人均为严重的酒精依赖者。其中 Bill 自第一次世界大战时染上酗酒这一习惯，滥用无度近 20 年，在这 20 年间 Bill 反复进出医院，可终究未能摆脱酒的纠缠。Bill 在一次旅行中遇到了 Bob，两人互相帮助，终于达到彻底戒酒的目的，并就此成立了第一个 AA 组织。之后，各地纷纷仿效，AA 的影响越来越大。AA 是酒精依赖者自行组成的自助组织，主要是帮助众多的酒精依赖者彻底戒酒，摆脱酒的纠缠，重新过上正常的生活。

（杜万君）

参考文献

1. OFORI-KOREE ISAAC. 中国和加纳大学生与饮酒有关的知识、态度和行为的比较研究. 中南大学，2013

2. 周桂花，汪萌芽. 大学生饮酒行为与社会支持及生活事件的相关分析. 中国健康心理学杂志，2014(7):1051-1054

3. 周桂花，汪萌芽. 在校大学生饮酒行为及其相关知识认知度的现状调查. 皖南医学院学报，2013(5):408-412

4. 沈渔邨. 精神病学. 第 5 版. 北京：人民卫生出版社，2009

5. Weissmanmm, Myersjk. Clinical depression in alcoholism. Am j psychiatry, 1980, 137:372-373

6. Zitrin CM, Klein DF, Woerner MG. Treatment of agoraphobia with group exposure in vivo and imipramine. Arcb gen psychiatry, 1980, 37:63-72

7. Wilkinson DA. Examination of alcoholics by computed tomographic(ct)scans: a critical review. Alcoholismclin exp res, 1982, 6:31-45

8. Wood D, Wender PH, Reimherr FW. The prevalence of attention deficit disorder, residual type, or minimal brain dysfunction, in a population of male alcoholic patients. Am j psychiatry, 1983, 140:95-98

9. Zucker DK, Branchey L. Lithium, CNS serotonergic tone, and intoxication. Am j psychiatry, 1985, 142:886-887

10. Wu PH, Pham T, Naranjo CA. Nifedipine delays the acquisition of tolerance to ethanol. Eur j pharmacol, 1987, 139:233-236

第三十五章

酒精依赖与心理

第一节　酒精依赖的病理心理机制

一、认知理论

酒精依赖是由于饮酒所致的对酒精渴求的一种心理状态，可连续或周期性出现，以体验饮酒的心理效应，有时也为了避免不饮酒所致的不适感和强烈的渴求感。渴求是一种令人厌恶的、困惑的、闯入性的、受挫的和令人生气的感受，这种感觉可以主导一个人的思维活动，使其难以投入做其他事情。在大多数情况下，渴求代表着已经成瘾。

许多研究都已经证明了，认知功能在渴求的产生中起着重要的作用，目前有四个关于渴求的理论模型。①认知标签模型：渴求是一种暴露于酒精相关的线索后所产生的情感与躯体唤醒和认知反应，这种情感的程度与唤醒的程度有关。②结果预期模型：渴求是暴露于环境中酒精相关的线索后所产生的，触发了关于酒精效应的正性的预期。③双重情感模型：渴求可以由负性情感系统（负性情绪状态、厌恶事件和戒酒）和正性情感系统（正性情感状态与少量饮酒）所产生。正性的和负性的情感渴求是相互独立的，渴求的程度依赖于正性和负性情感系统激活的程度。④认知处理模型：渴求代表着非自动化的认知处理，当自动化的饮酒行为自愿或非自愿地受阻时，这个认知处理就被激活。引起渴求的情境需要认知处理和精神努力以及与其他认知任务相互干扰。

一般来说，渴求在酗酒者的饮酒冲动中起着重要作用。在一定条件下，可能会促发渴求，之后就产生了强迫性饮酒的模式。在这个过程中，渴求维持了酗酒者所有饮酒行为，是复饮必要的促发因素。Robinson 和 Berridge 认为：要理解成瘾，就需要了解摄药行为过程中的强迫摄药行为，大概说来，就是在成瘾行为形成过程中，逐渐形成了对药物的强烈渴求以及对药物的强迫观念，这样就不可避免地产生了觅药与摄药的行为。因此，在酒精依赖的患者中，对酒的渴求的强迫想法即"我必须饮酒才能解决我的痛苦"导致了患者不断找酒和强迫饮酒的行为。渴求一般会发生在相对特定的环境中，或者发生在戒酒后数月到数年。酒精使用和渴求的认知处理模型，就是一个在功能上从非自动化向自动化模式转变的过程。

自动化过程的主要特征：首先，随着不断练习，自动化的行动速度增高而且僵化；第二，当刺激出现时就可以诱发一系列的自动化的结果；第三，刺激固定下来后就很难阻止自动化的过程了，并且这个过程会变得失控；第四，自动化行动变得容易而且不需要太多的认知努力；第五，自动化行动不会被其他认知任务所干扰；第六，大部分自动化过程的认知调节是发生在意识之外的。

认知处理模型提示，经过长期的饮酒，许多获取和饮用酒精的行动都会变成自动化而成为酒精中毒者。非自动化过程的主要特征：缓慢、灵活、依赖于注意、认知努力，受限于有限的认知容量。而渴求激活了非自动化过程，后者被同时自动化使用酒精所激活。

二、认知－行为理论

在美国，绝大多数暴力犯罪行为与饮酒有关，因此饮酒导致的攻击行为是酒精使用的一个重要行为问题，但是酒精相关的攻击行为的病理机制还不是十分清楚。酒精相关的攻击行为与执行功能之间存在联系，如果后者受损可能会引起酒精相关攻击行为，这可能是急性酒精中毒破坏了执行功能从而提高了攻击行为的可能性。

如果提高酒精依赖者的执行功能，可能会缓解酒精相关的攻击行为，因为急性酒精中毒更可能强化执行功能低的人的攻击行为。也有理论认为执行功能是急性酒精中毒性攻击行为的中介因素，这是由于急性饮酒会损坏执行功能从而导致目的性的行为失调，在有相关刺激的环境下就会增加攻击行为发生的风险。

研究结果表明，只在男性患者中，易激惹是执行功能与酒精中毒后的攻击行为的中介因素。攻击是包括易激惹在内的负性情感作用的结果。负性情感是一个人的目标受阻时产生的负性情绪体验，当一个人无法正确评价和处理环境信息的线索和无法采取适当的解决方式来处理问题时，认知功能是受损的。如果一个恶性循环持续阻止目标的实现，那么个体将会体验到更强烈的负性情绪和激惹的情绪。这个过程将激活攻击相关的记忆、情绪、生理反应、运动模式。因此，在急性酒精中毒并且执行功能下降时，个体将更可能更加关注周围环境中明显的有害的、挑衅性的线索。

注意力分配理论强调急性酒精使用损害了被控制的努力的认知过程，这个过程的能力依赖于良好的注意能力。但是酒精引起的损害作用是使注意范围缩小，也就是内部和外部能够感知到的和能够被处理的线索范围缩小，因此，余下的注意资源只能分配给环境中最突出的线索，尤其是具有威胁性的线索优先感知和处理，而不是不突出的阻断性线索。由于这种"近视"效应，所有不显著的阻断性线索的意义就从未被充分地处理或者感知，这就提高了攻击行为发生的可能性。

第二节　酒精依赖与情绪

人们经常使用酒精作为一种应对情感问题的方式。不管是抑郁、愤怒、焦虑、无聊还是沮丧，酗酒者认为，没有比酒精更好的方式来应对其他情感问题，而反过来，长期酗酒也会导致不稳定的情绪，如抑郁是最常见的长期使用酒精的结果。

酒精是一种强大的神经系统镇静剂，这就是为什么它会使人的放松。然而，使用酒精使神经系统受到抑郁情绪影响的时间比快乐的时间更长。另外酒精会导致易怒、或愤怒管理出现问题，其中直接的原因之一是来自于比较低的血糖水平。饮酒通常可以在短期内提高血糖水平，持续使用酒精后会扰乱正常的肝脏生产糖的功能，虽然肝脏是酒精的代谢场所，但是通常一日内饮酒后，血糖可以降得太低，导致易怒。最后，可能与饮酒有关的情感问题最大原因来自于破坏性的行为，酒醉的人倾向于表现出攻击行为。

一、酒精依赖与焦虑情绪

焦虑情绪是指恐惧或担心自己能否坚持康复计划，或担心生活中具体问题；恐惧情绪会导致回避行为的产生，反过来会影响患者能否参与康复性团体治疗；持续的无效的焦虑或恐惧并不能改善清醒的状态，反而使戒断症状恶化。焦虑症状和酒精滥用之间的关系非常复杂，而且应激有关的酒精渴求与焦虑和负性情绪关系很大。在快速戒酒后的几周内焦虑症状水平可能会下降；而在遭遇到应激体验后治愈的酒精依赖患者可能会复饮或者焦虑症状恶化。焦虑症状的严重程度可能会受到是否接触酒精的影响。而与焦虑障碍共病的酒精中毒者比无共病者在戒酒后有更大比率的复发率。

因此，酒精依赖患者的治疗前需要对其是否共病焦虑障碍进行筛查，来判断是否这些患者是复饮的高危人群；如果是共病焦虑障碍，那么采取治疗焦虑的特殊方法也许会降低复饮率。

二、酒精依赖与抑郁情绪

抑郁症和酒精中毒都有相当高的发病率、致残率和死亡率，并且也有很高的共病率。酒精依赖患者的抑郁情绪是对饮酒造成的过错而感到难过，对职业、健康、人际关系或者生活的其他重要方面存在严重的问题感到悲伤和绝望。

大量的研究表明酒精滥用增加抑郁情绪的风险，可能是由于酒精的神经毒性效应直接作用于大脑的结果。酒精依赖与抑郁症经常同时发生，抑郁症患者中酒精依赖的患病危险明显高于一般人群，另外，酒精依赖患者中抑郁症的患病风险也更明显。共病抑郁和酒精依赖症的人，不仅降低了抵制饮酒的决心，也可能导致使用酒精后重新体验到抑郁的症状。

三、酒精依赖与自杀

管理酒精中毒者的自杀行为包括以下内容：诊断酒精中毒和共病精神障碍；自杀危险因素的评估；酒精中毒、共病精神障碍和自杀行为的治疗。抑郁、酗酒、绝望、自杀意图等都可能是完成自杀的危险因素。自杀未遂的酒精依赖者的绝望、冲动与不同的精神障碍者表现不同，患有抑郁症的酗酒者自杀成功率更高。

四、酒精依赖与述情障碍

述情障碍是指"无言的情绪"，描述情绪和区别情绪与躯体感觉存在障碍。可能会导致情绪调节贫乏，压力管理能力下降，是很多精神和心理疾病的易感因素，因为这是人格结构中的一个特质。

述情障碍在酒精依赖患者中的发生率要高于普通人群，而且经过研究发现，述情障碍可能是酒精依赖维持和复发的易感因素之一。然而，也有人认为酒精中毒者的述情障碍是继发于抑郁和焦虑症状之后而产生的，如果在治疗过程中不处理负性情绪那么有可能容易复发。但是，经研究发现，述情障碍具有相对的稳定性，而酒精中毒者在戒酒后焦虑和抑郁的程度却又很大下降。可能述情障碍是一个人的特质，而酒精的使用加重焦虑或者抑郁的情绪。

第三节　酒精依赖与人格

不同的人格可能影响酒精依赖的疾病过程。人格是一个人适应环境的独特的行为模式和思维方式，是各种心理特征的总和，外界环境的刺激是通过人格的中介才起作用的。绝大多数酒精中毒者发生人格改变，爱说谎、诡辩、自私，为了得到酒喝而不惜一切。

在酒精依赖患者中，反社会型人格障碍（antisocial personality disorder，APD）和边缘型人格障碍（borderline personality disorder，BPD）的发生率比较高。酒精中毒和 BPD 共病的人很少能够坚持治疗，并且经常有非常痛苦的情感和自杀的想法。为什么 BPD 的患者会出现酒精中毒，除了这两种疾病有共同的遗传基因外，也可能有环境的因素，童年受虐史，如身体和性虐待，情感的虐待或忽视；其他的原因就是 BPD 的患者利用酒精来降低内心痛苦的情绪体验，偶尔的饮酒就可能会导致依赖的发生。

第四节　酒精依赖主要的心理治疗方法

不论团体心理治疗还是个体心理治疗，都需要为酒精依赖患者提供一个安全的和可信赖的环境，在这个环境里，这些受到伤害人们可以讨论他们的现在的问题以及这些问题的由来（探索过去的经历），促进患者与治疗师之间或患者之间更多地分享与释放不良情感体验，增强他们自我价值感和归属感。通过心理治疗，能够教会酒精依赖患者学会应对技能来管理特定的问题和症状。

一、戒酒的初始阶段

面对酒精依赖患者存在的问题，是需要有一定时间来进行矫正的。也就是和其他疾病的心理治疗一样，如果没有了解、共情心理支持的阶段，而是过早地采用各种方法来应对，那么就可能会增加患者否认自己问题的概率。因此，不论何种心理治疗方法，都要进行初始阶段的访谈和沟通，与酒精依赖患者建立良好、和谐的治疗联盟。

最初，所有患者同意戒酒，并非出自内心里强烈的戒酒愿望，而通常是为了安抚家人，或者只是在面对医生的时候会有意表现出戒酒的愿望。心理治疗师要意识到这一点，在初始阶段不需要给予患者过大的戒酒压力，可以进行一段时间"尝试戒酒期"，因为绝大多数患者已经从反复的戒酒、复饮过程中对自己失去了信心。所以，让酒精依赖患者从长期的酒精依赖行为逐渐通过"尝试戒酒期"缓冲过渡到正式戒酒期。在这段时期里，可以让患者尝试为期 1 个月的试用期来断酒，一个成功的"尝试戒酒期"可以帮助患者增加更多的好的感觉，那么继续戒酒也变得更容易了。但是假如这个"尝试戒酒期"并不成功，或者在这个阶段里患者的饮酒又进入了失控的状态，那么治疗师必须面对患者的自我否认并且采取更积极的态度来解决这一问题。千万不能表现出不耐烦或者失望等态度，否则患者会非常敏锐地感觉到这一点，并且加重他的自我否认。

心理治疗之所以能够成功地帮助戒酒，一个主要的方面是能够关注酒精的饮用情况，将关注点集中在如何对待患者的"心瘾"和"饮酒"这种行为本身，包括它过去、现在和将来。当患者坚持认为他们需要解决他们的情感问题之前，治疗师告诉他们必须首先停止使用酒精，因为酒精是导致情感问题的最主要的问题。其他的情绪问题不能得到充分治疗的主要原因是患者没有停止饮酒。在治疗联盟的建立上，必须将患者的整个家庭包括朋友也纳入进来，作为患者的盟友与治疗师一起参与到治疗中来，因为他们经常能够察觉到患者的复发或者复发的前兆。

二、认知行为治疗

认知行为治疗（cognitive behavioral therapy，CBT）是治疗酒精依赖的常用的心理治疗之一。这种治疗方法主要是教会酒精依赖患者去改变在特定的情况下的思维方式和行为方式，从而帮助他们永久停止饮酒。CBT 已经被证实，对与酒精依赖共病的社交恐惧、广场恐怖中焦虑和回避症状非常有效。认知行为疗法（CBT）使用一个结构化的方法和可能比 AA 更适用于患有严重酒精依赖的患者。患者通过治疗以及进行家庭作业的练习，从而提高他们的能力，来应对生活中的压力和情绪，从而控制他们的行为，改变他们饮酒的方式以及思维方式。

CBT 是聚焦应对方式的心理治疗，教会患者特殊的和实际的方式来应对特殊问题如抑郁症、焦虑症、惊恐和物质滥用的复发预防，是基于科学研究的。针对酒精依赖的治疗通常包括一系列技能培养，戒酒疗效的维持及防止复发。这种疗法包括一系列的策略：识别对酒精依赖和不切实际的想法与信念，如"没有酒精我就不能放松""如果我是清醒的朋友们就会觉得我很无趣""只是喝小杯酒不会有什么问题"。酒依赖患者在面对引发"渴求"的线索时，认知调节策略存在缺陷，无法有效避免饮酒的发生。因此，通过认知和行为的方法，患者学会改变这些不合理的信念，"我也可以成为不饮酒的人""我的朋友们喜欢我，不是因为我饮酒""我知道一旦我开始饮酒就停不下来"等。

患者也要逐渐学会减少暴露在酒精和相关线索的概率；通过探索持续饮酒的积极和消极后果而停止饮酒；提高自我监测和识别饮酒高风险情境（如社交焦虑、"高风险"环境、酒吧、俱乐部和餐厅）的能力并进行酒精使用的功能分析；拒绝饮酒的技巧；识别饮酒渴求的思想。

在 CBT 的疗效研究上发现，男性酒精依赖共病焦虑障碍的患者，如果起病在 25 岁之后、有固定工作并且病态心理不是很严重，那么 CBT 的疗效更好。然而，即使最严重的酒精依赖共病焦虑障碍的患者也会从心理治疗中获益。认知行为治疗的主要技术包括复发的预防，识别和远离引起复发的高危险环境，因此 CBT 能够较好地维持戒酒的效果。

三、结合行为方法的干预措施

行为疗法比较早地应用于酒精依赖患者的治疗中，用来减少焦虑。例如放松训练、自信心训练、自控能力训练、操作性厌恶疗法-脱水吗啡和吐根碱诱导呕吐、电刺激产生疼痛等。但是行为方法中很多已经不是单独或者广泛应用于治疗酒精依赖患者，而是经过改良或者联合其他方法共同应用。对分别接受非特异性支持心理治疗与结合行为疗法（应对技能培训）的心理治疗的门诊酒精依赖患者进行对比，在两年随访中，接受行为疗法的患者戒酒率较高，而且疗效更加持久，不过仍需要进一步的研究加以认定。

四、与动机改变有关的治疗

动机面谈（motivational interviewing，MI）方法最早出现在 1980 年代早期，它最初是 William R Miller 教授提出的并由后来人在之后的十年里推动和发展起来，成为一种治疗酒精依赖以及其他成瘾疾病的主要心理治疗方法。

动机访谈是一个有效的心理治疗方法，对处于不同阶段的酒精依赖者的饮酒问题而进行的治疗，如治疗师可能会鼓励酒精依赖患者真正检查他们的改变，当前的饮酒模式的利弊。酒精依赖者有些是完全准备好要戒酒，有些只是需要帮助来改变，或者正在考虑改变但没有做好准备，但是，也有一些人甚至不考虑改变或否认他们有问题。MI 就是帮助酒精依赖患者准备好要改变他们的饮酒行为，让患者自己发现并且提升改变的动机。

对于改变动机不强的酒精中毒患者，动机访谈技术也就是动机增强技术，配合自助手册或者认知行为干预。该治疗的假设是患者有责任改变自己的成瘾行为；能够意识到存在矛盾情绪，从而帮助他们改变这种情绪，促进积极的行为形成。主要的技术包括反射性倾听、探讨改变的利弊、支持患者的自我效能或改变的信心、关于患者问题行为的个体化反馈、引出患者自我动机的陈述。

动机强化治疗（motivational enhancement therapy，MET）是动机访谈技术结合简短的低强度干预措施。在 12 次的大量评估之后进行 4 次干预。在第 1 次干预中，治疗师为患者提供关于其饮酒频率的清晰的、结构化的、个体化的反馈；第 2 次干预，治疗师使用动机访谈技术集中强化患者改变的承诺；第 3 和第 4 次治疗师集中访谈患者的进步并且更新动机和承诺，结束前探讨治疗结束和未来的计划。

五、12 步骤

12 步骤的方法来自于 AA，是以个人精神康复为基础从而防止复饮为目的，不仅仅是停止饮酒，也能引导酒精依赖者重回新的生活方式。这个自助程序，依赖于会员的彼此支持和鼓励促进戒酒。将这个治疗方法和认知重组相结合则可能产生枳极的长期疗效。

通过 12 步方法的工作来提高酒精依赖患者的自我意识，促进他们接受他们自己，努力与酗酒行为抗争，他们是有能力在清醒的状态下来为自己创造幸福、满意的生活。12 步心理治疗方法提供了一个富有同情心的、功能强大和可持续的复苏计划，远远超出他们在医院里所接受的护理干预，因为这种疗法使酒精依赖患者自我价值和信心得以开发，自信建立和其他人的信任关系，并且激发他们要不懈地努力。

该疗法是用来帮助酒精依赖患者理解别人提出的饮酒请求的理由与支持竭力对抗酗酒的理由，目的是为患者提供一个安全和值得信任的小组，在这个小组里他们可以讨论生活中的困惑。治疗师要努力去倾听患者，鼓励患者们能够表达自己的情绪，如果需要，治疗师可以充当一个强势的向导或者权威的角色，指导患者什么应该做，什么不该做。这种类型的治疗不是探索性的，无法探究患者过去的成长经历。但是这个方法有助于改善酒精依赖者的人际关系，也能够帮助情绪脆弱的患者。

六、其他的心理治疗方法

（一）社会技能 / 人际 / 成长的心理治疗（social skills/interpersonal/growth psychotherapy）

由于各种原因，酒精依赖患者往往使用糟糕的人际交往途径和自我毁灭的方式来处理自己的情绪和情感，这不仅使他们容易陷入酒精依赖中，也容易在成功戒酒后又重新陷入到酗酒的行为当中。因此，越来越多的人发现教会酒精依赖患者在处理与他人的人际关系上、表达情感上和社交上的成熟对于成功戒酒和防止复发是非常必要的。社交技能 / 人际 / 成长性心理治疗（通常在团体治疗的背景下）帮助患者来学习和练习与其他人之间健康的沟通方式，是基于社会学习理论来治疗酗酒行为。该治疗方法的治疗手册主要包括对于患者来说，具有高风险的社交场合以及人际交往关系的困难，增加个人的处理能力。

（二）探索性心理治疗（exploratory psychotherapy）

通过心理动力学探索帮助患者发现过去经历（创伤、暴力、虐待、忽视等）和目前酗酒行为之间的联系，使患者洞察和理解被压抑的情感。但是，由于探索形式的心理治疗经常会回忆起过去令其非常痛苦的事件，所以这种形式的治疗可能会失去组织性，并且该治疗本身可能会对情感脆弱的酒精依赖患者，或者正在恢复、伴有精神病性症状或其他严重症状的患者产生创伤。因此，对于这样的患者，不推荐使用此治疗方法。然而，探索性心理治疗（尤其是以暴露为主的行为治疗）对于许多以焦虑和创伤为基础的患者的治疗是非常有帮助的。

第五节　酒精依赖复发的预防

一、复发的预防方法

（一）应对技巧及心理教育

教会酒精依赖患者应对技巧和帮助他们防止复饮。复发预防的项目包括：教会康复期的酒精依赖患者应对技巧，帮助他们"识别、预期、回避和/或应对"高风险情境（复饮）；帮助康复期的患者学会如何保持一种单一安全的环境而不是多种"复发"的环境；帮助康复期患者感到，他/她在现实中是有能力去控制自己的行为的。

教会患者多种预防复发的技巧这些技巧包括：

1. 学会区别"安全"和"复发"的情境。

2. 学会识别应激环境和事物（人物、地点和事情），这些情境可以诱发复饮。

3. 一旦应激情境、人物、地点或事情被识别出来，学习应对的技巧就可以帮助患者回避或抵制这种情境、人物、地点或事情，这样它们就不会诱发复饮。

4. 学会如何识别、计划和参与正性和令人感到充实的活动，而不是用酒精来消磨这些时间。

5. 学会如何识别和改变不健康的习惯，成为更健康的人。

（二）预防复发中最重要的事情

教会患者区别偶然的和复发的情境，让患者知道酒精依赖是非常强烈的，恢复起来很困难（但不是不可能）并且容易复发的一种疾病。如果康复期的患者能够对其采取正确的处理方式，单一的偶然情境（偶尔饮酒）并不一定会发展成复饮（反复饮酒），重要的部分是：

1. 认识到可能发生偶尔饮酒的情境；

2. 不能指责自己或者把偶尔饮酒当成是一种不可原谅的错误；

3. 立即采取措施防止反复饮酒（远离诱惑、应激事件）。

二、预防复发的觉知疗法

这种方法目的是以一种非判断性的态度，提高自我意识。觉知训练可以帮助酒精依赖患者提高对自我状态的意识水平，接纳一些偶然的轻微的对酒的想念，以及使他们自我惩罚的体验。提高自我意识可以帮助患者获得自我控制感，而对诱发环境采取不反应的处理方式。

（一）情绪管理

对负性情绪的无效应对是最常见的复发诱因，这对正在康复的酒精依赖患者是一个非常大的挑战。躯体戒断反应、生活问题、压力和人际交往困难都会加重负性情绪。此外，负性情绪对复发会产生影响，如愤怒、抑郁、焦虑、厌烦、孤独、内疚或羞怯等负性情绪会导致不快乐和痛苦的感受，同时对人际交往造成困难。在某些情况下，负性情绪也是精神障碍的症状之一。

酒精依赖患者可以使用酒精来掩饰这些情绪，或者帮助应对这些负性的情绪。然而，酒精的作用反而夸大了负性情绪而削弱了判断。这反过来又会导致酒精依赖患者对情绪产生不恰当的反应。例如，轻微的挫折或愤怒可以表现为强烈的仇恨，正常的吸引力可以表现为过于执着的爱恋。

酒精依赖患者向他人表达情绪时候存在困难。当患者能根治饮酒时，他们往往需要学习新的管理情绪的方法。有些患者必须学会认识自己的感受，允许自己去体验这种感受，因为这些患者已经很久没有关注到自己的情绪了。其他人需要学会自我控制，学习如何在不使用自我伤害和暴力方式的情况下忍受负性情绪。许多患者在学习如何使用负责任且有效的方式应对情绪方面需要帮助，而这些方式可以让他们保持情绪的状态、良好的心理健康状态，改善人际关系以及提高躯体健康状况。

（二）在情绪管理探讨过程中需要重点讨论以下内容

1. 治疗师讨论负面情绪状态是如何对复发、生活满意度、身体健康和人际关系产生影响的；

2. 在不饮酒的情况下会出现焦虑、愤怒、厌烦、抑郁、空虚、内疚、羞耻和孤独等情绪的强烈程度；

3. 探讨患者对负性情绪的一般应对方式，如否认、回避、压抑，还有采取对他人或患者自己有害的方式？哪些情绪状态可能会影响来访者去使用酒精？患者可以用日记的方式对情绪强度、产生的背景以及使用的应对策略进行记录和等级评定，这样可以更加了解患者的适应性的和不适应性的应对方式；

4. 帮助患者处理具体的不良情绪，寻找特定的情绪，有助于问题的解决；

5. 和患者探讨如何检查和改变错误的信念和认知，这些信念和认知可能对特定的情绪冲突有影响；

6. 治疗师鼓励患者在恰当的时候对他人直接表达自己的情绪，或者与一个值得信赖的朋友分享这些情绪。

（韩海英 铁常乐）

参考文献

1. Berkowitz L. More thoughts about the social cognitive and neoassociationistic approaches: Similarities and differences. Perspectives on anger and emotion, 1993, 6:179

2. JD Buckner, NB Schmidt, AR Lang, et al. Specificity of social anxiety disorder as a risk factor for alcohol and cannabis dependence. Journal of psychiatric research, 2008, 42(3):230-239

3. W Burtscheidt, W Wölwer, R Schwarz, et al. Out - patient behaviour therapy in alcoholism: treatment outcome after 2 years." Acta Psychiatrica Scandinavica, 2002, 106(3):227-232

4. JJ Curtin, CJ Patrick, AR Lang, et al. Alcohol affects emotion through cognition. Psychological Science, 2001, 12(6):527-531

5. TP De, A Luts, D Herset al. Absolute and relative stability of alexithymia in alcoholic inpatients undergoing alcohol withdrawal: Relationship to depression and anxiety. Psychiatry research, 2008, 157(1~3):105-113

6. DiClemente CC, Bellino LE, Neavins TM, et al. Motivation for change and alcoholism treatment. Alcohol Research and Health, 1999, 23(2):87-92

7. Giancola PR. Executive functioning: a conceptual framework for alcohol-related aggression. Experimental and clinical psychopharmacology, 2000, 8(4):576

8. Giancola PR, Josephs RA, DeWall CN, et al. Applying the attention-allocation model to the explanation of alcohol-related aggression: Implications for prevention. Substance use & misuse, 2009, 44(9~10):1263-1279

9. Godlaski AJ, Giancola PR. Executive functioning, irritability, and alcohol-related aggression. Psychology of Addictive Behaviors. Psychology of Addictive Behaviors, 2009, 23 (3):391

10. MG Kushner, K Abrams, P Thuras, et al. Follow-up Study of Anxiety Disorder and Alcohol Dependence in Comorbid Alcoholism Treatment Patients. Alcoholism: Clinical and Experimental Research, 2005, 29 (8):1432-1443

11. A Schadé, LA Marquenie, AJ van Balkom, et al. Anxiety disorders: treatable regardless of the severity of comorbid alcohol dependence. Eur Addict Res, 2007, 13 (2):109-115

12. Sher KJ. Trull TJ. Personality and disinhibitory psychopathology: alcoholism and antisocial personality disorder. Journal of abnormal psychology 1994.103(1):92

13. SherL. Depression and alcoholism. QJM, 2004, 97 (4):237-240

14. K Suominen, E Isometsä, M Henriksson, et al. Hopelessness, impulsiveness and intent among suicide attempters with major depression, alcohol dependence, or both. Acta Psychiatrica Scandinavica, 1997, 96 (2):142-149

15. Tiffany ST. Cognitive concepts of craving. Alcohol Research and Health, 1999, 23 (3)

16. Tiffany ST, Conklin CA. A cognitive processing model of alcohol craving and compulsive alcohol use. Addiction, 2000, 95 (8s2):145-153

17. Vyssoki B, Blüml V, Gleiss A, et al. WitkiewitzK. Marlatt GA. Relapse prevention for alcohol and drug problems: that was Zen, this is Tao. American Psychologist, 2004, 59 (4):224

18. Naqvi NH, Ochsner KN, Kober H, et al. Cognitive regulation of craving in alcohol-dependent and social drinkers. Alcoholism: Clinical and Experimental Research, 2015, 39(2):343-349

19. Durgesh Nandini, Mrityunjaya Asthana, Kalpana Mishra, et al. Temperature dependent selective synthesis of linear 2-bromo and 2-alkoxyfuro [2, 3- b] quinolines: reaction of 3-(2, 2-dibromovinyl-)quinolin-2(1 H)-ones with alcoholic KOH. Tetrahedron Letters, 2014, 6257-6262

20. Durgesh Nandini, Mrityunjaya Asthana, Tanu Gupta, et al. Base promoted facile route to functionalized benzo [b] [1, 8] naphthyridin-2-(1 H)-ones from N-benzyl-N -(3-cyanoquinolin-2-yl)acetamides. Tetrahedron, 2014, 70 (45):8592-8599

第三十六章

酒精依赖与应激

第一节　概　　述

一、应激

1948 年塞里（Hans Selye）将应激定义为全身适应综合征（general adaptation syndrome），并首次将物理学词汇压力（stress）引用到了医学领域。应激（stress）是机体在各种内外环境因素及生理、心理、社会因素刺激时，所出现的全身性非特异性适应反应，又称为应激反应。临床心理学认为，个体在觉察到（认知与评价）来自环境的威胁或挑战而必须做出适应或应对时，所表现出的心身紧张状态叫应激。

引起应激的内外刺激因素统称为应激源。应激源包括社会文化性应激源、职业性应激源、环境应激源、生理性应激源及心理性应激源等。应激反应有行为反应、生理反应及心理反应。只要人类生存，应激是避不开绕不过去的现实存在，同时应激对个体的发展和成熟是必不可少的重要因素。在生活中酒精依赖既是应激反应，又是应激源。

应激障碍（stress disorder，SD）是主要由心理、社会及环境因素引起的精神障碍，包括急性应激障碍（acute stress disorder，ASD）、创伤后应激障碍（post-traumatic stress disorder，PTSD）及适应障碍等。引起应激障碍的原因虽然存在着诸多危险因素，但哪些因素对应激反应的影响更大，研究结果并不一致，这可能与研究对象所经历的应激事件不同有关。认知心理学家拉扎鲁斯曾经说，"让我们不高兴的，并不是发生了令人不愉快的事情本身，而是你对所发生的事情的悲观看法"。

酒精依赖作为嗜酒后产生的一种强制性而且不能中止饮酒的心理与生理依赖状态，在酒精依赖形成和发展过程中，心理、社会和环境因素起着重要的作用。酒精依赖的患者通过酒精刺激获得短暂的欣快感，而更多的时候处于心理空虚、心理焦虑、身体焦虑及极端的认知状态。而这些不健康的心身状态本身又容易成为应激源。

国内外的研究结果显示，大型灾难后有大量饮酒、过量服药及吸食毒品等物质滥用加重的趋势。汶川地震后酒精依赖时点患病率为 0.80%，而 1993 年国内酒精依赖调查结果 0.68‰，为 1993 年调查结果的 11.76 倍。可见，酒精依赖与应激是相互影响的关系。

二、应激与酒精依赖相关研究

既往国内外研究者均提出，应激性生长环境及应激事件尤其是大型灾难后酒精依赖等物质滥用会显著加重。

（一）国外研究

1983 年 Keane 等最早发现在寻求治疗的退伍军人中有较高的酒精滥用问题，以及较多吸食尼古丁和咖啡因等问题。随后进一步的研究结果显示，物质依赖与由心理社会因素引起的应激相关疾病密切关联。一般认为，酒精依赖及成瘾物质滥用与创伤后应激障碍（PTSD）共病者约为 64% ~ 84%，而酒精依赖患者中约 25% 存在明显的 PTSD 症状，与暴力相关的女性 PTSD 患者中 25% ~ 39% 存在酒精依赖。PTSD 与酒精依赖不仅共病率较高，两者在发病机制的神经生物学方面存在着明显的相似之处，而且 PTSD 和酒精依赖患者一方面均存在学习和记忆困难，同时创伤记忆及不良的记忆在中枢神经系统始终无法消退，甚至延续终生，导致了较高的再次住院率和高昂的治疗成本，并且其社会危害性也极其严重。Gmelg 等研究发现，酒精滥用与酒精依赖损害了心理、社会及职业功能，两者还可减少生产力，增加无故的损伤、攻击、暴力事件、家庭与子女备受虐待等。

酒精依赖的终生及现病患者中分别有 18.75%、15.66%，与酒精滥用共病。Hasin 报道酒精滥用和酒精依赖与心境障碍及焦虑障碍共病：酒精滥用为 8.33%、15.48%；酒精依赖为 10.84%、16.84%。而 Petrakis 发现酒精滥用与心境障碍及焦虑障碍共病为 12.3%、29.1%；酒精依赖为 29.2%、36.9%。说明酒精滥用和酒精依赖与心境障碍及焦虑障碍经常以共病的形式存在，并且两者共病及两者与其他精神障碍的共病均会增加酒精使用障碍，对身心、社会功能及家庭和谐度的损害。Nurnberger 的研究结果表明，抑郁既是酒精依赖发生的主要原因，又是酒精依赖发生的结果。人类学家认为饮酒的主要功能是减少焦虑，造成酒精中毒的个人心理动因常常是借酒浇愁。饮酒可以暂时缓解现实困难和心理矛盾所引起的焦虑情绪。

（二）国内研究

近二十年来酒精依赖患者的发病率具有逐年增加和低龄化的趋势。2008 年文献报道显示，酒精滥用的终生和时点患病率分别为 27.49‰、10.37‰，酒精依赖分别为 14.25‰、10.47‰，而 1982 年及 1993 年酒精依赖的患病率为 0.184‰、0.68‰。人格因素、环境因素及生理因素是引起酒精依赖的主要因素。而酒精依赖的高发和低龄化趋势可能与竞争激烈的应激性环境因素尤为密切相关。

另外国内不同地区及不同民族之间的酒精依赖的发病率也不同，这与不同地域及不同民族的文化风俗习惯及意识形态有关，比如广西壮族自治区农村人群酒精依赖患病率为 11.76‰，明显高于同时期汉族 1.77‰。

酒精依赖患者中经历过童年期逆境者构成比高于对照组；其中酒精依赖患者的童年期情感虐待、躯体忽视、目击家庭暴力和家庭成员物质滥用的发生率均显著高于对照组。

第二节　应激与酒精依赖的相互影响机制

一、应激对酒精依赖形成的影响

应激的发生及应激反应强度受环境因素及认知模式的影响。而应激，尤其是慢性应激是酒精依赖/酒精滥用在内的众多心理精神疾病的发病原因之一。

（一）心理方面

应激所引起的焦虑、抑郁、厌世等心理防御机制的调动，助长了个体用饮酒的方式去逃避心理冲突的应激应对策略的形成。

精神分析流派认为，个体早年不良的原生家庭环境与心理创伤可以形成早年及成年后受压抑的、痛苦的心理冲突的种子。当这些潜抑的心理冲突进入意识领域之后，可以表现出焦虑、抑郁的心理病理症状。至成年后每当面临各种应激事件时，这种潜抑的原始心理冲突的种子将快速生根发芽。酒精滥用和酒精依赖行为可视为个体抑制不良情绪的释放，使受压抑的各种心理冲突得以发泄和释放。

学习心理学的观点认为，酒精依赖者从饮酒解脱焦虑情绪开始，继而从中习得一种良好的情绪体验。比如通过饮酒可将长时间淤积在心理的不良情绪发泄掉，或者即便是做出一些出格的言行有时也能得到人们的谅解。继而在不断的正性强化中形成酒精滥用和酒精依赖的习惯行为。另一方面，这种不良的饮酒习惯经常可从父辈和社会的酒文化中习得。

认知心理学流派的观点是，原生家庭及生长过程中的生活经历使个体逐渐形成习惯化的认知模式，而这种认知模式一旦形成便成为固有的思维模式，将很难改变。应激性生长环境很容易形成个体负性认知模式的形成和固化，进而会降低人际沟通效率、生活功能及生活质量。在负性认知模式下，个体经常会体验到应激而很容易通过酒精来麻痹自己和逃避现实。

交流分析学说认为，每个成年人的自我由三个自我维度组成，即来自于父母的自我（parents，P）、来自于成人的自我（adult，A）及来自于孩子的自我（child，C）。生活中一个理想的人是把P和C合并到A当中去，这样就能创造出一种既为他人考虑和献身，又能充分地表现出自己的创造力和感情的人，最终成为一种能够完全地表现出自我意志的人。自我意识健全的人能够用合理的应对策略，处理应激事件而将应激对心身的不良影响降低到最低点。相反，自我成分中来自孩子的自我占比高的时候，个体会不受约束并且随性地通过酒精来发泄心理的不良情绪。

从人格角度来说，内外向人格与酒精滥用或者酒精依赖看似并没有直接关联。比如说内向人格的人可能通过饮酒来壮胆或者排解孤独，而外向人格的人相对于内向人格的人接触酒精的机会会多一些。但是据运用明尼苏达多项人格问卷（MMPI）对酒精依赖者进行调查所得的结果显示，有81%的酒精依赖者的Pd量表（人格偏离量表）超过正常水平。这表明大多数酒精滥用和酒精依赖者在人格方面具有共性的问题，如主要表现在较低的社会适应能力和较笨拙的人际关系处理能力。人际交往中抑郁、羞怯、焦虑、紧张及不善交际的人，通常为了克服这些心理和行为缺陷而饮酒，久而久之容易发展到酒精依赖。

可见在偏执的人格及认知模式作用下个体常以酒精滥用的方式逃避现实和应激环境，其结果反而会加大应激反应，接着通过酒精来应对心理应激和所处的应激环境。

（二）生理方面

对酒精依赖及酒精滥用患者的认知功能研究一直是认知神经科学的一个热点。大脑基础研究结果显示，应激提高了大脑对酒精敏感性的阈值，进而增加了借助酒精来发泄应激后不良情绪的个体的饮酒量。应激通过大脑皮层-下丘脑-垂体-内分泌系统使心理焦虑转化为躯体焦虑。心理焦虑和躯体焦虑引起的肾上腺素等应激激素会损伤大脑皮质和大脑海马等结构的神经细胞。焦虑患者和酒精依赖患者均存在一定的认知功能和执行功能障碍。大脑前额叶主要负责形成计划、推理、决策、控制、激发行动、解决问题及监控正在进行的活动等执行功能，大脑前额叶与人类日常生活能力密切相关。结构磁共振研究结果显示，酒精依赖患者的大脑额叶体积不仅较正常人明显萎缩，而且酒精依赖者的额叶功能显著降低，尤其是大脑前额叶区域的血流和代谢功能明显异常，这些血流和代谢的异常在脑皮质萎缩之前就已开始出现。因此推测酒精依赖患者大脑前额叶功能的减退是其执行功能损害的物质基础之一。

国内外研究发现，慢性应激尤其是创伤后应激障碍（PTSD）与酒精依赖及酒精滥用密切相关，而且经常以共病的形式存在。PTSD与酒精依赖及酒精滥用等物质依赖之间的相互关系方面的研究有几种假说。其中较早提出的自我治疗假说，即个体首先经历创伤性应激事件后形成了PTSD，随后酒精依赖/酒精滥用的病理行为产生，PTSD患者认为酒精等精神活性物质可以减轻创伤应激相关记忆的闯入、警觉、麻木及回避症状。这一假说认为，PTSD促进了酒精依赖/酒精滥用的形成，而酒精依赖/酒精滥用至少短暂地缓解了PTSD的痛苦体验。第二种假说，酒精依赖/酒精滥用是一种高危险行为，即酒精依赖，尤其是酒精滥用显著增加了暴露于创伤性应激事件的危险性，间接地增加了患PTSD或PTSD复发的风险。第三假说是易感性假说，酒精依赖/酒精滥用增加了个体的焦虑和警觉水平，形成一种过度警觉状态，使个体在经历创伤性应激事件后更易于患PTSD，其易感机制包括缺乏有效处理应激的策略和酒精滥用者神经系统的结构及功能改变，这种假说支持酒精依赖/酒精滥用促进PTSD形成机制的观点。

Stewart还提出了关于PTSD与物质滥用相互作用的其他两种假设，一方面认为PTSD一旦形成后，物质依赖/物质滥用事实上加剧了PTSD症状，通过阻碍个体对创伤记忆的适应或干扰正常工作而延长了PTSD症状；另一方面认为某些物质的戒断症状与PTSD症状相似（如过度警觉、睡眠障碍等），PTSD患者把戒断症状误认为是焦虑症状，或认为是创伤后应激反应，因此会进一步增加物质滥用的剂量，其结果是加强了物质滥用，进而加重了物质依赖。

（三）环境方面

恶劣的自然环境和紧张的人际环境本身也是应激性生活环境。四川盆地属温润的亚热带季风气候，具有冬冷、春旱、夏热、凉秋雨的特点，而长期生活在寒冷的东北地区和潮湿地区的人群酒精依赖的患病率均较高。恶劣的自然环境一方面能够锻炼和提升人们的意志力，另一方面提高了人们的焦虑情绪。焦虑不安的情绪使得人们容易去寻找酒精来缓解不安感。

另外民族习俗及地域文化对酒精依赖 / 酒精滥用也起着重要的作用。比如说，吉林省延边地区及广西地区人们的酒精摄入量高于全国平均水平。这些地区的人们从古到今每逢农耕节气和逢年过节时，经常欢聚并且通过饮酒为"媒介"进行人际沟通，久而久之提高了酒精依赖 / 酒精滥用的风险。

在人际环境方面，社会支持的有效性与否会直接影响个体的抗应激能力和生活质量。社会支持是缓解应激反应的有效因素和缓冲手段，是保证人们心身健康的重要保证。研究发现，社会支持贫乏的人，患酒精依赖 / 酒精滥用的风险远高于社会支持丰富、完善和社会支持利用度高的人。

研究发现，酒精依赖 / 酒精滥用者有其特有的人格基础，如孤僻，刚愎自用，偏执，反社会等人格特质。常年酒精依赖 / 酒精滥用者也会逐渐表现出孤僻和偏执等类病态人格。而这种人格本身就是人际活动中的重要的应激源，他们生活在不和谐且紧张的人际环境中，经常体验着碰壁、被边缘化及异类化的心理应激。面对这种心理应激他们经常选择饮酒或酒精滥用的方式应对生活，周而复始，很难从应激 - 酒精滥用 - 再应激 - 酒精滥用的怪圈中自拔出来，最终会走进酒精依赖 / 酒精滥用的不可自拔的泥潭里。遭遇应激事件时，酒精依赖 / 酒精滥用者更多的是通过吸烟、酗酒、攻击、吃药和吃东西来解除烦恼。在酒精依赖形成的原因中，除生物学因素外，心理因素及社会因素对酒精依赖的发生也有影响。孤僻、羞怯、焦虑、紧张及不善于交际的人，为了克服这些情绪情感表达缺陷而无节制地饮酒，久而久之容易发展成酒精依赖。受风俗文化影响，男性占酒精依赖患者的绝大多数。

社会支持（social support）的概念于 20 世纪 70 年代初引入到精神病学，早期社会支持方面的研究主要集中在社会结构和衡量社会关系质量。近年来越来越多的学者趋向于研究不同来源和性质的支持与健康之间的关系。已有研究表明，社会支持和应激应对方式与心身健康有着肯定的关系。而且社会支持与应激在导致个体酒精依赖的形成过程中有不可忽视的拮抗作用。

在社会支持中家庭成员的支持是尤为重要的社会支持因素。心理分析学派强调，家庭是人类社会化的第一站，幼年时期的成长环境对成年后的人格及行为起着重大影响。良好的父母养育方式和家庭环境可促进人格的正常发育。个体成长过程中父母的无条件关注和父母教养方式对个体的心理发展、人格形成以及心理健康起着极为重要的影响。和谐幸福的家庭环境、父母温暖的情感交流及理解是个体心身健康发育的重要条件。

相反，不适当的养育方式，可能对个体成年后的不良人格的形成埋下伏笔，不良的幼年期生长环境可能使个体经历各种不良的心理体验，如孤独无助感、对人不信任感、缺乏社会责任感、渴望刺激和冒险、易于冲动、经常说谎、合作意识淡薄及为人不忠实等，人格特征明显偏离正常水平，从而使心理健康水平降低。酒精依赖患者的家庭生活环境质量差，既可能是导致酒精依赖产生的原因，也可能是由于长期病态的饮酒行为而引发家庭成员之间出现信任与关怀欠缺，最终导致家庭环境的恶化。这种不良的家庭环境，可能又强化了酒精依赖患者的饮酒行为，使不良的家庭环境和病态的饮酒行为之间形成了一种恶性的互动关系。

人们在一生中要经历各种风雨，有不少应激事件是不为我们意识所左右的。比如说事故、洪水、地震及战争等应激事件使很多家庭支离破碎，尤其有亲人遇难的个体中酒精依赖患病率显著高于一般人群。亲人遇难是一种强烈的应激刺激，很多人在亲人离世后都有这种痛苦的不能自拔的过程。当长期痛苦的压抑得不到及时的发泄及心理疏导时，个体很容易酗酒度日，从而发展到酒精依赖。

总而言之，应激性生活事件、认知模式、应激应对策略、人格等心理特征、生理特质及社会支持的相互作用最终导致酒精依赖和酒精滥用。

二、酒精依赖降低抗应激能力

（一）心理及行为方面

研究发现，酒精依赖患者经常用自责、幻想及退缩等消极应对方式去处理应激事件，表明酒精依赖者在应激过程中积极应对策略欠缺，而消极应对策略被加强。其结果是酒精依赖者的心理健康状况显著低于健康人群，而酒精依赖者的躯体化、焦虑及抑郁症状尤为显著。

酒精依赖/酒精滥用本身对每个个体来说是重要的应激源之一。酒精依赖/酒精滥用是造成家庭不和、家庭贫困、家庭破裂、家庭暴力、离婚、失职、妨害社会治安、开车肇事、醉酒伤人和自杀的重要原因。酒精依赖/酒精滥用者因类病态人格的作用下，日趋自私、好欺骗，甚至偷窃和诈骗，丧失对家庭和社会的责任感。酒精依赖/酒精滥用可降低人的认知能力，而酒精依赖/酒精滥用者常表现为伦理、道德和义务感的削弱，自我控制能力的降低、自私自利，说谎，缺乏羞耻感，为了获得满足可不顾家庭生计和妻儿生活，甚至不择手段行骗、偷窃，乃至抢劫，人际交往中常容易与别人发生冲突。而且酒精依赖/酒精滥用者对酒的危害缺乏足够的认识，拒绝治疗。酒精依赖/酒精滥用者大都有类病态人格的改变，比如狂妄自大，好幻想，自私，行为缺乏社会规范化，不能正确应对家庭、社会适应问题、做事不计后果及蛮干等表现。

在情绪方面，酒精依赖/酒精滥用者经常表现出情绪不稳、易激惹、有时会喜怒无常。可见酒精依赖/酒精滥用是一种社会性疾病，给本人、家庭及社会带来各种损害和不良后果，是心理、社会等多种因素综合作用的结果。酒精依赖/酒精滥用者在社会中受尊重、被支持、被理解的情感体验和满足程度以及对社会支持的利用度较低。在遇挫折打击时，酒精依赖/酒精滥用者更多的是通过吸烟、酗酒、吃药和吃东西来解除烦恼。酒精依赖/酒精滥用者的人格、情绪情感及意志行为的异常表现，使个体的应激应对效率降低，令酒精依赖/酒精滥用者经常体验着挫败感和心理冲突，进而降低了生活质量。

（二）生理方面

酒精依赖/酒精滥用对大脑神经系统及大脑认知系统的不良影响体现为嗜酒后产生的一种连续而强制性且不能中止饮酒的心理与生理状态。酒精依赖/酒精滥用者常出现许多慢性酒精中毒的症状与体征、人格障碍、情绪障碍及行为异常。由于长期的过度饮酒，酒精依赖/酒精滥用者的工作技巧和能力降低，并且易受到意外伤害。

酒精依赖/酒精滥用者常伴有性功能障碍，使夫妻之间的感情出现危机。酒精依赖/酒精滥用者及其配偶长期处于这种不良的生活环境下，身心受到不同程度的伤害，导致他（她）们的心理和行为方式出现明显偏差。这些将成为严重影响酒精依赖／酒精滥用者生活质量的新的应激常态。研究发现，酒精依赖／酒精滥用者配偶的焦虑症发生率为77.19%，而抑郁症发生率为84.21%；酒精依赖／酒精滥用者家属的焦虑症发生率为66.7%，而抑郁症发生率为70.0%。常年的酒精依赖和酒精滥用造成心、肝、肾、大脑、免疫器官、内分泌系统及各个器官组织功能过早衰退，心身功能每况愈下。这些对酒精依赖／酒精滥用者来说是莫大的打击和心理冲突，从而很大程度上降低了酒精依赖／酒精滥用者的抗应激能力。

（三）社会功能方面

　　酒精依赖／酒精滥用者的类病态人格表现之一的反社会性人格也是酒精依赖／酒精滥用者经常体验应激和降低抗应激能力原因之一。酒精依赖／酒精滥用者的反社会人格和大脑的关系存在如下假说：首先，有反社会性人格障碍的酒精依赖／酒精滥用者的大脑神经对酒精的毒性感受阈值更低，容易受到酒精的伤害，从而引起了低的额叶血液灌注率。第二，先天或继发的大脑额叶功能的损害可能是反社会性人格障碍或酒精依赖／酒精滥用者的病理学基础，此假说支持了酒精依赖儿童认知功能的缺损是由于大脑前额叶皮层功能失调的结果。第三，慢性酒精依赖和酒精滥用可能导致了大脑额叶功能的失调，从而被临床上鉴定为反社会人格障碍，并且眶额叶变性可能是人格障碍的精神病理学基础。因酒精依赖／酒精滥用者的偏执并反社会性人格，不稳定的情绪情感表现及过于主观和狭隘的认知模式而很难有效地利用社会支持，反而在很多场合会一点点失去原有的社会支持网络资源，进而逐渐削弱了抗应激能力。

第三节　应激干预对酒精依赖的影响

　　应激尤其慢性应激为酒精依赖、酒精滥用的重要原因。因此建立并习得健全的针对情绪的应对策略和针对问题的应对策略，有助于预防或缓解酒精依赖／酒精滥用。

一、应激的应对策略

　　应激的应对策略如图36-3-1。作为应激原因和应激反应的酒精依赖／酒精滥用，通过改变认知模式很大程度上能够改善酒精依赖／酒精滥用。酒精依赖／酒精滥用者在生活中经常用退避、自责、幻想的不成熟型应对方式。酒精依赖／酒精滥用者通过"借酒消愁"来缓解由现实困难和心理矛盾所引发的焦虑、不满及愤怒。而这种不成熟的应对方式反而成为新一轮应激的开始。久而久之，酒精依赖／酒精滥用者的社会适应功能逐渐下降，

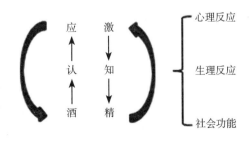

图36-3-1　应激的应对策略

并且经常性地体验着强烈的应激性心理反应和生理反应。

预防和治疗酒精依赖/酒精滥用过程中,重建健康的认知模式是综合干预酒精依赖/酒精滥用患者的终极目的。应激干预的疗效及预后,酒精依赖患者常年生活在负性情绪的世界里,主要表现为抑郁、焦虑、低自我效能感及自卑等。这种消极的心境不仅不利于酒精依赖/酒精滥用患者病情恢复,而且对预防出院后复发也有不利影响。酒精依赖的治疗是躯体、心理康复及社会功能恢复为一体的综合治疗。因此,临床护理中很有必要对酒精依赖患者实施积极的心理干预,以增强患者积极的情感体验,满足较高层次的心理需要,促进心身健康。

酒精依赖/酒精滥用患者通过药物治疗,躯体症状大多能够得到控制,躯体对酒的依赖可随药物治疗而逐渐减轻,但心理对酒精的依赖在短时间内很难消除,因此,患者常表现为精神焦虑、消极悲观、自卑、绝望、抑郁等负性情绪,治疗过程中的心理焦虑与不安是患者戒酒后复饮的重要原因。因此通过心理治疗达到心理康复是酒精依赖患者治疗的最终结果和目标。

二、心理干预的应用

临床心理学的很多心理治疗技术均可应用于酒精依赖/酒精滥用的治疗,以此提高酒精依赖/酒精滥用者的抗应激能力和战胜酒精依赖/酒精滥用的心理治疗。

(一)团体心理治疗

团体心理治疗已经被证明对许多心理精神疾病患者的治疗和康复有很积极的作用。通过团体心理治疗,首先能让酒精依赖/酒精滥用者认识到自己并不是世界上最可悲的人,有很多人与自己同病魔在做斗争;其次,通过团体治疗酒精依赖/酒精滥用者从别的病友身上阅读到疾病的心身表现,进而能够客观地认识到疾病本身;第三,通过团体治疗能够重新习得健康的人际沟通模式,进而为提高综合治疗的依从性及治疗效果的长远化打下良好的基础;第四,通过团体心理治疗可以调动尽可量多的社会支持资源。

在临床广泛用于治疗酒精依赖/酒精滥用的疗法来自匿名戒酒者协会(AA)。AA的基础信念是酒精依赖/酒精滥用是一种疾病,酒精依赖/酒精滥用者必须首先承认他们的酒瘾及破坏力。AA成立的核心是它独立于已有的医疗机构,并让嗜酒者畅所欲言,其中最重要的一点在于它通过集会得到了广泛的社会支持。酒精依赖/酒精滥用者通过团体治疗逐渐找回生的希望和活力,帮助酒精依赖/酒精滥用者发现自己的价值。

(二)行为治疗

针对酒精依赖的行为治疗流派很多。一般认为行为治疗疗法的核心是奖励与惩罚。如以条件反射机制为基础的鼓励疗法和厌恶法。鼓励患者与自己的昨天作斗争,当今天比昨天有所进步时,自我鼓励或奖励的方式正强化好的行为模式的建构。厌恶疗法为当患者酒精摄取或酒精滥用时配以特别不愉快的物和事情来帮助酒精依赖/酒精滥用者消退不良习惯,目的是用坏的关联物和事打破药物使用引起的病理性快感。例如一个人刚要饮酒,就给予一个疼痛的电击。或者在酒精里掺杂与酒精反应并引起恶心和厌恶味道的药物来,让患者对酒精产生厌恶感。这种坏的关联也可以通过联想不愉快的情景来形成，专业术语叫内隐厌恶致敏法。

（三）家庭治疗

家庭治疗在酒精依赖/酒精滥用的治疗中也起着重要的作用，其理论基础是系统论。即将家庭视为一个有机运行的系统，家庭成员之间互相影响，互相制约。一个家庭成员的问题同时也是家庭这一系统运行障碍的表现。因此，治疗应着眼于整个家庭，将整个家庭视为治疗对象。家庭治疗的特殊形式是婚姻治疗。家庭治疗的中心就是找出存在的问题及根源，并设法使之发生改变。

（四）认知疗法

酒精依赖/酒精滥用者普遍存在着比较偏执和狭隘的认知模式，经常只能看到树木而看不到一片森林。通过认知疗法的治疗，可帮助酒精依赖/酒精滥用者拓宽视野，并且客观地看待在自己身上和周围所发生的事情，以此提升酒精依赖/酒精滥用者的抗应激水平。一个人的认知水平会左右其判断能力和执行能力。

个体在日常生活中和工作学习中，在处理和应对社会问题时，都需要执行功能的参与。因此，针对酒精依赖患者的临床干预，不应局限于使患者摆脱对酒精的依赖，更应该重视其执行功能的康复，动态评估患者的执行功能，制定有针对性的认知康复计划，不仅有利于持续戒酒，更能够提高酒精依赖/酒精滥用患者的生活质量，推动其更好地融入社会。

（五）精神分析疗法

精神分析学说认为，酒精依赖/酒精滥用与个体发育过程中的口欲期及心理冲突与酒精依赖/酒精滥用密切相关。通过精神分析，我们能够剖析酒精依赖/酒精滥用者的发病原因，由此可提高心理治疗的针对性。

（六）医患及护患关系

医护人员与患者建立良好的医患及护患关系，对不同身份、工作的患者要一视同仁，平等对待。加强与患者的沟通，沟通时医护人员的态度要和蔼可亲，表情自然，保持微笑。用柔和语气，多倾听，给予安慰与指导。大量临床实践证明，擅于与患者沟通交流，能够较好的解决患者住院过程中出现的各种负面情绪及心理需求，缩短医患和护患距离，使患者在较好的人文环境和沟通氛围中治疗和关心体贴患者，取得患者的信任，以便了解患者的心理状态。尊重患者，给予足够的心理支持和关怀，尽可能解除精神负担，满足其心理需要，建立起戒除酒瘾的信心。帮助患者正确认识和对待疾病，向患者介绍治疗期间会出现的一些戒断表现，并将相应的预防和处理方法告知患者，使患者从不安、烦躁的情绪中解脱出来。避免与患者争执，努力寻求与患者的相同点，减轻患者的心理负担。

（七）健康宣教

组织患者参加公休座谈，向患者讲解酒精的危害和戒除酒瘾的重要性，还可以邀请成功戒酒的患者介绍自己成功地克服戒断反应，战胜酒瘾的心得体会。定期组织患者观看戒酒的健康宣教片，生动形象的教育患者，使其能够正确认识酒精的危害，真正建立戒除酒瘾的决心。鼓励患者参加工娱活动，根据患者的爱好，带领患者参加阅读、看电视、棋牌、乒乓球、台球、羽毛球等活动，以丰富患者的住院生活，减轻孤寂感和自卑感，分散注意力，使治疗顺利进行。针对康复期的患者可以帮助其制订科学的生活方式和健康的生活理念，激发患者主观能动性，指导患者参加有意义的社会活动，真正做到心身全方位戒除酒瘾。

（八）建立良好的社会支持系统

减少患者获得酒精的渠道和饮酒机会，降低患者复饮的概率。通过健康宣教使患者充分认识到酒精依赖 / 酒精滥用对个人心身、前途、家庭、社会的危害性，进一步明确必须有医护、个人、家庭、社会四方面的配合，才能达到疗效的重要性。

三、家庭与社会支持

因为酒精依赖是一种长期形成的生活习惯，也是一种特殊的心理状态，所以戒酒不但需要具备坚定的意志，还需要多方面的支持和帮助。患者家属的一言一行、一举一动都时刻影响着患者的心理情绪。因此，家属的关怀默契配合是实施心理调适的基础。印发科普宣传手册，让患者家属了解酒精依赖的发病、治疗、预后知识，从而使家属认识到酒精依赖并非是不可逆的，是完全可以治愈的，从而争取到家庭的支持。良好的家庭社会支持是心理健康的促进因素，是患者戒除酒瘾的强大动力。提醒家属要从生活细微处关心患者，对患者的一些情感宣泄行为给予同情和理解。合理安排探视时间，康复期患者可适当延长探视时间或者准许周末请假外出，让患者感受到家庭温暖，增强对社会的适应能力。

酒精依赖 / 酒精滥用者的康复应该包括医学康复、社会功能康复及心理康复三部分。构建和谐的护患关系，通过健康宣教、工娱活动，逐步降低、最终消除患者对酒精的渴求。另外，积极、主动地同患者家属进行沟通，要求家属给予患者充分的关心和信任，培养患者良好的作息和生活习惯，鼓励患者多与人沟通，有应激事件发生时多与亲朋沟通，尽量帮助患者构筑丰富的社会支持网络，以此来提高酒精依赖 / 酒精滥用者的抗应激能力。家人之间相互支持的气氛可帮助患者顺利完成戒酒，让患者感受到家庭和社会的共同支持，重新树立昂首阔步地走有意义人生的信心。

通过心理治疗不仅能够提高酒精依赖 / 酒精滥用者的抗应激能力，同时让酒精依赖 / 酒精滥用者用更健康的心态面对生活。

（金凤奎 陈 伟）

参考文献

1. 谢巧明，向虎，黄键，等. 精神创伤后应激障碍的应激原类型分析. 临床精神医学杂志，2001，11：103-104

2. 王伟男，李喜泼，丛晓山. 保定市酒精滥用和酒精依赖的流行病学调查. 上海精神医学，2008，20(4):209-212

3. 冯启明，罗红叶，韦波，等. 广西壮族自治区农村居民酒精依赖流行病学调查. 中国慢性病预防与控制 2012，20(5):517-519

4. 王东明，段荣珍. 酒依赖者社会支持和应对方式的对比研究. 中国药物滥用防治杂志，2006，12(3):136-137

5. 梁巍. 酒精滥用与依赖的心理学研究. 科学资讯，2006，33

6. 李晏，李凌江. 创伤后应激障碍与物质使用障碍共病研究进展. 国际精神病学杂，2005，32(3)，166-169

7. 黄悦勤，李立明. 父母教养方式与人格障碍关系的研究. 中国心理卫生杂志，2001，15(3):208-209

8. 丁冬红，胡付生. 男性酒依赖患者家庭环境、父母教养方式调查研究. 中国药物依赖性杂志，2014，23(3):221-223

9. 姜佐宁，蔡焯基，翁永振，等. 精神病学简明教程. 第3版. 北京:北京科学出版社，2003

10. 洪小美，张玉萍，谢惠云. 酒精依赖患者配偶心理健康状况及影响因素分析. 中国药物依赖性杂志，2013，22(5):354-358

11. 吴庆，庞良俊，等. 酒精依赖患者执行功能，中国健康心理学杂志，2014，22(9)，1313-1314

12. Kuruoğlu AC, Arikan Z, Vural G, et al. Single photon emission computerised tomography in chronic alcoholism. Antisocial personality disorder may be associated with decreased frontal perfusion. Bri J Psychiatry, 1996,(169):348-354

13. Schwandt ML, Heilig M，Hommer DW, et al. Childhood traum a exposure and alcohol dependence severity in adulthood: Mediation by emotional abuse severity and neuroticism. Alcohol Clin Exp Res, 2012, 27(6):984-992

14. Gmel G, Rehm J. Harmful alcohol use, et al. Epidemiology in Alcohol Research, 2003, 27(1):52-62

15. Hasin DS, Grant BF. The co-occurrence of DSM-IV alcohol abuse in DSM-IV alcohol dependence: results of the National Epidemiologic Survey on Alcohol and Related Conditions on heterogeneity that differ by population subgroup. Arch Gen Psychiatry, 2004, 61(9):891-896

16. Petrakis IL, Gonzalez G, Rosenheck R, et al. Comorbidity of alcoholism and psychiatric disorders: an overview. Alcohol and Comorbid Mental Health Disorders, 2002, 26(2):81-89

第三十七章

酒精相关性疾病的司法鉴定

第一节　酒精相关违法行为的犯罪学特征

酒精相关的犯罪在司法精神鉴定中占有一定的比例，且数量呈上升的趋势。《中华人民共和国刑法》（简称《刑法》）第十八条第四款明确规定"醉酒的人犯罪，应当负刑事责任"。醉酒的人，在醉酒状态下，在某种程度上可能减弱控制自己行为的能力，但并未丧失辨认和控制自己行为的能力。而且醉酒的人对自己行为控制能力的减弱是人为的，是醉酒前应当预见的，可见，醉酒的人不属于无责任能力的人，因此，本款规定醉酒的人犯罪，应当负刑事责任。在司法精神鉴定实践中该条款主要适用于普通醉酒；而把病理性醉酒和复杂性醉酒看作是短暂性精神病态，采用第十八条第一款。

关于慢性酒精中毒者，克莱佩林（Krapelin）的研究比较著名。他在著作中明确指出，慢性酒精中毒者一方面具有伤害、暴行、妨碍治安等攻击型犯罪特点；同时又具有流浪、乞讨或在室外行窃等习惯。对于慢性酒精中毒所致的犯罪，也应先根据具体的情况做出诊断，再来确定被鉴定人的刑事责任能力。

一、酒精相关违法行为与犯罪的关系

对于酗酒与犯罪的关系，很多学者早有研究。贝尔（Baer）将饮酒者分为机会性饮酒者和习惯性饮酒者两类。但阿夏伯格却认为，这两种分类的界限并不明确。他的研究指出，机会性饮酒者容易犯伤害罪，妨碍公务、侵入住宅、毁坏家具和暴力罪行；习惯性饮酒者则容易犯有盗窃、冒领等罪行。但是，必须考虑到尽管是习惯性饮酒者，也不一定是慢性酒精中毒者。

美国犯罪学家哈斯克尔（Martin Haskell）和雅布隆斯基（Levis Yablonsky）认为，酒精中毒与犯罪的关系有 3 种：

（一）饮用酒类直接构成犯罪

在这种情况下，饮酒行为本身就是犯罪。酒后驾驶、在公共场所酗酒等行为，都是为许多法规所禁止的行为。被警察逮捕的人 40% 以上有在公共场所酗酒、酒后驾驶和其他违反酒类管理法规的行为。此外，还有 12% 的人是因为酒后妨碍治安的行为和酒后流浪而被逮捕的。

（二）酒精中毒间接引起严重犯罪行为

研究表明，许多严重的刑事犯罪都是在酒后的异常精神状态下进行的。麦考密克（Mac Comick）在美国加利福尼亚州对犯罪行为的一项调查表明，这些人在进行犯罪行为（他们因此而被判刑）的时候，98%的人喝了酒精饮料，29%的人处于醉酒状态；在他们以前被监禁的原因中，因饮酒而进行的犯罪也占同样的比例。许多青少年把酗酒作为反抗执法机构的象征，他们的许多违法犯罪活动都是在酒后进行的。在酒精中毒引起严重犯罪方面，许多研究者都承认，酒精使人的自我控制能力和道德感严重削弱，因而使个人胆量增大，无所顾忌地进行犯罪活动。在这种情况下，酒精实际上成为一种"壮胆剂"。同时，酒精也使个人的动作准确性削弱，很难进行精细的动作，观察的敏锐性、判断的准确性及反应速度都受到严重损害，因此，酒后往往容易导致业务上的过失犯罪。

（三）共同致病模式

违法犯罪和酒精滥用要与其他因素如早期的反社会行为、家庭关系不和谐以及与同龄罪犯间的密切关系等共同作为违背社会正常模式的行为来看待。

另外，从犯罪方面看，如职业性犯罪有巧妙的手段和周密的计划。而酒精中毒者的犯罪是由于过量饮酒而增加了勇气和减少了对可能失败的担心才敢于冒险的。因此，也可以说机会性饮酒是容易引起犯罪的。当然也有在犯罪之后为混淆是非和推卸罪责而饮酒的。

总之，酒精成瘾与犯罪很难被确定为因果关系。有关没有犯罪的对照组饮酒水平的资料未见报道，大多数研究引用的是警方报道或对罪犯的回忆性解释，因而很难确定其可靠性。由于罪犯声称醉酒是一种"免于承担责任的越轨行为"（deviance disavowal）的普遍性形式，所以罪犯的报告可能是有偏见的。一些研究也指出，很多非暴力性罪犯在实施犯罪行为前也一直在饮酒，表明饮酒与一般的犯罪行为有关系，或者与逃避侦查有关。而且，攻击不是酒精的最普遍的后果。泊纳内（Pernanen）通过访谈和在酒吧进行的观察提出，把饮酒的积极影响和"无害的蠢事"混杂一起，是饮酒行为最经常的伴随现象，而危险行为罕见。可是，对证据的比较证实，在酒精和攻击性犯罪之间存在着特殊联系，酒精对攻击行为的促进作用也已经在实验室研究中得到证实。

二、酒精成瘾犯罪的特征及罪犯人格特征

（一）酒精中毒犯罪的特征

在美国，除机动车辆违法案件外，因酗酒而受控的人比因其他任何罪行而受控的人都多，而且受到判刑的次数也多。

我国酒精相关的违法行为多是暴力犯罪，且以杀人、伤害较多，与国外报道的以伤害、纵火、性犯罪较为突出有一定的差异，这可能与不同国家之间的文化差异有关。也有学者提出的假说认为，饮酒相关犯罪与东西方社会文化和生物个体差异有关，在西方国家饮酒相关的犯罪多倾向于财产相关的犯罪，而在中国多倾向于暴力犯罪。酒精中毒罪犯大致分为三种犯罪类型：一类只是因为当众酗酒而被捕的；一类是因为当众酗酒和有关罪行，如流浪罪和破坏秩序行为而被捕的；第三类是除当众饮酒外还因有严重的罪行而被捕的。厄尔·鲁宾顿（E. Rubington）指出，美国的酒精中毒罪犯比一般罪犯的年龄大很多，

大部分是土生土长的白种人，且都独居，来自较低的社会阶层，教育程度比一般人稍低，职业地位偏低，他们的父辈一般也很少受教育，职业地位也很低。

很明显，很多酒精成瘾罪犯都是丧失环境其中包括破产家庭和不稳定的、解体的家庭的产物。罪犯的早年背景造成他们的犯罪素质，促使他们为个人的迫切问题选择异常的解决方法，如果这一选择是过量饮酒的话，那么他们就会成为酒精中毒罪犯。

慢性酒精中毒者的作案对象更多地是相识或熟悉的人，明显不同于普通醉酒者，这可能是他们与嫌疑人在日常生活中接触较多，容易产生矛盾有关，其违法行为具有更大的"不合理性"。

普通醉酒者作案多在社会和生理诱因下产生的。作案动机也是评定法律责任的重要影响因素，普通醉酒者作案更多是有一定的现实动机，行为有一定的可理解性；这与慢性酒精中毒者更多是没有现实动机不同。也说明普通醉酒者辨认能力多无障碍，能够自我控制，虽然饮酒起意，借酒壮胆，行为失度，但未超出日常行为模式；慢性酒精中毒作案常有明显的攻击性、突然性，无法认清其实施行为的后果。

普通醉酒组的犯罪学特征主要为多是暴力犯罪，作案有一定的诱因和现实动机，对作案的时间、对象有一定的选择，案后多能部分或全部回忆、有一定的自我保护意识；慢性酒精中毒组也多是暴力犯罪，作案诱因及现实动机多不清，作案前多是无准备、属感情冲动，对时间、对象多是无选择，案后多数有遗忘、缺乏自我保护意识。另外，国内有研究表明，个体素质低下是酗酒及酒精中毒后犯罪的重要因素。

（二）人格特征

Hesselbrock 等报道在男性酗酒者中 52% 曾诊断为反社会人格，发病年龄低，有明显的酒精依赖家族史和反社会的人格特征。同时这种人格特征也是反社会行为的危险因素。Kammeier 对 38 名后来成为酒精中毒者的大学生与其他 148 名同学 MMPI（明尼苏达多项人格问卷）得分比较，发现前者病前的性格特点多具强迫、标新立异、不合群，当他们进入医疗机构后，MMPI 显著升高的不仅是抑郁分，也包括精神衰弱及偏执的得分。

Yoshino 等对酒精依赖并发反社会人格障碍的研究发现，儿童期的行为障碍和酒精依赖的家族史与反社会人格障碍明显相关，酒精依赖患者发生反社会人格障碍的危险性是非酒精依赖患者的 4.1 倍，酒精依赖阳性家族史患者患有反社会人格障碍是非阳性家族史的 1.9 倍。并且儿童期的行为障碍与成年期的反社会人格障碍和酒精依赖有密切相关。

还有研究表明，普通醉酒的人不会脱离本人的性格特点，能控制住自己的行为。而发生复杂醉酒、病理性醉酒的个体常常会脱离平时的性格特点，特别是当他被激惹时，其兴奋性亢进，不能控制自己的行为，容易出现犯罪。我国的法律也有相应的规定，在量刑时，酗酒者犯罪与故意犯罪有所区别。

（三）行为特征

饮酒过量会引起行为异常，这种行为异常与血中酒精浓度（BAC）相关，大致的关系如表 37-1-1。

表 37-1-1　BAC 与行为异常之间的关系

BAC/（mg/100ml）	行为异常
30 ~ 49	精神愉快，精细技巧失灵，如开车技术
50 ~ 99	兴奋，语无伦次，喜怒无常，某些感觉障碍
100 ~ 149	言语不清，激动吵闹
150 ~ 199	舌重口吃，动作不协调
200 ~ 299	呕吐，嗜睡，可能进入昏迷
300 ~ 349	昏迷，呼吸有鼾声，有吸入呕吐物危险，体温下降
≥ 350	深度昏迷，呼吸麻痹，有死亡危险

对 131 例酒精依赖患者研究中发现，25 岁以前开始发病的酒精依赖患者具有较差的职业工作能力，在儿童期和成人期具有较多的反社会行为。Conner 等对 42 例酒精依赖伴有自杀行为的患者进行调查，了解他们夫妻间的暴力行为和分居情况，发现半数的酒精依赖患者具有暴力行为史，具有夫妻间暴力行为的患者年龄相对较小，并且酒精依赖的发病年龄也比较低。Alland 等在南非对 269 例接受酒精依赖治疗的患者进行暴力犯罪和自杀企图的研究发现，39% 的患者有暴力犯罪史，并且是在饮醉酒的兴奋状态下进行的；开始饮酒的年龄、问题饮酒的发生次数、男性均与酒精依赖犯罪呈明显相关。

Sott 等发现患有精神分裂症患者伴有物质滥用尤其是酒精依赖时，其暴力行为的发生率会明显升高。伴有酒精滥用的精神障碍患者具有较高的暴力犯罪的危险性，反映了酒精依赖对精神疾病的影响，最可能的解释是社会功能丧失的精神患者更加倾向于犯罪和酒精的滥用。

格雷厄姆（Craham）提出的理论模型对此进行了进一步的解释，即把酒精-攻击相关看成是个体倾向因素和情境因素的反映。人格因素可能导致个人饮酒并产生攻击行为。例如，布克休森（W. Buikhuisen）、尼克范德普拉斯（C.VAN. Der Plas-Korenhoff）和邦特科（E.H. M. Bontekoe）的研究发现，饮酒后变得攻击性强的学生与没有攻击行为的饮酒者的区别在于，前一类人更多的报告有少年犯罪、敌意、支配型、冲动性以及不一致的养育方式等。格雷厄姆等发现，在温哥华，最容易发生攻击行为的酒吧，是缺乏环境吸引力、不友好、使人筋疲力尽、气氛紧张以及对越轨行为不加限制的酒吧。

国内对大学生的研究发现，大学生酒精依赖行为与随身携带刀具等防身物品、打架行为、制订自杀计划等行为呈高相关。

第二节　责任能力的评定

本节主要讲醉酒犯罪在司法精神病学上的评定。

（一）急性酒精中毒的司法精神病学评价

急性酒精中毒时责任能力判定的原则是：普通醉酒，有责任能力；复杂醉酒，辨认及控制能力多属于部分削弱，并未完全丧失，应判定为限定责任能力；病理性醉酒，患者不能辨认、不能控制自己的行为，故为无责任能力。

我国法律规定醉酒的人犯罪，应当负刑事责任。这里的醉酒是指普通醉酒，因普通醉酒时，行为人并不丧失对自己行为的辨认能力和控制能力。但这里又分几种情况：第一，醉酒的人在饮酒之初并无犯罪故意，只是因饮酒后使自己陷入心神丧失或精神耗弱状态，在别人的鼓动下或在外界环境的诱惑下实施了危害社会的行为。这种情形的犯罪，在审判实践中，因其主观恶性小，而且在犯罪后有强烈的悔改意识，赔偿被害人经济损失积极，一般都会视情况从轻或减轻行为人的刑事责任，酒后引发的交通肇事罪这种情况最多。第二，饮酒前就有犯罪的故意，只是想借酒壮胆，这种情况毫无疑问应承担完全的刑事责任。如果饮酒后反而使自己丧失了部分辨认和控制能力，无法实现自己的预期，或者使故意或过失的内容改变，这种情况笔者认为，当事人如果实施了犯罪行为，也应该承担完全的刑事责任，至于他没达到目的那是犯罪的预备或是未遂，具体的定罪量刑应结合犯罪构成的其他条件综合全案进行决定。

一般说来，酒精对于情绪和运动功能的影响，常先于意识和感知功能的影响，因此醉酒的人在进入意识混浊阶段之前，即不能辨认和控制行为之前，大都早已失去行为动作的能力，而陷入躯体麻痹状态中；而且醉酒是一种不正常的现象，是对醉酒的人本身带有危害，并使周围的安全受到威胁或危害的不良恶习。是应当受到法律的制裁。

对于复杂性醉酒和病理性醉酒的诊断必须持严谨的态度。除了对当事人作案前后的表现及实施犯罪行为时的表现进行一系列调查外，还应注意各种生物学指标，必要时可进行饮酒试验，如令其在 30min 内饮入一定量酒精饮料、以观察其精神状态及生理变化。病理性醉酒者可出现瞳孔散大，腱反射亢进以及脑电图改变等，此时血中酒精浓度曲线急剧上升，β 值低，酒精耐量低，以及出现情绪、行为的异常改变。还可令其在与作案前相同的时间、环境下饮用相同量的酒，使其醉状（精神和躯体的）再现，并测其血中酒精浓度，脑电图改变等，以推断其作案时的中毒性质。

急性酒精中毒如发生在既往有精神病的患者身上，要仔细辨别两者的关系。如既往有精神分裂症，已达到社会性痊愈，没有任何精神症状，此时出现酒醉则纯属一般酒精中毒；既往患有双相障碍或其他重性精神疾病，也应同样对待。另一种情况是，原有精神疾病未愈，在醉酒后出现了犯罪行为，此时应认真分析：

1. 行为的病理特点、主要是醉酒的性质或是原有精神疾病的性质；

2. 饮酒的量及全部醉酒表现属于轻度醉酒（生理性、单纯性）还是重度醉酒（复杂性、病理性）；

3. 原有精神疾病缓解程度如何。一般来说原有精神疾病已处于良好的缓解状态，此次醉酒纯属生理性的，如出现犯罪行为，应判定为有责任能力。

（二）慢性酒精中毒性精神障碍的司法精神病学评价

1. 责任能力评定 酒精依赖通常不看做是一种疾病，此种人如发生危害社会行为，一般是完全责任能力。但是，在戒断综合征产生时，可能出现辨认或控制本人行为的能力在某种程度的减弱。按照实际情况，可考虑评定为限定责任能力，有的可能评定为完全责任能力较为适宜。阵发性酒徒在发作期一般是无责任能力的，但是如果症状明显轻微，也可根据实际情况考虑判定为限定责任能力。酒精中毒性幻觉症、酒精中毒性妄想症以及震颤谵妄时出现的违法犯罪行为，因为已经属于重性精神病范畴，往往丧失了辨认能力或控制能力，故应判为无责任能力。但对每个案例均要作具体分析，如有的妄想症患者在早期阶段只表现为多疑，妄想并末固定，对所实施的危害行为尚能认识和批判，则应酌情判定为限定责任能力。

酒精中毒性精神障碍的人格改变时出现盗窃、欺诈等行为，不能作为排除责任能力的理由。

酒精依赖患者在戒断反应时，可使其辨认能力和控制能力明显减弱，应根据实际情况判定为限定责任能力或有责任能力。有一种情况要注意，就是当事人知道了自己有病理性醉酒的现象后，为了实施犯罪而故意使自己醉酒，利用这一点犯罪的，应按普通醉酒处理，承担完全刑事责任。

2. 行为能力评定　慢性酒精中毒性精神障碍出现遗忘综合征和严重的智能损害时，由于已经丧失了判断力和自我保护能力，可评定为无行为能力。当出现明显的人格改变时可根据情况判定为限制行为能力。慢性酒精中毒性精神病发作间歇期，如精神状态正常，则为完全行为能力。

3. 劳动能力评定　可根据病情的严重程度及劳动能力减退程度，来客观地予以评价：一般应评定为完全丧失劳动能力，或部分丧失劳动能力。如慢性酒精中毒性痴呆，程度轻者劳动能力减弱，重者劳动能力丧失。慢性酒精中毒性精神病发作间歇期，如精神状态正常，则为有劳动能力。

4. 性防卫能力评定　慢性酒精中毒性精神障碍出现重性精神病的表现时，在发病期其性防卫能力是丧失的。在发病的间歇期，如精神活动正常，则性防卫能力存在。慢性酒精中毒性痴呆时，可根据其智能障碍的程度及案件的具体情况，判定为性防卫能力丧失或部分丧失。

第三节　对酒精中毒性犯罪的预防方法

与其他犯罪现象一样，酒精中毒性犯罪的产生，既有其社会原因，也有其心理原因，并具有其自身的发展过程和发展规律。同时，犯罪现象的社会原因也是通过犯罪人自身的心理原因起作用的。任何犯罪，都是在一定的主观心理态度支配下发生的触犯刑律的行为。所以说犯罪行为是犯罪心理的外部表现，它是在犯罪心理支配下发生并随着犯罪心理的发展变化而发生变化的。而犯罪心理的形成过程，是各种因素的相互作用的结果，是一个由量变到质变的发展变化过程。所谓心理预防，就是针对犯罪心理形成的原因及其发展变化的规律特点，采取有效的措施，削弱和排除形成犯罪动机的因素，从根本上防止犯罪行为发生的活动。简而言之，即防患于未然。因此，对酒精中毒性犯罪进行心理预防是非常必要的。

对酒精中毒性犯罪进行心理预防既是必要的，也是可行的。首先，人作为一种理性和意识的存在，这就为心理预防提供了人性基础。因为人所具有的理性和意识（或自我意识）不仅使得人能够观察和认识自然与社会，并且在一定程度上能有选择地接受外界环境与规范的影响和制约，而且使得人类能够进行自我观察、自我评价、自我修养和自我控制，从而在特定的环境下表现出一定的自我完善能力和行为的自我选择能力。其次，犯罪人往往表现为人格品质的缺陷，这种缺陷进而导致他们在社会认知能力、社会适应能力和自我控制能力方面的低下或者减弱，导致他们在一定的社会背景和具体场合下做出违法犯罪行为的选择。就具体犯罪行为而言，有的可能是犯罪人在权衡利弊之后的理性选择，有的可能是出于难以自制的某种情感或本能冲动，有的则可能是出于心理障碍，然而，无论哪种情况，均与行为人人格品质的缺陷有关。如表现为个人世界观和价值观扭曲，或道德认识、道德情感、道德意志、道德行为习惯等个人内在自我控制力量未能充分发展，以及心理障碍的行为表现。因此，以纠正人格缺陷为中心的心理预防也是可行的。

对酒精中毒性犯罪的心理预防是一项系统工程。除了采用开展法制教育、培养健康人格等心理预防方法外，根据不同的对象，以及酒精中毒性犯罪的形成、发展特点，还可以采用以下三种有针对性的心理预防方法：

（一）早期预防

不管开始饮酒的动机如何，人们一旦对酒精形成心理依赖，便很难放弃它。所以，酒精中毒的早期预防非常重要。早期预防主要是通过改善环境、控制发生酒精中毒的原因等，以此来预防酒精中毒性犯罪。其主要任务是减少人群中酒精中毒的发生率，一般是针对整个人群和社区进行的。早期预防可以从一般性饮酒习惯、无害性饮酒倾向着手，从少年儿童抓起。积极宣传酒精对人们身心健康造成的危害，提高人们的整体认识水平，通过立法严禁未成年人的饮酒，加强法律监督和检查工作。提倡生产低度酒精饮料，控制或减少烈性酒的生产。当然，早期预防不是在社会中禁酒（这在有数千年饮酒传统的社会中几乎难以实现），而应该是使人们能适量、有控制地饮酒，或者饮用非酒精性替代饮料。许多国家的社会学家、心理学家和执法官都认为，对于酗酒成瘾者，通过各种心理治疗，适度控制饮酒量，比依法禁止，更有成效。社会心理学家经过多年卓著的研究一致认为酗酒的动机是一个社会心理问题，依法禁止或者依法惩治，作为解决一个社会心理问题的手段是根本行不通的。

（二）中期预防

中期预防的主要目的是使轻度的酒精中毒不致导致违法犯罪行为，或避免使其转化为慢性酒精中毒。因此，中期预防的主要任务是抓好对酒精中毒的早期发现和早期治疗。该项工作可以由卫生行政部门负责，指导医疗部门具体实施，同时，应动员行政机关、社会团体、学校、企事业单位以及学校、企事业单位中的卫生保健部门参加这一工作。由于大多数酒精中毒性患者往往对病症不太注意，常对自己的饮酒习惯进行各种理由的辩解，并回避医生，医生对此问题也常常忽略。如果不是身体出现各种并发症迫使患者去医院就治，许多患者都会在病程的后期才去求治。因此，及时发现并建议早期酒精中毒者主动进行治疗，是中期预防的重要任务。它的目的是尽量阻止由于酒精中毒性病症的发作可能对社会造成的危害行为的再现，以及病情向严重的阶段发展。

美国于1935年成立了匿名戒酒者协会（AA），通过说服、宗教誓约、建立友谊和心理治疗等方法，协助酗酒者戒酒，或者适度的控制饮酒量。把饮酒量控制在自身酒量的一半或三分之一。AA把重点目标放在对酗酒者的暴饮进行适度控制，而不是完全戒酒。

（三）晚期预防

晚期预防是针对严重的酒精中毒者而言的，其任务是阻止晚期恶果的出现，对酒精中毒者进行有效的治疗。对酒精中毒者的治疗一般采用综合性疗法，主要包括以下基本措施：

1. 戒酒　戒酒是治疗能否成功的关键。对于严重的酒精中毒患者，为了对抗其严重的戒断综合征，最好在住院条件下进行戒酒，这样也可以断绝酒的来源。根据其酒精依赖和中毒的严重程度，可以灵活掌握戒酒的进度，轻者可以尝试一次性戒断，而对酒精依赖严重的人应采用递减法逐渐戒酒，避免出现严重的戒断症状以至危及生命。无论是一次或分次戒酒，都要注意密切观察与监护。尤其在戒酒开始的第1周，特别要注意戒酒者的体温、脉搏、血压、意识状态和定向能力，以便处理可能出现的戒断反应。若需用药，应严格遵照医嘱。

2. 心理治疗　从实质上来看，心理治疗主要是对一个人施行的使其行为符合社会所认可的适宜的、恰当的和顺应的方式的校正过程。而这种治疗重点在于解决患者所缺少的作出适宜行为的知识、技能或动机，或纠正反常行为。心理治疗的方法很多，如认知疗法、合理情绪疗法、行为疗法、患者中心疗法、完形疗法、精神分析疗法等。各种方法都有自己的特点，认知疗法强调的是认识过程对动机和行为的影响，主要是通过帮助患者消除错误的饮酒观念，然后再对饮酒习惯进行矫正；合理情绪疗法的特点是在治疗过程中，针对患者的情绪反应，帮助其建立积极的情绪，确立正确的态度；患者中心疗法强调在治疗时以患者的意愿和需要为中心，由患者自己对其酒精依赖加以解释，让他们自己脱掉自欺的外衣，接受正确的饮酒观念；完形疗法的治疗目标是使患者成为一个完整的、自我信任的、有自我意识、能指导和计划自己生活的人。这里我们重点介绍行为疗法。

为帮助嗜酒者减轻酒精中毒的危害，行为疗法中最直接了当的方法是设法使饮酒本身成为一种惩罚性体验。这种方法通常被称为厌恶条件疗法，主要是给患者服用对抗酒精的化学药物，如通常让他们服用双硫仑（disulfiram），这是一种阻断酒精氧化代谢的药物。患者如在服药期间饮酒，可引起恶心、头痛、焦虑、胸闷和心率加快等反应。使用双硫仑是行为疗法中常采用的一种手段，能促使患者建立起对饮酒的厌恶条件反射。当然，该药有一定的毒副作用，不可长期使用，一般以服用3～5d为宜，也可每周数次，连服数月。此外，国内外还有用服用阿朴吗啡、使用弱电击等厌恶疗法进行治疗的，也取得了较为满意的效果。

为了取得显著的治疗效果，可以将各种心理治疗方法综合地加以运用。但需要指出，强调酒精中毒性犯罪的心理预防，并不是否认酒精中毒性犯罪的预防还可以通过其他途径进行。我们既不能把犯罪现象简单地理解为一种纯心理现象，也不是把犯罪的预防措施完全归结为纯心理学的手段。实际上，这里我们所说的心理预防，是指犯罪预防体系中的一个方面，它与社会预防、治安预防、刑罚预防等一起构成了犯罪预防体系的不同层次或环节，这些不同层次的犯罪预防措施是相互补充、相得益彰的。我们强调犯罪的心理预防，无非是意在强调预防犯罪的基础不仅在于社会的完善，而且在于人的内在完善；预防犯罪不仅需要一定的外在社会控制，也需要人的心理的自我完善，而且绝大多数犯罪预防措施都必须通过人的心理活动有效地发挥其作用。

因此，我们不仅应该借鉴、参考国外学者研究的社会心理疗法，使酗酒成瘾者能够做到适度控制饮酒量；而且还需要根据我国的具体国情，拟定一些同酗酒现象作斗争的综合措施

（张聪沛　李志勇）

参考文献

1. 陈立成. 司法精神病学实务研究. 北京：中国人民大学出版社，2012

2. 沈渔邨. 精神病学. 第5版. 北京：人民卫生出版社，2009

3. 苑杰，李功迎. 司法精神病学. 北京：人民卫生出版社，2017

4. 曾绪承. 司法精神病学新编. 北京：北京大学出版社，2009

5. 吴大华. 刑法各论. 北京：中国人民大学出版社，2008

6. 武小凤. 刑事责任专题整理. 北京：中国人民公安大学出版社，2007

7. 闵银龙. 法医学. 北京：中国法制出版社，2007

8. 秦启生. 临床法医学. 第3版. 北京：人卫生出版社，2005

9. 冯军，李春雷. 外国刑法学概论. 北京：中国民主法制出版社，2004

10. 赵秉志. 中国刑法案例与学理研究. 北京：法律出版社，2001

11. 刘白驹. 精神障碍与犯罪上. 北京：社会科学文献出版社，2000

12. 周舟，李广升，钟华，等. 酒精相关精神障碍患者攻击行为危险因素研究. 中国全科医学，2017，20(26): 3287-3291

13. 刘铭涛. 20例酒精所致精神障碍司法鉴定资料分析. 中国民康医学，2011，23(24):3050-3050

14. 祝喜福，甘明远，汪毅，等. 71例酒精所致精神和行为障碍患者临床特征分析. 中国药物滥用防治杂志，2016，22(3):140-142

15. 杨波. 人格与成瘾. 北京：新华出版社，2005

附录

酒精（问题）研究的相关量表

一、酒精使用障碍筛查量表

酒精使用障碍筛查量表（alcohol use disorders identification test，AUDIT）（附表 1）是标准的经过多国验证的酒精使用筛查工具，用以识别低（高）风险饮酒精者、有害饮酒精者及酒精依赖者，AUDIT 得分区间为 0 ~ 40 之间，根据得分高低而将饮酒精者划分为 4 个饮酒精风险水平分区，即饮酒精风险水平Ⅰ、Ⅱ、Ⅲ、Ⅳ区。AUDIT 得分低于 8 为饮酒精风险水平Ⅰ区，WHO 建议将 65 岁以上的饮酒精者的 AUDIT 分界值定为 7 分），评估为低风险饮酒精，实施酒精健康教育；得分在 8 至 15 分之间为饮酒精风险水平Ⅱ区，评估为高风险饮酒精，实施简单建议；得分在 16 至 19 分之间为饮酒精风险水平Ⅲ区，评估为有害饮酒，实施简单建议、简短咨询及持续监测；得分 20 至 40 分之间为饮酒风险水平Ⅳ区，评估为酒精依赖，应转诊至专科机构进行诊断评估和治疗。AUDIT 是唯一用于筛查危险和有害饮酒的量表。在我国，已使用 AUDIT 对重体力劳动者进行了测试，界限分为 7 分。

附表 1　酒精使用障碍筛查量表

1 标准杯 = 10g 纯酒精
1 瓶 750ml 葡萄酒 = 9 标准杯
1 瓶 500ml 黄酒（米酒）= 6 标准杯
1 瓶啤酒 = 2 标准杯
1 两 52 度白酒 = 2 标准杯
1 两 45 度白酒 = 1.8 标准杯
1 两 38 度白酒 = 1.5 标准杯
饮酒克数 = 饮酒毫升数 × 酒精度数 ×0.8
请在选择答案后面的方框中标记相应评分

序号	条目内容		评分
1	近 1 年来，您多长时间喝一次酒？	0 = 从未喝过； 1 = 每月 1 次或不到 1 次； 2 = 每月 2 ~ 4 次； 3 = 每周 2 ~ 3 次； 4 = 每周 4 次或更多；	□

续表

序号	条目内容		评分
2	近 1 年来，一般情况下您 1 天喝多少酒？	0 = 半瓶啤酒到 1 瓶啤酒；38 度 1 两到 1 两半；52 度白酒 5 钱到 1 两； 1 = 1 瓶半到 2 瓶啤酒；38 度 2 两到 2 两半；52 度白酒 1 两半到 2 两； 2 = 2 瓶半到 3 瓶啤酒；38 度 3 两半到 4 两；52 度白酒 2 两半到 3 两； 3 = 3 瓶半到 4 瓶半啤酒；38 度 4 两半到 6 两；52 度白酒 3 两半到 4 两半； 4 = 5 瓶啤酒或更多；38 度 7 两或更多；52 度白酒半斤或更多；	☐
3	近 1 年来，您一次饮酒达到或超过 3 瓶啤酒或 3 两 52 度白酒的情况多长时间出现一次？	0 = 从未有过； 1 = 每月不到 1 次； 2 = 每月 1 次； 3 = 每周 1 次； 4 = 每日 1 次或几乎每日 1 次；	☐
4	近 1 年来，您发现自己一饮酒就停不下来的情况多长时间出现一次？	0 = 从未有过； 1 = 每月不到 1 次； 2 = 每月 1 次； 3 = 每周 1 次； 4 = 每日 1 次或几乎每日 1 次；	☐
5	近 1 年来，您发觉因为饮酒而耽误事的情况多长时间出现一次？	0 = 从未有过； 1 = 每月不到 1 次； 2 = 每月 1 次； 3 = 每周 1 次； 4 = 每日 1 次或几乎每日 1 次；	☐
6	近 1 年内，您在大量饮酒后早晨第一件事是需要再饮酒才能提起精神来的情况多长时间出现 1 次？	0 = 从未有过； 1 = 每月不到 1 次； 2 = 每月 1 次； 3 = 每周 1 次； 4 = 每日 1 次或几乎每日 1 次；	☐
7	近 1 年来，您酒后感到自责或后悔的情况多长时间出现 1 次？	0 = 从未有过； 1 = 每月不到 1 次； 2 = 每月 1 次； 3 = 每周 1 次； 4 = 每日 1 次或几乎每日 1 次；	☐
8	近 1 年来，您由于饮酒以致于想不起前一日所经历的事情的情况多长时间出现 1 次？	0 = 从未有过； 1 = 每月不到 1 次； 2 = 每月 1 次； 3 = 每周 1 次； 4 = 每日 1 次或几乎每日 1 次；	☐
9	您曾因为饮酒弄伤过自己或别人吗？	0 = 没有过； 2 = 是的，但近 1 年没有； 4 = 是的，近 1 年有过；	☐
10	您的亲戚朋友、医生或别的保健人员曾经担心您的饮酒情况或者劝您要少喝一些吗？	0 = 没有过； 2 = 是的，但近 1 年没有； 4 = 是的，近 1 年有过；	☐
总分			☐☐

评分标准：每个问题的计分为 0 ~ 4 分。第 9 和第 10 个问题只有 3 个评分项，分别计为 0、2 和 4 分。

AUDIT 得分区间为 0 ~ 40

二、精神活性物质使用问题筛查量表

精神活性物质使用问题筛查量表（alcohol-smoking and substance use involvement screening test，ASSIST）详见附表2。

附表2 精神活性物质使用问题筛查量表

评定者编号：	治疗机构：
患者编号：	访谈日期：

指导语：（请将下列内容告诉患者，根据当地情况可以做适当修改）

许多药品和麻醉品都可能影响到您的健康，因此，让卫生工作人员准确了解您的药品使用情况非常重要，这样可以帮助他们更好地为您提供相关医疗服务。

下列问题是了解您在此之前的所有时间及最近3个月内使用酒精、烟草和其他麻醉剂的情况。这些物质可以通过吞服、吸入及注射等方式使用

（出示答题卡上的精神活性物质）

卡片中的某些物质可能是通过医生处方获取（如镇静剂、服镇痛剂、苯丙胺类药物等）。本次访谈将不记录医生的处方药。然而，如果您是在非处方情况下使用此类药物，或者服用次数及剂量高于处方量，请告诉我们。同时我们也希望了解您使用其他非法物质的情况。我们对您提供的所有信息将严格保密

注意：提问前，请向患者提供ASSIST答题卡

问题1

在您在此之前的所有时间中，曾经使用过下列哪些物品？（非医疗使用）	否	是
a. 烟草产品（香烟、咀嚼类烟草、雪茄等）	0	3
b. 酒精饮料（啤酒、葡萄酒、黄酒、白酒等其他酒类饮料）	0	3
c. 大麻	0	3
d. 可卡因	0	3
e. 苯丙胺类兴奋剂（麻古、减肥药、摇头丸、冰毒等）	0	3
f. 吸入剂（笑气或一氧化二氮、胶水、汽油、涂料稀释剂等）	0	3
g. 镇静安眠剂（苯二氮䓬类药物）	0	3
h. 致幻剂（如K粉等）	0	3
i. 阿片类（海洛因、度冷丁、吗啡、美沙酮、可待因等）	0	3
j. 其他，请具体说明：	0	3

请确认是否所有回答都是否定的，可以试着问："甚至在学生时期也没有使用过吗？"如果所有答案都是否定的，谈话可以就此停止；如果其中任何一条回答是肯定的，请根据所使用的物质继续回答问题2

问题2

在最近3个月内，您使用以下物品的频率如何？	从来没有	1～2次	每月1次	每周1次	几乎每日
a. 烟草产品（香烟，咀嚼类烟草，雪茄等）	0	2	3	4	6

在最近 3 个月内，您使用以下物品的频率如何？	从来没有	1～2次	每月 1 次	每周 1 次	几乎每日
b. 酒精饮料（啤酒、葡萄酒、黄酒、白酒等酒类饮料）	0	2	3	4	6
c. 大麻	0	2	3	4	6
d. 可卡因	0	2	3	4	6
e. 苯丙胺类兴奋剂（麻古、减肥药、摇头丸、冰毒等）	0	2	3	4	6
f. 吸入剂（笑气或一氧化二氮、胶水、汽油、涂料稀释剂等）	0	2	3	4	6
g. 镇静安眠剂（苯二氮䓬类药物）	0	2	3	4	6
h. 致幻剂（如 K 粉等）	0	2	3	4	6
i. 阿片类（海洛因、度冷丁、吗啡、美沙酮、可待因等）	0	2	3	4	6
j. 其他，请具体说明：	0	2	3	4	6

　　如果问题 2 中所有条目均回答"否"，可以跳至问题 6。如果在近 3 个月内使用过问题 2 中的任何一种药物，请继续回答问题 3、4 和 5

问题 3

在最近 3 个月内，您出现一次对某种物质强烈渴望或者急切地要使用下列物品等情况的频率如何？	从来没有	1～2次	每月 1 次	每周 1 次	几乎每日
a. 烟草产品（香烟，咀嚼类烟草，雪茄）	0	2	3	4	6
b. 酒精饮料（啤酒、葡萄酒、黄酒、白酒等酒类饮料）	0	2	3	4	6
c. 大麻	0	2	3	4	6
d. 可卡因	0	2	3	4	6
e. 苯丙胺类兴奋剂（减肥药、摇头丸、冰毒等）	0	2	3	4	6
f. 吸入剂（笑气或一氧化二氮、胶水、汽油、涂料稀释剂等）	0	2	3	4	6
g. 镇静安眠剂（苯二氮䓬类药物）	0	2	3	4	6
h. 致幻剂（如 K 粉等）	0	2	3	4	6
i. 阿片类（海洛因、度冷丁、吗啡、美沙酮、可待因等）	0	2	3	4	6
j. 其他，请具体说明：	0	2	3	4	6

问题 4					
在最近 3 个月内，您因使用下列物品导致健康、社会、法律或者经济问题的频率如何？	从来没有	1 ~ 2 次	每月 1 次	每周 1 次	几乎每日
a. 烟草产品（香烟，咀嚼类烟草，雪茄等	0	2	3	4	6
b. 酒精饮料（啤酒、葡萄酒、黄酒、白酒等酒类饮料）	0	2	3	4	6
c. 大麻	0	2	3	4	6
d. 可卡因	0	2	3	4	6
e. 苯丙胺类兴奋剂（麻古、减肥药、摇头丸、冰毒等）	0	2	3	4	6
f. 吸入剂（笑气或一氧化二氮、胶水、汽油、涂料稀释剂等）	0	2	3	4	6
g. 镇静安眠剂（苯二氮䓬类药物）	0	2	3	4	6
h. 致幻剂（如 K 粉等）	0	2	3	4	6
i. 阿片类（海洛因、度冷丁、吗啡、美沙酮、可待因等）	0	2	3	4	6
j. 其他，请具体说明：	0	2	3	4	6

问题 5					
在最近 3 个月内，因为使用下列物品导致您没能做本该做的一些事情，发生这种情况的频率如何？	从来没有	1 ~ 2 次	每月 1 次	每周 1 次	几乎每日
a. 烟草产品（香烟，咀嚼类烟草，雪茄等	0	2	3	4	6
b. 酒精饮料（啤酒、葡萄酒、黄酒、白酒等酒类饮料）	0	2	3	4	6
c. 大麻	0	2	3	4	6
d. 可卡因	0	2	3	4	6
e. 苯丙胺类兴奋剂（麻古、减肥药、摇头丸、冰毒等）	0	2	3	4	6
f. 吸入剂（笑气或一氧化二氮、胶水、汽油、涂料稀释剂等）	0	2	3	4	6
g. 镇静安眠剂（苯二氮䓬类药物）	0	2	3	4	6
h. 致幻剂（如 K 粉等）	0	2	3	4	6
i. 阿片类（海洛因、度冷丁、吗啡、美沙酮、可待因等）	0	2	3	4	6
j. 其他，请具体说明：	0	2	3	4	6

对于所有使用过的物品，了解问题 6、7 中的情况（即已经在"问题 1"中注明"是"的物品）

问题 6

您的朋友、亲戚或者其他人曾经对您使用的下列某种物品的情况表示过关心吗?	从来没有	过去 3 个月有	有，3 个月前
a. 烟草产品（香烟，咀嚼类烟草，雪茄等）	0	6	3
b. 酒精饮料（啤酒、葡萄酒、黄酒、白酒等酒类饮料）	0	6	3
c. 大麻	0	6	3
d. 可卡因	0	6	3
e. 苯丙胺类兴奋剂（麻古、减肥药、摇头丸、冰毒等）	0	6	3
f. 吸入剂（笑气或一氧化二氮、胶水、汽油、涂料稀释剂等）	0	6	3
g. 镇静安眠剂（苯二氮䓬类药物）	0	6	3
h. 致幻剂（如 K 粉等）	0	6	3
i. 阿片类（海洛因、度冷丁、吗啡、美沙酮、可待因等）	0	6	3
j. 其他，请具体说明:	0	6	3

问题 7

您是否曾经试图控制、减量或停止使用下列某种物质，而最终却失败了	从来没有	过去 3 个月有	有，3 个月前
a. 烟草产品（香烟，咀嚼类烟草，雪茄等	0	6	3
b. 酒精饮料（啤酒、葡萄酒、黄酒、白酒等酒类饮料）	0	6	3
c. 大麻	0	6	3
d. 可卡因	0	6	3
e. 苯丙胺类兴奋剂（麻古、减肥药、摇头丸、冰毒等）	0	6	3
f. 吸入剂（笑气或一氧化二氮、胶水、汽油、涂料稀释剂等）	0	6	3
g. 镇静安眠剂（苯二氮䓬类药物）	0	6	3
h. 致幻剂（如 K 粉等）	0	6	3
i. 阿片类（海洛因、度冷丁、吗啡、美沙酮、可待因等）	0	6	3
j. 其他，请具体说明:	0	6	3

问题 8

	从来没有	过去 3 个月有	有，3 个月前
您是否曾经注射过某种物质（非医疗目的使用）?	0	2	1

结果分析: ASSIST 的统计量是一个总分量表（附表 3），计算某种具体物质使用的分数时，把问题 2 ~ 7 中的某种物质使用（a 到 j 列出）所得的分数加起来，就得到某种物

质使用的评分，不能把问题 1 与问题 8 所得的分数计算在内。例如大麻使用的评分为：问题 2C+ 问题 3C+ 问题 4C+ 问题 5C+ 问题 6C+ 问题 7C。注意：问题 5 对烟草使用无评分，所以烟草使用问题的评分为：问题 2C+ 问题 3C+ 问题 4C+ 问题 6C+ 问题 7C。

附表 3　ASSIST 评分记录表

记录某种物质使用的评分	不需要干预	简要干预	进一步强化干预
a. 烟草产品	0 ~ 3	4 ~ 26	≥ 27
b. 酒精	0 ~ 10	11 ~ 26	≥ 27
c. 大麻	0 ~ 3	4 ~ 26	≥ 27
d. 可卡因	0 ~ 3	4 ~ 26	≥ 27
e. 苯丙胺类兴奋剂	0 ~ 3	4 ~ 26	≥ 27
f. 吸入剂	0 ~ 3	4 ~ 26	≥ 27
g. 镇静安眠剂	0 — 3	4 ~ 26	≥ 27
h. 致幻剂	0 ~ 3	4 ~ 26	≥ 27
i. 阿片类	0 ~ 3	4 ~ 26	≥ 27
j. 其他	0 ~ 3	4 ~ 26	≥ 27

ASSIST 的总分表示患者在此之前的所有时间里和最近 3 个月这两个时间段在烟草、酒精、镇静安眠药、大麻、阿片类、可卡因、致幻剂、苯丙胺、其他药物等九种常见的精神活性物质使用存在的危险行为及问题，对于患者的干预方法取决于患者某种物质使用的分数。

临床意义判断：根据对每个 ASSIST 访谈问卷回答进行不同评分，对每种精神活性物质使用的筛查结果总分可分为低、中、高 3 种风险水平。0 ~ 3 分（酒精：0 ~ 10 分）为低风险，意味着你目前的精神活性物质使用方式对你的健康与其他问题风险较低；4 ~ 26 分（酒精：11 ~ 26 分）为中风险，意味着你目前的精神活性物质使用方式对你的健康与其他问题有危险；≥ 27 分为高风险，意味着你处于高度危险中，你目前的精神活行物质使用引起了你在健康、社会、经济、法律、人际关系方面的严重问题，很可能存在依赖。

ASSIST 的评分作为下一步简要干预的基础。

三、密西根酒精依赖调查表

密西根酒精依赖调查表（Michigan alcoholism screening test，MAST）（附表 4）由 Selzer 等编制于 1971 年，为一结构化定量评估工具，主要用于筛查及诊断酒精依赖患者以及评估饮酒有关的问题。MAST 简便易行，仅需要 10min 左右的时间完成此量表的调查，MAST 已广泛应用于对酒精依赖、酗酒驾车、社交或问题饮酒、药物滥用、精神疾病、内科疾病等各种人群的调查，常用于饮酒流行病学研究，以下介绍主要参考郝伟的中译本稍作修改。

项目和评分标准：

MAST 为一自评问卷，包括 25 个条目，每个条目均只有是或否两种选择，受试者根据自己的实际情况只能作出一种选择。MAST 中的第一个条目（序号 0）为引入性问题，其余 24 条均为饮酒者常见的问题，包括躯体依赖、心理依赖，饮酒对心理、躯体、职业功能和社交功能的影响等。

评定注意事项：

1. MAST 为自评量表，为确保评定结果的可信度，评定前必须将评定的目的和要求向受试者讲解清楚，然后请受试者仔细阅读每一条目，根据自己的实际情况作出回答，文盲或低教育者可由评定者逐条念给他／她听。

2. 量表作者认为，第一条（序号 0）"你经常爱喝酒吗？"可作为筛选题，即只有此项目回答"是"者方有必要填写本表的以下内容。为防止漏查，评定者可先问受试者："你喝过酒吗？"，只有肯定回答者才需要填写此表。

3. 填写完成后，需检查是否漏项或者重复。

4. 评定的时间范围应包括现在和以往的全部时间。

附表 4　密西根酒精依赖调查表

序号	条目内容	是	否	计分
0	你经常爱喝酒吗？回答"是"则有必要填写本表的以下内容	☐	☐	
1	你认为你的饮酒习惯正常吗？	☐	☐	☐
2	你曾有过头天晚上饮酒，次日醒来想不起头天晚上经历的一部分事情吗？	☐	☐	☐
3	你的配偶、父母或其他近亲曾对你饮酒感到担心或抱怨吗？	☐	☐	☐
4	当你喝了 1～2 杯酒后，你能不费力就克制自己停止饮酒吗？	☐	☐	☐
5	你曾对饮酒感到内疚吗？	☐	☐	☐
6	你的亲友认为你饮酒的习惯正常吗？	☐	☐	☐
7	当你打算不饮酒的时候，你可以做到吗？	☐	☐	☐
8	你参加过戒酒的活动吗？	☐	☐	☐
9	你曾在饮酒后与人斗殴吗？	☐	☐	☐
10	你曾因饮酒问题而与配偶、父母或其他近亲产生矛盾吗？	☐	☐	☐
11	你的配偶（或其他家庭成员）曾为你饮酒的事情而求助他人吗？	☐	☐	☐
12	你曾因饮酒而导致与好友分手吗？	☐	☐	☐
13	你曾因饮酒而在工作、学习上出过问题吗？	☐	☐	☐
14	你曾因饮酒受到过处分、警告或被开除吗？	☐	☐	☐
15	你曾因饮酒而持续 2 天以上耽误工作或不照顾家庭吗？	☐	☐	☐
16	你经常在上午饮酒吗？	☐	☐	☐
17	医生曾说过你的肝脏有问题或有肝硬化吗？	☐	☐	☐
18	在大量饮酒后，你曾出现震颤谵妄、严重震颤或幻听、幻视吗？	☐	☐	☐
19	你曾因为饮酒引起的问题去求助他人吗？	☐	☐	☐

序号	条目内容	是	否	计分
20	你曾因为饮酒引起的问题住过院吗？	☐	☐	☐
21	你曾因为饮酒引起的问题在精神病院或综合医院精神科住过院吗？	☐	☐	☐
22	你曾因饮酒导致情绪问题而求助于精神科、其他医生、社会工作者、心理咨询人员吗？	☐	☐	☐
23	你曾因饮酒后或醉后驾车而被拘留吗？（如有过，共多少次？）	☐	☐	☐
24	你曾因其他的饮酒行为而被拘留几小时吗？（如有过，共多少次？）	☐	☐	☐
总分				☐☐

结果分析：MAST 的统计量表（附表 5）包括总分量表和 5 个分量表，每一条目记分标准并不一致，应根据每条的实际回答评分，然后计算出总分和各分量表分数。

附表 5　MAST 统计量表

项目	选择	记分	项目	选择	记分	项目	选择	记分	项目	选择	记分
1	是	0	7	是	0	13	是	2	19	是	5
	否	2		否	2		否	0		否	0
2	是	2	8	是	5	14	是	2	20	是	5
	否	0		否	0		否	0		否	0
3	是	1	9	是	1	15	是	2	21	是	2
	否	0		否	0		否	0		否	0
4	是	0	10	是	2	16	是	1	22	是	2
	否	2		否	0		否	0		否	0
5	是	1	11	是	2	17	是	2	23	是	（每次计 2 分）
	否	0		否	0		否	0		否	0
6	是	0	12	是	2	*18	是		24	是	（每次计 2 分）
	否	2		否	0		否	0		否	0

*：否定回答为 0 分，肯定回答如为"震颤谵妄"为 5 分，其他记为 2 分

MAST 的总分表示饮酒有关问题的严重程度，临床意义判断：0 分表示无饮酒有关问题。≤ 3 分可视作尚无问题，无临床意义。4 分为可能或可疑的酒精依赖对象。5 ~ 6 分表示存在轻度酒精依赖问题；7 ~ 25 分表示存在中度酒精依赖问题；26 ~ 39 分表示存在较重酒精依赖问题；40 ~ 53 表示存在严重酒精依赖问题。

MAST 共包括 5 个分量表。①自我或他人所认识到的饮酒问题：包括项目 1、3、4、5、6、7、15 共 7 个条目，分量表的内部一致性达 0.82，高分表示饮酒者对饮酒的失控感到焦虑不安，低分表示认为自己是个正常饮酒者，没有因为饮酒而放弃家庭和工作的责任

和义务，对饮酒行为无内疚感，注意低分者应排除否认、撒谎等因素的影响。②工作、社会问题：包括项目9、12、13、14、18、23、24共7个条目，分量表的内部一致性为0.76，主要反映了因饮酒而导致的人际冲突、工作和法律问题，高分者表示在社会及工作中存在矛盾和冲突。③因饮酒问题寻求帮助：包括项目8、19、20、21、22共5个条目，分量表的内部一致性为0.75，高分者表示因饮酒出现躯体和心理问题，需要求助于专业机构、专业人员。④婚姻、家庭问题：包括项目3、10、11共3个条目，分量表的内部一致性为0.58，高分表示存在婚姻、家庭的矛盾与冲突。⑤肝脏疾患：仅包括项目17这一个条目，阳性回答者表示因饮酒导致了肝脏疾患。

评价：国内尚无应用本量表的系统报告，国外报告认为，MAST实施方便、简单易行，为较好的筛查工具，可用于饮酒流行病学调查，或在易感人群（如精神科门诊患者）中应用。许多大样本中的临床研究证实MAST具有较好的一致性和敏感性，MAST的内部一致性为0.90，以总分5分为界，检出酒精依赖患者的灵敏度达98%，但假阳性较多，准确度只能达到中等满意度。MAST作为筛查工具，主要要求高灵敏度，以免遗漏可能的病例，对检出的阳性对象，则应进一步检查确定，方能确定为真正的"病例"。

四、酒精依赖筛查自评问卷

酒精依赖筛查自评（cutdown，annoyed，guilty，eye-opener，CAGE）详见附表6。得分≥2分，考虑诊断为酒精依赖。

附表6　酒精依赖筛查自评

序号	条目内容	是	否
1	你有没有觉得需要戒酒（cut down）？	1	0
2	当别人问到你的饮酒情况时，你是否感到不高兴（annoyed）？	1	0
3	你对自己的饮酒问题是不是感到内疚、自责（guilty）？	1	0
4	你是不是一睁开眼就需要饮酒（eye opener）？	1	0
总计			

五、临床用酒精依赖戒断评定量表

临床用酒精依赖戒断评定量表（clinical institute withdrawal assessment for alcohol dependence，revised，CIWA-Ar）见附表7。

评分标准：建议临床使用时，标准为9分即可诊断为戒断状态。总分≤9分为轻度，10～18分为中度，>18分为重度。

附表 7 临床用酒精依赖戒断评定量表

序号	条目内容	评分
1	恶心和呕吐 询问：您是否感到恶心？ 您吐过吗？ 根据观察综合评分	0 = 没有恶心和呕吐； 1 = 轻微恶心，没有呕吐； 4 = 间断恶心和干呕； 7 = 经常恶心，频繁干呕和呕吐	☐
2	震颤 动作：双臂伸直，手指展开 根据观察综合评分	0 = 没有震颤； 1 = 看不到震颤，但用手指能感觉到； 4 = 中度震颤患者双臂伸平时能看到； 7 = 重度即使双臂不伸直时也看到震颤	☐
3	出汗 根据观察综合评分	0 = 看不到出汗； 1 = 少量出汗，但手掌潮湿； 4 = 前额明显看到汗珠； 7 = 大汗淋漓	☐
4	触觉障碍 询问：您是否感觉到皮肤痒、针刺、灼烧或麻木感，或者皮肤上或皮肤底下像有虫子爬？ 根据观察综合评分	0 = 没有 1 = 非常轻微的瘙痒、针刺、灼烧、麻木或虫爬感； 2 = 轻度瘙痒、针刺、灼烧、麻木或虫爬感 3 = 中度的痒、针刺、灼烧、麻木或虫爬感 4 = 中度严重的触幻觉 5 = 重度严重的触幻觉 6 = 极为严重的触幻觉 7 = 持续的触幻觉	☐
5	听觉障碍 询问：您感到周围有奇怪的声音吗？ 它们刺耳吗？ 这些声音很令您很不舒服吗？ 您对这些声音感到害怕吗？ 您听到什么让您心神不宁，打扰您的声音了吗？ 您听到一些您知道不存在的声音吗？ 根据观察综合评分	0 = 不存在声音 1 = 非常轻度刺耳或可以引起恐惧 2 = 令人感到轻度刺耳或恐惧轻微 3 = 中度令人感到刺耳或恐惧 4 = 中度严重的幻听 5 = 严重的听幻觉 6 = 极为严重的听幻觉 7 = 持续的听幻觉	☐
6	视觉障碍 问：您感到眼前的光线比以前看到的亮吗？ 您感到颜色有什么不同与以前您看到吗？ 您看到的这些东西使您的眼睛不舒服吗？ 您看到什么让您心神不宁的东西了吗？ 您看到一些您知道不存在的东西吗？ 根据观察综合评分	0 = 不存在视幻觉 1 = 极轻微的感觉到不适 2 = 轻度的不适 3 = 中度的不适 4 = 中度严重的视幻觉 5 = 重度严重的视幻觉 6 = 极为严重的视幻觉 7 = 持续的视幻觉	☐
7	焦虑 问：您感到紧张吗？ 根据观察综合评分	0 = 没有焦虑，比较放松； 1 = 轻微焦虑； 4 = 中度的焦虑； 7 = 类似于严重谵妄或急性分裂样反应的急性惊恐状态	☐

序号	条目内容		评分
8	激越 根据观察综合评分	0 = 正常行为； 1 = 比正常行为稍有过分 4 = 中度的心神不安或坐立不安； 7 = 在交谈的绝大部分时间里来回走动，或行为粗鲁，经常观察到患者来回走动	☐
9	头疼、头胀 询问：您感觉到头不舒服吗？ 您是不是感到头部有像带子绑着一样的紧箍感？ 注意：本条目不评定头晕或头重脚轻，眼花的感觉。但是要评定头胀的严重程度	0 = 不存在； 1 = 极轻微； 2 = 轻度； 3 = 中度； 4 = 中度严重； 5 = 严重； 6 = 非常严重； 7 = 极为严重；	☐
10	定向力和感觉的清晰度 询问：今天是几月几号？ 您在那里？ 我是谁？	0 = 完整定向力，能够作连续加法； 1 = 不能够作连续加法，对日期也不确定； 2 = 时间定向错误但错误不超过两天； 3 = 时间定向错误且错误超过 2 天； 4 = 地点或人物定向错误	☐
总分			

六、酒精依赖戒断综合征评定量表

酒精依赖戒断综合征评定量表（alcohol withdrawal scale，AWS）分为躯体症状和精神症状两部分，详见附表8。AWS 总分：轻度 ≤ 5 分，中度 6 ~ 9 分，重度 ≥ 10 分。

附表 8　酒精依赖戒断综合征评定量表

第一部分：躯体症状（somatic symptoms）		
项目		评分
脉搏 /（次 /min）	≤ 100	0
	101 ~ 110	1
	111 ~ 120	2
	> 120	3
舒张压 /mmHg	≤ 95	0
	96 ~ 100	1
	101 ~ 105	2
	> 105	3
体温 /℃	< 37.0	0
	37.0 ~ 37.5	1
	37.6 ~ 38.0	2
	> 38.0	3

第一部分：躯体症状（somatic symptoms）		
项目		评分
呼吸频率 /（次 /min）	＜ 20	0
	20 ~ 24	1
	＞ 24	2
出汗	没有出汗	0
	轻度（手湿）	1
	中度（前额出汗）	2
	严重（全身出汗）	3
震颤	没有	0
	轻度（双臂平举，手指展开轻微震颤）	1
	中度（双手存在震颤）	2
	重度（粗大震颤）	3

第二部分：精神症状（mental symptoms）		
项目		评分
激越	没有	0
	坐立不安	1
	在床上辗转反侧	2
	试图离开床	3
	愤怒	4
接触	能够简短交谈	0
	容易分散注意力	1
	接触离题	2
	根本不能交流	3
定向力	完整定向力	0
	时间、地点、人物定向力三者有一个判断错误	1
	在时间、地点、人物三者有两个判断错误	2
	定向力丧失	3
幻觉（听、视、触）	没有	0
	可疑	1
	一种幻觉	2
	两种幻觉	3
	三种都存在	4
焦虑	没有	0
	轻度（仅在询问时引出焦虑）	1
	严重自发焦虑	2

七、酒精依赖量表

　　酒精依赖量表（alcohol dependence scale，ADS）（附表 9）是一种自评量表，主要着眼于核心的依赖综合征，包括 25 个项目，需要大约 6min 完成。它着重评估过去 1 年内的症状，如果总分≥9分，则提示酒精依赖。

使用注意事项：①许多酒精依赖患者隐瞒增加的问题，不愿意做真实回答。②对于阅读理解困难的患者应以通俗语言进行解释。③在做 ADS 调查时，受试者应该是清醒的。

ADS 具体评分为：0分，无酒精依赖的表现；1～13分，酒精依赖水平较低；14～21分，中等水平酒精依赖；22～30分，酒精依赖已发展到一定程度；31～47分，酒精依赖已发展到了严重程度。

附表9 酒精依赖量表

姓名_____ 年龄____ 性别____ 调查日期_____年___月___日

指导语：①仔细阅读每一个问题及所提供相应的答案，请选择一个最符合您实际情况的答案，并在相应的答案上划圈。②请认真考虑，尽快回答所有问卷。③如有什么不明白的问题，请向调查者询问。
a 为 0 分，b 为 1 分，c 为 2 分
以下的问题是指您 1 年来的实际情况：

问题	答案
1. 最近一次饮酒时，您喝了多少？	a. 未过量或刚够量；b. 喝醉了；c. 喝得烂醉
2. 你经常在节日或周末喝醉后，次日早晨仍头痛、恶心、全身不适（宿醉）？	a. 不是；b. 是的
3. 您在醒酒后，会出现手抖吗？	a. 不；b. 有时；c. 几乎每次都有
4. 由于饮酒的原因，您曾自感不舒服（如恶心、胃痛）吗？	a. 不；b. 有时；c. 几乎每次饮酒都有
5. 您曾有过震颤谵妄吗？（震颤谵妄指听到不存在的声音，看到不存在的东西，感觉非常不安、焦虑、激动、手抖等）	a. 没有；b. 有过 1 次；c.1 次以上
6. 当您饮酒时，曾有过动作不稳，步履蹒跚，说话不清吗？	a. 没有；b. 有时；c. 经常
7. 由于饮酒的原因，您曾感到全身潮热、出汗吗？	a. 没有；b. 仅有 1 次；c.1 次以上
8. 由于饮酒的原因，您曾看见实际不存在的东西吗？	a. 没有；b. 仅有 1 次；c.1 次以上
9. 您曾因需要饮酒，但又得不到酒喝而惊慌不安吗？	a. 没有；b. 是的
10. 您曾经有过在饮酒之后丧失一段记忆（当时并没有喝得烂醉不醒）的经历吗？	a. 没有；b. 有时；c. 经常；d. 几乎在每次饮酒之后
11. 您外出时带着酒瓶或把酒放在您的近处吗？	a. 不；b. 有时；c. 几乎每次都是
12. 在戒酒后您是否以再次大量饮酒而失败告终吗？	a. 否；b. 有时；c. 几乎每次都是
13. 在过去的 12 个月里，您是否喝得烂醉？	a. 否；b. 有时；c.1 次以上
14. 在饮酒后有过抽动吗？	a. 否；b. 仅 1 次；c.1 次以上

问题	答案
15. 您时时刻刻都想饮酒吗？	a. 否；b. 是
16. 在大量饮酒之后，您的思维变得糊里糊涂、不清楚吗？	a. 否；b. 是，但仅有几小时；c. 是，有 1～2 天；d. 是，有好几天
17. 由于饮酒的原因，您觉得心跳得很快吗？	a. 否；b. 是
18. 您脑子里是否不断地想着饮酒吗？	a. 否；b. 是
19. 由于饮酒，您曾"听"到过实际不存在的声音吗？	a. 否；b. 仅 1 次；c.1 次以上
20. 当您饮酒时，是否有过惊异和惊恐的感觉吗？	a. 否；b.1～2 次；c. 经常有
21. 由于饮酒的原因，您是否曾有过蚂蚁或小虫在您身上爬的感觉吗？	a. 否；b. 仅 1 次；c.1 次以上
22. 您在酒后丧失一段记忆吗？	a. 从未有过； b. 有，丧失记忆的时间超过 1h； c. 有，丧失记忆的时间超过几个小时； d. 有，丧失记忆的时间 1d 以上
23. 您曾有过试图降低饮酒量，但以失败而告终的经历吗？	a. 否；b. 仅 1 次；c.1 次以上
24. 您是否饮酒很快，连续几杯一饮而尽吗？	a. 否；b. 是
25. 在喝几杯后，您能够停止不喝吗？	a. 是；b. 否

中英文名词对照索引